정신사회 작업치료학의 이론과 실제 개정 3판

PSYCHOSOCIAL FRAMES OF REFERENCE Core for Occupation-Based Practice Third Edition

개정 3판

정신사회 작업치료학의 이론과 실제

옮긴이 : 오혜원 양영애 윤정수 윤희섭 임승희 조현진 채수경

PSYCHOSOCIAL FRAMES OF REFERENCE

CORE FOR OCCUPATION-BASED PRACTICE

Third Edition

Mary Ann Giroux Bruce, PhD,OTR
Washington University
St. Louis, Missouri

Barbara A. Borg, MA, OTR
Colorado State University
Fort Collins, Colorado

영 문 출 판 사

■ 옮긴이(가나다 순)

양영애 인제대학교 작업치료학과 교수
오혜원 우석대학교 작업치료학과 교수
윤정수 미국 죠지아주 SunDance Rehabilitation Coorperation 작업치료사
윤희섭 계명대학교 교육학과 강사(상담심리)
임승희 한국아동 신경발달연구소 소장
조현진 삼성서울병원 정신과 작업치료사
채수경 제주한라대학 작업치료과 교수

PSYCHOSOCIAL FRAMES OF REFERENCE

Core for Occupation-Based Practice Third Edition

by Mary Ann Giroux Bruce, PhD,OTR & Barbara A. Borg, MA, OTR

정신사회 작업치료학의 이론과 실제

개정 3판

2008년 6 월 30 일 초판발행
2011년 11 월 12 일 2쇄발행

지은이 : Mary Ann Giroux Bruce, PhD, OTR &
Barbara A. Borg, MA, OTR
옮긴이 : 오 혜 원 외
발행인 : 박 병 조
발행처 : 도서출판 영문출판사
등 록 : 1987년 12월 21일 제2-419호
주 소 : 서울시 강남구 삼성동 69-1
전 화 : (02)514-5590, 776-5590
팩 스 : (02)756-8943
E-mail : yeongmunsa@empal.com
정 가 : 21,000 원
ISBN 978-89-7224-178-2 93510

• 파본은 교환해 드립니다.

헌정
(DEDICATION)

무조건적으로 사랑해 주시는 우리 부모님께

우리의 삶에 균형을 가져다주는 우리 가족에게 - Andrew, Emily, John 과 Juan Carlos

중요한 질문을 던져주고, 가르치는 것을 재미있게 해 주는 우리 학생들에게

우리의 지식에 무한한 기여를 하고, 우리의 생각을 성장하도록 하는 우리 동료들에게

그들의 삶을 함께 공유하고, 그들의 경험으로부터 우리에게 배움을 제공해 준 우리의 환자와 고객들에게

목 차
(CONTENTS)

감사의 글
(ACKNOWLEDGMENTS)

우리는 작업치료 전문분야에 대한 신념을 가지고 이 책의 첫 번째 편집 이후 우리를 지지해준 Peter Slack에게, 우리가 하는 일의 발전을 위한 열정을 가진 Amy Drummond와 John Bond에게, 융통성 있게, 훌륭한 제안을 하고, 열심히 일한 April Johnson, Debra Toulson과 Lauren Plummer에게 감사의 마음을 전한다.

저자 소개
(ABOUT THE AUTHORS)

1968년에 작업치료를 시작한 이후로, Mary Ann Giroux Bruce는 임상실습, 학업, 관리, 상담 모든 분야에 도전하는 것을 즐겼다. 그의 첫 직장인 Bethesda 병원과 Colorado주, Denverw 지역의 지역사회 정신건강센터에서, 그녀는 '정신사회 이론' 에 흥미를 가지기 시작했고, 임상에서의 환자치료에 대한 개념을 확립하고 학생들이나, 환자, 가족들에게 홍보하는 일을 시작하였다. 1974년에 Connecticut주, Hamden지역으로 자리를 옮겨 Quinnipiac 대학에서 작업치료 프로그램 교수직을 맡았다. 그 곳에서 학생, 동료들과 10년 동안 일한 후, 그녀는 Quinnipiac을 떠났고, San Antonio의 텍사스 건강과학센터 대학에서 작업치료 교수로 재직했다. 이 때부터 그룹 치료, 상담 및 노인학에 대한 흥미를 가지기 시작했다. 또한 1989년에 California주, Irvine지역으로 자리를 옮긴 이후에는, 지역사회에서 외래 환자 대상으로 인지재활치료를 실시했으며, 교육심리학 박사학위를 수료하였다. 이후 1998년에 그녀는 세인트루이스의 워싱턴 대학에서 작업치료프로그램 전문 교육지도자가 되었다. 이 때 학생, 친구 및 동료들과 함께 작업치료의 기본 지식 습득, 심리사회적 인지재활, 지역사회 배경에서의 연구 및 문제해결 등 그녀가 관심 있는 분야에서 열심히 교육, 연구하였다. 2001년 여름 다시 California 주, Irvine지역으로 돌아 간 이후에는 그곳에서 작업치료 분야를 널리 알리는 일을 하였다.

Mary Ann은 콜로라도 주립대학의 작업치료 학사학위와 가정경제 학사학위를 하였고, Southern Connecticut 주립대학의 상담 석사학위와 남 캘리포니아 대학의 심리교육 박사학위를 하였다. 그녀는 허가받은 방문 작업치료사이며, 미국 작업치료 협회의 self study 프로젝트의 심사를 맡고 있으며, 작업치료 미국저널의 심사를 겸하고 있고 아울러 자격증과 특별 자격시험의 검사항목 저자이다.

그녀는 지금까지 작업치료에 관련된 많은 저서를 집필하였다. 이 책은 그녀의 친구이자 동료인 Babara Borg와 함께 공동 집필한 다섯 번째 책이다. 공동 집필한 책에는: Psychosocial Occupational Therapy: Frames of Reference of intervention(1987, 1993); The Group System: The Therapeutic Activity Group in Occupational Therapy(1991); Occupational Therapy Stories: Psychosocial intervention in practice(1997)(모두 SLACK 출판사에서 출판되었음) 등이 있다.

Babara Borg. MA. OTR은 콜로라도 주립대학에서 작업치료 학사학위를, 북부 콜로라도 대학에서 심리상담학 석사학위를 하였다. 그녀는 지역사회와 가정관리 환경에서 입원환자를 대상으로 하는 작업치료에 종사하였고, 콜로라도 및 덴버의 지역사회 정신건강 센터에서 아동, 성인을 위한 개별치료, 2명 치료, 가족치료, 그룹 상담을 실시하였다. 그녀는 현재 콜로라도 주립 대학의 조교수로서 그곳에서 12년 동안 교육과 연구를 병행해 오고 있다. 1995년에는 학생교육에 공헌한 업적으로 Gilfoyle 상을 수여하였다.

Babara의 논문이 미국작업치료학회지(American journal of occupational therapy)에 게재되었고, 세계 주최 및 주 주최의 전문 세미나에 참가했었다. 그녀는 미국작업치료학회지(American journal of occupational therapy)와 작업치료 연구저널(Research journal of occupational therapy)의 심사자(reviewer)였고, 미국 작업치료협회의 인지재활: self study(1993) 논문의 편집활동에 공헌하였다. 이 책의 이전 판 편집에 더해서(1987, 1993), 그녀와 Mary Ann Giroux-Bruce는 심리사회 영역의 2가지 책을 공동집필 하였다: The Therapeutic Activity Group in Occupational Therapy(1991), Occupational Therapy Stories: Psychosocial Intervention in Practice(1997). Babara와 Mary Ann 은 작업치료 장인 (chapter): 인간 수행 장애의 극복 장에도 기여했다.

Babara 는 콜로라도에서 그녀의 아이들인 Andrew와 Emily와 함께 산다.

소개
(INTRODUCTION)

세 번째 책인 이 책은 두 번째 책인 "정신사회 작업치료: 치료에 대한 FOR"과 비교해서 볼 때 제목과 다루는 중요성이 다르다. 왜냐하면 모든 작업치료 분야에서 정신사회적 관심과 심리학 분야의 사람들에게 꼭 필요하다는 전문가의 신념이 반영되었기 때문이다. "정신사회적인 작업치료" 라는 문구에서 보면 오로지 대상자는 정신질환자만을 치료하는 것처럼 보일 수도 있다. 하지만 심리학적인 것 그 자체가 모든 환경, 작업치료 중심 정신사회 작업치료에 헌신하는 치료 전체를 말하는 것이다. 그러므로 정신장애를 가진 사람들과 연구자 사이를 중재할 준비가 필요함을 인식하게 되었다. 작업치료사는 이번 이론적 모델(FOR이라고도 불리는)을 통해 다른 이에게 있는 심리학적인 연속체와 심각한 정신질환 대상자에게 존재하는 정상적인 걱정, 화, 슬픔, 열의, 자신감 등과 아울러서 정신사회적 문제를 안고 있는 대상자에게 가능성을 제시한다.

첫 번째 책에서는, 의미 있는 작업치료를 수행하는 환자의 능력에 부정적 영향을 미치는 정신사회적 문제에 대한 중재의 이론적 배경을 설명하였다. 그것은 사람-환경-작업의 관계에서 "사람"을 이해할 수 있는 다양한 방법을 독자에게 제시하였다. 두 번째 글은 제시된 이론적 배경을 실질적으로 적용하기 위한 적응에 대해 설명하였다. 이 사용법에 대한 실습은 직접적인 치료뿐만 아니라 재활이나 예방, 교육, 상담 어디서든지 다양한 환경 내에서 치료사가 받아들일 수 있는 다양한 역할을 말한다. 성인 치료만을 언급한 이전 두 번의 책과는 다르게 새로운 편집 본은 전 인생에 걸친 사람에 대한 작업치료 실습 모델의 적용에 관해 논의하였다. 이 책은 임상적 추론에 관한 것은 아니지만 작업치료의 추론에 대한 정보의 기초를 제공하고자 한다. 마찬가지로 독자가 차후 연구와 이론적 발달을 위한 방법과 최적의 이론적 기초를 확인하는데 도움을 준다.

이전의 책과 비교하면, 이 세 번째 판은 복합적이고 다양한 작업치료의 FOR이나 실습 모델을 설명하고 있다. 이러한 모델의 대다수가 임상에서 일하고 있는 전문가에 의해 일반화되어 왔다: 다른 모델들은 작업치료 외부의 분야에서 만들어진 개념을 사용하고(예 심리학, 교육, 인지) 이 개념은 작업치료 분야 내로 들어온 대표적 도구로서 사용한다. 우리는 세 번째 판을 작업하면서, 국가적으로, 국제적으로 수집된 정보와 더불어 작업치료 전문분야에 적용된 폭넓은 작업치료 외부 학문분야의 정보 양이 많음에 매우 놀랐다. 저자로써 해야 하는 것은 폭넓은 작업치료 서비스 가운데 정신사회 실습의 핵심을 나타내는 정보와 자원을 선택하는 것이다. 이는 중요하고도 서로 다른 이론적 상관관계로부터 사람 - 활동 / 작업 -환경간의 관계를 이해하기 위한 중심이라고 믿고 있으며 독자가 유용한 정보를 선택하고 선택되어져 왔다.

이전 편집 본은 포괄적인 것을 요약하고 비슷한 형식으로 나타낸 것이다. 또한, 각각의 모델에 대해, 우리는 각 모델의 발달과정과 최고로 여겨지는 모델을 계속 확인하고 있다. 중재에 관한 각각의 이론적 구조는 작업치료사로서 치료를 일관성 있게 하고자, 이론을 확인하고 선택하며 조직화하도록 도와준다. 우리는 임상적 문제, 한계성 및 강점을 가진 각각의 이론을 인식해야한다. 이는 환자중심의 치료를 촉진하도록 결정을 내리는데 기초로 사용하게 된다. 어떤 모델에 환자를 맞추기보다 치료환경에 따라 환자의 독특한 특징에 맞춘 가장 최적의 모델을 선택할 수 있다. 우리는 구성을 명확히 하고 독자에게 익숙해지기 위해 노력하여 다양한 모델들과 쉽게 비교할 수 있도록 한다. 더불어 세 번째 판에서는 독자가 이미 아는 것 또는 경험한 것과 더불어 이론적 정보를 결합하도록 특별한 학습 활동을 구성하였다. 또한 이전 판에서 우리는 획이 굵은 글자 형태의 중요한 용어를 확인하였는데, 이번 판에서는 이러한 용어들을 더 쉽게 이해하기 위해 명확하고 확실하게 하였다.

이번 세 번째 판의 모델은 이전의 출판한 두 책에서 확인한 결점들을 수정하여 유지하면서 최신화 하였다. 이전 편집 본 "holistic"장 (두부손상이 있는 환자 중재를 언급한) 의 많은 부분은 9장에서 논의하였다. Joan Toglia는 그들의 모델을 계속 확대시키는 것에 대해 적절하다고 생각했으며, 다른 모델들의 "holistic" 한 생각들을 없애도록 도왔다. 즉 모든 모델이 사람 - 작업 - 환경 이론 내에서 적용되었을 때 좀 더 "holistic" 하게 일하도록 도와줄 수 있다고 생각하였다. 또한 우리는 더 이상 발달상에 따라 나누어진 모델들의 부분에 전념하지 않고 전 생애에 걸쳐서 실제적으로 다양한 모델을 지속하고 발달과 성장에 기초한 이론을 제안하려한다. 이러한 이론들은 그들이 적용할 각 장에서 상세히 설명하였다. 처음 두 편집 본에서 부가적으로 나타낸 자살행위에 대한 논의는 최신화된 내용으로 설명 되었고 마지막 장에 나타내었다. 우리는 이 책에서 다른 모델들로부터 받아들인 명확한 이론을 혼합하고 적용하는 것을 인식하게 되었다. 이러한 정보와 자살행위의 영역에 관한 관심, 독특한 중재의 위기와 더불어서 각 장에서 명확하게 살펴보고자 한다.

치료적 추론은 어떻게 심리적인 화제들을 볼 것인가와 이론적, 실제적으로 깊게 연관되어 있다. 독자는 신중하게 각 이론적 배경을 평가하는데 도움을 받을 것이며 이 책의 각 FOR은 현재의 임상적 문제나 교육적 범위를 넘어서 여러 가지 다른 해결방법을 찾을 때 새로운 중요성을 안겨주게 될 것이다. 신념, 이론의 모든 일반적인 사항은 사람들이 배우고, 기술을 습득하고, 생각과 인식을 변화시키며 삶의 의미를 창조해 내는 작업의 참여를 통해 이루어진다.

역자 서문

이 번에 펴낸 정신사회 작업치료학. 치료이론의 틀: 작업기반-실습의 핵심 이라는 책은 제목에서도 알 수 있듯이 정신사회적인 문제에 대한 다양한 치료적 중재 방법은 물론 깊은 학문적 이론의 배경을 제공하고 있으며 사례들을 바탕으로 임상에서도 실제 적용할 수 있는 내용이 담겨져 있다. 원저자인 Mary Ann Giroux Bruce, PhD, OTR 과 Barbara A.Borg,MA,OTR이 펴낸 3번 째 판으로 우리나라에서는 처음 역서로 출간 되는 것이다. 작업치료 분야에서 정신사회적 관심과 인지 재활 및 심리학 분야에 대한 작업치료사들의 연구 에 대한 열정이 점점 더 강해지고 있는 요즘. 이 역서를 통해 전문 분야로 발돋움 하는 데 작은 밑거름이 되고 임상과 교육 현장에서도 유용하게 쓰여지기를 바라는 마음이다.

이 책은 정신사회 작업치료 분야와 관련이 있는 복합적이고 다양한 이론의 기초적인 토대를 마련 해 줄 뿐 만 아니라 다른 전문 분야와의 다 학문적 접근 방법은 물론 전생에 걸친 임상실습 모델, 사람-환경-작업의 관계에서 "사람"을 이해하는 데 필요한 개별화 된 중재 방법에 이르기까지 많은 제안을 해 줄 것이다.

현재 우리나라의 작업치료 환경이 급격하게 변하고 있는 것이 사실이다. 각 사회 분야에서 작업치료에 대한 요구가 높아지고 있으며 발전하는 정신의학의 재활 치료 영역에서도 전문가로써 작업치료사의 활동을 기대 해 볼 수 있게 되었다. 이러한 기대감과 소망을 가지고 바쁘고 힘들지만 시간을 나누어가며 본 역서의 출간을 위해 밤낮으로 애써 주신 공동 역자 윤정수, 임승희, 양영애, 윤희섭, 조현진, 채수경 선생님들께 진심으로 경의를 표하고 싶다.

또한, 이 분야에 대한 남다른 애정을 가지고 출판을 위해 애써주신 영문 출판사 박병조 사장님과 관계자 여러분들에게도 깊은 감사의 뜻을 전한다. 앞으로 이 책을 보게 될 모든 사람들을 위해 부족하고 미진한 부분은 수정하여 거듭날 수 있도록 노력 할 것이다.

마지막으로 정신사회 작업치료 분야가 우리나라에서 확고한 자리매김을 해 나갈 수 있도록 힘써 주실 우리의 후학들과 지금도 현장에서 열심이신 모든 임상 선생님들께 아낌없는 응원의 박수를 보낸다.

2008년 3월

역자 대표 오 혜 원 드림

제 1 장

심리사회적 임상 실행의 발전 – 특성과 핵심 작업치료 전후상황

Evolution of Psychosocial Practice-Specialty and Core Occupational Therapy Contexts

요점 | KEY POINTS

- 작업치료에 있어 심리사회적 개념
- 정신의학의 약물치료와 재의료화
- 주립병원의 비수용화
- 지역사회 임상에서의 작업치료
- 인본주의적 철학의 재수용 – 의뢰인 중심의 임상에 대한 기본
- 작업치료사들에 대한 확장된 역할
- 경제의 영향과 건강케어 변화
- 작업치료 용어
- 근거에 기초를 둔 임상

핵심 질문
(FOCUS QUESTIONS)

1. 인도주의가 인본주의와 어떻게 다른가? 그리고 그것이 공유하는것은 무엇인가?
2. 어떻게 인본주의 철학이 작업치료 이론과 임상에 영향을 미쳤는가?
3. 작업치료 임상에 공헌한 몇몇 핵심적 믿음을 알아보자.
4. 미국 작업치료에 중요한 영향을 미친 몇몇 주요한 사회적 변화를 알아보자. 작업치료 서비스에 끼친 사회적 변화들의 영향은 무엇이었는가?
5. 더욱 더 강한 작업치료의 과학적 기본에 대한 추구가 "환원주의적" 으로 비추어지는 이유는 무엇인가?
6. 작업치료임상 상황에서 사람들을 기술하는데 사용되어진 용어는 어떠한 차이를 나타내는가? (환자 vs 의뢰인 vs 소비자)
7. 이론의 틀과 임상 모델에 포함되는것은 무엇인가? 이론의 틀은 치료사에게 어떤 도움을 주는가?
8. 지역사회 임상에서 작업치료사들이 맡은 역할들을 알아보자.
9. 정신의학의 의료화가 작업치료에 끼친 영향은 무엇인가?
10. 정신건강의 작업치료 서비스 영역에서 경제적 변화는 어떤 영향을 미쳤는가?
11. 근거에 기초를 둔 임상 이라는 용어가 지니는 의미는 무엇인가? 근거를 찾기위해 치료사의 지향점은 무엇인가?
12. 근거가 건강케어와 서비스에 중요한 이유는 무엇인가?
13. 서술적, 평가적, 중재적 연구에 대한 유효 지침들을 서술하라.

서 론
(INTRODUCTION)

정신건강에서 작업치료 발전의 중요한 사건과 경향에 촛점을 맞춤으로서 이 책을 시작하고자 한다. 작업치료가 겪어왔던 변화들을 이해하기 위한 의미있는 전후 상황을 제공하기 위하여 우리는 사회와 정신건강 지역사회에서 일어났던 사건들과 작업치료에서 일어났던 사건들 사이의 관계에 특별한 관심을 기울인다.

우리가 봉사하고 있는 사람들의 정신적 정서적인 건강에 대한 관심, 그리고 작업 참여가 사람의 건강에 기여한다는 믿음, 이 두가지가 어떻게 심리사회 작업치료라 불리워지는 특별한 분야로 발전해왔고 작업치료의 핵심이 되었는지를 보게 될것이다. 미국작업치료협회(AOTA)의 공식 문서에 언급된 것 같이, 모든 작업치료 임상 실행 분야에서 "...인간행위의 심리학적 영역들은... 근본적인...이다" (p244). 이 영역은 중재의 모든 상황에서 사람의 마음과 몸의 관련성을 이해하게 해준다. 임상 실행의 정신건강 특별영역은 정신질환을 가지고 있는 사람을 위한 중재를 계획하기에 필요한 심리사회적 핵심과 "특별한 지식"을 사용한다.

우리는 작업치료가 정신질환을 가지고 있는 사람에게 향상된 기능과 삶의 질을 어떻게 제공할것인지를 보게 될것이고, 또한 우리의 중재의 결과를 입증해 보이는것이 왜 중요한지를 알게 될것이다. 그러므로 우리의 전공인 작업치료의 역사를 이해하는 것은 우리 각자의 개인의 역사를 이해함으로서 얻는것과 같은 통찰력을 가져다 줄것이고 우리가 어디서 왔으며, 왜 우리의 일이 중요하고, 미래에 무엇이 우리에게 지침을 제공할 것인가등에 대한 의문들을 이해하게 될것이다.

작업치료에 있어 심리사회의 개념
(PSYCHOSOCIAL CONCEPTS IN OCCUPATIONAL THERAPY)

인도주의적 보살핌 | Humanitarian Care

작업치료의 역사에 걸쳐 작업치료는 정신의학이나 정신건강 시스템내에서의 관점이든 또는 이러한 경계를 벗어난 관점이든 간에, **인도주의 철학**에 그 근간을 두고 있다. 여기서 **인도주의**라함은 인간의 상태에 관한 관심을 말한다. 즉, 사회는 병들고 장애를 가진 이들을 도와야하는 의무가 있다는 믿음, 그리고 개인의 가치와 존엄에 대한 믿음이 그것이다. 인본주의 또한 초기 철학적 기초에서 분명히 나타난다. 작업치료에 있어, 인본주의라는 용어를 사용하는것은 최근의 추세이다. 여러면에서 인본주의는 인도주의와 공통점이 있으나 동일한 것은 아니다. 인본주의적인 방향을 갖는것은 인간 상태에 대한 관심을 단순히 의미할 뿐만 아니라, 인간은 내면으로부터 또는 자기 자신의 독특하고 사적인 관점에 근거를 두고 선택하며 살아야 한다는 믿음을 의미한다. 인간은 그들이 취하는 행동을 통해 그들 자신의 삶을 형성하는데 책임을 질수 있고 책임이 있다는 것을 또한 인본주의적 방향은 의미한다. 예를 들어 이 부분은 Adolph Meyer가 저술한 작업치료분야의 첫 논문인 작업치료 고문서에 명확히 명시되었다.

> 인간에 대한 우리의 개념은...능동적인 삶에 있어 능동적 이용에 의해 실제의 세계에서 자기 자신을 유지하고 균형잡는 유기체는...자연과 그것에 관한 성격 ...과 조화를 이뤄...모든 조직에 낙인을 한다(Meyer, 1922, p.1 과 Kielhofner로부터 인용됨, 1992,p.35).

인간에 대한 우리의 개념은...능동적인 삶에 있어 능동적 이용에 의해 실제의 세계에서 자기 자신을 유지하고 균형잡는 유기체는...자연과 그것에 관한 성격 ...과 조화를 이뤄...모든 조직에 낙인을 한다(Meyer, 1922, p.1 과 Kielhofner로부터 인용됨, 1992,p.35).

우리는 정신건강측면에서 작업치료 발전을 살펴보면서, 인도주의와 인본주의적 이데올로기의 상호작용을 발견하게된다. 그리고 각기 의뢰인 또는 환자를 소중히하고 독특한 개인으로 취급하기 때문에 서로를 분리시키는 것이 어렵다는것을 알게 된다. 우리는 각기 의뢰인을 진단적인 꼬리표로서 그들을 지칭하기보다는 우리 언어로서 질병 또는 장애를 가진 개인으로 표현한다. 환자 또는 의뢰인의 욕구가 치료적 목적을 이끄는 개인이 중심이 되는 치료적 관계를 확립하는데 있어서 인본주의 철학은 오늘날 명백히 우의를 차지하고 있다.

우리의 논의를 단순화하기위해, 우리는 어떤 경우에 있어 인도주의와 인본주의적 이데올로기 모두를 암시하는 용어를 사용하면서 작업치료의 인본주의적 뿌리를 언급할 것이다. 이 점을 염두해두면, 우리는 인본주의적 방향을 작업치료 현장에서 사용되는 다른 이론들과 일치하는 것으로 본다.

인도주의적 보살핌에서 작업치료적인 기초는 1800대 후반과 1900대 초반에 정신병에대한 도덕적 관심으로부터 일어났다. 이 기간 동안 미국 동부의 두개의 병원이 -메사추에 있는 McClean Asylum, 펜실베니아에 있는 Friend's Asylum, Frankfurt-전체론적 철학에 바탕을 둔 치료 프로그램을 가지고 있었는데 그 곳에서의 환자는 친절하게 다루어졌으며 정상적인 삶으로 돌아가는데 도움을 줄 수 있다고 믿어지는 여러가지 과제들과 활동들에 참여하고 있었다. 그 당시의 도덕적 치료를 시행하는 이들은 정신병을 앓는 사람들이 외적 압력에 쉽게 무너지고 잘못된 습관을 발전시키고 사회로 부터 이탈되었기 때문에 정신병을 앓게 된다고 믿었다(Kielhofner, 1992, p.33). 이환자들이 그들의 병과삶을 다시 통제할 수 있는 하나의 방법은 정상적인 생활을 다시하는것이라고 믿어졌다.

초장기 사람들의 믿음 : 활동과 작업 | Earliest Founder's Beliefs : Activities and Occupation

일상생활의 활동이 정상적인 삶으로 돌아가게 해준다는 생각은 작업치료가 과거에도 그리고 현재까지도 그 근본을 두고 있는 핵심 믿음이다. 개인이 활동과작업에 참여하는 것이 건강에 기여하고 자신감을 심어주고 습관과 일상의 일을 개발하게하는 매계이다 라는 전제는 이 분야의 초창기 학자에 의해 공표되었다. 초창기 재활에 관한 가설은 Meyer, Tracy, Slagle, Dunton, Haas, Bray, Marsh 와 같은 작업치료의 창시자로 알려진 이들로부터의 가설을 포함한다(초창기 사람들의 공헌 참조). 이들 철학은 현재의 전문적인 문헌에 계속되어 논급되어지고있다.

활동과 작업의 역할 | Role Activity and Occupation

1차대전후 작업치료는 더욱 발전하여 정신병을 앓고 있는 이들에게 작업을 줌으로 삶의 문제들로 보여지는 것들의 해결에 도움을 주었다 (Hopkins 1983: Tiffany 1983)

이기간동안에 사용되는 작업치료는 Meyer와 그 외의 학자들에 의해 발전되어졌다. 이들은 개개인에 관심이 있었고, 환자가 개인의 능력을 확인하고 생산적인 작업에 쓰여지기를 원하였다. 초창기 창시자들은 활동은 환

초창기 사람들의 공헌
(FOUNDERS' CONTRIBUTIONS)

- Adolph Meyer는 일상생활에서 사회적 수행에 영향을 미치는 복잡한 생물학적 심리학적 상호작용을 언급했고, 정신질환을 정상적 생활습관에서의 붕괴로 보았다.(1922)
- Susan Tracy는 환자에게 흥미를 주고 의미있는 활동의 중요성을 강조했다.(1912)
- Eleanor Clarke Slagle은 건강과 웰빙에 기여하는 사람의 습관을 발전시키기 위해 목적이 있는 활동을 사용하기를 권장했다 (1922)
- William Rush Dunton은 지역사회에서 환자가 일하고 사회화되는것을 돕는 습관의 형성에 촛점을 두었고, 그의 저서는 초기의 도덕적 치료 개념을 작업치료에 도입했다(1915, 1919, 1922).
- Louis J. Haas는 완성 되어진 활동들로부터 능력과 자신감을 성취하게끔 사람을 도와 주는 것에 대한 중요성을 서술했다. (1925)
- Bryan 과 Marsh는 환자가 사회에서 계속적으로 사회의 생산적 구성원이 되도록 도와주기위해 산업적 치료를 사용하였다(Kielhofner&Burke, 1977).

자가 관심을 가지고 있어야하는 것이어만 하고 개인적인 자신감으로 발전할수 있어야 한다고 생각했다. 오직 이 방법만이 활동 참여가 다시 성공적인 일상생활에 복귀하는 자신의 능력에 대한 성취감과 확신에 도움이 된다고 믿었다. 활동은 병원내에서의 작업활동 뿐만 아니라, 게임, 음악에 사용되어지는것, 수공예에서 강조되는것들을 포함한다.

활동이 행하여지는 환경은 매우 중요한 것으로 간주되어졌다. 어떤 경우의 환경은 매일의 스케줄과 좋은 습관을 확립하고 지속할수 있도록 엄격히 조직되고 통제되어지거나, 정신질환을 가진 개인의 잃어버린 관심을 끌기위해 의도적으로 더욱더 놀이적이고 자극적으로 만들어졌다.

이런 형태의 치료에 참여함으로서 추정되어진 결과는 사기를 북돕고 현재와 미래에 대한 관심과 헌신을 불러일으키는 것이다. 초기 창시자들은 인간의 정신건강 또는 마음은 육체적 건강 또는 몸에 직접적인 관련이 있다고 인식했다. 이런 형태의 치료는 의료환경에서 행하여졌으며 발전된 의학적 치료로 여겨졌다.

1930년대와 1940대 중에 작업치료사는 정신건강 시설내에서 다양한 서비스를 제공하기위해 활동을 이용하였다. 치료사들은 진단을 돕고 병원에 환자가 잘 적응하도록 특정한 활동을 이용했다. 활동은 또한 환자가 받은 다른 치료를 보충하기 위해서도 사용되어졌고, 환자를 계속해서 도와 건설적인 습관을 발전 시키도록 하였다 (Hopkinson 1983, Tiffany 1983).

작업치료의 역사를 통해 활동은 수 많은 치료 목적에 사용되기 위해, 그리고 동시대의 환경에 부합하기 위해 수정되어왔다. 그러나 활동에 참여하는 것이 가치를 가진다는 믿음은 계속해서 지속되고 있다. 오늘날 다양한 상황에서 활동이 작업치료로 구체화되는 것은 임상실행에서 활동의 중심적인 역할을 반영하는 것이다. 여러 문헌은 활동분석을 통해 활동에 대하여 좀더 포괄적인 이해를 가능케하고, 그럼으로서 어떻게 활동에 몰두하는것이 향상된 작업수행에 기여하는가를 치료사가 식별하는데 도움을 준다. 현재 우리는 활동과 많은 기능을 확인하는 중재의 연속체를 보게된다. 중재는 다음중 하나 또는 그 이상의 것을 포함하거나 강조한다: 보조적 방법, 가능하게 하는 활동, 목적이 있는 활동, 작업에 기본을 둔 중재 (Chisholm, Dolhi, and Schreiber, 2000)

이론의 확장과 철학의 전환 |
Expansion of Theory and Philosophical Shifts

1940년대 후반과 1950대를 걸쳐 미국에서는 정신질환 환자의 권리를 옹호하는 최소한의 새로운 법이 있었다. 이 기간동안 작업치료에 종사하는 이들은 주로 치료에 있어서 좀 더 과학적인 접근을 발전시키고, 서비스를 신체적장애가 있는 이들까지 확대하는데 힘을 기울였다 (Hopkin, 1983, Tiffany 1983). 만일 작업치료사들이 자신들의 치료 철학과 방법이 환자의 향상을 돕는다고 주장한다면, 어떻게 그 치료철학과 방법이 생겨났는가에 관한 객관적인 증거를 가지고 논의하기를 그들에게 요구되어질것이다. 의학과 물리과학과 마찬가지로 작업치료는 관찰가능한 현상이 서로의 관계가 설명될수 있는 측정가능한 단위로 귀결되는 소위 말하는 환원주의적 접근

(reductionistic approach)을 포함한다.(Kielhofner 1992 p.43) 예를 들면 이 기간동안 작업치료사들은 신체적으로 손상된 환자의 힘, 동작, 지구력을 신중히 측정했고, 이런 수치들의 증가를 치료가 성공적이었다는 지침으로 사용했다. 정신 건강에서 작업치료사는 특히 성신역동과 행동 이론에 의해 영향을 받았다. 정신역동과 행동이론은 정신병학 분야에서 널리 사용되었으며, 행동을 설명하는 좀 더 과학적인 접근으로 비추어졌다. 많은 사람들은 이런 과학적 움직임을 인본주의에 대한 부정, 전체론의 상실 그리고 본래 작업치료의 철학적인 기본으로부터의 전환으로 보았다. 그러나 다른 관점에서 보면, 과학적 지식이 확장되고 더 나아가 인본주의적 이데올로기가 합쳐 작업치료 안에서 전체론 혹은 생정신사회적(biopsychosocial) 접근이 창출되는 기간으로 비춰질 수 있다.

1950대에 현재의 작업치료에 근본이 되는 지식이 얻어졌다. 정신병학으로부터 정신역동에 대한 이해와 심리학으로부터 개인간에 일어나는 관계에 대한 원리는 작업치료사에게 치료적 관계에 대한 이해의 폭을 넓혔고, 환자와 의뢰인을 위한 활동의 의미에 대한 인식을 강화시켜주었으며, 혼돈스럽고 비 생산적인 행동을 이해하고 이것에 반응하는 방법을 제시했다. 이 지식은 또한 사회적이고 개인간에 일어나는 의사전달과 그룹 진행의 중요한 역할에 관한 작업치료사의 인식을 증가시켰다. 이것이 1960년대와 그 이후 치료적 환경 내에서의 심리사회학적 작업치료의 적용에 대한 기초토대이다. 치료적 환경에 관련된 원리는 4장에서 기술되어있다.

오늘날의 지식은 물리 사회과학, 의학, 건강케어, 재활과학 분야 등에서 성장했으며 작업치료를 위한 과제는 자체의 과학을 향상시키기위해 이 분야 안에서 계속해서 지식을 발전시키고, 이 분야 밖에서 학습한것을 사용하면서 인본적 기본 철학과의 관계를 유지하는것이다.

활동, 과제, 작업간의 관계

Relationships Among Activity, Task and Occupation

현저하게 나타나는 하나의 과학적 움직임의 부정적 결과는 특정 활동을 특정진단에 대한 치료와 끼워 맞추려고 하거나 특정증상을 완화하려는 방법으로 환자와 활동을 분류한다는 것에 있다. 활동은 제한적 방법에서 사용되기 시작했고, 삶의 문제를 해결하고 환자 자신들의 상황에 맞추어 일상생활에 참여를 증대시키기위한 환자의 능력을 돕기보다는 환자의 병을 치료하려는 실질적이지 않은 시도가 종종 행해졌다.

증세를 활동과 결부시키는것은 중재의 개별적 특성을 없애고 활동이 일어나는 개인간의 상황과 문화적 상황에 대한 이해를 배제시키는 경향이 있었다. 그러나 이러한 현상은 동시대의 임상 실행에서 최소화되어진다. 오늘날 작업치료는 치료사가 의뢰인이 중심이 되는 평가를 통해 과학적 지식과 임상 실행의 기술을 통합시키도록한다. 비록 증세에 따라 특정 활동이 좀더 적합하게 사용되어지기는 하였지만 활동은 증세를 치료하기 위해 약을 주는것과 같은 것은 아니다. 반면에 활동은 개인의 상황에서 목적을 가지고 있고, 그 상황내에서 의미있고 기능을 향상시키고 삶의 질을 증진시킬수 있다는 것이다.

정신병학에 대한 약물치료와 재의료화

(MEDICATIONS AND THE REMEDICALIZATION OF PSYCHIATRY)

정신약리학이 좀더 발전함에 따라 정신병학에도 과학의 영향이 반영되었다 정신과 의사들은 약물 처방을 통해 환자의 증세를 조절하는 방법을 찾으려했다. 1940대 이래로 약물은 의사의 철학이나 진료상황에 따라 적절히 또는 광범위하게 정신건강 분야에서 사용되어져왔다. 약물의 광범위한 사용은 여러가지 이유로 오늘날까지 계속되고 있다. 정교한 과학기술에 바탕을 둔 연구는 정신병을 앓고 있는 사람의 뇌에 있는 구조적이고도 화학적인 비정상을 확인하였고, 행동과 증상을 치료하는 약의 잇점을 계속하여 증명하고 있다. 정신병을 앓고 있는 사람들이 향정신성약물로 행동과 생각을 명확히 할수 있을 때, 그들은 공동체에서 기능을 하는데 필요한 기술들을 더욱더 잘 학습하고 수행 할 수 있을것이다. 그러나 이것은 그들이 저절로 필요한 기술을 습득한다는 것은 아니다. 일단, 약물로서 환자를 진정시킨후에 작업치료의 실질적인 일은 시작된다.

작업치료사들은 매일 매일의 기능/작업 수행에 대한 약물의 효과를 민감하게 관찰하고 담당의사와 다른 팀 멤버에게 그것을 보고한다. 그리고 일상생활에서의 수행에 끼친 약물의 취지를 의뢰인에게 교육시킬 수 있다. 여러경우에 있어서 약물을 사용하는것은 환자의 증세를 최소화시키고, 환자가 중재에 좀 더 잘 따르게 만든다. 그러나 환자가 긴 기간동안 과도하게 약물을 복용했을때에는 해로운 부작용이 일어날수 있다. 오늘날 정신약리학의 진보로 인해 약물은 좀더 효과적으로 관리되고 있고, 때때로 증상을 예방하는데 사용되어지기도 한다. 이 광범위한 향정신성 약물사용은 정신병학의 의료화(medication) 또는 재의료화(remedicalization)라고 불리어지고 있다(Palmer, 1988; Robertson, 1988).

주립병원의 비수용화 (DEINSTITUTIONALIZATION OF STATE HOSPITALS)

1950년대까지 그리고 1950년대 전반에 걸쳐 증상이 심한 정신 질환 환자는 주립병원이나 시, 도, 군인병원 그리고 소수의 개인병원내의 입원실에서 치료되었다. 가장 증상이 심한 환자들은 주립정신병원에 수용되어졌고 그들중 많은 수가 수년 또는 심지어 삶의 대부분을 그곳에서 보내야만했다(Marcos, 1989). 그러나 주립 기관은 이들 정신 병자들을 퇴원시키기 시작했는데 이는 한편으로는 정신병자의 증세를 좀더 잘 관리 조절 할수 있었기 때문에 그리고 또 한편으로는 경제적 철학적 압력에 굴복하였기 때문이었다. 참고로 1955년에 56만명의 입원환자가 주립기관내에 있었다.(오늘날에는 어림잡아 10만개의 병상이 있다(Kaplan & Sadock, 1998, p.178)) 불행이도 퇴원된 대부분의 수용환자들은 독립적으로 살 준비가 되어있지 않았다. 그로인해 많은 사람들이 거리의 부랑자가 되거나 죄를 지어 감옥에 투옥되었다. 그러므로 정신건강 서비스가 다시 필요하다고 여겨지는 이들을 보살피는 부담은 결국 지역사회 정신건강과 국가기관으로 전가되어졌다. 갑작스럽게 심한 병을 앓게 된 사람은 종종 입원되어졌으나, 회복 가능성이 보여지면 외래환자가 되었다. 1990년대에 병원들은 계속하여 축소되었고, 환자를 계속해서 퇴원시켰다. 그러므로 지역사회기관들은 자원이 고갈되었고, 추가적인 자금조달이 필요하다는 사실을 알게되었다. 이들 지역사회기관의 하나의 반응은 임상인의 역할을 다시 정의하는 것이었는데, 이런 일들은 확장된 기관간의 네트웍에, 그리고 예방교육과 예방접근의 발전에 차례로 자극을 주었다. 이것은 진행중인 지원 프로그램보다는 위기중재(crisis intervention)로의 전환을 또한 이끌었다. 위기중재적 접근은 개인의 요구와 위기의 요인에따라 다양하다. 일반적으로 중재는 한 두번의 치료에서부터 1개월에서 2개월 동안에 일련된 치료까지 다양하였다 (Kaplan & Sadock, 1998, p.896).

지역사회 임상 실행에서의 작업치료 (OCCUPATIONAL THERAPY COMMUNITY PRACTICE)

지역사회임상 실행에서 작업치료가 맡은 역할이 최근에 시작되었다고 어떤이는 믿는다. 그러나 작업치료사들은 50년을 넘도록 지역사회 임상실행에서 다양한 역할을 떠맡아왔다. 정신병 환자들을 위해 직업재활 프로그램을 발전시키는 것에 대해 작업치료내에서부터, 그리고 대부분은 지역사회로 부터의 높아진 지지가 1940년대 중반부터 1950전대 중반에 이르기까지 있었다. 이러한 지지는 직업전 평가와 프로그램을 향상시켜 치료 세팅내에서 환자를 고용하게했다(D, Dunton.1963). 지역사회치료 세팅에서 환자를 고용하는것은 보호 작업장

사례관리자 (CASE MANAGER)

"**사례관리자** 또는 **케어 관리자**는 서비스를 조정하고 재정적 이익을 분석하며 필수적 서비스를 지원하고 의뢰인, 가족 또는 간병인을 교육시킨다. 또한 자원의 이용을 모니터한다"

"**사례관리**는 케어의 모든 단계에서 제공된다. 사례관리 과정의 요소는 작업치료 임상 수행의 요소들과 나란히 한다. 요소는 기술의 결함, 환경적 요구들, 유용한 자원들등에 대한 광범위한 평가를 포함한다."

"사례관리 결정은 의뢰인, 가족, 그리고 건강, 교육, 사회 시스템 등에 있어 윤리적 고려에 그 기본을 둔다." (AOTA, 1998, pp. 333-335)

(sheltered workshop)의 발전에 의해, 그리고 1960년대 정신건강세팅과 지역사회사업간에 체결된 합의를 통해 가속화되었다. 그러나 1970년대 환자의 권위가 성장하고, 노동조합이 일자리를 분류하고 치료세팅 테두리안으로 환자고용을 제한함에따라 환자 작업 프로그램은 다시 고려되어졌다.

오늘날 지역사회 서비스에서 다시 새로워진 관심은 작업치료의 핵심 즉, 작업으로 돌아가자는 공약 뿐만 아니라, 이전에 언급된 사실에 의해 영향을 받아왔다. 건강케어 서비스, 특히 정신건강 서비스에 재정적 지원이 줄어짐에 따라, 정신건강으로 인한 입원환자와 장기 입원환자가 줄어들었고 이로 인해 작업치료 서비스를 위한 연속적인 케어 형태가 발전하였다. 급성기 정신 건강 문제를 가진 환자를 예를 들면 정신병자나 자살시도 환자는 처음에는 입원치료를 받지만 보통 증세가 완화되자마자 퇴원된다. 급성기를 위한 입원 기간은 정신 건강 문제의 원인에 따라 다양하다. 심각한 질환 또는 어린이 정신장애에는 3일에서 6일부터 6주에서 12주까지 그 기간은 다양하다(Kaplan & Sadock, 1998, pp.185, 485, 1276). 이 기간동안 진단, 행동 그리고 기능 평가를 명확히 하는것이 환자를 위한 목표이다. 보통 정신 장애를 가진 이들은 약물로써 안정되고, 치료적 관계와 중재 계획은 발전하게 된다. 그런후 약물남용과 같은 특정하고 만성적 문제에 관련된 문제들을 다루기 위해 그들은 자신의 집, 또는 지역사회로 돌아간다. 그들의 문제나 증세는 지역사회기관의 서비스 그리고 가정 케어를 통해 관리된다. 이런 지역사회 환경에서의 작업치료사들은 본래의 임상적인 역할로, 또는 점차 증가적 추세인 새로운 역할로 일할수 있다. 새로운 역할에는 사례관리자, 상담자, 지역사회기관 관리자, 지방 또는 주 단위의 지지자의 역할이 속해있다(Dressler & MacRae, 1998; Kautznabbm 1998; Samael, 1998; Smith, 1999; Tewfik & Precin, 1998).

환자의 권리
(PATIENTS' RIGHTS)

1960년대에, 지역 사회 정신 건강 움직임은 정신 건강 임상 수행의 성장과 발전, 작업치료 임상 수행, 그리고 일반적으로 응용심리학에 기여하는 강력한 힘이었다. 지역 사회 정신건강 움직임은 새로운 용어를 소개하고, 중재 세팅과 전략의 영역을 확장하고, 비록 어떤 역할은 불분명하지만 정신 건강 전문성에 대한 새로운 책임을 확립하였다. 또한 이 움직임은 정신 건강 이슈에 대한 대중의 인식을 강화시켰고 정신장애를 가진 이들을 향한 일반대중의 이해를 요청했다. 이런 일들은 환자의 권리에 대한, 그리고 기관의 법적 책임에 대한 관심으로 불리우는 연방, 주, 지방의 입법 추진을 도왔고, 그것은 환자케어와 질적 보장을 위한 표준기준에 영향을 미치었다(Marcos, 1989).

장애를 가진 미국인을 위한 법령 (Americans with Disabilites Act (ADA))이 연방법의 한 예이다. 그것은 정신적이나 육체적 장애를 가진 이는 사회의 다른 사람들과 똑같은 시민권을 가진다는 지침을 준다. 이 지침에 따르는것은 장애를 가진 이들을 사회의 주류에 통합시키고 그들에게 고용, 공공숙박이나 교통, 전화, 주정부와 지방정부로의 출입에 똑같은 기회가 주어지는 것을 의미한다. 미국 작업치료 협회는 이 법을 지지하며 임상인이 이 법 실행에 중심적 역할을 담당하기를 원한다(Kornblau, 1990).

지난 20년동안의 경제변화에 의해 정신 건강 서비스 자원은 국가의 걱정거리가 되는 선까지 계속해서 감소되어왔다. 비록 미국인의 증가하는 우울증 발생률에 특별한 관심이 보여왔더라도, 정신 건강 연구와 서비스에 대한 광범위한 지지가 여전히 필요한 시점이다. 현재 작업치료사들은 환자의 권리를 옹호하고 정신병자가 질적인 정신 건강 서비스를 받도록 돕고 또한 작업치료사들은 정신적으로 아픈사람이 의미있는 작업에 참여하는 기회를 증가시키기위해 일하고 있다. 치료사들은 국내의 정신건강을 위해 활동적인 역할을 담당하고 있고, 의뢰인과 대중들을 위한 그룹에 참여하고, 정신 건강을 위한 주립 연합과 관계를 유지하는등 많은 지지를 보여주고 있다(Dressler & MacRae, 1998; Kautzmann, 1998; Samuel, 1998; Tewfik & Precin, 1998).

인본주의적 철학의 재수용과 임상 실행을 위한 의뢰인이 중심이 되는 기본에 대한 명확한 표현

(RE-EMBRACING HUMANISTIC PHILOSOPHY AND CLEAR ARTICULATION OF CLIENT-CENTERED BASIS FOR PRACTICE)

1960년 대와 1970대 중 작업치료 영역내에서, 그리고 작업치료가 취하는 방향으로 변화를 이끄는 정신병학과 심리학의 영역에서 많은 변화들이 있었다. 정신병학과 심리학내에서 그 강력한 영향이 나타났는데, 이것은 때때로 제 3의 힘이라고 일컬어졌다("인본주의적" 운동). 그것은 정신 역동적 이론과 행동학적 이론에 관련된 환원적 원칙을 거부했다. 더 근본적으로 인본주의적 철학에 기인하여 사람은 변화하기위해 외적으로 조절될 필요가 없고, 대신에 자신의 잠재력을 발전시키고 자신의 삶의 변화에 주된 책임을 가지기위해 내부적으로 동기가 유발되어야한다고 주장했다. 의뢰인 중심치료의 원칙은 인본주의 철학에서 나타난다. Elizabeth Yerxa (1966)와 그의 많은 추종자들과 마찬가지로, 작업치료의 지도자들은 심리학에서 제3의 힘에 의해 제시되고 있던 것과 작업치료가 기초를 두고 왔었던 기본적 교리 간의 공통점을 인식하였다.

Yerxa는 전문가가 되는것과 과학 발전에 자신을 헌신하는 것은 인간으로서의 의뢰인에 대한 관심과 양립하지 않을 수 없다는것을 치료사들에게 상기시키었다. 치료사들이 깨달아야만 했던것은 삶과 마찬가지로 치료의 결과도 모두 이해될 수 없고 또한 관찰 가능한 현상의 조각들로 나누어질수 없다라는 것이었다. 대신에 의미있는 삶과 같이 의미있는 치료는 그들의 상황과 환자 또는 의뢰인의 관점에서 이해되어져야만하는 작업으로 구성되어진다는 것이었다. Yerxa는 사람들은 그들 자신의 결정에 책임이 있고 신념에따라 살아가는 존재로 묘사했다. 이와 반하여 다른 식으로 산다는 것은 그 사람이 진정한 삶을 살고 있지 않다는것을 의미했다. 작업치료가 치료사와 의뢰인/환자간에 조화를 확립하는것은 필수적이었다. 인본주의란 단지 사람을 보살피는 인도주의를 의미했다는 것은 아니다. 인본주의는 의뢰인들이 자신들을 위해 건전한 결정을 하도록 정보와 신뢰를 그들에게 주어지는것을 의미했다. 다시말해 이것은 의뢰인이 중심이 되는 관계를 만들고 유지하는것을 의미했다.

Yerxa의 글은 작업치료의 "기술"(art)에 관한 더 많은 숙고를 위한 방법을 제시하였는데, 그것은 환자 또는 의뢰인에게 관심과 진심으로의 이해를 전달할수 있는 치료사의 능력에 대한 중요성을 포함한다. 의뢰인이 중심이 되는 철학의 이론적 발전과 그 아이디어에 대한 현재의 표현은 4장에서 자세히 다루어진다. 비슷한 시기에 즈음에서 작업치료사와 교육자 Mary Reilly (1962, 1966)는 작업치료의 뿌리로의 회기를 요구했고 사람의 건강과 웰빙에 대한 작업의 중요성을 재확인하도록 요구했다. Yerxa나 Reilly는 과학은 버려져야 할 것이라고 주장하지는 않았다. 반대로 그들은 더 많은 증명이 필요한 강력한 변화 요인을 구체화해야한다고 주장했다. 작업치료의 직업적 핵심으로의 회기에 대한 지지가 발전하고 (Christiansen, 1999) 이론과 연구가 상황에서의 서비스 제공을 지지함에 따라, 임상인들은 작업과 상황에서 고객이 중심이 되는 임상 실행 (예를 들면, 의뢰인의

생활방식의 재창조
(LIFESTYLE REDESIGN)

질적인 삶을 유지하기위한 지원이 필요한 노인의 물리적, 심리사회적, 인지적, 경제적 필요에 반응하기 위하여 Clark과 그의 동료들은 노인 연구를 계획하고 이행하였다. 무작위로 조절된 연구는 노인의 활동 참여와 건강과 웰빙에 대한 작업에 기초를 둔 중재의 효과를 평가하였다. 이 연구는 60세 이상이면서 지역사회에서 독립적으로 살아가는 사람들로 구성되는 다양한 인종 그룹에 있는 성인들의 반응들을 비교하였다. 연구자는 교육적 모델, 활동, 과제를 사용하는 작업치료그룹의 결과와 치료를 받지않은 활동그룹의 결과를 비교하였다. 수공예, 외부활동, 게임, 아트, 놀이적 이벤트와 같은 활동이 진행되는 동안 사회성에 대한 기회를 활동그룹은 제공하였다. 반면, 작업치료 그룹에 참가한 사람들은 안전성, 교통수단 정보, 관절 보호, 에너지 보존, 운동, 영양, 적응 도구, 장애물 관리등을 학습하였다. 연구의 결과는 작업치료그룹이 바람직한 중재이며 노인들은 이러한 예방 프로그램으로 부터 이익을 얻는다고 주장했다. 연구에 대한 결과는 작업치료그룹에 참여자가 건강에 대한 감각과 삶의 만족도에 긍정적인 영향을 갖게한다고 제시한다. 작업치료 그룹은 사람의 일상 환경에서 물리적, 정신적, 사회적 기능을 또한 촉진하고 지원한다.

집, 학교, 직장, 또는 지역사회 환경에서)을 점차 강조하고 있다. 치료사들은 또한 고객의 가족, 선생, 고용주가 가정과 지역사회에서 그들의 참여를 유도할 최선의 방법을 교육시키도록 돕는다. 임상인들은 또한 만성 정신병을 가시고 있는 의뢰인에게 증상과 장애를 관리하는 방법을 가르쳐준다. 지역사회 임상 실행에서 작업치료의 확장은 예방 프로그램에서도 분명히 나타난다. 이 프로그램은 건강과 웰빙의 작업적 성격에 대한 믿음에 바탕을 두고 있다. 예를 들면, 생활방식의 재창조와 같은 프로그램을 통한 예방을 지원하기 위해 작업과학과 심리사회 임상실행 원리가 공존한다(생활방식의 재창조를 참조)(Clark et al,,1997).

작업치료사들을 위한 확장된 역할 (EXPANDED ROLE FOR OCCUPATIONAL THERAPISTS)

작업치료사들은 정신 건강 세팅에서 많은 역할을 맡았다. 예를 들면 그들은 치료 프로그램, 지역 사회거주 생활, 전환 센터를 위해 작업치료 서비스를 발전시켜왔다. 그들은 임상적 서비스를 제공하고 예방 프로그램을 디자인하고 간병인을 훈련시키고 가족, 고용주, 지역사회 기관을 교육시키고 상담한다(AOTA, 1998; Learneard, Walsh, &, Ward, 1999; Scott, 1999; Walens et al.,1998). 만성적 정신병을 가진 사람들은 자신들을 계속해서 돌볼수 없고 일상생활에 어려움이 있기때문에, 작업치료의 확장된 역할에서 치료사가 제공하는 전문적인 견해는 이러한 사람들이 지역 사회에 참여하는 것을 돕고 향상된 삶의 질을 갖게하는데 필수적인 것이다.

활동 치료 (ACTIVITIES THERAPY)

작업치료의 역할과 서비스 확장의 결과는 활동 치료의 발전이었다. 초기의 활동 치료 프로그램에서는 작업치료사, 레크레이션 치료사, 댄스 치료사, 음악치료사, 예술치료사, 원예치료사가 함께 치료에 임했다. 이들 치료사들은 그들 고유의 직업적 훈련이 있었고, 그들의 직업이름에서 알수 있듯이 치료환경내에서 치료에 기여하는 특별한 전문분야가 있었다. 이들은 심리사회적기능을 향상시키기위해 수많은 경험을 이용했다(예, 창조적-표현적 수단, 작업지향적인 경험, 레크레이션 활동, 일상생활 활동, 개인간 의사전달 학습).

활동치료의 움직임은 레크레이션 치료와 같은 특정분야뿐만 아니라, 심리사회적 작업치료의 성장과 발전에 커다란 영향을 주었다. 이것은 또한 작업치료의 역할에 영향을 주었고, 아마도 제한도 가했을 것이다. 각각의 치료들은 활동 치료의 한 종류로 보여진다. 그래서 활동 치료사들을 위한 훈련은 다양하다. 이런 개념이 도입된 이후, 어떤 주에있는 대학에서는 활동 치료사 뿐만아니라 활동 지도자를 위한 프로그램을 발전시켜왔다. 1970년대와 1980년대의 경제적인 문제 때문에, 그리고 자격을 갖춘 작업치료 인적 자원의 부족때문에 어떤 경우에서는 작업치료사보다는 활동 치료사를 고용하기도 했다.

오늘날 특정 활동의 전문지식을 가진 이들은 정신 건강, 육체적 재활, 학교, 지역 사회 세팅으로 통합되어졌다. 이들 일자리에 대한 특정한 자격요건은 주(state)마다 또는 임상 실행 환경에 따라 다양할수있다.

임상 실행의 확장과 인원 충원에 대한 고려 (EXPANSION OF PRACTICE AND CONCERNS ABOUT RECRUITMENT)

지난 십년동안의 문헌은 작업치료의 정신 건강 임상 실행이 어린이, (Florey, 1998; Hahn, 2000; Hatje Kaufman et al., 1988; Kramer & Hinojosa, 1999; Lougher, 2001; sholle-Martin & Alessi, 1990) 거리 부랑인, HIV감염자(Gutterman, 1990; O'Rourke, 1990; Palmer, 1988) 의 심리사회적인 필요를 만족시킬정도로 확장해왔다고 제시한다.

정신 건강 서비스를 제공하는데 필요한 작업치료사들의 수많은 역할들을 그 문헌들이 기술하는동안, 정신 건강분야의 치료사 인원 충원과 유지에 관심이 고조 되어왔다. 또한 심리사회적 작업치료의 고유성의 생존여부에 관한 의문이 일어왔다.(Bailey, 1990a, 1990b,;

Burnette-Beaulier, 1982; Cottrell, 1989; Fine, 1998)

우리는 정신 건강내에서 작업치료 서비스가 생존할 것이라고 가정한다. 우리는 또한 모든 임상 실행자가 다음과 같은 것에 책임이 있다고 진술한 작업치료의 공식적 의견에 동의한다.

> 심리사회적 중재에서 전문적인 능력을 발전, 유지하여야 하는데 중재는 환경에 맞는 상황에서 전체적 개인의 기능을 고려하여 고안되어진다. 이러한 고려는 심리사회적, 신체적, 사회적, 문화적, 환경적, 개인 수행의 일시적인 면들등을 포함한다(AOTA 1998 p373).

작업치료 임상 실행의 타 분야와 같이 정신 건강 임상 실행은 개인들의 다양한 요구와 그리고 보살핌이 제공되어지는 변화하는 환경을 충족시키기위해 진보를 계속해야만 한다. 삶의 활동에 참여하는 것이 정신 건강의 창조와 유지에 어떻게 기여하는가에 대한 넓은 이해를 가지는것은 치료사의 역할에 중요한 개념이고 현재와 미래의 작업치료 분야에 기여하게 한다.

서비스에 대한 변제 - 경제적 압박 (REIMBURSEMENT FOR SERVICES - ECONOMIC CONSTRAINTS)

역사적으로 사설보험은 제한된 범위의 정신 질환 입원환자 케어에 대해서만 돈을 지불했다(Peter, 1988). 외래환자 치료의 보험지불은 더욱더 제한적이었다. 게다가, 메디케어와 메디케이드와 같은 주정부와 연방정부의 변제 기관들은 경제적인 위기를 느껴 주와 연방 병원들의 이용에 좀더 신중함을 기하였고 (Foto, 1988; Hanft, 1988; Peters, 1988). 그리고 어떤 주는 정신건강 문제에 대한 보험 적용을 철회했다. 비용을 절감하려는 노력에서, 그리고 서비스 제공자의 긍정적 치료결과를 얻으려는 노력에서 전문적인 치료에 대한 재고려와 비용 회계 시스템은 발전하였다. 관리케어 시스템과 인두 변제계획 역시 비용을 감당하려는 노력의 결과이다. 이들 변화는 작업치료사들이 사례관리, 상담, 교육, 예방등을 통해 의뢰인의 웰빙에 기여하게 했다(Kautzmann, 1998). 그러나 이 시스템의 이행은 현재의 정신 건강 환경이 의뢰인의 특정한 요구에 반응하는 치료사의 능력을 손상시키고 작업치료의 인본주의적 믿음에 대한 조항을 위배하는 정도까지 발전했다는 여론이 있다(Fine, 1998).

건강 케어 변화의 영향 (IMPACT OF HEALTH CARE CHANGES)

경제는 작업치료에 무수한 영향을 끼치어 왔다. 건강케어 비용은 계속해서 치솟고, 소비자들은 좀더 많은 지식을 갖추었고, 보험금 지급은 좀더 제한되었다. 그러므로 타 건강 케어 전문인들과 같이 작업치료사들은 중재 효과를 증명하고 문서화하며, 비용 절감이 되어지고 있다. 과거의 수년동안에 작업치료 서비스는 입원환자실비율의 한 부분으로서 또는 프로그램의 한 종류로서 보험이 적용되었다. 작업치료 서비스는 현재 변제하는 측에 의해 그 독자성이 인정되어지고 따로 보험금이 지불된다. 한정된 재정과 단 기간동안에 치료가 이루어 지기때문에, 서비스 제공자간의 경쟁이 보다 치열하다. 전문적인 정책결정에서 고객과 보다 긴밀하게 의사소통을 하기위해, 그리고 정신 건강과 재활 서비스등을 지지하는 기관과의 협력을 위해 같은 직종의 전문인들의 반응이 있어왔다.

Foto(1988)에 요약된것처럼 보험업자와 변제 지불인은 (그리고 우리는 의뢰인, 크게는 가족, 지역사회를 첨가할수 있다.) 웰니스를 증진시키고, 적절한 케어를 공급하고, 입원기간을 줄이고, 적절한 케어 범위내에서 경제적으로 환자를 치료하므로 환자의 건강과 기능 회복의 건강 배급 시스템을 요구한다(Foto, 1988). 이러한 요구와 많은 개개인이 만성적 또는 재발하는 정신과적 문제로 고통받고 있다는 사실 때문에 작업치료가 정신질환을 가진 이들을 케어하게끔 도울 기능적 기술을 증진시켜야 한다는 자극이있다(Fine, 1988; Lang & Cara, 1989).

그 밖의 사회적 영향

(OTHER SOCIAL INFLUENCES)

수많은 사회경제적 사건들이 정신 건강 임상 실행에 영향을 끼치었고, 계속헤서 영향을 미치고 있다. 시민운동, 여성운동, 형사법의 변화, 정신병 소송의 증가, 그리고 질병, 정신건강, 정신병, 일탈에 대한 변화된 사회시각 등이 그 예이다. 이러한 경향들은 개인의 권리와 환자의 권위를 지지하는 법 제정과 법 집행을 유도해왔다. 이에 거리 부랑자, 난민, 이혼가정의 수의 증가를 경험한 많은 이들은 정신건강 서비스, 전환적 지원 예방 프로그램, 건강 프로그램이 필요할 사람들이 점차 증가할 것을 예상한다. 작업치료사들이 사회의 더 큰 관심에 반응하려 노력하고 창조적 상황에서 작업치료 임상 실행을 위한 새로운 기회를 창출할때, 이러한 사회적 변화들은 높아진 그들의 사회적 의식 형성에 기여한다(Bowen, 1999; Cunningham Piergrossi, 1999; Earle, 1999; Pierce, 1999a, 1999b; Smith, 1999; Starnes, 2000; Swarbrick & Duffy, 2000; Townsend, Birch, Langley, & Langille, 2000; Trump, 2000).

작업치료의 용어 정의

(DEFINING TERMS IN OCCUPATIONAL THERAPY)

이론의 발전 - 이론적 체제 |

Evolution of Theory - Theoretical Frameworks

이론은 항상 발전하고 있다. 작업치료내에서 이론의 발전은 관련된 원칙으로부터 정보를 융합할 뿐만아니라, 이 분야내에서의 지식을 창조, 발전시키는 것을 포함한다. 우리가 이 책을 수정할때마다 재검토하는 문헌에서 작업치료의 발전을 우리는 볼 수 있다. 이론적 발전의 예와 작업치료 분야에 대한 중심적인 이론적 기여의 예는 작업치료 과학의 발전에 의해 명백해진다(Christiansen, 1000; Clartk et al., 1991; Farnworth, 1999; Kellegrew, 2000; Larson, 1999; Pierce, 1999a, 1999b; Primeau, 1998; Wilcox, 1998; Yerxa et al., 1990; Zemke & Clark, 1996).

이론이 발전함에 따라, 종종 새로운 용어를 소개하거나 현존하는 용어를 새로운 방법으로 쓴다. 이 책의 이전판 (1987, 1993)이후 새로운 용어가 전문적 문헌과 임상 실행 환경에 소개되었고 계속해서 개선되고 있다. 이 책을 통해서 우리는 최근의 용어가 명확해 졌다는 것을 발견할것이다. 우리는 이책에 기술된 참조체제에 직접적인 영향을 준다고 믿는 용어들을 서술하기로 했다. 우리는 또한 용어가 항상 일관되게 만은 사용되지 않는것을 보게될것이다. 그러므로 주의를 기울여 이해해야 하며 치료사가 의뢰인, 동료, 그리고 더 큰 전문적 지역 사회에서 이들 용어가 어떻게 사용되는가에 대해서도 귀를 기울여야한다. 작업치료 임상 실행에 영향을 주는 구조에 대한 자세한 기술을 위해 Reed 와 Sanderson (1999)을 참조하도록 한다. 이 참조문헌은 작업치료의 구조와 이론의 발전에 대한 식견을 제공한다.

전형, 모델, 이론의 틀 |

Paradigm, Model, Frame of Reference

작업치료는 **전형**(paradigm), **모델**(model), **이론의 틀**(frame of reference)에 대한 다양한 정의와 해석을 가지고 있다.

전형 (Paradigm)

Kuhn(1974)의 저술에서 **전형**(paradigm) 이라는 용어의 논의가 종종 인용된다. 작업치료에 적용되어질때의 전형은 전체의 의미로 작업치료 배후에 있는 전제들과 이론들을 지침하는 것을 포함한다. 이와 같이 전형은 존재해 온 이론들 또는 시험되어질 필요가 있는 이론들과 지식의 창조와 조직화로 이끌 이론들을 확인한다.

임상 실행의 모델 또는 이론의 틀 (Model of Practice or Frame of Reference)

정신건강에 대한 세가지 이론의 틀이라는 책에서 작업치료사인 Anne Mosey(1970)는 임상 실행을 가이드하는 내부적으로 일관적이고 관련된 개념들, 가정과 원칙들등을 하나로묶어 설명하기위해 **이론의 틀**이라는 용어를 사용하였다. Mosey에 따르면 포괄적인 이론의 틀은 다음을 포함한다.

표 1-1

인도에 따른 출판된 주요 모델

(MODLES BY YEAR OF MAJOR PUBLICATION)

1910	유효하지 않은 작업 (Invalid occupation) - Susan E. Tracy, 간호사 등급되어진 작업(Graded occupation) - Herbert Hall, 의사
1911	치료적 작업 (Therapeutic occupation) - William Rush Dunton Jr, 의사
1918	생체역학적 또는 복구 모델(Biomechanical or restoration model) - Bird T. Baldwin (Walter Reed General Hospital 의 작업치료사로 시작한 심리학자)
1919	재구조 치료(Reconstruction therapy)- William Rush Dunton Jr. 의사 재교육(Re-education) - George E. Barton. 예술가
1922	작업치료의 철학(Philosophy of occupational therapy) - Adolph Meyer. 의사 습관 훈련(Habit training) - Eleanor Clarke Slagle. 작업치료사
1925	산업전 훈련(Pre-industrial training) - Tomas B. Kidner(선생님, 건축사)
1934	정형외과적 모델(Orthopedic model) - Marjorie Taylor. 작업치료사
1947	동적 모델 (Kinetic model) - Sidnehy Licht
1954	감각운동 치료(Sensory motor therapy) - Margaret Rood. 작업치료사, 물리치료사
1958	지각적 운동 발달(Perceptual motor development) - A. Jean Ayres. 작업치료사
1959	사물관계(Object relations) - H. Azima.의사
1961	반사발달(Reflex development) - Mary Fiorentino. 작업치료사
1963	의사소통과정(Communication process) - Gail Fidler. 작업치료사와 Jay Fidler 의사
1966	개체발생의 재구성 (Recapitualization of ontogenesis) - Anne Mosey. 작업치료사 작업행동 (Occupational behavior) - Mary Reilly. 작업치료사
1968	감각통합 (Sensory integration) - A. Jean Ayres. 작업치료사
1970	그룹발달 (Group development) - Anne Mosey. 작업치료사
1972	예방(Prevention) - Ruth Brunyate Weimer. 작업치료사
1973	활동치료(Activity therapy) - Anne Mosey. 작업치료사
1974	놀이모델(Play model) - Mary Reilly. 작업치료사 생심리사회적 모델(Biopsychosocial model) - Anne Mosey. 작업치료사 프로그램 교육자 모델(Program educator model) - 미국 작업치료 협회
1976	작업을 통한 인간 발달(Human development through occupation) - Patricia Nuse Clark (Allen). 작업치료사 성장과 발달 촉진 (Facilitating growth and development) - Lela Llorens. 작업치료사
1977	일시적 적응 (Temporal adaptation) - Gary Kielhofner. 작업치료사
1978	활동모델 (Temporal adaptation) - Simme Cynkin. 작업치료사 행함과 실현됨(Doing and becoming) - Gary Kielhofner. 작업치료사 개인적 적응(Individual adaptation) - Lorna Jean King. 작업치료사

표 1-1 (계속)

1979	신경행동적 모델(Neurobehavioral model) - Barbara Banus 통일용어(Uniform terminology model) - 작업치료협회
1980	인간작업의 모델(Model of human occupation) - Gary Kielhofner. 작업치료사 작업을 통한 개인적응(Personal adaptation through occupation) - Kathlyn Reed. 작업치료사
1981	시공간의 적응 (Spatiotemporal adaptation) - Eleanor Gilfoyle. 작업치료사와 Ann Grady. 작업치료사
1982	임상적 추론 (Clinical reasoning) Joan Rogers. 작업치료사 생태학적 시스템 모델(Ecological systems model) - Margot Howe. 작업치료사와 Ann Grady. 작업치료사
1983	고객이 중심이 되는 실행 (Client-centred practice) - 카나다 작업치료협회
1985	지각적 인지 재활(Perceptual cognitive rehabilitation) - Beatriz Abreu. 작업치료사 그룹작업 (Group work) - Sharon Schwartzberg. 작업치료사
1988	작업형태와 작업수행 (Occupational form and occupational performance) - David Nelson. 작업치료사
1989	작업과학 (Occupational science) - Elizabeth J. Yerxa. 작업치료사와 Florence Clark. 작업치료사
1991	인간-환경-작업수행 모델 - Charles Christiansen. 작업치료사와 Carolyn Baum. 작업치료사
1992	작업적응 (Occupational adaptation) - Jeanette Schkade. 작업치료사와 Sally Schulz. 작업치료사 다양한 상황 치료 접근(Multicontext treatment approch) - Janet toglia 작업치료사 작업경쟁모델 (Occupational competence model) - Helen J. Polatajko. 작업치료사(캐나다)
1994	인간 수행의 생태학 (Ecology of human performance) - Winnie Dunn. 작업치료사, Catana Brown. 작업치료사, Linda H. McClain. 작업치료사, Kay Westman. 작업치료사 동시대적 과제-중심적 접근 (Contemporary task-oiented approch) - Virgil Mathiowetz. 작업치료사와Julie Bass Haugen. 작업치료사
1995	가능모델 (The enablement model) - Rose Martini. 작업치료사(캐나다), Helene J. Polatajko. 작업치료사(캐나다)와 Anne Wilcox 작업기능의 모델 (Model of occupational functioning) - Catherine A. Trombly. 작업치료사
1996	인간-환경-작업모델 (Person-environment-occupation model) - Mary Law. 작업치료사(캐나다), Barbara Cooper. 작업치료사(캐나다), Susan Strong 작업치료사(캐나다), Debra Stewart 작업치료사(캐나다), Patricia Rigby 작업치료사와 Lori Letts 작업치료사
1997	작업수행 과정 모델 (Occupational performance process model) - Virginia Fearing. 작업치료사, Mary Law. 작업치료사와 Jo Clark. 작업치료사 놀이 (Playfulness) - Anita Bundy. 작업치료사

Kathlyn Reed와 Sharon Sanderson(1999)에 의해 재간행되었다. 작업치료의 개념 Philadelphia, PA : Lippincott, Williams & Wilkins.

1. 이론적 기초에 대한 진술 (예를 들어, 사람의 성격, 활동, 그리고/ 혹은 환경의 상호작용)
2. 기능 연속체와 역기능 연속체에 대한 서술(행동 또는 속성에 문제가 있거나 없음을 판별하는것)
3. 평가에 관한 진술들 (무엇이 평가되어야 하는지와 그것에 사용될 도구와 기술을 포함)
4. 변화에 관한 가정들 (치료사의 관심 부분과 치료가 행하여지는 방법) (Mosey, 1970, pp. 9-13)

Mosey는 작업치료의 이론의 틀을 작업치료 분야의 내부와 외부 (심리학, 사회학, 학습이론, 신경학등)로 부터의 이론들과 전제들을 통합시키는 것으로서 보았고 그것을 작업치료 임상실행에 특별히 적용하였다.

Gary Kielhofner(1992) 박사는 임상실행의 **개념적 모델**(conceptual model of practice)이라는 용어를 Mosey의 이론의 틀을 언급하기위해 사용하였다. 그리고 그는 작업치료를 위한 임상실행의 개념적 모델은 고유한 작업치료의 이론을 명확히 말해야 한다고 제안한다. 이러한 고유한 지식에 덧붙여, 작업치료사들이 의학과 심리학과같은 관련 분야로부터 얻어진 지식을 사용하는것 또한 필요할수도 있다. 임상인이 작업치료와 관련된 지식을 명확히 구분짓는것은 중요하다.(Kielhofner, 1997, p.25) 개념적 모델이 수행하는 네가지 과제는

1. 이론적 기본을 형성하는 통합된 이론들을 확인한다.
2. 기능과 역기능에 대한 서술을 지지하는 이론적 근거를 설명한다.
3. 평가와 치료 접근에 대한 이론 적용을 권장한다.
4. 임상 실행에서 이론을 실험하는 연구를, 그리고 그이론을 적용함으로써 얻는 결과를 평가하는 연구를 요약 한다(Kielhofner, 1997, pp. 22-23).

이 책에서 우리는 "이론의 틀"과 "임상 실행의 모델"을 상호 교환적으로 사용한다. 이 책에 제시된 몇몇 모델들은 작업치료 분야의 외부(정신역동적, 행동학적, 인지적-행동적 모델)로 부터 시작되어졌고, 작업치료사들에 의해 사용될 목적으로 가정들이 적용되어졌다는 것을 우리는 식별할 수 있다. 반면 다른 모델들은 작업치료사들에 의하여 만들어져왔다 (Allen's cognitive disabilities model, Toglia's dynamic interaction model). 그러나 작업치료에서 사용될 목적으로 작업치료사에 의해 만들어 졌을때 조차도, 이들 "작업치료 모델"들은 작업치료 분야 외부로 부터 끌어온 정보와 아이디어를 통합시킨것이라는 평을 듣기도 한다 . 어떤 경우에 우리는 부가적인 관점을 제공하기위해, 그리고 이론 발전을 추적하게 하기 위해 이들 외부자료들을 참조 한다.

오늘날 작업을 강조하고, 기능이나 작업 수행을 증진하거나 제한하기위하여 세가지 요소들이 상호작용하는 방법을 설명하는 모델들이 또한 있다 (Christiansen & Baum, 1997; Crepeau, 1998; Holm, Rogers, & Stone, 1998; Reed & Sanderson, 1999). 이들 세가지 요소들은 사람, 작업, 환경이다. 이들 요소중, "사람"이 일관적인 방법으로 확인되는 유일한 것이다. 어떤 모델에서 "작업"은 "과제"로서 언급될수도 있고, "환경"은 "상황"으로 확인될 수 있다. 이들 작업치료 모델들은 이 분야의 지식적 기반에 기여하고, 표 1-1에 있는 Reed와 Sanderson으로 부터 재구성된다.

우리는 사람-환경-작업 모델이 중재를 위한 아치형 구조를 제공하는것으로서 보지만, 확인된 임상적 문제들에 반응하기 위한 구체적 지침이 되기에는 부족하다고 보고 있다. 2장에서 우리는 이들 세가지 요소간의 관계들을 더욱 자세하게 토론한다.

이 책에서 제시된 이론의 틀(모델들)은 명백한 중재 지침을 포함한다. 그것들은 치료사에게 관심을 두어야하는 것과 치료 이행 방법에 대해 말한다. 포괄적으로, 이 책에서 포함된 이론의 틀들은 작업치료에 있어 다양한 지식의 본체를 설명한다. 그리고 그것들이 가지고 있는 공통점은 모든 것이 임상 실행에서 심리사회적인 관심을 다룬다는 것이다. 심리 사회적 이슈가 일차적 혹은 이차적으로 보여지는 다양한 임상 실행의 영역에서 주어졌다면, 우리는 사람의 여러 연령층과 다양한 능력을 가진 사람들을 다양한 세팅에서 적용가능한 체제를 선택했을 것이다. 그러나 진단적에 따르는 특정한 참조체제는 없다. 각각의 모델은 그 모델이 언급하기를 원하는 문제와 이슈의 유형들에 관한 진술이 있고 이 책은 치료의 심리 사회적 사고에 대한 발전과 각각의 참조체제에서 나타나는 중요한 아이디어들을 비교하고 대조하는 방법으로 체제를 제시하였다.

사람과 장애 | The Person and Disability

장애를 설명하기위한, 그리고 작업치료 서비스를 받는 사람을 설명하기 위한 다양한 정의들이 있다. 이 용어들은 이 분야의 철학적 믿음, 집단에 적용되는 특정한 이론적 모델, 임상 실행의 환경 등에 의해 영향을 받았다. **의뢰인**, **환자**, **소비자**, **구성원**(클럽 하우스 모델로부터) **시민**(공동체 모델로부터)등이 현재 문헌에 사용되는 몇가지 용어의 예이다.

장애와 손상, 장애, 핸디캡에 대한 국제적 분류 | Disability and International Classification of Impairments, Disabilities, and Handicaps

질병 또는 기능을 할 수 없게 하는 상태를 설명하기위하여 어떤 용어를 사용하여야 하는지에 대한 선택은 40년이 넘게 국제적인 관심이 되어왔다. Nagi(1976)의 저술은 "장애"라는 구조물을 둘러싸는 정서적이고도 물리적인 속성을 판별하는 모델을 제공했다. 세계보건기구는 "**손상**", "**장애**", "**핸디캡**"이란 용어가 정의된 분류 시스템을 출판했다. 이 지침은 손상, 장애, 핸디캡 에 대한 국제적 분류 (ICIDH)이고 국제적으로 사용된다. 또한 분류는 개정되었는데 개정된 기능과 장애에 대한 **국제적 분류베타–2**는 현재 시험되고 있는 중이다. ICIDH 분류가 좀 더 자세히 논의된 2장을 참조할 수 있다.

환자, 의뢰인, 소비자 | Patient, Client, Consumer

작업치료가 시작되었을때 서비스를 받는 사람들은 전형적으로 병원 세팅에서 볼수있고 **환자**라고 불리워진다. 지역사회 정신 건강 움직임의 결과는 **환자**라는 용어 사용에 의문점을 제시했다. 많은 정신 건강에 종사하는 전문인들은 "환자"라는 용어가 개인의 병든 역할을 강조했고 병리학 또는 질병의 개념을, 그리고 의료계 종사자들에 의해 보살핌을 받아야 할 개인의 필요를 지지했다고 느꼈다. 아픈 역할을 최소화 하는 바램으로 그들은 질병이 아닌 삶의 문제에 촛점을 두기위해, 그리고 각 개인이 그 자신의 건강과 케어에 대한 책임을 떠맡도록 하기 위해 **의뢰인**이라는 용어를 선택했다. 의뢰인은 "의학적 서비스가 아닌 서비스를 찾는" 사람이다(Gillette, 1971). 우리는 의뢰인이라는 용어사용이 의학적 모델과 일치하지 않는다는 것에 주목해야한다.

작업치료에서, 다른 용어 뿐만 아니라 의뢰인과 환자라는 용어는 임상 실행과 중재 환경에 따라 달리 사용된다. 서술자(descriptor)는 작업치료사 또는 전문적 중재 팀의 취항을 또한 반영할수도 있다. 1980년대 중반에 어떤 용어가 바람직한지에 대한 논쟁은 발전했다. 그때까지 환자라는 용어는 법적, 도덕적, 윤리적 이슈에 주어진 고려가 거의없이 선택되어졌다. 이들 이슈는 Reilly (1984)에 의해서 작업치료사들의 관심을 불러일으켰고 Sharrott 와 Yerxa(1985)에 의하여 연구되고 정리되었다.

Sharrott와 Yerxa는 환자라는 용어는 다음과 같은 이유로 인하여 계속 사용되어야 한다고 주장하였다.

- 이 용어는 경제적–법률적 근거 보다는 도덕적–윤리적 관례에 기본을 두고 작업치료는 도덕적–윤리적 기본을 갖는다.
- 이 용어는 Meyer주의 철학에 적합하다.
- 이 용어는 19세기 도덕적 치료에 대한 윤리적 자세를 내포한다.
- 이 용어는 환자의 경제적 보상을 제공할수 있는 능력과 무관하게 건강 케어에 대한 보살핌에 대한 기회를 지원한다(Sharrott & Yerxa, 1985)

서약 규범 | Covenant Code

중재에서 책임을 균등하게 하기위해 의뢰인이라는 용어 사용을 선호하는 치료사들에게 Sharrott와 Yerxa는 환자/치료사 관계에서 어떻게 책임이 균등하게 이루어지는지를 확인하기위해 Veatch의 의료윤리의 개념을 언급하였다. 간단하게 말해, Veatch(1981)는 **서약규범**에 기본을 두는 의료윤리를 제안했다. 서약은 도덕적 결속과 진실성을 강조하고 건강 분야 전문인들과 일반인들에 의한 올바른 행동을 요구하는 계약이다". 의료윤리는 환자와 건강 분야 전문인과의 관계에 적용하기위하여 고안되었다.

소비자 | Consumer

건강 케어와 작업치료 임상 실행 분야의 변화와 함께, **소비자**라는 또 다른 용어가 사용되기 시작되었다. 그러

서약의 원리
(PRINCIPLES OF THE COVENANT)

근본적인 서약의 원리는 다음과 같다.

1. 서로간에 약속과 공약을 지킨다.
2. 기본적인 윤리적 요구 사항들을 위반하지 않는한 선택에 있어 자유로운 도덕적 지역사회의 자주적 구성원으로서 서로를 대한다.
3. 서로간에 정직하게 상호 작용한다.
4. 도덕적으로 보호된 삶을 능동적이고 의식적으로 피한다.
5. 개인 복지에서의 평등과 건강 케어를 받을 수 있는 권리에서의 평등을 위해 노력한다.
6. 서로를 위해 좋은 것을 창출하고 존경, 위엄, 연민(동정)을 가지고 서로를 대한다.(Sharrott & Yerxa, 1985; Veatch, 1981)

나 Peloquin(1997, 2000)은 작업치료사들이 이 용어를 도입하기 전에 이 용어의 기원과 의미를 고려할것을 요청한다. 또한 그녀는 치료사에게 "치료적, 교육적 서비스의 수령인"을 언급함에 있어 작업치료 교육 프로그램을 위한 본질적요소와 지침의 관점으로 부터의 정의를 고려하고, 단어의 기원을 고려할 것을 요구한다. 소비자라는 용어는 이익이 주요한 관심사이고, 보살핌, 감정이입, 신뢰도 중심으로서 사람에 **이차적인 촛점**을 두는 시장 환경에서 나왔다(Peloquin, 1997, 2000). "우리가 봉사하는 이들을 명명할 때", Peloquin의 선택은 "사람"이다. "사람"은 또한 우리의 선택이기도하다.

상황에서 사람 | Person in Context

이 책은 사람 또는 개인이라는 용어를 지배적으로 언급하지만 논의 또는 예가 특별한 환경 또는 상황과 관련되었을때 **환자** 또는 **의뢰인**이라는 용어를 사용한다. 이 용어들은 작업치료의 철학, 역사와 지속적으로 일치한다. 임상 실행을 위한 윤리적-도덕적 기초를 이 용어들은 지지한다. 이 용어들은 작업치료 임상 실행내에 존재하는 협동 관계에 필수적인 존중과 책임의 상호관계와 양립할수 있고 그것들은 장애와 임상 실행 세팅에 관계없이 우리가 치료하는 이들을 위한 질적 보살핌에 대한 작업치료의 옹호적 역할을 지지한다.

그러나 우리는 각자의 환경안에서 작용하는 필요를 인식한다. 그리고 학생, 학습자, 거주인, 가족, 근로자 라는 용어들이 다양한 서비스 환경에 적절하다는 것을 인지한다. 그러므로 적용되는 용어와 상관없이, 이 책에 제시된 자료들은 다양한 상황에서의 임상 실행에서 쓰여질 수있다.

요약 – 정신사회 임상 실행에서 역사와 용어
(SUMMARY–HISTORY AND TERMINOLOGY IN PSYCHOSOCIAL PRACTICE)

우리는 사회, 의학, 정신건강 지역사회내에서의 변화들이 심리사회적 작업치료의 역사에 끼친 영향을 강조하기 위해 그변화들중 몇몇의 것을 간략히 고려했다. 역사적인 사건들은 작업치료사들이 이 분야에서 그들의 역할을 확장시키고 임상실행의 환경들을 증가시키도록 지속적으로 요구해 왔다. 이론과 임상 실행 양쪽 모두에서의 작업치료 역사는 인도적 보살핌, 활동과 작업의 사용, "전체적 인간"에 대한 필요를 많이 이해하고 반응하는것 등에 계속적 헌신을 보여준다. 이러한 지향할 바에 대한 헌신은 사람의 작업적 수행, 일상생활 참여, 웰빙에 대한 감각등에 영향을 주는 심리사회적 이유를 작업치료사가 알고 그것들에 반응하도록 요구한다.

그러나 이것에 대한 헌신은 충분치 않다. 우리는 우리의 치료 중재의 결과를 평가하고 증명하는 다음 단계의 도전에 현재 직면하고 있다. 우리의 이론들을, 그리고 결과에 끼친 그 이론들의 영향을 평가하기위해, 현재와 미래의 임상 실행자들은 임상인으로서 뿐만 아니라, 연구자와 교육자로서의 역할을 더욱 더 수행해야할 것이다. 작업치료사들은 이 역할들을 혼합해서 의뢰인 중심과 전체론적 임상 실행의 질을 더욱더 향상시킬수 있을 것이다. 또한 그들은 근거에 기초를 둔 임상 실행을 또한 제공할수 있을 것이다. AOTA, 미국 작업치료 재단, 세계 작업치료 연맹 등과 같은 우리의 국내, 국제적인 기관의 지원으로 그리고 다른 전문그룹과의 협력으로, 우리는 작업치료의 질적 임상 실행을 지탱하는 근거를 추구할수 있다. 이것이 현재 우리가 직업적으로 우선 순위를 두고 있는 것이다 (Holm, 2000).

근거가 기초가 되는 임상 실행 (EVIDENCE-BASED PRACTICE)

작업치료는 사람들이 건강을 얻고 유지하게 하는 작업의 역할에 관한 이론들을 발전시키고 정제해왔다. 더 나아가 작업치료는 환자의 문제들을 정확히 파악하고 치료적 반응을 안내하는데 사용될수 있는 특별한 임상 실행 모델들의 윤곽을 그려냈다. 임상인, 교육자, 연구인들은 그들이 임상적인 결정을 했을때 그리고 결론적으로 치료의 결과를 평가했을때를 숙고했다. 임상적 연구가 있음에도 불구하고, 임상인들은 올바른 임상적 결정을 위하여 의뢰인, 가족구성원, 다른 팀 구성원들을 주의깊게 관찰하고, 그들의 말을 경청하여왔다. 그동안 학습되어왔던 것은 작업치료 전문 문헌을 통하여 공유되어왔으나 계속해서 부족한것은 이 문헌에 대한 조직적 자료수집과 참조물 이다.

1998년 부터 의학분야의 동료와(Sackett, Richardson, Rosenberg, & Haynes, 1997) 다른 이들에 의해 영향을 받아온 작업치료사들은 근거에 기초를 둔 임상 실행을 가능하게 하는 방법을 사용하기 시작했다. 이 방법들은 평가와 치료를 구체적이고 자세히 설명하지는 않는다. 최신의 가장 훌륭한 근거를 바탕으로한 개인별 임상 결정을 내리기 위한 "최상의 근거"를 찾도록 이 방법들은 의뢰인이 중심이 되는 추론과 통합된다.

근거를 조직하고 평가하는 시스템 (SYSTEM TO ORGANIZE AND EVALUATE EVIDENCE)

의학 분야는 임상 실행을 위한 그들의 근거를 평가하고 조직하기 위한 특정한 시스템을 발전시켰다. Cochrane 협력체(1998; Glanville, 1994; Hayes & McGrath, 1998)와 저널 클럽 (Partridge, 1996)과 같은 조직들은 광범위한 과정을 따른다. 이 과정은 문제나 임상적 의문을 판별하는 것으로 부터 시작하는 다단계의 순서로 문제와 관련이 되는 정보가 수집되고 근거는 체계적으로 재검토되고, 분석된후 통합된다. 재검토의 결과는 가장 효율적이고 비용이 적게드는 중재를 판별하게 되는 결과를 낳는다 (Greenhalgh, 1996; Greenhalgh & Macfarlane, 1997). 이 결과들은 인터넷과 CD-ROM에서 이용가능하다 (Greengold, & Weingarten, 1996; Sharpe et al.,1996). 실행 가이드 라인을 발전시키기위해 결과는 근거를 사용하는 전문가와 공유되어진다.

실행자들을 위한 "도구함" | A "Toolbox" for the Practitioner

작업치료에 관한 미국 저널에 있는 근거가 기초가 되는 임상 실행 포럼을 처음 도입했던 글에서, 작가인 Linda Tickle-Degnen은 근거가 기초가 되는 임상 실행의 정의를 제공하고 그것을 임상적 추론의 도구로써 서술했다.

Tickle-Degnen(1999)은 근거가 기초가 되는 임상 실행을 "임상적 추론을 돕기위한 방법의 도구함이라 하고 연구자료들과 근거를 임상적 추론 과정에 통합하기위해 고안된 방법으로 주로 구성된 도구함"으로 서술한다. 추론할때에의 목적은 치료사가 임상적 결정을 하기 위해 "현재"의 그리고 "최상"의 정보를 이용하는데에 있다.

결정을 위한 근거는 다양한 출처로서 얻어질수 있다.

- 임상 전문가
- 보수교육 과정
- 전문문헌과 관련된 문헌
- 동료들로부터의 전문가 의견
- 의뢰인에 대한 관찰과 지각

우리는 이것들이 근거의 다양한 출처를 표현한다는 것을 주시해야한다. 근거에 기초를 둔 임상 실행은 임상적 실행과 이론을 서술하는 문헌을 사용할뿐만 아니라 타 연구문헌을 사용하기도 한다. 이 다양한 출처들로 부터 정보를 수집한 후, 임상인은 그가 특정한 환자에게 사용할 평가와 치료 전략을 선택하기 전에 이 정보를 조직하고 평가한다.

근거에 기초를 둔 임상을 위한 체제 | Framework for Evidence-Based Practice

매일 매일의 임상 실행에서 근거의 효율적 사용을 지

원하기위하여, 정보는 임상적 추론의 과정을 위해 잘 조직되어져서 쉽게 접근할수 있게 할 필요가 있다. Degnen(1999)은 근거의 조직과 임상 실행으로 그것을 통합시키는 것에 대한 참조체제를 서술한다. 이 체제는 세 부분으로 구성된다.

1. 데이타를 정리하고 분류화하는 시스템
2. 정보의 현재 유효성에 대한 정보 평가
3. 특정집단을 위한 작업치료 임상 실행에 대한 데이타의 관계에 대한 평가

데이타를 수집하고 조직하는 것은 오랫동안 계속되는 학습과정이다. 치료사는 정보를 수집할 수 있고, 전문가들을 위해 관례적으로 확인된 지식으로 부터 뿐만아니라, 새로운 자료로 부터 생성되는 그의 지식의 타당함을 확인할 수 있다. Tickle-Degnen(2000a pp.103-104)는 "도구함(toolbox)"과 임상인이 도구함을 만드는 가능한 방법들을 논할때 임상 실행자와 학자가 보수교육에 출석하고, 자주 정기간행물에 대한 재검토와 인터넷 검색을 하고, 저널과 스터디 그룹에 참여하며, 메타분석(meta-analysis)으로 부터 지식수집을 수집할 것등을 제안한다.

임상인은 3장에서 서술되어진 작업치료 임상 실행에 대한 지침(Moyers, 1999), 임상 실행의 표준(AOTA, 1998), AOTA의 2001 실행 지침 연속물 등의 범위 내

메타 분석
(META-ANALYSIS)

메타분석은 관련된 연구 그룹으로부터의 정보의 합성이다. 합성은 효과 크기(effect size)를 결정하기위하여 엄격하고 포괄적이고 간결한 분석을 제공한다 (Tickle-Degnen, 1998a, p.527). 효과크기는 치료의 효과를 추정하고 치료와 결과간의 관계를 평가한다. 치료의 효과는 치료에 대한 대조군의 평가로 중재에 참여한 사람들과 어떠한 도움도 받지 않은 사람들간의 차이에 대한 평가에 기본을 둔다. 비전문적 용어를 사용하는 요약으로, 그리고 작업치료에서 결정내리기 위한 협조적인 의뢰인 노력에 사용될 수 있는 요약으로 작업치료사는 이 분석을 전환시킨다. 데이타는 또한 작업치료의 효과를 측정하는데 사용될수 있다 (Ottenbacher& Maas, 1998; Tickle-Degnen, 1998a).

에서 추론한다. 이 지침들을 사용하는 동안에, 임상인은 작업치료와 다른 분야의 문헌들로 부터, 그리고 전문인의 견해 또는 임상 관찰로 부터 근거를 선택한다. 전문적 지침과 근거는 중재를 계획하고 일상적 임상 실행에 대한 임상인의 결정을 지원한다. 임상인들은 유용 가능한 근거를 평가하고 선택할때, 그 정보가 의뢰인 개개인의 요구와 중재가 이루어지는 특정한 환경에 적합한지를 또한 고려한다.

덧붙여, 임상인 각자는 그의 임상 실행 환경을 위한 데이타 베이스를 확립해야한다. 이 데이타 베이스는 평가정보와 중재 결과를 기록한 것이다. 이 근거는 치료 했었던 의뢰인 집단의 변수를 확인하기위해, 그리고 임상인의 임상 실행 환경에서 작업치료 중재의 결과를 확인하기위해 분석된다. 임상인은 매일매일의 임상 결정을 내릴때 그가 치료 했었던 이전의 의뢰인으로부터의 데이타를 사용할수도 있고, 이전의 치료결과와 현재의 치료결과를 비교할수 있다. 이 데이타베이스들은 이 분야에서 근거에 기여할수 있는 미래의 전문적인 출판을 위한 자료가 또한 될수 있다(Tickle-Degnen, 2000d).

근거에 기초를 둔 임상 실행의 발전
The Development of Evidence-Based Practice

Tickle-Degnen이 서술한 시스템은 의학과 다른 전문 건강케어 분야에 의해 사용되어지고있는 근거에 기초를 둔 임상 실행을 위한 현재 시스템에 의해 영향을 받아왔다. 임상적 과제에 관한 데이타를 조직하기 위한 가이드로써 사용될 수 있는 Sackett, Richardson, Rosenberg, Haynes(1997)에 의해 서술된 시스템을 Tickle-Degnen(1999)은 언급한다. 의학의 과제들은 임상적 평가, 질병의 원인을 판별, 진단을 내림, 결과를 예측, 테스트와 치료를 선택, 예방과 건강증진 프로그램의 발전등을 포함한다. 작업치료사들은 이와 비슷한 과제들을 갖지만 중점은 작업치료의 고유한 공약에 둔다. 작업치료에 있어, 평가, 중재, 예방, 건강증진등에서의 중점은 일상생활에 참여하기위한 활동, 과제, 작업이다.

Tickle-Degnen(1999, p.538)이 사용하는 모델은 세 가지 주요한 임상적 과제를 갖는다.

1. 집단을 나타내는 작업과 작업적 수행을 서술한다.
2. 평가 접근을 선택한다.

3. 중재 계획을 선택한다.

이 세가지 과제들은 다음과 같은 임상적질문들에 의해 이끌어진다.

1. 개인 또는 집단의 작업 수행의 패턴들은 무엇인가?
2. 의뢰인 또는 집단에 대한 평가에서의 타당하고 유효한 방법은 무엇인가?
3. 어떤 중재가 활동과 작업의 활동 참여를 지원하는가?

이 질문들에 대한 답은 다양한 수단들을 통하여 얻어질수 있다. 작업치료 문헌의 안과 밖으로부터, 예를 들면 작업치료뿐만 아니라 관련된 치료들의 전략과 결과에 대한 글에서 대답들은 얻어질 수 있다. 대답들은 임상 실행을 가이드하는 이론적 모델내에서 발견되어질 수 있거나, 평가와 중재에 관계하는 상관 연구, 집단에 대한 기술연구, 횡단 디자인과 종적디자인, 질적 데이타와 양적 데이타에 대한 분석, 실험적 디자인과 준실험적 디자인 등을 포함하는 특정한 연구로 부터 나올 수 있다. 이전에 있던 작업치료 특유의 임상 실행 질문을 대답하는데 사용되어 질 수 있는 근거를 평가하고 선택하기 위한 광범위한 지침을 Home(2000)은 또한 제공해 준다.

가장 좋은 근거를 선택함에 대한 고려들 | Considerations for Choosing Best Evidence

임상 실행자들을 위한 도전은 의뢰인을 위한 특정 문제에 관심을 기울이는 근거를 선택하는 것이다. 대부분의 경우, 어느 누구의 연구도 찾고자하는 모든 정보를 제공하지는 않는다. 부분적으로 이것은 작업치료 필요에 대한 의뢰인의 복잡한 개인 성향 그리고 작업치료 이론과 임상 실행에 대한 제한적 데이타 베이스 때문이다. Tickle-Degnen(2000b)은 치료사가 연구 데이타를 평가하고 선택하기 위하여 양적연구에서 근거를 평가하기 위한 몇몇 표준을 제공하였는데, 이것은 연구의 세가지 타입인, 서술적연구, 평가연구, 중재 연구를 다룬다.

서술적 연구에 대한 평가 (*Evaluation of Descriptive Studies*)

서술적 연구를 평가할때 치료사는 연구가 "특정한 작업, 작업적 수행, 또는 작업적 수행 변수의 요소 등에 관련된 변수를 근거가 기본이 되는 임상적 질문에서 조사했는지" (Tickle-Degnen, 2000b, p.219)를 결정해야 한다. 만일 연구가 이 기준들을 충족시킨다면, 치료사는 서술적 연구를 평가하기 위한 표준에 관련된 다음의 질문들에 대답하기 위해 정보를 찾는다.

- 변수는 작업에 관련되었는가?
- 변수에 대한 평가는 신뢰할수 있고 유효 하였는가?
- 연구가 임상적인 질문에 전적으로 혹은 적절하게 답이 되었는가 ?
- 당신의 의뢰인은 서술되어진 집단의 구성원에 포함되는가?
- 연구가 연구되어진 집단내에서의 개인적 차이점들을 서술하는가(Tickle-Degnen, 2000b, p.219)?

사정 연구에 대한 평가 (*Evaluation of Assessment Studies*)

연구가 작업, 작업적 수행, 그 밖의 변수(variables) 등을 평가하기 위한 타당하고 유효한 척도를 사용했는지를 측정하기 위하여, 치료사는 평가에 대한 표준이 기본이 되는 다음의 질문들에 대답할수 있는 근거를 선택한다.

- 그 평가 방법이 개인별 임상적 필요를 측정하는가?
- 이 평가는 작업이, 그리고 작업적 수행과 그 요소들이 가지고 있는 변수들을 측정하는가?
- 평가에 대한 유효성과 타당성의 어떻한 형태가 실험되었는가? 평가적 유효성(evaluative validity)인가?, 실험-재실험 신뢰성(test-retest reliability)인가?, 차별적 유효성(discriminative validity)인가?, 평가자간의 신뢰성(inter-rater reliablility)인가?
- 당신의 의뢰인은 연구에서 서술된 집단의 구성원인가?
- 연구가 연구된 집단내에서의 개인적 차이점들을 서술하는가 (Tickle-Degnen, 2000b, p.220)?

중재 연구에 대한 평가 (*Evaluation of Intervention Studies*)

치료사는 의뢰인의 일상생활 참여를 도와주는 중재를

확인하는 근거를 찾는다. Tickle-Degnen(2000b)은 이전의 기준들을 다양한 샘플 사이즈의 단일 연구에 적용한다. 연구가 특정한 사례의 상황 안에서 작업에, 그리고 작업적 수행과 그 요소들에 관련된 변수들을 평가하였는지를 작업치료사는 평가한다. 치료사는 중재를 평가하기 위해 다음의 질문을 제기한다 (Tickle-Degnen 2000b, pp220-221):

- 결과는 타당하고 유효한 척도를 가지고 평가되었는가?
- 집단의 샘플 구성원인 개인들이 임상적 질문에서 서술되었는가?
- 연구가 중재의 효과를 서술하는가?
- 중재에는 특별한 목적이 없는 상태가 가진 가능한 영향을 연구는 배제 혹은 서술하는가?
- 연구가 중재의 결과에서 개인적 차이를 서술하는가?

의뢰인과의 근거에 대한 의사소통 | Communicating Evidence to the Client

작업치료사는 자신의 임상적 추론을 위해 그가 가지고 있는 근거를 사용할 뿐만 아니라, 이 정보를 의뢰인과 그 가족, 그리고 작업치료 임상 실행에서의 동료들과 공유한다. 의뢰인에게 치료의 효과 또는 목적을 설명한 근거를 사용할때, 작업치료사는 비전문 용어를 사용하고 중재에 대한 이론적 근거를 이해하는 의뢰인의 능력을 또한 고려한다. 의뢰인과 공유하는 이론적 근거는 의뢰인의 특정 상태, 기능, 목적에 관계한다. 예를 들어, 치료사는 유사한 경우의 예를 들어 설명할 수도 있고 또한 의뢰인의 상태와 연관되는 연구의 결과를 비전문용어를 사용하여 설명할 수 도 있다. 큰 연구의 결과를 나눌때, 임상인은 유사한 상태를 가지고 있는 경우의 95%에서 중재가 효과적이라고 말 할수도 있다. 임상인은 보통 데이타 분석에 대한 통계적 힘 또는 유의수준을 서술하는 연구용어를 사용하지않는다. 데이타 분석과 통계해석에 관련된 세부사항을 위하여 연구와 통계 분야(Ottenbacher & Maas, 1999; Potney & Watkins, 2000)참조하라. 크고 작은 샘플 연구간의 차이를 이해하기 위하여, 그리고 연구의 결과를 비교하기 위하여 임상인은 빈도, 범주, 평균, 표준편차, 상관관계(Tickle-Degnen, 2000c, p.342)를 설명할수 있어야 된다.

치료사들은 연구결과와 의뢰인의 현존하는 상태와 경험을 연관지음으로써 의뢰인이 근거를 이해하게 또한 도울수 있다. 임상인들은 의뢰인이 그의 경험을 단일경우 또는 샘플집단과 관련짓게 돕는다. 치료사들은 연구에서 평가 데이타를 요약하고 의뢰인 자신이 작업치료 평가로부터 무엇을 학습할수 있는 지를 명시한다. 그들은 또한 작업치료 중재로부터 얻어진 결과를 토론할수 있고 의뢰인이 참여하게될 것으로 부터 얻을 수 있는 혜택을 밝힐 수 있다. 만일 의뢰인이 근거를 이해한다면, 그 다음은 의뢰인이 중심이 되는 의사 결정을 하기위한 협력이 있을 수 있다 (Tickle-Degnen, 1998b, 2000c).

요약 – 근거와 임상 실행간의 관계 (SUMMARY–RELATIONSHIP BETWEEN EVIDENCE AND PRACTICE)

우리가 앞에서 언급한 내용들을 자세히 살펴보고 임상 실행에서 근거에 관한 촛점을 요약할 때 작업치료 발전에 있어 현재의 촛점을 형성한 작업치료의 과거 발전을 볼 수 있다. 우리의 역사는 사회의 변화에 민감하고, 과학, 인문, 교육, 의학, 재활, 건강 등으로부터의 발전 중 몇몇 것을 통합하는 이론을 기초로 둔 임상 실행에 대한 강력한 공약을 반영한다. 이론이 발전함에 따라, 임상 실행은 건강케어, 교육, 산업, 지역사회 환경등에서 우리가 봉사하는 사람들의 현재의 요구에 대한 충족을 지속시키면서 새로운 집단으로 확장한다. 건강케어와 정책 시스템이 변화하고 이론과 임상 실행이 확장됨에 따라, 작업치료사들은 실행, 교육, 연구에서 새로운 도전과 역할을 갖게 되었다.

임상 실행을 위한 넓은 이론적 기반이 작업치료와 재활에서 존재하나, 특정한 중재 전략을 뒷받침 할 수 있는 근거는 한정되어있다. 그래서 다음으로의 이 분야에서 주요한 도전은 우리의 중재들을 뒷받침하는 근거를 확인하거나, 개인 혹은 집단의 필요를 충족시키기위해 우리가 중재들을 수정할 수 있도록 하는 근거를 확인하는 것이다. 현재 작업치료 문헌은 근거가 기본(evidence-based)이 되는 임상 실행의 장점과 단점에 대한 논의를 포함한다(Law & Baum, 1998). 또한 그것은 근거를 판별하기위한 접근 (Hayes & McGrath, 1998; Holm, 2000; Law, 2000; Tickle-Degnen, 1998a, 1998b,

1999, 2000a, 2000b, 2000c)과 임상적 실행에서의 근거를 사용하는 방법(Egan etal., 1998; Holm, 2000; Hunt, 1997; Law 2000; Tickle-Degnen, 1999, 2000a, 2000b, 2000c, 2000d; Turner & Whitfield, 1997)을 제안한다.

다른 건강 케어 전문분야와 마찬가지로(Dowie, 1994; Partridge, 1996), 작업치료사들은 근거를 수집하면서 조직화하고 그리고 세가지 목적을 성취하는 시스템을 원한다, 즉 임상인들은 그들의 임상적 효과를 향상시킬수 있고, 의뢰인들에게 자신들의 건강 케어에 관하여 주어질 수 있는 정보를 제공하고, 그리고 제 삼자 지불인과 경영인에게 그들의 서비스를 정당화할 수 있는 데이타를 제공할 시스템을 원한다. 현재에 작업치료사는 연구를 시작할 필요가 있고, 사람－활동－환경 관계들과 관련하여, 그리고 일상적인 수행, 삶의 질, 개인의 정신건강등에 미치는 사람－활동－환경 관계들의 영향과 관련하여 접근하기 쉬운 정보를 제공하게 될 시스템을 구축할 필요가 남아있다. 특히, 작업치료 분야는 다음을 다룰수 있는 근거가 필요하다.

- 작업의 구조와 작업 수행의 많은 요소들.
- 작업과 수행 요소 구조들에 대한 신뢰할 수 있고 타당한 척도
- 작업치료 서비스의 효과와 결과
- 중재 결과에 영향을 미치는 개인적 차이

우리는 작업치료사들이 우리의 역사에서 많은 업적을 성취한것과 같이, 이 도전을 성공적으로 충족시킬것을 확신한다. 우리는 근거가 기본이 되는 임상 실행, 교육, 연구가 성장과 기회를 제공해 주는 것으로 본다. 근거는 임상적 추론을 지지한다. 그리고 그것은 우리가 일상생활 참여를 증가시키기를 원하는 사람들에게 제공하는 서비스의 질을 향상시키고 건강과 웰빙을 증가시킬 작업치료 결과를 제공한다.

참고문헌
(REFERENCES)

Accreditarion Council for Occupational Therapy Education.(1918). Standards for an accredited educational program for the occupational therapist. Am J Occup Ther, 53, 575-582.

American Occupational Therapy Association. (1998). The reference manual of the official document of the American Occupational Therapy Association, inc. (7th ed.). Bethesda, MD: Author.

Bailey, D. (1990a). Reasons for attrition from occupational therapy. Am J Occup Ther, 44(3), 23-30.

Bailey, D. (1990b). Ways to retain or reactivate occupational therapists. Am J Occup Ther, 44(3), 31-38.

Bowen, J. E. (1999). Health promotion in the new millennium. OT Practice, 4, 14-11.

Burnette-Belulier, S. (1982). Occupational therapy profession dropouts: Escape From the grief process. American Journal of Occupational Therapy Mental Health, 2, 45-55 .

Chisholm, D., Dolhi, C., & Schreiber, J. (2000) Creating occupation-based opportunities in a medical model clinical practice setting. Occupational Therapy Practice, 5(11), 12-15.

Christiansen, C. (1999). Defining lives: Occupation as identity: An essay on competence, coherence, and the creation of meaning. Am J Occup Ther, 53, 547-558.

Christiansen, C., & Baum, C. (1997). Occupational therapy: Enabling function and well-being (2nd ed.). Thorofare, NJ: SLACK Incorporated.

Clark, F., Azen, S. P., Zemke, R., Jackson, J., Carlson, M., Mandel, D., Hay, J., Josephson, K., Cherry, B., Hessel, C., Palmer, J., & Lipson, L. (1997). Occupational therapy for independentliving older adults: A randomized controlled trial. JAMA, 278, 1321-1326.

Clark, F, Parham, D., Carlson, M., Frank, G., Jackson, J., Pierce, D., Wolf, R. J., & Zemke, R. (1991). Occupational science: Academic motivation in the service of occupational therapy's future. Am J Occup Ther, 45, 300-310.

Cochrane Collaboration. (1998). Cochrane brochure. Available at: http://www.cochranre.org.

Cook, T. D., Cooper, H., Cordray D. D., Hartmann, H., Hedges, L. V., Light, R. J., Louis, T, & Mosteller, F. (Eds.). (1992). Meta-analysis for explanation: A casebook. New York, NY: Russell Sage Foundation.

Cooper, H. M., & Hedges, L. V. (Eds.). (1194). The handbook of research synthesis. New York, NY: Russell Sage foundation.

Cottrell, R. F. (1989). Perceived competence among occupational therapists in mental health. Am J Occup Ther, 44(2), 118-124.

Crepeau, E. (1998). Activity analysis: A way of thinking about occupational performance. In M. E. Neistadt & E. B. Crepeau(Eds.), Willard and Spackman's occupational therapy (9th ed., pp. 135-147). Philadelphia, PA: Lippincott. Williams & Wilkins.

Cunningham Piergrossi, J. (1991). Using activities for consulting in community mental health. World Federation of Occupational Therapist Bulletin, 40, 44-49.

Dowie, J.(1994, October). The research practice gap and the role of decision analysis in closing it. Paper presented at the European Medicine Decision Making Conference, Lille, Norway.

Dressler, J., & MacRae, A. (1998). Advocacy, partnerships, and client-centered practice in California. Occupational Therapy in Mental Health, 14, 35-44.

Dunton, D. (1963). Psychiatric occupational therapy. In H. Willard & C. Spackman (Eds.), Occupational therapy (3rd ed., pp. 55-74). Philadelphia, PA: J. B. Lippincott.

Dunton, W. R. (1915). Occupational therapy: A manual for nurses. Philadelphia, PA: W. B. Saunders.

Dunton, W. R. (1919). Reconstuction therapy. Philadelphia, PA: W. B. Saunders.

Dunton, W R. (1922). The educational possibilities of occupational therapy in state hospitals. Archives of Occupational Therapy, 1, 403.

Earle, G. K. (1991). OT's role in mental health home care. OT Prartice, 4, 16-18.

Egan, M., Dubouloz, C. J., Von Zweck, C., & Vallerand, J. (1998). The client-centered evidence-based practice of occupational therapy. Can J Occup Ther, 65, 136-143.

Farnworrh, L. (1999). Time use and leisure occupations of young offenders. Am J Occup Ther, 54, 315-325.

Fidler, G., & Fidler, J. (1963). Occupational therapy-A communication process in psychiatry. New York, NY: The Macmillan Co.

Fine, S. (1988). Working the system: A perspective for managing change. Am J Occup Ther, 47(7), 417-419.

Fine, S. B. (1998). Surviving the health care revolution: Rediscovering the meaning of "goad work." Occupational Therapy in Mental Health, 14, 7-18.

Florey, L. (1998). Psychosocial dysfunction in childhood and adolescence. In M. E. Neistadt & E. B. Crepeau (Eds.), Willard & Spackman's occupational therapy (9rh ed., pp. 622-635). Philadelphia, PA: Lippincott, Williams & Wilkins.

Foro, M. (1988). Managing change in reimbursement. Am J Occup Ther, 42(1), 563-565.

Gilletre, N.(1971) Occupational therapy and mental health. In H. Willard & C. Spackman (Eds.), Occupational therapy (4th ed., pp. 51-132). Philadelphia, PA: J. B. Lippincott.

Glanville, J. (1994). Evidence-based practice: The role of NHS centres for reviews and dissemination. Health Library Review, 11, 243-252.

Greengold, N. L., & Weingarten, S. R. (1996). Developing evidence-based practice guidelines and pathways: The experience the local hospital level. Jt Comm J Qual Improv, 22, 391-402.

Greenhalgh, T. (1996). Is my practice evidence-based? (Editorial). BMJ, 313, 957-958.

Greenhalgh, T, & Macfarlane, F. (1997). Towards a competency grid for evidence-based practice. J Eval Clin Pract, 3, 161-165.

Gutterman, L. (1990). A day program for persons with AIDS ; Am J Occup Ther, 44(3), 234-238.

Haas, L. (1925). Occupational therapy for the mentally

and nervously ill. Milwaukee, WI: Bruce.

Hahn, C. (2000). Building mental health roles into school system practice. OT Practice 5, 14-16.

Hanft, B. (1988). Prospective payment for psychiatric services. In S. Robertson (Ed.), Mental health focus: Skills for assessment and treatment (pp. 3.10-3.15). Rockville, MD: American Occupational Therapy Association.

Hatje Kaufman, C., Daniels, R., Laverdure, P, Moyer, R., & Campana, L. (1988). Pediatric occupational therapy within a cognitive behavioral setting. In D. Scott & N. Katz (Eds.), Occurpational therapy in mental health: Principles in practice. London: Taylor & Francis.

Hayes, R., & McCrath, J. (1998). Evidence-based practice: The Cochrane Collaboration and occupational therapy. Can J Occup Ther, 65, 144-151.

Holm, M. B. (2000). Our mandate for the new millennium: Evidence-based practice. Am J Occup Ther, 54, 575-585.

Holm, M. B., Rogers, J. C., & Stone, R. G. (1998). Person-task-environment interventions: A decision-making guide. In M. E. Neistadt & E. B. Crepeau (Eds.), Willard & Spackman's occupational therapy (9th ed., pp. 471-418). Philadelphia, PA: Lippincott, Williams & Wilkins.

Hopkins, H. (1983). An historical perspective on occupational therapy. In H. Hopkins & H. Smith (Eds.), Willard and Spackman's occupational therapy (6th ed.). Philadelphia, PA: J. B. Lippincott.

Hunt, J. (1997). Towards evidence-based practice. Nursing Manager, 4, 14-17.

Kaplan, H. I., & Sadock, B. J. (1998). Synopsis psychiatry (8th ed.). Philadelphia, PA: Lippincott, Williams & Wilkins.

Kautzmann, L. N. (1998). Contributing to a system change in Kentucky: Occupational therapy in an evolving program of Medicaid managed behavioral healthcare. Occupanonal Therapy in Mental Health, 14, 21-28.

Kellegrew, D. (2000). Constructing daily routines: A qualitative examination of mothers with young children with disabilities. Am J Occup Ther, 54, 252-259.

Kielhofner, G. (1992). Conceptual foundations of occupational therapy. Philadelphia, PA: EA. Davis.

Kielhofner, G. (1997). Conceptual foundations of occupational therapy (2nd ed.). Philadelphia, PA: E A. Davis.

Kielhofner, G., & Burke,]. (1977). Occupational therapy after 60 years: An account of changing identity and knowledge. Am J Occup Ther, 31(10), 675-689.

Kornblau, B. L. (1990). Occupational therapy and the Americans with Disabilities Act (ADA). In American Occupational Therapy Association, The reference manual of the official document. Bethesda, MD: American Occupational Therapy Association.

Kramer, P., & Hinojosa, J. (1999). Frames of reference for pediatric occupational therapy (2nd ed.). Philadelphia, PA: Lippincott, Williams & Wilkins.

Kuhn, T. (1974). The structure of scientific revolutions. Chicago, IL: Universiry of Chicago Press.

Lang, S., & Cara, E. (1989). Vocational integration for the psychiatrically disabled. Hospital and Community Psychiatry, 40(9), 890-892.

Larson, E. A. (1999). Mothering: Letting go of the past ideal and valuing the real. Am J Occup Ther, 29, 249-251.

Law, M. (2000). Evidence-based practice - what can it mean me? OT Practice, 5 (17), 16-18.

Law, M., & Baum, C. (1998). Evidence-based occupational therapy. Can J Occup Ther, 65, 131-135.

Learnard, L., Walsh, A., & Ward, J. D. (1999, November). The establishment of a private psychosocial prctice in a rural community. Paper presented at the American Occupational Therapy Association SIS Practice Conference, Reno, NV.

Lougher, L. (Ed.). (2001). Occupational therapy for child and adolescent mental health. Edinburgh: Churchill Livingstone.

Marcos, L. (1989). Taking issue: Who profits from deinstitutionalization. Hospital and Community Psychiatry, 40 (12), 1221.

Margo, G., & Manring, J. (1989). The current literature on inpatient psychotherapy. Hospital and Community Psychiatry, 40 (9), 909-915.

Meyer, A. (1922). The philosophy of occupational therapy. Archives of Occupational therapy, 1, 1.

Mosey, A. C. (1970). Three frames of reference for mental health. Thorofare, NJ: SLACK Incorporated.

Moyers, P. A. (1976). The guide to occupational therapy. Am J Occcup Ther, 53, 247-322.

Nagi, S. (1976). An epidemiology of disability among adults in USA. MMFQ/Health and Society. 54, 439-467.

O'Rourke, G. C. (1990). The HIV-positive intravenous drug abuser. Am J Occup Ther, 14 (3), 280-293.

Ottenbacher, K. J.& Maas, F. (1998). How to detect effects: Statistical power and evidence-based practice in therapy research. Am J Occup Ther, 53, 181-188.

Ottenbacher, K J., & Maas, F. (1999). Quantitative research series - Haw to detect effects: Statistical power and evidence-based practice in occupational therapy research. Am J Occup, 53, 181-188.

Palmer, F. (1988). The present context of service delivery. In S. Robertson (Ed.), Mental health focus: Skills for assessment treatment (pp. 1.28-1.36). Rockville, MD: American Occupational Therapy Association.

Partridge, C. (1996). Evidence-based medicine-Implications physiotherapy? Physiotherap Research International, 1, 69-73.

Peloquin, S. M. (1997). The issue is - Should we trade person-centered service for a consumer-based model? Am J Occup 51, 612-615.

Peloquin, S. M. (2000). Do we really want to call them consumers? OT Practice, Jan. 31, 26-28.

Peters, M. (1988). Reimbursement for psychiatric services. In S. Robertson (Ed.), Mental health focus: Skills for assessment and treatment (pp. 3.3-3.9). Rockville, MD: American Occupational Therapy Association.

Pierce, D. (1999a). Maternal management of the home as a developmental play space for infants and toddlers. Am J Occup Ther, 29, 290-299.

Pierce, D. (1999b). Putting occupation to work in occupational therapy curricula. Education Special Interest Section Quarterly, 9 (3), 1-4.

Portney, L, C., & Watkins, M, P.(2000). Foundations of clincial research-Applycations to practice (2nd ed.). Saddle River, NJ: Prentice Hall Health.

Primeau, L. A. (1998). Orchestration of work and play within families. Am J Occup Ther, 52, 188-195.

Reed, K., & Sanderson, N. (1999). Concepts of occupational Threapy (4th ed.). Philadelphia, PA: Lippincott, Williams & Wilkins.

Reilly, M. (1962). Occupational therapy can be one of the great ideas of 20th century medicine. Am J Occup Ther, 16, 1.

Reilly, M. (1966). A psychiatric occupational therapy program as a reaching model. Am J Occup Ther, 20, 61.

Reilly, M. (1984). The importance of the client versus patient issue for occupational therapy. Am J Occup Ther, 38 (6), 404-406.

Robertson, S. (1988). Factors influencing service delivery. In S. Robertson (Ed.), Mental health focus: Skills for assessment and treatment (pp. 1.24-1.27). Rockville, MD: American Occupational Therapy Association.

Sackett, D. L., Richardson, W. S., Rosengerg, W., & Haynes, R. B. (1997). Evidence based medicine: How to practice and teach EBM. New York, NY: Churchill Livingstone.

Samuel, L. (1998). Responsive changes in mental health practice in Wisconsin. In A. H. Scott (Ed.), New frontiers in psychosocial occupational therapy Occupational Therapy in Mental Health, 14, 29-34.

Scott, A. H. (1999). Wellness works: Community service health promotion groups led by occupational therapy students. Am J Occup Ther, 53, 566-574.

Sharpe, M., Hawton, K., Simkin, S., Surawy, C.,

Hackmann, A., Klimes, I., Pero, T., Warrell, D., & Seagroatt, V. (1996). Cognitive behavior therapy for the chronic fatigue syndrome: A randomized controlled trial. British Medical Journal, 312, 22-26.

Sharrott, G., & Yerxa, E. (1985). Promises to keep: Implications of the referent "patient" versus "client" for those served by occupational therapy. Am J Occup Ther, 39(6), 401-405.

Sholle-Martin, S., & Alessi, N. E. (1990). Formulating a role for occupational therapy in child psychiatry: A clinical application. Am J Occup Ther, 44(10), 871-883.

Slagle, E. C. (1922). Training aides for mental patients. Archives of Occupational Therapy, 1, 11.

Smith, S. I. (1999). Occupational therapy - Practicing in the community. World Federation of Occupational Therapy Bulletin, 40, 6-11.

Starnes, W. (2000). Expanding to the community. OT practice, 5, 14-19.

Swarbrick, P., & Duffy, M. (2000). Consumer-operated organization and programs: A role for occupational therapy programs. Mental Health Special Interest Section Quarterly, 23, 1-4.

Tewfik, D., & Precin, P. (1998). The New York experience: The remodeling of mental health practice. Occupat , 14, 45-54.

Tickle-Degnen, L. (1998a). Communicating with patients about treatment outcomes: The use of meta-analytic evidence in collaborative treatment planning. Am J Occup Ther, 52, 526-530.

Tickle-Degnen, L. (1998b). Using research evidence in planning treatment for the individual client. Can J Occup Ther, 65, 152-159.

Tickle-Degnen, L. (1999). Organizing, evaluating, and using evidence in occupational therapy practice. Am J Occup Ther, 53, 537-539.

Tickle-Degnen, L. (2000a). Gathering current research evidence enhance clinical reasoning. Am J Occup Ther, 54, 102-105.

Tickle-Degnen, L. (2000b). What is the best evidence to use practice? Am J Occup Ther, 54, 218-221.

Tickle-Degnen, L. (2000c). Communicating with clients, members, and colleagues about research evidence. Am J Occup Ther, 54, 341-343.

Tickle-Degnen, L. (2000d). Monitoring and documenting evidence during assessment and intervention. Am J Occup Ther, 54, 343-436.

Tiffany, E. (1983). Psychiatry and mental health. In H. Hopkins H. Smith (Eds.), Willard and Spackman's occupational (6th ed., pp. 267-334). Philadelphia, PA: J. B. Lippincott.

Townsend, E., Birch, D., Langley, J., & Langille, L. (2000). Participatory research in a mental health. Occupational Therapy Journal of Research, 29, 18-44.

Tracy, S. (1912). Studies in invalid occupation. Boston, MA: Whitcomb & Barrows.

Trump, S. M (2000). The role of occupational therapy in hospice. Home and Community Health Special Interest Section Quarterly. 7, 1-4.

Turner, P., & Whitfield, T. W. A. (1997). Physiotherapists' use of evidence-based practice: A cross-national study Physiotherapy Resident International, 2, 17-21.

Veatch, R. (1981). A theory of medical ethics (pp. 327-328). New York, NY: Basic Books.

Walens, D., Wittman, P, Dickie, V., Kannenberg, K., Tomlinson, J., & Raynor, O. (1998). Current and future education and practice: Issues for occupational therapy practitioners in mental health settings. Occupational Therapy in Mental Health, 14, 107-118.

Wilcox, A. A. (1998). An occupation perspective of health. Thorofare, NJ: SLACK Incorporated.

World Health Organization (1980). international classification of impairment, disabilities, and handicap. Geneva: Author.

World Health Organization. (1999). International classification of functioning and disability beta-2 draft short version. Geneva: Author, Assessment, Classification and Epidemiology Group.

Yerxa, E. (1966). Authentic occupational therapy. Am J

Occup Ther, XXI(1), 1-9.

Yerxa, E., Clark, F., Frank, G., Jackson, I., Parham, D., Pierce, D., Stein, D., & Stein, C., & Zemke, R. (1990). An introduction to occupational science: A foundation for occupational therapy in the 21st century. Occupational Therapy in Health Care, 6, 1-17.

Zemke, R., & Clark, F. (Eds.). (1996). Occupational science: The evolving discipline. Philadelphia, PA: F. A. Davis.

제 2 장

사람-활동/작업-환경/상황 - 작업치료 임상 실행에서의 변수들

Person-Activity/Occupation-Environment/Context - Occupational Therapy Practice Variables

요점 | KEY POINTS

✧ 사람과 기능
- 정신건강의 이론적 개념
- 정신건강재활에 있어 일반적 용어
- 작업치료와 기능에 대한 전체적인 평가
- 기능의 심리사회적 요소
- 동기부여-다양한 전망

✧ 활동, 과제와 작업
- 활동 : 마음, 신체, 영성을 연결하고, 삶에 참여를 가능하게 한다.
- 활동: 습관을 확립하고 역할을 수행하기 위한 수단
- 활동에 대한 작업적 수행 모델
- 임상 실행의 모델들은 치료적 활동에 대한 기준을 제공한다.
- 활동 분석 - 의뢰인이 중심이 되는 중재를 위한 임상적 추론

✧ 환경/상황
- 환경의 유형
- 환경에 있어 사람의 위치
- 환경의 심리사회적 영향

핵심 질문
(FOCUS QUESTIONS)

사람 | Person

1. 정신건강이란 무엇인가?
2. 정신건강 이슈가 모든 임상 실행 영역에서 매우 중요하게 인식되는 이유는?
3. 심리적 구조는 무엇인가?
4. 카나다와 미국에서 정신건강과 정신장애의 공식적 정의를 비교하라. 그것들은 어떻게 유사한가? 그것들은 어떤 차이가 있는가?.
5. 세계보건기구에 의한 정의로서 장애의 네가지 주요한 분류는 무엇인가?
6. 아동이 심각한 정서 장애를 가지고 있다고 판단할 수 있는 조건은?
7. 개인의 전체적인 기능 수준은 어떻게 결정되는가?
8. 행위의 심리사회적 요소들을 정의하라.

활동/작업 | Activity/Occupation

9. **활동**과 **작업**간의 관계는 무엇인가?
10. "보조적활동"과 "가능하게하는 활동"이 목적이 있는 활동으로부터 어떻게 구분되는가?
11. 당신의 삶에서 Csikszentmihalyi에 의해 서술된 세가지 유형의 의미있는 삶의 목표를 달성시켜주는 당신이 실행하는 것들은 무엇인가?
12. 심리사회적 배경에서의 활동의 다른 기능들을 서로 대조하라.
13. 작업치료사가 작업분석을 하는 이유는? 치료사가 임상적 추론중에 사용하는 활동분석의 세가지 형태를 설명하라.
14. 활동에 참여가 개인의 "영성"에 기여한다는것은 어떤 의미인가?
15. 목적이 의미있는 활동을 더 잘 이해 하도록 하는 연구를 당신은 어떻게 고안 할 수 있는가?

환경 | Environment

16. 사람들이 참여하는 환경의 세 가지 유형을 설명하라.
17. 어떻게 환경에서 개인의 위치가 작업치료에 영향을 끼치는가?
18. 작업치료에서 사용되는 환경적 평가중의 하나인 문화적 그리고 심리사회적 특징의 예들을 말해보자.
19. 환경이 어떻게 사람의 정신건강과 웰빙을 향상시키고 감소시키는지를 확인하라. 어떻게 그것은 그의 작업수행에 영향을 미치는가?

서 론
(INTRODUCTION)

1장은 작업치료분야를 형성하여왔던 중요한 발전들의 개략을 제공하였다. 그것으로 부터 우리는 작업치료가 의료와 교육분야와 같은 타 작업치료 분야에서의 사건과 흐름에 의해 많은 영향을 받아왔음을 보았다. 그러나 간과하지 말아야 할 것은 지금의 우리는 작업치료사들, 우리의 공식기관인 미국 작업치료 협회 그리고 그것의 전신인 미국 작업치료 재단의 노력에 의해 만들어 졌다는 사실이다. 이들 기관들은 우리의 이론적 기초와 임상 실행 철학에 기여해 왔고 작업치료 과학 발전을 지원했다.

작업치료의 시작점에서부터 우리가 누구며 무엇을 하는가를 정의하는데 작업 그리고 활동의 가치와 중요성은 중심에 있어왔다. 작업과 활동을 통해서 사람들은 그들의 환경과 관련맺고 매일 매일의 삶에 만족스러운 참여로 이끌어내는 관계를 형성한다. 작업치료의 임상 실행 구조를 창조하는 것은 사람-활동/작업과 환경간의 연관관계이다.

2장에서 우리는 정신 건강에 촛점을 둔 작업치료 전반적인 임상 실행에 어떻게 각자의 사람, 활동, 환경이 기여하는가를 더 잘 이해 할 수 있도록 사람, 활동, 환경 관계에서의 각자의 주요한 요소 및 성분을 좀 더 깊게 우리는 논의할 것이다. 이런 요소들에 대한 우리의 논의 내에서 우리는 작업치료사가 교육자, 연구자 혹은 임상 실행자로서의 그의 역할에서 고려할 수 있는 다양한 추가적 변수를 묘사하고 정의 할 것이다.

어떤 체제 또는 임상실행의 모델을 당신의 중재에서 사용할 것인지를 생각할때 사람-활동-환경이라는 세가지 전제로 시작하는 것은 당신의 추론에 기반을 다지고 문제 해결을 도와줄 것이다. 이것들은 또한 당신이 좀 더 진보된 연구를 위한 가설을 만들때 고려하는 것들과 같은 요소가 될것이다. 당신이 이 책을 더욱더 이해하고 임상실행을 위한 각기의 이론의 틀을 공부할 때, 당신이 발견하는 것은 어떻게 사람-활동과 환경이 의미있는 작업에 기여하고 그것에 의해 변화되어지는가에 관해 서로 의견을 달리하고 특정한 믿음이 각기 모델에 있는지를 보게되는것이다. 각기 이론의 틀은 이들 가정과 일치해서 논리적으로 발전되고 관련된 가이드 라인을 포함한다. 그리고 그것은 중재를 수행하기 위해 쓰여진다. 이 3판의 글을 통한 우리의 확신은 사람-활동-환경의 아치처럼 덮고 있는 관계가 작업치료사로서의 우리를 도와서 무엇이 중요한 것인가에 대해 관심을 기울이게 하지만, 우리가 우리의 치료적 중재를 통해서 사고할 때 그 자체로는 불완전하다라는 것이었다. 이론의 틀(임상 실행의 모델로도 불리워지는)은 치료사를 평가, 중재, 연구, 상담, 또는 그 밖의 역할을 통한 추론하는 다음의 관계로 치료사를 이끈다.

정신건강, 정신장애, 정신 질환등에 대한 좀 더 공유되어진 이해에 의하여, 그리고 개인의 증상과 행동을 묘사하기 위해 사용되어진 다양한 심리적 진단에 의하여 창조된 임상 실행을 위한 체제가 또한 있다. 이런 것들은 교육과정을 통해 작업치료사에게 인식되지만 반면에 우리가 "정신 건강"을 증진시키거나 그의 의뢰인의 심리사회적 관심을 가지고 "정신 건강 이슈를 다룬다"는 것은 어떤 의미이고 그리고 "정신적으로 건강"하다는것은 어떤 의미를 갖는가에 대하여 적지 않은 생각을 갖는것은 중요하다고 믿는다.

사람
(The Person)

작업치료 수행에서 서로 관련된다고 믿어지는 이들 요소들을 우리는 이 장의 각기 세 부분에서 강조한다. 그것은 사람, 과제와 활동 혹은 작업, 환경이다. 각기 이 요소들은 이 책에서 논의 되어진 작업치료에서의 정신 건강을 위한 모든 임상 실행 모델에 의해 고려되어진다. 다시말해서, 각기 모델은 사람에 관한 가정, 사람의 욕구와 능력에 잘 맞는 과제 혹은 활동이 가지고 있는 속성에 관한 가정, 그리고 활동과 작업에 사람의 참여를 가장 적절하게 하기위한 환경적 또는 전후 배경적 상황들을 무엇이 특징지우는가에 대한 믿음에 관한 가정들을 가지고 있다.

무엇에 우리는 관심을 가져야 할가?
What Shall We Pay Attention to?

이 책에서 제시된 각기 모델에 의해서 다르게 언급되어진 가장 중요한 질문중에 하나는 "우리의 주요한 관심이 되어야만 하는 사람은 무엇인가?"라는 것이다.

우리가 사람에 대하여 생각하거나 묘사할 때 우리는 그들이 하는것, 그들이 움직이는 방법, 그들이 생각하는 것과 방법, 그들이 말하고 믿고 바라는것, 그들이 느끼는 것등을 고려할 수 있다. 다른 말로 하면, 우리는 개인과 집단의 물리적, 감각운동적, 심리사회적, 인지적인면을 고려한다. 그것은 작업치료 임상 실행의 다른면에서와 마찬가지로 심리사회적 중재에서 또한 사실이다. 사람, 그의 환경, 문제들, 강점들, 작업을 치료적으로 사용하는 것 등에 대한 우리의 인식을 형태있게 만드는 임상 실행 모델에 의해 매일의 임상실행에서 작업치료사인 우리가 참여하는 것의 형태가 만들어지고 부분적으로 결정되어 진다. 이 책의 어떤 모델들은 의미있는 삶의 활동에 환자 또는 의뢰인의 참여가 얼마큼 성공적으로 될지는 그의 지식, 사고, 믿음 들에 의해 결정된다고 가정하면서, 그런것들에 대해서 특별한 관심을 기울인다. 다른 모델들은 만일 우리가 행동의 레퍼토리를 향상시킬 수 있고 다양한 환경으로 일반화 될 수 있는 기술을 가르킬수 있다면, 사람은 자신에 대한 긍정적인 믿음을 더욱 발전시킬 것이고 개인적으로 만족하고 사회적으로 받아들여질 수 있는 방법으로 참여할 수 있을 것이라는 추측을 가지고서 사람이 하는것, 즉 그의 과제 행동에 촛점을 맞춘다. 또 다른 모델들은 특별히 사람의 물리적 속성에 대해 고려한다(e.g.,그의 움직이는 자세와 방법). 사람이 감각신경 정보를 충분히 이해하고 심리학적으로 처리 할 수 있을때까지는 그는 매일의 삶에서 최적의 기능을 할 수 없을 것이라고 이들 모델들은 믿는다.

우리는 사람을 변화시킬수 있는가?
Should We Expect To Change the Person?

각각의 모델에 의해서 필수적으로 제기되어져야만 하

고 대답해야만 하는 또다른 질문은 " 작업치료의 결과로서 사람이 어느정도까지 변화할 수 있는가 ?" 이다. 모든 모델들이 환자/의뢰인의 최적의 기능을 촉진시키기 위해 노력하는 반면에, 어떤 모델은 사람을 변화시키기를 기대할 수 없다고 제안한다. 예를 들어서, 우리는 그가 일상적으로 과제를 수행하는 방법을 변화시킬 수 없고 또한 변화시키지 말아야만 한다는 것이다. 대신에 그들은 개인 (혹은 그룹 또는 집단)이 매일 매일 부지런히 행하는 방법이 일상 생활 과제와 전형적 삶의 환경에 가장 안전하고 적합하게 되도록 우리의 노력을 과제와 가정, 일, 학교환경 쪽으로 전환해야 한다라고 제안한다.

다른 모델들은 사람의 변화를 도움으로써 기능적 수행을 강화할 수 있다고 가정한다. 예를 들어, 효능에 대한 개인의 생각을 변화시키기 위해 그의 믿음에 도전함으로서 우리는 기능을 변화시킬 수도 있다는 것이다. 새로운 역할과 작업, 에너지에 대한 투자를 촉진시킴으로써 또는 개인의 지식 기반을 강화시킴으로써 우리는 믿음을 변화시킬 수도 있다. 우리는 사람에게 문제 해결 전략을 가르킴으로써, 또는 그의 감각운동 과정 시스템에 의해 정보를 진행화시키는 능력을 증진시키기에 고안된 경험을 제공함으로써 믿음을 변화시킬수도 있다. 사람의 고유한 특징과 그의 상태는 치료적 목적이 사람안에 있는 무언가를 변화시킬수 있는지 없는지를 결정한다. 각각의 모델의 논의내에서 그 모델에 특별하게 의도되어진것을 알아볼때, 당신은 어떤 모델들은 의뢰인 또는 환자 집단을 다루기 위해 인식되어진 필요로부터 발전되었다는 것을 알게 될것이다. 예를 들어, Toglia의 역동적 상호작용 모델(Toglia' s dynamic interactional model)(9장)은 뇌손상ㅇ,ㄹ 가진 성인의 특별한 환경과 필요에 반응하여서 발전되었고, 정신분열증을 가진 환자를 위해 실행할 수 있는 선택으로도 보여진다. Allen의 인지적 장애 모델(8장)은 만성 정신 질환 성인을 다루는 일로 부터 발전되었으나 특별한 관리가 필요한 청년과 초기 치매를 가진 노인들에게도 사용되어져왔다. 다른 모델들은 심리학으로부터 이론을 가져왔고 사실상 모든 연령의 성인과 아동 그리고 감정문제, 대처능력문제, 행동 문제의 넓은 범위를 다루는 작업치료에 적용되어졌다.

사람의 정신건강의 필요를 다룸- 기본전제 | Addressing the Person' s Mental Health Needs-Basic Premises

우리는 이미 이책의 주요 전제를 말하여왔다. 그것은 이책에서 제시된 모델이 작업치료사인 우리를 도와서 정신장애로 확인된 사람의 정신 건강 이슈 뿐만 아니라,(e.g., 정신 건강 시스템에서 우리가 볼수 있는) 인생전반에 걸쳐 우리 의뢰인의 정신 건강 요구에 대한 정신건강 이슈를 다루게 해준다는 것이다. 이에 사람이 분명히 그의 정신 웰빙에 관련된 이슈를 가지기 위해 확인된 정신장애를 가질 필요가 없고 아동은 확인된 정서장애를 가질 필요도 없다.

두번째 전제는 사람들의 심리적 건강이 그들에게 중요한 활동과 작업에 전적으로 참여하고 배울수 있게 할 수도 그렇지 않게 할 수도 있다는 것이다. 당신이 읽게될 모델중 어떤것은 작업치료 중재가 환자나 의뢰인의 정신건강을 직접적으로 다루고 그것에 영향을 줄 수 있다고 제안한다. 다른 모델은 우리가 정신 질환을 가진 사람의 안전, 삶의 기술과 질을 증진시킬 수 있다고 제안하나 그의 "정신 건강"에 영향을 주고 있다고 추측하지는 않는다. 그러므로 다른 서비스 제공 상황에서 뿐만아니라 미국에 있는 큰 건강 제공시스템에서의 목적이 정신 건강 이슈를 가진 사람의 향상된 기능적 수행이다라는것을 인식하는것은 중요하다. 최종 목적은 사람이 "좀더 좋은 느낌을 갖는것" 또는 "좀 더 명확하게 생각하는것" 이 아니라 사람이 가진 생각의 명확성 또는 웰빙에 대한 향상된 주관적 느낌은 그가 좀 더 개인적으로 만족하고 사회적으로 받아들여지는 방법으로 기능하게 하는데 있다. 그런면에서, 작업치료의 작업적 기능에 대한 촛점은 다양한 상황에서 작업치료의 목표에 적합하다.

세번째 기본적 전제는 의미있는/목적있는 작업과 활동에 참여하는 것은 사람의 정신 건강에 기여한다는 것이다. 그러므로 비록 확인되어진 중재의 목적이 일상생활의 활동내에서 기능을 향상시킬 수 있을때라도, 긍정적인 관련된 결과는 개인의 확신, 자기효율, 웰빙에 대한 감각 등에서의 향상이라고 우리는 기대할 수 있다.

이 책은 정신 건강 이슈에 대하여 어떻게 당신이 대처할 수 있는지를 도우려는 의도였기 때문에 우리는 먼저 무엇이 정신 건강이며 어떻게 그것에 관심을 두어야 하는지 자신에게 물어보기를 요청한다.

정신 건강은 무엇인가? | What is Mental Health?

" 정신건강은 무엇인가" 정신적으로 건강하다는 무엇을 의미하는가?"라고 잠시 시간을 갖고 자신에게 물어보자. 이러한 질문에 답할 수 있는 많은 방법이 있다. 먼저 당신은 자신에게 "정신적으로 건강한 학생이란 어떠한가? 내가 정신적으로 건강하다는 것을 어떻게 인식 할 수 있는가? 라고 물음으로서 이 질문에 답할수 있다. 다음의 질문을 자신에게 해보자.

- 나의 정신 건강 상태가 내가 일을 하고 다른 사람과 즐길 수 있는 능력에 어떻게 영향을 미치는가?
- 나의 정신 건강 유지를 위해 일과 일상 생활 활동에 참여하는 나의 능력은 얼마나 중요한가?
- 정신 건강에 대하여 내 주위의 다른 사람과 (친구, 가족, 지역 사회) 내가 보는 관점은 일치하는가?
- 척추신경손상을 갖는 사람의 정신건강적 특성은 무엇인가? 또는 다른 장애를 가진 사람들의 특징은?
- 정신 건강 특성은 사람의 일생을 통해 변화하는가? 만일 그렇다면, 언제 그것은 변하는가? 아동기? 청년기? 또는 성인이 된 후인가?
- 내가 관찰해왔거나 함께 일했던 치료사가 환자 또는 의뢰인에 의해 갖았던 관점과 비교해서 정신적으로 건강하다는 것에 대한 다른 관점을 가진적이 있는가? 만일 그렇다면, 어떻게 누가 옳다고 볼 수 있는가?

아마도 당신은 당신의 "정신건강"에 대한 정의와 답을 다양한 공식적 포지션 페이퍼의 그것과 비교하기를 원할 것이다. 당신의 정신 건강에 대한 견해가 그들의 견해에 동의하는가?

만일 당신이 동료와 이들 문제에 대해 논의한다면 정신건강에 대한 우리와 의뢰인의 인식에 기여하는 다양한 변수들이 있다는 것을 알게 될 것이다. 정신 건강에 대한 당신의 묘사를 이론적 정의와 비교하기를 원하는 사람을 위해, 우리는 Jahonda (1958)과 Burger(1977)로 부터 기인되고 Stein과 Cutler(1998)에 의해 작업치료 문헌에 기술된 정신 건강의 이론적 개념에 대한 요약을 공유할 수 있다.

정신건강의 이론적 개념 | Theoretical Concept of Mental Health

Stein 과 Cutler(1998)에 의해 요약된것과 같이, 개인의 **정신건강**은 그의 생각, 감정, 행동에서 반영되어지고 일상생활에서 그것들이 표현되어지는 방법에서도 반영되어진다. 정신적으로 건강한 사람은 자신에 대해 긍정적인 감정을 갖는다. 사람은 자주성을 갖지만, 다른 사람들의 관점을 상상하면서 그들과 감정이입할 수 있고 보편적인 선을 목적으로 일 할 수 있다. 사람은 자기 자신을 다른 사람로부터 분리되어 정의내릴 수 있으나 고립되었다고 느끼지 않는다. 그리고 사람은 희망이라는 감정 또는 적어도 자신의 잠재력을 기꺼이 사용하려는 의지를 통합시킬수 있고 왜곡되지 않은 현실에 대한 자각을 가지고 있다. 사람은 그의 잠재력을 사용할 수 있으나, 개인적인 범위에 대한 감각을 가지고 있다. 그리고 사람은 환경에서의 도전을 완벽히 극복하기 위해 그의 능력과 유용 가능한 자원을 사용할 수 있다. 사람은 일상의 상황에 반응하기위해 스트레스를 관리하고 사용할 수 있고 희망에 대한 감정과 자아 성취에 대한 욕구를 가지고 있다.

당신이 이것과 다른 이론적인 서술을 읽거나 "정신적으로 건강"하게 된다는 것이 의미하는 것이 무엇인가에 관한 철학적 논의에 귀를 기울일때, 당신은 "정신 건강"이라고 불리워지는 이런것에 기여하는 많은 변수들을 위한 연속체를 개념화하기 시작할 것이다라고 우리는 생각한다. 예를 들면, 정신적으로 건강한 사람은 "자주적"이다. 그러나 그가 일상적인 도전과 과제를 위한 도움을 요청하거나 받아들이지 않을 정도로 그렇게 자주적이지는 않다. 사람은 타인들의 소리에 귀를 기울여야하고 그들과 공감할 수 있어야 하고, 그들의 웰빙에 기여해야 하지만, 그들의 이야기에 너무 빠져들지 말아야하고 그 자신의 필요를 계속해서 무시하지 말아야한다. 사람은 그의 기술을 발전시키고 사용해야하지만 기술과 작업은 변화한다. 배우고 실수하고 평범한 수행을 받아들이는 능력은 때때로 전문적 기술을 위해 노력하는것 만큼이나 중요할 수 있다. 당신은 각각의 사람에 대한 정신 건강의 개별적 성격을 이해하기를 또한 시작할 것이다. 이것은 우리를 이 책의 또 다른 중요한 전제, 즉 정신건강은 주관적인 상태이다라는 것으로 안내 할 것이다 .

전문인들과 비전문적인 공동체 모두가 정신 건강과

관련된 여러가지 심리적 구조들 또는 성격들을 묘사한다고 당신은 들을 것이다. **심리적 구조들**은 정신 상태를 설명하기위해 일반적으로 사용되는 용어들이지만, 그것들은 전세계적으로 인정된 정의를 가지고 있지 않는다. 예를 들면, 이들 구조들은 자아상, 자존심, 자주성, 문화에 대한 감각, 조절의 내부위치, 웰빙, 동기, 자기효율, "스트레스 해소", 자기실현등을 포함한다. 심리적 구조들은 감정을 전달하고 반영하기 위해 공유된 언어를 사람들에게 제공한다. (Borg & Bruce, 1991, p.547) 작업치료에서 자주 사용되어지는 심리적 구조에 대한 당신의 이해를 돕기 위해, 아래의 "심리적 구조들에 대한 이해의 증진" 을 행하고, 당신의 동료와 당신의 아이디어를 공유해 보자.

이책에 있는 이론의 틀에 대한 논의에서 때로는 아직 확립되지 않은 이론이 가진 특유의 방법으로, 그리고 당신이 익숙치 않은 방법으로 이런 심리적 구조들에 대한 여러가지 정의가 사용되어진다. 다른 구조들은 아마도 당신과 매우 친숙할 것이고 정신 건강에 대한, 그리고 어떻게 정신 건강이 작업치료를 통해서 가장 훌륭히 향상될 수 있는 지에 대한 당신이 갖는 믿음과 일치 할 수 있다.

심리적 구조들에 대한 이해의 증진
(INCREASE YOUR UNDERSTANDING : PSYCHOLOGICAL CONSTRUCTS)

식품점이나 뉴스 스텐드에서 우리가 구입하는 대중적 잡지는 자존심, 웰빙에 대한 감각, 편안함, 개인적인 힘, 유행, 자기 조절, 동기부여, 정신 건강등과 같은 친숙한 심리적 구조들을 다루는 기사를 포함하고 있다. 이들 구조중 하나 또는 그 이상을 확인하고, 당신이 좋아하는 몇몇 잡지들 내에서 어떻게 그것들이 서술되고, 어떤 상황이 주어졌는가를 보아라. 당신의 자녀들이나 조카들이 읽는 잡지들 또는 당신과는 다른 부류의 사람들이 즐겨보는 잡지를 살펴 보자. 당신이 보편적으로 읽지 않는 잡지를 찾을 수 있는 좋은 장소는 지역사회 도서관이다.

정신건강과 웰빙같은 심리적 구조들에 주어진 많은 관심은 미국에서 이것들의 중요성에 대한 기록이다. 당신이 이들 기사를 읽고 조사할때, 정신 건강구조들이 당신이 사용하는 것과 똑 같은 방법으로 정의되거나 사용된것을 발견할 수 있는가? 만일 그렇지 않다면, 무엇이 다른가? 다음에 나오는 목록은 당신이 찾을 수 있는 몇몇 주요 용어를 포함하지만, 여기에 자유롭게 다른 용어를 첨가 할 수 있다.

- 자기개념
- 자존심
- 확신
- 독립성
- 영성
- 자기조절
- 웰빙
- 동기부여
- 정신 또한 정서 건강

정신 건강 재활에서의 보편적 용어 | Universal Language in Mental Health Rehabilitation

미국의 건강 케어와 지역 사회 상황에서 정신 건강을 개념화하기 위한 외부의 지침들은 그 기초를 AOTA를 포함하는 많은 국제적, 국가적 조직에 의해 만들어진 출판물들과 문서들에 둔다. 이런 출판된 지침들은 전문가들이 정신 건강 이슈와 일상생활에서 기능하는 개인의 능력에 끼치는 정신 장애의 영향을 다루거나 전달할 수 있는 정의 또는 사용되고 있는 용어를 확립하게 한다. 작업치료사들에 의한 정신 건강 중재에 중대한 영향을 끼친 이들 문헌들은 다음에 강조되어진다.

손상, 장애, 핸디캡에 대한 국제적 분류
(International Classification of Impairments, Disabilities, and Handicaps)

이 책의 이전 판 이후, 작업치료사들은 손상, 장애, 핸디캡에 대한 국제적 분류(International Classification of Impairments, Disabilities, Handicaps(ICIDH-2))로 부터 나온 정보와 용어를 단지 정신 건강 임상 실행에서 뿐만 아니라 작업치료 임상실행의 모든 영역에서 참조한다. 치료사는 의뢰인과 다른 전문가들과의 대화에서 ICIDH-2에서 부터 나온 용어들을 사용한다. 보험금 변제를 위한 청구 코드(billing code)는 ICIDH-2를 따라야 한다고 미국에서의 메디케어는 요구한다.

최근 ICIDH-2 문서는 기능적 한계의 다양화된 형태를 통한 완벽한 일상생활 참여로 부터 기능의 연속체를 설명하기 위해 생심리사회적(Biopsychosocial) 모델을 사용한다. 여기에는 세가지 종류의 무능력이 있다 : (1) 손상 (2) 활동 제약 (3) 제한된 참여. 문서는 기능을 도와주거나 간섭하는 변수들을 고려하였기 때문에 이것의 내용을 누구에게도 적용할 수 있다. 이것은 질병이나 병에 근거해서 단지 무능력 꼬리표를 달지 않는다. 이 분류 시스템은 사람 신체의 모든 시스템과 구조를 고려한다. 이것은 또한 사람의 신체적, 정신적 상태 그리고 기능의 상황에 민감하게 적용된다. 이 문서는 신체 구조들과 기능들, 활동들, 참여, 환경적 요소등에 관련된 기능을 서술한다. ICIDH-2의 기능에 관한 속성들, 측정 특징들, 경계들등을 자세히 서술한 것을 보기위해, 세계 보건 기구를 참조하라, 2001, www.who.int.icidh. 또한 기능에 대한 기본적 개념을 위해 ICIDH-2 용어를 참조하라.

ICIDH-2 용어
(ICIDH-2 TERMINOLOGY)

손상(Impairment) – 신체의 구조 또는 시스템의 변화나 손실은 사람의 건강 상태에 변화를 초래한다. 그리고 그것은 기능에서의 물리적, 심리적 또는 사회적 변화를 또한 초래한다. 예를들어, 사람의 정신적, 감각적, 내분비적 시스템에서 변화들, 또는 근육과 피부와 관절구조에서의 변화들은 일상생활에서 사람의 기능을 변화시키거나 제한할 수 있다. (세계 보건 기구, 2001)

활동(Activity) – 사람의 기능의 수준은 본성, 정도범위, 지속성, 일 수행의 질적 측면등을 포함한다. 활동의 수준은 일 수행에 대한 개인의 가능성이 아니라 개인이 행하는 것이다. 예를 들어, 사람이 이메일을 보내기위해 컴퓨터를 사용하거나, 일상적 자아관리 과제들을 도움과 좀 더 오랜 시간동안 완수하는 것이다. 이전의 분류에서 "활동 차원"은 "무능력"으로 이름지어졌다. (세계 보건 기구, 2001)

참여(Participation) – 기능을 촉진시키거나 또는 일 수행을 방해하는 환경에서 개인이 일상생활에의 연루되는것. 참여는 본성, 지속성, 질적 측면에 의해 제한 받을 수 있다. 참여는 한 환경에서 (예를 들면, 가정 또는 지역사회) 내지는 개인이 가지고 있는 손상의 범주 상황에서 개인의 사회적, 육체적 기능을 포함한다. 예를들어 사람은 일요일에 교회에 참석하기위해 대중교통시설을 이용한다.(세계 보건 기구, 2001)

환경적 요소(Environmental factors) – 사람의 기능의 상황에 기여하는 물리적, 사회적 변수들. 이들 요소들은 참여에 방해물이 될 수 있거나 수행을 촉진할 수도 있다. 그것들은 사람의 활동과 일상생활 참여에 영향을 끼치는 물리적 공간, 기술, 사회적지지, 태도, 서비스, 정책들을 포함한다. 예를 들어, 사람은 직업 코치의 도움과 건물에 전자적으로 출입함으로써 일을 한다. 또는 사람은 방 한칸 아파트의 그의 삶에 돌아가기위해 사회적, 경제적 지원을 요구한다.

정신 건강 그리고 정신 건강 문제와 장애 | Mental Health and Mental Health Problems and Disorders

우리의 관심이 세계보건기구에 의해 확립된 넓은 영역으로부터 정신 건강이라는 좀 더 특정한 상황으로 움직임에 따라, 우리는 작업치료 임상 실행이 미국 심리협회(APA, 1994, 2000), 카나다 국제 건강과 웰훼어(1998), 미국 작업치료협회(1997, 1998b)와 같은 중요한 협회의 언어와 권고에 의해 영향을 또한 받았음을 보게된다. 이러한 여러가지 기관들과 관리하는 법인 단체에 의해 제공되어진 그 지침내에서 특정한 용어가 정신건강, 정신 질환, 정신 장애, 삶에 관련된 문제를 기술하기위해 사용된다.

카나다인의 정신건강 연속체 | Canadian Continuum of Mental Health

작업치료 문헌에 공헌함으로써, 카나다 작업치료사들은 작업치료 철학과 임상 실행 모두에 영향을 주어왔다. 카나다 작업치료사들은 카나다 정부에 의해 확립된 정책을 사용하는 국가적 정신건강 시스템내에서 일한다. 이 국가 기관의 문헌내에서 정신건강, 정신 장애, 정신 건강 문제는 구조들을 위한 정의이다. 이들 세가지 구조들의 정의는 개인, 그룹, 환경의 상호작용과 상호관계를 강조했고, 그 강조는 APA에 의해 단정되었듯이 미국에서의 것 보다 훨씬 더 크다. **정신 건강**과 **정신 장애**에 관련되어서 카나다인들은 사람의 웰빙에 대한 감각 그리고 그것과 질환, 장애와의 관계를 평가하고 모니터하기위해 작업치료사에 의한 중재를 지원하는 연속체를 제안한다(정신건강과 정신장애에 대한 카나다인들의 정의를 참조하라).

미국에서 정신장애에 대한 분류 | Classification of Mental Disorders in the United States

미국에 있는 정신건강 공급 시스템에서 고용된 작업

정신건강과 정신장애에 관한 카나다인의 서술 (Canadian Description of Mental Health and Mental Disorder)

정신건강은 주관적 웰빙을 이루는것, 정신능력(인지적, 정서적, 관계적)을 적정히 발전시키고 사용하는것, 정의와 부합하는 개인적, 종합적 목적을 성취하는 것등을 증진 시키는 방법으로 서로 상호작용하는 개인, 집단, 환경등의 능력이다.

정신장애는 개인의 지각적, 감상적 또는 상관적 능력을 손상시키는 것으로 인지되어지고, 의학적으로 진단 할 수 있는 질병으로 정의 내릴 수 있다. 정신 장애는 생물학적, 발달학적, 심리 사회학적 요소들로 부터 기인하며 육체적 질병에 적용되는 것들과 비교할 수 있는 방법(예방, 진단, 치료, 재활)을 사용함으로서 적어도 원칙적으로는 관리되어질 수 있다.

정신문제는 반면에 개인, 집단, 환경사이의 상호작용이 파괴된것으로 이러한 파괴는 육체적, 정신적 질병 또는 부적절한 적응기술을 포함하는 개인적인것 내에 있는 요소들로 부터 기인 될 수 있다. 이것은 또한 거친 환경적 상태, 부적절한 사회적 구조, 또는 가족이나 지역사회 내부에서의 긴장등의 외부적 요인으로부터 나타날수있다. 그러므로 정신문제에 대한 효율적인 반응은 보다 넓은 범위요소들을 다루어야만 한다.(카나다인 국제적 건강과 웰훼어, 1988.pp7-8)

치료사들은 APA(1994, 2000)에 의해 출판된 다축 진단적 시스템으로 부터의 영향을 받게된다. 정신적 질환에 대한 이 다양한 축의 분류는 ICIDH 시스템에 적합하다. APA는 또한 **정신 장애**(정신장애는 DSM-IV-TR에서 어떻게 이해되어지는가)에 대한 정의를 제공한다. 그 정의는 카나다의 것과 상당히 많은 차이가 있다.

비록 정신병 진단은 작업치료를 결정하지는 않지만, 작업치료사는 정신 장애의 기능적 결과를 평가하기위해 진단을 특징지우는 것이 무엇인가에 관한 일반적 이해가 필요하다.

정신장애에 대한 진단적 그리고 통계적 매뉴얼, 본문개정 – 임상적 도구 | The Diagnostic and Statistical Manual of Mental Disorders, Text Revision-A Clinical Tool

DSM-IV-TR은 DSM-IV매뉴얼에 있는 본문자료를 최근에 개정한 것이다. 1997년 의료인들과 심리학자들은 네번째 매뉴얼을 새로이 할 목적을 가지고 작업 그룹을 형성하여 1992년 이래 발간된 방대한 연구를 재검토하였다. 본문 개정의 목적은 최근의 문헌을 반영하는 변화이었다. 즉, "...본문은 최근의 것이라는 점을 보증하고, ...잘못된 점을 바로하고...교육적 가치를 증가시키고...ICD-9과 ICD-10 규약에 적합하고..."(pp. xxvi-xxx). 여기에 장애 또는 그것의 아류 형태들을 위한 기준에는 변화가 없다. DSM-IV-TR에서의 변화에 대한 묘사를 위해, 정신병의 이해를 위해, 그리고 그것이 제공하는 포괄적인 정보를 위해 원래의 출처를 참조하자.

여전히, 매뉴얼은 진단을 위해 심리학자들과 정신병의사와 같은 임상적 전문가들에 의해 사용되고 발전된 임상적인 도구이다. DSM-IV와 DSM-IV-TR을 준비하는 과정에서, 매뉴얼 준비를 하는 이들은 질병의 국제적 분류(International Classification of Disease(ICD))와 적합하게 그것을 만들기 위해 일했다. ICIDH와 마찬가지로 DSM-IV는 보험금 변재를 위해, 장애를 결정하기 위해 그리고 법정문제에서 인용된다. DSM-IV-TR 매뉴얼은 차례로 다양한 정신병에 구성요소가 되는 관찰될 수 있는 증상을 분류하였다. 임상 전문인들은 사람의 증상을 평가하고, 이들 증상을 분류하고 진단하기위해 그 매뉴얼을 지침 또는 도구로 사용한다. 임상인의 진단의 타당함은 그들의 임상적 판단에 달려있다. DSM-IV-TR은 사람의 증상을 틀에 끼우는 "도구"이다라고 우리는 강조한다. 그러나 이것은 중재를 위한 처방은 아니다. 진단을 내릴때 임상인들은 사람의 문화, 가족, 개인의 역사, 이전의 중재 증상들의 개인적 성격등에 민감해야 한다고 APA는 권장한다. 사람의 진단은 기능 또는 장애에서의 개인적 차이를 반영하지는 않는다. 본문은 다음을 언급한다 :

> 분류되는 것이 실질적으로 사람이 가진 장애일때, 정신 장애에 대한 분류가 사람들을 분류한다는 것은 흔히 나타나는 잘못된 개념이다. ...(중략)... "정신분열병환자" 와 같은 표현을 피하라...(중략)...대신에 성가시지만 좀 더 정확한 "정신분열병을 가진 개인"을 사용하라(p.xxxi).

우리는 이 책의 이전판에서와 같이 비난적 언어 분류

정신 장애는 DSM-IV-TR에서 어떻게 이해되어지는가
(How Mental Disorders Is Understood in DSM-IV-TR)

DSM-IV을 참조해서 정신 장애에 대한 정의를 다시 언급하기에 앞서, DSM-IV-TR을 위해 모인 작업그룹은 다음을 말한다.

"...정신 장애라는 용어는 마음/신체 이원성의 환원주의적 시대착오인 '정신' 장애 그리고' 신체' 장애 사이간의 구별을 불행이도 내포한다. 문헌은 '정신' 장애에는 많은 '신체적' 개념이 있고, '신체적' 장애에는 많은 '정신적' 개념이 있다고 기록한다. '정신' 장애라는 용어에 의해 제기된 문제는 그것의 해결보다 훨씬 명백해져왔고, 불행이도 우리는 적당한 대용어를 찾지 못해왔기 때문에 DSM-IV의 제목에서도 그 용어가 존재한다".(APA, 2000, p. xxx)

게다가, 비록 이 매뉴얼(DSM-IV-TR)이 정신 장애들의 분류를 제공함에도 불구하고, 그것은 어떤 정의도 적절하게 "정신 장애"의 개념에 대한 명확한 범주들을 상세히 기록하지 않는다고 인정해야만 한다. 의학과 과학에서의 다른 많은 개념과 같이, 정신장애의 개념도 모든 상황을 해결하는 일관적 운영 정의가 부족하다. (APA, 2000, p.xxx)

DSM-IV(1994)와 DSM-IV-TR(2000)에 반복된 것에 있어, APA는 정신 장애를 "개인에 있어 행동적, 심리적 또는 생리적 역기능"으로써 정의하였다. (APA, 2000, pp.xx-xxii)

정신장애는 "개인에게 일어나는, 현존하는 고통(즉, 고통스러운 증상) 또는 장애(즉, 기능의 중요한 영역에서 발생하는 손상)와 관련된 혹은 괴로운 죽음, 고통, 장애나 자유의 중대한 손실등으로 상당히 증가된 위험과 관련된 임상적으로 중요한 행동적 또는 심리적 신드롬 내지는 패턴이다. 덧붙여서 이런 신드롬 내지 패턴은 특정사건(사랑하는 사람의 죽음)에 기대할 수 있는 반응이거나, 그 사건에 대한 문화적으로 승인된 반응은 아니여야만 한다. 그것의 근원적 이유가 무엇이든간에, 그것은 개인에 있는 행동적, 심리적, 또는 생리적 역기능에 대한 명백함이 고려되어져야만 한다. 일탈 또는 충돌이 위에 묘사된 개인이 가지고 있는 역기능에 대한 증상이 아니면, 개인과 사회 사이에 중요하게 존재하는 일탈행위(즉, 정치적, 종교적, 성적)나 충돌들은 정신장애가 아니다".

를 피하기로 했다.

장애를 구분하기위한 DSM-IV-TR 다축 시스템(multi-axial system)은 다섯축을 갖고, 이것은 DSM-IV분류 시스템에 있는 다축 시스템에서 간략하게 요약된다.

DSM-IV에 있는 다축 시스템 분류 시스템
(Multi-Axial System in the DSM-IV Classification System)

축 Ⅰ
- 임상적 장애 -축2에 있는것들을 제외한 모든 분류된 정신장애들. 임상적 관심의 촛점이 될 수 있는 그 밖의 상태들 - 임상적 장애에 관련된 요소들.

축 Ⅱ
- 정신지체 - 유년기에서 시작되고 일생을 걸쳐 지속되는 장애.
- 인성장애

축 Ⅲ
- 일반적 의학적 상태 - 정신장애와 관련된 ICD-9규약과 관련한다.

축 Ⅳ
- 심리사회적, 환경적 문제 - 정신장애에 영향을 미치는 삶의 스트레스 요인

축 Ⅴ
- 기능에 대한 전체적 평가 - 지난해의 심리사회적 그리고 작업적 기능에 대한 일반적 수준

작업치료사는 증상을 모니터한다
(Occupational Therapists Monitor Symptoms)

작업치료사는 진단을 하지는 않지만, 작업적 수행중에 나타나는 환자의 증상과 행동들을 관찰하고 확인한다. 개개인은 종종 판단하기 곤란한 증상들을 나타내기도하고 임시 진단을 받기도 한다. 전문인 스테프에 의한 더 진전된 평가는 진단에 대한 좀 더 정확한 결정을 가능하게 한다. 예를 들어, 장애의 심각성은 일상생활을 수행하기 위한 사람의 능력/무능력과 연관된다. 작업치료사들은 사람이 일상생활에 참여하는 것에 대한 데이타를,

그리고 집, 학교, 직장, 혹은 사회적 세팅에서의 참여와 활동에서 정신 문제와 장애의 영향에 대한 데이타를 수집하기 위하여 초기에 그리고 계속적으로 진행되는 평가들을 사용한다. 이 관찰들을 작성하고 공유함으로써, 작업치료사들은 다른 이들이 내리는 진단에 대한 결정들에 도움을 줄 수 있다. 또한 그들은 다른 정신 건강 중재 뿐만 아니라 그들 자신의 중재에 대한 결과와 효율을 관찰할 수 있다.

작업치료와 기능의 전체적인 평가 | Occupational Therapy and Global Assessment of Function

정신 건강 시설에서 고용된 치료사들은 DSM-IV에 대한 실질적인 이해를 가질 필요가 있다. 정신질병을 갖고 있다고 확인된 사람들은 또한 다른 세팅들에서의 환자 혹은 의뢰인일수 있기 때문에, 치료사가 진단적 정보가 의미하는 것을 이해하는 것은 매우 중요하다.

일반적으로 정신건강 세팅에서, 작업치료사들은 치료를 계획할 때 흔히 DSM-IV-TR이란 용어를 사용한다. 덧붙여 작업치료사들은 작업치료 평가나 중재의 결과를 DSM-IV-TR을 사용하여 보고한다. 작업치료 평가 데이타가 특별히 속해있는 DSM-IV-TR분류의 한 축이 있다. 이 축은 제 5 축으로 기능에 대한 전체적 평가(Global Assessment of Function(GAF))로 불리어진다. 작업치료사들은 사람이 가지고 있는 다음의 것들에 대한 GAF정보에 기여한다.

1. 자기관리, 시간 사용 그리고 직장, 학교, 여가 과제 중 수행
2. 역할, 관계 그리고 집과 지역사회 환경 등에 참여
3. 다양화된 상황에서의 지각적, 심리사회적, 신체적 수행

치료를 처음 시작하는 환자에게 종종 초기 GAF점수가 주어지고 그것은 그의 현재의 기능 혹은 이전에 가지고 있던 기능의 최상 수준에 기초를 두고 있다. 이것은 치료가 끝났을때의 기능하는 그의 능력과 비교되어진다. 사람이 가지고 있는 기능에 대한 수준 결정에 기여하는 정보를 수집하기 위해 이 책에 제시된 각각의 이론의 틀은 작업치료사에 의해 사용되는 관련 작업치료 과정과 도구를 확인한다.

심각한 정서 불안 : 학교에서 일어날 수 있는 장애 | Serious Emotional Disturbance : The School Vernacular

미국 국회에 의해 제정된 공법 101-47620인 장애인 교육에 관한 법령은 정서 불안이 교육적인 성취를 방해하는 학교에 다닐수 있는 연령의 어린이를 위한 교육에 대비한다. 이 아이들은 ICD나 DSM-IV-TR로 부터 심리적 진단을 받을 필요는 없다. 학교에서의 성취도가 다음의 특징중 하나 또는 그외의 많은 요소들에 의해 역행적으로 영향을 받는 그런 어린이들의 행동에 심각한 정서불안(serious emotional disturbance (SED)라는 용어가 적용된다.

- 지적, 감각적 또는 건강 요인으로 부터의 원인이 아닌 학습에 대한 무능력.
- 또래 집단이나 사제간의 만족스러운 관계를 유지할 수 없는 무능력
- 부적절한 행동 또는 감정
- 불행 또는 우울한 감정과 같은 정도를 벗어난 감정
- 개인 또는 학교문제와 관련 되어서 신체적 증상이나 불안함이 발전하는 경향.

SED는 정신분열증으로 진단받은 아이들에게도 적용된다.

심리사회 요소를 설명함에 있어 작업치료 분야의 언어 | Language of the Occupational Therapy Profession in Describing Psychosocial Components

정신 건강에 종사하는 모든 전문가들에 의해 공유된 국제적 그리고 국내적 지침 이외에도, 작업치료는 심리사회적 기능 특유의 요소들을 포함하는 작업적 수행의 영역, 상황, 요소들을 서술하기 위하여 작업치료사들에 의해 사용된 용어를 정의하고 출판하였다. 작업치료를 위한 용어 통일 (제3판)(AOTA, 1998b)라는 문서는 1979년부터 존재해 왔고 현재에도 수정되고 있다. 개정된 문서는 여기서 볼 수 없다. 용어통일은 개인의 수행에 대한 설명에 영향을 끼친다. 이것은 평가에 대한 핵심이며, 작업 수행 증진을 위한 중재 계획에 기여하는 일상생활 활동, 여가, 또는 놀이, 일, 생산적 활동등을 서술한

AOTA 용어통일에 대한 내용 촛점
(CONTENT FOCUS OF AOTA UNIFORM TERMINOLOGY)

작업치료를 위한 통일용어(제 3판)는 다음을 설명한다.

- 일상생활활동, 일 또는 생산적 활동, 오락과 레저에 사람이 참여하는것 또는 수행의 영역.
- 개인의 일상적 기능에 기여하는 감각운동 신경적, 지각적, 심리사회적, 심리적 변수들 또는 기능의 요소들.
- 개인 수행의 상황, 개인 수행의 시간적 환경적 상황들. 상황은 사람과 개인의 나이에 의한 발전적 기대, 사람의 건강상태와 육체적 능력, 일상생활 참여에 영향을 주는 개인의 환경에서의 사회적, 문화적 변수들을 기본으로하는 수행 범위를 제공한다.

다. 이것은 감각운동신경, 인지력과 인지통합, 기능의 심리사회요소등을 전반적으로 기술한다. 이것은 수행에 대한 장애물로 고려되는, 그리고 평가나 중재에 개별화된 접근을 증가시키는 수행의 시간적, 환경적 상황을 제시한다. 부록 B에 소개된 수행영역, 요소, 상황에 대한 광범위한 설명을 독자는 살펴볼 수 있다. 치료사가 작업치료중 환자의 수행에 대한 정보를 공유할 때, 용어통일은 임상인과 환자의 의사전달에 지침이 될 수 도 있다. 작업적 수행에 대한 치료사의 관찰은 GAF에 대한 서술에 도움을 준다. 의뢰인들/환자들의 정신건강, 혹은 장애의 상태가 그들의 기능수행에 반영될때 작업치료사들은 그것에 관해 보고한다.

임상 실행의 심리 사회적 핵심 – 수행의 심리사회적 요소 (Psychosocial Core of Practice – Psychosocial Components of Performance)

정신건강 환경을 비롯한 모든 임상 실행 환경에서 작업치료사들은 환자의 웰빙, 정신건강, 일상생활 참여에 사람-활동-환경이 얼마나 적합한가 그리고 그 영향은 어떠한가를 고려한다. 평가와 중재중에 치료사는 수행의 세가지 주요한 요소(감각운동적, 지각적, 심리사회적)를 분리하지 않고 작업적 수행에 영향을 미치는 그 요소들의 정신-신체상의 관계를 고려한다. 예를들어, 의뢰인이 기능하는 동안에 표현되는 심리사회적 요소들은 다른 기능적 요소(신체적, 지각적, 감각운동적)와 상호관계할 수 있고 환자의 일상 생활 수행을 돕거나 방해할 수 있다. 심리사회적 요소들은 수행을 변화시키기위해 의뢰인들이 정한 목표에 영향을 주고, 사람, 활동, 환경 사이에서의 상호작용을 관리하기 위하여 사람이 사용하는 전략에도 영향을 준다. 심리 사회적 요소는 기능에 대한 심리사회적 요소에서 강조된다.

요약 – 심리사회 언어를 사용한 의사전달 | Summary – Communicating with Psychosocial Language

요약해서 국제적인, 국내의, 전문적인 그룹에 의해 제공된 문서들은 개개인을 이해하기 위한 광범위한 지침과 개인이 일상 생활에 참여하는 것에 영향을 미치는 심리사회적 이슈를 제공한다. 작업치료사가 이 책에서 묘사된 심리사회 이론의 틀과 함께 이 지침을 사용할때, 치료사들은 작업치료 분야 안과 밖에 있는 사람들 모두와 더 좋은 의사를 소통할 수 있다.

공유된 용어를 사용하면서 치료사는 그것이 개인의 독특한 것(그의 정신건강, 문제, 강점, 삶 또는 일의 환경을 포함하는)을 판별하는 방법을 사용하여 기능하는 각각의 환자나 의뢰인의 능력을 서술하여야만 한다. 다른 말로, 사람-활동-환경이 수행에서 함께 다루어질때 치료사는 그것들의 관계에 대한 개인적 성향을 묘사하기 위해 전문적 언어를 사용한다.

기능의 심리사회 요소
(PSYCHOSOCIAL COMPONENTS OF FUNCTION)

작업치료를 위한 용어통일(제3판) 문서는 작업수행에 영향을 끼치는 심리사회요소를 설명한다.

- **심리적 요소와 기술 –** 개인의 가치, 흥미, 자아개념
- **사회적 요소와 기술 –** 개인 역할 수행, 사회적 행위, 개인간의 기술, 자기표현
- **자신관리요소와 기술 –** 개인 대처기술, 시간관리, 그리고 자기조절 (AOTA, 1994, 1998b).

동기부여 : 다양한 관점으로 부터 심리적 구조를 조사 | Motivation : Examining a Psychological Construct from Multiple Perspectives

사람에 대한 우리의 논의를 끝마치면서 우리는 사람들의 정신건강, 작업치료로 부터 이득을 얻는 그들의 능력에, 그리고 궁극적으로 삶에 참여하는 그들의 능력에 영향을 미치는 심리적 구조의 예로서 동기부여를 사용한다. 동기부여는 이 책에 있는 각각의 작업치료 모델에 의해 동일하게 보여지지는 않고, 동기부여로 인식되는 문제들에 대한 작업치료사의 반응 또한 각각의 모델에서 동일하지 않는다. 사람들이 활동 또는 작업에 참여하도록 그들을 도울때 왜 심리적, 또는 정신 건강 구조가 고려되어져만 하는지를 아래의 예가 설명할 수 있다.

다음의 예는 간략하고 또 다른 본문에 더 자세히 기술되어있다. Borg&Bruce 1997)

우리가 "에바"라고 부르는 여성이 심각한 정도의 뇌졸중 환자가 되었을때 그녀는 40대 후반이었다. 이전에는 훌륭한 변호사이었고 사회활동에 적극적이었지만, 그녀는 지금 심각한 상체 실조증이 있고, 앉고 서는데 균형이 좋지 않고, 자아관리를 의존하고, 언어 능력에도 제한이 있게 되었다. 그녀는 6개월동안 작업치료를 받았으나 호전이 없기에 치료를 중단하였다. 그때에 가족들은 그녀를 위해 가정 방문 치료 프로그램을 요청했다. 최근에 에바는 가정 방문 치료에 협조적이지 않고 식사까지 거부하고 있다. 가족은 전문적인 도움을 요청하였고, 작업치료사는 분명하게 보여지는 에바가 가진 동기부여 부족에 대한 평가를 위해 에바를 방문하였다.(pp 103-104)

이책에 제시된 임상실행을 위한 모델에 의해 나타난 것과 같이, 작업치료사는 다양한 관점에서 에바의 동기부여적인 이슈를 살펴볼 수 있었다.

먼저 치료사가 고려해야 하는 첫번째 가능성은 에바가 가지고 있는 행동이 신경학적 손상의 직접적인 결과일수 있다는 것이다. 뇌손상 또는 다른 중추 신경계 장애는 사람의 욕구조절, 억제, 불안의 정도, 공격성에 대한 조절, 성적 반응, 각성, 인내력, 동기부여등에 역 효과를 준다. 신경학적 기능에 있어서의 이러한 변화는 동기부여의 문제들, 분노, 악의적인 불복종, 심지어는 수동적인 호전적 행동으로써 종종 간병인에 의해 확인된다. 에바가 이전 치료에는 협조적이었던 것으로 보아 우리는 무엇인가가 잘못되어있다는 가정하에 평가를 진행시킬 것이다.

동기부여 문제가 접근되어지는 방법

(Ways Motivation Problems Can Be Approached)

행동이론은 동기부여가 선천적이지만 사람의 노력에 대한 보상이 그에게 주어졌을때 유지된다고 제안한다. 보상은 요구의 여러 타입들을 충족시킨다 – 성적인것 또는 음식물과 같은 기본적 요구를 충족시키는 것들 그리고 사랑, 관심, 자기 만족과 같은 이차적 요구를 충족시키는 것들. 가정 치료 프로그램에서 에바의 노력은 에바가 바란 것이 다른 사람들의 관심 또는 인정에 의해서, 또는 만족에 대한 그녀자신의 감정에 의해서 아마도 충분히 보상되어오지 않았거나 또는 더이상 충분한 보상을 주고 있지 않을 것이다. 만일 그녀가 얻은것이 아무것도 없다고 인식한다면, 왜 그녀가 치료를 계속 받아야만하는가? 그녀는 아마도 그녀의 불순종으로부터 더 많은 보상을 받고 있을 것이다. 그녀의 식사 거부에 관해 아마도 그녀가 먹을 것으로 기대되어지는 것은 맛이 없거나 혹은 그녀가 그것에서 느끼는 가치보다 더 많은 노력이 그녀에게 부과된 것이다.

작업치료에 적용될때 심리 역동적원리들에 의하면 사람들은 성취하고 마스터하는 그들 고유의 필요에 의해 선천적으로 동기가 부여된다고 제안한다. 예를 들어, 사람이 활동 그 자체를 위한 활동에 투자하는 것으로부터 즐거움을 찾는다고 가정한다. 심리 역동적 원리는 활동에 참여하는것이 에너지를 소비하고, 사람들은 투자할 유한한 양의 에너지를 가지고 있다고 또한 제안한다. 개개인들은 다른 사람들이 그들에 대해 비판적이지 않을것이라고 그들이 믿는 환경에 있을때, 그들은 적절한 위험(즉, 그들이 실패할 지 모르는 것에 시도하는 것)을 감수할 것이라고 이들 원리들은 또한 지시한다. 각각의 사람은 그 자신의 정신적 모습에 맞는 활동들에 더 잘 참여할 것이다. 에바의 가족이 에바가 향상하기를 너무나 열망했기 때문에 그녀는 아마도 만약 실패하면 그들이 실망할 것을 두려워했고, 그래서 그녀는 시도하기를 중단했을 것이다. 그녀 자신에게 실망했을지도 모르고 그녀에게는 가정 치료를 그만두는 것이 실패했을 때의 느낌과 같은 느낌보다는 감정적으로는 덜 고통스러운 것일 수 있다. 그녀를 치료에 참여시키는 가족의 노력이 그녀가 그녀 주위의 세계를 즐기게 도와주는가? 그녀가 참여하도록 기대되어지는 치료적 활동의 성격은 무엇인가? 아마도 그녀는 우울하게 되고 참여에 유지하는 에너지가 부족했을지 모른다. 혹은 다른 가정 활동으로 부터 너무 피곤해서, 그녀의 에너지는 가정 치료 프로그램이 시작하는 시간에 고갈되었을지 모른다. 의학적 평가를 위해서 의사에게 위탁하는 것이 우선 되어야만 하는가? 에바가 더이상 향상되지 않을것이라는 사실을 받아들이도록 가족은 도움을 받을 필요가 있는가? 그들은 그녀의 복지에 가장 관심을 기울이는가?

인지적 이론과 인지적 행동 이론은 동기부여의 몇몇 출처가 동시에 존재하고, 새롭고 친숙한 경험은 인간을 동기부여시켜 환경에서 배우고 상호작용하게 할 수 있고, 개인적 만족과 능력은 동기유발 요소가 된다고 제안한다. 아마도 에바에게 부과된 도전은 너무 큰것이고, 그녀가 성공하고 경쟁력을 얻을 수 있도록 단순화시키거나 작게 나눌필요가 있다. 인지적 행동이론은 만일 개인이 계속해서 동기부여 되어진다면 제자리에 있을 필요가 있는것은 할 수 있는 존재로서 자기 자신에 관한 자신의 생각이라고 또한 강조한다. 무엇이 에바의 생각인가? 아마도 그녀는 그녀가 달성한 것을 명확하게 이해하지 않았을 것이다. 그녀는 자신이 미래에 성공할 것이라고 믿는가? 그녀의 장애에 관해서 어떤 정보가 그녀에게 주어졌는가? 인지적 행동 이론은 사람들이 통제력을 가지고 있다고 느끼는 것은 만족스러운 것이다라고 또한 제안한다. 이 가정 프로그램에서 에바가 무엇을 하기를 원하는지를 누군가 질문했는가? 치료 받는것에 저항하는 것이 그녀가 그녀의 삶을 조절할 수 있다고 믿는 유일한 방법인가? 가족들은 에바가 더이상 원치 않는 방향으로 그녀를 강요하는가?

토글리아의 역동적 상호작용적인 접근은 가정 프로그램에 관련된 진행되는 모든것을 고려할 것을 조언한다. - 에바 자신, 그녀가 하도록 요구되어지는 과제의 인지적 요구, 가정 환경의 영향. 에바는 기대되어지는 것을 인지적으로 이해할 수 있는가? 동기부여를 가진 이 이슈가 이해력 또는 집중 또는 기억을 갖는 문제를 표현하는가? 그녀가 집중하는 것은 무엇이고, 얼마큼 잘 그녀의 집중력을 유지할수 있는가? 환경이 너무나 산만하거나 또는 충분한 자극을 주지 못하는가? 가족은 어떻게 에바와 의사소통하는가? 무엇이 그녀가 의사소통할 수 있게 도와주는가? 그녀를 보다 성공적으로 할 수 있게 하는 적응이 과제 혹은 환경에 있는가? 혹은 그녀가 배울 수 있고 그녀를 도와 치료에 참여하고 유지하게 하는 전략이 있는가? 만약 이 질문에 대한 대답이 "아니다"라면 에바의 편안함과 질적인 삶에 기여하는 방법을 가족은 배울수 있는가?

이것들은 이들 모델들내에서 제기되어지는 유일한 질문이 아니다. 그러나 그것들은 동기 유발의 심리사회적 구조를 갖는 이 인식된 문제들을 통하여 어떻게 추론이 심리사회적 이론의 틀에따라 접근되어지는가를 설명한다. 이 예는 심리 사회적구조를 다루고 개인의 정신 건강과 관련된 이슈들을 고려하는 작업치료사에게는 너무나 중요한 것을 설명해 준다. 만일 우리가 사람-활동 관계에서 사람의 정신건강 필요를 이해하지 못하고, 다루지 못한다면 우리의 최선의 노력도 부족할지 모른다.

활동, 과제, 그리고 작업
(ACTIVITY, TASK, AND OCCUPATION)

우리는 "활동"을 사람-활동-환경 관계에 함께 오는 세가지 요소의 두번째로써 고려한다. 우리의 임상 실행과 전문적 문헌에서 당신은 작업치료사들이 활동, 과제 작업이란 용어들에 다양한 정의를 가지고 있고 이들 용어들을 상호교환적으로 사용하는 것을 발견할 것이다. 임상 실험을 위한 이론의 틀에 대한 각각의 소개에서 "활동의 역할"은 명백히 언급되어졌고 또한 이들 용어(일상생활에 개인의 참여를 언급하는 다른 용어와 함께)의 다양한 사용을 반영한다는 사실을 당신은 발견할 것이다. 그러나 다음에 오는 논의에서 우리는 정신건강의 유지 혹은 회복 측면에서 활동/과제/작업의 중요한 역할이라고 느끼게 되는 것을 강조한다. 그리고 우리는 이들 용어가 사용되는 방법으로 그 몇몇 차이점을 조사한다.

활동 : 마음과 신체를 연결시키고 삶에 참여하게 한다 | Activity : Connects Mind and Body and Enables Participation in Life

미국 작업치료 협회는 활동과 작업 사이의 상호적인 관계를 암시하는 방법으로 활동과 작업을 정의했다. 활동들은 목표 지향적인 행동이거나 작업을 구성하는 "단위"이다. (AOTA, 2000,p.15)

"활동"과 "치료적 활동"라는 용어는 우리의 분야에 특유의 방법으로 작업치료사들에 의해 사용되어진다. **활동은** 사람들로서 우리가 "하는" 것이다. 그러나 그것은 선택이 없이 일어난 움직임도 아니고 고립된 움직임 또한 아니다. 작업치료사들에게 활동은 머리를 빗거나, 학기말 논문을 작성하거나, 애완견을 산책시키는일 일수 있다. 보통(우리가 논의하겠지만, 항상 그렇지는 않다), 성취되어진 무엇인가가 있다. 작업치료 문헌에서, 그리고 작업치료 평가에서 종종 인용되어지는 어떤 특정한 활동들의 형태들은 "일상생활 활동들(ADLs)"이다. 이것들은 일반적으로 기본적 자조관리에 관련된 활동들로서 보여진다. "도구적 일상생활 활동"이라는 용어는 기본적 케어 이상의 것을 암시한다. 이들 활동들은 예산관리 활동, 세차, 가정 또는 사업관리 등을 포함한다.

작업은 "인간들이 참여하고자 선택한 활동들의 의미있는 집단화"를 의미하고 "전형적으로 시간을 초월하여 연장되어지고, 작업에 참여는 생존(자기유지), 역할의 유지, 자기 표현, 정체성의 발전, 적응, 즐김, 성취를 고려한다"(AOTA, 2000, p.26). 작업들은 몸치장을 하는 것과 위생, 취미생활에 참여하는 것, 피고용인으로서 책임을 수행하는것, 친구들과 함께 즐거운 사회 그룹에 참여하는 것등을 포함한다. 작업들은 과제들과 활동들로 만들어진다.

Pedretti(1996)는 작업을 사람의 마음과 신체에 참여하는 자발적인, 자기 지향적인, 목적이 있는 활동으로 묘사함으로써 활동과 **작업**사이의 경계를 모호하게 했다.

활동과 작업과의 차이
(Difference Between Activity and Occupation)

작업이라는 용어는 비록 여러방법으로 정의내려지고 때때로 "목적이 있는 활동"이라는 용어로 바꾸어져서 사용되어지기도 하지만, Darnell과 Heater(1994)는 작업은 목적이 있는 활동이지만 목적이 있는 활동은 사람이 하는 **작업**이 아니다라는 것을 우리에게 상기시킨다. 작업들은 사람의 신체적과 정신적 능력을 함께 이끌고 일생에 결쳐 사람의 성장과 발전을 위한 상황을 제공한다. 사람은 활동과 작업중에 특정한 상황내에서 수행의 요소들을 통합하기 때문에 자기자신에 대한 감각을 발전시키고, 능력과 통제를 경험하고, 자존심과 웰빙의 감각을 세우는 기회를 갖는다 (Christiansen, 1999, Jackson, 1998).

동시에, 작업내에서 사람은 작업적 역할을 성취할 수 있다. 작업적 역할의 예는 학생, 근로자, 가정주부, 봉사자, 친구, 배우자, 부모, 아이, 지역사회 구성원이다. 이들 작업적 역할들에 필요한 지식, 기술, 태도들은 작업치료 중재중에 감각운동신경, 인지력, 사회적 학습을 통해 발전되어질 수 있거나 다시 다루어질 수 있다. 치료적 경험은 작업적 역할을 성취하고 의뢰인의 목적을 도와 효과적으로 활동, 과제, 작업을 통합하는 그것이 가지고 있는 잠재성 때문에 선택되어졌다.

"활동"이라고 불리우든 혹은 "작업"으로 불리우든 간에 활동과 작업이 사람과 환경사이의 거래를 위한 매개이기 때문에 양쪽 모두는 우리의 삶에서 중심적이다. 덧붙여, 활동과 작업에 참여는 우리의 삶의 의미와 질을 향상시킨다.

활동 이론 *(Activity Theory)*

신체적, 사회적, 인지적, 감각적, 발달적, 그리고 문화적 경험을 강조하는 다양한 활동들에 참여하는것은 사람이 성장하고 변화하기에 필요한 경험의 호흡을 제공한다고 활동이론(Cynkin & Robinson, 1990)은 제안한다. 좋아하는 활동 또는 작업에 참여하는 것은 기분을 들뜨게 하고, 아침에 우리가 일어났을때 우리가 기대하는 어떤것일 수 있다. 이런 참여는 개개인에게 그의 한계들을 또한 알려줄 수 있다. 이런 의미에서, 활동과 작업은 사람이 그들의 삶을 창조하는 수단이다. 우리는 이미 정신건강에서 작업치료가 의존하고 있는 두가지 중요한 전제들을 명백히 언급하였다 : 1)사람들이 정신 건강 장애를 가지고 있을때 그들은 활동/작업에 만족할만한 방법으로 참여 할 기회가 축소될수 있다 2) 활동/작업에 참여하는 것은 사람의 정신 건강을 향상시키고 정신 건강에 기여할 수 있다. 예를 들어, 정신 건강 손상을 가진 사람들은 그들이 한때 즐겼던 활동을 때때로 즐길 수 없다라고 우리는 알고 있다. 그들은 활동에서 성공하는 그들의 능력에 대한 확신을 잃을 수 있다. 혹은 그들은 그들의 능력에 대한 매우 비현실적인 모습을 가질지 모른다. 정신 질환을 갖는 개인은 심지어 가장 단순하게 보이는 활동조차도 수행할 수 없다.

활동의 범주에 참여하는 개인의 능력이 재활 경험에 앞서 그가 지루함을 피하고 도전을 창조하게 도와준것과 마찬가지로, 치료사들은 의뢰인의 흥미를 유지하고 그들의 동기부여 지속을 돕기위해 활동내에서 치료적 활동의 다양함을 사용하는 것의 중요성 내지는 새로움을 창조하는 것의 중요성을 고려할 필요가 있다.

우리가 언급한 활동들과 작업들은 사람이 관심을 두는 것들이고 또한 사람에게는 목적을 갖게하는 것들이다라고 이것 모두는 추측한다. "목적이 있는" 활동과 "의미있는" 활동을 혼합시키는 것의 중요성은 이 책의 각각 모델에서 다루어졌지만 그 방법에 있어서는 여러가지 단어로 표현되어졌다.

습관을 확립하고 역할을 수행하기 위한 수단으로서의 활동 | Activities as a Means to Establish Habits and Carry Out Roles

이 분야의 초기와 최근의 리더들에 의해 제안된것과 같이(Christiansen & Baum, 1997; Kidner, 1924; Kielhofner, 1995; Neistadt & Crepeau, 1998, Slagle, 1922), 활동은 습관과 일상적으로 하는 일들을 확립하기위해 사용될 수 있다. 이 방법으로, 활동들은 사람의 삶을 조직하게 돕는다. 비록 개개인들은 구조를 가지려는 그들의 욕구에서 다양하지만, 당신은 일상적으로 하는일들을 확립하게 도와주는데서 활동과 작업은 중요하다라는 것을 많은 모델에서 읽게될 것이다. 정신분열증 또는 우울증과 싸우고 있는 사람들의 경우에, 그들의 일상생활에 예상할 수 있는 구조를 갖는것은 스트레스를 경감시키게 돕고 그들의 목표를 달성하게 보조해준다. 이런 방법으로 활동은 정신건강을 향상시키고 웰빙의 감각을 증진시킨다.

사람의 활동들과 작업들 그리고 그것들이 수행되어지는 개별적 방법은 사람의 삶의 스타일에 기여한다. 삶에 있어서의 역할을 통해서 개인은 자신의 육체적 필요를 충족시킬 뿐만 아니라(예를들어, 사회적 접촉, 만족, 자신감에 대한 필요) 더 큰 사회에 기여한다. 사람들은 그들이 누구인가를 더 잘 알게되고, 건강한 삶의 스타일을 갖게 될 수 있을 것이다. 그러므로 만일 그의 필요가 충족되어졌다면 작업치료 서비스를 받을 필요가 없을것이다.

작업수행 모델 | Occupational Performance Model

우리가 기술한것과 같이 작업치료사들은 의뢰인/환자에게 목적을 두고 있다고 그들이 믿는 활동에 일반적으로 가치를 둔다. 예를 들어 그것은 사람이 믿기에 할 필요가 있고, 할 가치가 있고 해서 즐거운 그 어떤것이다. 그래서 그것은 그들이 성취하기 원하는 무언가로 그들을 가까이가게 한다. 그것은 활동자체만을 위한 활동이 아니다. 치료사들이 중재를 수행하거나 프로그램을 디자인을 도울때, 의뢰인에게 궁극적으로 목적있는 활동을 하게 하지만 목적있는 활동에 준비과정으로 보여지는 활동을 사용하는것을 그들은 종종 고려해야만 한다. Pedretti (1996)는 작업수행모델의 토론에서 보다 세세하게 이를 기술한다. 그녀는 활동의 역할을 중재의 4단계로 구별한다.

1. 보조적 방법 단계(adjunctive methods stage)
2. 가능하게하는 활동 단계(enabling activities stage)
3. 목적이 있는 활동 단계(purposeful activity stage)
4. 작업 수행과 역할 단계(occupational performance and role stage)

이들 각각의 단계에서 작업치료사는 다른 목적을 위해 다른 종류의 활동들을 사용하고, 이들 어떤 단계에서도 활동은 "목적이 없다"고 간주되어지지는 않는다.(Pedretti, 1996, pp 8-9)

보조적 단계 진행중에, 방법들과 활동(보조적 활동)들은 준비과정이고, 의뢰인을 궁극적인 목적이 있는 활동에 참여하게 준비운동을 시키는 신체적운동 또는 관절가동범위와 같은 예를 포함한다. 가능하게 하는 활동은 의뢰인을 목적이 있는 활동의 요소나 시뮬레이션에 참여시킨다. 이런 관점에서 이단계도 또한 준비과정이다. 예를 들면, 일하고 또는 운전 시뮬레이션 하는 동안에, 의뢰인은 실재적인 운전 또는 일로의 복귀를 가능케하는 중요한 기술을 학습하게 한다. 적응도구의 사용법을 배우는것 또한 가능하게하는 활동으로 간주된다. 치료사는 보조적활동들과 가능하게하는 활동들 그리고 그것들과 목적이 있는 활동과의 관계를 의뢰인에게 설명해야만 할 수도 있다. 목적이 있는 활동 단계에서는 의뢰인들이 그들의 집이나 지역사회 환경에서 그들이 하기를 원하는 실재 삶의 과제들에 참여하게 된다. 작업수행과 역할은 작업수행모델의 치료 연속체의 네번째 단계의 촛점이다. 사람은 일, 여가생활, 일상생활작업에서 그가 가지고 있는 역할들을 충족시키는 활동들과 과제들을 자신의 생활

환경에서(즉,집 또는 지역사회) 수행한다. 다음에 나오는 Pedretti의 활동 단계는 각각의 단계에 대한 보다 완전한 설명을 제공한다.

보조적 활동 단계(Adjunctive activity stage) : 치료사는 수행의 감각운동 신경적, 인지적, 심리사회적 요소들을 위한 수행과 치료경험들을 평가하기위해 상황을 제공하는 활동들을 사용한다. 이들 활동 경험은 고객을 목적이 있는 활동에 참여하게 준비시킨다. 보조적 활동의 목표는 수행 영역에 최대한으로 참여하는 것이다. 예를 들어 고객은 그가 선택한 목적이 있는 활동에 필요한 체력과 지구력을 키우기위해 물리적 운동에 참여한다. 그것들은 부상을 방지하거나, 참여를 위해 마음과 몸을 준비시키는 준비 활동으로 고려될수 있다. 의뢰인들과 환자들이 자신들의 발전을 볼수있을때 그것은 그들의 자신감에 공헌을 하고, 그들의 조절력을 증가시킨다. 그리고 그것은 몸을 사용하는것을 배우는것으로 올수 있고, 육체적으로 좋다는 것을 느끼는 것으로부터 올수있는 능률에 대한 감각을 얻게 도운다.

예를 들면, 수중배구를 준비하기 위하여 외래로 10분을 스트레치와 관절가동범위, 근력운동을 하고 있는 뇌졸중을 앓아온 의뢰인이 있다고 하자. 10분 준비과정은 몸을 여가활동에 준비케하고 지구력의 증진을 도울것이다. 이것은 또한 의뢰인의 수행의 질, 재활의 정도, 이러한 운동들이 처방되어진 가정 프로그램의 완성도등을 평가하게한다

가능하게 하는 활동 단계(Enabling activity stage) : 가능하게 하는 활동들은 사람들을 위한 의미를 제한하여왔다. 그러나 그것들은 기능의 요소들을 촉진하고 쌓아나간다. 의뢰인이 이런 활동의 목표들을 이해할수 없을때, 치료사들은 의뢰인이 참여하게 동기를 유발시키는 것이 필요할 것이다.

가능하게 하는 활동의 치료적 가치를 설명하는 진술은 종종 의뢰인에게 동기부여를 준다. 보통, 이 설명은 흔히 의뢰인의 목적과 활동의 관계를 묘사하고, 활동을 기능에 요구되는 요소들에 대한 평가와 교정에 연관시킨다. 또한 작업치료사는 평가하기위해, 그리고 다양한 상황에서 수행의 향상을 위한 기술을 교육시키기위해 가능하게 하는 활동을 사용한다.

운전훈련활동, 일 과제 시도, 인지적 게임등과 같은 가능하게 하는 활동은 기능의 요소를 판별하고 구축해나가기 위해, 그리고 행동적 기준선을 확립하기 위해 사용될수 있다. 예를 들어 치료사는 패그, 블럭, 원뿔체들에 대한 이용을 게임에 통합할수 있고, 그 게임에서 의뢰인은 수행 전략을 학습할수 있고 수행 범위에 대한 그들 자신의 인식을 증가시킨다. 이와같은 게임들과 시뮬레이션은 중재가 실재 집이나 지역사회 상황에서 수행될수 없을때 종종 사용되고, 초기학습을 위한 안전한 환경을 제공한다. 게임과 시뮬레이션은 임상인이 그것들을 의뢰인의 목적과 연관시키기위해, 그리고 수행전략을 가르치기위해 사용할때 효과적이다.

목적이 있는 활동 단계(Purposeful activity stage) : 작업치료의 초기부터 목적이 있는 활동은 작업치료 중재의 핵심으로 기술되어왔다. 치료 과정을 강조하는 보조적 활동과 가능하게 하는 활동과는 달리, 목적이 있는 활동은 경험의 결과에 대한 강조에 의해, 그리고 일상생활에서 의뢰인의 가치, 관심과의 관계에 의해 특징되어진다. 의뢰인의 목적은 본래 활동에 있고, 활동은 사람과 관련되고 사람에게 의미있다. 활동은 기능의 요소들－감각운동신경적, 인지적, 심리사회적 시스템－에 대한 통합된 사용을 통해 몸과 마음을 작업적 수행중에 통합시킨다.

목적이 있는 활동을 하는 동안에 사람은 주저함없이 참여하고, 자주 그리고 자동적으로 그의 목적에 대한 그 활동들의 가치들, 그리고 그 활동과 자신의 목적과의 관계를 본다. 활동들은 다음의 것들을 하기위해 평가와 중재기간 중에 사용된다.

- 수많은 결과를 얻어낸다.
- 수행의 현재의 수준과 수행에 대한 잠재성을 평가한다.
- 임상 실행과 삶의 기술을 숙련시킬 수 있다.
- 발전과 성장을 촉진시킨다.
- 집과 지역사회의 참여를 증진시킨다.
- 일상 생활의 질을 향상시킨다.

활동이 목적을 가지는지 그리고 어떻게 활동이 목적을 가지는지를 결정하는 이는 치료사가 아니라 의뢰인이다. 예를 들면, 뇌졸중 전에 매주 친구들과 골프를 즐겼었던 사람이 적응 골프 수업에 참여하라는 제안을 거절했다. 그것이 한손으로하는 기술을 숙련시키거나 사회성에 대한 기회를 위한 것이든간에 그는 동료와 경쟁할 수 없는 "단지 게임을 하는것"에 관심이 없기 때문에 그 게

임은 "똑같지 않다"고 그는 작업치료사에게 설명했다. 그 사람의 입장에서 적응 골프는 목적이 있는 활동이 아니었고 그것은 존중되어져야할 그의 인식이었다.

작업적 활동 단계(Occupational activity stage) : 목적이 있는 활동과 같이 작업은 작업치료의 핵심이라고 또한 서술된다. 가장 큰 차이점은 작업은 사람의 실재 역할의 상황 그리고/또는 그 고유한 환경의 상황에서 수행된다는 것이다. 작업은 의뢰인이 그들의 집 또는 지역사회 환경에서 다시 참여하게 돕는다. 그리고 그것은 그들의 역할을 많은 상황에서 지원한다. 작업적 활동을 사용함으로써 개개인은 자기관리, 일, 생산적 작업을 수행하고 놀이와 여가 생활을 추구한다. 의뢰인은 치료적 그리고 보충적 중재기간 중에 집과 지역사회 상황에서 수행능력을 유지하고 쌓아 나가기 위해 작업에 참여할수 있다.

작업적 활동의 예는 몸치장과 위생, 예술과 수공예, 스포츠, 컴퓨터 일, 사무실 일, 자원 봉사자 활동들을 포함한다. 이들 활동들이 단지 작업들이란 이유 때문에 그것들이 의뢰인에게 의미가 있다고 보장하지는 않는다. 예를 들어, 의뢰인은 그의 일에 참여하기위한 에너지를 저장하기 위하여 옷입기를 독립적으로 수행하기보다는 도움을 받기를 선호할것이다 고객은 그들의 이전의 직업 활동을 되찾기 보다는 그들의 일 역할을 바꾸기를 원할지도 모른다.

주의 : 활동의 서술은 Pedretti, L (1996)에 의해 응용주의: 활동의 서술은 Pedretti, L (1996)에 의해 응용되었다. 작업치료 - 물리적 역기능에 대한 실행 기술(4판). St, Louis, MO: Mosby 와 미국작업치료협회. (1998a) 미국작업치료협회의 공식적 문서의 참조 매뉴얼. (7판). Bethesda, MD:저자. 작업치료 상황에 있어서 예와 이용가능한것들은 Mary Ann Girouz-Bruce 와 Barbara Borg의 임상적 경험들에 그 기본을 둔다.

비록 이들 활동의 각각의 단계가 독립적으로 한정되어지지만, 독자는 이것들이 중복될수 있고 보통은 중복되는 연속된 단계를 나타낸다는 것을 명심해야한다. 이 단계들은 중재 세션에서 혹은 일련의 세션이 끝난 다음에도 일어날수 있다. 임상인은 종종 치료 과정을 통해 모든 다른 유형의 활동들을 사용한다. 임상인이 중재를 의뢰인 중심으로 유지하기위해 활동을 사용할때, 마치 그들이 그 연속물을 따라 앞으로 또는 뒤로 미끄러지는 것처럼 우리에게 보여질수 있다. 이것은 이 책에서 제시되어지는 모델들에 있는 활동에 대한 논의에서 명백해질 것이다. 비록 이론가들이 그렇게 말하고 있지 않을수도 있지만, 그들이 Pedretti가 확인한 하나 또는 보다 많은 방법에서 활동을 사용하는것을 당신은 인식할수 있을것이다. 의뢰인이 자신에게 주어진 역할을 수행하고 그것에 참여하게 도와주는 목표들을 달성시키는 상황내에서 전체적으로 보조적인 활동, 가능하게 하는 활동, 목적이 있는 활동, 과제, 작업등은 수많은 목적을 위해 사용되어진다. 우리가 치료적 중재내에서 사용될수 있는 활동들을 권할때에 다음의 예는 개인이 목적이 있다고 경험하는 것에 대한 그 자신의 인식에 귀를 기울이고 인정하는 것의 중요성을 보여준다.

예 - 의뢰인 중심 vs 임상인 관점 |

Example- Client-Centered versus Clinician Perspective

> 나는 머리에 부상을 당한 남자를 기억한다. 그는 그의 작업치료 중재를 위해 계획된 변형된 스포츠와 인지적 활동을 하기 이전 단계인 준비운동에 할애하여야만하는 시간에 동의하지 않았다. 그는 내가 스트레칭과 준비운동으로 고려한 것을 더 많이 하기를 원했다. 그는 그가 부상 이전에 체육관에서 해왔던 보디 빌딩 프로그램이 휘트니스 활동에 매우 중요하다는것을 나에게 상기시켰다. 그는 현재 모습을 걱정하고 체육관에서 다시 친구를 만나기전에 자신의 모습이 늘름해지기를 원했다. 나는 세션에서 스포츠 활동을 목적이 있는 활동으로 간주해왔지만, 안전한 수행의 상황에서 임상 실행하는 동안 무엇이 의뢰인에게 가장 목적이 있는 것인지를 고려해야했다. (Mary Ann Bruce, 2000)

치료사로서 우리는 종종 운동을 다른 활동에 대한 준비과정에서 힘, 유연성, 움직임을 증가시키기 위한 수단으로서 생각하지만, 위의 예는 운동이 목적이 있는 활동이 될수 있다는것을 우리에게 일깨운다. 이처럼 그리고 다른 비슷한 상황에서 치료안에서의 운동 프로그램들은 의뢰인의 신체적 활력을 향상하는 수단일 뿐만아니라, 장애를 가지는 의뢰인을 위한 건강 프로그램을 확립하기 위한 선봉이 될수도 있다. 그 운동 프로그램들은 의뢰인이 지역사회 휘트니스 프로그램으로 복귀하는것을 도울수 있고 그 복귀는 차례로 사회화의 기회를, 그리고 그 사람을 환경에 다시 연결시키는 기회를 제공한다. 또한 운동 프로그램은 의뢰인의 휘트니스 문화에 통합될수도 있거나 의뢰인이 스트레스를 관리하는 수단이 될수도 있다.

활동의 의미- 마음과 몸과 영을 통합한다 | Meaning of Activities-Bringing Together Mind, Body, and Spirit

활동을 하고자하는 의뢰인의 바램 그리고 치료수단으로써의 활동의 효과에 영향을 주는것은 치료적 활동의 유형이나 단계뿐만 아니라 활동의 의미에 대한 의뢰인의 인식이다. 의미는 활동에 대한 선택과 참여에 영향을 주는" 수행의 보이지 않는 면"이라고 간주된다. (Hasselkus & Rosa, 1997, p,375) 사람이 참여하도록 동기 유발되는 것은 활동이 "의미있기"때문이다. (Trombly, 1995) 어떻게 활동이 의미를 나타내는가는 개인의 영성, 문화의 의식에 관련될수 있거나 (Crepeau, 1995), 또는 매일매일 반복되는 일상생활, 계획,목표에 관련될수 있다. 활동이 개개인에게 의미를 가질때, 그것은 개인의 삶의 질에 대한 그리고 웰빙에 대한 일반적인 감각에 기여한다 (Yerxa, 1998).

이것은 사람들이 참여하는 모든 활동은 그것의 최종 목적으로 성취를 이룰 필요가 있다는 의미가 아니다. 여기서 사람은 평안을 느끼고, 호기심을 가지게 되고, 충분히 만족하거나 혹은 감동을 받지만, 아무것도 성취하지 않는 수많은 활동이 있다. 이것은 예를 들어 우리가 자연을 감상하기 위해 멈추었을 때나 아이가 노는것을 지켜보는 시간을 가질때 일어날수 있다. 이런 방법으로 사람들을 감동시키는 활동은 삶의 질을 창조하는데 또한 중요하다. "당신의 이해를 증가시켜라"를 참조해라. : "의미"와 그것의 작업과의 관계를 연구하는 연구접근에서의 의미

정신적으로 건강하기위해 사람이 "질(quality)"을 가지고 있다고 느낄 필요가 있다는 것에 모든이가 동의하지 않을 수 있다. 우리가 식탁에 있는 음식을 취하고,우리자신과 가족을 부양하고, 우리 헌신을 충족시키기 위해 필요가 있는것을 하는것이 충분한가? 정신건강에 보다 많이 공헌하는 무형의 것이 있는가? 삶의 질을 갖는다는것은 무엇을 의미하는가? 문화적으로 말할때 삶의 질이라는 아이디어는 서양식 개념인가? 이들 질문은 이 책에 제시된 모델들에 의해 동등하게 다루어지지는 않는다. 그러나 이것들은 작업치료의 심장부에 매우 중요한 것으로 보여질수 있을 것이다.

활동과 삶의 질이 가지고 있는 "정신" - 정신건강을 지원한다 | The "Spirit" of Activity and Quality of Life-Supports for Mental Health

때때로 개개인은 활동 자체를 위해 활동에 참여한다. 그리고 그들은 그들 자신의 능력을 발전시키고, 자신에 대한 감각을 강화시키고, 세계에 대한 그리고 주위사람에 대한 의식을 높임으로부터 만족을 얻는다. 때때로 무언가 성취되기도한다. 그러나 이것은 반드시 측정되고 관찰될 수 있는 것만은 아니다. 이것은 삶의 질에 공헌한다고 믿어진다.

Mihalyi Csikszentmihalyi(1990, 1996,1997)는 작가이고, 연구자이며 "삶의 질 구조"를 연구해온 철학자이다. 그의 글은 휴머니스틱 또는 실존적 생각을 갖고 있는 Carl Jung을 포함한 그 보다 앞선 다른 이들의 작가, 철학자들의 전통과 함께한다. 작업치료 문헌에서 그들의 업적은 활동과 작업의 영적인 차원에 빛을 비춘것으로 언급되었다.

1990후반 Csikszentmilhalyi 의 "흐름"이라는 책 - 최적경험의 심리학(1990)은 미국에서 인기가 있었다. 그가 설명한것 같이 삶의 질에 대한 경험은 보편적이다. 그리고 그것은 집중된 노력을 위한 기회, 향상된 조절 감각, 개인의 수행에 관한 피이드 백등을 제공하는 활동에 대한 개개인의 참여에 달려있다. 삶의 질은 개인의 사회적 지위 재정상태, 소유, 성취, 인식에 달려 있지 않다. 오히려 그것은 활동자체에 의해 창조된 "완벽한 도전"으로부터 생성되고 사람들에게 선택된 목표를 성취하기위해 그들의 기술과 자원을 사용하기를 요구한다. 도전하는 활동은 기쁨을 증대시키고 개인의 성장과 만족감을 주는 결과를 낳을수 있다. 그리고 이 모든 것은 삶의 질을 향상시킨다. (Csikszentmihalyi 1990, pp. 45-67)

흐름, 사람과 활동 | Flow, the person, and activity

Csikszentmihalyi에 따르면, 일생동안 그리고 삶의

의미에 대한 이해의 증가
(Increase Your Understanding : Meaning)

의미있는 활동의 효과(The Effect of Meaningful Activity)

개인의 질적인 삶에 끼친 의미있는 활동과 작업의 효과를 이해하기 위해 작업치료사들은 양적연구와 질적연구를 시행한다. 두가지 작업치료연구는 여기에 강조되었다.

양적 연구(Quantitative Study)

양적 연구는 Christiansen, Backman, Little, Nguyen(1999)에 의해 시행되었고 여기서 그들은 의미, 작업, 웰빙간의 관계를 판별하기위해 개인의 프로젝트를 연구했다. 어렵고 스트레스를 주는 활동은 사람의 웰빙에 대한 감각을 저하시킨다는 것을 이 연구는 발견했다. 대조적으로 목표 지향적 활동을 통해 개인의 목표를 앞으로 전진시키거나 완성시키는것으로 부터오는 능률에 대한 개인의 감각과 관련된 웰빙에 대한 경험이 증가하였다. "즐김", "몰두" 의미의 서술자로서 "개인적 자아"라는 변수들에 기초한 웰빙과 의미 자체와의 관계를 그 연구는 보여주었다. 의미, 작업, 웰빙간의 관계는 연구자들이 희망했던것 만큼 강하게 관련이 있지는 않았다.

그러나 연구자들은 만일 "의미"의 정의가 변수로서 혹은 의미의 영적차원으로서 영성을 포함한다면 개인의 프로젝트와 활동기간 동안에 의미의 중요성은 증가할것이라고 제안한다. 영적인 의미는 오직 종교에서만이 적용되는 것은 아니다. 이것은 사람의 조절감각, 삶의 의미에 대한 사람의 믿음, 사람의 힘과 가능한 초자연적인 힘에 관한 믿음으로부터 생성된다(Christiansen, 1997). 예를 들어, 개인의 영적인 감각은 예술 또는 자연을 즐기는 경험으로부터 생성될수 있다.

질적 연구(Qualitative Study)

작업치료사들은 의미를 연구하기위해 또한 질적인 방법은 이용했다. 이 연구는 Jacobs(1994)에 의해 시행되었고, 개인의 경험에 대한 의미를 판별하기위해 경험을 견본으로 하는 방법(experience sampling method)을 이용했다. 이 방법은 개인에게 비퍼 (삐삐)를 착용하고 비퍼가 울리때 마다 그가 무엇을 하고 있는지 기록할것을 요구한다. 실험대상자들은 낮과 밤 다양한 시간에 접촉되고 그들의 현재의 경험을 기록하는것이 요구되어진다. 경험의 의미 뿐만아니라 활동을 서술하는 일기장이나 노트를 그들은 갖고다닌다. Csikszentmihalyi (1990,1997)는 이 방법을 매일의 활동의 의미를 이해하는것과 최적 경험과 동일시되는 역할을 얻기위해 사용하였다. 사람이 최적 수준에서 기능할때 그들은 흐름의 상태에 있다. 여기서 흐름은 즐김.....가치있는 경험.....마음의 상태를 말한다.(Csikszentmihalyi, 1990,p.111)

질에 대한 이런 감각에 기여하는동안, 대부분의 사람들은 "흐름"을 경험할 수 있다. 삶의 질과 같이 흐름은 개인이 최적의 수준에서 기능할때, 그리고 그가 하고 있는 것에 완전히 몰두할때 생성되는 주관적 느낌이거나 마음의 상태이다. 흐름은 개인의 감각을 사용하는 능력, 신체적 능력, 인지능력을 합한다. 블럭을 쌓아 성을 쌓는 아이들을 상상해보자. - 얼마나 그들이 몰두하는가 그리고 얼마나 그들이 놀이 밖에 무엇이 일어나고 있는지를 인식하지 못하는 가에 주목하자. 당신이 표현하고자하는 아이디어에 대해 당신 자신이 정렬적으로 느끼는 열띤 토론에 완전히 열중하는 자신을 기억해보면 당신은 "흐름"의 상태를 상상할수 있을것이다. 작업치료에서 흐름은 수행의 감각운동신경, 인지, 심리사회 요소들의 통합에 의존한다고 말할수 있을 것이다. 흐름은 자기돌보기, 일 또는 여가생활활동 등의 매일 매일의 경험으로부터 나올수 있다(Emerson, 1998).

Csikszentmihalyi는 흐름은 우리가 해지는것을 볼때, 운동후 신체적으로 컨디션이 좋을때, 춤을 추러가거나 연극을 할때, 소설을 읽고 쓸때, 음악을 듣고 연주할때 성적경험을 나눌때 경험되어질수 있다고 제안한다. 독자는 모든 목적이 있는 활동(작업치료사가 사용하는 용어로서)이 흐름을 생성시키는 것은 아니다라는 것을 알아야만 한다 "여기서 그리고 지금" 기능하는 것으로부터, 그리고 긴 기간이 아닌 짧은 기간의 목표를 성취하는 것으로 부터 흐름은 생성된다. 활동의 의미가 경험되어질 수 있고 그것이 삶의 질에 기여하는 하나의 방법이 흐름에 대한 경험이다. 사람이 집중할수 없을때, 활동에 참여할수 없을때, 목표를 정할수 없을때 흐름은 방해된다. 그리고 이것들은 질병, 사고, 외상등이 가져다 준 삶의 붕괴의 결과물 일수도있다. 활동에서의 목표와 에너지 투자가 지루함, 충돌, 근심등으로 나타날때 흐름은 또한 손상된다(Csikszentmihalyi, 1990).

단순한 기쁨을 다시 포용함 | Re-Embracing Simple Pleasures and Commitment to What We Do

매일의 활동의 의미를 언급하는 잘 알려진 또 다른 작가는 Thomas Moore (1992, 1996,1997)이다. 사람들이 매일의 사건에 시간을 할애하고 진정으로 정신을 집중할때에, 그가 영혼이라고 지칭하는 각기 사람 안에 있는 영(spirit)을 성숙시킨다고 그는 제안했다. 영은 여기서 전적으로 종교적인 의미의 것이 아니라 더 큰 우주에 관련되거나 삶의 의미를 경험하는 자신의 그 부분을 의미한다. 보살핌과 헌신을 가지고 한 일은 어떤일이든 이 영을 성숙시키고 삶의 질을 향상시킨다고 믿었던 미국의 셰이커 교도들의 소위말하는 초창기 "지혜"를 그는 지적했다. 활동은 무언가가 성취되기 때문에 의미를 갖는것이 아니라, 바로 그 참여 과정 때문에 의미를 갖는다.

미국의 인기있는 문헌과 공공 미디어에 관심이 집중되었던 것은 바로 이 활동, 작업과 삶의 역할등의 "영적"인 의미이다. Moor와 Csikszentmilhlyi 뿐만아니라 Zukav (1980), Ram Dass(2000), Levey와 Levey(1998) Brethnach(1995), Ciulla(2000)를 포함하는 다른 많은 사람은 대중을 격려하여 시간을 어떻게 쓸 것인지를 조사하게하고, 일, 레져, 일상적 잡일 그외 다른 활동 사이의 시간 분배를 하는 방법이 사람들의 웰빙과 그들의 삶에서 타인의 웰빙을 증진시킬 것인지를, 그리고 각기 사람내에서 그것이 영을 성숙할 것인지를 평가하도록 했다. Ciulla(2000)에서 주목되었듯이, 개인의 삶의 질을 향상시키기 위하여 삶을 단순화 시키고, 단순한 것으로부터 즐거움을 찾는 움직임이 있어왔다. 그녀는 이것이 이해가 될만 하고 많은 사람에게 도움이 될지라도, 반드시 단순할 필요는 없고 안하무인격으로 취급되어질수 없다는 것을 첨가했다. 개인이 활동과 작업에 시간을 투자하는 방법은 무엇이 그들의 삶에서 중요하며 무엇이 그들의 삶을 만족시키는 것에 관한 기본적 가치를 반영하는 것이다라고 이들과 다른 저자들은 지적한다. 정신을 성숙시키는 활동의 역할은 작업치료문헌 (Enquist, Shoort-DeGraff, Gliner, & Oltjenbruns, 1997; Gutterman;Howard & Howard, 1997; Kirsch, 1996; Schkade & Schultz, 1992; Toomey, 1999; Urbanowski & Vargo, 1994) 그리고 이책에서는 특히 심리 역동적 모델과 인간작업 모델에서 다루어졌다. 작업치료사들의 이론적 바탕과 관계없이, 활동이 의뢰인에게 중요하고 의미있게 되어지는 여러가지 방법들에 대한 시야를 잃지 않는것이 작업치료사들에게 매우중요하다고 보여진다. 의미있는 활동은 바쁘게 뛰어다니는것 또는 생산성에서 예상되어지지 않는다. 대신에 이것은 개인이 의미있다고 인지하는것에 기본을 둔다.

인생의 시간적 위치에 관계된 목적이 있고 의미있는 활동 | Purposeful and Meaningful Activity Related to One's Place in the Lifespan

목적과 의미있는 것으로 개인에게 경험되어지고, 그들의 정신적 웰빙에 기여할 특정 활동과 작업은 부분적으로 그 사람의 연령과 인생의 시간적 위치에 의존한다. 사람이 나이를 먹고 성숙되어짐에 따라, 그가 성취하고자하는 목표는 수정된다. 발전함에 따라, 우리는 특히 새로운 프로젝트를 시도하거나 우리의 기술에 경종을 울리는것에 만족한다. 바로 이 성장과 발전의 과정이 육체적, 심리사회적, 인지적 능력과 기대에 대한 하나의 구조를 부과한다. 그 구조는 개인이 이러한 목표를 달성하기를 바랄 수 있는 수단으로서의 활동 뿐만 아니라, 개인적 목표로서 그가 선택한 것을 결정하기를 돕는다. 또한 이것은 다른 사람들이 그 사람에게 기대하는것을 가름하는데 도움이된다. 이런 방법으로 발달의 시기는 사람들의 삶에 구조를 제공하고 어떻게 각각이 만족을 주는 삶을 성취하기위해 노력하는가에 영향을 주는 좀 더 큰 시간의 틀이다 (부록 C 참조)

이 책에서 토론되어진 중재를 위한 모델에서 독자는 계속적으로 치료적 활동들을 의뢰인의 연령과 그리고 능력과 성숙도의 수준에 맞게 수정 또는 유지시킬 것을 제안받을 뿐만 아니라 의뢰인의/환자의 나이, 흥미, 문화에 적합한 활동을 제공할 것을 권유받게 될 것이다. 무엇이 활동을 목적이 있게하고 의미 있게 만드는지는 의뢰인-아이, 어른, 노인-이 그의 삶에서 현재시간에 그에게 알맞다고 보는 것과 제일 많이 어울린다. 예를들어 6살아이는 그가 두발 자전거를 탈수 있게 될때 특별하게 자부심을 느끼고, 중년기의 사람은 새로운 것을 학습하거나 다른 사람들을 가르치는 능력에 가치를 둔다. 그리고 노인은 손주들과 시간을 함께 하는 것에 그리고 그들의 부모에 대한 이야기를 손주들에게 들려줄때 기쁨을 느낀다. 많이 주목되고 널리 받아들여지는 Erik Erikson(1950, 1959, 1969)과 같은 발달학자는 만일 개인이 웰빙하다고 느끼고 연속되는 삶의 도전에 따라 움직일 준비가 되어있다면, 그에 의해 충족되어져야만 하는 특별한 심리적 도전이 각각의 인생의 단계동안 있다라고 주장한다. (부록 C 참조) 우리가 이미 언급한바 있는 Csikszentmihalyi(1990)는 삶을 통해 경험되어지는 세가지 유형의 목표가 있고 이들 각각은 삶의 의미에 대한 개인의 발전에 기여한다고 서술한다. 이것들은 감각적 목표(sensate goal), 관념적 목표(ideational goal), 이상적(idealistic goal)목표이다.(의미있는 목표의 유형 참조)

의미로부터 삶의 테마로의 연결 | Bridging from Meaning to Life Theme

삶을 통해 개인의 목표와 활동이 변화하고 발달할 때에도, 이들 변하고 있는 목표에 일관성을 주고 그의 삶에서 방향과 의미를 제공하는 삶의 테마가 전형적으로 발전한다. 이와 같은 테마는 사람의 안에서 부터 또는 그의 경험으로부터 나올수 있고 부모, 가족, 타인으로부터의 메세지나 지시로부터 생성될 수도 있다, 또한 양쪽 경우의 짜맞춤일수 있다. 어떤 이는 예를들어 다른사람을 돕

의미있는 목표의 유형
(Types of Meaningful Goals)

감각적 목표들은 우리안에서 그리고, 오감에서부터 일어난다. 그것들은 우리의 기분을 좋게 만들것으로 기대되어지는 것과 특별한 환경에 대해 현실적인 추구를 확인한다. 우리가 감각적 목표를 성취할 때, 또는 우리가 아름다움을 보고, 좋은 음식을 맛보는 필요를 만족시킬때, 또는 물리적 환경으로 부터 즐거움을 경험할 때, 우리는 즐거움과 편안함을 경험하고 우리의 생존을 위해 필요한것을 충족시킬수 있다. 예를 들어, 휴식과 긴장완화를 위한 우리의 필요는 신체적 필요를 만족시키고 일상 활동을 위한 에너지를 보존한다. 우리가 예술을 즐기거나 자연에서 아름다움을 볼때, 아름다움을 보기 위한 우리의 필요는 우리의 몇몇의 감각을 만족시킬수 있다. 우리의 삶을 통해 감각적 또는 성적 경험으로부터 생성될수 있는 기쁨은 감각적 목표를 추구하고 또한 가정을 이루기 위한 필요를 만족할수도 있다.

관념적 목표들은 사회적 그리고 문화적 환경에서 기원하고 우리의 가치와 자세로서 구체화된다. 그것들은 대체적으로 문화적으로 예민하고 역할기대 충족을 위한 방향과 특정한 라이프스타일을 위한 방향을 제공한다. 이들 목표는 우리가 "좋은 이웃"이 되는것, 또는 "좋은 카톨릭 신자"가 되는것을 돕는다. 그것들은 결국 전문적 또는 학문적 라이프스타일로 되는 가치, 기대, 추구로 우리를 적응시킬수 있다.

관념적 목표들은 치료적 측면에서 의뢰인과 환자의 진전에 영향을 미칠수 있다. 예를 들어 재활프로그램 환경에서 경험있는 의뢰인은 새로운 환자에게 손을 내밀수도 있다. 그들은 자신을 소개하고 새로운 환자들을 환영하고 새로운 환자들에게 이 프로그램이 정말 나를 많이 도왔다고 말하면서 이 프로그램에 참여한후부터 그들이 증진된것과 같이 새로운 환자들도 호전될것이라는 것을 확신시킨다. 시간이 넘도록 그들은 이야기를 나누고 서로에게 격려를 한다. 때때로 그들의 도전들은 서로가 새로운 수행 수준으로 전진하게 돕는다. 이처럼 개개인은 좋은 환자가 되기위해서 목표를 습득한다. 이것은 차례로 긍정적인 치료환경과 웰빙에 대한 의뢰인의 감각에 기여한다.

이상적 목표를 가지고, 우리는 문화적 기대를 계속적으로 관찰하면서 우리의 가치를 확립하기위해 내면을 본다. 우리가 사회와 가정과 지역사회의 요구에 민감하게 되는 동시에 자주성을 쌓아가고 자아실현을 위해 일할 때에 이상적 목표는 우리가 내적, 외적 요구와 기대가 균형을 이루게 돕는다.

예를 들어 외래재활을 마치고 있던 의뢰인이 중환자 대기실에서 그의 새로운 자원봉사자의 역할을 설명했다. 그는 커피와 차를 제공하고, "생존자"와 이야기하기를 원했던 사람들과 이야기할 수 있었다. 이것은 그들의 목표 성취를 도왔고, 그 목표는 가족에게 희망의 느낌을 줄수 있었다.

비디오가게를 운영하는 다른 외래 의뢰인은 급성기 재활환경에서 환자, 직원, 가족을 위해 영화의 밤을 토의해서 결정했다. 그는 영화를 제공하였고 그가 전에 재활에서 그랬던 것 같이 고분분투하고 있는 사람들을 방문하고 그들과 시간을 함께하는것을 즐겼다. 그의 목표는 의뢰인과 가족에게 편안함과 후원을 제공하고 여가생활에 대한 기회를 주는것이다. 언젠가 그는 작업치료사와 얘기를 나누었다 "다치기 전에 나의 사업의 목표는 나를 위해 그리고 나의 재정적 웰빙에 기여할 사람을 얻는 것이었습니다. 오늘은 어떻게 나의 사업이 다른사람들을 돕는지에 대하여 생각합니다.

Note : 목표설명은 Csikszentmihalyi(1990)에 의한 정의에 바탕을 둔다. 예들은 저자의 경험에 바탕을 둔다.

는, 혹은 일관되게 가족을 우선시하는 삶의 테마를 가질수있다. 어떤 이는 도전을 기피하고 쉬운 방법을 찾는 삶의 테마를 가질수도 있다. 테마는 열망, 두려움, 그리고 우리자신과 우리의 희망에 대한 믿음에 관계한다. 그것들은 우리가 아는것, 우리가 믿는 것, 그리고 삶의 이유로 우리가 인식하는 것 등과 관계한다. 우리 자신의 삶의 테마로서 우리가 인식하는 것에 적합한 활동과 작업을 선택하고 실행하는 것은 삶의 질에 대한 느낌으로 이끌것같이 보인다(Csikszentmihalyi, 1990).

작업치료에서 우리는 사고, 외상, 질병에 의해 삶의 테마가 파괴되어진 사람들을 보게 된다. 이와같이 삶의 테마가 파괴되는 것은 단지 그들이 특별한 활동에 참여할 수 있고 없고가 아니라, 보다 큰 이슈는 개인이 포용해왔던 테마에 부합되는 삶을 더이상 살수 없다는것이 그에게 나타날수 있다는 것이다. 이런 방법으로 의학적 상태는 삶의 질을 더욱 파괴시킨다. 그러나 변화하는 건강상태는 성장, 발전을 위한 도전과 기회로서 개인이 인식하는것을 창조할 수 있다. 질적인 삶이 질병이나 외상에 의해 저하되는 것을 용납하지 않는 사람을 당신은 알고 있을 것이다.

작업치료사들은 의뢰인이 그의 목표를 충족시키는데 도움이 되기위해, 그리고 과제에 접근하는 그들의 스타일에 따르는 방식으로 활동, 과제, 사람의 작업을 사용한다. 우리는 일생을 통해 성장과 발전을 증진시키는 목적이 있고 의미있는, 그리고 삶의 질에 기여하는 목적이 있고 의미있는 활동들에 참여를 촉진시키기 위해 노력한다. 그것이 바로 중재를 의뢰인 중심으로 가능하게하는 것이다.

실행 모델은 치료적 활동에 대한 기준을 제공한다 (MODELS OF PRACTICE PROVIDE CRITERIA FOR THERAPEUTIC ACTIVITY)

당신이 각각의 모델에서 제시된 활동과 작업의 역할에 대하여 읽을때, 당신은 하나의 주제가 반복되는것을 볼것이다 : 활동자체가 의뢰인에게 중요할수있다 또는 활동은 사람의 목표 성취를 도울수 있다. 어떻게 활동이 이 목적을 성취하기위해 가장 잘 사용될수 있나 또는 어떤 활동이 선택되어져야 하는가는 모델의 치료적 가정에 의해 안내되었다.

웰빙에 대한 의뢰인의 감각과 기능에 대한 능력은 의뢰인이 자신에 대한 부정적인 믿음을 바꿀때 증가한다는 것이 인지행동 모델에서의 믿음이라면, 선택된 활동은 믿음에 대한 재평가를 촉진시킬 것이다. 믿음을 평가하기 위하여 의뢰인이 일기를 쓰거나 생활을 체크하는것이 요구되어질것이다. 감각운동신경적 접근에서, 전제는 만일 의뢰인의 중추신경계가 정보 처리를 더 잘한다면, 그 의뢰인은 ADL에서 보다 성공적일 것이라는것이다. 그리고 선택된 활동은 그 사람의 감각 신경 정보를 처리하기위한 능력을 강화시킬수 있다고 믿어진다. 감각 신경 과정을 위해 선택된 활동은 의뢰인이 정원을 위해 땅을 고르는 것과 같은 그가 즐기는 중노동에 참여하는것 일수도 있다. 이런 방법으로 본문에서 임상 실행에 대한 각각의 체제는 치료 과정에서 활동의 역할에 대한 가정을 갖고있다. 독자는 활동에 대한 이들 가정을 요약하기위해 심리사회적 상황에서 활동의 기능을 참조한다. (표 2-1 p 41)

심리 사회적 이론과 의뢰인 중심 활동 | Psychosocial Theory and Client-Centered Activity

같은 활동이 다른 목적들을 위해 사용될수 있다는 것을 염두해 두자. 자신에 대해 부정적인 믿음을 가지는 사람은 자신들이 성취할수 있는 것들을 자신에게 보여주기 위한 수단으로서 정원을 만들고 키우도록 권유받는다. 그러므로 활동에 대한 가정들은 어떤 활동을 사용해야하는가에 관한 요리책이 아니라, 오히려 작업치료사가 활동을 고려할때 생각하는 가이드가 된다.

어떻게 활동이 환자중심의 중재를 수행하기위해 사용될수 있는지에 관한 추론에서 작업치료사는 어떤 활동이 의뢰인의 관심에 부합하는지를 확립해야한다. 동시에 작업치료사들은 바라는 기술을 습득하고 정신건강에 기여하는데 필요한 일종의 감각신경적, 운동신경적, 인지적, 심리 사회적 정보와 도전을 제공할 것이다. 이 정보와 도전은 치료사가 활동의 속성들, 그리고 활동을 하기위해 요구되어지는 수행요소들을 결정할때, 종종 활동 자체에 대한 조심스런 평가와 분석을 요구한다. 분석은 또한 수행을 도와주거나, 감소시킬수 있는 환경과 상황에 관한 정보를 치료사에게 제공한다.

표 2-1

심리 사회적 상황에서 활동의 기능

(FUNCTIONS OF ACTIVITY IN A PSYCHOSOCIAL CONTEXT)

심리 역동적 이론(Psychodynamic theory)

- 활동은 주관적인 경험이고 학습을 위한 촉매이다
- 활동은 상호작용과 그룹 구성원간의 이해를 촉진한다.
- 활동은 향상된 자기 인식, 자신에 대한 감각, 자기 표현등을 위한 매개체이고 의미를 성취하는 방법이다.
- 활동은 과거, 현재, 미래 사건들에 대한 개인의 인식을 연결시킬 수 있다.
- 활동과정은(자신과 타인에 관해 학습된것) 결과물과 마찬가지로 중요하다.
- 활동은 사람, 사물, 환경에 관계하는 새로운 역할과 새로운 방법을 충분히 시험해 보는 기회를 제공한다.
- 구조화된 활동, 분명한 울타리를 갖는 활동, 그리고 일상적 일들은 내적 일관성이 부족한 사람을 안전하게 느끼게 하고 보다 효율적으로 기능하게 도울수 있다.

행동적 상황(Behavioral Context)

- 활동은 의뢰인의 수행을 반영하는 결과를 창출한다
- 활동은 과제 과정을 학습하기 위한 매개이다.
- 활동은 간단하거나 복잡한 기술을 학습하기 위한 매개이다.
- 활동은 목표를 성취시키는 전략을 학습하기 위한 매개이다.
- 활동은 행동에 대한 강화제로서 사용될수 있다.
- 시뮬레이션된 활동은 실재 삶의 기술을 수행하기위한 매개체를 제공한다.

인지 행동적 상황(Cognitive Behavioral Context)

- 활동은 자신, 타인, 그리고 환경에 대한 지식을 증진시킨다.
- 활동은 인지 기능을 평가하기위한 매개이다.
- 활동에 참여는 인지 수행을 촉진시킬수있다.
- 활동에 참여는 개인의 믿음과 태도에 도움을 주거나 그것들을 변화시킬 수 있다.
- 활동은 개인의 효율적인 활동을 증진시킬수 있다.
- 활동은 개인의 문제해결전략을 증진시킬수 있다.
- 활동은 교육적 모델과 과제로써 사용된다.

인지 장애 상황(Cognitive Disability Context)

- 활동은 알맞는 인지적 요구를 제공하기위해 구조화된다.
- 활동은 사람의 인지적 능력을 평가하기위해 사용될 수 있다.
- 활동내의 수행은 사람의 인지적 기능의 수준을 판별할 수 있다.
- 활동은 사람의 인지적 능력에 맞추기위해 등급으로 나누어질 수 있다.
- 활동은 인지적 능력의 상실에 대한 보상을 위해 남아있는 능력을 사용하게끔 돕는다.
- 활동은 사람의 수행에 대한 약물의 효과를 모니터하기위해 사용된다.

표 2-1 (계속)

역동적 상호작용 인지적 재활 상황(Dynamic Interactional Cognitive Rehabilitation Context)

- 활동은 인지적 수행을 평가하기 위한 매개이다.
- 활동은 인지적 기술을 학습하고 재학습하기 위한 매개체이다
- 활동에 참여는 개인 자신의 능력과 기능적 한계에 대한 자각을 증진시킬수 있다.
- 활동은 문제 해결 기술을 사용하기 위한 기회를 제공한다.
- 활동은 수행을 증진하는 전략을 학습하기 위한 매개이다.
- 다양한 상황에서 사용되는 활동에 참여하는 것은 학습의 일반화에 기여한다.
- 활동에 참여는 개인의 삶의 질을 증진시킬수 있다.

인간 작업 모델 상황(Model of human occupation context)

- 활동은 과제와 작업의 요소이다.
- 활동은 더욱 간단하게 또는 더욱 복잡하게 구조화될수 있다.
- 활동은 작업적 수행 목표 성취를 위해 사용된다.
- 활동은 결과물을 생성한다.
- 활동 결과는 개인의 수행에 대한 피이드백을 제공한다.

감각 운동 신경 상황(Sensorimotor context)

- 활동은 감각 신경적 자극을 제공한다.
- 활동에 참여는 움직임을 정상적으로 하게 할수 있다.
- 활동에 참여는 자발적 움직임을 촉진시킬수 있다.
- 활동은 운동 신경적 계획을 촉진시킬수 있다.
- 활동은 신체 인식을 증가시킬수 있다.
- 활동은 기쁨과 즐거움에 대한 매개이다.
- 활동은 다양한 상황에서 개인의 적응 반응을 촉진시킬수 있다.
- 활동은 인지 기술을 쌓아가는 것을 위한 기회를 제공한다.

의뢰인 중심 중재를 위한 활동 분석 | Activity Analysis for Client-Centered Intervention

Crepeau (1998)에 따르면, 활동의 선택은 흔히 활동 분석의 다양한 유형의 결과이다. 어떤 활동이 중재에서 사용되는가에 관한 임상적 결정을 내릴때, 치료사에 의해 사용되어지는 활동 분석의 세가지 유형들을 그녀는 설명한다. 첫째로 치료사는 목표 성취에 기여할수 있는 과제와 활동을 판별하기 위해 의뢰인의 목표를 분석한다. 다음으로, 치료사는 이 책에서 제시된 임상 실행 모델에 있는 것들과 같은 활동과 중재 이론들 사이의 관계를 평가한다. 치료사는 활동의 심리역동적, 행동적, 혹은 인지적, 그리고 감각 운동신경적 요소들을 고려한다. 세 번째 분석에서, 치료사는 이전의 두 분석의 결과를 의뢰인의 개인적 요구와 그가 선호하는것, 수행 능력, 작업, 라이프 스타일(Crepeau, 1998)등으로 비유한다. Crepeau에 의해 묘사된 것처럼 각각의 세가지 분석은 평가와 중재중에 치료사의 추론 영향을 준다(임상적 추론에 대한 활동 분석을 참조).

임상적 추론을 위한 활동 분석
(ACTIVITY ANALYSES FOR CLINICAL REASONING)

과제 활동 분석은 개인의 매일의 삶, 일, 여가에 관계된 과제에 도움을 주는 활동을 판별한다. 이 분석은 다음과 같은 것에 대한 설명으로 나타난다.

- 과제에 기여하는 활동들; 그리고 음식을 준비하기 위해, 이력서 작성을 위해, 휴가 계획을 위해 요구되는 것들.
- 문화라는 상황내에서 과제의 의미 그리고 활동에 참여하는 사람의 전형적 연령
- 집, 학교, 놀이터, 직장과 같은 과제가 일어나는 환경.
- 과제를 수행하기 위한 안전상태와 위험할 수 있는 상태 그리고 물리적, 사회적 환경.

치료사는 또한 과제나 활동의 단계들을 기록하거나 과제나 활동을 하기위해 필요한 준비물, 필수품을 기록한다. 이 분석은 과제, 그것의 특정한 활동, 활동의 상황적 변수 등을 우리가 이해하게 돕는다(Crepeau, 1998).

수행 활동 분석은 용어 통일(AOTA, 1998b)(부록 B 참조) 에 기술된 수행 요소를 기본으로 한다. 치료사는 활동을 수행하기위해 이들 각각의 요소들에 대한 필요를 평가한다. 확인된 수행요소는 감각운동신경, 인지통합과 인지정신사회 기술, 심리적 요소들이다. 이들 각각의 요소들는 정의된 수많은 변수(즉, 힘, 협조성, 기억력, 감각, 조직력, 시간관리, 가치, 흥미)를 갖는다. 이 분석의 자세함 때문에 치료사는 활동에 대한 수행의 필수적인 요소들을 요약하고 그것을 의뢰인의 작업 수행 장점, 한계와 대조한다(Crepeau, 1998).

이론 활동 분석은 치료사의 이론적 믿음, 임상 실행 환경, 작업치료 전문성에 그 근간을 둔다. 이들 이론은 의뢰인의 가치, 흥미, 동기유발, 재활 요구등을 만족시키는 활동들을 적합하게 하고 등급을 매기기 위해 합성될수도 있다. 이론은 평가와 중재 접근 그리고 작업치료의 목표을 가장 잘 성취할수 있는 활동에 대한 선택에 영향을 미친다(Crepeau, 1998).

개인별 활동 분석은 개인의 현재와 이전의 흥미, 가치, 목표, 수행영역, 역할 그리고 이런것들과 개인의 활동 패턴과의 관계에 촛점을 둔다. 이 정보는 중재중에 사용할수 있는 의미있는 활동을 확인하는데 사용된다. 이 정보는 의뢰인의 목표를 성취하고 그들의 삶의 테마에 부합하는 활동을 적합하게 하는데 치료사를 가이드할수 있다(Crepeau로부터 따옴, 1998).

심리사회 이론과 의뢰인이 중심이 되는 임상 실행 | Psychosocial Theory and Client-Centered Practice

우리가 치료적 활동과 역할에 촛점을 두어왔던 동안 사람-활동-환경 관계에서 활동의 역할은 대상물로서 사람과 항상 같이 있다고 우리가 그것을 보면서 명확해진다. 그 역할은 의뢰인의 개인적 목표를 성장시키는 활동의 능력이고 의뢰인의 눈에는 활동 목적이다. 그것은 의뢰인에 의해 결정되어진 활동의 의미이고, 우리가 향상시키고자 노력하는 웰빙 또는 정신 건강에 대한 개인의 감각이다. 활동들은 개인에 의해 성공적으로 이해되고 숙달될수 있다라는 가능성을 결정하기 위해 분석된다. 그리고 그것들은 의뢰인이 선호하는 것과 부합하여 선택된다. 활동과 작업이 사람의 상호적, 사회적 관계에 참여를 돕는다는 것 혹은 개인의 작업기능이 타인의 웰빙에 영향을 미친다는 것을 이 책에 있는 몇몇 모델들이 인정하는 곳에서조차 그 모델들은 치료과정에서 사람을 중심에 두는 핵심 전제로부터 결코 벗어나지 않았다. 이것은 작업치료사들에 의해 사용된 용어와 같이, 사람 중심(의뢰인이 중심이된)의 임상 실행에 대한 증거로서 나타날 수 있다. 이것은 다음에 계속되는 장에서 더욱 언급될것이다.

환경
(ENVIRONMENT)

작업과 마찬가지로, 치료는 결코 진공의 상태에서 일어난것이 아니라, 우리가 보고 만질 수 있는 물리적 공간들, 내적 환경과 감성적환경(생각,믿음,느낌 등의 내적 세계)들, 그리고 타인들, 그들의 믿음들, 가치들등으로 구성된 장소를 포함하는 삶의 공간에서 일어났다. 치료적 목표가 과연 충족될 것인가를 알기위해 치료사는 활동이 이루어지는 수많은 환경내에 존재하는것에 항상 관심을 기울여야한다. 환경은 수행의 뒤에 자리잡은 무대

배경과 같은것이 아니라, 행동에 필수 부분이다. 한 환경에서 일어나고 있는 활동 또는 작업은 다른 환경에서 일어날 수 있는 그것과 어떤 부분에서 분명 다를것이다. 환경은 활동과 작업이 수행되기위해 필요한 자원을 제공해야한다. 환경은 활동을 양성 또는 지원할수 있고 방해할 수도 있다. 환경은 수행(행하여지는 그리고 특정한 방법으로 행하여지는 어떤 활동)에 대한 기대를 창출한다. 예를들어, 집에서 혼자 밥을 먹는것과 형식적인 연회장에서 식사를 하는것과는 사뭇 다를것이다. 환경은 또한 장소나 세팅내에서 개인의 행동이 받아들여질수 있는지 없는지를 그에게 알리며 피이드백을 제공한다.

환경의 유형 | Types of Environments

우리가 "환경"을 생각할때, 많은 문화적, 물리적, 사회적, 경제적 유형들이 떠오른다. 이 각각의 환경은 의뢰인들이나 그룹이 자신이 선택한 활동, 작업, 목표를 철저하게 따르는것이 얼마나 쉽거나 어려울지를 미묘하게 또는 명백한 방법에서 영향을 미칠수 있다. 작업치료 임상실행에서 환경의 중요성에 대한 관심이 점점 증가되어왔다. 그리고 독자는 이 장에서 제공되어질 이 분야의 수많은 참고 문헌을 참조한다. 우리는 AOTA에 의해 제공된 문헌(Spencer 1998)과 정의로부터 환경을 설명하기 위해 사용된 용어들을 판별함으로써 시작한다.

문화적 환경은 풍속, 표준, 믿음, 그리고 개인이 멤버인 사회에 의해 공유된 활동에 참여하는 용인된 방법등을 말한다. 이것은 또한 사회의 법을 포함한다.(e.g.,이것은 건강케어와 지역사회 서비스를 안내하는 법률을 내포한다.) 개개인들이 어떤 활동 또는 작업에 가치를 부여할 것인지 그렇지 않을 것인지는 그들이 판별하는 사람들에 의해 그것들이 받아들여진 것과 밀접한 관련을 가질수 있다. 사람이 치료사들과 타인들의 역할을 보는 방법뿐만 아니라, 치료과정에서 자신의 역할을 보는 방법에 영향을 미칠 특별한 문화적 믿음이 있다. 예를 들어, 어떤 문화에서는 개인은 더욱 치료사를 "전문가"로서 지각할 수 있을 것 같고 치료사의 권유에 의문이 적을 것 같다. 삶의 과제를 수행하고 직장의 책임을 이행 하거나 아이를 기르는 것을 개인이 언급하든 그렇지 않든 "정상적 행동"으로 고려된 것은 모든 문화에서 동일하지 않다. 이책에서 우리는 문화적 차이에 대해 세밀하게 토론하지는 않지만, 치료사는 의뢰인에게 가장 친밀한 문화적 환경 또는 풍조, 그가 활동을 행할 장소로서의 문화, 그리고 그가 소유한 가치있는 내면화된 문화를 항상 염두해야한다.

물리적 환경은 환경이 가지고 있는 인간적이지 않은 요소를 말한다, 즉 물리적 물체, 관찰할수 있는 공간과 주거지, 지역, 장비들이 물리적 공간에서 배치되는 방법뿐만 아니라, 개인이 기능하는 장소인 물리적 환경 세팅이 가지고 있는 장비등을 말한다. 작업치료사들은 물리적 환경이 물리적으로 접근 가능한지, 안전한지 그리고 개인이 바람직한 활동을 수행할수 있다면 그가 필요한 물체와 준비물이 그 물리적 환경에 갖춰져 있는지를 평가할수 있다. 물리적 환경은 다양한 속성을 갖는다. 그것은 보이는것, 소리, 냄새를 포함한다 – 이 모든것은 세팅에서 개인의 편안함과 성공적 수행을 향상시키거나 저하시킬수 있다. 예를 들어, 너무 어수선하고, 너무 덥고 너무 춥거나 매우 소란스러운 물리적 환경에서는 개인은 일에 집중할수 없게 될수 있다. 우리는 우리에게 편안한 환경에 관심을 적게 가지는 경향이 있는 반면에, 환경이 과제 성취를 방해하는 설정에 우리자신들이 있어 왔던 경우를 깊이 생각 할 수 있다.

사회적 환경은 일상생활에 개인이 참여하는 것에 영향을 미치는 다른 그룹들로 구성된다(예를 들어, 가족, 친구, 동료). 이들 그룹은 수행에 대한 기대를 창조하게 돕고 개인이 환경에 참여하고 학습하기 위해 필요한 지원을 줄수 있다. 사회적 환경은 또한 개인의 삶의 질에 영향을 미친다. 작업치료사는 평가, 치료, 퇴원계획, 상담중에 사회적 환경을 고려한다. 사회적 그룹, 특히 가족은 의뢰인의 장애에 의해 영향을 받을 수도 있다. 의뢰인을 그의 사회적 환경에 통합시키기 위해 치료사는 가족이나 다른 사회적 그룹에게 서비스를 또한 제공할 수 있다.

과학기술은 환경의 또 하나의 다른 유형을 소개했다. 그것은 가상환경으로 불리어지는데, 물리적 환경으로 전환 할 수 있는 기술들을 실용화하기 위해 의뢰인에게 전자적 매개를 제공한다. 가상적 환경을 사용하는 것은 조절된 환경에서 안전한 기능의 평가에 기여할 수 있다. 안전은 다양한 상황에서 작업치료 중재를 하는 동안에 일어나는 많은 심리 사회적 이슈와 강한 관계를 갖는다. 예를 들어 개인이 혼란스럽고 인지적 손상을 갖거나 공포스러울때, 운전자와 작업 시뮬레이션은 고속도로 테스트전에 고객의 운전 능력의 초기평가를 위해 또는 직업세팅에서 일을 계속하기 위해 안전한 환경을 제공할 수 있다.

경제적 환경은 작업치료 서비스의 연속체에 전반적으로 걸쳐서 정신건강에 관계된 이슈 뿐만아니라 수행에 또한 영향을 미친다. 이 관점은 이론이나 임상 실행 문헌에 아마도 언급되지 않을 수도 있지만 의뢰인과 대화할때 중요한 변수로서 종종 나타난다. 경제는 개인의 생활방식과 일상 활동에 참여에, 그리고 활동에 대한 그들의 목표와 선택에 관계할 수 있다. 이것은 중재에 유용한 시간과 문제해결에 유용한 자원에 영향을 미치는 변수이다.

환경 또는 상황 - 차이점? | Environment or Context - Is There a Difference?

"환경"과 "상황"이란 용어는 "활동" 과 "작업"이라는 용어처럼 종종 상호 교환적으로 사용한다. 굳이 차이를 두어야 하는 경우에서는 몇몇 이론가들은 일상생활에 개인이 참여하는 것에 영향을 주는 넓고 일반적인 상태(즉, 물리적, 사회적, 문화적)를 묘사하기 위해 환경이라는 용어를 사용한다. 어떤이는 다른 이론가들이 "상황"으로서 묘사하는 특별한것을 여기에 포함시킨다. 상황은 개인의 수행에 영향을 미치는 개별적 상태로 묘사한다. (예를 들어, 개인의 인생에 있어 특정위치, 질병, 또는 장애의 성질, 사용 가능한 사회적 지원과 장비 등등). 환경과 개인 상황을 가지고, 작업치료사는 이것들이 주어진 생애에서 활동/작업을 실행하는 개인의 능력에 이것들이 끼치는 효과, 그리고 개인의 정신 건강에 이것들이 끼칠것처럼 보이는 효과에 관심을 기울인다. 특정한 이론의 틀에 관련된 이 책의 남은 부분에 있는 예들은 사용된 용어에 영향을 줄 수도 그렇지 않을 수도 있다는 사실을 염두해 두자.

환경에 있어서 사람의 위치 | The Person's Place in the Environment

단지 환경의 유형뿐만 아니라 그 환경과 사람 사이의 관계도 고려되어져야한다. Spencer(1998)에 의해 논의되어진 이 아이디어는 사람-활동-환경사이에서 개인에 대한 이해에 기여한다.

Spencer(1998)는 이전에 확인된 각각의 환경의 유형(예를 들어, 물리적, 사회적, 문화적)을 인정한다. 이들 각각 유형안에서 환경에서 사람의 위치는 직접적, 근접적, 지역사회적, 사회생활 방식적일 수 있다. 환경에서 사람의 위치는 그의 작업적 수행에 영향을 준다. 그것은 환경에서 사람의 지배력에 영향을 주고 또 일상생활과 중재의 결과에 영향을 주는 중심적 심리사회 이슈중의

미국 작업치료협회의 환경에 대한 정의 (American Occupational Therapy Association Defines Enviroments)

환경적 용어들

문화적 환경(Cultural environment) - "개개인으로 구성된 사회에 의해 받아들여진 풍속, 믿음, 활동 패턴, 행동, 표준, 기대로 자원에 대한 접근에 영향을 주고 인권 확립에 영향을 미치는 법률과 같은 정치적인 면을 포함한다. 또한 교육, 고용, 재정적 지원에 대한 기회를 포함한다" (AOTA, 1994, p. 1054).

물리적 환경(Physical environment) - 상황에서 비 인간적인 면들. 자연적 지형, 식물, 동물, 건물, 가구, 물체, 사물, 도구나 기구들 등을 가지고 있는 환경내에서의 수행과 그 환경으로의 접근을 포함한다(AOTA, 1994, p.1054). " 감각을 통하여 직접적으로 인식될 수 있는 환경의 부분. 물리적 환경은 식별할수 있는 공간, 사물 그리고 그것의 배열, 빛, 잡음, 그리고 객관적으로 결정될수 있는 다른 특성들을 포함한다." (Christianse & baum, 1997, p. 601)

사회적 환경(Social environment) - "배우자, 친구, 보호자와 같은 중요한 사람들의 존재 유무와 그들로 부터 바랄 수 있는것. 또한 규범, 역할기대, 사회적 일상을 확립하는데에 영향이 있는 더 큰 사회적 그룹을 포함한다" (AOTA, 1994, p. 1054)". 특정인이 활동하고 있는 사회적 시스템 내지는 네티워. 가족, 지역사회, 또는 자연적으로 형성된 조직이 그 개인의 사회적 환경을 구성하든 안하든 간에 한 개인의 집합적인 인간관계" (Christiansen & Baum, 1997 p. 604)

가상적 환경(Virtual environment) - 개체들과 대상들이 인접한 물리적 공간에 실제적으로 존재하지는 않지만, 감각들을 통해 전기적 수단으로써 경험될 수 있는 환경. "상호작용하는 소프트웨어와 하드웨어를 사용하는 컴퓨터 시스템에 의한 3차원 그래픽과 같은 환경에 대한 실재적인 시뮬레이션"으로 정의되어진 "가상적 실재"라는 용어와 관계됨. (Random House Unabridged Dictionary, 1993).

하나이다. 환경에서의 사람의 위치는 일상생활에서 과제, 활동, 작업에 참여하는 동안 그 사람이 관리할수 있는 변수의 수량에 또한 영향을 준다.

Spencer에 의해 확인된것 처럼, 직접적 환경은 의자, 침대, 옷장, 개인의 자동차, 책상, 개인의 락커와같은 개인적 공간과 사물이다 자신들의 집 이층에 오를수 없는 의뢰인들은 이런 한계에 의해 좌절되거나 개인의 사생활 상실에 의해 우울하게 될수 있다. 더이상 운전을 할 수 없어 자신의 차를 팔아야만 하는 사람은 독립성의 감소와 함께오는 심리사회적 변화를 경험하고, 그것은 삶의 질에 영향을 줄뿐 아니라 일상생활에 참여하기 위해 개인이 갖는 선택의 범위도 제한한다.

근접적 환경은 개인이 활동 그리고 작업적 역할에 참여하는 곳들로 구성된다, 즉 사람의 집, 직장, 학교 등으로 구성된다. 손상이나 장애를 갖는 의뢰인들은 건축적 장애물의 도전으로부터, 또는 집, 직장, 학교, 내지는 다른 장소에서 행하는 새로운 수행의 도전으로부터 발생되는 심리사회적 스트레스에 대처하도록 되어져야만 한다.

공동체 환경은 삶의 질에 대한 요구 뿐만 아니라 기본적 요구도 우리가 충족하게 돕는 장소들을 포함한다. 예를 들어 슈퍼마켓, 박물관, 영화관, 도서관, 은행, 음식점, 쇼핑몰, 종교에 대한 장소, 공원은 사람이 흔히 가는 지역사회 환경의 예이다. 장애를 가진후에 의뢰인들은 이러한 지역사회 자원을 사용하기 위해 더 많은 시간과 도움을 요구할수도 있다. 의뢰인은 한때 자동적이었던 전략을 종종 다시 학습해야하고, 아마도 이전에 즐겁고 쉽게 성취할수 있었던 활동을 수행 시도하려는 것에 좌절될수 있다 이러한 변화들은 IADL을 수행하기 위한 능력을 저하시킬수 있다. 그리고 그것들은 자신감 상실, 심리사회적 스트레스 또는 고립, 감소된 공동체 참여등에 영향을 줄 수도 있다.

사회제도적 환경은 구체적 장소로서 표현되어질수 없지만 우리의 매일의 삶에서 주요한 영향을 미친다. 그것은 사회적 정책, 장애를 가진 미국인을 위한 법과 같은 법, 정신건강 법률을 포함한다. 그것은 개인의 장애에 대한 다른 사람의 태도 그리고 다른 사람으로부터 오는 정서적, 사회적 지원이다. 다른 사람의 태도와 사회로부터의 지원은 개인의 심리사회적 웰빙에 기여하는 중요한 요소들이다. 사회의 태도는 물론 법도 사회에서의 개인의 위치와 작업적 수행을 위해 그것들이 갖는 기회에 영향을 미칠수 있다.

이론적 체제에서 환경 | The Environment in Theoretical Frameworks

사람들이 선택하고 추구한 활동과 작업을 그들이 성취할수 있을것인지에 그들의 환경이 영향을 준다는것을 우리는 알고있다. 환경의 역할은 이 책의 모든 모델에서 언급되었고 어떤것은 다른것 보다 명백하다. 가장 포괄적인 환경에 대한 토론은 인간 작업 모델 (MOHO) 에서 이루어졌다(7장). 이 모델을 확립한 Kielhofner는 선택되어진 활동을 행하는 자원과 기회로서 환경이 유용하게 하는 것을 언급하기위해 여유라는 용어를 사용하였다 압력이라는 용어는 어떤 행동에 대한 환경내에서의 기대를 전달하기위해 사용된다(즉, 어떤 활동은 기대되고, 승인되고 고무되지만, 반면에 다른 것들은 그렇지 않다). 작업치료사들이 사람을 직접적으로 바꿀수 없고, 오히려 치료사들은 "휴먼시스템에서 변화를 지지하거나 촉진하기위해 관련된 환경을 변화시킨다" (Kielhofner, 1995, p.261)라는 MOHO의 중심 가정중의 하나는 MOHO가 특정 환경에 특별한 관심을 갖는 결과를 낳을 것이다.

이 책에 있는 임상 실행에 대한 체제들의 각각은 모델의 전체적 가정들과 부합하여 환경의 속성들을 강조한다. 예를 들어, 심리 역동적 모델은 자신을 위해 건강한 선택을 하는 개인 능력을 사회적, 정서적 환경이 어떻게 지원하거나 방해하는지에 보다 특별한 관심을 갖는다. 만일 받아들이고 지원하는 환경을 우리가 만든다면, 사람들은 그들의 활동 또는 역할 내에서 위험을 무릅쓰고 새로운 행동들을 시도하려는 가능성이 더 많다라고 이 모델은 강조한다. 심리 역동적 모델은 사람이 혼란되고 효과적으로 그들의 생각이나 행동을 정리할수 있는 능력이 부족할때, 환경에서의 외부 구조는 그들에게 안전감을 더 주고 적절하게 행동할 수 있는 그들의 능력을 증가시킬수 있다고 가정한다. Allen의 인지적 장애 모델은 개인의 안전을 특히 염려하여, 집 또는 직장의 물리적 세팅에 특별한 관심을 나타낸다. Toglia의 역동적 상호작용 모델과 감각운동신경 모델들은 환경에 있는 감각신경 정보의 적절한 양과 본성에 주의를 집중하고, 중추 신경 시스템을 안정시키거나 경고하는 환경의 능력을 고려하도록 작업치료사에게 충고한다. 우리가 말한 바와 같이, 작업치료사의 목표는 사람, 활동, 환경사이의 관계에서 환경적인 변수들의 영향을 식별하고, 매일의 임상실행에서 심리사회적 이슈를 언급하기 위해 이 정보를 사용하는 것이다.

임상적 중재에 참여하거나 서비스 공급을 창조 내지는 지원하기 위해 돕는 치료사가 치료적 환경에 대해 조심스럽게 생각하는 것은 매우 중요하다. 가정, 고용, 또는 지역사회 세팅이 치료적 이득을 지원하지 않기 때문에 잘 하고 있는 의뢰인이 입원세팅을 떠나 결국 그의 집으로 돌아가고 치료적 이득을 잃게되는 것을 많은 치료사들이 관찰하는것은 고통스러운 교훈이다. 자신들이 제어할 수 없는 환경에 있는 것들에 묶였기 때문에 자신감과 자기조절 능력에 대한 느낌이 불규칙하게 변화하는 환자와 의뢰인에게는 그 상황이 더 고통스러울 것이다.

도움을 주는 환경을 또는 치료적 과정을 유지시키는 것을 무엇이 만드는가에 대한 절대적 기준은 없다. 한 개인에게 도움을 주거나 버팀목이 될 수 있는 것이 다른 사람들에게는 너무 바쁘거나 무미건조할 지도 모른다. 하나의 세팅에 적절한 활동은 또 다른 세팅에서는 완전히 부적합할 수 있다. 일상 생활에 참여를 위해 기회들을 확립하고 유지하는데 있어서 사람-활동-환경이 각기 항상 변화하는 상호관계에 있다는 것을 우리는 잊지 말아야한다. 이런 관계와 이 관계가 작업치료 수행에 끼친 영향은 전문적 문헌에서 조사되어지고, 수많은 모델들이 이 관계를 설명하기위해 발전되어왔다(Christiansen & Baum, 1997; Clark et al., 1991; Dunn, Brown, McClain, & Westman, 1994; Dunn, McClain, Brown, & Burke, 1980; Fidler & Fidler, 1978; Kielhofner & Burke, 1980; King, 1978; Law et al., 1996; Llores, 1970; Mathiowetz & Bass Haugen, 1994; Neistadt & Creapeu, 1998; Nelson, 1988; Reilly, 1962; Schkade & Schultz, 1992; Spencer, 1998). 사람-환경-활동/작업 상호작용 또는 교류를 자세하게 다룬 특정한 작업치료 모델은 아래의 작업치료에서 사람-환경-작업 임상실행 모델에서 확인된다.

작업치료에서 사람-환경-작업실행 모델
(PERSON-ENVIRONMENT-OCCUPATION PRACTICE MODELS IN OCCUPATIONAL THERAPY)

- 사람-환경-작업모델(person-environment-occupation model) (Law et al, 1996)
- 사람-환경-작업 수행 모델(Person-Environment-Occupational performance Model) (Christiansen & Baum, 1997)
- 인간 수행 모델에 대한 생태학(Ecology of Human Performance Model) (Dunn et al.,1994)
- 작업적 적응 모델(Occupational Adaptation Model) (Schkade & Schultz, 1992)
- 인간 작업에 대한 모델 (Model of Human Occupation) (Kiehofner & Burke, 1980)

환경적 이론 - 작업치료에 기여하는 자원 | Environmental Theory-Contributing Resource to Occupational Therapy

앞서 나열된 사람-환경-작업 모델은 다른 분야에서 발전된 환경적 이론들에 의해 영향을 받아왔다. 이 환경적 이론들은 작업치료사의 사람-활동-환경 관계에서 작업치료사의 환경에 대한 이해에 기여했다(Auerswald, 1971; Baker & Intagliata, 1982; Bandura, 1986; Berlin, 1989; Bronfenbrenner, 1979; Gibson, 1977, 1979; Hancock, 1985; Hart, 1979; Kahana, 1982; Kaplan, 1983; Lawton, 1986; Moos, 1980; Weisman, 1981; Wicker, 1979). 다른 사람들 뿐만 아니라 이 학자들도 작업치료의 전문 문헌에 인용되었고 그들의 개념은 작업치료이론과 임상 실행에 기여하였다. 작업치료에서 그들은 평가, 중재, 연구 방법론에 영향을 미쳤다. 작업치료와 관계하는 주요 원리 또는 이론들의 특성은 법에 의해 윤곽이 그려졌다. 이 원리들과 작업치료에서 그것들의 영향은 사람-환경 모델에 대한 주요 요소 (부록 D)에서 요약되고 재생되었다. 우리는 관련된 자세한것을 위해 원래의 자료를 참조할 수 있다. 평가를 선택하고 중재를 계획할때, 작업치료사는 그 이론 중 몇몇과 이책에서 서술된 심리사회적 이론 중 몇몇 이론들을 합성할수 있다.

사람-환경-활동/작업에 대한 평가와 연구 | Evaluation and Research of Person-Environment-Activity/Occupation

환경 또는 상황이 사람과 활동에 끼치는 영향에 대한

환경 평가 도구
(ENVIRONMENTAL ASSESSMENT INSTRUMENTS)

- 작업능력 평가(Work Capacity Evaluation) (Velozo, 1993)
- 볼티모어 치료적 장비 작업 시뮬레이터(Baltimore Therapeutic Equipment Work Simulator) (Neimeyer, Matheson, & Carlton, 1989)
- 보조적 기술 평가 과정(The Assistive Technology Evaluation Process) (Cook & Hussey, 1995)
- 소근육운동 과제 평가(The Fine Motor Task Assessment) (Mchale & Cermak, 1992)
- 협정 가능한 등급과정(The Negotiability Raitng Process) (Bates, 1994)
- 적절한 장소에서의 인터뷰(The Interview-in-Place)(Lifchez, 1987)
- 손쉽게 성취가능한 체크리스트(The Readily Achievable Checklist) (Cronburg, Barnet, & Goldman, 1991)
- 접근하기 쉬운 체크리스트(The Accessibility Checklist)(Goltsman, Gilbert, & Wohlford, 1992)
- 이웃 환경조사(The Neighborhood Environment Survey) (Cantor, 1979)
- 장애 권리 (The Disability Rihgts), Guide (Goldman, 1991)
- 모자상호관계 체크리스트(The Mother-child Interaction Checklist) (Barrera & Vella, 1987)
- 케어비용지표(The Cost of Care Index) (Kosberg & Cairl, 1986)
- 가족 평가도구(The Family Assessment Device) (Epstein, Baldwin, & Bishop, 1983)
- 감시환경척도(The Ward Atmosphere Scale) (Moos, 1974)
- 환경평가척도(The Environment Assessment Scale) (Kannegeiter, 1987)
- 작업환경척도(The Work Environment Scale) (Rowles, 1983)
- 사회적 지지 목록(The Social Support Inventory) (Rowles, 1983)
- 장애사회적 차이 척도(The Disability Social Distance Scale) (Tringo, 1970)
- 민족학적인 평가과정(The Ethnographic Assessment Process) (Spencer et al., 1993)
- 치매노인 간병인을 위한 가정이 기본이 되는 중재(The Home-Based Intervention for Caregivers of Elders with Dementia) (Corcoran & Gitlin, 1992)
- 평가의 측정을 위한 교실 관찰(The Classroom Observation for Measurement of the Environment) (Caldwell & Bradley, 1979)
- 그래그 핸디캡 평가와 리포트 기술(The Craig Handicap Assessment and Report Technique) (Whitneck et al., 1988, 1992)
- 공동체 통합 질문서(The Community Integration Questionnaire) (Willer et al., 1993)

통찰을 얻기위해 작업치료사들은 이들 변수들 간의 관계를 연구하기위해 자기보고(self report)와 민족지학적 방법(ethnographic methods)을 사용할수도 있다. 이들 방법들은 작업치료에서 심리학적 이슈에 대한 개인의 이해를 또한 증진시킨다.

인류학에서 자주 사용되는 민족지학적 방법은 건강관리와 작업치료 상황을 위해 응용되어져왔다. 예를 들어, 작업치료사들은 환경, 작업적 삶, 환경의 영향, 활동과 작업의 의미와 가치, 의뢰인과 임상인간의 관계, 장애를 가진 개인의 삶에서 중요한 타인들의 역할 등에 대한 개인의 전망(또한 내부인의 전망이라고도 불리는) 을 호소하는 연구를 수행해 왔다(Spencer 1998).

추가적으로, 작업치료사는 환경내의 변수를, 그리고 그것들과 의뢰인이 작업치료와 그의 삶의 질 전 또는 후에 일상생활에 참여하는 것과의 관계를 평가하는 평가도구를 선택할 수 있다. 예를 들어, 환경을 측정하기 위한 가정관찰 (Home Observation for Measurement of the Environment(HOME))(Caldwell & Bradley, 1979), 지역사회 통합 질문조사 (Community Integration Questionnaire(CIQ)(Willer et al., 1993), 그레그 핸디캡 평가와 보고 기술(CHART) (Whiteneck et al., 1998, 1992)은 치료사에게 이용 가능한 단지 소수의 선택이다. 환경평가도구는 작업치료 임상 실행에서 사용되는 도구들을 판별한다. 많은 도구들은 정신 사회와 관계되는 정보를 제공할 수 있고 몇몇 도구들은 임상 실행의 특별한 분야에서 더 자주 사용될 수 있다.

요약 : 환경의 심리사회적 영향 | Summary : The Psychosocial Impact of the Environments

우리는 이미 물리적 환경, 사회 문화적, 내적환경 (개인적 지각, 지식, 믿음, 자세, 동기)에서 실행되고 있는 활동을 언급하였다. 이들 내적 변수들은 이미 살펴본 외적 환경들과 상호 작용을 한다. 우리가 이미 언급한 심리적 구조에 의해 형성된 내적환경은 상상되어질 수 있지만 결정적인 의미를 가지지 않는다. 내적, 외적 환경과 그것들의 관계는 궁극적으로 활동과 작업에 사람이 참여하는 것을 지원하거나 간섭하고 개인의 삶의 질에 영향을 미친다. 이 책에서 제시된 각각의 이론의 틀은 달라지는 환경의 속성들이 최적으로 기능하는 사람의 능력에 영향을 줌에 따라 그 속성들에 중점을 둔다. 다음은 환경이 사람의 정신 건강과 웰빙에 대한 감각에 직접적으로 영향을 줄 수 있는 몇가지 방법이다.

- 사람, 활동/작업, 물리적 환경간에 상호작용들은 사람이 대처할 수 있는 믿음 또는 스트레스, 현실적 도전 또는 패배의식, 자신감과 개인적 가치에 대한 감정을 쌓는 것 혹은 저하시키는 것등을 일으킨다.
- 환경에서 일관성과 예측성은 사람이 안전감을 느낄수 있게 도울 수 있다.
- 규율들과 기대들이 확립되어있고 명확하게 조직되어진 환경은 그렇지 않은 환경보다 사람에 의한 결정이 덜 필요하다.
- 예측불가는 사람을 불안하게 할 수 있거나 새로움에 관련된 호기심과 즐거움에 공헌할 수도 있다.
- 감각 신경 수준에서 환경은 자극시키는 것에서 진정시키는 것까지 연속적으로 변화한다.
- 환경은 사람들이 좀 더 쉽게 긴장을 풀고, 위험을 감수하고 학습하는 신체적 그리고 감정적으로 안전하고 "친숙한" 장소로 인식되어질 수 있다. 반대로, 사람들이 자기 자신을 찾고, 위험을 감수하고 학습하는것을 어렵게 만드는 불안전하거나 받아들여지지 않고 피해져야만 하는것으로 인식될 지도 모른다.
- 환경 내에서 사회적 상호관계는 우정, 자아 표현에 대한 기회, 정신 강화를 고양시킬수 있거나 또한 오해, 적막, 편견, 또는 고립에 대한 대처를 사람에게 요구할 수 있다.
- 자연적이고 미학적 환경에 대한 참여와 감사는 사람의 질적 삶에 공헌 할 수 있다.
- 내적 조절감을 발전 시키고 자신의 능력과 제한을 이해하기 위한 현실적 기초를 확립하기 위해, 사람은 정당하고 반응적 환경내에서 기능하기 위한 기회가 필요하다.
- 정당하고 반응적 환경에 존재하고 있다는 개인의 지각은 동기 부여에 기여하고 유지시킨다. 그러나 부당하고 반응적이지 않은 환경은 동기유발에 부정적 영향을 미칠수 있다.
- 사람–활동–환경 관계의 역동적 상태는 사람의 일상생활 기회, 현재 수행, 개인의 웰빙에 영향을 준다.

참고문헌
(REFERENCES)

American Occupational Therapy Association. (1997). Special issue on occupation, spirituality, and life meaning. Am J Occup Ther, 51, 167-234.

American Occupational Therapy Association. (1998a). Psychosocial concerns within occupational therapy practice. In Reference manual of the official document of the American Occupational Therapy Association. Inc (7rh ed., pp. 373-371).Bethesda, MD: Author.

American Occupational Therapy Association. (1918b). Uniform terminology for occupational therapy (3rd ed.). In Reference manual the official document of the American Occupational Therapy Association, inc (7th ed., pp. 155-175). Bethesda,

MD: Author.

American Occupational Therapy Association. (2000). Occupational therapy practice framework-Engagement and participation in occupation, draft IV. Bethesda, MD: Author.

American Psychological Association. (1994). Diagnostic and statistical manual of mental disorders (4rh ed.). Washington, DC: Author.

American Psychological Association. (2000). Diagnostic and statistical manual of mental disorders-TR (4th ed.). Washington, DC: Author.

Auerswald, E. H (1971). Families, change, and the ecological perspective. Fam Process. 10, 263-280.

Baker, F, & Intagliata, J. (1982). Quality of life in the evaluation of community support systems. Evaluations and Program Planning,5, 69-79.

Bandura. A. (1986). Social foundations of thought and action: A social congnitive theory Englewood Cliffs, N1: Practice-Hall.

Barrera. M., & Vella. L) (1987) Disabled and nondisabled infants' interactions with their mothers, AM J Occup Ther, 41, 168-172.

Bates, P. (1994). The self-care environment: Issues of spaces and furnishing. In C. Christian (Ed.), Ways of living: Self-care strategies for special needs(pp.423-451). Rockville, MD: American Occupational Therapy Association.

Berger, M. M (1977). Working with people called patients. New York, NY: Brunner/Mazel.

Borg, B., & Bruce, M. A. (1991). Assessing psychological performance factors. In C, Christiansen & C. Baum (Eds.), Occupational therapy: Overcoming human performance deficits Thorofare, NJ: SLACK Incorporated.

Breathnach, S. B. (1995). Simple abundance: A daybook of comfort and joy New York, NY: Time Warner.

Bronfenbrenner. U (1979). The ecology of human Cambridge, MA: Harvard University Press.

Caldwell, B., 81 Bradley, R. (1797). Home Observation for Measurement of the Environment (HOME). Little Rock, AR: University of Arkansas.

Canadian National Health and Welfare. (1988). Mental health for Canadians: Striking a balance. Ottawa, Canada: Ministry of Supply and Services.

Cantor, M. (1979). Life space and social support. In T. Byerts, S. Howell, & L. Pastalan (Eds.), Environmental context of aging. Lifestyles, environmental quality, and living arrangements (pp. 33-61). New York, NY Garland STPM Press.

Christiansen, C. H.(1997). Person-environment occupational performance: A conceptual model for practice. In C. Christiansen & C. M. Baum (Eds.), Occupational therapy : Enabling function and well-being (2nd ed., pp. 46-72). Thorofare, N]: SLACK Incorporated.

Christiansen, C. H. (1999). Defining lives: Occupation as An essay on competence, coherence, and creation of Am J Occup Ther, 53, 547-557.

Christiansen, C. H., & Baum, C. M. (1997). Occupational therapy: Enabling function(2nd ed.). Thorofare, SLACK Incorporated.

Christiansen, C. H., Backman, C., Little, B. R., & Nguyen, A(1999). Occupations and well-being: A study of personal projects. Am J Ocnrp Ther 53, 91-100.

Ciulla, I. R. (2000). The working life: The promise and the of modern work New York, NY: Random House.

Clark, F., Parham, D., Carlson, M., Frank, G., Jackson, J., Pierce, D., Wolfe, R. J., & Zemke, R. (1991). Occupational Academic innovation in the service of occupational therapy future. Am J Occup Ther, 45, 300-310.

Cook, A., & Hussey, S. (1995) Assistive technologies: Principles and practice. St. Louis, MO: C. V. Mosby.

Corcoran, M., & Gitlin, L. (1992). Dementia management: occupation therapy home-bare intervention for caregivers. Am J Occup Ther, 46, 801-808.

Crepeau, E. B. (1995) Rituals (Module 6). In C. B. Royeen (Ed.), The practice of the future: Putting occupation back into therapy. Bethesda, MD:

American Occupational Therapy Association.

Crepeau, E. B. (1998). Activity analysis: A way of thinking occupational performance. In M. E. Neistadt & E. B. Crepeau (Eds.), Willard & Spackman's occupational therapy (9th ed., pp. 135-147). Philadelphia, PA: Lippincott, Williams & Willkins.

Cronburg, J., Barnet, J., & Goldman, N. (1991). Readily available checklist: A survey for accessibility. Washington, DC: National Center for Access Unlimited.

Csikszentmihalyi, M. (1990). Flow - The psychology of optimal experience New York, NY Harper Collins Publishers, Inc.

Csikszentmihalyi, M. (1996). Creativity - Flow and the psychology discovery and invention. New York, NY: Harper C Publishers, Inc.

Csikszentmihalyi, M. (1997). Finding flow - The psychology of engagement with everyday life New York, Harper Collins Publishers, Inc.

Cynkin, S., & Robinson, A. M. (1990). Occupational therapy activities health: Toward health through activities. Boston, Little Brown.

Darnell, J. L., & Heater, S. L. (1994). Occupational therapist activity therapist: Which do you choose to be? Am J Ther, 48, 467-468.

Dunn, W., Brown, C., McClain, L, & Westman, K. (1994). The ecology of human performance: A contextual perspective human occupation. In C. R. Royeen (Ed.), AOTA self-study series: The practice of the future: Putting occupation back into therapy. Rockville, MD: American Occupational Therapy Association.

Dunn, W., McClain, L. H., Brown, C., & Youngstrom, M. J. (1998). The ecology of human performance. In M. E. Neisadt & E. B. Crepeau (Eds.), Willard & Spackman's occupational therapy (9th ed., pp. 531-535). Philadelphia, Lippincott, Williams & Wilkins.

Emerson, H. (1998). Flow and occupation: A review of the literature. Can J Occup Ther, 65, 37-44.

Enquist, D., Short-DeGraff, M., Gliner, J., & Oltjenbruns, (1997). Occupational therapists' beliefs and practicex regard to spirituality and therapy. Am J Occup Ther, 51(3), 173-180.

Erikson, E. (1950). Childhood and society. New York, NY: Norton.

Erikson, E. (1151). Identity and the life cycle. Psychol Issues, 1, 1- 171.

Erikson, E. (1969). Identity, youth, and crisis. New York, NY: W. W. Norton.

Epsteink, N., Baldwin, L., & Bishop, D. (1983). The McMaster family assessment device. J Marital Fam Ther, 9, 171-180.

Fidler, G., S., & Fidler, F. W. (1978). Doing and becoming: Purposeful action and self-actualization. Am J Occup Ther, 32, 305-310.

Gibson, J. (1977). The theory of affordances. In R. Shaw & J. Bransford (Eds.), Perceiving, acting, and knowing(pp. 67-82O. Hillsdale, NJ: Erlbaum.

Gibson, J. (1979). The ecological approach to visual perception. Boston, MA: Houghton-Mifflin.

Goldman, C. (1991). Disability right guide: Practical solutions to problems affecting people with disabilities. Lincoln, NE: Media.

Goltsman, S., Gilbert, T., & Wohlford, S. (1992). The accessibility checklist: An evaluating system for building and outdoor settings. Berkeley, CA: M.I.G. Communications.

Griswold, L. (1994). Ethnographic analysis: A study of classroom environments. Am J Occup Ther, 48, 397-402.

Gutterman, L. (1990). A day treatment program for persons with AIDS. Am J Occup Ther, 44, 234-237.

Hancock, T. (1985). The mandala of health: A model of the human ecosystem. Family and Community Health, 8, 1-10.

Hart, R. (1979). Children's experience of place. New York, NY: Irvington.

Hasselkus, B. R., & Rosa, S. A. (1997). Meaning and occupation. In C. Christiansen & C. Baum (Eds.), Occupational therapy – Enabling function and well-being (pp. 363-377). Thorofare, NJ: SLACK Incorporated.

Howard, B., & Howard, J. (1997). Occupation as spititual activity. Am J Occup Ther, 51(3), 173-180.

Jackson, J. (1998). The value of occupation as the core of treatment: Sand's experiences. Am J Occup Ther, 54, 466-473.

Jacobs, K. (1994). Flow and occupational therapy pracitionet. Am J Occup Ther, 48, 989-995.

Jahonda, M. (1958). Current concepts of positive mental health. New York, NY: Basic Books.

Kahana, E. (1982). A congruence model of person–environment interaction. In M. P. Lawton, P. G. Windley, & T. D. Byerts (Eds.), Aging and the environment: Theoretical approaches (pp. 97-121). New York, NY: Springer.

Kannegeiter, R. (1987). The development of th environmental assessment scale. Occupational Therapy in Mental Health, 6, 67-83.

Kaplan, S. (1983). A model of person-environment compatibility. Environment and Behavior, 15, 311-332.

Kidner, T. (1924). Work for the tuberculosis patient during and after care: Part II. Archives of Occupational Therapy, 3, 169-193.

Kielhofner, G. (Ed.). (1995). A model of human occupation: Thory and application (2nd ed.). Baltimore, MD: Williams & Wilkins.

Kielhfner, G., & Burke, J. P. (1980). A model of human occupation, part 1. Conceptual framework and content. Am J Occup Ther, 34, 527-581.

King, L. J. (1978). Toward a science of adaptive responses. Am J Occup Ther, 32. 429-437.

Kirsch, B. (1996). A narrative approach to addressing spirituality in occupational therapy: Exploring personal meaning and purpose. Can J Occup Ther, 63, 55-61.

Kosberg, J., & Cairl, R. (1986). The cost of care index: A case management tool for screening informal care providers. The Gerontological Society of America, 26, 273-278.

Law, M., Cooper, B., Strong, S., Stewart, D., Rigby, P., & Letts, L. (1996). The person-environment-occupation model: A transactive approach to occupational performance. Can J Occup Ther, 63, 9-23.

Law, M., Cooper, B., Strong, S., Stewart, D., Rigby, P., & Letts, L. (1997). Theoretical context for the practice of occupational therapy. In C. Christiansen & C. Baum (Eds.), Occupational therapy: Enabling function and well-being (2nd ed.). Thorofare, NJ: SLACK Incorporated.

Lawton, M. P. (1986). Environment and aging (2nd e.). Albany NY: Plenum.

Levey, J., & Levey, M. (1998). A dynamic approach for creating harmony and wholeness in a chaotic world. Berkley, CA: Conari Press.

Lifchez, R. (1987). Rethinking architecture: Design students and physically disabled people. Berkeley, CA: University of California Press.

Llorens, L. A. (1970). Facilitating growth and development: The promise of occupational therpy. Am J Occup Ther, 24, 93-101.

Mathiowetz, V., & Bass Haugen, J. (1994). Motor behavior research: Implications for therapeutic approaches to central nervous system dysfunction. Am J Occup Ther, 48, 733-745.

MCHale, K., & Cermak, S. (1992). Fine motor activities in elementary school: Preliminary findings and provisional implications for children with fine motor problems. Am J Occup Ther, 46, 898-903.

Moore, T. (1992). Care of the soul. New York, NY: Harper Perennial.

Moore, T. (1996). The re-enchantment of everyday life. New York, NY: Harper Perennial.

Moore, T. (1997). On meaningful work. Boulder, CO: Sounds True.

Moos, R. (1980). Specialized living environments for older people: A conceptual framework for evaluation. Journal of Social Issues, 36, 75-94.

Moos, R. (1981). Work environment scale manual. Palo Alto, CA: Consulting Psychological Press.

Neidstadt, M. E., & Crepeau, E. B. (Eds.). (1998). Willard & Spackman's occupational therapy (9th ed.). Philadelphia, PA: Lippincott, Williams &

Wilkins.

Neimeyer, L., Matheson, L., & Carlton, R. (1989). Testing consistency of effort: BTRE work simulator. Industrial Rehabilitation Quarterly, 2, 5-32.

Nelson, D. L. (1988). Occupation: Form and performance. Am J Occup Ther, 42, 633-641.

Pedretti, L. W. (Ed.). (1996). Occupational therapy – Practice skills for physical dysfunction (4th ed.). St. Louis, MO: Mosby.

Ram Dass. (2000). Still here: Embrace aging, changing, and dying. New York, NY: Riverhead Books.

Random House unabridged dictionary (2nd ed.). (1993). New York, NY: Random House.

Reilly, M. (1962). Occupational therapy can be one of the great ideas of 20th century medicine. Am J Occup Ther, 23, 299-307.

Rowles, G. (1983). Geographical dimensions of social support in rural Appalachia. In G. Rowles & R. Ohta (Eds.), Aging and milieu: Environmental perspectives on growing old (pp. 111-130). New York, NY: Academic Press.

Schkade, J. K., & Schultz, S. (1992). Occupational adaptation: Toward a holistic approach for contemporary practice, part 1. Am J Occup Ther, 46, 829-837.

Slagle, E. C. (1992). Training aids for mental patients. Archives of Occupational Therapy, 1, 11-17.

Spencer, J. C. (1998). Evaluation of performance contexts. In M. E. Neistadt & E. B. Crepeau (Eds.), Willard & Spackman's occupational therapy (9th ed., pp. 291-309). Philadelphia, PA: Lippincott, Williams & Wilkins.

Spencer, J., Krefting, L., & Mattingly, C. (1993). Incorporation of ethnographic methods in occupational therapy assessment. Am J Occup Ther, 47, 303-309.

Stein, S. K., & Gutler, S. K. (1998). Psychosocial occupational therapy. San Diego, CA: Singular Publishing Group, Inc.

Toomey, M. A. (1999). The art of observation: Reflecting on a spiritual moment. Can J Occup Ther, 66, 197-199.

Tringo, J. (1970). The hierarchy of preference toward disability groups. The Journal of Special Education, 4, 295-306.

Trombly, C. A. (1995). Occupation, purposefulness, and meaningfulness as therapeutic mechanisms – 1995 Eleanor Clarke Slagle lecture. Am J Occup Ther, 49, 960-972.

Urbanowski, R., & Vargo, J. (1994). Spirituality, daily practice, and the occupational performance mode. Can J Occup Ther, 61, 88-94.

Velozo, C. (1993). Work evalutions: Critique of the state of the art of functional assessment of work. Am J Occup Ther, 47, 203-208.

Weisman, G. D. (1981). Modeling environment-behavior systems. A brief note. Journal of Man-Environment Relations, 1, 32-41.

Whiteneck, G., Charlifue, S., Gerhart, K., Overholser, J., & Richardson, G. (1988). Guide for use of the Craig Handicap Assessment and Report Technique (CHART). Englewood, CO: Craig Hospital.

Whiteneck, G., Charlifue, S., Gerhart, K., Overholser, J., & Richardson, G. (1992). Qualifying handicap: A new measure of long-term rehabilitation outcomes.

Arch Phys Med Rehabil, 73, 519-526.

Wicker, A. W. (1979). An introduction to environmental psychology. Cambridge, England: Cambridge University Press.

Willer, B., Rosenthal, M., Kreutzer, J., Gordon, W., & Rempel, R. (1993). Assessment of community integration following traumatic brain injury. J Head Trauma Rehabil, 8, 73-87.

World Health Organization. (2001). International classification of impairments, activities, and participation, beta 2 draft, short version. Geneva: Author, Assessment, Classification, and Epidemiology Group.

Yerxa, E. J. (1998). Health and the human spirit for occupation. Am J Occup Ther, 52, 412-418.

Zukav, G. (1980). The dancing Wuli masters. An overview of the new physics. New York, NY: Bantam Books.

Zukav, G. (1989). The seat of the soul. New York, NY: Simon Schuster.

Zukav, G. (2000). Soul stories. New York, NY: Simon Schuster.

제 3 장

최상의 작업치료 임상 실행을 위한 기초

Bases for Best Occupational Therapy Practice

요점 | KEY POINTS

- ✧ 전문적인 표준
  - 윤리 규범
  - 임상실행의 표준
  - 작업치료 임상 실행을 위한 지침
- ✧ 치료적 관계
  - 치료적 관계와 배경의 유지와 확립
  - 중재관계
  - 변화로서의 치료
  - 치료적 배경을 확립하기 위한 지침
  - 매개와 결과로서의 작업
- ✧ 임상적 추론
  - 임상 실행에서 이론과 지식의 적용
  - 임상적 추론의 발전
  - 협력적인 과정에 있어 임상적 추론을 위한 의뢰인의 능력
  - 변화를 위한 치료에서의 기술과 과학

핵심 질문
(FOCUS QUESTIONS)

1. 윤리규범, 임상 실행의 표준 그리고 최상의 임상 실행에 도움이 되는 공식적인 미국 작업치료 협회의 문서를 확인하라.
2. 의뢰인 중심이 되는 것과 환자에 관심을 기울이는 것과의 차이는 있는가?
3. 정서적으로 안정된 치료적 세팅의 특징은 무엇인가?
4. 주변에 있는 선생님들과 친구들 그리고 당신의 삶에 중대한 영향을 준 사람들과 함께 있는 자신을 잠시동안 생각해 보자. 긍정적인 변화를 위해 당신이 가장 안정적으로 느끼는 것은 어떤 종류의 환경에서 혹은 어떤 종류의 개인간의 관계의 상황에서 인가? 이것이 타인들에게는 다른것으로 느껴질수 있는가?
5. 중재 관계에 대한 각각의 형태를 기술하라. 관계에 대한 이 형태들을 당신은 어느 곳에서 관찰 했는가?
6. 치료사들의 경험이 점차로 쌓임에 따라 추론은 어떻게 변화하는가?
7. 어떤면에서 작업치료는 기술과 과학이라 말 할 수 있는가?

서 론
(INTRODUCTION)

종합적으로 이 책의 여러 장들은 사람, 활동, 환경 그리고 그것들의 관계가 형성될수 있는 수 많은 방법들을 기술하고 있다. 이 장에서는 또한 다양한 중재 접근을 기술한다. 어떤 경우에 한 모델이 다른것과 비교될때 독자들은 그것들이 서로 다를 뿐만 아니라 반대 방향의 입장에서 그들에게 지침이 내려지고 있다는 것을 알게 된다. 그래서 독자들은 "임상 실행 전반에 걸쳐 보편적이고 가능한 최상의 임상 실행에 기여하는 중재를 위한 지침들이 있는가" 라고 물을수 있다. 어떤 것은 (활동 혹은 작업 그리고 개인의 환경에서 전체적인 인간에 대한 촛점) 이 전 장에서 언급되었다. 이 장에서 우리는 이론적 원류와 상관없이 정신 건강에서 가장 좋은 작업치료 임상실행을 위한 하나의 기본으로서 작용하는 세가지 추가된 지침 또는 "공통 분모"들을 이야기 할 것이다. 이들 중 첫번째 것은 AOTA에 의해 출간된 수 많은 문서들에서 언급되었듯이, 임상 실행을 위한 공식화된 기준으로 윤리 규범(AOTA 2000)과 임상 실행의 표준(AOTA 1998)이 포함된다. 두번째 것은 훨씬 덜 공식화되어있고, 어떻게 중재를 위한 치료적 전후상황을 가장 잘 확립할 것인가에 관해 많은 전문가들이 공유한 믿음을 기술한다. 이런 덜 공식화된 지침은 매일 매일의 임상 실행에서 작업치료사들이 좀 더 공식화된 윤리 규범에서 의무적인, 윤리적인, 전문적인, 존중하는 풍조를 확립하고 유지할수 있는 방법을 확인시켜준다. AOTA는 이들 기준들을 개정하고 1999년에 이를 출판하였다. 최상의 임상 실행의 기초에 가장 최근 첨가된 것들은 이 장에서 제시될 임상 실행으로의 가이드(Mayer 1999)와 임상 실행 지침을 포함한다. 세번째는 임상 실행을 결정하기 위해 지식을 사용하는 방법을 설명하는 임상적 추론을 이용하는것이다.

임상 실행의 표준에 대한 지지
(ADHERENCE TO STANDARDS OF PRACTICE)

1970년대에 AOTA의 대표 모임은 정책 결정기구가 되었다. 그 기구의 허락하에 AOTA는 출판을 했고 작업치료 서비스의 질적 향상과 표준화를 할 목적으로 작업치료 윤리규범(AOTA 2000), 실행의 표준 (AOTA 1998), 작업치료 임상실행으로의 안내(Mayer 1999)와 같은 수많은 자료와 포지션 페이퍼를 계속적으로 수정해 왔다.

윤리규범 | Code of Ethics

작업치료의 윤리규범(AOTA 2000)은 모든 단계에서 그리고 모든 시설에서 작업치료사 개개인에게 적용된다. 그것의 목적은 윤리적 행위의 최고의 기준을 증진하는데 있다. 윤리규범은 7가지 원칙을 기본으로 한다.

1. **선행**(beneficence)은 작업치료사 개인이 서비스를

받는이의 웰빙에 관심을 두고, 문화적 상황을 이해하고, 합리적인 수수료를 책정하고, 서비스를 필요로 하는 사람들을 옹호하여야만 한다고 언급한다.

2. **해롭게 하지 않는 것**(non—maleficence)은 남을 착취하지 않는 관계를 유지한다고 말한다.
3. **자치성**(autonomy)/**사생활**(pricvacy)/**기밀성**(confidentiality)은 서비스 수혜자에게 서비스의 성격과 기대할 수 있는 결과에 관해 알려 주고, 서비스를 거부할 수 있는 수혜자의 권리를 존중하며, 기밀성을 유지하기 위해 서비스 수혜자 또는 그들의 대리자와 협조 할 것을 요구한다.
4. **의무**(duties)는 적절하게 자격 유지가 되어지고, 현재의 지식에 뒤떨어지지 않고, 전문적 영역 밖의 문제를 취급하지 않는것을 언급한다.
5. **정의**(Justice)는 지방, 주, 연방, 협회의 법과 규율을 지키고, 감독을 받는 이들이 윤리규범을 지키는 조치를 취하도록 명한다.
6. **정확도**(veracity)는 작업치료 서비스에 관해 올바른 정보를 제공하고, 잠재적 이해의 충돌을 알려주고, 잘못된 주장을 하지 않도록 요구한다.
7. **충실도**(fidelity)는 동료나 다른 전문인을 공정, 신중, 정직하게 대할 것을 의무화하여 그들로 하여금 자신들의 자질과 견해를 정확히 표현하게끔 하고 그들이 윤리규범을 지지할 수 있게 하도록 한다.

임상 실행의 표준 | Standards of Practice

임상 실행의 표준은 작업치료 영역에 있는 작업치료사를 돕기위해 지침을 제공해 준다. 이 표준은 등록된 작업치료사들과 자격증을 갖춘 작업치료 보조사 모두에게 적용된다. 임상 실행의 표준은 서비스를 제공할때 작업치료사가 자격증을 갖추고 윤리규범에 따라 윤리적으로 행동하도록 함을 분명하게 표현하고 있다. 이 지침은 임상 실행을 안내하기 위해 임상인이 현재의 연구를 이해하고 사용하기를 기대한다. 그 기준들은 작업치료 중재 계획의 요소와 그것의 이행 요소들을 확인한다. 이 지침은 서비스에 대한 필요, 작업치료 요소와 그 환경에 대한 평가, 의뢰인의 강점과 한계, 중재 계획, 중재와 서비스의 중지, 계속적인 질적 재고에 대한 준비등을 결정하기 위해 심사를 권유한다. 중재 계획은 다음과 같은 것들을 포함해야만 한다.

- 장 단기간 동안 관찰할 수 있는 측정할 수 있는 목표
- 전문적 이론에 바탕을 둔 내용
- 작업치료 서비스가 담겨져 있는 시스템에 적합한 시간의 틀
- 목적을 가진 활동을 통합하는 개개인의 계획
- 초기의 계획을 감시하고 개정하는 시스템
- 작업치료 내에 있는 개인과 그에게 중요한 이들을 위한 자원과 교육적 요소
- 문서화 시스템

이 기준들은 최근에 개정되어졌고, 작업치료의 수 많은 상황에서 현재 사용되어지고 있다. 전문가들은 특정 집단과 함께 있는 작업치료사를 위한 역할들을 확인하는, 혹은 직접적인 서비스 제공자의 외부 역할을 위한 역할들을 확인하는 공식적인 문서를 가지고 있다. 예를 들어 미국 작업치료협회의 공식적 문서들을 참조해 보자. 신생아를 위한 중환자실에서 또는 HIV를 가진 의뢰인과 함께 작업치료 서비스에 대해 이야기하는 문서, 지침서, 진술들을 당신은 그 문서들에서 보게 될것이다. 전문가들은 또한 치매, 인지적 손상, 학습장애등을 가진 이들을 위한 서비스에 관한 진술을 출판한다. 독립적인 리빙 센타의 상황에서, 호스피스의 상황에서 그리고 사례 관리자로서의 상황에서 작업치료사의 역할을 암시하는 진술이 또한 있다. 컨설턴트의 역할은 Jaffee와 Epstein(1992)에서 폭넓게 정의되어지고 깊게 논의되어 진다.

작업치료 임상 실행을 위한 지침 | Guide to Occupational Therapy Practice

공유된 지침을 임상 실행에 제공하는 또 다른 문서는 작업치료 임상 실행으로의 안내이다(Moyer 1999). 의뢰인을 작업치료로 소개하는 사람들을 교육시키기 위해 처음 이것이 시작되었다. 이것은 치료사들이 의뢰인들과 함께 일상적 문제를 해결하는 것과 추론하는 것에, 그리고 제 삼자들과의 의사 전달에 영향을 준다. 이 문서의 목적은 재활 상황에서 작업치료의 역할들과 가치들 그리고 작업치료의 다양하고 잠재적인 결과들을 제삼자 지급인들과 작업치료를 받기로 권해진 의뢰인들에게 전달하

는 것이다. 임상 실행 지침은 작업치료에 관한 일반적 정보를 제공한다. 그것은 참조된 문서가 아니라 작업치료 분야의 전문가와 AOTA의 임상실행에 관한 위원회 구성원에 의해 신중하게 재고된 것이다.

그 지침은 일상생활 참여를 방해하고 일반적 건강과 웰빙내지는 삶의 질을 상하게 하는 문제들을 가진 사람들을 위한 작업치료 임상 실행의 범위를 서술한다. 문서에 있는 일반적 정보는 작업치료 임상 실행을 위한 매개변수에 기여한다. 이 지침은 다음과 같다.

- 작업치료와 우리가 봉사하는 집단을 서술하라
- 전문가에 의해 사용되는 중재 원리들과 용어를 기술하라.
- 건강, 웰빙, 삶의 질을 향상시키는 작업치료 기능과 작업 수행의 다양한 결과들을 확인하라.
- 제 삼자 지급인들과 의사를 전달하기 위한 언어를 기술하라.
- 작업치료에 특별히 관련되는 중대한 연구들에 대한 참조 리스트를 확립하라.
- 작업치료 과정의 두가지 단계들을 서술하라 : 첫단계 - 위탁, 스크린, 평가. 두번째 단계 - 치료사는 중재 계획을 발전시키고 그것을 이행하고 관찰한다. 그리고 필요에 따라 계획을 수정한다.
- 건강 케어 전문가들, 가족 구성원, 지역사회기관들, 사업과 산업의 기관들 내지는 주(state)와 지역 수준의 기관들에 의해 의뢰인들이 위탁되어진다는 것을 진술하라.
- 퇴원 계획과 필요에 따라 그 다음에 진행되는 프로그램을 추천하라.

AOTA로 부터 얻을 수 있고 온라인에서 업데이트된 이 문서는 서술하는 과정들을 설명하는 많은 예들을 제공하고 치료사에게는 도움을 주는 자료이다(부록F).

작업치료 임상 실행 지침들(AOTA) | Occupational Therapy Practice Guidelines(AOTA)

이전 문서들의 일반적인 성격때문에 추가적이고 보다 특정한 정보가 특정 의뢰인들과 임상실행에서 높은 기준의 유지를 보증하기위해 필요할 수 있다. 그래서 AOTA는 확인되어진 의뢰인 집단 특유의, 또는 사람의 상태내지는 문제 특유의 더 자세한 중재 가이드를 발전시켰고 계속해서 발전시켜오고 있다(지침의 샘플을 위해 AOTA가 출판한 샘플 임상실행 지침을 참조하라).

첨가적인 지침들을 위해서 AOTA web page (www.AOTA.org)를 참조하도록 하라. 다음에 제시되는 아래의 제목으로부터 당신이 알수 있듯이, 이들 간단한 지침들은 집단, 질병, 손상, 진단, 또는 무능력하게 하는 상태 등에 특정한 것들이다. 그것들은 다음과 같은 형식을 따른다.

- 구조 정의들을 대략 기술하는 형식(예를들면, 병인학, 발생률, DSM-IV 진단적 기준)
- 진단의 기능적인 결과에 관련된 작업치료 통일 용어(예를 들면, 수행영역들, 수행 요소들, 수행 상황들)를 통합시키는 형식.

샘플 임상 실행 지침들 (Sample Practice Guidelines)

AOTA의 임상실행 지침 시리즈

- 알쯔하이머 질환을 갖는 성인(Corcoran, 2001)
- 수근터널 신드롬을 갖는 성인(Rossman, 2001)
- 고관절 골절/전치환술을 갖는 성인(Verner Platt, 2001)
- 요통을 갖는 성인(Larson, 2001)
- 저시력을 갖는 성인(Warren, 2001)
- 기분장애를 갖는 성인 (Denton & Skinner, 2001)
- 신경변성 질환을 갖는 성인 (Balsdon Richer & Bhasin, 2001)
- 류마토이드 관절염을 갖는 성인 (Yasuda, 2001)
- 정신분열증을 갖는 성인(Kannenberg & Dufresne, 2001)
- 척추신경손상을 갖는 성인(Dolhi, 2001)
- 뇌졸중을 갖는 성인(Acquaviva, 2001)
- 외상성 뇌 손상을 갖는 성인 (Radomski, 2001)
- 주의 결핍/과잉행동 장애(Hanft, 2001a)
- 뇌성마비(Colangelo & gorga, 2001)
- 만성통 (Engel, 2001)
- 물질 사용 장애 (Stoffel & Moyers, 2001)
- 건 손상 (Rivet, 2001)
- 발달 지연을 갖는 아동(Hanft, 2001b)

- 위탁지침을 제공하는 형식(예를 들면, 위탁할 수 있는 사람, 위탁의 근거 – 일상생활활동, 일, 여가 생활 수행등에서의 변화)
- 작업치료 중재과정에 대한 일반적 지침인 형식 (예를 들어, 표본 빈도와 지속기간, 일반적 평가 지침, 일반적 중재 과정, 퇴원계획과 사례에 뒤따르는 제안들).

치료사가 문제 해결과 임상적 추론중에 사용하는 지식에 기여하는 자료들을 이 지침들은 또한 확인한다. 이 지침들은 중재를 계획하고 이행하기 위한 특정한 이론적 서술은 제공하지 않고, 제안되어진 특정 평가 도구들을 서술하지도 않는다.

그것들은 다음의 것들을 제공한다 :

- 그 지침들의 적용을 보여주는 사례연구 – 사례들은 장애를 위한 상황을 제공하고 중재의 촛점인 작업수행의 영역을 샘플 목적과 객관성을 가지고 확인한다.
- 일반적 중재 전략들의 목록 (중재전략들의 목적과 이용을 위한 구체적인 목록은 아님).
- 작업치료 중재에 대한 가능한 결과들의 샘플
- 임상인들이 보다 많은 정보를 얻기위해 찾을 수 있는 참조문들의 목록

이 임상 실행 지침들이 작업치료 서비스에 체제를 제공하지만 지침들은 규정하지는 않는다. 그것들은 작업치료 임상 실행을 위한 일반적 지침들에 기본을 두고 있다. 그것들은 작업들, 작업들의 요소들, 상황들에 대한 촛점을 고려하라고 임상인에게 말한다. 그것들은 작업 수행의 요소들을 작업 결과들과 통합시키는 샘플 목적을 제공한다. 그것들은 임상 실행의 모델에, 혹은 특정한 이론의 틀에 특별한 목적을 갖는 것은 아니다. 그것들은 의뢰인 각각의 요구를 수용할 수 있는 지침으로 의도되어진다. 이러한 지침이 임상실행의 개별화를 손상시킨다라는 두려움은 아직 존재하지 않는다. 그러나 이러한 지침을 작업치료 이론들과 효과적으로 통합할 수 있는 개인의 전문성은 의뢰인 중심 상황에서 중재에 실마리를 제공한다 (부록 G를 참조하라).

요약해서 말하면, AOTA는 출판한 문서들을 통해 작업치료사들에 의한 질, 윤리, 직업적 서비스 등의 영역 보장을 지원하는 지침을 확립했고 계속해서 수정하고 있다.

치료적 관계와 상황의 확립과 유지 (ESTABLISHING AND MAINTAINING A THERAPEUTIC RELATIONSHIP AND CONTEXT)

우리는 작업치료 내에서 인본주의 철학의 중요한 위치에 관해 이미 여러차례 언급했고 인본주의 철학은 의뢰인이 중심이 되는 관계의 창조를 통해 제정되어진다는 것을 알려주었다.

인본주의 철학과 의뢰인이 중심이 되는 관계란 착상은 강력한 이론적 근거를 가지고 있다. 이런 개념들은 다른 이론적 구조와의 결속이 좀 더 전적으로 발전할 수 있는 4장에서 좀더 자세하게 다루어질것이다.

의뢰인이 중심이 되는 관계는 치료사가 의뢰인에게 중요한것이 무엇인가를 결정하고 결정 과정에 의뢰인을 관여시키려 시도하는 것이다. 치료사는 의뢰인을, 그리고 그가 치료적 상황에 가져오는 것을 존중하고, 의뢰인이 중심이 되는 관계는 궁극적으로 치료적 목표가 충족되어왔는지에 관한 의뢰인의 관점이다는 것을 인식한다. 의뢰인이 중심이 되는 주제는 협력관계이다.

임상 세팅은 치료사와 환자/의뢰인이 상호작용하는 방식, 의뢰인의 능력, 서비스를 받고자 하는 사람의 기대치등에 영향을 줄것이다.

덧붙여 Peloquin(1998)이 제시한것 같이 사람과 치료사의 서로에 대한 인식은 그들의 중재에 영향을 준다. 현재의 임상 실행 세팅에서 종종 볼수 있는 중재 관계의 몇몇 다른 형태는 Mccoil과 Bickenbach(1998)에 의해 확인되어진다.

중재 관계 | Intervention Relationships

케어에 대한 의학모델에서 문제해결 과정에 참여할 수 없는 사람에 대한 치료를 치료사가 결정하고 처방하는 치료적 관계가 일어날수 있다. 이런 모델은 병원이나 건강 케어 환경에서 보통 나타난다.

의뢰인이 중심이 되는 관계에서 치료사는 사람의 의식, 기술, 필요성을 능동적으로 회복함으로서 변화를 촉

진시킨다. 의뢰인은 특정한 목표를 가지고 관계에 참여하고, 기대한 결과를 달성하는데 치료사가 그를 도울 것이라 기대한다. 그들은 함께 작업치료에서 문제해결 계획을 협상하기 위해 그들의 제각기 의견을 사용한다. 치료사는 작업치료 개척자들의 인본주의 철학과 현재의 정신 건강 임상의 인본주의 철학이 합치되어진 사실을 확실히하며 그 과정을 모니터한다. 이 모델에 대한 선호는 임상의 지역사회의 정신건강운동에서 성장했고 오늘날까지 지속하고 있다.

지역사회가 기본이 되는 재활과 독립적인 생활 모델에서 협동의 다른 형태가 발전한다. 관계는 개인이 아니라 지역사회에 촛점을 둔다. 작업치료사는 장애를 가지고 있는 사람이 자원을 찾아 사용하고 환경에 참여하도록하는 기회를 증가시킬것으로 의도되어진 지역사회 발전을 촉진시키는 촉매제이다.

지역사회가 기본이 되는 환경에 있는 작업치료사는 지역사회 참여를 위한 적절한 방법으로 접근할 수 있는 사람의 권리에 대해서 뿐만 아니라, 장애와 재활에 대하여 지역사회를 교육시킨다. 치료사는 변론자이고 상담자이다.

지역사회 관계 모델에 있는 사람은 소비자, 지역사회의 구성원, 지역사회에서의 자원으로 판별되어 질 수 있다. 이 모델에서 치료사들은 장애를 가진 이들을 도와 단지 자원을 사용하는 것이 아니라 사회에 기여하게 한다. 그러므로 치료사는 지역사회 수준에서 필요한 변화를 가져오게 하기위해 지역사회 리더들과 장애를 가진 이들이 협동하게 도와준다. 근원회관은 많은 정신건강 임상인에 친숙한 지역사회 모델의 예이다. 간략한 설명을 위해 근원회관 모델을 참조하라.

지역사회 변화를 촉진시키기 위해, 치료사는 연구와 지지적인 접근 그리고 자립, 지원, 교육적인 모델들을 사용한다. 작업치료사에게 바람직한 결과는 개개인, 집단, 지역사회 단체들에게 자원이 되는 것이다. 직접적인 케어 서비스를 제공하는 것 이외에도 작업치료사는 지역사회 문제해결을 위한 자원이다. 치료사는 장애인들을 위한 유용한 자원, 증가된 취업기회를 위한 자원, 도달 가능한 주거와 교통 등을 증가시키기 위해 일한다. 장애는 사람이 사회에 기여하지 못하게 방해하지 않고 장애를 가진 이는 그의 동료를 도울 수 있을 뿐만 아니라, 문제해결을 위한 중심 자원이다.

근원회관 모델
(FOUNTAIN HOUSE MODEL)

근원회관 프로그램은 만성 정신 건강 문제를 가진 사람들과 부랑자가 될 수 있는 많은 이들을 위한 지역사회 모델이다. 이 프로그램은 재활의 사례관리 과정을 통해 개개화된 유연한 프로그램을 제공한다. 구성원(의뢰인)은 "평생회원"일 것이고 필요할 때 근원회관 프로그램에 참여할 것이다. 그들은 동료와 스테프 팀과 협력하여 그들의 필요에 충족된다고 느끼는 자원을 선택한다. 자원은 의식주를 위한 비상자금, 일시적 피난처, 주와 연방정부의 사회와 건강 케어 서비스와의 연결망 등을 포함할 수 있다. 의뢰인은 고용 프로그램의 연속체(자원봉사자, 임시직, 자영업자 혹은 개인 내지는 그룹 작업형태)로 부터 선택할 수 있다. 근원회관과 비슷한 프로그램들의 목적은 의뢰인/구성원에게 권한을 부여하고 "의뢰인 선택"이 중심이고 프로그램에 적용되는 기준이 유연한 사례 관리를 통해 고객/의뢰인의 만족함을 얻어내는 것이다(Asmussen, Romano, Beatty, Gasarch, & Shaughnessey, 2000).

변화로서의 치료 | Therapy as Change

실제 임상실행에서 이런 형태들의 관계들 중 어떤것이든 어느 세팅에서나 나타날수 있고 윤리적, 전문적 임상실행을 위한 표기된 표준과 일치될수 있다. 이런 관계들 모두에게 공통된것 그리고 모든 치료에 공통된것이라 우리가 제시 할 수 있는 것이 그들이 변화를 일으킨 의도이다. 사람이 학습자가 되고 그는 새로운 정보와 기술을 배우게 되는 것이 종종 변화과정이다. 다른 경우에, 적응은 의뢰인이 변화를 필요로 하지않거나 최소한의 변화만 필요하도록 사람이 참여하는 환경 또는 작업/활동에서 나타난다. 때때로 정말 많은 것이 변화한다. 삶은 계속적으로 변화한다는 것을 우리는 알고 있다. 늙고 육체는 변화하고 우리 삶 속에서 사람들은 나타났다가 사라진다. 우리를 둘러싼 환경들은 변화한다. 사람들이 작업치료 서비스를 찾고 소개받을때 그들은 특정한 종류의 변화를 야기시키는데 혹은 변화를 조절하는데 도움이 필요하다. 우리는 이러한 사실을 염두에 두고 도움을 주는 관계 또는 "치료적" 관계와 치료를 위한 상황을 확립시키고 유지하는데 필요한 약간은 실질적이고 덜 형식적인 지침들로 방향을 전환한다. 치료사의 이론적 경향내지는 적용되어진 중재 전략들과 관계없이 치료사/의뢰인 관계와 치료가 구성된 방식이 사람들로 하여금 변화를 보다 쉽게 배우고 수용하게 한다는 사실을 우리는 "도움을 주는" 이란 단어를 사용함으로써 의미한다. 만일 조심스럽게 읽는다면, 당신은 여기서 논의되어지는 것과 작업치료 임상실행을 위한 공식화된 기준에 있는 권장사항들이 일치한다는것을 알게 될것이다. 치료적 상황의 창조와 치료적 관계들은 즉시 일어나지 않는다. 그리고 그것들이 확립되고 유지되는 방법에 관해 절대적인 것은 없다. 그러나 그것들이 없으면 치료는 거의 일어나지 않는다.

치료적 상황을 확립하기 위한 가이드 (GUIDES FOR ESTABLISHING A THERAPEUTIC CONTEXT)

수단과 결과로써 작업 | Occupation as a Vehicle and an Outcome

사람의 성격, 물리적 사회적 환경, 그리고 과제등은 변화 과정으로 진행되고, 변화과정을 돕거나 방해할 수 있다는 것을 작업치료에서 우리는 인식한다. 의미있고 목적을 가지고 있는 활동, 과제, 작업등은 작업치료에서 필수적 변화 요인들로 보여진다.

활동과 작업에 대한 참여를 통해 많은 이들은 새로운 기술을 배우고, 지식을 얻고 육체적 에너지를 발휘하고, 자기자신과 타인에 대해 좀더 배우게 된다. 개인적 경험에 대한 회상이 배우는 능력을 향상시킬지라도 의뢰인들은 그들이 경험하고 싶거나 변화시키고 싶은 것에 대해 단지 이야기만 하지 않는다. 그들은 변화를 위한 우선권을 정하고 새로운 행동들을 시도하고 연습한다. 그들의 목표와 과정을 회상하기위해 치료사, 다른이들, 경험 그 자체로 부터 피이드백을 사용하는 기회가 연습후에 그들에게 종종 주어진다. 의뢰인 혹은 환자 역할에서 자기자신을 찾는 이들은 새로운 기술을 배우는 것이 아니라 그들이 가지고 있는 기술이나 능력등을 좀 더 잘 사용할 수 있게 하는 도움을 필요로 한다. 그들에게는 치료는 새로운 환경, 적응도구, 변형된 활동에 맞추는 것을 의미하는 것일 수 있다. 치료는 그들의 좀 더 만족스러운 방법으로 활동과 작업에 참여할 수 있도록 다른 사람들이 그들을 돕게 허용하는 방법을 배우는 것을 의미할 수 있다. 그러나 활동과 작업이 사용된다면 그들은 치료적 상황에서 중요한 위치에 있는 것이다.

변화를 감수함 | Risking Change

작업치료 활동중에 많은 것들은 일상적이며 새로운것이 아니다. 그러나 정신건강의학과 일반의학 양쪽 모두에서 자신들 주변의 과제나 활동을 시도하는 자신이나 더욱 드물게는 성공한 자신들을 상상할 수 없는 사람들을 우리는 때때로 목격한다. 이들에게 활동과 환경에 참여는 그들이 새로운 역할에 있는 자신을 그릴수 있을때 혹은 변화에 대한 위험 감수를 기꺼이 할 때 혹은 양쪽 모두를 할 수 있을 때까지 도달 할 수 없는 것이다. 치료적 관계의 지원, 격려, 보살핌, 지도내에서 위험을 무릅쓸때 그 치료적 관계는 창을 열고 길을 넓힌다. 도전 할 때 사람들은 성공의 가능성 뿐만 아니라 실패의 위험성을 감수한다. 익숙하지 않은 영역이기에 그들은 격동과 불확실성에 직면 할 수 있다. 종종 그들은 자신들이 관찰하는 오래된 아마 그래서 편리한 방법들을 멀리하고 다음에 올 것에 관한 확신 없이 다른 것들을 관련시키는 위험을 각오한다. 오랜 그리고 친숙한 것들을 멀리하기 위해서 사람은 자신이 안전하다고 느껴야만 하고, 안전함을 보장해 주는 것이 치료사의 필수적 역할이다.

안전-선택, 지식, 일관성 | Safety-Choice, Knowledge, and Consistency

당신이 새로운 아이디어 또는 실험을 당신에게 매우 낯선 활동과 함께 기꺼이 테스트할수 있는 상황을 잠시동안 생각해 보자. 당신이 감정적으로 안전한 느낌을 우선 가질 필요가 있다는 것을 우리는 의심한다. 우리 중 몇몇 사람들은 너무 자신감을 가지고 있는 나머지 쉽게 조롱해 버리거나 비판을 무시함을 감행한다. 아마도 어떤이는 만약 당신이 안정되어있지 않다면 지원하기 위해 그는 그곳에 있을 것이라고 당신에게 확신시켰을 것이다.

선택 (Choice)

모든 의뢰인, 환자, 학습자, 거주자들은 모욕당하지 않을 것이라는 사실을 알 필요가 있다. 더 나아가서 그들은 원하는 것 이상의 것을 하도록 강요받지 않고 그들의 한계가 존중될 것이라는 것을 알아야한다. 이것은 학습하고 아이디어를 변화시키고 외부변화에 적응할 수 있는 각각 다른 속도를 사람들이 가지고 있다는 사실을 치료사들은 존중해야만 한다는 것을 의미한다. 주어진 시간에 사람들이 감당할 수 있는 크기의 변화가 있을 수 있을 것이다. 개개인들은 육체적인 안전감을 또한 느껴야한다. 만일 그들이 조정상실 또는 물리적 피해를 두려워 한다면, 그들은 자신들이나 타인에게 해를 가하도록 허락되지 않을 것이라는 사실을 알 필요가 있다.

지식 *(Knowledge)*

확고한 지식을 바탕으로 한 것과 확고한 지식기반을 제공하는것은 치료사로 하여금 안전한 환경을 확립하게 해준다. 치료사는 사람의 물리적, 감정적 그리고 인지적 능력과 한계, 인간활동에 대한 광범위한 요구와 한계, 물리적 사회적 환경에 부과된것 등에 충분한 지식을 가지고 있어야한다. 환자/의뢰인들에게 정보를 제공하는것은 그들이 자신들의 안전과 웰빙에 관련된 힘과 조절 능력을 갖게 도와주고 효과적이고 적합한 자기 신뢰를 느끼게 하는 인간 능력을 향상시키는 계속되는 노력의 중요한 요소이다.

일관성 *(Consistency)*

아무도 치료의 결과를 예상할 수 없지만 치료사로서 우리가 일관적이고 예상할수 있는 방법으로 행동할때, 다른이는 우리와 함께 있는것이 더욱 안전하다고 느끼게 된다. 왜냐하면 그들은 우리로 부터 기대할 수 있는 것과 그들 자신들으로 부터 기대할 수 있는 것을 알고 있기에 때문이다. 이와 비슷하게 사람들은 조직화되고 일관성있는 세팅에서 가장 안전함을 느끼는 경향이 있다.

우리 모두는 프로페셔니즘에 대해 듣는다. 그리고 그것이 부자연스럽고 동떨어져 있는 것으로 여길 수 있다. 사실상 전문가로서 치료사들은 일관성있고, 윤리적이고, 믿을만하고, 지식이 풍부할수 있게 되도록 노력한다. 그리고 그들은 최선의 케어를 약속한다. 이런 약속은 개인이 안전하다고 느끼는 상황과 변화하려는 그의 노력을 치료사들에게 위임할 수 있는 상황을 확립시켜준다.

신뢰 | Trust

치료적 풍조를 창조하는 한 필수적 부분은 앞에서 언급된 안전감으로 통합되는 신뢰를 쌓는 작업치료사의 능력에 달려있다. 두 사람 사이의 신뢰의 세가지 종류는 다음에서 강조된다: 비밀을 존중하는것, 일치되는것, 우리 자신의 가치를 있게 하는것. 이 원리들은 셋 또는 더 많은 사람들이 치료적 과정에 참여되었을때 적용한다.

비밀을 존중함 *(Respecting Confidences)*

비밀정보를 어떤이에게 맡기는 것은 그가 중요한 어떤것, 즉 개인의 프라이버시를 보살필 것이라고 믿는것을 의미한다. 기밀성을 유지하는 것은 전문인의 윤리강령에서 언급되어있고 전문적 치료사/의뢰인의 관계에 있어 매우 필수적이기 때문에 법은 기밀성 유지를 보호한다. 치료사들이 그들의 중재중에 관계하는 것이 기밀에 붙여질것을 의뢰인에게 알려주는 것이 도움이 될것이다. 동시에 의뢰인이 무엇이 비밀로 취급되지 않을 것인지 또는 중재 세팅에서 무엇이 비밀의 의미있지를 아는 것이 중요하다 예를 들어 치료와 관련된 정보가 다른 중재 팀 멤버와 교류된다는 것을 그들이 알 필요가 있다. 우리 모두는 비밀이 지켜질지 아닐지 확신할 수 없는 상황에 처한 적이 있을 것이다. 그러한 상황에서 우리는 우리의 사상, 우리의 관심, 우리 자신을 보호할 필요를 느끼면서 개방하려는 대신 폐쇄하려는 경향이 있다. 이러한 환경은 우리가 변화하기위해 필요한 위험 감수를 더 용이하게 만들지 않는다. 이 가능한 딜레마에 대한 당신의 반응과 기밀성을 절충하는 환경에서의 몇몇 변수들을 고려하자.

일치 되는 것 *(Being Congruent)*

타인이 진짜 또는 "실재"라고 발견하는것에 근거를 두는 또 하나의 신뢰가 있다. 즉, 사람은 카멜레온이 아니기 때문에 행동에서 일관적으로 나타나는 어떤 가치와 특징이 있다. 환자와 의뢰인은 Rogers에 의해 묘사된것과 같이 치료사들이 일치할 때 좀더 그들이 참된 치료사라는것을 경험한다. 여기서 일치는 사람의 말과, 감정과, 행동이 함께 명확하고 일관적인 메세지를 전달하는것을 의미한다.

기밀성을 유지하는것에 대한 이해의 증진
(INCREASE YOUR UNDERSTANDING : MAINTAINING CONFIDENTIALITY)

다음은 기밀성을 절충할 수 있는 임상적 경험으로부터의 예이다. 다음의 환경적 상황을 관리하기 위한 가능한 전략을 동료와 논의하자.

- 당신의 의뢰인은 두명이 잘 수 있는 방에 있다. 작업치료의 촛점은 기본적인 자기 케어이다. 육체적 사생활, 개인의 관심사에 대한 비밀스러운 토론, 작업적 수행에 관해 의뢰인에게로 주는 치료사의 피이드백등을 허락하는 비밀이 보장되는 환경을 어떻게 당신은 제공할 수 있나?
- 당신은 급성기 재활 세팅에 있는 의뢰인의 방에 들어간다. 그리고 의뢰인의 가족이 있다. 당신은 작업치료 중재를 시작하기 전에 당신의 의뢰인과 그의 가족에 무엇을 말하는가? 당신은 의뢰인에게 그의 가족이 관찰하거나 또는 참여하기를 원하는지 안하는지를 물어보는가?
- 당신은 건강케어 환경의 식당 또는 엘리베이터에 있다. 당신의 동료가 의뢰인에 대한 대화를 시작한다. 어떻게 당신은 반응하는가?
- 의뢰인이 그가 배우자 또는 보호자로 부터 학대를 받았다고 당신에게 이야기를 하였을때 당신은 그의 집에서 일을 하고 있는 중이고 그와 일을 하게 된지 2주가 되었다. 전문가로서 당신의 책임은 무엇인가? 법적 책임은? 의뢰인에 대한 반응은?
- 의뢰인은 확신을 가지고 가족 상황에 대한 염려를 당신과 공유하고 가족에게 그것에 대해 말하지 않기를 요구한다. 당신의 반응은? 그것은 성인 또는 미성년 의뢰인에 따라 달라지는가?
- 당신이 보아왔거나 기밀성 딜레마를 나타낸다고 기대하는 몇몇 상황을 공유하라. 직업의 코드 또는 가이드와 상황에 대한 환경 뿐만 아니라 기밀성을 위한 당신 자신의 코드 또는 가이드를 고려하라.

일치하다는것은 치료사로서의 우리가 우리의 믿음과 가치를 알아야한다고 요구한다. Rogers에 의해 언급된 것과 같이, "...만일 내가 자신을 도와주는 관계를 형성할수 있다면 - 만일 내가 나의 자신의 감정에 민감하게 인식하고 받아들일수 있다면 - 다른 사람을 도와주는 관계를 형성할 수 있다는 가능성은 크다". 우리가 우리자신이 생각하고 느끼고 믿는 것을 안다는 것은 우리가 우리자신의 요구를 다른 사람들의 요구와 계속해서 구별하게 도와주고,우리가 우리자신의 영역과 한계에 관해 명확하게끔 도와주고,우리가 일관적이고 신뢰를 확립하는 방법으로 행동하게 허락해준다.

우리자신을 가치 있게 함 (Valuing Ourselves)

신뢰는 치료사들이 자기 자신들을 신뢰하고 자신들의 치료와 가치를 믿는것처럼 개방적으로 행동할 때 자라난다. 이러한 행동은 그들이 모든 해답을 가지고 있지 않다고 인정하는 것이며, 기꺼히 배우겠다는 것을 보여주는 것이다. 환자들과 의뢰인들이 치료사가 기꺼이 약점을 드러내고 배우는 것에 마음이 열려 있다는 것을 볼 수 있을때, 그들은 자신들이 신뢰할 수 있는 정도로 완벽할 필요는 없고 그들에게 가르침을 줄 자기수용모델을 자신들이 가지고 있다는 것을 알게 된다.

보살핌 | Caring

신뢰를 쌓는데 또 하나의 중요한 것은 의뢰인의 웰빙을 가장 우선에 두는 것이다. 우리가 이렇게 할 때 그들은 우리가 그들을 돌보고 있다는 사실을 믿을수 있게 된다. Devereaux(1984)는 보살핌을 치료적 관계의 핵심으로 묘사하고 "...그것의 존재는 관계의 모든 다른 면들을 풍성하게 한다"라고 언급한다. 그녀가 말한데로 간호를 받는것은 나머지 세계안에서 그리고 그곳으로 부터 차단된 익명의 반대이다. 만일 당신이 실습중인 치료사들에게 그들이 치료사로서 가지고 있는 바램을 묻는다면 그들은 종종 다른 사람을 돕고 돌보는 것이 그들의 바램이라 말할것이다. Brammer(1979)는 보살핌에 대한 필요를 이타주의를 가치있게 하는것이라 말한다. 우리는 자신이 가치있게 느껴지고 다른이들과 연결되어있다는 우리자신 필요를 우리의 손이 닿는 곳에서 달성한다는 점을 그는 상기시켰다. 우리는 치료사로서 우리 각자가 우리자신을 위해 무언가 중요한것 얻는다는 것을 인식하면서 우리자신의 필요와 우리의 의뢰인의 필요를 더 잘 구별할 수 있다.

사람을 가치 있게 함 | Valuing the Person

각각의 사람은 보살핌을 가장 잘 표현하는 방법에 관한 각자의 아이디어를 가지고 있다. 사실, 각각의 인간관계는 보살핌을 위한 특별한 주위환경과 독특한 기회를 가지고 온다. 보살핌은 우리 환자나 의뢰인이 가치있다는 것을 믿고, 제각기의 사람을 실제적인 방법으로 알기를 바라고, 개인의 요구와, 감정, 그리고 열망이 우리의 서비스를 결정짓는 것을 의미한다. 사람을 보육하는것과 보살핌이 혼돈 되어져서는 안된다. 대신에 작업치료사들은 그들의 의뢰인을 위한 보살핌에서 사람이 권한을 부여받고, 좀 더 독립적이고, 삶의 도전을 더욱 잘 대처하게 되도록 돕는다. 사람은 자신들이 확립한 혹은 확립하도록 도운 목표와 자신들이 이해하는 치료과정에 좀 더 잘 전념 할 것 같다는 것을 대부분의 사람들은 동의할 것이다.

작업치료를 꺼려하는 환자들이나 의뢰인들은 "아무도 자신들이 하는 것을 신경쓰지 않기"때문에 배우거나 변화할 필요가 없다고 말할 때가 종종있다. 치료사들이 보살핀다는 것을 보여줄때, 그들은 친구, 부모, 배우자등을 대리인으로 보지않고, 누군가 보살피는 개인과 개인간의 관계로서 받아들인다.

오픈 커뮤니케이션 | Open Communication

치료적 관계안에서 안전, 신뢰, 보살핌에 대한 확증은 생명력에 있어서 오픈 커뮤니케이션에 의존한다. 오픈 커뮤니케이션이 있는 곳에서, 모든 사람(의뢰인/환자/그리고 치료사)은 자신을 표현할 수 있으며, 그들의 관심을 나타내고, 의심스럽거나 애매모호한 영역을 명확히하고, 중재의 공통된 목표로 향해 움직일 수 있다.

커뮤니케이션을 증진 시킨다고 믿어지는 특정기술들과 치료사의 자세에 관해 많은 것이 쓰여졌다. (Avilla, Combs, & Pururkey, & Purkey, 1972; Carkhuff, 1969; Combs, Avilla, & Purkey1971; Egan, 1975; Rogers, 1951) 예를 들어, 치료사가 판단하려는 자세를 피하고 끊임없이 시선을 맞추고, 귀 기울이고 있다고 언어적 혹은 비언어적으로 표현할때 사람이 그의 생각을 나누고 변화 과정에 능동적으로 참여할 가능성이 증가한다고 믿어진다. 좀 더 근본적으로 의뢰인들은 정직하다는 것이 괜찮다라고 믿을 필요가 있다.

진실하게 되는 것에 대한 허용 | Permission to be Genuine

오픈 커뮤니케이션은 대화를 권장하는 것보다 더 깊은 의미가 있다. 우리의 환자들과 의뢰인들이 우리에게 진실하게 되는 것은 진실한 허용에 대한 태도에 달려있다. 부모, 선생, 친구 또는 다른 사람이 "당신이 정말로 느끼는 것을 말해라" 또는 "당신 자신이 되라"라고 말한 경우들을 회상할 수 있는가? 그러나 당신의 반응이 도전하는 것으로 받아들여질 때 정직하게 되는 허용은 철회된다. 오픈 커뮤니케이션의 필수적인 부분은 개인이 치료에서 경험하고 있는 것에 관한 긍정적 느낌뿐만 아니라 부정적 느낌도 그가 경험하게 허용하고, 그가 우리와 공유하기 원하는 것들을 그가 공유하게 허용한다. 그것은 항상 듣는 것처럼 쉬운 것만은 아니다.

우리가 환자들과 의뢰인들에게 이유를 가지고 있지 않다고 느낄 때 그들은 우리에게 아마 화가 날 것이다. 그들은 로맨틱 느낌을 표현할 지도 모른다. 그들은 명령과 조절을 위한 우리의 개인적 필요를 위협하고 예측할 수 없게 행동할지도 모른다. 그들은 자신들이 하기로 기대되어진 것들이 "너무 힘들다" 또는 "불필요하다" 라고 말하면서 우리에게 동의하지 않을 수 있고 우리의 서비스를 거절할 수도 있다. 치료사들이 자신들을 불편하게 할 수 있는 그러한 느낌들에 귀 기울여 주의깊게 들을 때, 그들은 자신들을 학대의 표적으로 삼지않는다. 대신에 그들은 치료 과정에 대한 자신들의 헌신이 그들을 기쁘게 해주는 의뢰인의 능력에 따라 왔다 갔다하지 않는다는 것을 사람들에게 알려준다. 그 과정에서 치료사들은 전문인으로서 성장한다. 그들은 환자/임상 실행자와의 관계의 또 다른 면으로 부터 치료가 어떻게 보이는가를 배울 것이다. 치료사들은 그들의 환자들과 의뢰인들이 하는 똑 같은 방법에 동의할 필요가 없다.

사실상, 커뮤니케이션은 상호적인 과정이다. 그리고 그것은 종종 우리의 관점으로 부터 사물이 다르게 보이는 방법과 때를 언급하는 우리를 포함한다. 오픈 커뮤니케이션은 다른 사람들이 생각하고 느끼는 옳은 것에 대한 존경심을 가지고 있는 사람들과 치료사들 모두에 달려있다. 그리고 다른 사람의 지각을 통찰 할 수 있는 능력을 얻기위해 그것은 각자에게 기회를 제공한다.

이해하기 | Understanding

만일 의뢰인들과 환자들이 자신들은 이해되고 있고 치료사는 정말로 사람을 안다는 것을 믿게 된다면 오픈 커뮤니케이션은 필요하다. 개념적 모델에 의존하여 치료사들은 사람으로 부터 특정 종류의 정보를 찾을수 있다. 그들이 자신들의 관점에서 필수적이라고 믿는 정보를 얻는것이 중요할 뿐만 아니라 자신이 중요하다고 생각하는 것을 치료사가 이해한다는 사실을 아는 것을 그들이 얻어내는 것 역시 중요하다.

종종 특별히 어려운 때를 겪은 의뢰인은 고립된 느낌을 가질 수 있다. 예를 들어 지금 막 이혼한 여자는 "아무도 내가 느끼는 것을 알지 못해"라고 말할 수 있다. 아픈 의족에 압력을 가하도록 되어있는 절단환자는 내가 갖고 있는 아픔이 당신은 없기에 당신이 나에게 강요하도록 말하기는 쉽다라고 말 할 수 있다. 한편으로는 이 두사람의 말이 다 맞다. 우리는 제각기 느끼는 방법을 정확히 알 수 없다. 그러나 만일 우리의 경험을 끌고 나와 이해를 목적으로 보고 듣는 시도를 할 수 있다면 우리는 각기 경험에서의 좌절감과 아픔을 감사하게 되는 긴여정을 지나 갈 수 있다. 그렇게 함으로써 우리는 보살핌을 전달하고 우리가 서비스하는 이들의 최대의 관심사를 제공하는 능력을 증가시킨다. 더 나아가 환자와 의뢰인에게 위험을 감수하라는 우리의 격려가 무감각하게 요구되지 않는다.

변화를 가치있게 함 | Valuing Change

어느 치료적 상황에서도, 환자와 의뢰인이 변화를 가치있게 하고 긍정적 변화를 위한 개인의 능력과 잠재력을 믿는 사람으로 치료사를 보는 것은 매우중요한다. 개개인이 위험을 무릅쓰는것에 궁극적인 책임이 있는 반면에 우리들 각자는 우리가 믿는 사람이 "당신이 잘 할 것이라고 믿습니다" 라고 말할때 사기가 북돋아진다.

심리학 문헌은 아이에게 계속 반복적으로 "너는 부적당하다. 너는 결코 어떤것에 다달을 수 없어"라고 말하는 양육의 파괴적 효과를 강조한다. 치료사로서 우리는 이러한 말들을 하는 우리 자신을 상상하기 어려울 것이다. 그러나 보살피거나 도움을 주는 우리의 노력에서 우리는 우리자신의 해가되는 메세지를 줄 수 있다.

때때로 육체적으로 상해라는 실제적인 위험의 존재를 결정하기 위해 그리고 그것이 가장 잘 관리되어지는 방법을 평가하기위해 우리는 조심스런 임상적인 판단을 해야한다. 그러나 심리사회적 상황 변화와 위험 감수의 많은 부분은 감정적 위험감수와 연관되어있다. 치료사는 사람을 실망, 실패, 또는 좌절로 부터 보호하길 바라는 자신을 발견할 수 있다. 이들 경우에 치료사가 취하는 임상적 판단은 가장 어려운 것 중에 하나이다. 그러나 만일 건전한 치료적 관계가 있다면 그것은 사람의 관리 능력을 향상시킨다. 우리가 환자와 의뢰인들에게 그들이 달성한 것과 관계없이 그들은 존중한다는것을 알릴때 우리는 그들의 변화하려고 하는 시도를 촉진시킨다.

시험적인 것을 받아들임 | Accepting Tentativeness

치료과정내에서 의뢰인과 치료사 모두는 치료에 있어 약간의 시험적인 것을 받아들여야만 한다. 사람은 애매모호한것을 제한하려 하고 모든것이 계획대로 진행될 것이라는 확신을 아마도 요구할 것이다. 이러한 욕구는 많은 사람들이 일생의 어느 한 시기에 계획에 따라 가기위해 가져왔던 소망인것 같다. 매일 매일의 변화에 대처하기 위한 학습은 우리 각자 즉, 환자/의뢰인/치료사가 우리 자체와 우리 지식과 기술내에서 가지고 있는, 그리고 우리의 평형을 유지하게 돕는 타협할 수 없는 가치를 우리가 자각하는 정도로 가지고 있는 확신에 의존한다.

중재 계획이 우리에게 방향을 제시하지만 가장 기억할 만한 학습의 일부는 우리와 우리의 의뢰인이 계획되지 않았던 이벤트 또는 기대되지 않았던 느낌에 자발적으로 반응할 수 있을때 일어난다는 사실을 작업치료사로서 우리는 인지할 필요가 있다. 만일 치료가 변화를 촉진시킨다는 처음의 전제를 우리가 기억한다면 우리는 의뢰인이 중심이 되는 과정의 일 부분으로서 시험적인 것을 받아들이는 중요한 필요성을 더욱 잘 인지 할 수 있을 것이다.

영역 | Boundaries

치료적 관계와 같이 치료과정도 영역을 가지고 있다. 치료 영역의 일부는 사람의 성격, 치료적 목적, 자원의 유용성등에 직접적인 관련이 있다. 치료사와 의뢰인 모두가 이들 경계에 대한 이해를 공유하는 것은 중요하다. 다음은 치료와 치료적관계에 관련 있는 약간의 추가적인 영역이다.

시간제한 (Time Limits)

작업치료는 일시적으로 제한되어진 과정이다. 그래서 그것은 끊임없이 진행되지 않을 것이다. 소요될 수 있는 중재기간을 알도록 하는것은 무엇을 달성할 수 있을 것인가에 관한 합리적인 기대를 환자/의뢰인과 치료사에게 확립하게해준다. 만일 치료가 변화를 촉진한다면 어떤이는 치료하는 것을 익숙치 않은 영역으로 이어주는 다리로 은유적으로 말할지 모른다. 치료사는 안내자이다. 그러나 일단 다리를 건너면 안내자가 떠나는 지점이 있다. 그리고 사람은 계속해서 독립적으로 간다. 그러므로 의뢰인 또는 환자와 치료사는 Devereaux(1984)가 말한것과 같이 "환자를 다른 인간과 환경에 다시 연결하기 위한 기회를 창출"할 수 있는 방법들을 항상 고려해야만한다.

다른 제한은 중재의 구조와 관련된다 : 각각의 치료기간에 관하여서 영역에 관한 상호동의,정해진 시간외에 치료사의 유용성, 그리고 치료에서 개인과 치료사가 함께 일할때 그들에게 부여된 특정한 책임. 치료의 구조가 공식적 (예를 들면, 구두 또는 서류적 계약을 통해) 또는 비공식적으로 협상되어지든간에 그러한 구조의 목적을 인지하는것은 중요하다. 먼저 논의된것과 같이 부분적으로 이런 구조의 창출은 예측성을 향상시키고 안정성의 정도를 증가시킨다. 그것은 또한 만일 중재의 목적이 충족되어진다면 치료사와 의뢰인이 판단 할 수 있는 기대를 제공한다.

의존성 (Dependency)

이러한 구조는 치료사 또는 그들의 서비스에 영구적으로 그리고 점점 더 개인이 의존하게 할 수 있는 관계형태로 치료사가 오류를 범하는 것을 방지하게끔 돕는 메카니즘을 제공한다. 예를 들면, 환자나 의뢰인이 도움을 요청하거나 받아들이기를 극도로 어려워해 왔을때, 특히 의존성은 나타난다. 치료사가 도움을 주는것에 너무 많이 매달린 나머지 그렇지 않았다면 사람들과 효과적이고도 잘 관계할 수 있었던 이들에 대한 시야를 잃게 될때를 우리는 경계해야한다.

우정 (Friendship)

환자/의뢰인의 감정적 또는 물리적 웰빙을 치료사가 타협하지 못하게 하는 명백한 윤리적 영역을 넘어서 치료사는 그가 친구가 아니라는 것을 또한 이해해야만 한다. 비록 우리의 환자와 의뢰인들이 우리에게 친근함을 느낄수 있고 우리 또한 그들에게 그러한 친근함을 느낄 수 있지만 우정은 치료의 목적으로 만들어 지는 것이 아니다. 또는 치료는 우정을 목적으로 만들어지는 것은 아니다. 치료사들은 다수의 환자나 의뢰인들을 많이 좋아할 것이다 그러나 치료가 끝났을때 치료적 관계도 또한

작업치료 관계에 대한 이해의 증가
(INCREASE YOUR UNDERSTANDING : OCCUPATIONAL THERAPY RELATIONSHIP)

치료사와 의뢰인/환자간에 치료적 상호관계에 참여하거나 관찰할때 다음에 답할수 있게 도움이 되는 치료사와 의뢰인으로 부터의 논평, 비구두적 행동 또는 다른 행동들의 확인을 시도하라.

- 의뢰인은 이 관계에서 다른 사람들이 그를 좋아함을 느끼는가?
- 의뢰인은 자기 자신을 좋아하는가?
- 의뢰인은 받아들여졌음을 느끼는가?
- 그는 자기 자신을 받아들일수 있는가?
- 치료사는 의뢰인을 존중하고 품위를 가지고 그를 대하는가?
- 의뢰인은 품위를 가지는가?
- 의뢰인은 할수 있다는 느낌을 나타내는가?
- 의뢰인은 성공에 대한 기회를 부여 받은적이 있나?
- 치료사는 성공할 수 있는 사람의 능력에 대한 믿음을 전달할 수 있는가?
- 의뢰인은 치료의 목적을 이해하는가?
- 의뢰인은 특정한 치료적 전략 또는 과정에 대한 목적을 이해하는가?

Comb(1971)은 이들 질문에 대한 답이 "...모든곳에서 성장과 발전에 대한 격려"와 "치료에 대한 상태를 위한 기본"에 대한 가이드라인을 포함한다는 것을 제안한다.

끝이 난다. 만일 작업치료를 받는 사람들이 그들이 성취한 모든 것을 치료의 결과로서, 그리고 그들이 개인간의 관계로 가져오는 개인적 질로서 인식하도록 도움을 받을 수 있다면 그들은 그들 자신에서 다른 의미있는 관계들을 쌓을 수 있는 잠재력을 보기 시작한다.

요약 – 치료적 상황을 확립함 | Summary–Establishing a Therapeutic Context

우리는 치료사가 가지고 있을 수 있는 이론적 기원과 상관없이 윤리적, 모범적, 전문적 치료적 경험을 유지하기위해 고안된 문서화된 또는 되지 않은 가이드를 모두 확인해 왔다.

서술된 가치와 행동에서 당신이 도움적 관계에 대한 추억을, 그리고 당신의 삶에서 알아왔던 상황을 인식할 것을 우리는 바란다. 당신 자신의 경험으로부터 당신은 당신의 긍정적 변화를 촉진시키는 상태들과 그렇지 않은 것들에 관한 직관적이고도 잘 알려진 아이디어를 가져온다. 다음을 참조하고 제시된 질문에 답하여라.

임상적 추론 (CLINICAL REASONING)

작업치료사에게 임상적 표준을 고수하고 윤리적, 치료적 관계와 환경을 유지하기위한 치료사의 바램이 주어졌음에도 불구하고 그는 대답해야할 많은 질문들과 해결하기 위한 많은 문제들을 가지고 있다. 서비스에 대한 각각의 새로운 위탁 또는 요청에 대해 치료사는 반드시 다음과 같은 사항들은 고려해야한다.

- 왜 이 의뢰인은 치료를 찾거나 치료에 위탁되었는가?
- 반듯이 언급되어야할 가장 큰 도전은 무엇인가?
- 우리가 진행하기 전에 내가 필요한 추가적인 정보는 무엇이며 어떻게 나는 그 정보를 가장 잘 얻을 수 있는가?
- 이 사람을 위해 내가 그의 최상의 관심에 따라 행동하는것은 어떤 의미인가?(이 사람을 위한 최선의 것은 무엇인가?)
- 이 사람에게 무엇이 중요한가? 무엇이 그의 동기인가?
- 그의 감정, 행동 , 말이 그의 심리학적 건강에 대하여 나에게 말하는 것은 무엇인가?
- 사람들과 활동들에 관계하는 의뢰인의 문제, 강점, 취향, 스타일에 가장 적합하게 보이는 임상의 모델은 무엇인가?

진행을 위한 기본으로서 이론적 모델을 하나 또는 그 이상 선택할때 치료사는 다음과 같이 질문할수 있다.

- 어디서 우리는 시작하여야만 하는가?
- 어떠한 특정 전략이 이 상황에서 가장 적합한가?
- 어떻게 이들 전략들을 특정 의뢰인에 맞추어 이행할 수 있는가?
- (이후) 어떻게 이들 전략들이 작용하였는가?

작업치료사들은 다양한 이론적 원리들로 부터 의뢰인이 자신의 물리적, 인지적 증상 또는 장애 뿐만 아니라 심리사회적 이슈에 반응하고 그 이슈를 관리하도록 도와주는 것을 작업치료중에 이끌어 낼 수 있다. 이들 원리들은 작업 과학과 환경적, 물리적, 감각운동적, 인지적, 심리사회적 이론으로부터 나온다.

각각의 의뢰인과 치료적 환경은 치료사를 위한 새로운 도전이다. 서비스 계획을 확립하고 그것에 따라 철저히 이행하는것은 유용 가능한 지식을 이끌어내고 그 지식들과 함께 다른 다양한 많은 질문과 문제들을 철저히 생각할 것을 누군가에 요구한다. 이것이 일어나는 과정이 임상적 추론의 과정이다.

임상에서 이론과 지식의 적용 | The Application of Theory and Knowledge in Practice

작업치료에서 임상적 추론은 임상적인 수행에 있어서의 이론 적용으로서 광범위하게 정의되어왔다(Neistadt et al., 1998). Schell(1998) 은 그것을 "...의뢰인의 케어를 계획, 감독, 수행 그리고 반영을 위해 치료사에 의해 사용되어지는." 상호작용하는 과정으로서 묘사한다.(p.99).

임상적 추론은 집중하기위해 무엇이 가장 중요한것인지에 대해, 어떤 행동을 취해야 하는지에 대해, 그리고

반사적인 추론 과정
(REFLECTIVE REASONING PROCESS)

임상적 추론의 "행동에 있어서 판단" 과정은 의뢰인의 상황에 대한 전후관계내에서, 그리고 문제에 대한 의뢰인의 개인적 의미내에서 임상인이 문제를 확인하기위해 반사적 추론과정을 사용할것을 권장한 Schon(1983)의 관점으로부터 유추된다. 작업치료사가 반사적 임상인이 될때 그는 임상인의 경험으로 부터 나오는 전술적 지식을 사용한다. 이 정보의 근거는 정확히 지적하기 어려울수 있지만 임상인은 현재의 상황에서 반응하기 위해 그리고 미래를 대비한 의뢰인의 실행을 쌓기 위해 그것을 자동적으로 사용할 수 있다.

치료의 상황에서 특정한 행동을 취하는 것의 있음직한 결과에 대해 작업치료사에게 판단하도록 요구하고 또 판단하도록 한다 (반사적인 추론 과정을 참조). 또한 그것은 치료가 일단 끝난 후에 치료로 부터 학습되는 또하나의 방법이다. 그것은 현재 상황에서 중재 결정에 대한 결과 뿐만 아니라 이러한 결과들이 미래의 의뢰인에게 무엇을 의미하도록 기대되어지는 가에 대한 추론을 수반한다.

작업치료사들은 그들이 아는 것을 임상적 추론에서 사용한다고 말할때 사실상 "안다는것"의 여러종류들을 언급하는 것이라고 문헌은 지적한다.(Mattingly & Fleming, 1994; Schell, 1998). 지식의 타입은 많은 출처로부터의 정보를 포함할 수 있다.

- 책에서 학습하거나 학교에서 배우는 정보가 있다; 예를 들어 이 책에서 서술된 각각의 모델들과 관련된 원리들과 이론들.
- 치료사가 작업치료사로서의 삶의 경험과 임상적 경험, 심지어는 직관적 정보에 근거로 해서 "아는" 정보가 있다(전술적 지식).
- 의뢰인, 타인들, 의뢰인과 관련하고 있는 전문가들로 부터 들었기 때문에 또는 치료적 경험내에서 사건들이 순간적으로 펼쳐졌기 때문에 누구나 "아는" 정보가 있다.

임상적 추론 과정에서 함께 가져온 다양한 정보가 있기 때문에 치료를 결정하고 수행하는 순간에 해야할 가장 좋은 것이 무엇인가를 시간에 앞서 정확하게 말하는 것은 불가능하다. 그러나 임상적 추론의 과정에서 이 정보를 함께 가져오는 것은 (종종 "안다는 것"의 여러 형태들을 동시에 사용하면서) 치료사가 매일의 임상 수행에서 부딪힐수 있는 변화하는 상태에서 치료전반에 걸쳐 융통적으로 반응하게 한다.

임상적 추론을 발전시킴 | Developing Clinical Reasoning

사람이 치료사로서 더 많은 경험을 쌓아감에 따라 임상적 질문들이 제시되는 방법과 문제점들이 철저히 검토되고 해결되는 방법은 변화한다고 문헌은 또한 제안한다. 예를들어, 새로운 임상인은 아마도 더 많은 이론적 지식에 의존하고 반면에 경험이 있는 임상인은 임상적 추론과정 중에 끌어낼 수 있는 더 많은 전문적 경험을 가지고 있다. 임상적 추론에서의 전문적인 의견을 발전시키는 것은 발전의 단계의 윤곽을 그린다. 한 형태의 추론이 결과를 필수적으로 야기시킨다는 것이 아니라 사용된 과정에서의 질적인 차이가 존재한다는 것이다.

협조적 과정에서 임상적 추론을 위한 의뢰인의 능력 | Client Ability for Clinical Reasoning in the Collaborative Process

의뢰인이 중심이 되는 임상 수행이 가능한 범위까지 협조적 과정인것 같이, 임상적 추론의 과정 또한 그렇다. 즉, 그것은 "내가 다음에 무엇을 해야만하나"라고 숙고하는 치료사가 되게 하지 않을 것이다. 그것은 의뢰인을 문제해결과 판단을 내리는 과정에 연루시키는 치료사가 되게 할 것이다.

의뢰인이 중심이 되는 추론은 임상인과 의뢰인 사이에 책임의 균형을 위해 노력한다. 과학적 지식, 임상 수행을 위한 근거에 기본을 두는 지식, 치료사의 개인적 그리고 이전의 임상적 경험에 기본을 두는 그의 지식, 그리고 의뢰인의 관점 또는 그의 질환과 장애의 경험 등이 통합되어 나온다. (Ersser & Atkins, 1999). 의뢰인의 임상적 추론 과정에 참여하는 능력을 강화하기 위해 치료사들은 의뢰인들의 이해의 정도, 그들의 취향(그들이 이 과정에 참여하기를 바라는지 그리고 어느 정도로 바라는

지 간에), 존재할 지도 모르는 시간의 틀과 실재적 속박을 고려할 필요가 있다. 만일 치료사들이 의뢰인들을 이 과정에 포함할 것이라면 그들은 의뢰인들이 이해할 수 있는 정보를 제공할 필요가 있다. 치료사가 반드시 고려해야하는 것은 다음과 같다.

- 의뢰인의 연령, 교육, 그의 현재 상태에 관한 지식
- 과정에 기여하는 것에 대한 의뢰인의 흥미와 능력
- 의사결정에서 자신의 역활에 대한 의뢰인의 이해
- 중재의 목적(예를 들어, 삶의 질을 향상할 것인가 아니면 수명을 연장할 것이지에 대한) 그리고 의뢰인의 문제의 심각성
- 상태의 타입 (응급상황인가? 장기간인가? 만성적인가?)
- 치료로부터 얻는 의뢰인의 잠재적 이득
- 의뢰인의 건강상태
- 의뢰인의 문화와 건강 케어와 재활에 대한 그것의 관점
- 중재를 위한 일정기간과 치료에 대한 어떠한 조직적인 속박(예를 들면, 체제할 수 있는 가능한 기간과 중재를 위한 이용 가능한 전문적 의견의 정도)(Ersser & Atkins, 1999)

이론의 틀 - 변화를 위한 과학적 기반 |

The Scientific Foundation for Change

임상적 추론에 대한 수많은 문서가 있어 왔는데 그것들을 우리는 깊숙히 다루지 않았다. (Creighton et al., 1995; Ersser & Atkins, 1999; Mattingly, 1991a 1991b, 1994; Mattingly & Fleming, 1994; Neistadt, wight, & Mulligan, 1998; Rogers, 1983; Rogers & Holm, 1991; Schel, 1998; Schell & Cervero, 1993; Schon, 1983) 그리고 추론적 과정을 자세하게 서술하는 것은 이 책의 범위를 벗어난다. 이 책에서 기술된 심리사회적 임상수행을 위한 체제는 추론과정에서 작업치료사를 돕는다라고 우리는 제안한다. 치료사는 관심사에 대한 구조들을 명확하게 나타내기 위해, 의뢰인의 문제점을 형태화하기 위해, 그리고 변화를 위한 가정을 형성하기 위해 임상 수행을 위한 모델을 사용한다. 어떤 문제들이 첫번째로 언급되어질 필요가 있고 언제 문제가 관심사의 범위를 벗어나는지를 치료사가 결

임상적 추론에서 전문적인 지식을 발전시킴

(Developing Expertise in Clinical Reasoning)

다양한 이론가들의 업적을 통합해서 (Dreyfus & Dreyfus, 1986; Benner, 1984; Clark, Ennevor, & Richardson, 1996; Creighton et al., 1995; Mattingly and Fleming, 1994; Slater & Cohn, 1991; Strong et al.,1995), Schell(1998)은 전문가와 초보자 간에 추론에서의 차이점의 특징을 서술한다. Shell의 통합은 무경험으로부터 10년 동안의 임상경험에 걸친 전문적인 다섯 단계를 구별한다

추론은 다음과 같이 이동한다:

- 이론적 임상수행 결정에 의존하는 초보자 추론
- 상황에서 이론을 사용하고 전통적 문제와 현존하는 문제 사이의 차이점을 구별할 수 있는 발전된 초보자 추론
- 다양한 임상적 이슈를 관리하는 것과 기술을 자동적으로 사용하는 것을 지지하는 경쟁력있는 추론
- 임상적 경험과 자원의 융통적인 사용을 돕는 능숙한 추론
- 사례주변에서 조직된 직관과 지식을 사용하는 전문적인 추론

각각의 단계는 각기 다른 추론 과정에 의존하고 문제 해결 결과에서 몇몇 변수를 갖는다. (Schell, 1009, p.97)

정하도록 이 모델들은 돕는다. 이 모델들과 이론의 틀은 작업치료의 상황에서 의뢰인의 요구에 가장 잘 반응하도록 기대될 수 있는 평가와 중재 전략을 판별한다. 그리고 그것들은 치료사가 치료적 중재의 결과를 평가할 수 있는 매개변수들을 제공한다. 이런 방법들로 이론의 틀과 임상수행을 위한 모델들은 치료의 과학과 작업이 기본이 되는 임상수행의 핵심에 공헌한다.

치료의 기술 - 변화의 촉진

(The Art of Therapy - Facilitation of Change)

자신이 인식 할 수 있는 특정한 임상적 문제와 치료 전략들에 관하여 치료사가 알 수 있는 모든것을 가정한

다고 하더라도, 치료의 실재적 적용을 위한 요리책은 없다. 몇몇 치료사들은 일관적으로 때에 알맞게 생각을 재빨리 잘 할 수 있고 주어진 시간에 무엇이 가장 훌륭한 행동인지를 직관적으로 아는것처럼 보인다. 그들은 전문적 임상인이라 말 할 수 있거나, 효과적으로 임상적 추론을 사용한다고 말 할 수 있다. 혹은 그들은 치료의 기술에서의 전문가라고 말할 수도 있다. 치료의 기술은 긍정적 성장과 변화를 키우는 하나의 방법으로 지식, 케어, 기술을 함께 가져올 수 있는 이해하기 어려우나 힘이 있는 능력이다. 임상수행을 위한 참조체계는 개인의 전문적 삶을 통해 계속적으로 발전하는 과학과 기술 모두를 육성하기위한 중요한 시작 지점을 나타낸다.

참고문헌
(REFERENCES)

Acquaviva, J. (2001). Occupational therapy practice guidelines for adults with stroke Bethesda, MD: American Occupational Therapy Association.

American Occupational Therapy Association. (1998a). Knowledge and skills for occupational therapy practice in the neonatal intensive care unit. In American Occupational Therapy Association, The reference manual of the official documents of the American Occupational Therapy Association (pp. 179-191). Bethesda, MD: Author.

American Occupational Therapy Association. (1998b). Occupational therapist as case manager. In American Occupational Therapy Association, The reference manual of the official document of the American Occupational Therapy Association (pp. 333-336). Bathesda, MD: Author.

American Occupational Therapy Association. (1998c). Occupational therapy for individuals with learning disabilities. In American Occupational Therapy Association, The reference manual of the official documents of the American Occupational Therapy Association (pp. 357-370). Bethesda, MD: Author.

American Occupational therapy Association. (1998d). Occupational therapy roles. In American Occupational Therapy Association, The reference manual of the official documents of the American Occupational Therapy Association (pp. 271-298). Bethesda, MD Author.

American Occupational therapy Association. (1998e). Occupational therapy services for persons with alzheimer's disease and other dementias. In American Occupational Therapy Association, The reference manual of the official documents of the American Occupational Therapy Association (pp. 327-332). Bethesda, MD: Author.

American Occupational Therapy Association. (1998f). Occupational therapy services in early intervention and preschool services. In American Occupational Therapy Association, The reference manual of rhe official documents of the American Occupational Therapy Association (pp. 231-232). Bethesda, MD: Author.

American Occupational Therapy Association. (1998g). Occupation therapy services in work practice. In American Occupational Therapy Association, The reference manual of the official documents of the American Occupational Therapy Association (pp. 383-388). Bethesda, MD: Author.

American Occupational Therapy Association. (1998h). Providing services for person with HIV, AIDS and their caregivers. In American Occupational Therapy Association, The reference manual of the official documents of the American Occupational Therapy Association (pp. 237-242) Bethesda, MD: Author.

American Occupational Therapy Association. (1998i). Sensory integration evaluation and intervention in school-based occupational therapy in American Occupational Therapy Association, The reference manual of the official documents of the American Occupational Therapy Association (pp. 389-394). Bethesda, MD: Author.

American Occupational Therapy Association. (1998j). Standards of practice for occupational therapy in

American Occupational Therapy Association, The reference manual of the official documents of the American Occupational Therapy Association (pp. 317-324). Bethesda, MD: Author.

American Occupational Therapy Association. (1998k). The role of occupational therapy in the independent living movement. In American Occupational Therapy Association, The reference manual of the official documents of the American Occupational Therapy Association (pp. 353-356). Bethesda, MD: Author.

American Occupational Therapy Association (2000). Occupational therapy code of ethics (2000). Am J Occup Ther, 54, 614-616.

Asmussen, S. M., Romano, J., Beatty, P., Gasarch, L., & Shaughnessey, S. (2000). Old answers for today's problems: Integrating individuals who are homeless with mental Illness Into existing Community-based programs: A case study of Fountain House. In Cottrell, R. P (Ed.), Proactive approaches in psychosocial occupational therapy. Thorofare, NJ: SLACK Incorporated.

Avilla, D., Combs, A., & Purkey, W. (Eds.). (1972). The helping relationship sourcebook. Boston, MA: Allyn & Bacon.

Balsdon Richer, C. B., & Bhasin, C. A. (1999). Occupational therapy practice guidelines for adults with neurodegenerative diseases Bethesda, MD: American Occupational Therapy Association.

Benner, P. (1984). From novice to expert. Menlo Park, CA: Addison-Wesley.

Brammer, L. (1979). The helping relationship: Process and skills. Englewood Cliffs, NJ: Prentice Hall.

Carkhuff, R. (1969). Helping and human relations. New York, NV: Holt, Rinehart & Winston.

Clark, F., Ennevor, B. L., & Richardson, P. L. (1996). A grounded theory of techniques for occupational storytelling and occupational story making. In R. Zemke & F Clark (Eds.), Occupational science: The evolving discipline (pp. 373-392). Philadelphia, PA: EA. Davis.

Colangelo, C., & Gorga, D. (2001). Occupational therapy practice guidelines for adults with cerebral palsy. Bethesda, MD: American Occupational Therapy Association.

Combs, A., (1971). Some basic concepts in perceptual psychology. In A Combs, D. Avilla, & W. Purkey (Eds.), Helping relation- ships: Basic concepts for the helping professions. Boston, MA: Allyn & Bacon.

Combs, A., Avilla, D., & Purkey, W. (Eds.). (1971). Helping relationships: Basic concept for the helping professions. Boston, MA: Allyn & Bacon.

Corcoran, M. (2001). Occupational therapy practice guidelines for adults with alzheimer's disease. Bethesda, MD: American Occupational Therapy Association.

Creighton, C., Dijkers, M., Bennett. N., & Brown, K. (1995). Reasoning and the art of therapy for spinal cord injury. Am J Occup Ther, 49, 311-317.

Denton, P. L., & Skinner, S. R. (2001). Occupational therapy practice guideline for adults with mood disorders. Bethesda, MD: American Occupational Therapy Association.

Devereaux, E. (1984). Occupational therapy's challenge. The caring relationship. Am J OCcup Ther, 38(12), 791-798.

Dolhi, C. D (2001). Occupational therapy practice guideline for adults with spinal cord injury Bethesda, MD: American Occupational Therapy Association.

Dreyfus, H. L., & Dreyfus, S. E. (1986). Mind over machine: The power of human intuition and expertise in the era of the computer. New York, NY: Free Press.

Egan, G. (1975). The skilled helper Monterey. CA: Brooks/Cole.

Engel, J. M. (2001). Occupational therapy practice guidelines for chronic pain. Bethesda, MD: American Occupational Therapy Association.

Ersser, S. J., & Atkins, S. (1999). Clinical reasoning and patient-centred care. In J. Higgs & M. Jones (Eds.),

Clinical reasoning in the health professions (2nd ed., pp. 68-77). Oxford, England: Butterworth Heinemann.

Hanft, B. E. (2001a). Occupational therapy practice guidelines for attention-deficit hyperactivity disorders. Bethesda, MD: American Occupational Therapy Association.

Hanft, B. F. (2001b). Occupational therapy practice guidelines for young children with delayed development Bethesda, MD: American Occupational Therapy Association.

Jaffee, E. G., & Epstein, C. F. (1992). Occupational therapy consultation - Theory, principles, and practice. St. Louis, MO: Mosby Year Book.

Kannenberg, K. R. (2001). Occupational therapy practice guidelines for adults with schizophrenia. Bethesda, MD: American Occupational Therapy Association.

Larson, B. A. (2001). Occupational therapy practice guidelines for adults with low back pain. Bethesda, MD: American Occupational Therapy Association.

Mattingly, C. (1991a). What is clinical reasoning? Am J Occup Ther, 45, 979-986.

Mattingly, C. (1991b). The narrative nature of clinical reasoning. Am J Occup Ther, 45, 998-1005.

Mattingly, C. (1994). The narrative nature of clinical reasoning. In C. Mattingly & M. H. Fleming (Eds.), Clinical reasoning Forms of inquiry in a therapeutic practice (pp. 239-269). Philadelphia, PA: F. A. Davis.

Mattingly, C., & Fleming, M. H. (Eds.). (1994). Clinical reasoning. Forms of inquiry in a therapeutic practice Philadelphia, PA: E A. Davis.

McColl, M. A., & Bickenbach, J. E. (1998). Introduction to disability. Philadelphia, PA: W. B. Saunders Co Ltd.

Moyers, P. (1919). Guide to occupational therapy practice Bethesda, MD: American Occupational Therapy Association.

Neistadt, M. E., Wight, J., & Mulligan, S. E. (1918). Clinical reasoning: case studies as teaching tools. Am J Occup Ther, 52, 125-132.

Peloquin, S. (1998). The therapeutic relationship. In M. E. Neistadt & E. B. Crepeau (Eds.), Willard & Spackman's occupational therapy (9th ed., pp. 105-119). Philadelphia, PA: Lippincott, Williams & Wilkins.

Radomski, M. V. (2001). Occupational therapy practice guidelines for adults with traumatic brain injury. Bethesda, MD: American Occupational Therapy Association.

Rivet, L. B. (2001). Occupational therapy practice guidelines for tendon injuries. Bethesda, MD: American Occupational Therapy Association.

Rogers, C. (1951) Client-centered counseling Boston, MA: Houghton Mifflin.

Rogers, C. (1972). The characteristics of a helping relationship. In D. Avilla, A. Combs, & W. Purkey (Eds.), The helping relationship sourcebook. Boston, MA: Allyn & Bacon.

Rogers, J. C. (1983). Clinical reasoning: The ethics. science, and art. Am J Occup Ther, 37, 601-616.

Rogers, I. C., & Holm, M. B. (1991). Occupational therapy diagnostic reasoning: A component of clinical reasoning. Am J Occup Ther, 45, 1045-1053.

Rossman, D. L. (2001). Occupational therapy practice guidelines for adults with carpal tunnel syndrome. Bethesda, MD: American Occupational Therapy Association.

Schell, B. A., & Cervero, R. M. (1993). Clinical reasoning in occupational therapy: An integrative review. Am J Occup Ther, 47, 605-610.

Schell, B. B. (1998). Clinical reasoning: The basis of practice. In M. E. Neistadt & E. B. Crepeau (Eds.), Willard & Spackman's occupational therapy (9th ed., pp. 90-99). Philadelphia, PA: Lippincott, Williams & Wilkins.

Schon, D. (1983). The reflective practitioner - How professionals think in action. New York, NY: Basic Books.

Slater, D. Y., & Cohn, E. S. (1991). Staff development through analysis of practice. Am J Occup Ther, 45,

1038-1044.

Stoffel, V., & Moyers, P. (2001). Occupational therapy practice guidelines for substance use disorders. Bethesda, MD: American Occupational Therapy Association.

Strong, J., Gilbert, J., Cassidy, S., & Bennett, S. (1995). Expert clinicians and student view on clinical reasoning in occupational therapy. British Journal of Occupational Therapy 58, 119-123.

Verner Platt, J. V. (2001). Occupational therapy practice guidelines for adults with hip fracture/replacement. Bethesda, MD: American Occupational Therapy Association.

Warren, M. (2001). Occupational therapy practice guidelines for adults with low vision. Bethesda, MD: American Occupational Therapy Association.

Yasuda, L. (2001). Occupational therapy guidelines for adults with rheumatoid arthritis. Bethesda, MD: American Occupational Therapy Association.

제 4 장

정신역동적 이론의 틀-개인의 관점과 의미

Psychodynamic Frame of Reference - Person Perspective and Meaning

요점 | KEY POINTS

✧ 역사와 최근 이론
- 이론적 토대 – 프로이트(Freud), 융(Jung), 하트만(Hartmann), 화이트(White), 로저스(Rogers), 매스로우(Maslow), 골드스타인(Goldstein)
- 감정은 동기와 의사결정에 영향을 미친다.
- 성격의 발달과 적응
- 인식, 동기, 방어, 적응, 치료과정
- 작업 치료의 평가와 중재에 있어서 정체성의 표시
- 행동을 통한 학습 – 치료적 활동과 피들러(Fidler)의 과제지향적 집단
- 실존 – 인간중심적 정신역동적 모델의 발전
- 내담자 중심의 작업치료 – 개별화된 중재

✧ 작업치료 실제와 관련된 이론
- 개인 – 능력과 의미를 위해 활성화되는 역동적 에너지 체계
- 협력적 관계 – 치료사와 내담자/환자의 기여
- 활동 – 표현, 창의력, 개선된 대처능력 그리고 신뢰를 위한 매체
- 활동은 필연적인 경계선을 제공 한다

✧ 이론적 가정이 평가와 중재를 안내 한다.
- 평가
  - 면접법, 그림, 과제를 통한 주관적, 객관적인 관점
  - 내담자 중심의 방법–면접법, 관찰, 대화, 피드백, 그리고 과제/활동
- 중재
  - 내담자 중심의 목표과 계획을 설정(확인)하기 위한 협력
  - 오늘날 작업치료 집단 – 전 생애를 통한 표본 집단
  - 집단 치료 – 과정, 사회적 축도, 활동 진행과정, 구성원간의 피드백
  - 주관적 경험에 대한 존중

✧ 정신역동적 이론의 틀의 공헌과 한계

핵심 질문
(FOCUS QUESTIONS)

1. 실존적 인간중심주의와 작업치료는 공통적으로 어떤 주제를 갖고 있는가?
2. 정신역동적 모델이 한 개인에 대한 작업치료적 이해를 위해 공헌한 것은 무엇인가?
3. 내담자는 그 자신만의 삶에 있어서 "전문가"라는 것이 의미하는 바는 무엇인가? 당신은 전문가의 시각이 항상 옳다고 생각하는가?
4. 일반적으로 사람들은 도전을 모색한다고 한다면, 왜 환자/내담자는 작업치료에서 도전을 회피하는지 그 이유를 제시하시오.
5. 평가가 "주관적"이라는 것은 무슨 의미인가? 작업치료에서 어떤 부분이 주관적인 평가가 이루어지는가?
6. 평가에서 정체성 접근(personality approach)은 무엇인가? 당신이 인식한 작업치료에서 이 접근 방법의 한계는 무엇인지 논의하시오.
7. 치료적 환경을 만드는 데 있어서 내담자의 자아 기능에 대한 이해는 치료사를 어떻게 안내하는가?
8. 구조화된 환경은 내적 통제가 결여되거나 혼란스러운 사람의 행복에 어떻게 기여하는가?
9. 개인의 행위와 활동 수행에 피드백을 해주는데 어떤 지침을 제공하는가?
10. 치료적 환경은 한 개인의 자기인시력을 향상시키는데 어떻게 기여하는가?
11. 활동경험을 조절하는 것의 목적은 무엇인가?
12. 오늘날 작업치료에서 표현활동의 역할은 무엇인가?
13. 정신적 역동 모델이 정신적 질병을 가진 사람에 대한 실제 치료에 기여한 바는 무엇인가?
14. 정신적 역동 모델이 정신적 건강 영역 이외의 실제 치료에 기여한 바는 무엇인가?

역사적 고찰
(HISTORICAL UPDATE)

이 교재의 이전 두 편집판에서(Bruce & Borg, 1987, 1993), 정신역동적 이론의 틀은 "대상관계(object-relations)" 이론의 틀로서 명명되었다. 용어 선택의 배경은 작업치료사이자 교육가인 앤 모세이(Anne Mosey)박사가 그녀의 선구적인 책『정신건강을 위한 세 가지 이론의 틀』(1970)에서 사용함으로써 시작된다. 대상관계 이론의 틀의 명시적 의미에서, 모세이(Mosey)는 다양한 이론을 포괄한 것을 만들었는데, 이는 작업치료 밖에서 나왔으나 흔히 작업치료 실제를 주도하였다. 이 이론들은 일반적으로 심리학과 철학에서 프로이트/신프로이트의 정신역동적 이론이나 인간중심적/ 실존주의 이론의 항목으로 분류된다. 1970년에 모세이에 의해 기술된 대상관계 체제는 당시 정신의학에서 널리 보급되어 있던 정신역동적 경향성과 관련된 작업치료 실제 치료의 모델이었다. 모세이의 책에서 그녀는 대상관계 체제의 적용은 연령, 진단 또는 사회경제적 지위에 따라 다르지 않다고 말하고 있다(Mosey, 1970, p. vi).

심리학적 구성개념 | Psychological Constructs

작업치료를 위한 정신역동적 체제는 심리학적 구성개념이 한 개인의 직업적 사회적 행위를 설명하기 위한 것으로 받아들여진다는 점에서는 동일하다. 심리학적 구성개념(constructs)은 정신적 상태를 본질상 관념적 또는 은유적으로 묘사하는데, 그것은 일상적 의미를 공유하긴 하지만 추상적이고 명확한 의미를 갖고 있지는 않기 때문이다. 예를 들면, 어떤 이는 "불안", "만족", 또는 "자존감"에 관해 아마도 모든 사람이 이 용어에 대한 의미에 관해 충분히 합의하는 것은 불가능하다고 말하고 또 그렇게 인식할 수 있다. 그러나 이 구성개념 중 어떤 것도 과제에 있어서 개인의 작업 선택이나 유지에 영향을 줄 수 있다는 데 대해서는 거의 동의하지 않을 것이다. "정신역동적"이라는 용어는 우리에게 비록 그 근원은 다양할지라도 이 장에서 공헌하게 될 이론 뿐 아니라 모세이의 모델에 기여한 이론들은 개인의 "내적 삶"과 관련되어 있다. 마치 의미 있는 작업에 그 영향력이 미치듯이

절정기 – 1950~1970년 | Height of Use – Emphasis 1950~1970

정신건강에서 정신역동에 기초를 둔 작업치료는 1950년대에서 1970년대 초반이 그 절정기를 이룬다.

아동, 청소년 그리고 성인에 대한 치료적 중재를 주도하였다. 이 기간동안 사설 또는 공공 정신병원에서 정신적 질병으로 진단 받은 사람이 입원환자로 취급되는 것은 극히 보편적인 일이었다. 2-3개월 혹은 더 길게 치료를 하는 것은 특이한 일이 아니었다. 전형적으로 환자는 향정신성 약물치료를 받았고 작업치료를 포함한 다양한 치료에 참여하였다. 만약 환자가 자신의 행동을 통제할 수 없고 행동변화를 촉진할 수 없다고 믿어질 때, 이렇듯 장기간의 치료중재 기간의 목적은 흔히 발병초기 보호를 위한 것이었다. 목표는 환자가 자기 행동방식에 대한 통찰을 얻고, 경험하고 고통스러운 감정을 조절하여 자기 통제를 할 수 있게 되거나 새로운 행동방식을 시도하고 실행하는 것이다. 장기간의 입원치료는 여전히 아동/청소년과 성인에게 남아있으나, 대부분 심하게 혼란스런 행동을 보이는 사람에게 한정된 것이다.

오늘날 급성 정신적 질환이나 만성적 질환의 급격한 악화를 보이는 사람은 아주 짧은 기간(3-5일)동안 입원을 할 수도 있고, 일단 의학적으로 안정되면, 퇴원하게 되거나 통원치료 환자로 바뀔 수도 있고 또는 일상생활 현장에서 지원을 받을 수도 있다. 그리하여 우리가 정신역동 모델의 실제 유용성을 고려한대로, 원래 이해하고 있던 의학체계 안에서 뿐만 아니라 그것을 넘어선 두 가지를 생각할 수 있다.

두 가지 서로 다른 적용 | Two Different Applications

작업치료에서 정신역동적 원리의 적용에 대해 또 다른 측면을 살펴본 바와 같이, 둘 간에 상이하지만 연관성이 있는 정신역동 모델의 적용이 매우 분명하게 드러난다. 우선은 프로이트주의와 신프로이트주의(프로이트학파의 보다 새로운 형태) 이데올로기를 근거로 한 정신역동적 모델의 적용이다. 이와 같은 모델은 아동, 청소년 그리고 성인에게 활용이 가능하고 의료장면에서도 보다 많이 사용되고 있다. 정신역동적 신념 중에 약간 상이한 일련의 내용들은 인간중심주의/실존주의 이론과 결합하게 되고, 정신건강 뿐 아니라 보다 광범위한 실제 장면에서 작업치료의 실제를 통해 더욱 분명해진다.

종합적으로 작업치료에서 행동을 이해하고 그에 부합하는 정신역동적 경향은 다음과 같은 6가지 주요 영역에서 대부분 적용 가능한 것으로 나타난다:

1. 이러한 경향성은 치료사가 정신적 장애를 가진 모든 연령의 대상에게 치료사가 중재하도록 돕는다. 이들 장애는 심리적 외상과 학대(예를 들면, 외상 후 스트레스 장애, 해리장애 등과 같이)에서 비롯된 것과 일부 우울 반응, 섭식장애와 경계선적 인격장애를 포함한다(그러나 이에 한정하는 것은 아니다).
2. 정신역동적 모델은 작업치료사가 정신적 질병을 가진 사람들이 보이는 혼란된 행동을 평가하고 그에 상응할 수 있는 유용한 수단을 제공한다.
3. 정신적 질병을 갖지는 않았으나 육체적 질병, 상해 또는 고통(슬픔에 빠져있는 사람을 포함하여)에 대처해야하는 모든 연령의 사람들의 느낌, 사고와 감정(또는 "내적 생활")을 이해하고 지원하는 수단을 제공한다.
4. 이것은 개인이 선호하고 그에 따라 반응하는 작업과 관련된 형태에 대하여 치료사가 경계하도록 한다.
5. 이것은 어떻게 작업이 모든 사람에게 - 특히 그 개인의 질병 또는 육체적 한계의 경험(experience)과 우리와 관련될 수밖에 없는 작업 선택에 대한 지각에 있어서 - 의미를 갖게 되어나가는지를 파악할 수 있는 이론적 틀을 제공한다.
6. 이것은 치료적 관계의 중요성에 대해 언급하고 이 관계의 창출과 유지에 대한 원리를 제공한다.

개인이 가진 감정의 영향 | The Influence of a Person's Feelings

정신역동적 이론의 틀의 지속적인 공헌은 작업치료사들이 개인의 감정적 혹은 관심있는 부분에 주의를 기울이도록 경각시키는 것이다. 때로 환자들이 무엇을 생각하고, 또는 알고 있는 것이 그들이 느끼는 것과 얼마나 다른지와 감정이 사람들의 선택, 동기와 작업을 지속할 수 있는 계약에 얼마나 강력한 영향력을 행사하는지를 작업치료사인 우리에게 상기시킨다.

의미있는 작업뿐만 아니라 기능과 관련된 작업치료의 관심사는 "그 수행이 생물학적, 심리학적 그리고 사회적 요인들에 의해 영향을 받는다는 신념에 근거를 두고 있다"는 것이다라고 작업치료사이자 교육자인 수잔 파인(Susan Fine)은 기술하고 있다(1993, p. 9). 그러면서도 그녀는 "…우리는 많은 교육적이고 임상적인 프로그램과 같이 중요하게 생각되는 영역에서 이러한 원리를 계속 무시하고 있다"라고 언급하고 있다. 우리의 관심을 파인(Fine)이 말한대로 "내적 생활"이나 심리적 영역으로 돌릴 때에라야 그녀의 도전을 반영하게 될 수 있을 것이다.

> 정신 사회적 영역은 모든 사람의 관심사이다. 당신의 치료실제(practice)와 관련이 없는 것으로 무시되거나, 회복하려고 하지 않을 것이라고 생각하기 때문에 포기해버리거나 혹은 팀에서 어떤 다른 사람이 그것을 다룰 것이라고 기대하여 간단히 처리해서도 안된다. 포기해서는 안된다. 왜냐하면, 그것은 사라지지 않기 때문이다. 이것은 각 개인과의 작업에서 당신을 돕거나 혹은 방해하기 위해 동시에 여러 곳에서 나타난다(p. 10).

정의
(DEFINITION)

정신역동적 이론의 틀은 정신적 과정-의식적 인식에 존재하기도 존재하지 않을 수도 있는 지각, 사고, 감정을 포함하는 - 한 개인이 작업을 선택하고, 참여하며 만족하는데 영향을 미치는가에 대해서 설명을 제공해 주는 이론 중에 하나이다. 출생하면서부터 작업활동을 거쳐 사람은 자신과 환경간의 관계를 창조하고 그리하여 기본적 욕구와 독특한 재능과 기술 그리고 흥미를 사용하기 위한 욕구 이 양자를 충족함으로써 다른 사람과 사회적으로 관계를 맺고 궁극적으로는 삶에서 목적을 발견하게 된다.

치료적 활동은 상호 의사소통의 향상과 건강한 감정적 경험, 자기 통찰과 자기 수용의 향상 그리고 내담자가 자신의 기술과 관심을 확인하고 추구할 수 있도록 하는데 있어서 그 유용성에 따라 선택된다. 정신역동적 이론의 틀은 치료중재의 결과로 개인의 변화를 기대한다는 일부 측면에서 회복 모델로 사용될 수 있다. 이것은 또한 모든 연령의 개인이 그들의 환경 안에서 최선으로 성취하고 기능할 수 있도록, 그리고 개인이 변화하기 위한 능력을 제한받는 경우에 보호자가 적응하고 이해하도록 지원하는데 활용될 수 있는 보상적인 전략을 확인하기 위해서 사용될 수도 있다.

이론적 발전
(THEORETICAL DEVELOPMENT)

작업치료에서의 정신역동적 이론의 틀은 작업치료에서 초기 정신분석과 의사소통 접근의 결과이다. 1963년에 작업치료가 게일 피들러(Gail Fidler9)와 그 남편이자 정신의학자인 제이 피들러(Jay Fidler)는 공동으로 치료적 집단 맥락에서 정신역동적 원리의 수행을 기술한 『작업치료 - 정신병에서의 의사소통 과정』(1963)을 저술하였다. 작업치료사인 렐라 로렌스(Lela Llorens, 1966; Llorens & Rubin, 1967)는 정신역동적 원리를 정신장애를 가진 아동에게 적용하는 것에 대해서 기술하였다. 1970년에는 작업치료사 엔 모세이(Ann Mosey)는 대상관계(object-relations)라는 프로이트의 용어를 들어 의학과 심리학에 기원을 둔 고전적 프로이트학파의 영향 뿐 아니라 융학파, 신프로이트학파, 인간중심주의-실존주의에 적용했던 작업치료에 있어서의 절충주의적 접근을 설명하는데 사용하였다.

절충주의적 접근(eclectic approach)에서 몇몇 이론은 새롭게 정리된 접근법으로 공식화하기 위해서 통합되었다. 절충주의는 인정된 이론적 개념과 임상기법에 기초한 평가와 치료중재의 기준을 제공한다. 이것은 치료사에게 그들이 원하는 대로 할 수 있는 전적인 자유가 있다는 것도 아니고 단순한 상식적인 접근법도 아니다.

초창기: 프로이트 | In the Beginning : Freud

전체적인 정신 건강 분야와 특히 정신역동적 이론은 지그문트 프로이트(Sigmund Freud)에 의해 주창된 견해에 그 뿌리를 두고 있다. 우리는 초기에 정신역동적 이론이 작업치료에 영향을 끼쳤고 치료의 실제에서도 계속해서 주장해왔던 중요한 구성요소에 대해서 강조하기 위해서 이러한 신념에 대해서 간략하게 요약된 내용을 제시할 것이다. 독자들도 인식하겠지만, 이 글이 프로이트의 저술의 보다 완벽한 이해를 위한 대용물이 아닐 뿐만 아니라, 프로이트 이래 추종하는 모든 사람들에 의해서 구축된 중대한 공헌을 약화시키기를 바라지도 않는다. 이론적 개관에서 우리의 목표는 독자로 하여금 보다 나은 정신건강 공동체 안에서 정신역동적 작업치료를 정신역동적 치료실제의 맥락안에 자리잡도록 지원하는 것이다. 프로이트는 거의 한 세기 전에 살았고 저술하였는데, 그의 관념은 엄청난 조사와 변화를 겪어왔다. 그 관념들이 그 여정에 따라 수정된 것도 놀랍지만, 그것이 변화를 겪은 정도(extent)에 비하면 그다지 놀랍지 않다.

프로이트가 『꿈의 분석』(프로이트, 1950)에서 처음 자신의 신념을 설명한 이래, 정신사회와 정신건강 치료는 크게 진보하여 왔다. 만약, 그 때 그의 동료들과 궁극적으로는 일반 대중이 무의식적 사고와 의식적 행위에서 성욕의 역할에 대한 그의 주장에 지배되었다고 하더라도 인간의 사고, 감정, 행동을 개념화 시키기 위해 새로운 방법을 갖게 되었을 것이다.

오늘날 사람들은 마치 그들만의 삶을 갖고 있는 것처럼 자신의 감정에 대해서 말하며 의식적(conscious), 무의식적(unconscious) 또는 잠재의식적(subconscious)으로 자신들의 사고를 기술하고 다른 사람들에게 그들의 용어로 의미하는 바를 이해하기를 기대한다. 정신적 장애(hang-up)를 프로이트의 콤플렉스(complex)라는 말로 대체할 수도 있지만, 그들은 정신적 장애와 감정을 논의하거나 이것이 행동과 사람의 전반적인 행복이라는 인식에 많은 영향을 미친다는 기대를 갖을 것이다. 그리고 우리의 주변 사람들과 그것에 대해서 논의할 것이다.

우리는 초기 정신역동적 이론으로부터 현재에 당연하다고 여기는 방식으로 우리 자신을 이해하고 말할 수 있는 용어와 자격을 부여받았다. 즉, "내적 삶"이라고 표현하는 단어들을 갖게 되었을 뿐 아니라 이 내적 삶이 어떻게 발전하고 당연하다고 생각하는 "자기" 와 어떻게 다른지에 대해서도 보다 잘 이해하게 되었다.

삶의 에너지: 리비도 | Life's Energy : Libido

프로이트는 사람을 하나의 닫힌 에너지 체계로 보고 그 에너지를 리비도(libido)라 명명하였다. 이 리비도(libido)라는 용어는 "생명력있는 에너지"를 의미한다. 그는 이 에너지 혹은 리비도를 제한적이며 안(자기)이나 밖(타인 또는 사물)을, 프로이트가 대상으로 언급한 이 양자를 향하는 것으로 보았다. 에너지를 대상에 투여하는 것으로써 어떻게 사람들이 그들의 욕구를 충족하는지를 나타낸다. 일상용어에서 우리는 누군가가 "이 계획은 나에게 무척 중요합니다; 나는 모든 내 에너지를 거기에 쏟아 부었습니다" 혹은 "난 자녀문제로 너무나 걱정이 많습니다. 그래서 난 그 외 다른 문제에는 쏟을 에너지가 남아있지 않습니다"라고 말하는 것을 듣는다. 그 사람은 리비도를 갖고 태어난다고 믿어지지만, 본래 그리고 자연적으로 리비도를 갖는다는 것은 그 사람의 욕구와 맞닿아있지 않다. 우리는 Hall(1954)에 의해 제기된 추론을 이용하여 우리 자신을 예시하는, 500g(16온스)정도의 리비도를 갖고 태어난 존재로서의 신생아를 생각해볼 수 있다.

신생아는 배고픔, 갈증 그리고 아픔을 경험하고 불편할 때는 격렬하게 울어댈 것이다. 우리의 전형적인 유아는 아이의 욕구에 대응하기 위해서 행동하는 돌보는 부모를 갖고 있을 것이고 유아는 편안함과 만족을 주는 사람과 사람이 아닌 대상을 형상화할 수 있게 된다. 곧 그 아이는 상상으로 어머니, 젖병, 부드러운 장난감 그리고 기타 즐거운 것으로 경험한 대상을 그리워할 수 있게 된다. 불행하게도 이 단계에서 500g정도의 리비도는 반사적인 육체적 활동과 소망 또는 형상을 위해 사용된다. 유아는 지금 현재 간절히 바라고는 있지만 그것을 얻기 위한 계획을 세울 수는 없다.

자아는 Id에서 발생한다 | Ego Emerges from Id

실재와 환상을 구분할 수 없는 마음과 심리의 부분과 즉각적인 만족을 갈구하는 부분을 프로이트는 Id라고 명명하였으며 자기의 일부분에 존재한다고 보았다. 이 Id는 탄생과 함께 나타나며 생존과 관련된 것을 포함한 생존욕구를 담고 있다. Id는 생물학적 욕구가 충족되지 않았을 때 참을 수 없는 긴장감을 경험하고 욕구가 충족되면 쾌락을 경험하면서 긴장은 해소된다. 그러나 Id는 논리적 사고는 할 수 없다. 절실하게 요구하는 500g의 에너지 중 일부는 외부세계와 기능적으로 연결된 두 번째 내적인 심리 영역으로 발전한다. 이 영역이 프로이트가 자아(ego)라고 부르는 것이다.

자아 역시 충족과 쾌락을 위해 노력하지만, Id와는 달리 외부세계를 실재적으로 평가할 수가 있다. 프로이트가 말한 대로, 자아의 기능은 개인이 "자극을 깨닫게 됨으로써, (기억 속에) 그것에 관한 경험을 저장해둠으로써, (비약을 통해) 과도하게 강한 자극을 피함으로써, 그리고... (활동을 통해) 유리하게 외부 세계로부터 편안하게 느끼도록 변화를 가져오는 것을 배움으로써" 과제를 수행할 수 있도록 돕는 것이다(Stafford-Clark, 1966, p. 134). 뇌나 Id와 자아 그리고 초자아 사이에 어떤 다른 곳에 실제적인 경계는 없다. 오히려 이들 용어는 성격 안에서 심리적 과정을 개념화하고 확인하는 길을 단축해 준다.

자아의 다른 기능 | Other Ego Functions

자아는 성격의 조직체라고 간주되고 있다. 이것은 "나는 나 자신일 뿐이다", "나는 실제로 존재한다", "나는 다른 사람의 일부가 아니다"라는 것을 깨닫는 정신적 과정을 정착하게 만들어 준다. 이것은 문제를 확인하고 해결할 수 있는 인간의 특정한 부분이다. 이것은 소망, 정신적인 이미지와 물리적 세계에 존재하는 것들을 구분할 수 있도록 해준다. 자아에 의해 안정적으로 자리를 잡은 정신적 과정은 전경 이외의 나머지를 배경에 놓으면서 경험(전경)의 한 부분에 관심을 집중할 수 있게 만들어 준다. 자아는 시간과 전후관계를 인식하고 충족을 늦출 수 있도록 하는 일을 담당한다. 자아는 또한 프로이트가 공격성(agression)이라고 명명한 기능에서 만족에 방해가 되는 것을 제거할 수 있는 행동을 계획하기 위해서 에너지를 사용할 수 있다. 자아가 자료를 수집하고 자기를 위한 우선권을 확립하는데 효과가 있다면, 행동계획을 알기 위해서 노력하고 실현을 위한 점검(reality testing)을 한다고 말할 수 있다(Hall, 1954). 또 다른 측면에서, 자아는 욕구에 상응하기 위해 임의로 에너지를 투여하지는 않는다. 최종적으로 의미있는 작업이 될 만한 계획만을 조직화 하려고 한다.

프로이트는 그의 후기 저서에서 공격성은 쾌락을 위한 욕구에 덧붙여서 인간의 내재적인 욕구라고 하였다. 다른 욕동만큼이나 중요한 것으로 보았던 Menninger(1963)와 Stafford-Clark(1966)에 따르면, 이것은 인간행위에 영향을 미치기 때문에 오히려 실제적인 것으로 간주하며 기술하였다.

우리의 추론으로 돌아가 보자. 현재 두 살로 발달 과정중에 있는 아이는 분리되어 있는 자기 인식을 부분적으로 갖고 있고, 이름에 의해 자기를 지칭하며, 자신이 기능하는 대로 자아를 바라고 소유할 수 있다는 것을 알고 있다. 그리고 젖병이 마술적으로 나타날 것이라는 소망을 가지고 있기 때문에 울 필요가 없는 경우가 있다. 결정된 자아의 지시대로 아이는 빈 젖병을 갖고 엄마에게 다가가고 엄마의 무릎에서 고양이를 끌어내며(공격성), 젖병을 채워달라고 요구하는데(원시적 형태의 신체언어나 어린 아이의 전형적으로 조르며 보채는 울음) 7g 정도의 리비도를 사용한다. 왜냐하면, 에너지가 한정되어 있고 아이가 투여할 수 있는 500g정도만을 가지고 있기 때문이다. 그리고 아이는 자신이 젖병을 얻기 위한 욕구처럼 일상적인 욕구를 채우기 위해서 너무나도 많은 노력을 경주하고 있기 때문에 새로운 도전을 할만한 에너지가 거의 남아있지 않다. 아이가 성장하게 되면서 점점 정보를 얻고 사용할 수 있는 능력이 증가하게 되고, 문제를 해결하기 위해서 필요한 경험도 증가하게 될 것이다. 원시적 자아로서 출발한 것은 점점 더 복잡하게 되고 세상에 적응할 수 있는 능력을 갖추게 된다.

사람이 하는 모든 것에는 에너지가 들어가며 신체적인 활동만큼이나 정신적/감정적인 문제에 대해서 문제를 해결하는 것조차도 에너지 소모와 연결되어 있다고 한는 전제는, 왜 환자가 때때로 치료상황에서 과제에 사용해야 하는 에너지를 거의 갖고 있지 않는 것처럼 보이는지에 대해서 작업치료사가 생각할 수 있도록 하는데 유익한 부분이다.

작업치료에서 심리학적인 영향 | Psychological Influence in Occupational Therapy

자아기능 발달과정에 대한 이해를 적용 해 보면, 프로이트주의와 신프로이트주의의 정신역동적 원리가 사용되는 장면(흔히 의학에 기반을 둔)에서 작업치료사의 작업은 몇 가지 관심사를 갖고 있다. 내담자가 자기 욕구와 부합하는 의미있는 활동에 에너지를 투여할 수 있을까? 욕구의 전 범위가 부합될 수 있도록 하기 위해서 충분히 광범위한 대상과 관심분야에 투여한 에너지를 환자 개인이 갖고 있는가? "대상"(사물, 사건, 또는 사람)이 더 이상 욕구충족이 되지 못할 때, 환자는 그것으로부터 에너지를 거둬들이고 다른 생산적이고 사회적으로 용인된 관계 또는 활동에 에너지를 재투여할 수 있는가? 환자/내담자가 과제와 서로 관련될 때, 자아가 통제되는가 아니면 원초적인 욕구가 즉각적인 만족을 위해서 충동적이고 무질서한 행동으로 이끄는가에 대해서 알고 있어야 한다. 왜냐하면, 자아는 외부세계와 기능적 수행에 대한 실제적인 평가를 할 수 있도록 하고, 정신 건강 측면에서, 작업치료에서 주요목표가 되는 – 특히 환자가 정신 질환을 갖고 있다고 확인된 장면에서 – 기능적 활동이라는 수단을 통해서 자아기능을 평가하고 향상시킬 수 있도록 모든 정신기능을 담당한다고 믿고 있기 때문이다. 이것은 작업치료사인 게일 피들러(Gail Fidler)와 의사인 그녀의 남편 제이 피들러(Jay Fidler)의 저서, 1960년대 이 분야에서 가장 영향력 있는 것 중의 하나인 책에서 발췌한 다음과 같은 내용에서 분명하게 나타난다.

> 보다 건강한 자아를 형성하고 재건한다는 것은 모든 심리치료적인 시도의 목적이다. 그러므로 여기에 제시된 모든 이론은 다행히도 궁극적으로 환자가 타인과 분리된 하나의 인격으로서 자신에 대한 보다 완성되고 현실적인 개념을 발전시키고 이에 대한 본성과 잠재력을 이해하며 자신의 잠재력을 인식할 수 있는 능력을 증진하도록 돕는 것을 지향하고 있다(Fidler & Fidler, 1963, p. 83)

자아 기능과 과제 선정간의 관련성 |
Relation Between Ego Function and Task Choice

정신건강에서 과거에 그리고 현재도 사용되는 정신의학적 진단 범주의 중요한 기능은 자아기능의 상대적 강도나 혹은 한계에 대한 정보를 제공하는 것이다. 고유의 임무를 담당하는 자아의 능력이 심각하게 손상된 정신적 장애들은 정신병(psychoses)으로 진단된다. 환자가 정신병적 행동을 보인다고 인식하면 비정상적인 행동문제에 대한 이슈들에 대해서 환자를 안심하게 하고, 작업환경을 구조화하며 개인으로 하여금 많은 의사결정이 필요한 상황을 줄여주는데 치료사가 특별한 관심을 가져야 하는 신호로 받아들여야 한다. 원칙적으로 자아가 손상되어 있을수록, 개인의 능력이 적을수록 확실한 판단을 할 수 있고 자신의 행동을 조절할 수 없게 된다. 그러므로 치료사는 외부환경을 더욱 더 구조화하고 체계화할 필요가 있는 것이다. 그러나 정신 질환은 자아기능과 관련된 요인만 있는 것은 아니다. 스트레스, 육체적 질병, 피로, 그리고 알콜이나 기타 약물 사용도 모두가 자아기능에 영향을 주는 것으로 예상되고 있다. 작업치료사에 의한 이러한 용어 사용에 대한 이해를 높히기 위해서 독자에게 '일상 생활과제에서 자아의 기능'을 소개할 것이다. 자아는 목적이 있는 작업에 적응하고 참여할 수 있도록 하기 때문에 작업치료사가 개인의 자아기능에 대한 이와 관련된 목록을 보면 분명하게 알 수 있을 것이다.

일상적 생활사에서 자아의 기능
(FUNCTIONS OF THE EGO IN DAILY LIFE TASKS)

자아는 일상적인 환경에 적응할 수 있는 기능을 관리하는 개인적인 부분의 영역이다. 이 모델에서 인정하고 있는 것처럼, 다음에 나오는 내용은 성공적으로 일상의 과제를 해내는 능력에 영향을 미치는 자아의 핵심 기능들이다.

- 실제와 환상간을 구분하기
- 욕구에 대한 만족이 상황에 적절할 때까지 충족감을 연기하기
- 충동성 조절하기
- 선택적 기억력 관리하기
- 실질적 정보에 근거를 두고 여러가지 조건을 고려하고 판단하기
- 정확한 자기상을 만들고 유지하기
- 자신의 강점과 한계를 인식하기
- 신체가 변화함에 따라서 신체 상의 변화를 통합하기
- 환경 안에서 다른 사람과 인간이 아닌 대상과의 관계를 형성하고자 하는 욕구를 포함하여, 욕구를 해결하기 위한 계획을 고안하기.
- 세상에서 자신이 가진 작업적 존재를 인식하기
- 감정 관리하기
- 내적 평형을 유지하고 회복 시키기
- 수행에 대한 완성감 느끼기
- 욕구/욕망과 행하는 것이 옳다고 믿는 것 사이를 중재하기

초자아와 수행에 대한 기대 |

Superego and Performance Expectations

도덕적 규범이 아닌 논리가 자아를 안내한다. 그 이유는 어린 아이의 생존은 부모/보호자의 사랑과 지원을 처음부터 요구하기 때문에 일부 에너지는 활동의 과정이 승인될 것인지, 부모에 의해 "나쁘다"고 생각될 것인지를 평가하는 데 사용된다. 아이는 타인을 기쁘게 하지 못했을 때 죄책감을 불러일으키고, 옳거나 승인된 것으로 지각된 것을 했을 때 자부심을 느낌으로 행동에 영향을 끼치는 보통 양심이라 불리는 것, 내면의 목소리를 발달시킨다. 이것이 프로이트가 초자아(supr ego)라고 명명한 심리영역에서 일어난다.

자아의 임무는 그 개인이 사회적으로 용인될 수 있는 방법으로 원하는 것에 만족하는 진로를 더듬어 가는 것 중의 하나이다. 때로 작업치료사들은 처벌적(punitive)이거나 지나치게 비판적인 초자아를 가진 어린이와 어른을 다루기도 한다. 이 경우에 그 개인의 자신에 대한 기대가 지나치게 요구적이거나 엄격하다. 반대로, 치료사는 지나치게 초자아가 결여된 사람과 작업을 할 수도 있다. 그들은 유해하고, 비도덕적이며, 혹은 도덕관념이 없는 행동에 대해 신경을 쓰지 않는 경향을 보인다. 어느 경우든, 치료사는 그 사람이 자신의 행동의 영향력에 대해 실제적인 피드백을 받을 수 있는 치료집단에 참여하도록 시도해야할 것이다.

무의식과 선택 |

The Unconscious and Making Choices

Id, 자아, 초자아는 "500g"정도의 근원적인 리비도를 나누어야한다. 심리의 이 세 영역 모두는 그 개인을 위해 성취하고 만족하기를 원하고, 각각의 영역이 필수적인 작업을 할 수 있도록 하기 위해 상대적 균형과 조화 속에서 함께 작업하는 방법을 찾아야한다. 운영의 효용성이라 불리는 것 때문에 유아가 얻은 일부 지식-재미는 있지만 실재적 가치는 없는-은 현재의 자각 혹은 의식으로부터 프로이트가 무의식(unconscious)이라 명명한 영역으로 밀려나게 된다.

어린아이의 발달한 초자아가 부끄러움으로 판단한 것은 의식으로부터 무의식으로 밀려나게 되거나 혹은 의식적 자각으로 들어오는 것을 전혀 허락하지 않는다는 지식 혹은 견해도 마찬가지이다. 많은 자료는 개인이 부끄럽게 여겼을 생각들을 포함하는 무의식의 영역에 담겨있는데, 그(그녀)는 그것을 의식하고 있다. 또한 너무 많아서 자아가 통제할 수 없고 자아는 이러한 생각들을 설명하거나 수용할 수 있는 논리적 방법을 만들어 낼 수 없는 인식이 의식으로부터 밀려나거나 간직된다. 예를 들어, 학대를 받았거나 그 외 다른 외상을 경험한 어린아이이나 어른은 그 경험을 둘러싼 상세한 내용은 기억하지 못하고 단지 단편적인 것을 회상할 수 있을 뿐이다. 그럼에도 불구하고, 그 개인은 설명할 수 없고 통제할 수 없는 공포감이나 불안에 압도되는 경험을 할 것이다. 비록 그것이 인식되지 않는 영역을 표현하더라도 무의식은 행위에 강력한 영향력을 계속해서 발휘한다. 프로이트는 인식과 사고의 극히 작은 부분만이 의식이라고 믿었다. 많은 지각과 사고가 일반적으로 접근하기 어려운 무의식이나 현재의 인식에는 없지만 회상이 가능한 전의식에 존재한다(Freud, 1950).

이 견해-행위는 인식 밖에 있는 지각, 사고, 기억, 혹은 감정에 의해 영향을 받는다-는 작업치료사가 이해하려고 시도하는 것을 돕고 혹은 비논리적으로 보이거나 이해하기 어려운 감정이나 행동을 환자가 수긍할 수 있도록 돕는다. 또 다른 방법에 대해 언급하면, 때로 환자는 불안을 느끼고 경험하거나, 변화를 이해하지 못하고 쓸모 없다고 느끼는 일을 한다. 이는 그들이 작업 선택을

뇌 기능의 좌우 기능 분화

(Laterality of Brain Function)

Id, 자아 그리고 의식-무의식이라는 프로이트의 구성개념과 뇌 기능의 좌우기능 분화에 관해 알려진 것을 비교하는 것은 흥미로운 일이다. 오른 손잡이의 경우, 좌반구는 언어를 표현하고 계산을 하며 논리적으로 사고하는 능력(예를 들면, 결과에 앞선 원인의 측면에서) 그리고 일반적으로 시-공간 개념을 취급하는 것을 주로(단독으로가 아니라) 담당하는 것으로 간주된다. 이를 "자아"기능을 설명한 것이다. 우반구 또는 우세하지 않은 반구는 직관하고, 시각화하며 정동을 다루는 능력에 대해 책임을 지고 있다. 우반구는 시간을 초월해서 존재하고, 차례대로 논리적으로 사건이 진행되는 것을 볼 수가 없으며, 그래서 인과적이지 않다. 이것은 "Id"를 설명한 것이다(Gazzangia, 1988, 1989; Ornstein, 1973; Springer & Deutsch, 1981).

포함해서, 자신을 건강하게 드러내는 선택을 자유롭게 하는 것을 어렵게 만들 수 있다.

성격의 발달과 기술의 발달 | Development of the Personality and Skill Development

Id-자아-초자아와 의식-무의식에 관한 이론에 상보적으로, 프로이트는 사람은 본성적으로 쾌락을 추구하고 특히 만족을 경험한 대상과 활동은 그 개인이 성숙한 것만큼 변해간다는 것을 개념화하였다. 프로이트는 신생아로부터 시작하여 성적 심리(psychosexual) 혹은 정신사회적 발달(psychosocial development)이라 불리는 발달 단계에 대한 개요를 설명하였다. 좋아하는 대상dml 선택과 주요하게 영향을 미치는 타자 뿐만 아니라 사람이 아닌 대상/매체와 관계를 맺는 선호하는 방법에 대해서 열거하며 특별하게 그 중요성을 생후 5세에 두고 세 개의 발달 단계로 나누었다. 프로이트는 이것을 직접 어린아이의 심리적 발달단계에 따른 변화와 처음으로 관련지었다. 이들 각각의 발달단계 동안, 아동은 타인에 대한 신뢰를 배우고 내적인 통제감과 자율감을 형성하며 도덕적 규범을 형성하고 성 정체성을 세우며 자신만의 사회적, 직업적 기술에서 자신감 획득을 포함해서 달성해야 할 감정적 과업을 갖게 된다고 하였다(표 4-1). 프로이트를 추종하는 발달적, 인지적 그리고 사회적 학습 이론가들은 이 기술들에 대하여 이러한 기술이 개발되는 방식에서 보다 더 구체적인 부분을 묘사하며 상세하게 설명하였다(Bowlby, 1969; Colby & Kohlberg, 1987; Erikson, 1950, 1959, 1969; Gilligan, 1982; Havighurst, 1974; Kohlberg, 1969, 1971, 1976; Levinson, 1974; Piaget, 1962, 1965, 1973; Piaget & Inhelder, 1969; Selman, 1971, 1976; Sheehy, 1978,). 특히 아동을 다루는 소아 작업치료사에 대해서는 놀이와 관련된 것이 이 분야에서 이루어진 작업이었다(Axline, 1969; Bundy, 1997; Ellis, 1973; Florey & Greene, 1997; Perry & Bussey, 1984; Piaget, 1962; Pronin Fromberg & Bergen, 1998; Reilly, 1974; Takata, 1974). 놀이는 아동이 일상의 기능을 만족시킬 수 있는 다양한 내적 심리, 인지적, 사회적, 생리적 운동기술을 확립시켜 주는 주요한 매개체로 제시되어 왔다. 발달단계와 관련된 기술을 이해하는 것은 치료사가 정신역동적 모델을 아동과 함께 할 수 있는 작업에 적용하고, 아동치료에 관심을 갖고 있는 사람이 이 분야에 대한 문헌 연구를 하는데 특히 중요하다. 그러나 성인에 대한 행동은 발달 목표를 이해하고 다루는데 어려움이 있을 수도 있다.

「성욕에 관한 세 편의 에세이」(Freud, 1953)에서 프로이트는 선호대상의 발달에 대한 견해에 대해서 상세히 기술하였다. 프로이트는 아동이 발달함에 따라서 신체의 특정 부위가 접촉과 자극에 민감해지고 접촉된 부위가 매우 쾌락적이라는 데 주목하였다. 프로이트는 온 몸의 쾌락을 성적 쾌락으로 명명하였고, 오늘날 우리가 그런 경향이 있듯이 성욕이라는 용어를 성기의 성욕으로 사용하는 데 제한을 두지 않았다. 아동은 좋아하는 대상과 함께, 주요하게 연관이 있는 인물과 관계하였던 방식으로 "정신역동적 단계들"을 통과해나간다. 단계이론은 유년기의 보호로부터 세상으로 나아가게 하고 이 세상에 대해서 배우며 그 안에서 만족감을 얻고 익숙하게 됨으로써 연속적인 발전을 이루어 나간다고 설명하고 있다. 간략하게 정리한 개요를 제시하면 다음과 같다.

정신역동적 단계이론 | Psychodynamic Stage Theory

정신역동적 단계 이론에서 다섯 단계에 대한 설명은 개인과 환경간에 이루어지는 관계에서 각각의 변인들과 발달기간 중에 일어나는 개연적 결과에 대한 통찰을 제공한다.

구순기와 유대감 *(Oral Stage and Bonding)*

신생아에서 2세 전후의 시기로 구순부위가 쾌락의 초점이 되고 아동은 구순기(oral stage)에 놓인다. 이 때 아동은 엄마의 젖이나 자기 손가락을 빨거나 깨무는 데 몰입하는 것과 같은 입을 자극하는 활동을 좋아한다. 프로이트에 따르면, 엄마는 이 단계에서 가장 중요한 대상 인물이다. 이후에 발달이론가와 사회적 학습 이론가(Perry & Bussey, 1984)는 다른 일관된 보호자(아버지, 형제, 그리고 조부모)도 똑같이 중요할 수 있다는 사실을 발견하였다. 보호자는 유아의 일관된 양육을 위해서 감정적 욕구뿐 아니라 생리적 욕구에도 반응하는 자세가 절대적으로 필요하다. 또한 안전하게 보살피는 환경을 필요로 하는데, 서로의 신체적 상호작용을 위한 자

표 4-1

정상적인 정신사회적 발달과정

(NORMAL PSYCHOSOCIAL DEVELOPMENT)

출생	부위, 특정하게 민감한 반응영역	쾌락적 활동	대상선택	잠재적 문제
만2세	구순기 ① 전기 구순기 ② 후기 구순기	① 빨기, 무엇이든 먹기 (incorporating), 삼키기 ② 깨물기, 부수기	자기; 구순적 대상 어머니 형상	이 단계에 고착된 사람은 밀착적이고 과도하게 의존하거나 타인에 대한 신뢰에 어려움을 가질 수 있다. 말하는 것을 즐긴다. 음식물, 흡연, 기타의 물질에서 편안함을 발견한다. 친밀한 관계를 형성할 수 없다.
1세 - 3세	항문기 ① 전기 항문기 ② 후기 항문기	① 배설하기, 배설물만지기, 어지르기 ② 배설물에 대해 조절하고 보류하며 참기, 청결과 정리하기.	부모 형상 ; 항문적 대상	전기: 지나치게 어지를 수 있다. 후기: 어지르는 것에 반감을 갖는 것을 발견할 수 있다. 정리하는 것을 즐긴다. 수집가, 지배하는 사람과의 갈등을 낳을 수 있다.
3세 - 5세	전 성기기 (남근기)	성기를 만지거나 탐색하기, 자신의 성과 반대성에 대해 배우기	부모: 초월적인 부모 (영웅)	적절한 역할, 옷입는 방식, 등을 수용하는 데 어려움을 가질 수 있다. 성역할을 과장할 수 있다. 동성과의 관계를 대체적으로 편안해 하거나 동성애적 문제로 인해 두려움을 가질 수 있다. 양심이 없는 것처럼 보일 수 있고 혹은 반사회적 행동에 양심의 가책을 가질 수 있다.
5세 - 12세	잠복기	새로운 수행 기능을 배우는데로 에너지를 승화시킨다	동성의 친구	동료들과 상호 우호적 관계 형성에 어려움이 있다. 기능과 능력에 대한 신뢰가부족하다.

(계속)

표 4-1 (계속)

출생	부위, 특정하게 민감한 반응영역	쾌락적 활동	대상선택	잠재적 문제
12세-18세	후기 성기기	자신의 성기와 반대성기에 대하여 만지고 조사하며 몽상하기	자기; 이성친구에 대한 사랑이 나타남	독립 대 의존이라는 이슈와의 투쟁은 특히, 자신의 신체적 외모와 관련하여 나타날 수 있다. 성욕의 문제에 몰두할 수 있다. 동성애와 이성애 활동에 관하여 실험 해 볼 수 있다.

Hall, C, S.(1954). *Primer of Freudian psychology*. New York, NY: New American Library and Stafford-Clark, D.(1966). *What Freud really said*. New York, NY: Schocken Books.

극과 기회를 제공하는 것이 그 예의 하나이다. 감각놀이라고도 불리는 이 초보적 놀이를 통해, 이 단계의 아이는 물리적 환경 뿐 아니라 자신의 신체에 대한 자각을 얻게 된다. 돌봄을 받고, 욕구가 만족을 얻을 수 있도록 신뢰를 배우며, 부모나 보호자와 감정적으로 애착하거나 유대감을 형성하는 능력은 이 단계의 아동에게 중요한 사회적 발달과제이다.

항문기와 조절능력 (*Anal Stage and Control*)

약 1세에서 3세에 해당하는 유아로 항문 부위가 특히 민감하다. 배설과 관련된 활동은, 특히 배설을 제어하는 것을 훈련한다는 측면에서 만족을 가져온다. 이러한 항문기에 부모는 지속적으로 돌보는 사람으로 중요한 역할을 하지만 아이와의 관계는 변하게 된다. 아이는 "아니야(싫어. no)"라고 말하는 것을 배우고, 독립심을 갖고 환경을 통제하려고 노력하지만, 부모와 떨어지려고 하지는 않는다. 아동은 더욱 움직임이 많아지고 주변을 뛰어다니거나 느리게 걸어다닐 수 있다. 양육환경은 아이가 위험을 무릅쓰고 나가서는 모험을 즐길 수 있는 재료와 안전한 장소를 제공해 줄 필요가 있다. 운동기능, 인지 기능, 사회적 기능을 발달시키고 (배설을 익숙하게 제어할 수 있게 됨으로써)해냈다는 자심감을 발달시켜 나간다.

남근기와 정체성 (*Phallic Stage and Identity*)

유아가 약 3세에서 5세가 되면 아이는 세 번째 단계 즉, 전기 성기기 또는 남근기에 있게 된다. 프로이트는 전기 성기기를 적절한 성 정체성을 갖게 되는 핵심적인 기간이라고 보았다(Eichenbaum & Orbach, 1983, p. 71). 남아는 자신을 아버지(또는 기타 주요한 남성인물)로 생각하고 여아는 자신을 어머니로 보고 동일시하여 부르는 과정 중에 그들의 행동을 모방하기 시작한다. (사회적 이론가들도 유아가 부모와 더불어 어른이나 기타 인물을 역할모델로 동일시할 수도 있음을 강조하였다.) 프로이트는 이 단계까지 남아와 여아가 근본적으로 양성적(양성의 특성을 드러냄)이라고 보았다. 또한 이 단계에 있는 유아는 분리 - 개별화로 알려진 과정에서 커다란 진보를 하게 되는데 여기에서 아이는 부모로부터 감정적으로 분리를 하기 시작한다. 분리와 독립을 연습한 유아는 자기가 돌아왔을 때, 부모가 신체적으로 뿐만 아니라 감정적으로도 항상 거기에 있을 것이라는 것을 알아야한다. 부모는 아이가 자신만의 욕구와 의견을 갖도록 허용 해야한다. 놀이는 흔히 아이가 모험을 하고 독립심을 연습할 수 있는 또 다른 방법으로 상징화 혹은 "척하기"의 사용을 포함하고 있다. 더욱이 전기 생식기기 동안에 아이는 활발히 선과 악에 관한 부모가 가진 관념을 반영한다. 부모는 주요한 선택 대상으로 남아 있지만, 이 단계에서는 아이가 초월적인 부모 또는 영웅을 찾는 기간이다.

잠재기와 사회적 관계

(Latency Stage and Social Relationships)

약 5세부터 사춘기까지로 이 시기의 아동은 잠재기에 해당한다. 후기 발달이론가들은 이 시기를 전기와 후기 아동기로 나누었다. 특별하게 중요성을 가진 것으로 여기는 새로운 신체 부위는 없고 에너지는 수행 기능을 개발하거나 향상시키고 동료간의 우정을 형성하는 것으로 승화된다. 잠재기는 아동에게 가족과 지역사회를 돕는 것과 관련된 것, 학문적으로 성취하는 것, 편안하게 사회화하는 것과 같은 삶의 기술이 발달하는 핵심적인 시기이다. 이 기간동안 아동은 친구들을 진심으로 대하면서 상호작용이 이루어지는 우정을 형성의 능력을 갖는다. 놀이는 조직화되고 협동적인 놀이 뿐 아니라 규칙이 있는 게임까지도 포함하게 된다(예를 들면, 친구들과 술래잡기하는 것, 모두가 즐길 수 있는 기차놀이를 하는 것. 등).

후기 성기기와 독립성

(Late Genital Stage and Independence)

사춘기에서부터 청년기까지의 시기로, 후기 성기기라고 불리는데, 성기부위가 특별히 쾌락과 관련되는 것으 다시 경험하게 되고, 이성애를 향한 성숙한 움직임이 나타난다. 이성애적인 사랑의 대상이 특별한 의미를 갖게 된다.

청년기는 여러가지 면에서 아동기와 성인기 사이에 걸쳐있는데, 경제적으로, 법적으로 부모에게 여전히 의존적이고 감정적으로 밀착되어 있다. 친구들이 인정하는 것에 매우 신경을 쓰며 많은 영역에서 점차로 독립적으로 되어간다.

고착 (Fixation)

각 발달 단계에 주어진 연령 경계선은 실제로 경계선이 아니라 단계와 관련된 행동이 중첩되는 것을 허용하는 유통성 있는 개념적 분할임을 강조하는 것이다. 그러나 때때로 개인, 아동, 혹은 성인은 성적 심리 발달단계의 특정 수준에 고정되거나 고착되기도 한다. 좋아하는 대상과 상호작용하는 관계를 포함하여 아동의 행동은 이러한 고착을 반영한다. 이런 경우에 잉여 에너지가 특정 수준의 욕구를 충족시키기 위해서 노력하는 쪽으로 방향을 잡음으로써 그 개인은 다음단계로 성공적으로 이동하지 못하게 된다. 그 결과로 자신, 타자 그리고 사물을 대하는 데 있어서 미성숙하거나 경직된 태도를 보이는 것으로 문제 행동이 나타날 날 수 있다.

예를 들면, 유아기에 부모와 성공적으로 애착 관계를 형성하지 못한 아이는 이후에도 다른 어른과 신뢰를 형성하는데 어려움을 갖게 된다. 유아는 앞으로 나아가는데 안전감을 느끼지 못하고 주어진 환경을 탐험할 수도 없을 것이다. 아이는 매달리거나, 반대로 어른과의 관계를 거부하고 친구들과의 교류에서도 실패할 수 있다 (Lieberman, 1977).

마찬가지로 구순기에 고착된 성인은 구순적 쾌락(예를 들면, 먹는 것)에 과도하게 의존하는 문제행동을 보이거나 이 점을 반영하는 대상과 활동(아마도 상징적인)을 선택할 수도 있다. 관계형성에서는 성숙된 성인관계를 맺기보다는 돌봄을 받으려고 할 것이다.

아동의 성심리학적 발달 |

Psychosexual Development and Children

흔히 정신건강 공동체(mental health community) 안에 있는 아동이 보이는 행동은 연령에 맞게 기대되는 행동단계가 갖추어야할 요건을 만족시킬 수 있는 능력을 방해하는 행동과 감정상의 문제를 갖는다. 이런 아동에게 나타나는 심리적 문제와 기능적 결함은 다음과 같은 문제를 포함하고 있다.

- 부모 또는 보호자와 친밀하고 신뢰감 있는 관계를 맺는 능력의 부재
- 놀기 위해, 그리고 새로운 기능을 배우기 위해서 모험을 시도하는 것에 대한 신뢰감의 부족/적절한 동료관계 형성에 대한 어려움

- 공격성, 충동, 자기조절 등 기타 문제를 포함하는 혼란스런 행동 또는 이상 행동/우울/슬픔
- 자기관리와 자조활동에서 기대되는 기능의 실패

게다가 신체적 또는 인지적 장애에 알맞게 대처하고 관리하는 심리적으로 건강한 아동, 빈곤 또는 혼란스러운 환경을 가진 아동, 질병을 경험한 아동은 여러가지 다양한 단계를 거치면서 통과하는 데 보다 더 힘든 시간을 보낼 수 있다. 소아 작업치료에서 프로이트주의자와 신프로이트주의자는 아동으로 하여금 정상적인 활동에 참여하고 연령에 맞는 기능을 훈련할 수 있는 기회를 제공하는 치료적 배경하에서 중재전략에 대한 가설을 세우고 사용해야 한다. 흔히, 놀이를 사용하지만 협동과 작업완수를 강조하는 활동도 함께 사용해야 한다(Olson, 1993).

성인 행동으로의 반영 | Reflection in Adult Behavior

아마도 자신이나 다른 사람에 대해서 "구순적이다"이나 "항문적이다"라고 말하는, 그런 전문용어를 너무나 평범하게 대화로 나누거나 말하는 것을 들어본 사람은 거의 없을 것이다. 아마도 어릴 때, 그 사람이 자기 환경과 관계를 맺는 데 더 좋아하는 스타일로 굳어져버린 것인가 보다 라는 식으로 생각하는 것이 오히려 더 유용할 것이다. 예를 들면, 어떤 사람이 질서를 지키고 자신의 일터와 일상활동의 계획을 일목요연하게 유지하는 상태를 너무나 선호하고, 또 어떤 다른 사람은 놀기 좋아 하는 환경과 자발적으로 계획을 세우는 것에 더 고무된다고 하자. 한편으로는, 성적심리 발달단계에서 "고착"이 욕구충족을 위한 대상 범위와 환경을 다루는 방법을 결정짓는 경향을 가지고 있다. 다른 한편으로는, 행동을 판단하고 라벨을 붙일 필요도 없이, 사람들이 과제에 접근하고 환경과 상호관계를 맺는 데 더 선호하는 방식이 있다는 차이를 인식할 수 있어야만 치료사가 내담자의 선호도를 이해하고 조정할 수 있게 될 것이다. 작업치료사는 사람의 스타일을 정형화 되게 바꿀 수 없고 개인의 고유한 스타일에 어울리도록 해야 한다. 개인에게 가장 편안한 스타일을 유지할 수 있도록 도움으로써 삶의 변화에 대처하도록 돕는다.

사례 : 프란세스는 79세이고 파킨슨씨병을 20년 넘게 앓아왔다. 지난 10년 동안 움직이기 위해서는 휠체어가 필요했다. 그럼에도 불구하고 그녀는 70세까지 부동산 중개업자로서 파트타임으로 일을 할 수 있었다. 그녀는 5년 동안 미망인으로 지냈으며, 스스로 몸단장을 하고, 목욕을 하며 옷을 입고 식사준비를 하고 재정관리를 하는 등 혼자 힘으로 살아왔다는 사실에 대해서 자랑스러워하였다. 그녀는 모든 일을 매우 부지런하게 완수하였다. 그러나 최근에 프란세스는 점차 말이 없어졌고 그녀의 가족은 그녀가 점차 우울해져 간다고 느끼게 되었다. 가정에서 돌보는 간호사가 작업치료사에게 프란세스의 생활상태의 개선을 위해 전화로 도움을 요청 해 왔다. 대화에서, 프란세스가 물리적 환경에 기민성 있게 움직이는 데 점점 어려움을 겪게 되었다는 사실을 숨겨 왔다는 것을 알았다. 도움이 될 수 있도록 가족들은 프란세스의 집에서 장애가 될만한 물건을 치워 그녀가 움직이기 쉽도록 만들기 위해 조리대와 문밖으로 옷들이 반쯤 떨어져있는 옷장을 치웠다. 만약, 프란세스가 계속 불평을 하면 가족들은 편안하게 생각하라고 권유하곤 하였다. "결국에는" 그들이 "누가 옷장을 보러와요?"라고 질문할 정도였다. 한번은 치료사가 프란세스와 대화를 하다가 프란세스가 정리정돈에 대한 강한 요구와 자신만이 생활환경을 통제할 수 있다는 강박적인 느낌을 갖고 있다고 결론짓고, 쉽게 접근하여 이용할 수 있고 매우 정돈된 환경을 프란세스와 함께 다시 만들었고 가사관리에 대한 기능을 활용할 수 있도록 함께 작업하였다.

프로이트 관점에서 보는 동기화 | Freud' s View of Motivation

사람은 한편으로 자신이 만족하기를 바라지만(이른바 쾌락원칙), 반면에 실제로는 흔히들 만족을 지연시키거나, 심지어 포기해 버리기도 한다. 사람은 쾌락을 주는 활동을 하려고 하는 인력(끌어당김) 대(vs) 바라는 목표에 도달하기에 다소 어려운 실제 상황에 대해서 활동을 활성화하도록 하는 긴장감을 만들어낼 수 있다.

때때로 이러한 긴장은 불안을 느끼게 만드는데 특히, 욕구가 충족되지 않거나 자신이 해롭거나 죄를 유발할 만한 행동에 관련될 것이라는 공포를 갖게 될 때 그렇게 느낀다. 이 불안은 자아 강도가 낮아지거나 자아에 대한 요구가 증가할 때 초래될 수 있다. 자아는 프로이트가 방어기제라고 명명한 독특한 일련의 용어를 통해 "부정하고, 거짓을 말하거나 혹은 진실을 왜곡"하려는 시도를 하는 것을 통해서 불안을 관리할 수 있는 기능을 가지고 있다(Hall, 1954).

방어기제와 적응 (Defense Mechanisms and Adaptation)

방어기제는 대부분 무의식적으로 그리고 의도와 상관없이 일어나는 것에 "매우 특수한 종류의 대처"를 할 수 있게 만들어 준다(Vaillant, 1993, p. 9). 방어기제는 자아가 내적 실제(감정 혹은 사고)와 외적 실제, 이 양자에 대한 지각을 바꿀 수 있는 방법들을 말하는 것이다. 이것은 신체의 면역체계에 비유할 수 있다. 면역체계는 박테리아가 신체를 침입할 때 작용하기 시작한다. 방어기제는 갑작스런 변화나 갈등이 자아의 의식을 압도하려고 위협할 때 작용하기 시작한다. 만약 면역체계가 자기가 맡은 과업을 "현명하게" 완수하면, 그 개인은 "건강하고, 양심적이며, 유쾌하고, 독창적이며, 이타적"이라고 평가될 것이다. 만약 방어가 잘못 사용되면, 사회는 그(그녀)를 정신적으로 질병이 있으며, "불쾌"하거나 "비도덕적"이라고 간주할 것이다(Vaillant, 1993). 비록 독자는 방어가 가지고 있는 전체 스펙트럼을 구성하는 것에 관하여 만장일치의 합의가 없었다고 들었겠지만, 방어기제에 대해서는 부록 H에 요약해 놓았다. 프로이트와 추종자들(Freud, 1937; Vaillant, 1993)은 방어기제의 일부 사용은 다른 방어보다 적응적이라는 사실과 상대적 유용성이 어떤 상황하에서는 그 방어가 얼마나 오랫동안 사용되었느냐에 따라서 부분적으로 책임이 있다는 사실에 동의하였다.

작업치료사들은 종종 전혀 기대하지 않았던 고도로 스트레스를 받는 상황의 도전에 직면한 사람들과 작업을 하게 된다. 기타의 대처전략(예컨대, 인지적 스트레스를 관리하는 기술, 머리를 맑게 하기 위해서 산책을 하거나, 친구나 가족으로부터 정서적 지원을 구하는 것 등)과는 달리, 방어는 의식적으로 사용되지는 않는다. 건전한 방어기제의 사용은 내담자가 고통과 불안(즉, 고통과 불안을 보다 조절할 수 있게 만드는)을 측정할 수 있도록 도울 수 있다. 잘 알려진 예로는 어떤 사람이 잠재적으로 치명적인 병을 갖고 있다는 사실을 인식하게 되면 처음에는 부정이라는 방어기제를 사용한다는 것이다. 때때로 질병이나 외상으로 심한 스트레스에 직면하게 되면 개인은 퇴행 행동을 할 수도 있다. 이것은 그들이 보다 유치한 행동으로 되돌아간다는 것을 의미한다. 종합적으로 말하면, 사람은 과제에 접근하는 그들만의 전형적인 방식에 따라 선호하는 방어기제를 갖는 경향이 있다. 그 방어기제는 시간이 흐름에 따라 향상되며 욕구를 충족하는 방식을 특징 짓는다. 이것이 나중에 성격으로 반영되는 것이다.

치료 과정 | The Therapy Process

사람의 정신적 활동 중에서 무의식적인 부분이 행동에 강력하게 영향력을 발휘한다고 믿었던 프로이트는 무의식에 있는 관념들을 확인하기 위한 시도를 하였다. 그가 택한 한 가지 접근법은 "혀의 미끄러짐"이라는 자유연상과 꿈의 탐험을 통해 개인이 가지고 있는 상징적 생산물의 깊이를 살펴보는 것이었다. 그것은 의식 밖에서 그러한 관념을 유지하기(또는 억압하기) 위해 에너지가 소요된다는 것과 만약에 무의식적인 사고와 갈등이 의식적인 자각으로 이어질 수 있게 된다면, 그 개인에 의해 조절될 수 있고 그것으로 인해서 에너지를 다른 것보다 더 만족을 줄 수 있는 활동으로 자유롭게 주입할 수 있게 될 것이라는 믿음이 있다.

프로이트는 환자로 하여금 치료할 필요가 있는 해결되지 않은 갈등과 무의식적 드라마를 "치료사의 영화 화면"에서 상연하는 것을 허용할 수 있도록 치료사의 역할이 중립적이어야 한다고 보았다. 그가 정신분석이라 불렀던 과정에서의 주된 활동은 해석인데, 특히 분석가와 치료회기 동안에 환자의 행동과 정동(affect)에 대한 해석과 덧붙여서 환자에 의해 상세히 이야기되는 꿈에 대한 해석이 그것이다. 이 해석은 통찰과 인식을 높이기 위해 고안 되었다. 비록 개인의 과거가 정신 분석 과정에서 불가피하게 상세히 거론되기는 하지만, 이것은 중요하게 여겨지고 있는 환자의 과거에 대한 기억 즉, "재구성된 주관적 경험의 세계"이다. 그러나 이와 같은 기억의 정확성은 중요한 문제가 아니다(Michels, 1983). 중요한 사건과 자신이 중요하지 않다고 느끼는 사건을 인간이 지각할 수 있다는 견해는 이후에 인간중심이론가에 의해 채택되어진 신념이다.

프로이트는 성격을 그 개인이 성숙되어가는 것만큼 보다 고착(비유동적으로)되어 가는 경향성이라고 보았다는 기록은 매우 흥미롭다. 결과적으로 50세나 그 이상의 아니든 성인은 성격의 변화 뿐만 아니라 정신분석적 중재를 위한 좋은 대상자는 아니라고 보여진다(Sadler, 1978).

풀리지 않은 채로 남아 있는 오래된 갈등이 현재의 행동을 만들어낸다고 프로이트는 믿었기 때문에 환자 개인의 역사를 이해하는 것, 특히 무의식에 의해 갖혀 있고 너무나 많은 에너지를 사용하는 사건의 중요성에 대해서 강조하였다. 프로이트의 이론은 인과론(결정론)이라 일컬어진다.

초기 모델 : 작업치료와 "투사적" 활동 (THE EARLY MODEL : OCCUPATIONAL THERAPY AND "PROJECTIVE" ACTIVITIES)

초기 작업치료사들은 프로이트가 사용한, 표현을 독려하고 무의식적인 자료에 잠재적으로 접근하기 위한 도구로서 진흙, 그림, 꼴라쥬 같은 미술매체와 유사한 모델을 적용하였다. 이것은 작업치료에서의 "투사적" 평가 배터리(일련의 묶음)라 불리는 것의 사용에서 반영된다. 치료사들은 이 미술작품의 의미를 해석하는 것에 대한 명확한 기준선이 부족하다. 그리고 작업치료의 기능으로서 이러한 해석의 적절성의 문제는 계속해서 과제로 남겨질 부분이다(Allen, 1985; Drake, 1999). 그렇지만 작업치료사들은 미술을 표현출구로서 계속 사용하고 있으며 이러한 사용 중 일부가 이 장에서 다루어질 것이다.

작업치료평가에서의 성격의 표시 | Sign of Personality in Occupational Therapy Assessment

프로이트주의자와 신프로이트주의자의 원리에 근거한 작업치료에서의 진단은 흔히 성격의 표시(sign of personality) 접근법을 채택하고 있고 아마도 앞으로도 계속 이용될 것이다. 이 접근법에서는, 치료사가 성격을 나타내줄 만한 다양한 재료를 가지고 수행하는 것을 보거나 또는 과제에 참여해서 특정재료를 손으로 다루는 방법을 보면서 내담자 또는 환자의 성격을 평가하는 방법을 말한다(Borg & Bruce, 1991). 예를 들면, 작업치료에서 "성가시고 번잡한" 재료를 다루는 것을 좋아하지 않는 사람은 전반적으로 성가시고 번잡한 재료를 다루는 것을 싫어하는 사람이라고 추정할 수 있을 것이다. 꼼꼼하고 체계적으로 특정 과제에 접근하는 사람은 일상의 삶에서도 다른 일에서도 꼼꼼하고 체계적으로 할 사람이라고 볼 수 있을 것이다. 많은 작업치료 평가 배터리는 구조화된 작업(본래부터 그 작업이 어떻게 실행되어야 하는지를 안내해주는)과 비구조화된 작업(외부에서의 안내가 부족하고 창조적으로 문제를 해결하도록 격려되는)을 포함하는 신프로이트주의자의 작업치료가 절정기일 때 개발되었다. 그것으로 내담자가 자신이 선호하는 스타일로 다양한 수단을 통해 표현할 수 있게 되었다(Azima & Azima, 1959; O'Kane, 1968; Williams & Bloomer, 1987).

작업치료 과제에서 개인의 수행력은 자아의 기능이라고 볼 수 있는, 문제를 조직화 하고 문제를 해결하며 성공적으로 작업을 수행할 수 있도록 만들어주는 능력을 나타내는 것으로 간주될 수 있다. 예를 들면, 중단하고 포기한 과제를 수행하는 동안 좌절을 잘 관리할 수 있는 사람은 다른 좌절상황에서도 유사하게 대응할 것으로 기대할 수 있다.

정신역동적 작업 치료 평가와 중재치료에서의 또 다른 핵심은 자기상과 신체상이다. 많은 작업치료 평가 배터리는 사람의 모습, 대개는 자신의 이미지를 그리도록 요구하는 것을 포함하고 있다(Azima & Azima, 1959; Hemphill, 1982; O'Kane, 1968; Shoemyen, 1970; Williams & Bloomer, 1987). 이야기는 때로 그림을 그리는 사람이 그림에 대한 자신의 감정을 설명할 수 있도록 돕는데 사용되다. 치료사는 해석을 하거나 그림에서 묘사된 것에 기초해서 그려진 사람에 대해서 그리고 그 작업이 어떻게 접근되고 있는지를 추론할 수 있어야한다.

행동을 통한 학습: 치료적 활동 또는 "과제" 집단 | Learning By Doing : The Therapeutic Activity or "Task" Group

1960년대에서 1980년대 중반을 거쳐, 정신건강 관련 기관에서 정신역동적 작업치료는 대개 전형적인 환자로 진단된 개인이 함께 거주하거나 치료공동체 또는 치료환경이라 불리는 환경배경 안에서 통원환자 장면이든 입원환자 장면이든 어느 곳에서나 시행되었다(Jones, 1953). 전형적으로 환자들은 하루종일, 종종 저녁까지 늘어난 치료 프로그램에 함께 참여하였다. 치료환경은 보통 매일 겪는 일상생활환경과 유사하게 설계되었고 참여자는 모임과 활동 뿐만 아니라 식사시간과 조직되지 않은 시간에도 하루 종일 같이 참여하였다. 치료집단은 작업치료, 레크레이션치료, 말을 통한 집단치료, 싸이코드라마, 약물치료, 환자 관리를 포함하였다. 자유시간이나 조직되지 않은 시간에는 환자들에게 집에서 하는 것과 유사한 대화를 하도록 했으며 자신만의 시간을 관리하는 방법을 배울 수 있는 기회를 갖도록 하였다. 진행하는 사람들의 지원 속에 내담자들은 사이좋게 진행이 잘 될 수 있도록 책임을 지고, 차이점을 해결하면서 여가활동을 계획할 수 있을 것이라고 기대하였다. 이러한 배경하에서 참여자가 서로서로 피드백을 주고, 서로 배우고 지원을 받으며, 사회적 기술과 다른 기능적 삶의 기술을 연습 해 볼 수 있는 기회를 많이 가질 수 있도록 해야 한다. 이러한 측면에서, 치료적 작업은 환경 안에서 이루어진다고 확신할 수 있다는 것이다.

과제중심 집단 (Task-Oriented Group)

1960년대 동안 Gail Fidler는 "치료를 위한 환경적 배경으로서 과제중심 집단(The Task-Oriented Group as Context for Treatment)"이라는 논문을 발표하였다(1969). 작업치료에서 과제집단(치료적 활동집단이라고도 불린다)은 함께 작업하는 동안에 내담자에게 자신에 대해서 배울 수 있는 기회를 제공해 준다. 작업치료집단은 뒤돌아 회고하기보다는 오히려 일어났던 것으로 "보고 탐험"할 수 있는 "생활의 축소판-작업상황"으로 묘사하고 있다(Fidler, 1969). 이 집단들은 참여자의 관련된 능력(자아기능)에 따라 구조화 된다. 내담자는 집단 활동 작업에서 함께 일하기 때문에 결과나 그 생산물(그들이 성취한 것)에 대해서는 강조를 하지 않지만 진행과정이나 활동집단의 역동성(그들이 목표에 도달하기 위해서 어떻게 함께 작업했는가)에는 강조점이 주어진다. 그러므로, 치료적 활동집단은 치료환경과 철학적으로 많은 조화를 이루고 있다.

어린 내담자를 위한 집단 모델 (Group Model for Young Clients)

작업치료사 Lela Llorens & Rubin(1967)은 후기 아동기와 청소년기에서 작업치료 중재를 위한 유사한 집단 모델에 대해서 설명하였다. 작업에서 활동과정 뿐만 아니라 결과가 미치는 영향은 집단작업에 제한을 주지 않지만 작업치료사들은 어린 내담자가 독립적으로 작업할 만한 과제 또는 프로젝트에 대해서 이야기를 나누어야 한다. 활동의 역동성을 살펴볼 때, 개인과 치료사는 마지막 산물, 형태, 내용, 과정에 대해서 함께 검토해야 한다. 환자 또는 내담자는 특정 활동의 중요성에 대해서 말하고 다음과 같은 질문에 답하도록 격려받을 수 있다.

- 작업에서 많은 다른 사람들이 당신을 위해서 함께 도왔다고 느껴집니까?
- 이것(산물)은 당신을 위한 것입니까 아니면 다른 누군가를 위한 선물입니까?
- 과제에 참여하는 동안 당신 자신에 대해서 무엇을 배웠습니까?
- 어떻게 느끼셨나요?
- 좌절할 때 어떻게 반응 했습니까?
- 당신은 활동과정 중에 어떤 부분이 가장 재미있었나요? 아니면 재미 없었나요?

자각(통찰)을 증진시키기 위한 활동 (Activity to Increase Awareness)

Fidler 부부(Fidler & Fidler, 1963)의 책에서 그들은 자기인식력을 높이기 위한 수단으로 활동 사용에 대한 실제적인 중요사항을 제공하였다. 그들이 기술한대로 "(개인 또는 집단)이 활동과정과 더불어 연결된 감정에 대해서 말할 수 있도록 격려하는 정도"는 준비정도나 언어적으로 연관된 의사소통능력에 달려있다고 보았다(1963).

작업치료에 있어서 이러한 신프로이트주의적 접근에 따른 임상적 추론에서는 내담자가 느끼거나 인식한 것에 관심을 갖고 있는 동안, 작업 치료에서 중요한 행동을 위한 최종 판단을 치료사가 흔히 내려야 하는 경우가 많다.

융의 영향 (INFLUENCE OF JUNG)

"대상관계"(정신역동적) 이론의 틀에 대한 Mosey(1970)의 저술에서 그녀는 심리치료사인 칼 융(Carl Jung)에게서 비롯된 개념들을 포함시켰다. 현대 프로이트주의자이며 심리학 영역에서 개척자인 이 사람이 어떻게 해서 초기 정신역동적 작업치료의 실제에 영향을 주

작업의 이원성
(OCCUPATIONAL DUALITIES)

융에 의해 거론된 이원성은 분할된 뇌 연구에서 제안한 이원성과 일치한다. 전에 말했던대로, 오른손잡이에게서 좌측 또는 우세한 뇌반구는 언어적 지적 기능 뿐 아니라 "빛"의(밝은) 감정과 남성적 감각과 부합한다. 우측 또는 우세하지 않은 뇌반구는 이해와 문제해결에서의 인과적-직관적 기능 뿐 아니라 "어둠" 혹은 밤의 감각과 여성적 감정과 일치한다. 언스타인(Ornstein, 1973)은 다양한 작업은 하나 또는 다른 뇌반구의 기능에 따르는 경향이 있음을 관찰하였다. "많은 다른 작업과 훈련은 의식의 주된 양식 중에 하나와 관련이 있다. 과학과 법은 선형성, 지속력, 언어적 논리와 매우 관계가 있다. 공예기술, '신비한' 훈련과 음악은 보다 현재 중심적이고, 개념적이며, 직관적이다".

었는가를 평가하는 것은 어렵다. 융의 구성개념을 깊게 논의하는 것은 이 책의 범위를 벗어나는 것이므로 독자들은 참고문헌목록을 참고하기 바란다. 그러나 최근 치료의 실제에서 몇몇 영향력 있는 이론은 융에서 비롯되었는데 여기에서는 융이 치료의 실제 수행에 영향에 대해 논의할 것이다. 어떤 측면에서, 융의 저서는 보시다시피 인간중심주의 이론가들의 이론을 연결짓는 역할을 하고 있다.

융은 프로이트와 마찬가지로 무의식의 존재를 믿는 정신분석가였다. 그 역시 개인 심리 내부의 긴장에 대해 확인하였다. 융은 행동이 미래의 목적(신학) 뿐 아니라 과거의 사건(인과론)에 의해서도 동기화된다고 보았다. 즉, 인간개인의 창조성을 향한 변함없고 내적인 갈망, 전체에 대한 탐구, 그리고 자기개발을 위한 동경을 발견하였다(Jourard, 1971; Jung, 1966, 1979).

자기 안의 양극성 | Polarities in the Self

융은 동양철학에 매우 정통했고 영향도 많이 받았다. 많은 반대적 힘들과 균형을 위해 분투하는 개인의 이미지는 동양의 음양사상에서 개념화한 것으로 융의 견해에서 핵심 되는 부분이다. 기억과 관념이 무의식적이라는 프로이트와 의견을 같이 하면서도, 융은 무의식에서 오는 주된 갈등은 자기 안에 존재하는 반대세력의 인력(끌어당김)에 의해 생긴다고 보았다(Campbell, 1971).

그에 의해 확인된 일부 자기안의 내적 반대세력은 다음과 같다.

- 내향적(자기에 초점을 둔) 대 외향적(타인에게 초점을 둔)인 자기 경향성
- 실제 관찰을 통해서 정보를 얻으려고 하는 것 대 직관을 통해 정보를 얻는 것을 좋아하는 개인의 경향성
- 구체적이고 물질적인 것을 편안해하는 것 대 정신적이고 영적인 것을 추구하려는 자기 안의 태도
- 남자 안에 잠재되어 있거나 드러나지 않은 여성적 특성과 여자 안에 잠재된 남성적 특성의 존재

융은 내적-자기 안의 이러한 모든 양극성은 개인의 삶에서 개발되고 표현되어야한다고 생각하였다. 그는 이 과정을 개성화(개별화)라고 명명하였다. 나아가 그는 이러한 모든 양극성을 전체성을 향한 균형과 작업으로 이끌려고 하는 지배적인 구조로 보았다. 선험적 기능이라 부른 이 힘과 처리과정을 그는 인간의 궁극적인 목적 즉, 선험성(초월성)이라고 명명하였다.

융은 달성된 개인적 균형, 내적 조화, 그리고 정신적(영적)인 행복에 관련해서 한 세대 중에 가장 중요하고 동시대에서 수용할 수 있는 개념들을 소개하였다(작업적 이원성 참조).

삶의 후반부에서의 변화 | Changes in the Second Half of Life

프로이트의 정신사회적 발달에 대한 논의가 개인의 성년기와 성적인 성숙에 이르러는 중단되는 반면에 융은 죽을 때까지 전생애에 걸친 과정을 통해 자기에 대한 인식, 가치관, 사회적 역할에서 일어나는 변화를 제기하였다. 남녀 모두 자기자신 안에 잠재된 반대성향의 특질을 갖추고 있다는 그의 신념대로, 융은 중년기에 사회적 역할 기대에서 상대적으로 성공한 후에 남녀 모두가 스스로 이러한 특질 중의 일부가 드러날 수 있다고 하였다.

예를 들면, 40세의 다소 수동적이었던 가정주부가 사회적 관계에서 보다 주도적으로 변화되고 직업 세계에서 중요한 역할을 할 수 있도록 변할 수도 있다고 하였다. 반대로, 매우 자기 중심적이던 40세 된 남자는 직업이 그렇게 중요한 것이 아니라고 느끼기 시작하면서 보다

많은 시간을 자녀를 돌보는 데 사용하려고 애를 쓰게 될 수도 있다. 융에 따르면, 중년기의 남녀 모두는 구체적이고 물질적인 관심에서 정신적이고 영적인 관심으로 선회하는 경향을 보인다고 하였다.

홀과 노드비(Hall & Nordby, 1973)가 지적한 바와 같이, 융은 최근까지 중년기의 심리를 이해하고자 했던 초기 심리학자 중의 하나였다. 이 부분을 환기시키는 구절로 융은 "만약 장수가 의미가 없다면, 인간은 확실히 70세 또는 80세가 되도록 성장하려고 하지는 않을 것이다. 인간 생애의 후반부 역시 그 자체의 중요성을 가져야 하고 삶의 전반부가 단지 하찮은 부속물이 아니다"라고 언급한다(Jung, 1971).

융은 "중년"은 50대, 60대, 심지어 노년기나 무의식으로의 회귀를 함축하는 70대까지 그 영역을 확대하였다. 그는 참 지혜와 삶을 조망하는 능력을 얻을 수 있는 사람은 나이든 노인이라고 보았다. 완고해지고 성장이 거의 없다는 프로이트의 추론과는 반대로 융은 노인의 역할과 성취에 많은 가치를 부여했다.

현재 중년에서 노인연령에 이르는 수많은 인구를 고려해 볼 때, 많은 심리학적 문헌은 융의 이론을 반영하고 있다.

집단 무의식과 문화 | Collective Unconscious and Culture

아마도 분석적인 사회에서 가장 큰 물의는 융이 거론한 집단 무의식(collective unconsciacsness)이라는 개념으로 일어났을 것이다. 융은 프로이트가 그랬듯이, 마음(정신)을 내용면에서 의식적인 것과 무의식적인 것으로 보았다. 그러나 그는 더 나아가 무의식은 단지 사고와 개인적 경험의 반영만을 담고 있는 것이 아니라 우리의 조상이 경험한 방식으로 이미지, 이념, 특정 경험을 구하는 경향성(소질)을 담고 있다고 생각하였다. 이러한 보편적인 이미지와 소질, 유전적으로 전해지는 사고를 집단적이라 부르고 집단 무의식에 저장된다고 언급하였다. 신화, 종교 그리고 비교문화적 예술에서 유사한 주제와 내용을 지적하였으며 환자의 상징적 표현에서 동일한 주제를 찾음으로써, 프로이트보다 광범위한 맥락에서의 상징성에 주목하였다. 『인간과 상징』(Jung, 1979)과 Joseph Campbell의 저서(1968, 1976, 1981, 1990), 그리고 Thomas Moore의 보다 최근 저작(1992, 1996)은 예술, 문학, 신화에서 비교문화적 주제를 살펴보는데 널리 인정받고 있는 책들이다.

융과 예술의 사용 | Jung and the Use of Art

무의식에 관한 그의 견해가 발전되면서 융은 자신의 환자들에게 꿈과 백일몽(또는 환상적 자료)을 그려보도록 격려하기 시작하였다. 비록 그림은 치료회기동안에 완성되지는 않았지만, 환자와 치료사 사이에서 논의되었다(Edwards, 1987). 이와 같은 그림의 목적은 그 속에 그려진 것을 개인적으로 이해하고 통합하는 것을 돕는 데서 나타났다. 그림을 그리는 것만으로는 충분하지 않다.

그의 저술에서 융은 환자를 그림에 몰입하게 하는 기법에 대해서는 구체화시키지 못했다. 그러나 표현적이고 통합적인 매개체로서 미술을 활용하는 데 전문가인 많은 동시대 치료사들은 자신들이 가진 이론적 근거로 융의 이론을 언급하였다(Edwards, 1987; Uecker, 1986). 신화, 예술, 종교에서 비교문화적인 주제를 잘 이해한 작업치료사는 자신만의 삶에 각 개인을 반영하고 인간에 대한 보편적인 넓은 주제 측면에서 노력하도록 도울 기회를 갖게 된다.

자아 심리학과 동기 (EGO PSYCHOLOGY AND MOTIVATION)

프로이트가 자아를 성격에서 의사결정자로서 간주하면서도, 계속해서 Id의 변덕에 종노릇을 하는 것으로 보았다. 정신의학(의학적 수련)과 심리학(비의학적)에서 그를 추종하는 많은 사람들은 자아는 보다 광범위하고 자율적인 역할을 담당한다고 생각하였다. 1960년대와 60년대에 주로 저술 활동을 한 이들은 자아 심리학자(ego psychologist)라고 불리워진다. 하인츠 하트만(Heinz Hartmann)과 화이트(R. W. White)는 작업치료 문헌에서 자주 언급되는 자아 심리학자들이다. 하트만은 자아란 Id를 벗어나 발달하지는 못하지만 한 개인을 탄생시킨다라고 기술하였다. 그는 비록 자아가 에너지의 일부를 본능적 욕구를 충족하는데 사용함으로써 긴장을 감소시키지만, 그 나머지는 개인이 갈등을 일으키지 않는 방식으로 환경에 적응하고 번영하는 것을 돕는데 사용된다고 하였다. 개인은 자기 자신의 환경에 적응할 뿐만 아니라 그 환경을 창조하도록 돕는다(Hartmann, 1958). 이러한 신념은 자아(개인)가 자기세계 안에서 탐험하고 성취함으로써 큰 만족을 얻는다는 것을 강조한 화이트의 글에서 그대로 나타난다(White, 1959, 1971).

하트만은 자신만의 관념을 프로이트의 이론으로부터의 전면적인 분열이 아니라, 강조점에서 차이를 언급한 것이라고 하였다. 그러나 강조점에서의 차이는 하나이다. 즉, 작업치료사들이 차츰 많이 그 문헌에서 지적한 것, 왜 "행동(doing)"(작업치료의 주된 도구)이 건강한 상태에서 자연스럽게 하는 것을 말하며 스스로 만족할 수 있도록 움직이는 것인지를 설명해주는 부분이다.

프로이트주의 심리학과 오늘날의 이데올로기 (Freudian Psychodynamics and Ideology Today)

정신건강 치료와 정신역동적 치료의 실제는 프로이트적 이념에 의해 - 비록 변화되었지만 - 영향을 계속해서 받고 있다. 대부분의 현대 정신역동적 치료를 "프로이트주의"라고 언급하는 것이 정확한지 아닌지는 프로이트의 원모형과 거리가 멀기 때문에 아마도 우리가 기술한 이 모델에서 "신-프로이트주의"라는 용어를 왜 선호해 왔는지에 대한 근거가 되는 확실한 질문이 될 것이다.

작업치료에서 이 모델의 적용을 위한 또다른 용어는 자아-적응적(ego-adaptive)이라는 용어일 것이다(Llorens, 1966; Cole, 1993). 오늘날 정신사회 작업치료사는 직접 또는 간접적으로 최근에 나온 치료모델의 실제에서 신프로이트주의 이념에 의해 영향을 받고 있을지도 모른다. 특히, 이 이론의 실제가 의학적 혹은 의료적 체계 모형 장면에서 이루어질 때는 더욱 그렇다.

심리치료에서 최근동향은 정신역동적 치료와 겹치지 않는다. 그러나 그 기반이 의학적인 체계안에서 이루어지는 중재라면 다음과 같은 일부 변화를 반영할지도 모른다.

과거력에서 역할의 변화된 관점 | Altered View of the Role of Past History

프로이트가 과거의 사건들(의식에서 그들의 기억과 무의식적 기억을 통해)이 현재 사건의 원인이 되고 치료는 이들 원인을 이해하려고 시도해야한다는 자신의 신념을 굳건하게 지켰던 반면에, 현대 신프로이트주의자들의 견해는 보다 새로운 모델 하에서 운영된다. 오늘날, 어린 시절의 경험이 반드시 성인의 삶에서 일어나는 사건의 원인이라고 고려되는 것이 아니라, 치료는 치료사와 환자 사이에서 지금 - 여기에서 일어나는 상호작용에 초점이 맞춰질 때 가장 생산적이라고 생각하는 것이다(Gruenbaum & Glick, 1983; Malone, 1983).

성정체성 발달의 새로운 개념 | New Conceptualization of the Development of Gender Identity

여성주의에 대한 변화된 관점 (Altered View of Femininity)

프로이트의 여성에 대한 관점은 특히 가부장적이고, 편견적이며, 극히 불완전하다고 비판을 받는다(Bernstein, 1983; Blum, 1976; Eichenbaum & Orbach, 1983; Lerner, 1983; Money & Ehrhardt, 1972; Notman & Nadelson, 1982). 심리학은 생물학에 뿌리를 두고 있고, 여자는 (무의식적으로) 남자가 되기를 바라며, 여성다운 행동은 의존적이고 수동적이며 피학적이고, 여성적인 역할은 양육과 아이를 갖는 것과 관련되어 있다는 신념에 바탕을 둔 관점이었다. 여성과 남성은 성기기 전기의 도래와 더불어 약 4세까지는 형성되지 않는다는 신념에 근거를 둔 해석이었다. 확실히 프로이트 시대의 여성에 대한 그만의 관찰은 그 당시 문화적 편견과 가치관이 결합한 것임을 나타낸다.

성정체성 (Gender Identity)

오늘날 정신역동적 모델을 지향하는 치료사들은 아동의 발달 영역에서 얻은 정보에 정통하며 성 정체성(gender identity)에 있어서 문화적 형성의 중요성을 중요시한다. 성 정체성은 "한 개인이 하나의 성 또는 다른 성에 속하지 않는다는 지식과 인식, 의식 또는 무의식"이다(Notman & Nadelson, 1982). 아동기에는 지금의 자신의 성 정체성을 형성하고 이해하기 시작한다(그리고 성별은 출생 전에 확인하는 것이 가능하다). 무수한 연구와 사례조사는 남성과 여성이 관심, 태도, 12개월에서 16개월까지 보여지는 행동에서도 벌써 성 정체성이 갈라지기 시작한다는 것을 보여주었다(Grinspoon, 1984; Hales & Frances, 1985; McFarlane, 1983; Money & Ehrhardt, 1972; Stoller, 1968).

성 정체성에 대한 최근 이론은 프로이트에 의해 주장된 전제가 지나치게 생물학에 뿌리를 두고 있다고 보고 있다. 많은 영역 중 남근기에 너무나 많은 강조를 한다고 보고 있다. 성 역할에서의 차이는 생물학적 차이, 사회적 학습, 문헌(성서), 문화적 관습을 포함하는 많은 다양한 영역의 영향에 기인한다.

남성과 여성의 변화하는 역할 (Changing Roles of Men and Women)

서구사회는 여성은 "여성적"이고 심리적으로 건강하기 위해 수동적이고 의존적이어야한다는 프로이트의 편견에 도전 해 왔다. 문화적 변화, 힘과 권력의 자리에서 출현하는 여성의 역할과 아이를 기르고 가족을 돌보는 것에서 점차 다양화하는 모델은 적절한 여성과 남성의 행동에 관한 사회 규범에 영향을 미치고 있다. 최근 치료사들은 남성과 여성에 대하여 보다 넓은 시각을 갖고 있다(Fausto-Sterling, 2000; Gruenbaum & Glick, 1983; Kimmel, 1998).

성의 고정관념 (Gender Stereotypes)

성에 대한 고정관념은 작업치료사가 환자/내담자, 남녀 모두에게 의미있는 작업을 촉진하는 활동을 하는 데 특별한 의미를 함축하고 있다. 심지어 치료사가 성에 맞는 적절한 활동에 대하여 자유로운 관점을 갖고 있을지라도, 치료의 실제에서 여전히 자신과 타인에 대해 성적 고정관념을 가진 개인과 만나게 된다. 작업치료사는 활동과 과제수행을 위한 매개체라는 점에서 과제가 모두 환자/내담자에게 유용하게 하는 것이 치료사(남녀)의 역할(권위있는 자리에 여성이 가능하게)이라는 점에서 중요하다는 사실을 인식할 필요가 있고, 따라서 치료사는 성 역할에 대하여 개인의 갈등 감정을 촉진하게 될지도 모른다.

절대적인 생물학적 결정론에 대한 도전 (Challenging the Supremacy of Biological Determination)

적절한 남녀 행위에 관한 관점의 변화는 해부학적인 것보다 더 많은 부분으로 결정되는 것이라고 행동에서 능력의 개념을 반영하였다. 프로이트 이론으로는 문화적 금지와 개인적 심리간의 갈등을 결코 적절하게 해결할 수 없다고 평가받고 있다(Person, 1983).

오늘날, 정신역동적 이론은 개인의 존재에 고유의 의미를 부여해서 개인이 경험한 세계(환경과 문화)의 모든 측면의 중요성을 파악하고자 노력하고 있다. 심지어 성적 대상(그것은 성욕과 관련되어있다)도 그들의 문화적 사회적 결합이라는 측면에서 고려되어야 하지, 단지 본능적, 생물학적 욕구의 부속물로 이해되어서는 안 된다.

자녀-부모관계 | Child-Parent Relationship

오랫동안 프로이트주의와 신프로이트주의의 치료사는 치료사-환자의 관계를 정서적인 차원에서 성기기 전기 부모-자녀관계의 재경험이라 생각하였다. 다른 말로 하자면, 치료사는 갈망하던 오이디프스 콤플렉스에 기초한 부모인 것이다(Eichenbaum & Orbach, 1983).

오늘날, 우리는 부모의 신체적 정서적 돌봄이라는 점에서 중요한 유아와 부모와의 특별한 관계에 대해 알고 있다. 자아가 발달 해 감에 따라, 아이는 점차 떨어져 혼자서 할 수 있게 되고, 그리하여 분리-개별화의 과정이 시작되는 것이다. 성공적인 분리-개별화는 어머니/아버지를 보조자와 돌보는 보호자로서 경험했던 기억 속에 남아있다. 자녀들은 자신이 되돌아왔을 때에도 부모가 항상 거기에 있을 것이라고 믿으며 부모가 언제나 해줄 수 있는 능력이 있다고 생각한다.

초기 발달(남근기 전기)에 보다 많은 강조점을 두는 최근의 심리치료사들은 초자아의 발달은 프로이트가 생각한 것보다 훨씬 더 일찍 시작하는 것으로 생각하고 있다(Brickman, 1983). 이러한 관점은 삐아제(Piaget)와 콜버그(Kohlberg)와 같은 발달이론가들의 연구와 더욱 일치한다.

노인 정신질환 | Geriatric Psychiatry

미국인의 증가하는 평균 수명과 더불어, 노인에 대한

치료가 공공 부문에서 우선 과제로 변화하고 있다. 프로이트는 노인에게는 정신의 역동적 변화가 일어나지 않는다고 생각하였지만, 정신의학자들은 점차로 특수한 노인의 정신문제를 더 잘 이해하고 치료를 효과적으로 하는데 관심을 기울이기 시작하였다(그들의 전문적인 조직체내에서 그리고 그들이 하는 치료의 실제를 반영하여). 1990년대 중반에 노인 정신질환은 "정신의학 영역에서 가장 빨리 성장한 분야"로 평가되었다(Kaplan, Sadock, & Grebb, 1996, p. 1155; 1998).

대통령의 성명을 통해서 1900년에서 1999년까지를 "뇌의 세기(decade of the brain)"로 선포하였다. 우선 과제의 출현과 함께, 이어 알려진 인지적 손상(예, 노인성 치매, 조발성 치매, 외상적 뇌 손상, 자폐 그리고 정신분열증)을 가진 환자를 대상으로 국가 보건부와 정신건강 관련 국가기관에 의해 진행된 많은 연구에서 중심이 되어 왔다(Kaplan, Sadock, & Grebb, 1996, p. vii). 의학계에서 뇌에 대한 기능과 화학적인 부분에 대한 새로운 관심은 최근 문헌에서 더욱 확대 된 연구의 규모와 범위에 반영되었다. 뇌의 생리학에 대해 알아갈수록, 더 큰 기대가 약물치료의 사용을 통한 정신병적 증상에 대한 보다 나은 관리 지침을 세워 주었다. 그러나 아직도 의학적인 치료만으로는 정신 질환을 가진 개인이 부딪치는 일상에서 겪는 기능적인 문제를 개선시켜 주기에는 부족하다고 여기고 있다(Kaplan, Sadock, & Grebb, 1996, p. vii-ix; Wallis & Willworth, 1992).

지지적 치료 | Supportive Treatment

치료의실제에서 출현한 마지막 조류는 단기 심리치료적 처치에 대한 요구의 등장이다. 단기치료기간은 일부 사례에서 비용 부담에 대한 문제를 포함하여 치료적 우선권의 변화를 반영하는 것이다. 성격변화나 자아기능의 변화를 가져올 것이라고 기대하지는 않지만 현재의 자아를 강화하도록 격려하고 뒷받침하도록 설계된 치료의 중재방법을 지적(supportive) 치료라고 한다.

실존-인간중심주의적 정신역동적 모델의 발전
(EVOLUTION OF AN EXISTENTIAL-HUMANISTIC PSYCHODYNAMIC MODEL)

사르트르(Sartre), 까뮈(Camus), 틸리히(Tillich), 카프카(Kafka), 하이데거(Heidegger) 같이 논리가 분명한 철학자들의 글과 함께, 카렌(Karen) 호니(Horney), 로버트 화이트(Robert White), 하트만(Hartmann), 설리반(Sullivan), 클라인(Klein), 아들러(Adler), 랑크(Rank), 프롬(Fromm), 에릭슨(Erikson)같은 신프로이트주의 치료와 실존-인간중심주의는 지난 40년에 걸쳐 철학, 심리학, 교육학에 지대한 영향력을 끼치며 발전 해 왔다. 일반적으로 게슈탈트 또는 장이론, 인지 심리학, 유기체 이론, 현상학, 로저스(Rogers)의 내담자 중심이론, 프랭클(Frankl)의 의미치료, 이외 기타 이론이라 일컬어지는 이론들과 치료는 실존-인간중심주의적 운동의 일부분으로 포함된다. 우리는 여기에서 작업치료를 위한 인간중심주의적 정신역동적 모델에 공헌한 실존-인간중심주의적 철학과 다른 특별한 철학과 공통적이거나 공유하는 요소에 초점을 맞출 것이다.

비록 프로이트와 분리된 존재로서 그리고 심리학에서 "제3의 세력"(프로이트주의 정신역동적 모델과 행동주의 모델이 다른 두 "세력들"이다)으로서 자신을 선언했지만, 실존적 인간중심주의 역시 하나의 정신역동적 모델이다. 이것도 심리적 자아의 발달에 대한 설명을 제공하고 어떻게 심리적 구성개념이 행동, 작업에의 참여, 행복감에 영향을 주는지를 기술하고 있다.

심리학 영역 안에서 실존-인간중심주의적 접근은 1960년대와 70년대 초기의 문헌에서 정교화 되는 동안에(특별히 Rogers〔1951, 1961〕, May〔1950, 1953, 1969〕, Maslow〔1968, 1971〕, Jourard〔1971〕, Perls〔1969〕, Moustakas〔1956, 1961〕를 참조), 광범위한 이론적 틀에 걸쳐 그리고 오늘날 많은 분야에 걸쳐 계속되는 실존-인간중심주의의 영향을 누구나 분별할 수 있게 되었다.

실존-인간중심주의는 인간이 가진 조건의 본질과 어떻게 한 인간이 다른 사람을 가장 잘 도울 수 있는지에 초점을 두었다. 지금의 과학이 삶을 확장할 수 있거나 영위하도록 해 주었지만, 삶에 대한 의문, 죽음, 질적인 삶에서 이 부분에 대한 우리의 신념에 대하여 재고하도록 압력을 가한다.

프로이트에 대한 도전 | Challenging Freud

실존적 인간 중심주의자는 프로이트와 같이 치료사가 개인의 주체적 경험을 이해하고 평가해야 한다고 믿었으나 최상의 치료적 관계를 구성하는 것에 대해서는 너무나 다른 주장을 하고 있다. 치료적 관계에 대한 독특한 개념화에서, 실존적 인간중심주의가 나타나며 작업치료의 영역에서 계속해서 분명 해지고 있다. 작업치료에서 실존적 인간중심주의는 또한, 프로이트에 의해 확인된 것에 비해서 다른 인간의 본성을 대체로 긍적적인 태도와 일치하는 관점으로 언급하고 있다.

실존적 인간중심주의는 개인이 "자신에게 진실해지도록" 독려하고 자기만의 가치관과 문화적 전통과 부합하여 행동하는 서구사회 전반에 걸친 운동의 일부분이 되었다. 최근 작업치료의 실제와 문헌에서 확실하게 드러난 하나의 결과는 모든 사람중에서 개인의 차이를 존중하는 것의 중요성(Law, Baptiste & Mills, 1995; Rochon & Baptiste, 1998)과 내담자의 선택을 존중하고 최대화하는 것이 강조되는 경향이 있다(Law & Mills, 1998).

경험의 주관적인 특질 | Subjective Nature of Experience

프로이트같이, 실존적 인간 중심주의적 연구자들도 개인의 삶은 내적 혹은 주관적인 토대로 부터 경험 된다고 주장 하였다. 만약 당신도(치료사처럼) 내 삶의 경험을 이해하기 원한다면, 경험이 나에게 얼마나 의미가 있는지를 상상하려고 해야한다. 즉, 다시 말하면 우리 각자는 개인적으로 우리가 한 경험 중에서 주의를 기울이고 개인적으로 갖는 의미에 따라서 사건에 대한 지각을 할 것이다. 간단한 예를 들면, 당신과 네 명의 친구가 음악회에 가서 함께 앉아 듣고 저녁을 즐겼다고 상상해보자. 그 다섯 명 각자가 경험을 공유하고 난 다음의 결과를 보면 주의를 기울이고 느끼고 회상한 것 모두가 각자 다를 것이다. 그런 점에서 각자는 다른 음악회를 경험하였다고 볼 수 있다.

같은 방법으로 삶의 변화는 각 개인에 의해 다르게 경험될 것이다. 미첼과 짐 두 사람은 팔에 골절을 가져오는 사고를 당했다. 미첼은 27세로 기혼이고 세 어린 자녀의 아버지이다. 그는 직업인 로데오경기에서 스턴트맨으로 살아가고 있었다. 짐은 43세이고 역시 기혼이지만, 자녀는 20대 초반이다. 그는 고등학교 수학교사이다. 미첼과 짐의 부상은 동일하게 보이지만 각자가 가진 손실은 매우 다르다. 이 모델에 따르면 작업치료사는 그 손실에 대한 각각의 상황에 대한 대처로, 두 남자가 가진 고유의 요구와 관심사, 그리고 우선권을 이해 하려고 노력해야 할 것이다.

동기화의 특질 | Nature of Motivation

인간중심적인 이론가들은 개인이 가진 자신의 환경을 탐색하고 지배하기 위해서는 내적으로 동기화 되어야 한다고 주장한 화이트, 하트만, 매슬로우, 융과 같은 저자의 견해를 그대로 따라 가고 있다. 사람은 자신에게 도전하고 기술을 개발하며 목표를 달성함으로써 만족을 얻는다고 믿었다. 프로이트는 행동의 긴장 감소에 대한 모델을 개념화 한 반면에, 자아 심리학자와 융은 긴장 감소와 긴장을 고조시키는 것 모두가 행동을 동기화하는 것으로 보았으며 실존 - 인간중심주의자는 하나의 움직이는 힘으로 생각하였다. 즉, 각 개인의 삶 안에 자신이 할 수 있는 모든 것을 이루고자 하는 타고난 갈구이다. 그들은 이것을 전 생애에 걸쳐서 인간의 궁극적 목적을 향한 갈망이며 자기실현(self-actualizaction)을 위한 갈구라고 명명하였다.

인간중심주의 심리학자인 칼 로저스(Carl Rogers, 1961)가 기술한 대로 자기실현은 "...발전하고 확장되며 자율적으로 개발되고 성숙하고자 하는 인간의 삶 안에 확실히 존재하는 강한 추진력이기도 하다. 이것은 유기체의 모든 가능성을 표현하고 활성화하는 경향성이다...". 어떤 이는 전 생애에 걸친 과정 중에 개인의 모든 특질이 나타나는 융의 초월성-극히 일부의 사람만이 성취하는 상태-의 개념화를 떠올리기도 한다.

만약 이러한 자기실현의 목적이 높게 나타난다면, 실존 - 인간중심주의에 나타난 겸손과 고유의 성실성이 주목받게 될 것이다. 이러한 관념은 각자가 최대의 능력을 사용하면서 개인적 가치와 신념에 따라 살아간다면, 지혜와 가치를 갖고 지식과 목적을 향해 가는 한 사람의 행로는 다른 사람의 그것과 비교해서 조금도 무가치하지 않다는 신념을 담고 있다. 그러므로 간단한 작업이나 기본적 기술은 특별하게 요구되는 지능과 기술을 요구하는 노력만큼이나 근본적으로 중요한 가치를 갖고 있다.

이와같은 철학을 채택한 작업치료사는 외적으로 보면 내담자를 동기화 할 필요가 없다고 여기고("보상" 혹은 순응에 대한 재인지). 오히려 기능과 잠재력을 개발하고 작업 선택에서 훈련을 통해 익숙하게 할 수 있는 기회를 제공해야 한다고 보고 있다.

자기 - 승인 | Self-Approval

그러나 로저스와 같은 인간 중심주의자는 그 과정이 때로는 와해되어버릴 수도 있다는 것을 알았다. 프로이트가 주장한 대로 과거 경험이 현재의 인식과 기능에 영향을 미친다고 믿은 반면에, 로저스는 초기 아동기 경험이 개인의 자기 인식에서 많은 왜곡을 일으키는 근원이 되고 있다고 보았다. 부모의 지지를 구하는 청소년은 부모의 소원에 따라 행동하고 부모가 교류하는 감정을 모방한다. 만약, 이러한 행동이 성숙으로 계속 이어진다면, 그 소년은 가치관과 인식을 형성할 기회를 잃게 될지도 모른다. 자녀에 대한 부모의 희망이 자신의 희망이 되어버린다. 성인의 삶은 외부의 지지와 인정을 구하는 데 주로 소모되고, 때때로 타인이 원하는 것만을 반영하여 자기도 모르게 선택을 하게 되는 경우가 많다. 그러므로 개인이 불안을 경험하는 결과를 초래할 수도 있다.

실존적 불안 (Existential Anxiety)

불안(anxiety)은 실존적 - 인간 중심주의자에 의해 다음과 같은 하나 이상의 이유로 부터 기인한다고 보여진다.

- 사람이 삶에서의 중요한 변화에 대한 필요를 인식하거나 변화의 한가운데 있을 때
- 사람이 자신의 실패를 확실하게 삶으로 인정할 때 (즉, 일관되게 개인적 신념과 가치관에 따라)
- 사람이 자기 삶에서 참된 의미나 목적을 찾을 수 없을 때
- 사람이 자기가 고유의 기능을 개발하지 못했고 "될 수 있는 것"을 이루는데 실패했다고 인식했을 때

(Corey, 1982)

마음 속에 이런 생각을 품고 있는 개인에게 자기 승인 모델을 활용하여 작업치료사가 외부에서 자원을 찾기보다는 자신 스스로 자신을 승인하도록 격려하고, 자기만의 가치, 신념 그리고 선호하는 것을 탐색할 수 있도록 기회를 제공해야 한다.

욕구 압력과 종결 | Pressing Needs and Closure

사람들이 어떻게 행동을 선택하는지에 대해서 설명해 주는 또 다른 이론적 원리는 인지심리학의 영역에서 나왔다. 어떤 상황이나 경험에서든 중요한 것은 무엇이든지 간에 중심으로 나오며 보다 덜 중요한 것은 없어지던지 아니면 뒤에 머물 것이다. 간단히 말하면, 사람들은 자연스럽게 자신이 가장 원하는 욕구대로 경험한 것에 먼저 관심을 기울이게 되어 있다.

아브라함 매슬로우(Abraham Maslow, 1968, 1970, 1978)의 저서에 의하면 인간의 욕구는 반드시 위계적으로 나타난다고 보고 그의 논문에 관한 내용이 작업치료 문헌에서 자주 인용되어왔다. 매슬로우의 인간 욕구단계에 따르면, 사람들은 사회적 연합 또는 직업에서의 숙련성 또는 최고 수준의 자아 실현에 대한 욕구를 채우려는 것이 가장 높은 수준이며 그 이전에 가장 기본적으로 안전과 생리적 욕구를 채우기를 바란다. 이러한 욕구실현 단계에 대한 전제는 작업치료사가 치료 목표와 전략의 우선 순위를 결정하는데 있어서 환자와 협력할 부분이 있으며 계속해서 치료의 지침으로 주어질 필요가 있다.

인지 심리학에서도 역시 작업의 시작 뿐만 아니라 종료하는 것도 중요하다는 것을 논증 해 주었다. 끝나지 않은 작업이나 이슈는 만족감을 주지 못하기 때문이다. 반면에, 종료된 작업이나 해결 된 이슈를 보는 것은 많은 만족감을 가져온다. 나아가 사람들이 작업을 남겨두거나 문제를 끝내지 못하거나 해결하지 못한다면, 그들은 관심을 다른 곳으로 돌리기가 어려워질지도 모른다. 여러분 자신을 예를 들어 보자. 만약 당신이 매일 만나는 다른 사람과 한창 불화를 겪고 있거나 교수와 갈등을 빚고 있다면, 아마도 당신은 시계를 자주 쳐다보거나 수업시간에 갈 시간이 됐음에도 기대감이 적을 것이다. 서로의 의견이 다른 것이 해결되지 않았기 때문에 수업에 앉아 있어도 이러한 문제를 해결하기 위해서 말하고 싶어하면

서 내면 속으로 대화를 하고 있는 자신을 발견할 수 있을 것이다. 수업 시간에 교수가 제시하는 것에 정신을 온전히 집중하기가 어려울 것이다. 왜냐하면, 당신의 마음은 여전히 논쟁에 머물러 있기 때문이다. 집에서 서랍을 정리하거나 지출내역을 정리하는 일에 깊이 몰두하고 있을 때 여러분의 목표는 아마도 그 일을 끝내는 것일 것이다. 하지만, 전화벨이 울리고 상대방이 당신을 찾는다면 대개는 몰두해서 하던 일을 제쳐놓기가 어려울 것이다. 만약에 중간에 하던 일을 멈추게 되면 마무리 짓지 못하고 중간에 덜 끝낸 일이 후회스러워 만족을 덜 느끼게 될지도 모른다.

여기에서 작업치료사가 치료시 고려해야 할 사항은 내담자가 외부의 압력에 의해서 중간에 강제로 경험하는 일이 있는지 확인하고 그것을 우선적으로 먼저 해결하도록 도와야 한다. 또 다른 고려사항은 치료사가 내담자로 하여금 의미있는 "chunks" 활동을 완결지을 수 있도록 해 주어야 한다는 것이다. 치료사가 간단히 사용할 수 있는 전략을 예를 들면, 내담자가 치료회기 동안 계획표를 세워서 할 수 있도록 하는 것이다. 또 다른 전략은 치료회기가 끝나기 전에 그들이 의미있게 해당 회기동안 활동을 완전하게 끝을 맺는 방법을 찾을 수 있도록 미리 정보를 알려주는 것도 좋은 방법이다.

사람은 훌륭한 결정을 내린다고 확신할 수 있다 | People Can be Trusted to Make Good Decisions

실존주의-인간중심주의자들은 개인이 자기-인식의 능력을 갖고 있고, 더불어 자기 활동을 선택하고 자기의 운명을 결정할 자유도 갖고 있음을 강조한다(Baptiste & Rochon, 1999, p. 43; Corey, 1982). 이러한 선택의 자유는 자신의 행동에 대한 책임이 뒤따른다. 이 책임은 타인에 대한 그리고 타인과의 관계에서 더 많은 노력을 기울여야 한다는 것을 인식할 필요가 있다는 사실을 포함한다.

실존주의-인간중심주의 사상가는 비록 사람이 자신이나 타인에게 용인될 수 없는 방식으로 행동하기도 하지만 근본적으로는 긍정적이고, 좋은 방향으로 선택을 할 수 있다고 믿고 있다고 주장 하였다. 건전한 선택을 하기 위해서는 자신이 신체적으로 그리고 정서적으로 모두 안전한 환경에 있다다고 믿을 수 있어야 한다. 사람들이 어떤 선택사항을 갖고 있는지, 어떤 자료가 유용한지, 그리고 결정을 내리기까지 어떻게 올바른 결정을 내릴 수 있는지에 대해서 지침에 관한 정보를 갖고 있을 필요가 있다. 이러한 지침을 제공하는 것은 환자에게 힘 실어주기(empowerment) 또는 환자에게 능력 주기(enablement)의 중요한 부분이기 때문이다.

작업계약 과정이 와해 될 때 | When the Process of Engagement Breaks Down

커트 골드스타인(Kurt Goldstein)은 왜 사람이 도전을 포기하거나 피하는지에 대해서 그 이유를 제안한 바 있다. Goldstein의 연구는 수 년 동안 많은 뇌 손상을 가진 군인들을 대상으로 이루어졌다. 그의 연구는 인지적 손상과 신체적 장애를 가진 사람과 건강하지 못한 사람들에게 어떻게 하면 더 많은 인간적 지원을 해 줄 수 있을 지에 대한 것으로 이런 환자에 대해서 연구해야 하는 학문철학을 가진 작업치료사와 관계가 깊다. 그는 뇌 손상을 가진 군인들의 "정신적 균형"과 "자기 치유"(Goldstein, 1939, 1942)를 향한 자연적인 행동성향에 대해서 관찰했다. 다른 사람을 믿지 못하고 자신이 주인이 될 수 없다고 느끼는 상황에서 특히 위축감을 가지는 경향이 있는 군인들을 포함하였다. 골드스타인은 환자가 건강한 감정을 유지할 수 있도록 도와 주어야 한다고 믿고 이와 같은 원리를 정신적으로 병이 든 사람에게 적용시키려고 했다. 최근, 정신장애는 대부분 다음과 같이(예로써, 정신분열증, 우울증, 조울증) 분류되는 경우가 많다. 이들은 생리학적 기질을 가지고 있는 것으로 알려졌다. 즉, 생리학적 기질이 뇌의 구조를 변화 시키고 뇌기질의 화학적 변화가 감정의 변화를 가져와서 그것이 사람의 행동을 방해 한다는 것이다. 정신장애를 가진 사람은 자신의 경험으로 얻어진 감정을 갖고 정서적으로 균형을 얻는 것이 힘들어 보인다. 그리고 어쩌면 자신이 더 잘 반응하고 더 많이 다룰 줄 아는 것이 많아지면 많아질 수록 자신이 다룰 수 있다고 지각하는 상황으로부터 더 위축되어 버릴지도 모른다.

예를 들어 : 정신병이 막 시작된 한 여성에게 자신의 감정과 행동을 설명 해 보라고 하였을 때 :

> 나는 나와 세상 사람들 사이에 남아있는 차이가 굉장히 크다고 느낀다... 나의 삶 전체가 다른 차원에서 살고 있고 마치 곤경에 빠

져있는 것처럼 보인다. 내가 그러고 있는 동안에도 나의 두 여동생들은 서로 만나고, 쇼핑하고, 삶을 꾸며나가고 있다. 난 그저 그것을 냉담하게 지켜 볼 뿐이었다(Leete, 1993, p. 277).

치료사-내담자 간에 관계의 특질 | Nature of the Therapist-Client Relationship

본래 프로이트주의에 훈련 된 실존주의-인간중심주의자들은 치료사는 수동적이고 중립적이어야하고 부모-자녀관계 또는 의사-환자 간의 관계를 회복시킬 수 있도록 촉진시켜야 한다는 프로이트의 전제에 도전 하였다. 로저스는 다음같이 언급하고 있다. "나는 '내가 어떻게 이 사람을 처치, 또는 치료, 또는 변화시킬 수 있을까?' 라고 자문 하였다. 이제 나는 '어떻게 내가 이 사람이 자신만이 가진 고유의 능력으로 개인적인 성장을 위해서 활용할 수 있는 긍정적 관계를 제공 해 줄 수 있을까?' 이런 방식으로 이러한 질문에 이렇듯 표현할 수 있다"(Rogers, 1961, p. 32). 인간 중심주의자들은 치료사와 개인이 각자 자신의 행동과 최종적으로 치료결과에 대해서 책임을 져야 한다고 제안하였다. 원래 인간 중심주의 치료사인 칼 로저스에 의해 만들어진 치료적 중재는 인간 중심주의적인 철학을 바탕으로 한 용어로 쓰여졌기 때문에 그 역할을 내담자 중심 치료라고 부른다.

내담자중심 작업치료의 핵심 (KEYS TO CLIENT-CENTERED OCCUPATIONAL THERAPY)

작업치료에서 내담자 중심 치료의 실제는 30년에서 40년 기간에 걸쳐 발전 해 왔다. 작업치료 안에 인간중심적인 이론의 통합은 우리에게 치료 중재의 과정과 결과에 영향을 주는데 개인차가 존재한다는 사실을 상기시켜 준다. 이러한 차이에 대한 해답은 치료사에게 도전이 되고 이후에 기술 될 내용에서 주요한 치료적 중재 변인을 파악하고 이해해야 한다는 사실을 일깨워준다.

선택 | Choice

여러분은 작업치료가 갖는 기본적인 견해와 유사한 실존주의-인간중심주의적인 철학의 기초 안에서 다양한 주제들을 이해할 수 있을 것이다. 1960년대를 거쳐 오늘에 이르기 까지 전문 문헌의 서두에 보면, 작업치료사들은 작업치료와 실존-인간중심주의가 공유하고 있는 철학적인 신념이 확인되고 있다.(Baum, 1980; Canadian Association of Occupational Therapists, 1997; Gilfoyle, 1980; Law & Mills, 1998; Law, Baptiste, & Mills, 1995; Yerxa, 1967, 1978). 여기에서의 핵심은 환자 중심적인 선택의 중요성이다.

1966년 "참된(신뢰로운) 작업치료"란 제목의 슬레이글(Slagle) 강연에서 작업치료사인 엘리자베스 여사(Elizabeth Yerxa)는 다음과 같이 언급 하였다. "선택은 환자에게 행한 치료적 중재 과정이 잘 조절되지 못하는 상황에서 과연 작업치료를 한다라고 불릴 수 있을 것인지 의문을 가지게 될 때 우리에게 던질 수 있는 매우 근본적인 물음이다. … 왜냐하면, 치료사의 선택에서 직접 비롯된 활동은 우리의 '상품'이 되고 어떤 사람에게 그렇게 하기 위해 선택을 하지 않고서는 시작을 하도록 만드는 것이 불가능하기 때문이다. 선택은 우리 고유의 치료과정에 핵심 중의 핵심이다"(Yerxa, 1967, p. 3). 38년이 지난 지금에 이르기까지 환자 중심 작업치료의 선두 주창자인 매리 로우(Mary Law)는 "환자 중심적인 작업치료의 근본적인 개념은 치료사가 환자가 한 선택, 그들이 앞으로 할 선택, 그리고 그들의 개인적인 대처 방법을 존중하는 태도를 보여 주는 것이다"라고 기술하고 있다(Law & Mills, 1998, p. 9).

신뢰로운(확고한) 관계 | The Authentic Relationship

내담자중심의 심리치료사와 마찬가지로 내담자 중심의 작업치료사 역시 내담자가 개인적 목표를 실현하도록 돕기 위해서 치료사는 주관적 경험 혹은 개인의 현상적 세계를 이해해야 한다. 환자들은 개인이 확고하게 신뢰감이 형성된 상황에서 만이 치료사 뿐만 아니라 자기 자신에게도 정직할 수 있다라고 말한다. 1966년에 Slagle 강연에서 Yerxa 박사는 신뢰로운 작업치료는 "내담자에게 자신만의 독특한 의미를 현실화 하도록 헌신하는 데 기초를 두고 있는 것이고....치료 경험은 자기 실현을 위한 중요한 기회이다. 그러므로 작업치료사는 자신의 가치체계를 내담자에게 강요하지 않아야 한다..."라고 기술하였다(Yerxa, 1967, p. 8). 이와 같은 관계에서, 치료사는 터놓고 환자 개인에 대한 관심을 표현하고 그의 태도와 감정을 서로 나누며, 수용의 메시지(언어적 또는 비언어적)를 전한다. 치료사는 그 사람을 진정으로 "알기" 때문에 결코 거부하지 않을 것이라는 것을 말로 표현한다(Rogers, 1951, 1961). Rogers는 치료사의 그런 태도를 설명하기 위해서 무조건적, 긍정적 존중이란 용어를 만들었다(1951, 1961). 무조건적, 긍정적 존중은 치료사가 환자가 하는 모든 것에 반드시 동의하거나 좋아하는 것을 의미하는 하는 것이 아니라, 계속해서 그 개인을 소중하게 여기고 치료사와 다르게 느낄 수도 있고 치료사가 선택한 것과 다른 것을 선택할 수 있는 권리를 가지고 있다는 점을 존중한다는 뜻이다.

작업치료사는 환자가 치료사를 중요하게 느끼도록 만들어야지 자신의 충고를 따르거나 치료사의 기대를 모델로 삼는 대상으로 생각하지 않도록 주의해야 한다.

1980년대에 캐나다 작업치료사들잉 모인 전문가 단체에서는 내담자 중심의 치료를 캐나다 작업치료의 실제에 "수행 패러다임(ongoing paradigm)"으로 채택 하였다(Baptiste & Rochon, 1999, p. 41). 이와 관련된 문헌은 현실적으로 타인의 욕구와 감정을 이해하기 위해서 그리고 자신만의 삶에 대한 개인적 요구의 수용을 촉진하기 위해서 환자 중심적인 작업치료의 목표를 내담자가 개인적 욕구, 감정, 선택사항들/자원들, 그리고 목표를 더욱 자각하도록 돕는 것이라고 주장을 반복 하였다.

내담자 수준에 맞는 정보 제공하기 | Giving Information at the Client's Level

이러한 목표를 위해 환자 중심적인 작업치료사는 환자와 서로 협력하고 환자의 수준에 대한 이해를 위해 정보를 제공하며 자신의 치료 방향에 대해서 선택을 할 수 있는 기회를 제공해야 한다(Law & Mills, 1998).

일부 사람들이 다소 인지적으로 이해하고 선택할 수 있다고 본다면, 치료사는 환자의 능력 수준에 맞게 선택을 극대화 하도록 노력해야 한다. 이는 큰 목표를 세분화하여 환자가 개인적인 목표를 실현하거나 성취할 수 있는 작은 발걸음으로 바꾸어주는 것, 환자가 이해할 수 있는 용어를 사용하는 것, 환자를 가능하다면 언제나 결정 과정에 참여시키는 것을 포함하도록 한다. 정신병을 가지고 그것을 경험한 사람과 함께 작업을 한다면 이럴 때에는 주로 주요 보호자(예, 가족)에게 그들이 이해할 수 있는 수준에서 정보를 알려 주는 것을 의미할 수도 있다. 한번은 환자가 점차 의식이 명료해졌는데, 치료사가 그 환자에게 어떤 치료 중재방법이 이루어졌고 그 때 이루어진 의사결정과정에 환자가 포함되었는지를 조사한 바 있다. 가족과 함께 하는 작업은 발달지연을 가진 아동이나 성인과 작업을 할 때 흔히 있는 일이다. 폴락과 맥콜(Pollock & McColl, 1998)은 우리에게 인지적 한계를 가진 아동이나 성인은 자신의 관심사 또는 좋아하는 것을 표현 하도록 요구할 수 없다고 지레짐작 해서는 안된다는 사실을 상기시켜 주고 있다. 이는 치료사가 환자로 하여금 자신이 원하는 것을 가능한 한 대화를 통해서 할 수 있도록 도울 것을 의미한다. 또한, 환자 스스로 내린 결정을 존중할 필요가 있다는 사실을 의미하기도 한다.

전문가로서의 내담자 : 환자의 결정 존중하기 | Client as Expert : Respecting Client Decisions

내담자 중심모델에서는, 환자가 자신만의 삶에서 있어서는 전문가이고 작업치료의 결과물로서 그들이 작업수행을 통해 바라고 성취한 것에 대하여 궁극적인 책임을 갖고 있음을 인식해야 한다.

특히, 만성적 정신질환을 가진 사람과 작업하는 경우, 그들이 판단력 또는 현실에 대한 검증력에 손상을 입었던 기간이 있었기 때문에 정신건강 측면에서 내담자/환자가 표현한 것에 대해서 그 가치를 경시하는 경향이 자주 발생한다. 그러나 그럼에도 불구하고, 대부분의 만성적 정신질환을 가진 사람은 의식이 명료한 기간을 갖고 있으며 또한, 자기가 경험한 것과 최적으로 기능할 수 있는 부분에 대해서는 전문가로 추정된다.

때때로 작업치료사는 다른 사람을 추천해야 한다거나 내담자가 (치료사를) 추종하지 못하도록 해야하는 어려운 위치에 처하기도 한다. 치료사는 전형적으로 충고를 하는 식이기 때문에 그들이 믿는 것이 환자의 행복을 증진시켜 주기는 어려울지도 모른다. 만약, 치료사가 환자에게 최선의 능력을 다하도록 가르친다면, 이 모델에 따라 그들은 그 환자의 선택을 존중해 주어야 한다(Law,

Baptiste, Carswell, McColl, Polataijko, & Pollock, 1994)

개별화 된(맞춤식) 치료개입 | Individualization of Intervention

> 모든 내담자 중심적 작업치료 이론의 틀은 환자와 그 가족에 대한 존중의 필요성을 강조함으로써 시작된다. 작업치료를 받는 환자는 매우 다른 성장 배경을 가지고 있고 서로 다른 생활경험을 해 왔으며 그들이 가진 독특한 직업에 따라서 그리고 그들이 살고 있는 환경에 따라서 중재방법을 선택해야 한다 (Law & Mills, 1998, p. 9).

각 환자를 위한 치료 중재 계획은 저마다 가지고 있는 독특한 욕구와 경험에 맞춰져야 한다. 한 명의 환자를 위한 어떤 "작업"은 다른 사람의 욕구와 서로 부합하지 않을 수도 있다. 어떤 이에게는 매우 중요하게 고려되었던 평가 정보가 다른 사람에게는 그렇지 않을 수 있다.

치료적 중재의 원칙이 소용 없다는 것이 아니라 단지, 치료사가 그들의 관심을 돌릴 수 있도록 도와주는 안내 지침일 뿐이라는 것이다. 치료적 중재의 원리가 실제 치료에 어떻게 적용되는지는 각각의 상황에 따라 다를 것이다.

영성과 의미 | Spirituality and Meaning

1990년대의 작업치료 문헌은 치료의 실제와 관련이 있는 영적(정신적) 문제에 새롭게 관심을 표현하였다.(Egan & Delaat, 1994; Enquist, Short-DeGraff, Gliner, & Oltjenbruns, 1997; Gutterman, 1990; Howard & Howard, 1997; Kirsch, 1996; Schkade & Schultz, 1992; Urbanowski & Vargo, 1994). 영성(정신성)은 종교에 대한 신실성과는 다른데, 영성은 자기자신 보다 대단한 어떤 것 혹은 보다 대단한 생명력과의 연결성에 대한 개인의 주관적 지각을 말한다. 종교는 예배를 포함하여 영성보다 보다 더 형식화된 측면을 말한다(Howard & Howard, 1997, p. 181). 영성은 작업치료문헌에서 "삶에서의 목적과 의미를 발견하고자 노력하는 추진력과 동기"(Enquist et al., 1997, p. 174; Gutterman, 1990)로서, "일상의 활동에서 의미 있는 경험"(Urbanowski & Vargo, 1994, p. 91)으로 설명되었다. 이런 관점에서 본다면, 영성은 삶의 질에 영향을 주고 환자 중심적인 작업치료의 근본 특징에 적합하다. 환자에게 의미있는 활동을 하도록 촉진하는 데에도 도움이 된다. 나아가 영성은 전 인간적인 인간의 한 부분으로, 그리고 작업치료사에게 매우 중요한 것으로 여겨진다(Short-DeGraff, 1988). 영성의 중요성에 대해서 임상치료사가 가지는 신념은 작업치료사로 등록된 500명을 대상으로 한 조사에서 확인 되었다. 그러나 이 조사 역시 치료사가 어떻게 "영적인" 문제를 환자에게 소개해야 하는지, 만약 한다면 어떻게 해야 하는지에 대해서는 명확하지 않다고 지적하였다(Enquist 등, 1997).

캐나다 작업치료사협회는 공식적으로 영성을 환자 중심적인 치료 중재에서 다섯 가지 기본적인 요소 중의 하나로 인정하였다(Canadian Association of Occupational Therapists, 1991; Townsend, 1998, p. 52). 그러나 하멜이 언급한 것처럼, 작업치료사들은 "자기 관리 활동에 대한 목표 달성을 위해 전통적이고 우선적인 임무"를 갖고 있다. 자기 관리와 심각한 무능력상태가 삶의 만족과 직접 연결되어서 나타나지 않더라도 마찬가지다(Hammell, 1998, p. 127). 영성과 작업치료 부분의 이 양자에서 목적과 의미에 대한 공통적인 주제, 그리고 사람들이 심각한 질병이나 외상을 당했을 때 종종 일어나는 영적인 문제에 대한 비판적인 말을 가정해 본다면, 트리슈만(Trieschmann, 1988)에 의해 제기되고 하멜(Hammell, 1998, p. 127)에 의해 반복 된 환자 중심적인 치료 모델에 가장 적합한 제안은 "사회복귀 훈련은... 환자가 아침에 침대에서 일어날 수 있는 기술을 습득하는 것에 초점을 맞추어야 할 뿐만 아니라, 일상생활 기술을 왜 습득해야 하는지 그 이유를 발견하도록 돕는데도 초점을 맞추어야 할 것이다"라는 것으로 알 수 있다(Hammell, 1998, p. 127).

대화를 통한 의미 찾기 | Finding Meaning Through Narratives

실존주의-인간 중심주의자들은 전인적으로 개인에게 초점을 두었다. Yerxa 박사(Yerxa, 1967)가 기록 했듯이 이 "전인적" 개인은 "이성과 지성" 뿐만 아니라 "정서와 의지" 모델을 채택함으로써 육체적인 한계가 심리적인 것에 영향을 받을 것이라는 것, 더욱이 심리적인 문제는 신체적 증상을 통해 표현 될 수 있다는 사실을 인식하게 된다는 것을 의미한다. 이것은 어떻게 정서와 의지가 삶의 한 부분이 아니라 환자의 삶 전체에 영향을 미쳤는지라는 점에서 개인이 한 삶의 경험의 의미가 항상 평가될 수 있도록 노력해야 한다는 것을 의미한다. 좀 더 정확하고 충분하게 이루어진 평가는 환자가 보이는 무작위적이고 무의식적으로 보이는 행동의 한 부분에 대해서도 충분히 평가가 이루어지고 얼마나 중요한지를 치료사가 인식하는 것이다.

정신 뿐만 아니라 환자에게 의미 있는 활동을 할 수 있도록 돕고자 하는 마음에 소망의 영역에 대한 관심과 부응하여, 전문가는 점차 이야기(narrative, story)의 활용을 강조하고 있다. 여기에서 이야기는 환자에 대한 보다 넓은 범위에서 삶의 이야기에 대한 부분으로서 질병, 겸손 또는 손상을 지켜 본 가족의 상세한 경험의 나열, 이야기의 창작 또는 "전기적 재구성"(Hammell, 1998, p. 125)을 말한다. 면접에서는 환자/가족에게 용기를 불어넣어 줄 수 있어야 한다. 예를 들면, 앞으로의 방향(치료에 대한 지도)에 대한 이야기를 하기 위해서는 과거에 그들의 삶을 어떻게 다루어야 하고, 그들이 변화된 방향을 어떻게 보는지를 함께 대화를 통해서 나누어야 한다. 이야기의 활용은 환자에게 필요한 우선 순위와 가치를 인식시키고 재확인 하는 것을 도와주며 치료사로 하여금 특정 질환, 외상 혹은 손상을 가진 환자에게 보다 폭 넓은 삶의 이야기를 듣고 그 속에서 가치가 차지하는 위치를 평가할 수 있게 해주고, 그것을 통해서 개인에게 그것이 갖는 의미에 대해서 보다 잘 이해할 수 있도록 해야 한다(Fleming, 1991; Helfrich & Kielhofner, 1994; Helfrich, Kielhofner, & Mattingly, 1994; Kirsch, 1996; Mattingly, 1991; Mattingly & Fleming, 1994; Peloquin, 1990, 1995).

치료적 작업과 최근 환자 중심의 치료 실제에 대한 도전 | Therapeutic Occupation and the Present Challenge to Client-Centered Practice

그 근원을 실존주의-인간 중심주의적 이념에 두고 있는 정신 건강 관련 기관에서 사용되는 활동은 가치의 명료화 활동, 신체 인식 체험, 게슈탈트 미술 체험 그리고 비 경쟁적 게임을 포함하고 있다(Fluegelman, 1976; Rhyne, 1973). 그러나 치료사는 모든 활동이 목적적이고 의미심장하며 변화를 촉진시킬 수 있는 잠재력을 가지고 있다는 사실을 알고 있어야 한다.

각각의 환자가 가지고 있는 능력은 서로 고유하다는 사실을 인식 한다면, 환자 중심적인 치료 모델로 운영하는 치료사라면 한 명의 환자를 위해서 어떤 작업은 다음 사람에게는 잘 맞지 않을 수도 있다는 사실을 잘 이해하고 있을 것이다. 환자 중심적이 치료 모델의 발전을 통해서 치료계획과 실행 과정이 발전할 수 있으려면 평가와 치료 중재방법이 개별화되어 있고, 치료사와 상호작용을 하는 환자, 가족, 그리고 가족의 관심사, 강점, 한계점, 특수한 환경에 딱 맞는 치료의 방향을 잡을 수 있도록 해야 한다.

그럼에도 불구하고, 치료의 실제에 대한 표준화와 비용 감소를 위한 방법을 모색하는데 있어 치료사를 서두르게 만드는 환경이거나 익숙하게 정해진 과정으로 항상 되돌아 가려고 한다거나 충분히 환자가 목표를 성추해내기 위한 과정에 참여하지 못하도록 압박을 가하는 건강보건 분야에서 이루어지는 분위기 때문에 환자 중심의 치료 수행이 실제로 유지되는 것이 항상 쉬운 것만은 아니다.

작업치료에서의 최근 경향 (CURRENT PRACTICE IN OCCUPATIONAL THERAPY)

인간과 행동 | Person and Behavior

작업치료의 실제에서 정신역동적 이론의 틀을 적용할 때, 치료사는 역동적 개인체계와 환경간의 관계를 고려해야 한다. 이 관계는 전 생애에 걸쳐 개인의 동기와 대상의 선택에 영향을 미친다.

역동적 에너지체계 (Dynamic Energy System)

사람은 그 특성이 활동적 "행동"과정이나 환경 안에서의 관계를 통해 사람들과 인간이 아닌 대상들과 관계를 만들어 나가는 역동적인 에너지 체계를 가지고 있다. 신체적인 부분과 더불어 사람은 자신이 의식하지 못하는 무의식적인 부분, 심리적 부분들로 구성되어 있다. 신프로이트주의자의 정신역동적 이론 안에서 정립된 일련의 심리학적 구성개념은 Id, 자아, 그리고 초자아에 대한 것이다. 다른 구성개념은 방어기제라 명명 된 것이다(부록 H 참조). "자기 인식"과 "자아 실현" 같은 기타 심리학적 구성개념이 덧붙여진 이들 개념은 그 개인이 현실세계에 적응하는 방법과 자기에게 의미있는 작업에 참여하는 이유에 관한 어떤 것을 표현해 주는 내적 "작용"을 설명해 준다. 작업치료사는 그 사람의 이러한 부분 뿐만 아니라 개인적으로 가지고 있는 특질의 차원을 의미있는 전체의 부분들-개인적 성취를 위해 각 부분이 노력하는-을 반영해 주는 것으로 보고 있다.

대상선택과 관계 형성
(Object Choices and Relationships)

사람은 인간과 인간이 아닌 대상과 관계를 맺고, 자기 정체성을 세워나가며, 사회적 콤플렉스와 직업적 기술을 점차 형성 해 감에 따라서 발달 순서가 진행되어 나간다. 초기 경험은 대상 선호와 인간과 인간이 아닌 대상과 관계를 맺는 선호 방법에 영향을 미치지만, 대상과 작업은 이 시기에는 자신에게 아무런 의미를 갖기 못한다. 사람은 자신에게 자기만의 고유한 방법으로 지각과 경험을 하며 이를 통해서 의미를 부여한다. 작업치료사는 사람들이 자기가 속해 있는 환경과 상호작용하는 선호 방식을 갖고 있음을 존중하지만, 모든 상황에 똑같이 적응적인 형태는 아니라는 것을 인식해야 한다. 나아가 건강 또는 능력에서의 변화는 한 삶의 친숙한 스타일을 사용하는 것을 어렵게 만들 수도 있다. 자신의 고유 행동을 이해하고(자기 자각이 점차 증가), 새로운 스타일을 개발할 기회가 주어진다면, 그 사람은 인간과 인간이 아닌 대상과 관계를 맺고 작업에 참여하는 방식을 바꿀 수 있다.

동기 *(Motivation)*

사람은 변화에 대하여 두려워 하거나 새로운 것에 도전하는 것에 저항하려는 경향이 있다. 특히, 그 사람이 성공하기를 바라지 않는다면 더욱 그렇다. 그러나 사람은 저마다 성장하고, 성숙하며, 유능해 지고, 의미있는 방식으로 자신을 둘러싼 사람들 그리고 세상과 관계를 맺기 위해서 내적으로 분투하는 모습을 갖고 있다고 확신한다. 성숙 되어가는 과정에서 사람은 자신의 행동에 대한 책임을 수용하고, 행동이 개인적인 가치와 일치하며 자신과 타인의 가치에 따라서 개인적 인식을 바꾼다 (Rogers, 1961).

화이트 같은 신프로이트주의자와 로저스와 Yerxa와 같은 환자 중심주의 치료사, 이들 모두는 자기실현(self-actualization)이라는 용어를 사용하였고 이것은 인간이 도전을 실현하고 성취하기 위한 노력을 하는 과정을 설명하기 위해서 사용한다고 했다. 사람이 가진 한계와 권리 그리고 타인의 경계선를 존중하면서 자기 인식력을 증진시키고 흥미를 추구하며 개인적인 재능을 개발하기 위한 사고, 감정, 감각 그리고 지각을 이용할 때 사람은 자기실현을 해 나가는 방향으로 자신을 움직인다. 이 용어를 사용하는데 있어서 작업치료사들은 치료적 맥락 하에서 환자에게 주어진 선택을 극대화 하는 것의 중요성을 강조하였다.

기능과 역기능 | Function and Dysfunction

기능와 역기능의 연속체는 환경에 적응하고 일상생활에 참여하며 최적의 건강을 지원하기 위한 과제 또는 작업을 하는 동안에 한 사람이 가지게 될 자아 기능의 효과를 나타낸다.

순기능 *(Function)*

신프로이트주의자가 이 모델을 적용하는 데 있어서, 기능이란 사람이 건전하고 기능적인 자아를 갖고 있는 것을 의미하는 것으로서 주변환경에서 무슨 일이 일어나고 있는 지에 관해서 현실적으로 평가할 수 있는 것을 말한다. 자기조절력을 발휘하면서 완전한 욕구 충족을 위해 만족을 보류 시키는 것을 포함해서 환경의 기대에 적응하고, 문제를 해결하기 위해 지능, 통찰력과 판단력을 사용하며 사회적으로 받아들일 수 있는 방식으로 개인적인 욕구를 충족시키는 것을 말한다. 이러한 자아기능은 개인이 과제 행동을 할 때 매우 뚜렷하게 나타나는 경향이 있다. 기타 관련된 자아 기능은 자신에 대한 강점과 한계를 인식하는 것과 더불어서 타인과 분리된 자기의 정확한 이미지를 갖는 것, 현실적 자기 이미지와 신체 이미지를 갖는 것을 포함 한다. 또한, 이것은 자기만의 노력의 결과를 통해서 볼 수 있고 다른 사람에 의해서 어떻게 보여지는지에 대한 피드백을 받는 작업 참여의 상황 안에서 개발될 수 있다.

"자아"라는 용어를 꼭 사용하지 않더라도, 극히 유사하게 실존주의-인간 중심주의 이론은 최적의 건강한 상태에 있는 사람은 자기 인식을 하고 현실적인 정보에 따라서 자기 이미지를 바꿀 수 있는 사람이라고 제안 한다. 그러한 사람은 타인의 권리를 존중하는 방식으로 욕구를 충족하는 기술/재능을 사용하고, 자기 행동과 작업 선택에 대한 책임을 진다. 나아가 정신적 건강을 추구함에 있어서 사람은 자신에게 의미있는 활동에 참여하고 훌륭한 삶을 살고 있다고 느끼게 된다.

역기능 (Dysfunction)

프로이트적 이념은 정신역동 이론에 따른 인간의 행동이라 명명 되어지는 정신병의 진단 체계에 기여 하였고, 신프로이트주의자가 채택한 역기능을 정신질환으로 여겼다.

그러나 인간 중심주의적-실존주의자들은 역기능의 명명 체계에 정면으로 도전하고 종종 추정일 뿐이라고 보았으며 불필요하게 여기고 심지어는 경시 하였다 (Scheff, 1975, 1984). 작업치료사가 이러한 정신의 역기능이라는 진단명을 적용하는지의 여부는 부분적으로 치료사가 종사하는 기관의 특성에 따라 결정되는 것 같다.

전반적으로 위와 같은 체계 안에서는 작업 치료적 관점으로 보자면, 역기능은 다른 사람이 어떻게 자기자신 또는 자기의 외부의 상황을 바라보는 지에 대한 것 뿐만 아니라 다른 방식으로 A라는 사람이 자신의 상황을 바라보는 지에 대해 모르는 것이라고 일컬어 진다. 개인으로 하여금 결정을 하게 만든 감정을 깨닫지 못하는 것이다. 또 재능과 기술을 개발 시키지 못하거나 개인적 가치에 따르지 않는 선택을 하게 되는 것을 말한다. 그런 사람은 일상생활 뿐만 아니라 개인적인 관심사와 일을 추구하는 데 그리고 사회적 관계에서도 어느 쪽에서든지 만족스럽고 의미있게 기능할 수 없다. 더불어 역기능은 자기-동기화의 약화가 뚜렷하다. 종종 역기능은 무기력, 절망, 불안의 감정으로 특징지워진다.

작업치료사의 역할 | Role of the Occupational Therapist

작업치료사는 환자가 강점과 자기 욕구에 대한 지혜를 갖고 있다는 것을 믿고 공감하면서 안내자로서 써비스를 제공해야 한다. 치료사는 환자와 협력적인 관계를 형성하고 치료적 중재 체제를 유지하기 위하여 노력해야 한다.

상호 책임성 (Mutual Responsibility)

작업치료사는 협력적 관계(collaborative relationship)에서 스스로 내린 의지적 결정과 선택에 대한 책임을 갖고 있다는 사실을 인정해야 한다. 상호 책임성의 목적은 환자와 치료사가 평가와 치료적 중재에 대한 목표를 일치 시키고, 치료 중재 계획의 개발에 대한 책임을 서로 짓도록 하기 위한 것이고, 치료과정 중에서 함께 협력적으로 작업을 하기 위한 것이다. 치료사와 환자는 중요하게 영향을 끼칠 수 있는 치료계획을 함께 개발할 수 있도록 서로 협력해야 한다.

사람은 자신을 충분히 반영하고, 건전한 판단을 내리고 그러한 판단에 따를 수 있는 능력이 다양하기 때문에 작업치료사는 환자로 하여금 옳바른 선택을 하고 구조화하여 성취 목표에 맞춰 주어진 방향을 조절할 수 있도록 능력을 극대화 시키기 위해서 노력한다. 정신건강 기관에 다니고 있는 환자는 처음에는 자신의 사고가 명확해질 때까지는 손상 또는 혼란의 민감한 상태로 여겨질 수도 있다. 만약에 혼란스럽고 옳바른 선택을 기대할 수 없는 환자의 경우(치매와 같이)라면 가족이나 다른 보호자들은 치료가 진행 됨에 따라서 점점 내담자를 "환자"로 인정하게 된다.

안전한 환경 만들기 (Establishing a Safe Context)

치료사가 해야 할 첫 번째 일 중에 하나는 환자의 안전을 보장하는 것이다. 환자가 정신 장애의 결과로 인해서 인지능력 면에서 지억력이 상실되고 정신이 혼란스러우며 심하게 두려움을 느낄 때, 환자에게 반드시 필수적으로 안전한 환경 구조를 제공하고 그 환경을 잘 조절할 수 있도록 해 주어야 한다. 이러한 능력은 환자에게 안전한 상황을 만들어 주기 위해서 치료사가 반드시 갖추고 있어야 한다.

작업치료사가 화자에게 조건을 달지 않고 긍정적으로 존중의 태도를 갖고 있어야만 환자를 가치 있는 인간으로 바라보고 사고, 감정, 행동에 조건이 붙은 가치를 부여하지 않고 있는 그대로 수용할 수 있다. 이것은 또한 안전감을 향상시키고 안전에 대한 신념을 얻을 수 있다. 치료가 집단상황에서 이루어질 때, 작업치료사는 정서적, 신체적으로 안전하게 적응할 수 있도록 환경을 새로이 만들고, 환자의 이해 수준에 대한 정보와 피드백을 제공해 줄 수 있는 그룹 활동 지침을 세우는 데 있어서 촉진자(facilitator)로서의 역할을 한다. 그룹 활동 지도자로서의 이러한 역할은 차후에 논의될 것이다.

활동의 기능 | Function of Activities

각각의 치료사가 환자 개인이나 집단과 관련된 활동 또는 작업을 바라보는 관점은, 다음과 같은 것이 매우 핵심이 된다. 자신에 관하여 보다 많이 배우게 되는가? 개인 혹은 집단이 선택한 작업에 대해서 성공적으로 수행할 수 있는 기회를 가지며 개인 혹은 집단에게 어떤 활동(작업)이 가장 적합하게 제공될 것인가? 하는 문제이다. 가장 하고 싶어하는 것은 무엇인가? 라는 질문도 비슷한 맥락이다. 치료적 활동은 자기자각의 증진, 자기를 둘러싼 세계에서 자기가 한 일에 대한 결과를 배울 수 있는 능력, 감정의 수용과 대처 능력, 긍정적 변화를 위한 기회, 자기할 만한 효율성의 증가, 세상과 더불어 인간 관계 속에서 만족할 만한 방법을 얻기 위한 수단과 연결시킬 수 있는 기회를 제공한다. 위의 각각의 것들은 보다 밀접하게 관련지어 검토될 수 있다.

예술을 통한 감정의 의미있는 표현
(Meaningful Expression of Feeling through Art)

자기표현을 위한 수단으로 활동을 하는 것을 고려할 때, 흔히 예술을 떠올린다. 예술(예, 그림 그리기, 색칠하기, 시, 음악, 사진, 표현적 활동)은 다양한 용도를 갖는다. 여러가지 예술적 활동은 자기표현의 수단으로서, 직업적 혹은 부업적인 일로서, 자기자각과 자기수용을 증진시키고 변화를 촉진하는 수단으로 포함시켜서 활용된다.

학대를 받은 사람에 대해서 활동 작업을 수행하기 위한 매개체로서 예술의 사용을 논의하는 데, 플라예와 게넌(Frye & Gannon, 1990)은 "말하는 방법", "시간을 구조화하는 방법" "폭력에 대한 안전한 대안"으로서 예술이 갖는 유용성에 대해 묘사하고 있다. 예컨대, 분출구를 찾지 못한 분노는 예술적 표현 매체를 통해서 수용적인 감정으로 해소될 수 있다. 분노 뒤에 있는 에너지의 일부가 해소될 때, 그 사람은 이 분노의 근원을 확인할 수 있게 된다. 어떤 감정이 표출되든지간에 활동은 그 과정 속에서 자신의 감정을 비판하거나 원망하거나, 혹은 통제력을 잃고 자신이나 다른 사람에게 상처를 주도록 자신을 내버려두지 않으려는 개인의 인식에 그 성패가 달려 있다.

예술의 이러한 사용은 아동, 청소년, 성인과 함께 하는 집단 상황이나 개인 치료 상황에서 이루어진다. 표현을 위한 예술매체의 사용은 억압된 감정과 관념을 가지고 있는 개인이 말로 그것을 꺼내고 표현해 내기 전에 먼저 시각적 상징을 통해서 우선 표출하 것이라는 개념과 그와 같은 표현 활동을 통해서 치료가 촉진될 것이라는 신념에 일부 기초하고 있다. 예를 들어, 뇌의 외상성 사건을 경험했던 사람의 경우에는 통제할 수 없는 감정으로 말미암아 그들로 하여금 인생의 전면으로 나아가는 것이 방해를 받는다. 예술의 사용을 감정의 의미있는 표현과 연결지어 설명하는 데 있어서 외상 후 스트레스 장애로 고통받는 환자 그룹에게 예술을 사용한 활동의 효과를 경험한 Short-DeGraff와 Englemann(1992)은 자기 표현은 "과거의 외상에서 자유로와지고" "치료적이고 생산적인 삶으로의 긍정적인 전환"을 가능하게 만드는 방법이라고 묘사하고 있다. 아동과 함께 하는 작업에서, 예술매체는 놀이와 자기표현의 친숙한 형태이다. 다른 치료적 목표를 충족하기 위하여 예술을 통해 혹은 예술을 활용하여 표현을 격려해야 하는 작업치료사는 예술의 사용에 대한 치료적 목표를 확실하게 말할 필요가 있다.

Frye와 Gannon이 해리장애(dissociative disorder)를 가진 사람들과 예술의 활용에 대해서 논의를 하였는데 그들이 권유하는 바,는 대체로 복합적인 환경적 상황에서 행해지는 예술활동이 표현적 매체로 사용하기에 적합하다는 점이다. 요약하면 다음과 같다.

- 가능한 치료적 과제로서 예술의 개념을 소개 한다. 강요하지 않는다.
- 언어적 혹은 서류로 된 계약이나 각 개인이나, 물리

적 공간이 서로 관련되어 있다면, 참여자가 다른 사람에게 해를 끼치지 않겠다고 약속을 하는 안전에 대한 동의서를 작성하도록 한다.

- 작업을 인정한다.
- 모든 작업을 무비판적으로 받아들인다.
- 참여자들에게 그들의 작업에 관하여 말로 표현할 수 있도록 권유한다.
- 예술작업에 대해 분석하거나 해석하는 것을 피한다. 자신만의 편견, 선입관, 개인 의견에 대하여 인식하도록 한다.
- 예술적 작업 활동은 내담자에게 속한 것이다. 환자로 하여금 그것을 가지고 무엇을 할 것인지를 스스로 결정하게 한다(예, 결과물 전시하기, 감추기, 간직하거나 파괴하기).
- 내담자로 하여금 진행중인 방법으로 예술을 사용하도록 격려하는 것에 대하여 상고한다(Frye & Gannon, 1990, p. 6).

유사한 특성으로, Short-Degraff와 Englemann은 전투 전쟁과 관련된 외상 후 스트레스장애를 위한 치료에 표현 매체의 복합적인 사용을 할 것에 대해 설명하고 있다(1992). 논문에서 그들은 예술과 기록하는 매체 뿐 아니라 대중음악, 영화, 비디오테입을 사용하는 것에 대해서도 사용 지침을 제시 하였다. 예를 들어, 개인적 또는 집단 상황에서 그 어느 쪽에서건 이루어질 수 있는 한가지 활동은 내담자가 편지를 쓰거나 "살아남은 자의 죄책감, 부끄러운, 분노의 감정을 표현하는 "집"으로 보내는 편지를 자기자신에게든, 남겨두고 떠났거나 버리고 갔던, 또는 지원을 해주지 못했던 다른 사람에게든 편지를 쓰게 하는 것이다". Short-Degraff와 Englemann은 Frye와 Gannon의 견해를 뒷받침 하고 있다. 강한 감정을 가진 사람에게는 자기-표현이 강렬한 감정적 경험이 될 수 있고, 내담자는 수행과정 중이나 그 이후에도 지지와 격려가 필요하기 때문에 편지쓰기 활동을 할 것을 지적한다(〈당신에 대한 이해 증진: 직면 편지 쓰기〉 참조).

자기-조절(통제) 회복 *(Regaining Self-Control)*

사람이 감정을 조절할 수 없을 때, 그것에 의해 혼란스럽거나 압도되며, 나약한 자아를 갖게 되며 감정의 탐색아 적절하지 않게 된다. 이러한 경우에, 치료사는 훨씬 적게 욕구를 끌어내게 될 것이고 과제에 더 강하게 초점이 맞춰진 활동에 참여하도록 돕게 될 것이다. 정서적으로 덜 긴장되면서, 친숙하고 구조화된 과제(예, 형태나 색깔에 따라 맞추기, 화분 옮겨심기)에 잘 참여할 수 있다는 것은 그 사람이 성공할 수 있고 감정적으로 덜 자극받고 있다는 것을 뜻한다. 즉, 문제가 되는 감정으로부터 회피하는 것이 아니라, 그 작업 활동 자체를 통해서 정리, 또는 안정되는 것이다. 정신분열증을 가진 개인의 내적이고 주관적인 경험에 대해서 발견한 점을 요약한 것에 대하여 Hartfield(1993)는 다음과 같이 말하였다. "외부 세계의 구조와 예측성은 그들의 내적 세계의 비예측성을 보상해 준다. 일상적으로 반복되는 생활은 패턴화 되고(일정한 틀을 제공) 질서있는 삶에 대한 감각을 제공해 준다". 이런 방식으로 이루어지는 작업에의 참여는 그 개인으로 하여금 안전한 상황을 만들거나 유지하는 수단이 된다. Maslow의 자아실현 욕구를 상기해 보면, 환경 안에서 신체적, 정서적으로 안전하게 생활할 수 있고 안전감을 갖으려는 내담자의 욕구를 치료사는 존중해 주어야 한다.

정신분열증에 대한 이력을 가진 병이 재발한 환자가 쓴 내용에 따르면,

> 새로운 경험과 환경은 엄청난 압력을 유발하기 때문에, 나는 예측가능한 환경의 보호가 필요하다. 또한 나는 내가 새로운 것에 직면하면 늦게 가야 한다는 것을 알고 있다. 스트레스를 많이 받는 상황을 회피하기 위해... 이제 나는 혼자 시간을 좀 가져야 할 필요가 있을 때와 "타임 아웃"을 취할 때를 충분하지는 않지만 알고 있다(Leete, 1993, p. 281).

자기신뢰감과 대처능력의 형성 또는 회복
(Establishing or Regaining a Sense of Self-Confidence and Coping Ability)

일부 사람에게서 가장 긴급한 요구는 신뢰와 대처능력를 회복하거나 강화하는 일일 것이다. 그러므로 작업치료사는 문제의 해결을 위해서 이해하고 정보를 사용할 수 있는 능력, 좌절을 조절하는 능력, 과제를 참고 성취하는 능력, 자신의 능력에 대해서 믿음을 가질 수 있는 능력, 새롭게 얻은 통찰력을 자각과 다시 통합하고 그것

당신에 대한 이해 증진: 직면 편지 쓰기
(INCREASE YOUR UNDERSTANDING : WRITING CONFRONTATION LETTERS)

직면 편지는 흔히 발송되지 않고 한 사람이 또 다른 사람에게 쓰는, 그리고 그들에게 상처(정서적으로 그리고/혹은 신체적으로)를 주었던 누군가에게 이전에 언어로 표현하는 것이 불가능했던 상황에서 전형적으로 강력한 감정을 표출하도록 하는 편지이다. 목적은 편지를 쓰는 사람이 표출하지 못한 채 남아있는 생각과 감정을 자유롭게 표현 할 수 있도록 도와주는 것이다. 편지를 쓰는 사람은 이 편지가 발송되지 않고 편지처럼 쓰는 것이다. 글의 요점은 자유롭게 표현하는 것과 카타르시스가 넘치도록 하는 것이다. 궁극적인 결과는, 개인이 감정을 안정시키고 앞으로 나아갈 수 있기 위해 고통스러운 감정을 인정할 수 있는 능력을 갖게 하는 것이다(Forward, 1989; Short-DeGraff & Englemann, 1992, p. 41). 예컨대, 학대 혹은 유기로 인해 정신적, 육체적 외상 경험을 한 사람(Bass & Davis, 1994; Davis, 1990)이 직면 편지를 쓴다고 하자. Short-Degraff와 Englemann은(1992)은 가정에서 사랑하는 사람들로부터 해결되지 않는 거절감을 다루는 베트남 전쟁의 참전군인과의 작업치료 중재에 이 방법의 사용을 권한다. 편지를 받는 사람이 꼭 살아있는 사람일 필요는 없고, 그러한 편지는 또한 애도하는 과정을 겪는 사람을 돕는 도구가 될 수도 있다.

다음의 내용은 직면 편지를 쓰는 일반적인 안내서로 제시하고, 그 진행을 촉진하기를 바라는 작업치료사에 의해 사용될 수 있다.

- 편지를 쓰는 사람은 얼마나 길게 이 편지를 쓸 것인지를 생각할 필요가 있다(Forward, 1989). 다른 사람들은 끊김 없이 편지를 쓰는 사람에게 20-30분 정도의 시간을 정해 줄 것을 권유한다(Bass & Davis, 1994; Davis, 1990).
- 편지를 쓰는 사람은 방해 받지 않는 시간과 장소를 선택해야한다.
- 이 편지는 전형적으로 사적으로 내밀하게 작성 되지만, 집단 안에서 작성 될 수도 있다. 궁극적으로 그러한 결정은 집단에서 다른 사람들과의 논의 여부를 통해 결정될 것이다. 편지를 쓰는 사람은 편지 내용이 전적으로 비밀이 지켜질 것이라는 것을 알아둘 필요가 있다. 편지에 무엇을 쓸 것인지에 관한 결정은 항상 편지를 쓰는 사람의 몫이다.
- 목표는 자유로운 표현과 카타르시스이다. 그러므로 검열하여 삭제하지 않아도 된다. 단어를 바로잡고 문장을 완성하거나 스펠링을 맞출 필요도 없다(1990). 데이비스(Davis, 1990)는 편지를 쓰는 사람이 지우개나 줄로 지우지 말 것을 권유한다. 그것이 바로 우선적으로 쓰고 싶은 것을 의미하기 때문이다.
- 편지를 쓰는 사람은 "이치에 맞고 조리있게" 할 필요가 없다.
- 편지는 발송될 필요는 없지만, 편지를 쓰는 사람이 발송 여부를 선택할 수 있다.
- 편지는 여러 번에 걸쳐 쓰여질 수도 있다.
- 퍼워드(1989)는 몇몇 사람에 의해 유사하게 내용이 채워지더라도, 각자의 편지를 분리된 형태로 쓰는 것이 중요하다.

퍼워드(1989)는 편지의 초점을 맞추는 것을 돕는 구조를 제안한다(p. 239).

1. 이것은 당신이 나에게 했던 것이다.
2. 이것은 그 당시 내가 그 일에 관하여 어떻게 느꼈는지에 관한 것이다.
3. 그것이 내 인생에 어떻게 영향을 주었는지에 대한 것이다.
4. 이것은 내가 지금 당신에게서 원하는 것이다.

이러한 편지를 쓰는 것은 강렬한 감정적 경험이다. 편지를 쓰는 사람은 자신에게 이후에 정리할 시간을 줄 필요가 있다. 일부는 정서적 지지, 위로, 혹은 격정을 표출할 장소가 필요할 수도 있다. 만약 병원 임상 장면에서 수행된다면, 전문가에게 왜 이러한 행동이 발생했고 어떤 지원과 후속 작업이 있어야 한다는 사실을 알려야 한다.

을 행동으로 옮기는 능력에 영향을 주는 자아기능에 대해서 많은 관심을 갖도록 한다. 다음의 예가 이에 대한 설명을 해주고 있다.

30대 초반의 여성은 알콜 중독의 병력 이후에 단기 입원 기간 동안 작업치료 기관에 오게 되었다. 그녀는 치료사에게 작업치료가 자기를 위해 해 줄 수 있는 일이 아무 것도 없는 것처럼 보였다. 매력적이었고 말이 분명했으며 매우 상냥했다. 자신을 위해 할 수 있는 일이 무엇이냐고 물어 보았을 때, 그녀는 웃으면서 "농담하시는 거예요? 내가 만지고 더럽히는 모든 것이죠. 나는 끔직한 곳을 걷고 있죠(문법적으로 틀리게)."라고 말했다. 이 사례에서 그녀의 가장 큰 문제는, 그녀 자신이 성공적으로 일을 경험하고 있다고 믿는 것이었고, 그녀가 몇몇 활동을 시도하려고 할 때 점차 분명해졌다. 그녀가 선택한 몇몇 작업치료 활동의 상호작용을 통해서 보면, 마치 자신에 대한 그녀만의 신념을 증명이라도 하듯이 과거에 종종 포기했거나 잠깐 했던 성공을 "엉망으로 망쳐 버렸던" 그 이유를 알 수 있었다. 이러한 패턴을 변화 시키기로 결정하고, 치료사는 활동을 새롭고 보다 성공적으로 참여할 수 있는 방법을 함께 철저히 시험해 보았다.

사례에서 이 여성이 어떻게 그 일을 진행하는지에 대한 활동 간찰을 보다 의식적으로 자각하게 될 때, 치료적 활동은 학습을 위한 수단으로 이용된다. 이 경우에 활동은 결과가 아니라 활동과정이 탐색되어질 필요가 있다.

정신적 질환을 가진 사람은 기능적 활동을 수행하는 능력이 손상되어 있다. 일부는 이것이 일생동안 손상되는 경우도 있고, 자아기능의 손상이 지속되거나 재발해서 그런 것이라고 말하기도 한다. 그렇다고 해서 자신이 처한 환경이나 조건들이 최적의 기능을 지원하거나 그들이 할 수 있는 일을 인정하지 않는다는 것을 의미하지는 않는다.

만성 정신질환을 가진 사람에게서 통찰의 증가는 그들 삶을 관리하는 정보를 이용하도록 그들을 돕는 것을 뜻한다. 자기만의 무능력의 특성과 문제의 증상을 경감하거나 약화 시키도록 돕는 향정신성 약물치료에 대해 보다 많은 지식을 갖게 됨으로써, 내담자는 건강에 좋은 숙식 습관 형성을 학습할 수 있고 성공할 수 있는 수준에서 참여 하도록 도울 수 있다. 이러한 통찰은 그들로 하여금 양질의 삶을 살 수 있게 해준다. 이런 측면에서 정신질환은 그 사람 이 가진 한계를 잘 관리하도록 배우는 만성 질환(예, 당뇨병 또는 동맥경화)처럼 접근해야 한다.

병의 재발과 대처 (Relapse and Coping)

이 여성이 자신의 지속되는 정신적 질환에 대해서 기록하였듯이,

> 정신적 질환을 가진 우리들에게 일어나는 것은... 우리가 재발의 불행한 경험으로부터 할 수 있는 일을 배워야 하고, 회복을 위해서 우리를 도와 주었던 것과 그렇지 않았던을 기억해야한다... 다른 만성 질병과 마찬가지로 나는 좋았거나 나빠졌던 시기가 있을 것이라는 것을 알고 있다(Leete, 1993, p. 282).

Leete의 책에서 이 여성은 자신의 정신적 질환에 대해 계속 이야기를 하고 있다.

> 나의 인생은 다른 사람들 보다 더 어렵다고 생각해 왔다.... 그러나 모든 사람은.... 대처 기술, 대인관계, 일과 휴가 시간의 관리에 대한 일반적인 기술을 개발해야 한다는 사실을 알게 되었다(Leete, 1993, p. 282).

약물치료를 통해서 정신분열증이나 우울증과 같은 만성적 정신질환을 가진 사람을 일상생활에 충분히 참여할 수 있도록 도와준다는 기대가 높아졌다. 또한ㄴ 이들은 기본적인 삶의 기술을 학습할 필요가 있다. 서부에 있는 정신사회 사회복귀 병원(Case Western Reserves Psychosocial Rehabilitation Clinic)에서 사회복귀 훈련을 받는 환자 집단의 사례에 대해 설명하는 중에 참고가 될 만한 한 사람의 사례를 인용하고자 한다.

> ...참여자로 하여금 전형적인 하루 일과 챠트를 만들게 하였다. 잠이 얼마나 많은 시간을 차지하고 있는지? 일은? TV는? 많은 정신분열증 환자는 하루에 16시간 씩 잠을 자는데 익숙해져 있다... 그들은 서로 돕고...아침 준비를 하고, 어머니 생일 카드를 사고, 일자리를 알아보기도 했다(Wallis & Willworth, 1992, p. 56).

한 여성은 "난 운전을 못 해요. 지도를 따라갈 수도 없어요. 컴퓨터가 무엇인지도 몰라요. 정말로 당황스러워요. I.Q. 70 이상인 모든 사람이 할 수 있는 일을 난 할 수가 없어요"라고 말하기도 한다(Wallis & Willworth, 1992, p. 56).

수행 능력을 향상 시키는 기타 방법: 외적 범주
(Other Means of Enhancing Performance : External Boundaries)

자아기능에 대해 지원하는 것은 흔히 내담자가 성공할 수 있도록 하기 위해서 치료사가 환경 또는 과제를 적응 시키거나 보호자도 함께 적응할 수 있도록 가르치는 것을 말한다. 사람이 지리멸렬 해지거나 혼돈 된 문제해결력을 보일 때, 작업치료사는 환자에게, 선택해야 할 과제의 수를 줄여 준다든지, 뚜렷하게 예견 되는 과제를 제시하거나 또는 모방하면서 따라 하는 수준의 단계, 계획, 설계가 있는 활동을 제시 한다든지 하는 식으로 범주를 만들어 줄 수 있다. 치료사는 내담자가 내적 통제가 부족한 면을 보상할 수 있도록 외적 통제를 부과해 준다. 점차적으로 내담자로 하여금 스스로 내적통제를 할 수 있는도록 인식 시킨다.

예를 들면, 종종 문제행동을 보이는 청소년은, 매우 충동적이다. 그들은 충동성 때문에 성공을 무의식적으로 방해 받는다. 왜냐하면, 성공적으로 과제나 일을 완성하기 위해 요구되는 시간투자 노력을 들이지 않고 집중을 하지도 않기 때문이다. 또한 좌절하여 스스로 친구나 어른을 비난하면서 "이것은 전혀 문제가 되지 않아"라고 주장할 수도 있다. 이와 같은 행동을 보이는 청소년과 신뢰를 쌓을 수만 있다면, 치료사는 이들이 자신의 행동을 보다 현실적으로 직시하고 좌절감을 빨리 극복할 수 있는 대안을 찾을 수 있도록 도울 수 있다. 학습을 위한 도구로 활동 경험을 활용하여 좌절감에 빠졌을 때나 조급하게 느껴질 때에는, 시간을 가지면서 격려를 받을 수도 있고, 또한 직장 일에 복귀하기 전에 활동 과제에 대한 청사진을 개발하도록 배울 수도 있다. 한가지 상황에 대한 과제 행동에 대해 학습하는 것과 더부어서, 그와 유사한 어려움에 있는 자신을 발견할 수 있도록 전혀 다른 상황에 처한 경우를 고려하면서 학습할 수 있도록 도움을 받을 수 있다. 종합적으로 말해서 주요 문제에 대한 문제해결을 위한 목록을 만들어 수행력을 증진시킴으로써 자아 기능이 강화될 수 있도록 수행능력을 향상시켜야 한다는 것이다.

우선권의 재확인 혹은 새로운 방법에서의 자기 발견
(Reaffirming Priorities or Seeing One's Self in a New Way)

사람을 위한 작업치료 활동은 미처 개발되지 않은 기술을 탐색하고 새로운 역할로 자신을 보게 하는 도구라고 할 수 있다. 내담자에게 "당신은 뭘 배우고 싶으십니까?" 혹은 "지금 당신에게는 무엇을 성취하는 것이 가장 중요하십니까?" 질문을 하면, 이것에 대해서 그들은 오랫동안 생각해 보지 않았던 것이므로 많은 의문을 불러일으킬 수 있다. 지금 나에게 가장 중요한 것은 무엇인가? 난 무엇을 좋아하는가?오 같은 문제 제기에서 처럼 질병과 생활의 변화는 항상 재평가가 필요하다. 또한 가치관, 직업, 생활 형태에 대한 재검토 기회를 가져야 한다. 류마티즘성 관절염을 가진 사람들을 다루어본 작업치료사는 항상 새로운 환자에게 "매일 당신은 자신을 위해 무엇을 합니까? 당신이 즐기는 것은 무엇인가요?"라는 질문을 한다고 한다. 치료장면에 따라, 환자는 이전에 유지하던 정해져 있던 생활영역 밖에서 새로운 흥미거리, 습관 또는 타인과 관계를 맺는 방법을 탐색할 기회를 갖도록 해야 한다. 이 과정은 그 사람의 가치관과 신념에 대한 정화 작업과 함께 시작 될 수 있다. 작업치료에서 자주 일어나는 순간을 생각해 볼 수 있다. 예를 들어, 한 노인이 처음 작업치료기관에 오게 되었다. 그는 기관을 둘러보고 엄청난 양의 미술도구와 공예재료가 다루어지고 있는 것, 또는 원예를 위한 온실, 목재 재료들을 볼 것이다. 붉은 깃발이 상징적으로 그의 앞을 비추게 되면서, 그는 "날 여기서 내보내줘요!"라는 내용과 같은 그만의 스타일대로 소리칠 것이다. 만약 그 노인이 작업치료 기관에서 그가 해야 할 역할과 가치관을 인정한다면, 그는 자신에 대해 스스로가 갖고 있던 신념과 다른 사람에 대해 갖고 있던 관용과 너그럽게 바라보는 마음에 기분이 좋아질 것이다. 만약 반대의 경우라면 아마도 그는 놀이, 취미, 조용히 생각하는 시간을 즐기도록 스스로를 허용하지 않았을지도 모른다. 인정받을 것이냐 거부할 것이냐에 대한 문제는 항상 결정을 하는 그에게 달려있을 것이다.

작업치료가 집단 활동을 제공할 때, 환자들은 집단 안에서 자신과 그들의 관심사에 대해 배우게 된다. 그들은 어떻게 다른 사람들이 자기를 보는지에 대해 보다 많이 할 수 있는 기회를 가질 것이고, 다른 사람에 대한 그들의 생각을 검증해 볼 수 있는 기회 또한 가질 것이다. 이들은 신뢰감을 발전시켜 나가고 의존감이나 독립심을 철저하게 시험해 볼 수 있는 도구를 갖게 될 것이다. 그들은 경쟁할 기회나 반대로 경쟁적이지 않은 놀이를 해 볼 수 있는 기회도 갖는다. 함께 같이 나누고, 게임에 지기도 하고 이기기도 하면서 자신의 감정에 대해 더 많은 것을 배우게 된다. 그들은 지도자로서, 부하로서 혹은 더 이상 자신을 "환자"로 인식되지 않는 사람으로서, 새로운 역할을 제대로 시험해 보게 될 것이다. 이 모델에서 환자에게 나타나는 외적인 변화는 그 사람이 자기 안에서 새로운 활동 방식이 나타나면 치료를 바로 시작해야 한다는 것을 치료사는 인식하고 있어야 한다.

그럼으로써 궁극적으로 내담자는 자신에게 "나는 누구인가? 나에게 중요한 것은 무엇인가? 내가 오늘 한 것은 무엇인가? 또는 내 인생을 의미있게 만들 내일을 위해 내가 무엇을 계획하였는가?"라고 묻게 될 것이다. 만성적인 정신질환을 갖고 있는 사람에게 이러한 질문은 동료가 결혼하고 아이들이 자라나는 것을 보면서 그들이 성취할 수 없었던 삶의 성취를 기념하는 것을 보는 것 같이, 그들이 놓쳤던 삶의 행복을 뼈저리게 실감하게 될 것이다. 학습에 대한 경험을 유용하게 사용하는 작업치료사는 그 사람에게 지지와 격려를 제공하는 것이 얼마나 중요한지를 인식하고 있는 사람이다.

활동의 기능에 대한 요약
(Summary of Function of Activities)

이상을 요약하면, 정신역동적 체계에서의 작업치료 활동은 하나 이상의 기능을 제공하는 것으로 나타난다. 그 기능은 다음과 같다.

- 자기 자각(통찰)의 증진과 적절한 감정 표현을 위한 방법을 제공한다.
- 활동에서의 구조화는 자기 통제가 나약한 사람이나 혼란된 사람이 보다 안전하게 느끼게 도울 수 있고, 내적 조직화를 증진하고 자기 통제를 강화하거나 재수립 하도록 돕는다.
- 수행력을 증진하고 기능적으로 기술을 향상 시키는 기회이다.
- 우선권과 새로운 역할에 대해 시험해 보거나 이미 갖고 있는 역할에 대해서 신뢰를 얻을 수 있는 기회를 제공한다.
- 타인과의 대인관계에 대해 더 많이 학습하고, 사회적인 기술을 향상 시키는 방법을 제공한다.
- 자기수용감을 증진시키는 방향으로 중재 수단을 제공한다.
- 삶의 질을 향상 시키는 방법-즐거움을 경험하는 것, 유능함을 느끼는 것, 자기보다 더 훌륭한 것과 관련짓는 것-을 제공한다.

이론적 가정-평가와 치료중재에 대한 안내 | Theoretical Assumptions-Guide to Evaluation and Intervention

이론적 가정(정신역동적 이론의 가정 참조)은 사람, 활동, 작업 그리고 환경이나 상황에 대한 기본적인 신념에 대한 요약이라고 볼 수 있다. 이 신념들에 대해 이 장에서는 이미 기술한 정신역동적 이론을 적용하고 있다. 사람-환경-작업 변인에 관한 가정과 그들의 개연적인 관계는 작업치료에서 평가와 치료적 중재 방법을 안내해 준다.

평가 | Evaluation

정신역동적 체계에서의 평가과정은 치료적 중재 방법을 계획할 자료를 수집하기 위해서 주관적이고 객관적인 평가를 사용하도록 한다. 이 자료는 심리학적 구성의 개념과 기능간의 관계에 대한 이해를 증진 시켜주고 환자중심 변인에 통찰을 제공해 준다.

신프로이트주의자의 평가 (Neo-Freudian Assessment)

작업치료에서 평가는 치료 중재 과정에 대한 정보에 근거해서 결정을 할 수 있도록 하기 위해서 목적을 위한 정보수집 과정이라고 설명할 수 있다(Christiansen & Baum, 1991, p. 137; Opacich, 1992, p. 356). 작업치료에서 심리학적 평가는 개인의 마음이나 정신적 기능(사고, 지각, 의식과 무의식적 과정) 그리고 어떻게 정신적 기능이 만족을 주는 작업에 참여할 수 있도록 환자의 능력에 어떤 영향을 주는지에 대해 정보를 모으는 과정이다.

지적한대로, 신프로이트주의의 정신 역동적 적용은 상대적인 강점과 한계를 확인하는 것과 관련이 있다. 때때로 기능적 수행을 할 수 있는 것과 감정이나 무의식적 영향이 수행에서 갖는 효과를 평가하는 데에서 자아의 "스타일"과 관련이 있다. 이것은 개인의 특수한 관심에 대한 상호간의 이해를 높이기 위해 그 사람이 변화하기 위해, 그리고 기능적 수행을 높이기 위해서 뿐만 아니라 개인의 능력을 향상시킬 적응력과 자원을 파악하기 위해서 희망하는 작업 수행 영역을 확인하기 위해서 모두 사용된다.

정신역동 모델에서의 자료수집
(Data Gathering in the Psychodynamic Model)

자료를 수집하기 위해서 작업치료사는 주관적이고 객관적인 관점 모두로부터 정보를 도출할 수 있는 평가도구를 사용한다(예, 치료사는 그들 개인적 욕구와 관심, 자기 능력에 대한 지각에 관해 환자에게 질문한다). 덧붙여, 치료사는 환자가 참여하는 과제 행동을 조사할 수 있으며 환자가 과제 행동에 접근하고 마무리하는 과정에 있어서 그 효과성에 관한 판단을 할 수 있다.

투사적 혹은 "표현적" 평가의 현재
(Projective or "Expressive" Assessment Today)

초기 작업치료 평가는 투사적인 면이 많다라고 이해되었다. 왜냐하면, 사람은 자신의 성격을 과제수행에 투사한다고 믿었기 때문이다. 이러한 초기 평가 자료들은 전형적으로 예술적 매체(그림 재료, 색칠, 꼴라쥬, 진흙)를 포함 시키거나 그 자체로 구성 되었다. 그것은 창작의 기회를 제공할 뿐 아니라 환자의 감정과 정서에 대한 자유로운 표현을 고무시켰다. 그러한 이유로 예술 매체에 의한 평가를 표현적 평가라고 일컫기도 한다. 좋아하는 대상 선택, 상징적 표상, 재료를 다루는 방식, 그리고 방어의 사용을 기록하기 위해 작업치료사는 다양한 매체와 함께 환자의 수행을 검토해야 한다. 성격에 대한 암시적 접근은 평가에서 행동 사례적 접근과는 대조를 이룬다. 이는 과제행동이 특정 상황이라고 가정한다(Goldfried & Kent, 1972). 정신 보건 분야에서 투사적 평가 도구가 오늘날 거의 사용되지 않는 반면, 표현 매체를 이용한 평가 도구 사용은 계속 늘어나고 있다. 표현 매체에 의한 초기 평가는 자아가 과제 안에서 기능적 수행을 할 수 있는 방식과 또는, 작업 수행에서 좋아하는 스타일에 먼저 주의를 끌었다. 이들 평가들은 또한 다양한 매체와 활동의 특질/특성에도 주의를 끌었다.

처음에 투사적 평가 자료를 사용한 작업치료사는 환자가 가진 성격과 그의 자아기능의 상대적인 강점 그리고 수행에서 자아 기능이 미치는 이것의 영향에 대하여 많은 추론을 하였다. 오늘날, 작업치료사는 표현적 평가를 다른 방식으로 사용할 수 있게 되었다. 표현적 활동이 환자 자신에 대해 갖고 있는 정서나 감정을 이끌어 낼 때, 각 개인은 이들 감정이 무엇인지에 관해서 만큼은 전문가로서 보아야 한다. 이 장의 초반부에 설명한 대로, 이것은 치료사가 창작물을 분석하는 것이 아니다. 환자는 그가 만든 창작물을 가지고 작업이 진행되는 과정 중에 창조적인 표현을 사용하도록 격려 될 것이다. 이렇듯 평가는 진행되는 치료적 중재 과정에서 첫 번째 단계이다.

표현적 평가도구 *(Expressive Assessment Instruments)*

이 책은 광범위한 목록과 투사적 도구에 대한 설명을 제공하고 다음과 같은 것을 포함하고 있다.

- 아지마 배터리(The Azima Battery)
- 셔멘 배터리(The Shoemyen Battery)
- 굳맨 배터리(The Goodman Battery)
- 러너 매거진 픽쳐 꼴라쥬(The Lerner Magazine Picture Collage)
- 바바라 햄필 배터리(The Barbara Hemphill(BH) Battery)
- 에런버그 이해력 평가 과정(The Ehrenberg Compre-hensive Assessment Process)
- 사람 그리기(Human figure drawing)
- 도시 만들기(Build A City)

이들 중 처음 네 가지는 〈초기 작업치료의 투사적 평가 도구〉에서 요약 하였다(표 4-2).

바바라 햄필 배터리
(The Barbara Hemphill(BH) Battery)

BH배터리(Hemphill-Pearson, 1999)는 모자이크 삼각타일과 손가락 그림으로 구성되어 있다. 치료사는 지시를 따르고 문제를 해결하는 능력에 대하여 환자의 매체에 대한 접근, 좌절에 대한 인내, 전체에 속하는 것

정신역동적 이론의 가정
(PSYCHODYNAMIC THEORETICAL ASSUMPTIONS)

이하에 열거한 정신 역동적 이론에 대한 가정은 정신 역동적 이론의 틀에 기여한 이론으로부터 적용된다. 이들 가정은 작업치료의 실제에서 평가와 치료적 중재를 위한 체계에 기여한다. 그 적용의 구체적 사항은 다음과 같다.

사람/고유한 개인

1. 환자/내담자는 귀하고 고유한 개성을 가진 개인이다.
2. 개인은 정서, 감정 그리고 환경에서 보다 성공적으로 기능하기 위해 변화할 필요가 있으며 자기 삶에 있어서는 전문가이다.
3. 개인은 자기와 타인, 원인과 결과 그리고 통찰이라 부르는 과정에서 경험으로부터 얻어진 것을 학습과 같은 높은 이해로 발전시킬 수 있다.
4. 개인은 사랑하고 사랑 받고자 하는, 고유한 기능을 사용하고자 하는, 그리고 삶이 의미 있다고 느끼고자 하는 내적 욕구를 갖고 있다.
5. 인간의 행동은 개인 안에 내재된 의식적인 것과 의식적이지 않은 것에 의해 영향을 받는다.
6. 증가된 자기 자각은 만족할 만한 선택을 하는 능력에 기여한다.
7. 보다 자기 수용적이고 개인적인 자각(통찰)으로 "비밀"을 가질 필요성을 덜 갖는 사람은 가지고 있는 더 많은 에너지를 만족스러운 대상관계를 풍부하게 형성하는데 더 투여한다.
8. 사람은 내적 균형(안정)을 회복하려는 내적 경향성을 갖는다.
9. 사람은 새로운 지각에 개방적이고 변화를 하기 위해 육체적으로 그리고 정서적으로 안정감을 느껴야한다
10. 사람의 가장 강력한 욕구는 자연적으로 발생하고 우선적으로 다루어져야 한다.
11. 사람은 자신의 심리적 구성 요소와 특성이라고 언급되는 심리학적 구성 개념으로 설명 될 수 있다. 반면 자기의 총체성과 통합성이 구성 요소와 특질에 초점을 맞추는 능력을 상실하게 되면, 유용한 구성 개념을 갖는 것이 더 이상 히들어 질지도 모른다.

활동/작업

12. 활동은 적절한 자기탐색과 감정 표현의 수단을 제공한다.
13. 학습 증진, 자기-자각, 자기-만족이 목표일 때, 활동을 하는 과정은 결과 만큼이나 중요하다.
14. 활동에서의 구조화는 나약한 자기-통제력을 가진 사람들이 기능적 수행을 향상시키는데 기여한다.
15. 활동에서의 구조화는 혼돈된 사람에게 안전감을 향상시키는데 기여한다.
16. 활동은 세상으로부터 의미있는 것과 관계를 맺고 의미를 발견해 내는 수단을 제공한다.
17. 활동과 대상은 그 자체로는 아무 의미도 없다-사람들이 그것에 의미를 부여하는 것이다.
18. 단지 활동을 하는 것에 대해서 말만 하는 것보다 실제로 활동을 "할 수 있다"는 것의 의미는 그 사람이 생각하는 것, 알고 있는 것, 믿고 있는 것을 통합하게 해주는 강력한 학습 도구가 된다. 또한, 혼자서는 성취할 수 없는 자기성찰 혹은 "말하는" 표현 방식으로 자신의 정체성을 변화시킬 수 있다.

환경/배경

19. 사람의 신체적 혹은 내적 환경에서 가장 중요한 것이 앞으로 나오게 될 것이다.
20. 환자/내담자-치료사의 관계는 치료 과정과 결과에 중대한 영향을 준다.
21. 외적(신체적) 환경에서 구조화, 예측성 그리고 경계선은 개인 안의 무예측력, 혼란, 혹은 나약한 내적 경계선의 느낌을 보상하는 것을 돕는다.
22. 상호 존중의 분위기를 만들고 유지하는 것은 구성원의 안전감에 기여하고 구성원이 집단 환경에 최적으로 기능할 수 있도록 돕는다.

으로서의 부분을 지각하는 능력, 요약하고 결정하고 논리적인 순서로 마무리하는 능력, 내적 조직화, 본질적인 만족, 신체 개념, 구조와 융통성의 사용, 한계와 경계선을 다루는 능력, 그리고 감정의 고저를 평가한다. 조사는 결과나 창작 된 것의 "내용"에 대한 조사 뿐 아니라 과제가 수행 된 방식과 과제에 대해 한 말과 관련된 것을 포함한다. 예비 연구는 태도, 언어의 특성, 그 사람이 공간을 사용하는 방식, 그리고 환자의 언어적 반응을 포함하는 두 과제를 수행하는 중 점수에서의 평정자간 신뢰도를 논증 하였다.

표 4-2
초기 작업치료의 투사적 평가
(Early Occupational Therapy Projective Assessments)

평가명	과제	평가되는 행동과 구성개념
아지마 배터리 (Azima & Azima, 1959)	남자와 여자를 그릴 종이와 연필 진흙으로 물체 만들기 손가락 그림	기분 욕구 자아 조직 대상관계
셔멘 배터리 (Shoemyen, 1970, pp. 276-279)	타일 모자이크 삼각대 손가락 그림 4인치부터 물체 조각 질석모양의 정6면체 만들기 진흙으로 사람 형상 만들기	작업에 대한 반응
굳맨 배터리 (Drake, 1999, p. 132)	타일 모자이크 삼각대 임의적인(자발적인) 그림 사람 형상 그리기 진흙으로 물체 만들기	조직력 판별력 추리력 문제해결력 독립에 대한 능력 자아 경계선 선호도 감정적 상태 대상과 스타일에 대한 선호 조절에 대한 필요 도구 사용
러너 매거진 픽쳐 꼴라쥬 (Lerner, 1977, pp. 156-161)	주어진 색칠 된 구조물 종이와 잡지 ; 꼴라쥬 꾸미기	인지적-지각적 기능 방어의 특성과 질적 특성 동기화 자기에 대한 지각 대상관계의 질

에런버그 이해력 평가과정 : 집단 평가(Drake, 1999)
(Ehrenberg Comprehensive Assessment Process : A Group Evaluation(Darke, 1999))

세 번의 한 시간 집단 회기 동안, 환자는 삼각타일을 완성해야 한다. 그리고 나면, 세 가지 프로젝트(꼴라쥬, 집단 그림, 혹은 문제해결 과제) 중 하나를 선택하고 그것을 완성해야 한다. 치료사는 상호작용 기술을 바라보도록 안내한다. 치료사는 또한 전반적 교육상태, 고용과 여가에 대한 내력 그리고 일상생활에서의 활동 그리고 환자가 매일의 스케줄에서 꼭 해야하는 것을 포함하도록 한다.

사람 그리기와 기타 사람 그리기 평가 도구 (Draw-a-Person and Other Human Figure Drawing Assessments)

작업치료사는 아동과 성인에게서 신체 이미지를 평가하는 사람 그리기 검사의 몇 가지 변형 된 형태를 사용한다. 이 중 많은 것이 심리학에서 비롯 되었고 사람그리기 검사(Draw-a-Man Test; Goodenough, 1926)와 이후에 개정된 DAP(Draw-a-Person; Naglieri, 1988), 집-나무-사람 검사(HTP; Buck, 1966) 그리고 카이네틱 가족화(Kinetic Family Drawings; Burns & Kaufman, 1970, 1972)를 포함하여 아동을 위한 평가도구로서 설계 되었다. 이 도구에 대한 이해와 사용의 안내는 제공 된 특기사항에 있다.

성숙의 지표로서 어린이와 사람 그리기 : Draw-a-Person (DAP) (Children and Human Figure Drawings as Maturational Indicators : Draw-a-Prson (DAP))

비교문화적인 연구는 아동이 점차 사람의 형상을 분명하게 그리는 범세계적인 발달 순서가 있다는 사실을 보여 주었다(Harris, 1963; Liversley & Bromley, 1973). DAP에서(Naglieri, 1988) 아동은 8×10인치의 응답지와 연필, 지우개를 받고 순서대로 세 사람-남자, 여자, 그리고 자신-을 그려 완성하게 한다. DAP는 인종, 사회경제적 지위, 연령, 능력의 광범위한 스펙트럼으로부터 수천명의 아동을 대상으로 규준화한 평가도구로서 표준화 되었다. 그림의 부정형의 특성(이른바 정서적 지표)을 파악하려는 시도인 질적 채점과 주요신체 부위의 존재와 그림의 섬세한 정도, 신체부위의 정확한 위치 그리고 비율의 상대적 정확성에 근거한 그림의 발달적 혹은 성숙 수준(연령 규준)을 결정하는 양적인 채점 체계에 따라 점수화 될 수 있다. 교육자와 작업치료사를 포함하는 심리학 이외의 전문가들은 이 검사 도구를 구입할 수 있다. 평가도구를 채점하기 위해 필요한 기술을 획득하기 위한 평가자를 위해 실제 사례의 그림이 검사 지침서에 제시 되어 있다.

어른과 사람 그리기 (Human Figure Drawing With Adults)

어른과 함께 작업할 때, 하나 이상의 사람을 그릴 것을 요구하는 것도 Bay 지역 기능 수행 평가(the Bay Area Functional Performance Evaluation), 슈로더 블록 캠벨의 성인 정신병 지각 통합 평가(the Schroeder Block Campbell Adult Psychiatric Sensory Integrative Evaluation, 이 책 10장에서 논의), 아지마와 군맨 배터리(표 4-2 참조)를 포함하여 다른 OT배터리의 한 부분이다.

사람 형태의 그림과 가족화는 자신, 신체 개념 그리고 가족관계와 관련된 문제를 표현하게 해 줄 뿐만 아니라 통합된 방식으로 자신의 능력을 매우 사실적으로 표현해 주는 평가도구로서 유용한 것으로 인식되고 있다. 사람 형태 그림에는 확실한 신경병리학의 고전적인 지표가 있다. 이들은 그림안에 신체부위의 위치에 심한 왜곡, 절반을 무시하는 것(hemi-neglect), 단순화, 편린화, 반복을 포함한다. 이처럼 사람 형태 그림은 앞으로 더 심도있는 평가와 전문적 의뢰가 필요한 핵심적 신경손상에 대해 빨리 가려낼 수 있는 장치로도 역할을 할 수 있다. (King, 1982; Schroeder et al., 1978)

도시 만들기 (Build A City)

도시 만들기(Clark, 1999) 투사적 작업은 1975년에 개발 되었고 1977년에 미국 작업치료사연합 전국 회의에서 작업치료사 클락(Clark)과 도우니(Downey)에 의해 소개되었다. 이것은 아동과의 놀이 분야에 대한 에릭 에릭슨(Erik Erikson)의 연구(Erikson, 1941), 로웬필드의 세계 만들기 기술(Bowyer, 1970), 그리고 뮤칠리스의 세계놀이와 마을 이미지 검사(Mucchielli, 1960)에 기초를 두고 있다. 이러한 이전 연구는 모두 아동과 성인에게 놀이감(인형, 자동차, 건물)을 주고 어떤 장면, 도시 또는 마을을 만들어 보게 한다. 문제 행동을 가진 아동과 성인은 혼란스럽거나 무질서한 장면을 표현한다.

Clark과 Downey의 도시 만들기 작업에서 성인 내담

슬픔을 통과하는 작업 (WORKING THROUGH GRIEF)

유사한 과제집단은 가족의 상실을 애도하고 있는 아동과의 치료도구로 활용되어왔다. 비디오 "어린이도 죽는다" (Films for the Humanities, 1990)에서 묘사되었듯이, 아이는 스스로 모두가 안전한 도시를 만들어봄으로써 상실감과 통제력의 부족을 작업해 나간다.

자 집단은 규정된 수와 크기의 스티로폼 벽돌, 미술 공작용 색판지 , 줄, 머리가 굽은 못, 징, 담배 파이프 닦는 작은 솔, 가위, 나무로 만든 공작도구, 뭉뚝한 칼을 받고 다같이 "당신의 이상적인 도시를 만들기"라는 작업을 하게 한다. 이 공동작업의 제한 시간은 30분이다. 이 작업의 목적은 개인 참여자가 작업과 사회적 기술을 평가하는 것 뿐 아니라, 집단 전체가 함께 작업하는 것이다(슬픔을 통과하는 작업 참조). 이 작업은 집단 참여자 가운데 공동체 의식을 자극하는 데 도움이 되는 것으로 보여진다. 평정 척도는 간편하고 일관 된 조사 기록을 할 수 있도록 되어 있다.

Clark은 타당도와 신뢰도와 관련 된 연구가 없음을 설명 하였지만, 저자는 그 유용성에 대한 지원에 있어서는 그의 20년 경험에서 나온 사례를 언급하였다.

수행에서 심리학적 구성개념의 영향 평가 (Assessing the Impact of psychological Constructs on Performance)

Bay 지역 기능적 수행평가 〈제2판〉 (Bay Area Functional Performance Evaluation 〈2nd ed.〉)

BaFPE(Klyczek, 1999; Williams & Bloomer, 1987)는 이 책에서 행동평가에 대한 논의와 함께 다루고 있는 개괄적인 평가 도구이다. 윌리엄(Williams)과 블루머(Bloomer)는 기능적 수행 평가로서 설명하고 있다. Klyczek(1999, p. 88)이 말한대로, 윌리엄과 블루머는 기능이란 "사람과 대상간의 상호작용을 통해 생리적이고 심리적 욕구"를 충족시켜 주는 "유용한 활동을 채택"하는 것으로 정의한다. BaFPE를 특히 정신역동모델에 적합하게 만든 것은 어떻게 심리학적 구성개념(예, 자기존중감, 자기신뢰감, 동기화, 좌절 인내)이 개인의 수행에 영향을 주는지를 평가하기 위해 채점 척도로 시도하였기 때문이다.

BaFPE는 두 부분으로 구성되어 있다. 평가 중심의 과제(the Task Oriented Assessment, TOA)와 사회적 상호작용 척도(the Social Interaction Scale, SIS)가 그것이다. TOA에서, 내담자는 다섯 가지 상이한 과제를 완성할 것을 요구 받는다. 유사한 종류로 조개 분류하기, 유인된 돈과 물건 매매, 과제 완성하기, 집 평면도 그리기, 기억이나 필요하다면 단서카드를 사용해서 블록 디자인 모방 하기, 그리고 움직이는 사람 그리기.

SIS의 경우 내담자는 서로 다른 다섯 가지 사회적 장면에서의 사회적 행동이 조사된다. 이 장면은 일대일 면접, 식사시간, 비구조화 집단상황, 구조화된 활동 집단 그리고 구조화된 언어적 집단이 그것이다. TOA처럼 행동은 심리학적 개념과 관련된 것을 포함하는 것으로 순위가 결정된다.

조사 : 많은 연구가 BaFPE의 원판과 개정판의 신뢰도와 타당도를 확인하기 위해 이루어졌다(Curtin & Klyczek, 1992; Klyczek, 1999; Mann & Klyczek, 1991; Mann, Klyczek, & Fiedler, 1989). 이들 연구 중에는 정신병리적 집단과 비정신병리적 집단 중에 도구의 판별능력을 지원하는 연구들, 기능적 욕구 평가(the Functional Needs Assessment, Tardiff, 1993), 알렌(Allen)의 ACL척도(Newman, 1987), 웩슬러 성인 지능척도의 하위검사(Thibeault & Blackmer, 1987)와 정신적 결핍 적응 행동 척도의 미국 학회의 1부(Klyczek & Mann, 1990)와의 동시 타당도, 그리고 처치 후 기능적 수행에 관한 예언 타당도(Accardi, 1985; Olson & Jamal, 1987) 등이 포함되어 있다. 특수 집단에 BaFPE 사용에 관한 연구는 섭식장애를 가진 사람(Stanton, Mann, & Klyczek, 1991), 요양원 거주자(Mann, Small Russ, 1991,) 그리고 청소년(Wener-Altman, Wolfe, & Staley, 1991)을 포함한다. 평점자간 신뢰도는 BaFPE 원판과 개정판에서 확인 되었다(Bloomer & Williams, 1982; Williams & Bloomer, 1987).

금전 관리와 식료품점 과제를 제외하고, 이들 평가 작업의 특성은 내담자가 자신의 일상적인 환경에서 기능하는데 필요한 작업이라는 것이다. 우리는 BaFPE 평가에서 성격에 대한 암시적 접근을 돕는 평가로 정의할 수 있을 것이다. 이는 또한 기능의 구성요소를 평가한다.

내담자 중심 평가 (Client-Centered Assessment)

위에서 설명한 평가는 공통적으로 내담자/환자 행동에 대한 치료사에 의한 평정 척도이다. 이는 평가 과정을 구조화 하고 행동과 기능적 수행의 상대적 성공에 대한 심리적 개념의 영향에 관하여 판단을 하는 평가자로서의 역할이다. 그러한 점에서 이 평가들은 외부적 또는 객관적 관점이다.

평가 자료가 내담자의 관점에서 수집되면, 그것은 주관적 또는 내부인 관점이라 일컬어진다. 내담자 중심 평가는 주관적이고자 애쓴다. 평가는 하나 또는 세 범주 이상에 따라 주관적일 수도 있다.

1. 내담자는 평가되는 감정, 행동, 수행, 환경을 결정한다.
2. 내담자는 평가되는 감정, 행동/기술, 환경에 대해 보고한다.
3. 내담자는 행동, 기술 그리고 상황의 적절성에 대해 판단한다(Margolin & Jacobson, 1981).

확실히 평가에 있어서 주관적 접근 평가의 특성은 사람이란 믿을 만한 보고자이고 자신의 삶에 대한 "전문가"라고 믿는 접근법이다.

내담자 중심 평가의 또 다른 특성은 각각의 내담자에게 개별화 되어 있다는 것이다. 그러므로, 정신역동 모델에서 내담자 중심의 적용은 모든 내담자에게 똑같은 평가가 제시되지 않는다. 오히려 작업치료사는 특정한 도구 또는 절차가 그 개인이 가진 특수한 강점, 한계 그리고 관심사를 조사한 후에 채택한다.

왜냐하면, 내담자 중심 평가는 무엇이 그 내담자에게 중요한지를 결정하는지 그 자체를 목표로 갖고 있기 때문이다. 자주 사용되는 도구 중에 하나는 "당신의 관심사에 대해 말해주세요"라든가 "당신은 무엇을 성취하고 싶으십니까?"라는 개방적 요구에 의해 구두점을 찍는 비구조화 된 면접이다. 또, 흔히 사용되는 도구는 작업수행에 대한 역사 면접(OPH I-II)에서 예시 된 것처럼, 치료사가 면접 중에 자신의 관심사에 대해서 평가할 수 있는 충분한 기회를 제공하는 특정 검사영역과 시간을 충분히 갖고 있는 반구조화 된 면접이다(Kielhofner et al., 1998). 세 번째 형식은 자기보고식 기록지이다.

내담자 중심의 내용으로 설계되고, 느슨하게 구조화 된 면접과 자기보고의 형식을 사용하는 평가가 캐나다 작업 수행 측정이다.

캐나다 작업 수행 측정 〈제2판〉 (Canadian Occupational Performance Measure 〈2nd ed.〉)

COPM(Law 등, 1994)은 환자 중심적인 작업 기능 수행의 측정 결과에 대한 척도를 개발하기 위해 보건복지부와 캐나다 작업치료협회 간에 이루어진 협력의 결과이다.

COPM은 "작업수행에 대한 내담자의 자기 인식에서 변화를 탐색하기 위해" 작업치료사가 사용하도록 고안된 개별화된 측정도구라고 설명할 수 있다(Law 등, 1994, p. 1). 이것은 작업 수행 영역에서 문제를 확인하고, 이러한 문제와 관련된 수행력과 만족도를 평가하며 각 개인의 작업 수행에 대해서 내담자가 지각하고 수행력이 얼마나 변화 했는지를 측정한다. 이것은 내담자가 문제를 확인하는 초기 평가를 위한 측정 도구로서, 목표에 대한 재검토를 돕는 현재 진행중인 도구로서, 그리고 내담자의 만족을 평가하는 추후 측정도구로서 사용할 수 있도록 고안 되었다. 작업 수행은 자기돌보기, 생산성, 여가활동이 세 영역에 역점을 두어 다루어진다. COPM은 특수 영역에 걸쳐, 그리고 모든 문화로부터 전생애에 걸쳐 사람들에게 사용할 수 있다. COPM은 작업 수행이 내담자 중심으로 평가를 만들어 나가기 위해 캐나다 안에서의 요구의 산물이다.

COPM은 자신이 작업수행의 문제를 스스로 보고할 것을 요구하지만 이러한 자기보고를 외부적으로 인정하거나 구체화 할 것을 요구받지는 않는다.

조사 : 1994년도 제 2판 COPM은 500명 이상을 대상으로 검토 되었다. 조사는 COPM이 임상가에게 평가 문제를 파악하는데 유용했는지를 보여 주었다(Law 등, 1994, Toomey, Nicholson, & Carswell, 1995). 예비 연구는 검사-재검사 신뢰도를 뒷받침 해 준다(Law et al., 1994). 타당도는 내담자 수행에서의 변화에 대한 COPM의 반응이란 측면에서 검토 되었다. 타당도의 초기 연구는 바람직하였다(Law 등, 1994; Rudman, Tooke, Eimantas, Hall, & Maloney, 1997; Sanford et al., 1994).

평가 과정에 대한 안내
(Guides for the Assessment Process)

신프로이트주의자와 인간중심/내담자 - 중심의 치료사가 공유하는 소망-두 가지 유형의 치료사는 내담자를 위한 작업 수행에서, 심리학적 개념에 대한 이론을 보다 잘 이해하기 바라는 - 내용을 반영하고 있는 정신 역동적 평가를 하기 위해서 몇 가지 일반적인 지침을 가지고 있다.

면접 (Interview)

초기 면접이라면, 치료사는 환자와 라포를 형성하는 시간을 반드시 고려해야 한다. 라포는 앞에서 언급한 치료사의 따뜻하고 개방적이며 존중하는 태도에 의해 증진된다. 덧붙여, 치료사는 초기 면접을 평가 작업 뿐 아니라, 환자와 비밀 유지에 대해 논의하고, 작업 치료의 목표와 면접의 목적에 초점을 맞추게 하는 시간으로 사용할 수도 있다. 치료사는 내담자에게 중요하고 의미있는 것을 이해하기 위해 가장 관심을 가지고 있는 것이 무엇인지에 대해 대화 한다.

교육 (Instructions)

평가를 위한 특별한 교육이 있다면, 치료사는 명확하고 특정한 교육은 제공할 수 있지만, 작업을 완성시키는 직접적인 방법을 위한 제안은 해 주어서는 안된다. 치료사는 내담자가 작업 수행 동안 언어적 비언어적 행동을 관찰하고 기록한다. 이것은 내담자가 작업을 다 끝마쳤을 때 그들과 함께 의견을 공유하며 나눌 수 있다. 전형적으로, 활동 중에 하는 토론은 지나치게 그 사람을 혼란스럽게 할 수 있고 그들의 수행에 영향을 미칠 수도 있으므로 치료사는 내담자가 토론을 시작하기 전에 과제를 먼저 마무리 짓도록 허용하도록 한다.

분위기 (Atmosphere)

평가 중의 분위기는 서로 나누고 배우는 것 중의 하나가 되어야하지, 질문을 하는 식이 되어서는 안 된다. 목표는 내담자가 자신의 생각/감정, 기술, 한계점, 관심사에 대해서 스스로 자각을 하고 이것에 대해서 치료사와 대화할 수 있는 기회를 갖는 것이다. 정신 역동적 이론의 틀에서 치료사는 판단을 하는 형태로서가 아니라 또 다른 관점인 정보공유를 하는 과정의 한 부분으로, 환자와 함께 그가 가진 견해에 대한 의견을 나누는 개방적인 질문을 하도록 한다.

평가 작업으로 형태 그리기

(The Figure Drawing as an Evaluation Task)

사람 그리기는 이 책에서 이후에 나오는 다른 이론의 틀에서 논의 된 평가에서 뿐만 아니라 앞에서 언급한 몇몇 평가 자료에서 사용되었기 때문에, 정신 역동적 치료 중재 과정의 한 부분으로서, 어떻게 사람 그리기가 제시되며 추후에 다루어지는지에 대해서도 설명할 것이다. 사람 형태 그림 그리기의 사용은 형식적 평가의 한 부분으로 필요한 것이 아니라 오히려 통찰을 높이는 도구로서 필요하다는 것을 깨닫는 것이 중요하다. 예를 들면, 이 장 후반부에 언급할 집단에서, 섭식장애가 있는 여성에게 자신에 대한 지각을 탐색할 수 있는 도구로서, 이상적 신체를 갖는 것과 관련된 그녀가 갖는 믿음으로서 자신의 모습을 사람 그리기를 통해서 그려보게 한다.

응용된 사람 그리기 (Adapted Person Drawings)

사람형태 그림을 그릴 것을 요구하는 것은 평가 자료의 한 부분이며, 면접과 함께 하나 하나 제시 되기도 한다. 또 치료활동으로 활용되기도 한다. 그림은 사람, 자기 자신, 혹은 활동에 참여하고 있는 자기, 가족과 함께 무언가를 하고 있는 자기, 미래의 자기, 이상화 된 자기 자신에 대해 그릴 것을 요구받을 수 있다.

사람 그리기 원안 (Person Drawing Protocol)

치료사는 흰색, 줄이 없는 몇 장의 종이(적어도 8-1/2×11인치; 이보다 큰 종이는 보다 표현적인 결과물을 가져올 수 있다), 지우개와 함께 두 개 이상의 연필를 갖고 있는 크레용이나 칼라 마킹펜이나 연필은 만약 치료사가 그림의 한 부분에 색깔을 칠하기를 바라고 색으로 표현을 할 기회를 늘리고 싶을 때 사용 가능하다.

활동은 개별적으로 또는 집단 안에서 이루어질 수 있다. 환자는 전형적으로 치료사와 함께 앉아 "당신 자신을 그려보세요"(혹은 "가족과 함께 있는 당신을 그려보세요")라는 요구를 받는다. 환자/내담자는 그들이 "그릴 수 없는" 혹은 "이것을 할 수 없는" 문제를 표현할 수 있다. 치료사는 그들이 파악한 내용에 대해 대화를 나눌 것이고, 예술적 능력이 그들의 관심사가 아니라 환자/내담자가 "사람 전체"를 그리려고 노력하는 모습을 보여주길 바란다 라는 확신을 심어 주면서 "몸통과 사지를 막대로 그리는 그림은 그리지 마세요"라고 덧붙인다. 또한, 그림이 완성 되었을 때, 그린 그림을 함께 같이 볼 것이라는 사실을 개인에게 알려줄 수 있다. 이러한 접근법은 환자/내담자로 하여금 자신이 생각한 것을 그림을 통해서 보고 알게 될 기회를 갖게 된다는 점을 알게 해 준다. 개인의 의견을 존중하는 이러한 태도는 심각한 불안감이 동반되는 작업이 될 수 있는 작업에 대한 심리적 저항감을 약화 시킨다. 그림이 제 시간에 완성 되어져야 한다는 시간 제약은 없다. 하지만 개인은 그림을 빨리 완성해야 한다는 강박을 느끼는 경우가 많다. 부득이 하게 시간 제한이 있을 때는 환자/내담자에게 미리 그것에 관해 이야기해야 한다.

활동 과정과 피드백을 위한 안내
(Guide for Activity Processing and Feedback)

작업치료사는 내담자가 다음과 같은 것에 관심을 집중하도록 도울 수 있다.

- 매체를 선택하고 사용하는 방식
- 과제에 참여하는 동안 이루어지는 의견들
- 특히 시간을 들이거나 신경을 쓰는, 혹은 무시해 버리거나 대충 얼버무린 신체나 그림의 한 부분과 측면
- 그림을 그리는 동안 개인이 가진 일반적 정서
- 각 페이지에 그리는 과정 중에 주변에 그린 그림이나 낙서
- 사람 모습 그 자체

그림이 완성된 후에, 그 개인이나 집단 구성원에게 잠시 그리기를 중단하고 그림을 주시하며 제목을 붙일 것을 요구할 수도 있다.

이러한 예로, 그림이 평가 배터리의 한 부분으로 완성되었을 때, 그림은 종종 순서상 마지막 과제로 제시된다. 과제의 제시 순서는 치료사와 환자/내담자와 라포를 형성한 다음에 그 개인이 기타 다른 과제를 마무리하는 동안 평가 과정과 함께 편안하게 받아들일 충분한 시간을 준다. 그 결과로 그림 그리기 시간이 될 때마다 불편함이 덜 하게 된다.

그림을 마무리 한 후, 치료사는 보다 많은 자기-자각을 할 수 있도록 도울 수 있는 목표와 더불어, 환자/내담자(혹은 집단)와 그림을 보고싶다는 뜻을 이야기한다. 과정은 "나는 우리가 같이 이 그림을 보면서 당신에 관해 더 많은 것을 배우며 당신이 치료받는 동안 스스로 성취하고 당신을 더 잘 이해하기를 바라고 있습니다라는 뜻이다. 당신은 나에게 이 그림에 나오는 사람에 관해 무엇을 이야기 할 수 있나요?", "이 그림에 있는 사람에 관해 설명해 주시겠습니까?"와 같은 말과 함께 시작하도록 한다.

개인이 그림에 관해 말하라는 요구를 받았을 때, 처음에 꺼리거나 반응하지 않으면, 치료사는 그린 그림과 그리는 과정 동안 접근했던 방식에 대해 관찰한 것을 통해 대화를 이끌어낸다. 치료사는 환자/내담자가에게 관찰을 하거나 잘못된 부분을 바로 잡는데 초대되었다는 사실을 느낄 수 있도록, 기록과 함께 항상 내담자가 목소리를 통해 이것을 알 수 있도록 해야 한다. 예를 들면, 치료사는 "당신이 매우 밝은 모습을 그렸다는 사실에 주목하고 있습니다. 보시는 것처럼, 지금 당신의 생각은 어떻습니까?" 혹은 "나는 당신이 그림을 몇 번 지웠다는 것에 주목하고 있습니다. 그림을 그리는 동안 당신이 어떻게 느끼셨는지 궁금합니다"라고 말해 보도록 한다.

조사와 기술식 질문의 사용
(Using Observation and Discussion Questions)

치료사의 지원과 도움을 받더라도 형태그림에 관해 말할 수 없는 경우에는, 그들의 한계에 대해서 존중해야 한다. 경우에 따라서는, 환자/내담자가 자신의 생각을 작문으로는 구조화 할 수 있기 때문에, 치료사는 그들에게 이런 기술하는 질문 방식으로 하나 이상의 문제에 대해 응답할 것을 요청할 수 있다.

형태그림에 관해 제기된 몇 가지 질문은 다음과 같은 내용을 담고 있다.

- 무엇을 하고 있는 모습입니까?
- 이것은 남자입니까 여자입니까?(명확하지 않다면)
- 그림에서 이 사람은 무엇을 좋아합니까?
- 그들은 무엇이 변화하기를 바라고 있습니까?
- 그들의 역할은 무엇입니까? 그들은 누구를 신뢰할 수 있습니까?
- 만약 과제에 참여한다면, 왜 이 과제를 선택했습니까?
- 환자가 가족화를 그린다면, 누규가 그 사람 옆에 있습니까?
- 가족 중에서 누구와 누가 가까이 있습니까? 누가 소외되어 있습니까?
- 제목의 의미는 무엇입니까?(만약 제목을 요구했다면)
- 그림에서 그 사람은 어떤 생각을 하고 있습니까?
- 그림에서 그 사람은 무엇을 느끼고 있습니까?
- 그림을 바라보는 동안 환자는 무엇을 느꼈습니까?
- 그림을 그리는 것을 통해 자신에 대해 무엇을 배웠습니까?
- 만약 신체적 변화나 무기력이 반영되었다면, 그에 관해 그 사람은 무엇을 느꼈습니까? 신체적 변화

가 정확하게 그려져 있습니까?

사람 형태 그림과 특히, 자신에 대한 그림은 자기에 대한 대화 자료로 간주된다. 이것은 마치 관중 앞에 서있는 것과 같은 느낌이고 신체 언어로 통용 되는 비언어적 대화를 하는 것과 같은 느낌일 것이다. 평가시 고려할 점은 다음과 같다.

- 작고 밝게 그린, 그리고 자주 지운 그림은 변명을 나타내는 경향을 보인다: 그들은 신뢰감이나 안전감을 교류하지 못한다.
- 크고, 밝은 그림은 신뢰감과 중요성에 대한 관념을 표현할 수 있으나 오직 그리는 사람만이 안다
- 신체 부위는 신체 기능에 불편함이 있을 때, 누락시키거나, 가리고, 숨기고, 지울 수도 있다.
- 그림은 남성적, 여성적, 무성적 혹은 양성적으로 나타나는 경향이 있다. 그림은 자신이 성에 대해 갖고 있는 편안한 생각에 관해 무엇을 이야기 하고 있습니까?
- 형태의 표현, 자세, 색깔의 사용은 내적 동기화나 감정의 고저를 말해준다. 슬픔, 혼란, "밋밋함"(동기화의 부족), 기쁨, 분노, 기타 어떤 것입니까?
- 형태에서 통합의 상실(예, 신체 부분이 연결되어 있지 않고, 왜곡 되었거나 누락 시킴) 혹은 과도한 상징성이 종종 사람의 정서적 통합의 상실을 반영한다.
- 과제를 완성하는 것에 대한 무능력이나 고도의 상징적 표현은 진실되고 의미있는 실제처럼 자기를 다루는 것에 대한 무능력을 반영한다.
- 그림에서 형태를 갖추고 자리를 차지하고 있는 배경의 대상은 감정적 지원을 제공하거나 그 사람의 역할이나 그림을 그린 사람에게 중요한 것을 규정하도록 돕는 것들을 표현한 것이다.
- 그림은 내적으로 일치할 수도, 일치하지 않을 수도 있다. 예를 들면, 그림의 주제는 "나는 나이고 나는 아무 문제 없다(I'm Me and I'm OK)" 이지만, 그림에서의 모습은 찌푸린 얼굴일 수도 있다. 또한, 그림을 그린 사람과 관련하여 일치할 수도, 일치하지 않을 수도 있다. 예를 들면, 그림을 그린 사람은 슬프게 보이고 "우울" 때문에 치료를 받고 있다고 말하는데, 그림에서의 표정은 웃고 있다.
- 형태와 특정 부분에 소요되는 시간과 에너지의 양은 그 사람이 중요하게 여기는 것과 관련이 있을 것이다.

부록 I에서 그림 I-1부터 I-18까지는 우리와 함께 작업한 환자가 그린 자화상이다. 일부 관련된 생리학적 자료가 포함되어 있다. 그것은 그림의 형태가 그 사람의 자신에 대한 관념과 관련된 문제를 생생하게 반영하는 태도를 예시해 준다.

면접 대화 사례 (Sample Interview Dialogue)

그림 4-1의 경우, 우리는 처음 환자-치료사간의 대화로부터 이후에 과제를 둘러싼 대화가 어떻게 발전되어 갈 수 있는지를 담았다. 19세 백인 여성이 이 모습을 그렸다. 그녀는 우울감 때문에 통원치료를 하고 싶어했으나 그녀의 담당 의사가 그녀의 자살 잠재성을 우려하였기 때문에 당시 입원해 있었다. 그녀의 부모는 최근 이혼하였다. 면접에서 그녀는 중도 비만을 보였고 매우 짧은 옷을 입었으며 차림새는 단정하였다. "자신에 대한 그림을 그려 주세요"라고 부탁하였을 때, 그녀는 연필을 사용하여 12×16인치의 종이 한 가운데에 약 6.5인치 길이의 사람 모습을 "작은 소녀"라는 제목으로 그렸다. 그 작업이 끝났을 때, 치료사는 다음과 같은 면접을 시작하였다.

치료사 : 이 그림에 관해 당신은 나에게 무엇을 이야기 해 주실 수 있나요?

환 자 : 난 내 눈이 맘에 들어요. 내 생각에 눈이 가장 예쁜 것 같아요.

치료사 : 그럼 당신의 신체의 나머지 부분은요?

환 자 : 난 너무 살이 쪘어요. (잠시 멈추었다가) 난 내 몸이 싫어요.

치료사 : 당신이 싫어하는 것에 관해 좀더 이야기해 줄 수 있나요?

환 자 : 난 내 다리와 허벅지가 싫어요. (잠시 멈추었다가) 난 진짜로 그중 어떤 부분도 맘에 들지 않아요.

치료사 : 당신이 이 그림에 붙여준 제목에 난 감명을 받았어요. 어떻게 이런 제목이 나오게 되었는지 설명해 줄 수 있나요?

환 자 : 때때로 난 어린 소녀처럼 느껴져요. (잠시 멈추었다가) 난 다시 어린 소녀가 되었으면 좋겠어

요. 그것이 좀더 쉬울 것 같아요.

치료사 : 여자가 되는 것보다 쉽다는 말인가요?

환 자 : 난 우리부모님이 나를 인정해 주지 않는다는 것을 알아요. 특히 우리 아빠는요. 그들은 내가 옷 입는 방식이나 내가 데이트하는 남자를 좋아하지 않아요. 지금 난 "R"이라는 한 남자와 데이트를 하고 있어요. 때로 그는 나에게 밤 11시에 전화를 해서 오기를 원해요. (잠시 멈추고 아래를 내려다 본다) 선생님은 내가 말하는 걸 이해하실 거예요. 그는 심지어 밖에서의 정규적인 데이트를 요구하지 않아요. 그리고나서 집에 돌아오면, 내가 정말 뚱뚱하다고 느껴져요.

치료사 : 당신은 당신 부모가 그랬듯이 스스로 당신 자신을 인정하지 않는 것처럼 들리는군요.

환 자 : 맞아요. 난 내 자신이 너무 싫어요. 난 다시 작은 소녀가 될 수 있었으면 좋겠어요. 그럼 우리 부모님도 나를 사랑해 주실 것이고, 함께 계실 것이고, 난 그렇게 뚱뚱하다고 느끼지 않아도 될 거예요. 난 심지어 내가 되고 싶은 것이 무엇인지도 모르겠고, 보잘 것 없는 직업을 갖고... 난 엄청난 실패자인 것 같아요. 내가 말하는 걸 이해하시겠어요?

치료사 : 아마도요. 왜 어린 소녀가 되려고 그렇게 호소하였는지 이해하기 시작했다고 말하고 싶어요.

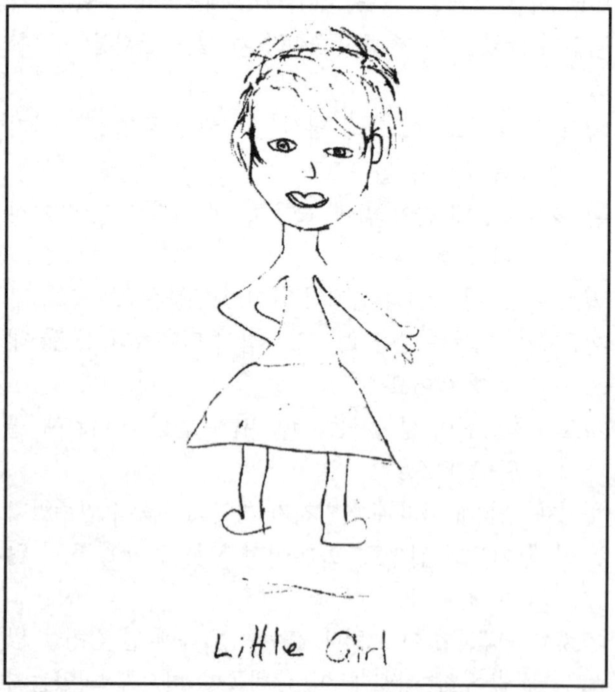

〈그림 4-1〉 19세 여성의 자화상(Bruce, M., & Borg, B[1993]. Psychosocial occupational therapy: Frames of reference for intervention[제2판]. Thorofara, NJ: SLACK Incorporated 로부터 허락 하에 재간행)

평가 과정의 요약 (Summary of Evaluation Process)

평가 과정은 환자/내담자에 의해 지각된 문제와 압력을 가하는 욕구 이 두 가지 모두를 분명하게 하는 것과 그 사람의 강점과 활용 가능한 자원을 파악하는 것을 보조 하도록 설계 된다. 사람 그리기는 평가 과정에서 평가 작업의 발전을 설명해 주는 것으로 논의 되었다. 환자-치료사의 대화 뿐 아니라 구조화와 비구조화의 평가 작업은 환자/내담자의 개인적인 지각, 치료 목표 그리고 목표가 성취될 수 있는 방법을 확인하는 것을 돕는 데 활용된다. 평가를 하는 동안, 그 사람은 치료와 작업치료를 위한 특정 목표에 초점을 맞추어 확인하는 방법을 배우게 된다. 작업치료에 친숙하지 않은 사람은 치료사로부터 어떤 자원이 활용가능하며, 어떻게 이것이 쓰여지는지를 이해하는 지에 대해서 도움이 필요할 것이다. 일단 초기 평가가 이루어지면, 치료사는 목표를 설정하고 치료 중재 과정으로 넘어가야 한다. 평가 과정은 환자/내담자의 진보 상황이 계속해서 평가되고 있어야 하며 치료가 진행 중이라고 하더라도 가장 알맞은 형태로 치료적 중재 방법이 수정되고 보완될 필요가 있다.

치료 중재 | Intervention

정신 병리학적 작업치료의 초기 역사에서는 분석적으로 투사된 접근법으로 말미암아 치료를 처방한 의사의 폐쇄적인 감독 하에 이루어졌다. 하지만, 정신역동과 활동에 대한 지식은 성격 구조, 대상관계, 방어기제, 행위의 의식적, 무의식적인 의미를 파악하는 데 활용되었고 작업치료사는 대상관계, 자아 기능 그리고 방어 기재를 개발하고 증상에 대한 역동적 원인에 대한 의식적 자각(통찰)을 증진하는 투사적 활동을 사용하게 되었다(Fidler & Fidler, 1963).

목표를 설정하기 위한 협력
(Collaborating to Set Goals)

최근, 정신역동적 정신 보건 치료 분야에서 의사나 제1차 치료사는 내담자에게 작업치료를 권유하고 작업치료사는 내담자와 만나 작업 기능에 관한 개인의 욕구 및 강점과 제한점을 파악하는 평가를 시행한다. 흔히 작업치료사는 치료 팀의 한 부분으로 기능할 뿐만 아니라(병원 장면에서는 대부분 치료 팀으로 그 역할이 위임된다) 가족 구성원과 함께 협력할 수도 있다. 치료 목표 설정은 다음과 같은 것을 포함해야 한다.

- 환자/내담자가 치료 결과로 성취하고 싶은 것을 당사자를 비롯하여 그 가족과 함께 결정하기
- 환자/내담자에게 목표를 성취하기 위한 수단과 방법을 제공하게 될 프로그램 계획하기

치료사는 개인이 가진 욕구를 인식하고 만족할 수 있도록 환자/내담자의 능력을 증진 시키고, 보다 좋은 통찰력을 가지고, 이 통찰을 이용하여 환경과 효과적으로 상호 작용할 수 있도록 노력해야 한다. 자기-자각을 증진하고, 통찰을 발전 시키며, 문제해결을 향상 시키기 위한 광범위한 목표 안에서, 작업치료사는 각 개인을 위한 구체적이고 개별화 된 처치 목표를 설정해야 한다.

구체적인 치료 중재 목표
(Specifying Intervention Objectives)

최근 작업치료사들은 이해하기 쉽도록 환자/내담자의 언어로 결과를 표현하고 구체적인 목표를 기록하고 있다. 일반적으로 그 목표는 행동으로 확인 될 수 있는 것이고 환자/내담자와 치료 팀이 함께 동의한 것이어야 한다. 상환 결정을 할 때, 제3의 지불자는 이 방법을 사용할 수 있다(마지막에 치료 결과를 검증할 때, 환자와 치료사 이외의 제3자는 구체적인 목표를 갖고 평가할 수 있다는 의미).

치료 과정 중에 갖는 목표가 내담자의 소망과 우선권에 의해 주도적으로 이루어지는 동안, 내담자는 치료사가 기록한 방식대로 자신이 정한 목표를 인식하기가 힘들지도 모른다. 예를 들면, 내담자는 그들이 어떤 점이 불편한지를 알고 있으며 지금보다 더 행복해지기를 원하며 덜 우울해지기를 원하며, 일자리를 오랫동안 보존할 수 있기를 바라며 그들의 머리 속에 남아 괴롭히는 목소리를 제거하기를 원한다는 것을 알고 있지만 그들은 보다 광범위한 목적이나 목표를 향해 단계를 밟아 나가는데 상당히 많은 도움이 필요하기 때문이다. 내담자와 그 가족에게 성취 가능한 목표를 세우는 것을 돕는데 있어서, 치료사는 교육의 중요한 부분을 담당한다.

만약 치료 기간이 확보된다면, 처치 목표는 정기적이고 전형적으로 매주, 혹은 격월로, 필요에 따라 수정하여 기간에 따라 재평가 하도록 한다.

이 장을 통해서 우리는 이 모델이 갖는 일반적인 목표에 대해 언급하였다. 여기에는 자신의 삶에 대해서 책임을 지는 것, 기능적인 문제 해결력을 향상 시키는 것, 그리고 자신의 환경에 적응할 수 있도록 하는 것을 포함하여 수행능력을 초대한 높일 수 있도록 지식, 자기-자각, 그리고 자기 수용; 사고와 감정에 대한 인식, 표현과 수용; 개선된 사회적 기술(대화 기술과 과제 수행에서 타인과 협력할 수 있는 능력을 포함); 충동 조절에 대한 증가된 능력을 초대한 발휘할 수 있도록 수행 능력을 극대화 해야 한다. 이들 목표가 명확해 지는 방법은 치료 중재 기간에 일부 달려 있다. 치료가 장기간(예, 2-6주)일 때, 장기와 단기 목표 모두 기록될 수 있다. 예를 들면, 장기 목표는 내담자가 일자리를 계속 유지하기 위해서는 충동 조절력의 향상을 보이는 것이 장기 목표가 될 수 있을 것이고, 단기 목표(혹은 가능한 목표)는 주어진 1주일 간 내담자가 작업치료 과제 집단 중재기간 중에 자기-조절 능력을 유지하는 것이 될 것이다. 치료기간이 짧을 때는, 장기와 단기 목표의 구분이 그렇게 명확하지 않을 수 있다. 그럼에도 불구하고, 내담자가 가진 기능 수준과 개인 및 그 가족이 가진 주요 문제를 알 수 있고, 그들의 관심사와 연관이 있는 실행계획에 적합한 목표를 정할 수 있다. 예를 들면, 오하리오 주립대학 병원에서 심각한 손상을 입은 아동과 작업한 상급 치료사인 메리 콘라드(Mary Conrad), MBA, OTR/L가 설명한 대로, 대부분의 아동은 감정을 다스리는데 극도의 어려움을 갖고 있다. 그들은 적절하지 못하고 통제되지 않은 방식으로 감정을 표출하거나, 마치 감정이 존재하지 않는 것처럼, 무시해버린다. 감정을 인식하고, 적절하게 관리하며 표현하는 것은 자기가 편안해지는 것, 동료들과의 놀이를 환영할 수 있게 되는 것 등은 모두가 학교에서 성공할 수 있는 중요한 요소이기 때문에, 많은 아동의 개별적 목

표는 그들이 "입원 기간 중에 감정을 표출하는 효과적인 전략을 배우고/사용하는" 것이다. 라고 하였다. 또한, 아동은 통원치료나 가정에서 재가입 하는 것만으로도 치료가 수행될 수 있다고 하였다. 아동이 이전에 받았던 입원치료에서 학습한 기술을 그 이후에도 지속적으로 치료로 이어질 수 있게 만들어야 한다. 이 모델은 입원치료에서 시작하여 통원치료로 옮긴 성인 환자에 대한 목표를 설정하기 위해 사용한 것과 유사하다.

신프로이트주의의 업적 *(Neo-Freudian Implementation)*

신프로이트주의(전형적인 의료모델) 장면에서 이론적 가정으로부터 나온 특히, 정신역동적 원리의 적용은 뚜렷한 네 가지 지침 원리를 가지고 있다.

1. 외적인 구조와 문제해결을 위한 기대감의 정도와 환자/내담자의 자아 강도에 따른 내적 통제력에 맞춘다.
2. 안전 우선
3. 일반적으로 내적 평정을 유지할 수 있도록 최선을 다하고 대처한다.
4. 만약 정보가 그들이 이해할 수 있는 방식으로 주어진다면, "통찰"하는 능력의 범위 안에서 보다 자기-자각을 배울 수 있고 그럼으로써 더 잘 대처할 수 있도록 한다.

작업치료 집단의 현재 *(OT Groups Today)*

피들러(Fidler, 1969)가 설명한 대로, 치료집단에 대한 개념은 실행을 통한 학습에서 작업치료의 책무를 구체화 하고 있다. 정신보건 분야에서의 큰 변화중의 하나는 단축된 입원치료 기간이었다. 우리가 지적한대로, 입원한 사람들은 흔히 매우 혼란되어 있거나 동요되어 있다. 이 사례가 그런 경우인데, 이 사람들은 처음에는 치료 프로그램에 참여할 수 없었다. 당시 처음 OT 집단에 들어왔을 때, 그들이 성공할 수 있는 집단은 고도로 구조화된 집단이었다. 정신 역동적 원리는 치료 중재를 거주지나 통원치료가 이루어지는 지역사회 장면에서도 지침이 되는 것이다. 많은 경우에 Fidler에 의해 구상된 것과 유사한 과제 집단의 유형은 공동체에서 관리하기 위해서 계속 지원이 필요한 사람들을 돕기 위해 제공하는 확대된 공동체 프로그램의 한 부분으로 서비스가 제공된다. 거하거나 가정에 머물러 있는 환자로 하여금 그들이 일상생활에서 잘 해나가고 기능할 수 있도록 돕는데 이 공동체 프로그램이 유사한 원리로 통합되어 이용될 수 있다.

치료에서 집단 과정의 영향
(Impact of Group Process in Treatment)

이 모델에 따라, 특별하게 정신건강에 대한 욕구를 갖고 있는 사람들에 대한 치료 중재 방법을 계획할 때에는, 치료사가 고려해야 할 몇 가지 사항이 있다.

환자/내담자의 기대 (Patient/Client Expectations)

치료에 생소한 환자/내담자는 거주 집단에서는 그들이 무엇을 기대하는 가에 대해서는 분명하지 않다. 그들은 그 거주 집단이 병에 걸린 혹은 "정신병적 환자 사례"로 보는 것을 두려워하며, 다른 환자를 보면서 그들이 본 병리적 문제에 관해 관심을 갖게 될 것이다. 치료사는 상호 존중의 분위기가 자리를 잡는 동안 이러한 관심사를 존중하는 것이 필요하다. 치료사는 또한 집단 구성원이나 거주자가 서로 알게 될 것이라는 점과 상호작용 하면서 얻게 되는 수 많은 요구들로부터 보다 더 편안해질 수 있는 기회를 갖게 될 것이라는 확신을 갖도록 할 필요가 있다.

상호작용의 다양한 형태 (Varied Forms of Interaction)

임상이나 거주하는 기관에서 시행하는 중재 형태와 치료사가 정한 목표에 따라서 참여자의 능력에 가장 적합한 사회적 협력의 정도를 제시할 수 있을 것이다. 사회적 상호 작용의 정도를 높이기 위해 치료가 필요한 순서대로 나열 하였다.

- 자신만의 프로젝트나 과제를 상호 작용과 교류 없이 수행하며 같은 작업 장소에서조차 혼자 일을 하고 있다.
- 몇몇 참여자는 함께 앉아, 재료를 나누고, 이야기를 나누지만, 각각은 개별적인 활동에 일을 하고 있다.
- 몇몇 참여자나 전체 집단은 의견일치를 본 과제를 성취하는데 서로 돕고, 상호작용과 교류를 하면서 함께 일을 하고 있다. 상호작용시 개인적인 감정이

과제를 둘러싸고 자주 일어난다.

집단 참여자로서의 치료사
(Therapist as Group Participant)

집단회기 중에 작업치료사는 촉진자, 관찰자, 또는 참여자면서 관찰자가 된다. 치료사의 참여는 환자/내담자에게 불안이나 초기 저항을 줄여 주고 활동에 쉽게 참여할 수 있도록 도울 수 있다. 예를 들면, 집이 없는 쉼터에 거주하는 사람에게 신문지를 색칠하거나 크리스마스 음식을 나르기 위해 큰 쓰레기통을 장식하는 것을 어떻게 도왔는지를 설명하도록 격려하였다.

> 나는 이 저녁이 어떻게 흘러갈지 확신할 수 없었다... 나는 식당으로 신문 더미를 옮기고 누군가에게 신문 인쇄 용지를 가져오게 하였다. 계획에 찬성한 두 사람은 내가 하고 있는 것을 보기 위해 껑충껑충 뛰었다(Heubner & Tryssenaar, 1996, p. 29).

이것은 역할 모델링의 한 방법이자 참여하도록 초대하는 행동이다. 만약, 집단 구성원이 이러한 활동의 허용에 저항한다면, 치료사는 이 저항에 민감해야 하고 그 사람들이 현재 필요한 것이 무엇인지 혹시 능력을 넘어서는 것을 강요하고 있는 것은 아닌지 확인해야 된다. 변화의 과정이라는 것은 환영을 받을 때도 있고 위협도 되는 것이기 때문에 천천히 일어나게 된다.

문지기(모니터)로서의 치료사 (Therapist as Gatekeeper)

치료집단 안에서 작업치료사는 문지기로서의 책임을 맡고 있다. 이 역할에서 치료사는 안전에 대한 욕구(육체적으로 그리고 정서적으로) 충족, 혼란(하위집단 형성, 희생양 만들기, 학대적 행동) 발생, 재료나 장비가 공유 및 적절하게 사용되기는지의 여부 등 개인이나 병원 입원 환자, 거주 계획을 가진 환자 모두에게 적용되며 그 역할이 일치한는 것을 볼 수 있다.

치료사가 내담자에게 집단으로서 서로 도우며 기능하기를 바랄 때, 앞서서 본 사례에서처럼 재료 배치나 자리 배치를 통해서 교류가 촉진되고 상호작용이 일어날 수 있는 식으로 재배열할 수 있다. 집단 과제, 활동, 게임은 환자 상호작용을 좌우하는데 그 생명력이 있다.

행동 규준 세우기 (Establishing Behavior Norms)

치료집단이 환자/내담자에게 수용적이고 안전하게 느끼는 곳중의 하나이며 피드백이 건설적으로 주어지는 곳중의 하나라는 사실을 확실히 하기 위하여, 치료사는 각 개인이 행동 규준을 세우는 것을 돕는 중요한 역할을 수행해야 한다는 것을 인식하고 있어야 한다. 이러한 규준은 전형적으로 무분별한 수용, 개인 경계선에 대한 존중, 호의, 불편감, 기타 감정에 대한 솔직한 표현 그리고 신뢰감같은 구성원간의 자유로운 상호작용 속에서 이루어질 수 있다(Yalom, 1975).

치료사가 행동 규준을 세우도록 돕는 한 가지 방법은 논의했던 것처럼, 치료 모델이 정해진 다음에 참여자가 되는 것이다. 또 다른 방법은, 집단 치료 중재를 시작할 때 기대치를 명확하게 표시하는 것이다. 종종 집단규준에 익숙한 구성원은 새로 온 참여자에게 이것을 다시 언급하며 더 높은 요구를 할 수 있기 때문이다.

참여자의 자기-지식 증진/활동 진행하기
(Increasing Participant's Self-Knowledge/Processing the Activity Group)

집단과정 중에 작업치료사는 관찰자로서, 활동과정 중에 구성원의 내적 동기화 부분 뿐 아니라 중요한 과제와 사회적 행동도 기록해야 한다. 이러한 행동의 관찰과 기록의 과정은 그 개인에게, 집단의 성취력에 그리고 집단의 정서적 분위기에 중요하며 활동이 마무리 되었을 때 논의될 수 있도록 한다. 논의 중에 작업치료사는 다음과 같은 일을 해야 한다.

- 참여자 상호 간에 지원하고 있다는 감정을 느낄 수 있고 서로 간에 배울 수 있는 방법적인 것을 향상시키기 위해서 공통적으로 갖고 있는 집단의 주요한 주제 또는 관심사를 파악한다.
- 환자/내담자가 활동의 과정과 결과에 대해 만족을 하고 있는지, 활동을 통해 갖게 된 생각, 감정 그리고 좋은 기억을 탐색할 수 있도록 돕는다.
- 참여자가 활동 경험을 과거, 현재, 미래의 경험과 의식적으로 결합할 수 있도록 돕는다.
- 의식적 결합을 활용하여 환자/내담자가 자기-이해를 증진하고 현재의 사회적 과제 행동, 문제점, 해결책에 대한 관점을 확대하도록 돕는다(Mosey, 1970, pp. 71-81).

- 내담자의 성취를 인정하고 그것을 과정 중에 스스로 인정할 수 있도록 격려한다.
- 다음과 같은 과제 행동을 기대해 볼 수 있도록 구성원을 돕는다.
  - 활동의 선택과 선택이 이루어는 과정
  - 작업에 참여 했을 때 개인의 드러난 기능(예, 근육운동의 협응, 솜씨, 지시를 따르는 능력)
  - 좌절이나 기타 다른 감정을 처리하는 방법
  - 집단 중에 일어나는 대화의 형태, 질, 체계
  - 결정이 이루어지는 과정
  - 각자가 맡은 역할을 포함하여 구성원이 서로 돕는 범위
  - 집단 구성원 간에 나타나는 태도나 치료사에게 나타나는 태도(Fidler, 1969; Fidler & Fidler, 1963)

소규모 사회로서의 집단 (Group as a Social Microcosm)

사람들이 함께 모일 때는 언제나 소규모 사회가 형성된다는 사실이 암시되어 왔다. 사람은 자신들이 구성원인 각 집단에서 매일 사회적 상호 작용을 유형화 하는 패턴이나 행동을 되풀이하는 경향이 있다. 그러므로, 작업치료집단 경험은 그 개인의 일상적인 생활환경에서 활용될 수 있는 활동 과제와 사회적 기술에 관해 학습하고 그 기능을 향상시키기 위한 수단이 된다. 집단 간의 친밀함과 성숙한 상호작용의 충분한 기회-일상생활에서는 부족하거나 극히 적은-를 제공한다면, 집단 치료에서 환자는 알랙산더(Alexander, 1963)가 명명한 교정적 정서체험을 할 수 있는 기회를 갖게 된다.

구성원 간의 피드백 (Member Feedback)

집단 간의 언어적 교류가 개방적이라면, 참여자는 치료사로부터가 아니라 전체 집단으로부터 행동에 관한 피드백을 받게 될 것이다. Yalom(1975)은 집단 상황에서 참여자가 몇몇 수준에서 통찰을 얻게 되기를 제안한 바 있다. 작업치료 집단에 가장 적용할 만한 것은 다음과 같다.

- 다른 사람에 의해 내가 어떻게 지각 되느냐에 대한 통찰: 나는 긴장되어 있나? 따뜻한가? 무관심한가?
- 내가 다른 사람과 어떻게 상호 작용을 하는가에 대한 통찰: 나는 타인을 이용하는 경향이 있는가? 그들을 거부하는가? 지나치게 의존하는가? 남녀를 다르게 대하고 있는가?
- 왜 내가 하는 방법대로 행동을 하는지에 대한 통찰: 나의 행동이 내게 어떤 느낌이 들게 하는지?(Yalom, 1975, pp. 32-33)

이러한 종류의 피드백을 받음으로써, 환자/내담자는 합의된 타당성(예, 다른사람의 말을 자신의 생각과 관점과 비교할 수 있고, 그 차이에 대해 인정할 수 있게 될 때, 관점을 재평가할 수 있다)에 관심을 가질 수 있게 된다. 연구는 환자가 소위 "표면상" 혹은 "깊은" 통찰을 했는지 아닌지는 피드백을 통해서 생각하는 정도에 영향을 주지 않는 것으로 나타났다. 하지만 분명하고 신중한 피드백은 무엇이든 도움이 되는 것으로 나타났다(Yalom, 1975).

궁극적인 목표는 집단 참여자가 그들의 사회적 행동과 과제 행동을 더 잘 이해할 수 있도록 돕는 것이다. 그럼으로써 그들이 변화에 대한 의식적 노력을 하거나 각자가 대인간에 관계를 맺고 활동에 접근하는 방식으로 확대할 수 있도록 하는 것이다. 나아가, 환자/내담자가 집단 안에서 새롭고, 보다 성공적인 행동을 해 볼 기회를 갖게 되면, 그들은 관련된 새로운 방식에 대한 승인과 인식을 통해서 집단이 표현하게 하는 식으로 그 효과를 추가로 갖게 될 것이다. 참여자는 자존감이 높아질 것이고 이러한 신뢰감은 앞으로의 상황에도 바람직스럽게 옮아갈 것이다.

다음으로, 처음 두 치료 중재 원칙 - 작업치료 집단을 자아강도에 따라 구조화 하고 안전을 우선적으로 고려하는 - 을 예시하는 집단을 경험하게 된다. 집단에 대한 설명을 읽은 후 사례 집단의 형태를 보기 바란다: 만성적 정신질환을 가진 성인을 위해서 재등록 집단의 집단 유형과 관련된 세부사항

사례 1 : 만성적 정신질환을 가진 성인을 위한 재등록 집단

심각하게 손상된 기능을 가진 사람들은 종종 단기간, 필요하다면 장기간 입원을 한다. 그들은 사고에 의한 장애를 가질 수도 있고, 자신을 돌보거나 다른 사람과 뜻깊은 관계를 맺는 능력에 있어서 눈에 띄게 손상을 받을 수 있다. 일부 사람은 정신병에 주기를 포함하고 있는 진단(예, 정신분열증, 정신병적 우울, 또는 양극성 장애)을

집단 형태 치료 사례 : 만성적 정신질환을 가진 성인을 위한 재등록 집단

(SAMPLE GROUP FORMAT : A RE-ENTRY GROUP FOR ADULTS WITH CHRONIC MENTAL ILLNESS)

오리엔테이션

자신을 소개한 치료사를 포함하여 구성원은 이름으로 환영 받고 새로운 참여자를 맞아들인다. 집단의 성격이 확인될 것이고(예, 작업치료 "재등록 집단")집단의 목적이 재검토 될 것이다. 만약 집단이 매일 정해진 시간에 만난다면, 정보도 공유될 것이다. 집단의 일반적 목표는 다시 설명될 것이다(예, "함께 모인 우리의 목적은 가정에서의 건강한 일상의 삶으로 돌아가는 것을 준비하는 것입니다" 혹은 "우리는 주의를 집중하는 연습을 하려고 합니다," 또는 "함께 나누는 것은 연습할 것입니다."). 지도자로서, 작업치료사는 구성원이 수용되고 환영 받는다고 느낄 수 있는 정서적으로 안전한 분위기를 만들 책임을 지고 있다. 만약 어떤 집에 "규칙"이 있다면, 보다 잘 살펴보도록 한다. 이전의 구성원은 새로운 구성원을 위해 이 점을 다시 말해 주거나 또는 치료사가 그것을 재검토 할 수도 있다. 중재의 심리적 위협을 받지 않도록 하는 것이고, 행동 규칙은 "할 수 있다면 머물러서 참여해 주세요; 나가고 싶다면, 조용히 양해를 구하고 그렇게 한다면 감사하겠습니다" 처럼 매우 단순할 것이다. 또는 "만약 우리가 서로간의 소망을 잘 듣고 존중한다면, 이것은 우리가 모두를 편하게 느낄 수 있도록 도와줄 것입니다. 우리중의 몇 사람은 가까이 접촉하지 않는 것을 더 좋아한다고 말했습니다. 그래서 우리는 그 바램을 존중할 것입니다."

분위기 만들기

참여자가 편하게 느끼도록 돕고 집단에 몰입하도록 돕기 위해 치료사는 참여자의 분위기와 욕구에 맞게 치료사가 선택한 하나 이상의 짧은 "분위기 만들기" 활동을 할 수도 있다. 예를 들면, 그 날 대부분의 시간을 앉아서 보냈던 사람은 일어나서 스트레치를 하고 "몸의 긴장된 부분을 흔들어 주세요" 라고 격려하거나 반대로 구성원이 눈코 뜰 새 없이 바쁜 하루를 보냈다면, 오늘 보고 배운 새로운 게 무언가를 머릿 속에 조용히 떠올려 보도록 요청할 수도 있다. 기대감은 긴 토론 때문이 아니라 오히려 적절한 의견 때문에 생길 수 있다. 참여자가 변화로 인해 두려움을 갖고 있을 때 친밀감과 편안함을 향상시키기 위해, 치료사는 일련의 치료적 집단 모임에서 유사하게 분위기를 만드는 회기를 적절히 사용하도록 한다.

집단 과제

다음으로, 집단은 그 날의 중심 과제로 들어가게 된다. 과제나 활동은 짧게 전형적으로 10-20분 안에 완료 가능하며 참여자의 욕구와 능력에 따라 선택될 것이다. 예를 들면, 과제는 반죽이 미리 준비되어 있는 과자를 굽거나 장식하는 것이 될 수 있다. 각 참여자는 나눠 쓸 서로 다른 색의 과자 위에 뿌릴 가루 설탕을 받게 될 것이고, 모든 참여자는 자신이 장식한 과자 위에 다양한 색깔의 설탕가루가 있어야 한다는 지시를 받는다. 참여자가 예상하는 곳은 조만간 돌아갈 집이나 옮길 다른 거주하는 기관이다. 각 구성원은 집 또는 직업학교, 입학 전의 기관으로 갈 것을 예상해서, 과제가 어떤 한 구성원에게 감정을 표현하는 인사 카드를 만들거나 서로 교환하는 것이 될 수 있다. Yalom(1983)이 설명한대로 구성원이 돌아가면서 방 밖에 나가 있는 동안에 하는 게임이 될 수도 있다. 한 구성원이 나가있는 동안, 다른 구성원은 어떤 방식으로든 자신의 모습을 바꾼다. 그 사람이 방으로 돌아왔을 때, 모습을 바꾼 사람을 찾고 어떻게 바뀌었는지를 확인한다. 집단 참여자의 행동은 변덕스러울 수 있고 집단 분위기는 변하기 때문에, 만약 치료사가 활용할 수 있는 몇 가지 대안적 활동을 갖고 있다면 이러한 게임이 도움이 될 것이고, 개인이 계획을 세우고자 한다면, 집단에서 요구하는 과제가 더 이상은 적합하지 않게 되는 것이다.

마무리 하기

활동을 하는 중에 각 개인이 구성원들로부터 도움을 유도해 낼 수 있다하더라도 그 치료 회기는 마무리가 되어야 할 것이다. 치료사는 활동의 목적을 다시 언급하면서 집단이 그날 했던 것을 요약해 준다. 이것은 구성원들이 성취한 것을 드러내는데 도움이 될 뿐 아니라 작업에서 처음에 가졌던 목적을 강조하는 데에도 도움이 된다. 만약 어떤 주제가 집단활동 중에 나타났다면, 이것 또한 언급하면서 Yalom얄롬(1975)이 설명한 바와 같이 "내가 겪고 있는 것은 나 혼자만의 일이 아니야" 라는 "일반화" 의 개념을 향상 시키는 데 도움을 준다.

참여자에게 서로 간에 피드백을 해 주기 위해서 제공되는 기회가 주어졌을 때, 감정의 조절이 완전히 무너질 수도 있기 때문에, 구성원 각자가 인정했던 것(감사했던 것)에 대해서 집단에 있는 한 사람 이상에게 말을 하도록 격려하는 차원에서 "인정(감사)" 의 형태로 피드백이 이루어질 수 있도록 주의해야 한다. 치료사는 어떻게 피드백이 마무리 단계에서 이루어지는지 특히, 가장 작은 공헌이라고 할지라도 감사를 인식하거나 그것데 맞는 적절한 행동을 평가함으로써 치료사가 모델로서의 역할을 보일 수도 있다.

받을 수도 있고, 다른 사람들은 사고 장애를 가진 것이 아니라 아직 활성화 되지 않거나, 우울함일 수도 있고 해서 최소한으로만 기능을 하려고 하는 경향이 있다.

어떤 형태의 집단이든 활동 과제와 사회적인 기대는 위의 증상을 가진 사람들을 좀 더 쉽게 통제할 수 있다. 집단의 규모는 보통 4명에서 8명 정도로 소규모를 유지한다. "안전 우선" 원칙을 적용하므로 치료사의 역할은 안전하고 지지적으로 환경을 구조화 하는 것이다. 사람들은 집단의 전체 과정(30분–45분)에 참여하도록 권유받을 것이다. 그러나 끝까지 차여하기가 힘들다면, 언제든 떠날 수도 있다. 처음에는 단지 와서 보기만 하는 것을 초기 목표로 정했기 때문에 처음에는 활동적으로 참여할 수 없을 수도 있다. 궁극적으로 집단의 보다 큰 목표는 참여자가 빠른 시일 내에 사회적 성취 또는 과제 완성에 성공하는 것이다.

어린 고객에 대한 치료 중재 : 지침
(Intervention with Younger Clients : Guidelines)

동일하게 적용되는 일반적 치료 원리는 아동과 청소년과 함께 작업할 때 적용된다. 아동이 어릴수록 자아기능은 미숙하고 언어적, 이성적인 기능은 덜 정교하다. 중재 목표는 성인과 마찬가지로 아동에게도 동일하게 적용된다. 자기-자각을 증진하고, 성공을 경험하며, 자기 자신에게 편안해지고, 감정에 적절히 대처할 수 있게 되며, 매일의 도전과 맞닥뜨릴 때 유능하다고 느끼는 것이 그것이다. 아동이 겪는 정신장애는 연령에 맞는 적절한 자아기능을 방해하여 심각한 감정적 혼란을 야기할 수 있다. 정신병적 장애의 경우, 아동은 성인과 똑같은 약물치료를 받을 수도 있다. 심각한 장애를 가진 아동과 일 하기를 바라는 치료사라면 좀 더 많은 문헌을 접하고 특수 분야에 대한 경험이 풍부해야만 한다. 다음은, 아동과 함께 하는 정신역동적 원리의 적용에 대해 강조하기 위해서 제시해 놓은 것이다.

- 아동은 성인의 축소판이 아니다. 치료사는 아동이 앞에서 제시한 발달도표 중에 어디에 위치 하는지에 대해 인식할 필요가 있다.
- 아동은 사고와 감정을 가진 사람이다. 이러한 감정을 수용해야 하고 그것을 표현할 적절한 방법을 찾아야 하는 사람이다.
- 아동은 자기가 누구인지, 무엇으로 보이는지, 그리고 무엇을 할 수 있는지에 대한 생각을 너무나 많이 갖고 있다. 목적적이고 의미있는 활동에 몰입하는 것은 그러한 이해를 풍부하게 할 수 있고, 보다 차별화 되고 보다 명확해지는 데 도움이 될 수 있다.
- 아동은 최적으로 알맞은 환경에서 치료적 경험에 참여하기 위해서 안전하고, 믿을 수 있는 신뢰로운 관계가 필요하다.
- 아동은 좋아하는 것이 있고 활동 선택에 대한 결정을 내리는데 참여할 수 있다. 아동이 어릴 수록 알맞은 것으로 최선의 것을 선택한다. 아주 어린 아동의 부모/보호자 혹은 의사소통 능력이 없는 아동은 아동의 선호도, 기질, 특정 관심 사항을 확인하도록 한다.
- 아동이 어릴수록, 손상이 심각할 수록 충동 조절, 주의집중의 지속 능력, 만족의 유지에 대한 능력이 부족하다. 따라서 활동은 그에 맞게 점차 수준에 맞춰 변화되어야 한다.
- 어른처럼, 아동 역시 그들이 실패할 것이라고 예상하는 경험이나 도전은 피할 것이다.
- 놀이는 매우 어린 아동과 중간 연령의 아동이 스스로 즐기면서 사회적, 신체적, 인지적, 작업적 기술을 배우고, 전략에 대처하는 방법을 배운다. 익숙하지 않고 불편한 감정을 표현하거나 수용하는 수단이 되기도 한다. 후기 아동기에서는, 재미있는 놀이 경험에 참여할 수는 있으며 다른 형태의 창조적인 표현이나 집단 프로젝트 그리고 보다 일 중심적인 활동에도 참여할 수 있는 발달적 준비가 되어 있다.
- 아동은 일반적으로 타인을 상대로 자신에 대한 행동 결과를 이해함으로써 학습할 수 있고, 자신을 조절하는 기술을 획득할 수 있다.
- 또래와 함께 하는 활동집단은 사회적, 정서적 기술을 배우고 문제해결력을 연습할 수 있도록 돕는 효과적인 도구를 제공한다. 치료사가 구조화 하고 집단을 통제할 필요가 있는 경우에 성인 지도자로서 갖는 통제의 범위는 참여자의 연령과 기능에 따라 다양하다. 아동의 인지적 수준 뿐 아니라 도덕적 발달 수준(시시비비에 대한 의사결정의 방식), 문제해결에 있어서의 기술 그리고 그들이 집단에서 사용하는 과제와 게임에 친숙한 정도까지 고려하

는 것은 중요하다.

성인 집단과 마찬가지로, 치료사는 이들 집단에서 안전하고 수용적인 분위기를 만들고 수행력을 향상시키는 역할을 담당해야 한다.

사례 2 : 고도로 손상된 아동 집단(Mary Conrad, MBA, OTR/L, Ohio State University Hospital, Mary Conrad가 저자에게 설명한 것임)

이 집단의 아동들은 다양한 정신분열증, 정신병적 우울, 품행장애를 포함하는 정신병적 진단명을 갖고 있었다. 평균적으로 5세부터 12세까지인 아동으로 대부분 6 또는 7세와 12세 사이였다. 만약 12세 아동이 더 나이 많은 아동과 공통점이 많다면, 그 아동은 전형적으로 13-17세의 청소년을 대상으로 하는 청소년 집단에서 치료했을 것이다. 이 아동들은 매우 손상된 상태로 치료에 들어왔는데, 이럴 때 치료사항에서 첫 번째 지시 사항은 그들을 하나 이상의 향정신성 약물치료로 안정시키라는 것이다. 그러나 약물치료가 그들의 문제를 모두 해결해 줄 것이라 기대하지는 않는다. 대부분 부족한 사회적 기술, 과제 기술, 친구가 없는 외톨이의 역사와 흔히는 기괴하거나 부적절한 행동, 그리고 대부분의 많은 수가 학대를 받아온 역사를 갖고 있다.

다양한 그들의 연령과 발달적 욕구 때문에, 또한, 많은 수의 어린이가 처음부터 과제 집단에서 협력하는 것이 불가능하기 때문에, 치료사 대부분은 모두가 미술공작 프로젝트에 매달려 작업하며 재료를 나눠 쓰며 활동을 시작한다. 아동의 발달 수준에 맞는 프로젝트를 실행하는 집단 상황에서 아동의 수행력을 관찰한다. 이 경우 미술공작의 활용은 7세에서 11세에 있는 아동 집단에게 흥미에 아주 잘 맞는다. 목표는 각각의 아동이 스스로 성공적이라고 느끼는 최종 작품을 창작해 내는 것이다. 과제 목표는 보다 나은 협력과 필요한 것을 요청할 수 있는 능력, 충동 조절에 대한 전략 학습, 적절하고 효과적인 방식으로 필요한 것과 감정을 표현할 수 있는 능력, 성취한 것에 자부심을 갖고 또 표현하는 것 등을 포함할 수 있다.

행동 관리 원칙(다음 장에서 논의 될 것이다)에 대해 인식하고 있으면서, 치료사는 특히 아동이 자신의 욕구와 감정에 대한 자각을 증진하고, 이것들은 표현하는 방법을 찾는 것을 포함하는 내적 통제를 위한 일부 효과적인 전략을 배우는데 관심을 기울인다. 이런 아동의 많은 수가 자기 연령에 걸맞는 놀이나 과제에 성공적으로 관련을 맺어본 기회가, 비록 있었다고 하더라도 (성공적이지 못했거나), 거의 없었다다면 그들이 "정상인 상태"에서 성공할 수 있는 환경을 만들어 주는 것이 또 다른 목표가 된다. 아동이 "프로젝트"를 선택하고 작업하는 것을 관찰하면서, 치료사는 아동을 퇴원(치료 완료) 계획과 관련된 추후 치료 계획에 포함하는 데 도움이 되는 아동의 강점과 한계에 관한 중요한 정보를 얻는다.

사례 3 : 물질남용 장애와 이중 진단을 받은 사람들을 위한 요리 집단

지역 보건의료센터에서 통원치료를 하는 환자 집단은 환자의 평균 치료 기간이 한 달인 것에서 알 수 있듯이 환자 인구에 잦은 변동이 있다는 사실을 알 수 있다. 이 집단의 판단 기준은 참여자가 물질남용 장애 또는 물질남용 이외에 다른 진단(예, 양극성 장애, 우울 장애)을 받아서 이중 진단을 가졌는 지의 여부이다. 이 집단의 사람들에게 공통적인 문제는 나쁜 식습관, 일관성이 없는 작업기술, 여가 활동의 부족, 동료들과 어울리는 기술의 부족 등이다. 집단 구성원의 대부분은 알콜과 약물에서 차단된 단기간 동안만 조절이 되는 입원 환자들이었다.

상호작용을 격려하고 특정 기술을 익히기 위해 작업치료사는 환자집단으로 하여금 5-10인분 정도 먹을 수 있는 분량의 점심이나 저녁 식사 준비를 계획하고 실행하게 하였다. 환자는 모든 물품을 사고 음식을 준비하고 정리하였다. 작업치료사는 자력을 가진 유일한 사람이었다. 경우에 따라서, 환자집단은 그들이 준비한 식사를 나눠먹기 위해 손님을 초대할 것을 투표하기도 하였다. 손님에 대한 각자의 느낌을 고려해 보는 것은 그 집단에게 유용했다. 집단이 하나라는 의식이 강하게 형성되었고, 각각의 환자가 집단으로부터 수용되고 있다고 느껴졌을 때는, 손님을 초대하는 문제가 불거지지 않았다. 집단이 덜 편안하고 유대 관계가 약할 때, 손님 초대를 바라보는 시각은 많은 환자를 불안하게 만들었다. 또한, 그들이 치료를 받고 있는 것에 관하여 경험하고 있는 어려운 상황들을 헤쳐 나가야 하는 어려움에 직면해야 했다.

이 집단은 훌륭한 조직력과 문제 해결력을 요구하는 많은 과제와 하위과제를 갖고 있었다. 또한, 매일 매일 일어나는 사회적 상황과 매우 유사한 사회적 장면에 대처하는 자신을 경험할 기회를 가졌다.

이러한 요리 집단은 인기있는 환자 활동이었다. 음식과 다른 사람과 음식을 나눈다는 것은 우리 문화에서 중요한 상징적 기능을 연출한다. 함께 떡을 떼는 데(서로 교제하는데: 성경의 표현), 환자는 자신과 서로에게 의미있고 유쾌한 방식으로 나눌 수 있었다.

사례 4 : 섭식장애를 가진 여성 집단(Leanna Noonan, MA, OTR, Leanna Noonan에 의해 운영됨)

이 집단은 5-10명의 여성으로 구성되었고, 그들 모두가 섭식장애를 갖고 있고, 사회복귀 병원의 정신과 입원 환자들이다. 입원 치료기간은 전형적으로 1-2주일이다. 그 기간 동안에 중요한 목표는 그 여성들을 의학적으로 안정화 시키는 것이다. 일단 이 부분이 이루어지고 나면, 추후 통원치료 환자로 퇴원하게 될 것이다.

OT집단의 보다 큰 목표는 이 여성들이 그들 신체에 관한 지각과 느낌을 포함하여 자신의 개인적인 능력에 대해 갖고 있는 감정을 획득하는 것이다. 보다 더 단기적인 목표는 자기-이미지, 신체 이미지, 자기 삶에 대한 유능성과 자기 통제력과 관련된 가치관, 신념을 분명히 밝히는 것/표현하는 것과 연관된 부분을 획득하는 것이다. 이 여성들은 저체중도 과체중도 아니다. 그러나, 정상적인 섭취에 대해서 편견과(또는) 혐오를 갖고 있다. 평균 체중을 가진 일부 몇 명은 체중 뿐 아니라 전반적인 신체적 외모에 대해 편견을 갖고 있었다. 이 때, 예술 매체와 그림은 치료적 활동으로 자주 사용된다.

예를 들면, 한 집단 회기에서 각각의 참여자에게 그녀가 현재 느끼는대로 자화상을 그리게 하였다. 치료사는 각 참여자가 그린 그림 뿐 아니라 그리는데 소모된 시간의 양과 그림 안에서 신체의 여러 부분에 환자들이 기울였던 관심에 주의를 집중하도록 한다. 그러므로써 참여자는 자신의 그림을 바라보는 데 용기를 얻고 그림에서 자신이 대부분의 시간과 에너지를 소모했던 신체 부위 뿐 아니라 자기 자신을 어떻게 묘사했는지를 인식하게 된다. 집단 대화는 사회적 가치/기대 뿐만 아니라 음식과 음식을 먹는 것, 신체 외모에 대해 가족에게서 배운 것들이 그림을 통해서 자신의 감정을 둘러싸고 나타난다. 궁극적으로, 집단 구성원으로 하여금 향상 된 자기-자각, 자기-수용능력 보다 건강한 삶의 모습을 가질 수 있도록 지지해 주어야 한다.

상실과 슬픔에 대한 대처를 돕는 것에서의 신프로이트주의와 환자-중심 원리의 결합 | Combining Neo-Freudian and Client-Centered Principles in Helping Individuals Cope with Loss and Grief

이 장 전체를 통한 전제는 정신 역동적 원리가 정신 보건 기관 뿐 아니라 사람 "전체"와 만나는 모든 치료적 장면에 적용 된다는 것이다. 특히, 뚜렷하게 보이는 경우는 치료사가 상실감을 극복하고 있는 내담자와 작업을 할 때이다. 상실감은 독립성의 상실, 신체적 힘의 상실, 능력의 상실, 타인에 대한 상실, 노동 능력의 상실을 말한다. 만성적 질환을 가진 사람의 가족과 만성 정신질환을 가진 개인의 경우에, 상실감은 "건강했던 추억들 또는 '이전 좋았던 자기' 모습과 같은 '정상 상태'"로 되돌아 가려는 희망을 가지고 있기 때문에 치료기간이 오래 걸리는 경우가 많다(Miller, 1999, p. 417). 그 상실이 무엇이든, 슬픔은 궁극적으로 그 사람이 앞으로 나아가고 일상 생활과 다시 연결되도록 하기 위한 정상적인 반응이 보이도록 해야 한다.

엘리자베스 큐블러-로스(Elisabeth Kubler-Ross, 1969)는 상실에 따른 슬픔의 전형적인 단계를 설명하였다. 자신이 치명적인 병을 가졌다는 사실을 알았을 때, 그들이 겪게 되는 슬픔(애도)의 초점을 맞추었다(Burnell & Burnell, 1989; Worden, 1982). 생각해보면, 슬픔은 상실에 대한 정상적인 반응이며, 신체적이고 행동적인 변화와 결합된 정서적 고통의 강렬한 감정이라 정의할 수 있다. 슬픔이 해소되고, 슬퍼하는 사람이 상실의 사실을 수용하고, 고통스러운 슬픔을 받아들이며, 변화 된 환경에 적응하고, 가능하지 않은 것에서 가능을 찾아서 사용 가능한 것으로 에너지를 재투입 하거나 방향 수정을 요구하게 되는 일반화 된 경험이라고 하였다(Burnell & Burnell, 1989).

슬픔은 정신 역동적으로 슬픈 사실에 대항하는 방어이며 이것은 충격스러움과 부정이 함께 시작되면서 나타난다. 슬픔의 다음 단계는, 상실의 사실이 차츰 마음에 새겨지면서 전형적으로 강한 정서적 반응_고통, 분노, 그리고 비통_을 포함하는 상실 직면을 수반한다. 이러한 상실 직면은 상실된 것과 상실감을 만들어내는 것에 대한 생각과 함께 떠오르는 선입관이라고 할 수 있다. 마지막 또는 해결단계에 이르러서는, 사람은 점차 에너지를 상실에 관한 생각으로부터 멀어지면서 새로운 활동과 새로운 역할에 에너지를 쏟는 재투여를 할 수 있게 되는 것이다. 해결은 상실과 그 무언가가 애도의 삶에서 변화와 수용을 함께 수반한다.

작업치료사는 슬픔의 진행을 이해하도록 안내함으로써, 정신 역동적 원리를 사용하는 방식으로, 내담자/애도자가 가장 절박하게 경험한 것에 반응하는 존중하는 방식으로 치료할 수 있어야 한다.

사례 5 : 심각한 질병이나 가족의 상실을 다루는 아동을 위한 집단

『아이들도 죽는다』(Films for the Humanities, 1990)라는 비디오는 가족의 죽음을 경험한 아동을 위한 집단을 그리고 있다. 이 비디오에서 묘사하고 있듯이, 한 집단 회기 동안에는 좋아하는 것아 무엇이든지간에 그림 그리기로 시작한다. 한 참여자는 도시를 그렸고, 곧 다른 구성원도 그의 뒤를 따르고, 집단 전체가 몇 번의 모임을 거치면서 구성원마다 특정 역할을 담당하는 모의 도시를 창작해냈다. 또한, 그림을 통해서 뿐 아니라 놀이에서 소품과 함께 아동의 연기를 통해서도 완성 되었다. 활동의 결과는 모든 사람이 안전한 도시의 창조였다. 비디오에서 묘사된 대로, 집단 촉진자는 이러한 경험을 통해 어린이들이 안전에 대해 느끼는 그들의 욕구 뿐만 아니라 통제감에 대한 그들의 욕구를 다룰 수 있다고 확신했다.

이것은 심각한 질병에 맞서는 아동을 위한 다른 집단과 유사하다. 캐롤린(Carolyn), 포터(Porter), MS, OTR이 그와 같은 집단 하나에 대해 설명하였다. 예술재료, 장난감, 솜을 넣은 동물인형, 인형, 다른 유인물로 가득 찬 방에서 일주일에 한 시간 이상 아동을 만난다. 집단과 환경 그 자체에서 한 가지 "규칙"은 병원 의료관계자는 초대받지 않고 들어올 수 없다는 것이다. 그리하여, 아이들이 모인 방은 병원장면과 흔히 결합된 검사와 처치로부터 안전한 안식처를 만들어냈다. 때때로 집단 참여자는 아동의 평범하고 정상적인 놀이를 할 수 있는 자유로운 놀이 형태와 구조화 된 게임에 몰입하기도 했다. 이들은 심리학적으로는 건강한 어린이들이기 때문에, 치료사가 구조화를 해주어야 할 필요는 없었다. 종종 용기를 북돋워 주거나 자원을 가진 사람의 역할을 맡았고, 아동은 그들이 놀고 싶은 것이 무엇인지, 놀이를 어떤 특정한 날에 할 것인지를 결정하거나 다른 시간에는 색칠 놀이를 하면서 말로 꺼내기 어려운 감정과 정서를 표현할 기회를 가졌다.

사례 6 : 상실을 경험한 내담자와 치료적 상호작용을 하는 데 있어서의 정신역동적/내담자-중심 원리의 사용 (다음의 예는 실제 치료회기에 근거한 것이다)

충격 (Shock)

가정에서 치료하는 치료사, 매기(Maggie)는 E' s씨 집 현관을 지날 때, 즉각적으로 무언가 잘못 되었다는 것을 느꼈다. E' s씨는 5주 전에 고관절에 골절상을 입어 집에서 스스로를 돌볼 수 없었기 때문에 여전히 도움이 필요했다. Maggie는 그가 가장 좋아하는 의자에 멍하게 앉아있는 그를 발견하였다. 보통 E' s씨는 웃고 있었고 그가 부르는 대로, "일"을 시작하려는 강한 의욕을 보였었다. 그래서 매기는 즉시 "무슨 일이냐?"고 물었다. 그는 Maggie에게 아내가 어제 "세상을 떠났다"고 말하였다. 부인도, 매우 아팠었는데, 건너 도시에 있는 요양소에 살고 있었다고 한다. E' s씨는 단지 자녀들이 주말에 이곳에 와서 그를 데려갈 때에만 그녀를 만날 수 있었다. 매기는 주변을 돌아보고 매일 일찍 들르는 공인된 간호보조사(CNA)가 다녀갔던 흔적을 보았다. 싱크대에 아침을 먹은 접시가 있었고 E' s씨는 깨끗하게 면도가 되어 있었다. Maggie는 왜 아무도 기관에서 자신에게 연락해 주지 않았는지 의아스러웠다. Maggie는 오늘 그녀가 계획한 대로, 식ㅅ 준비를 위한 훈련을 하려고 했다. 그가 식사 준비를 훈련 받을 수 있는 곳이 없다는 것을 알았다. E' s씨의 안전과 행복과 관련하여, 치료사는 E' s씨에게 오늘 필요한 것이 무엇이며, 어떻게 그녀가 도와줄 수 있을지를 물었다. 그는 자녀가 나중에 올 것이고 그는 기다리는 것 이외에 무엇을 해야 할지 아무 것도 모르겠다고 말하였다. 그의 눈은 우는 것 같았지만, 울지는 않았다. 매기는 낮춰 앉아서 그의 손을 잡고 아무 말도 하지 않았다.

그녀가 떠나기 전에, 그녀는 기관에 전화를 걸어 모든 관계자에게 무슨 일이 일어났는지를 확인시켜 주었다. 그리고 나서 관리자, 등록된 간호사(RN)가 E' s씨를 체크하기 위하여 그날 늦게 방문하여 그의 가족에게 연락을 하는 것으로 치료 중재에 대한 조정이 이루어졌다.

직면 (Confrontation)

그런 다음에 Meggie가 치료 중인 E' s씨를 만난 것은

약 1주일 뒤였다. 그녀는 그는 "괜찮을 것이다"라고 확인시켜주기 위해 그 전에 한번 들러서 라자냐 한 접시를 그에게 갖다 주기로 했다. 부인이 장례식이 있었고, 가족들은 각자의 집으로 돌아갔고, 다시 그는 혼자가 되었다. 이번에 E' s씨는 무척 말이 많아졌다. 그는 부인에 대해, 어떻게 그들이 만났고, 청혼은 어떠했으며, 그녀가 두 아들에게 얼마나 훌륭한 엄마였는지를 말하였다. 매기는 그들이 계획한 대로, E' s씨가 가스렌지 앞에 서서 베이컨과 계란에 대한 요리 실습을 해 보자고 넌지시 말해 주었고, E' s씨는 주의 깊게 들었다. 매기의 입장에서는 충분한 관심을 갖고 E' s씨가 요리 실습을 하게 할 수 있었으며 많은 말을 하게 할 수 있었다. 그녀는 그가 아침식사를 할 때 함께 있기 위해서 평상시보다 더 오래 머물렀다. 그렇지만 다음 약속은 제시간으로 정하기로 약속 하였다.

전진 (Moving On)

매기의 E' s씨와의 마지막 치료 회기는 그의 부인이 죽은 지 약 6주 이후에 있었다. 방문할 때마다, 그는 부인에 대해 이야기했지만, 다른 것도 이야기했다. 그는 항상 말했듯이, 그녀가 심하게 병든 것을 알았고, 그가 그녀에게 "안녕"이라고 말할 때마다 그는 이번이 그녀를 볼 수 있는 마지막 기회가 될 것이라는 것을 알았다고 한다. 그녀를 더 이상 방문할 수 없게 된 것은 무척 힘든 일이었지만, 그녀가 육체적으로 "쇠약"해져가는 것이 그를 "기분 나쁘게" 만들었기 때문에 어느 정도는 참을 수 있었다. 그와 Megie는 마지막 두 치료 회기를 E' s씨가 부인이 죽은 지금 앞으로 하고 싶은 것에 관해 이야기하는데 사용하였다. 그가 여전히 이 집에서 살고 싶어하는지, 아니면 두 아들 중 한 아들과 함께 살고 싶은지? 그는 그것에 관해 생각하였고, 여전히 여기는 자기 집이라고 말하였다. 그는 할 수 있는 한, 여기에서 자기 힘으로 살기를 원하였다. Meggie는 그가 매주 부인을 방문하지 않게 된 지금 사라을 기다리지 않게 될까봐 걱정하였다. 그녀는 노인센터에 참여하는 것에 대해 어떠냐고 물어보았다. 또, 노인센타에서 계획한 외출 프로그램에 대해서 알 수 있도록 그의 집으로 안내장을 보낼 수 있도록 우편대상 목록에 올려 놓도록 요청하였다. 그는 "늙은 사람들 무리 주변에 기대는 데에는 흥미가 없다"고 말하였다. 그 때 그는 Meggie에게 거리에 쓸어졌던 그의 이웃 중의 한 사람이 그와 함께 다른 집에 놀러 다니기 시작했고 함께 초대 되기도 했으며 멀지 않은 겜블타운으로 친구들 몇 명과 다니기도 한다는 이야기를 했다. 그리고 금요일 아침에 식사를 하기 위해 만나서 카지노에서 하루를 보내기도 한다고 말하였다. 그는 "그의 이웃 친구들과 합류하고 싶다"고 하는 것 같았다.

책임 : 정신역동적 접근과 내담자-중심적 접근의 효과성에 대한 논증 |

Accountability : Demonstrating the Efficacy of Psychodynamic and Client-centered Approaches

내담자중심의 실제와 차이가 있는가?

(Does Client-Centered Practice Make a Difference?)

해멜(Hammell, 1998)에 따르면, 작업치료사는 자신들의 1차 목표가 내담자의 삶의 질을 향상시키는 것이라고 말하지만, 대부분 중재의 결과는 그들의 기능적 성취를 평가하려고 하는 경향이 있다고 말한다. "환자는 스스로 옷을 입을 수 있는가?" "이력서를 쓸 수 있는가?"에 대한 것이 일반적인 관심사항이다. 더불어 "환자가 그렇게 하기를 바라는가?" 또는 "치료에서 권장하는 대로 할 것인가?"에 대한 문도 중요하게 다룰 부분이다. 제3의 지불자는 특히 "이 사람이 보다 독립적으로 할 수 있습니까?"라는 문의를 한다.

『내담자 중심 작업치료』(Law, 1998)라는 책에서 그녀는 "내담자 중심의 실제와 차이가 있는가?"라고 장의 일부에 제목을 붙였다. Law는 내담자 중심의 실제를 지지하기 위한 논증을 위해서 문헌 조사한 것을 요약하였다. 그녀가 초점을 둔 세 가지 분야는 내담자 중심의 원리와 관련이 있다.

1. 내담자에 의한 치료 제안의 원칙(내담자가 치료를 제안할 때 비로소 치료를 시작한다는 원칙의 고수)
2. 치료 결과에 대한 내담자의 만족
3. 긍적적인 기능적 수행 결과

Law의 조사는 작업치료 서비스 분야에서 양적, 질적인 연구설계를 채용한 연구들을 포함하고 있다. 로우(Law, 1998)는 정보 제공과 함께 의논해서 내린 의사결정, 지지적이고 존중해 주는 보살핌, 환자/가족의 만족도 간에 유의미한 상관 관계를 보여주는 많은 연구에 대해 언급하였다(Caro & Derevensky, 1991; Doyle & Ware, 1977; Dunst, Trivette, Boyd, & Brookfield, 1994; Henbest & Stewart, 1990; King, Rosenbaum, & King, 1996; Stein & Jessop, 1984). 구체적으로, 지지하고 존중해 주는 보살핌, 환자/치료사 간의 파트너쉽, 내담자에 의한 치료 제안의 원칙이 가진 정적인 상관 관계(Avis, 1994; King, King, & Rosenbaum, 1996), 향상 된 가족/환자 간의 기능적 결과와의 정적인 상관관계(Dunst, Trivette, & Deal, 1988; Greenfield, Kaplan, & Ware, 1985; Landefeld, Palmer, Kresevic, Fortinsky, & Kowal, 1995; Moxley-Haegert & Serbin, 1983; Starfield 등, 1981)에 대한 연구들을 예로 들 수 있다. 독자는 이 분야에 대한 보다 많은 정보를 로우(Law, 1998)와 로우 그리고 밀스(Law & Mills, 1998)에게서 참조할 수 있을 것이다.

내담자 중심의 실제를 지지하는 증거는 다른 연구 제기를 불러일으키고 1960년대와 70년대에 유사한 조사 연구가 시작되었다. 정신 보건의 실제가 전통적인 프로이트 모델의 개념을 넘어서 확대 되었을 당시, 정신 병리학적, 심리학적 접근(예, 프로이트주의, 로저스학파, 행동주의)이 가장 효과적이라는 것을 보여 주기 위한 문헌 탐구와 조사가 넘쳐나기 시작했다. 여기에서는 매우 간략히 언급 된 반면, 이로부터 도출되고, 작업치료에 합리적으로 적용될 수 있는 세 가지 결론은 다음과 같다.

1. 가장 좋은 접근법이 무엇인지를 질문할 필요는 없지만, 대신에 "어떤 사람에 의한 어떤 치료가 어떤 환경 하에 특정 문제를 갖고 있는 이 사람에게 가장 효과적입니까?"라는 질문은 해야 할 것이다 (Patterson, 1974, p. 539).
2. 치료의 이론적 접근과는 상관없이, 치료사와 환자 간의 "좋은" 관계 형성에 매우 필요하다.
3. 환자에 대한 존중과 공감할 수 있는 관심을 갖고 환자가 "좋다"라고 느끼는 것의 의미는 무엇인가에 대해 알아야 한다.(Patterson, 1974, pp. 528-531).

내담자를 존중하고 좋은 치료적 관계를 만들고자 하는 개별화 된 치료 중재는 이 모델 안에 "환자 중심"이라 명명되어진 것에만 있는 것은 아니다. "내담자 중심"에서 도출된 결론은 어떤 다른 모델이나 이론적 접근에 상관없이, 치료 상황에서 강한 영향력을 갖는다.

작업치료에서 내담자 중심의 실제를 뒷받침하는 이러한 연구조사는 Carl Rogers와 그 외 인간중심 주의자들이 1960년대에 펴낸 책에서 기술하고 있는 매우 오래된 질문으로 거슬러 올라간다. 그 질문은 "내담자 중심의 치료 중재는 변화를 설명하기 위한 필요조건 또는 충분조건이라고 말할 수 있는가?" 작업치료사가 치료 장면에 내담자 중심 모델을 점점 더 적용함에 따라 이렇게 주위를 환기 시키는 질문이 계속 이어지고 있다.

정신 역동적 개념의 유용성 |
The Utility of Psychodynamic Constructs

그렇다면, 신프로이트주의와 정신 역동적 적용의 효과는 무엇인가? 이 장에서 기술하였듯이, 그러한 적용은 대부분 내적인 것 - 감정, 정서이다. 그리고 사고는 의식적 자각을 담고 있지는 않지만 행동과 작업수행에 강력한 영향력을 갖고 있다 - 이렇게 "주의를 집중하는 것"으로서 이해되는 것이라고 볼 수 있다. 의학적 치료 모델에서 특히, 정신과 치료 장면에서는 정신역동적 모델이 우세한 접근법이라는 것에 대해 보다 이해하기가 쉽다. 환자 집단과 개별 환자에 대한 Fidler(1963, 1969)가 했던 이전의 설명은 통찰과 자기-자각을 강조하는 작업치료에서 정신 역동적 프로그램과 과제 집단 간의 효과성에 대해 명백히 언급한 것과 관련이 있다. 그러나 이와 같은 심리학적 개념에 "주의를 기울이는 것"이 매우 미묘하게 비 정신병리학적 맥락에서 만큼이나 중요하다고 장담하진 못할 것이다. 매팅리(Mattingly), 플레밍(Fleming), 펠로퀸(Peloquin), 키엘호프너(Kielhofner), 그리고 헬프리히(Helfrich)와 같이 극히 극소수의 사람에 의한 작업치료 문헌에서 설명된 이야기는, 이러한 내적 개념에 주의를 집중하지 않는 것은 곧 내담자에게 무엇이 의미 있는지를 생각하는 데 실패하는 것이며 궁극적으로는 환자가 치료를 거부하게 될 것이라고 하였다. 더 심도 있는 연구에서는 어떤 요소가 내담자의 만족과 발전에 기여하는지를 보다 더 확실하게 밝혀내는 그런 대화(이야기)에 대해 메타 분석한 것이다.

정신 역동적 언어가 정신 역동적 공동체 안에 어떻게 유입되고 지속되는지는 내담자와 그의 가족이 무엇을 필요로 하는지와 작업 치료 안에서 뿐 아니라 넓게는 정신

병리학적으로 분명하게 드러나지 않은 채로 남아 있는 중재 방법을 조직화 하는 데 어떤 도움을 줄 것인가에 대한 치료사의 이해와 내담자의 이해를 넓히는 데 달려 있다.

요약 (Summary)

> 신체적 개념은 인간 정신의 자유로운 창조물이기도 하고 아니기도 하다. 그러나, 그것은 외부 세계에 의해 독특하게 결정되는 것 같다. 실체를 파악하기 위해 노력하는 데 있어서 우리는 닫혀진 시계의 메카니즘을 알아내려고 애쓰는 사람과 어느 정도 비슷하다. 어떤 사람이 그 표면과 움직이는 손을 살펴보고, 심지어 차칵차칵 가는 시계 소리를 듣기도 하지만 그 케이스를 여는 방법을 모른다. 만약 머리가 좋다면, 관찰한 모든 것에 원인이 되는 메카니즘의 어떤 형상을 형성해 볼 것이다. 그러나 그 사람의 관찰을 설명할 수 있는 단 하나의 형상이라고 결코 확신할 수는 없을 것이다. 형상을 실제 메카니즘과 비교할 수 없을 것이고 심지어 그와 같은 비교 의미의 가능성을 결코 상상조차 할 수 없을 것이다.

주관성의 존중 | Regard for Subjectivity

종합해서, 인간을 이해하기 위한 정신 역동적 체계와 치료사의 노력은 주관적 경험의 통합에 대한 사람의 신념에 달려있다. 비록 그 체계가 작업치료 안팎의 다양한 자원으로부터 그 철학적 근거를 끌어냈지만 중요한 열쇠는 다음과 같은 신념들이다.

- 어떤 사람도 자신이 세계를 본대로, 세상은 그렇다.
- 개인적인 노력에 대한 사람의 감정과 지각은 각 개인의 행동에 중요한 영향력을 갖는다.
- 정보만 있다면, 보다 좋은 선택을 할 수 있다.
- 사람은 개인적인 욕구, 신념, 가치 그리고 감정에 대해 자각을 하면 할수록, 선택할 수 있는 진정한 자유는 더욱 늘어난다.
- 개인의 경험의 역사를 이해하는 것은 그 사람에게 무엇이 중요하며 그의 삶에 통용되는 접근을 치료사가 이해하는 데 도움이 될 수 있다.
- 환자-치료사 또는 내담자/치료사의 관계는 치료 과정과 그 결과에 유의미하게 영향을 미친다.
- 각 개인은 사랑하고 사랑받고자 하는 욕구, 고유한 기능을 사용하고자 하는 욕구, 목적적이고 중요하게 느껴지고자 하는 욕구를 갖고 있고, 사람, 사물 그리고 일과의 적극적인 관계를 통해서 성취하고자 한다.
- 인간의 노력은 그 사람 안의 의식과 무의식에 의해 영향을 받는다.
- 보다 자기 수용적인 사람은 긍정적으로 타인과 상호 작용하고 자신의 잠재력을 개발하는 데 유용한 수단을 보다 많이 갖는다.

비록 사회적 맥락과 활동의 질과 기능에 대한 고려가 주어지더라도 작업 수행을 바라보는 시점은 개인의 관점에서 비롯된다. 발달 이론과 같이 이 책에서 구체적으로 소개되지 않은 부분도 있지만, 정신역동 모델은 사실 자기-지각, 타인과의 관계, 대상과의 관계, 활동에 성공적으로 몰입하고 공동체에 참여하는 능력에서의 연속적인 발달과 그 개인에게서 기인한다는 점에서 계속 발달 중에 있다.

정신 역동적 체계의 공헌과 한계점 (CONTRIBUTIONS AND LIMITATIONS OF A PSYCHODYNAMIC FRAMEWORK)

공헌 | Contributions

의미의 이해 (Understanding Meaning)

이미 언급한대로, 정신 역동적 체계는 감정 또는 주관적 자기 그리고 인간 조건에 가장 핵심에 존재하는 것에 대해 논의하고 이해하는데 사용하는 용어와 가설적 구성개념을 제공한다. 이 체계의 제안자는 주관적 경험이란 한 개인으로 존재하는 확실하고 통합적인 부분이며 작업에 참여하는데 "의미"가 진정으로 규정되는 유일한 방법이라고 강조한다. 활동의 "의미"와 삶의 질에 직접 역점을 두어 다루는 것이 정신 역동 모델이다. 나아가, 이 체계에 근거하여 작업치료사는 그 사람이 "느끼는" 것과 "아는" 것은 전혀 다르다는 것과 감정은 항상 논리적이지 않고 이해하기도 쉽지 않다는 것을 인식하고 있어야 한다. 그러나 그것은 환자/내담자가 작업치료로부터 도움을 얻을 것인지 여부를 결정하는 데 매우 중요하다. 예비연구는 자신의 감정을 표현하고 자신이 이해받고 수용받는다고 신뢰할 수 있는 기회를 가졌다고 생각하는 사람은 보다 쉽게 자신에게 의미있는 작업에 초점을 맞출 수 있고, 치료에 보다 만족할 수 있으며 기능적 결과를 도출하는 데에도 보다 성공적이라고 제안한다. 더욱이 개인의 관점에서 제한적이긴 하지만, 통찰이 가능한 환자 혹은 내담자는 치료사에 의해 보살핌을 받는 것보다 가능성을 심어주고(enablement) 힘을 실어주는(empowerment) 목표를 향한 치료에 직접적으로 더 많은 도움이 된다.

개인의 삶의 역사와의 관련성
(Connections to One's Life History)

정신 역동적 체계는 개인의 역사 혹은 이전 경험에 접근하고 이해하기 위한 내용을 제공한다. 이러한 특성은 전통적 프로이트주의가 환자의 역사에 너무나 많은 강조점을 두었던 것과 많은 사람에 의해 판단 되었던 것만큼 기여했다고 하기보다는 오히려 유해하였다고 많은 이들에 의해 간주되어져 왔다. 그러나, 개인이 현재와 미래를 위한 목표와 관련하여 자신의 과거 경험을 회고하고 보다 더 잘 이해하는 기회를 갖게 된다면, 이것은 연속성을 부여하고 다시 치료에 참여하는 의미를 확고히 하는 데 도움이 될 것이다.

긍정적 강조 (Positive Emphasis)

개인적으로 과거 경험에 대한 특별했던 감정만을 너무 많이 반영하는 것보다는 새로운 친구를 사귀 출신, 가정교육, 삶에서 의미있는 사건과 관계 있는 정보를 얼마나 자주 나누기 바라는가? 자녀가 어렸을 때, 부모에 대해 얼마나 자주 말해 주기를 요구하는가?에 대한 질문을 통해서 작업치료사는 내담자의 삶의 역사에 대해서 최근 근황 이야기를 통해 하나씩 추적해 나간다. 정신 질환에 대한 생리학적 근거, 경험, 학습의 중요성에 있어서 무엇이 학습되어 왔는가를 가정해 보면, 신프로이트주의적 적용이나 내담자 중심적 적용 모두 행동을 미리 결정된 것으로 보지 않았다. 두 적용은 그 개인과 그들의 변화에 대한 잠재력에 관하여 긍정적 상황을 만드는 것이 중요하다고 여긴다. 이는 그 개인의 틀리기 쉬운 특성(fallibility)이 아닌 가능성을 강조하는 낙관적인 자세이다.

인간 중심주의가 내담자 중심 모델을 지원한다
(Humanism Supports client-Centered Model)

실존적-인간 중심주의적 투여와 내담자 중심 모델의 채택은 특히 치료 중재에서 치료관계의 중요성에 관심을 집중 시킨다. 이것은 환자가 수동적이거나 보살핌이 아닌 개인의 적극적인 참여를 요구하는 관계로 만드는 역할 관계를 보다 의식하도록 격려한다. 혹시 환자/내담자에게 안좋은 일이 생기지 않을 지에 대해 걱정과 우려하는 신참 치료사에게, 개인이나 가족의 말을 잘 듣는다거나 그들이 원하는 보조와 선택을 존중해야 하는 것에 대해 강조해 두는 것은 치료시 좋은 출발점을 제공해 줄 것이다.

환자/내담자로 하여금 독립적으로 생각할 수록 용기를 심어주고, 행복해 지기 위한 자신들의 책임을 강조하는 데 있어서, 정신역동적 체계는 가정 또는 퇴원 이후에도 치료를 통해 얻어진 능력이 지속되도록 촉진하고, 노력해야 한다. 덧붙여, 의료진에 의해 계획 된 보상이 아니라 내적으로 얻어지고 자연적으로 도출 된 보상이 되어야 한다. 스스로 이루어낸 변화이기 때문에 더욱 오랫동안 바람직한 방향으로 유지될 수 있다.

이 이론에 대한 실존적-인간 중심주의와 신프로이트주의이론 적용의 중요한 공헌은 그들이 치료사로 하여금 각 개인을 고유한 존재로 인식하고, 다른 말로, 개인적인 스타일, 선호도, 개인이 삶의 역사를 심사숙고 하도록 용기를 준 것이다. 따라서, 치료사를 각 사람/가족을 특별하고 다른 사람과 다른 존재로 접근하도록 격려하였다. 치료 중재는 개별화 되었고 다양성이 존중되었다.

행동의 이해를 증진한다
(Increase Understanding of Behavior)

정신 역동적 모델은 작업치료사에게 정신의 혼미함, 두려움, 혼란스러움, 공격적이거나 방어적인 사람에게 바람직한 행동을 취하는 방법을 제시해 주었다. 정신 역동적 원리는 치료 장면에서 구조화와 범주화가 필요하며 좋은 때를 결정하는 방법을 제공한다. 내담자/환자가 하는 방어적인 행동 이면의 원리를 이해하고 있는 치료사는 내담작 자기 지식을 바꿀 준비가 되어 있지 않았기 때문에, 주어진 정보를 거부하고 있거나 새로운 무엇인가를 해 보려는 노력을 거부하는 것이라고 판단을 내릴 수 있다.

이 장에서 제시한 치료 중재의 사례는 정신 역동적 원리 외에 다른 모델로는 적절한 설명이 이루어지지 않거나 이 모델을 이해하는 데 유용한 사례들이다. 이 사례에는 슬픔과 상실을 경험한 사람, 학대를 받은 사람, 외상 후 스트레스 장애를 가진 사람, 그리고 섭식장애를 가진 사람에게 적용한 것들을 포함하였다.

한계 | Limitations

정신 병리학적인 방법과 결과는 오랫동안 비판 받아 왔다. 이러한 비판의 기저에는 정신질환을 가진 사람들은 개선이 안되거나, 만약 그들이 개선이 되었더라도 재발한다는 것이다. 정신 보건 치료는 역사적으로 비용 부담이 컸었고, 비판적인 시각으로 보면 시간도 오래 걸린다. 약리학의 방법을 통한 정신질환의 처치는 점차 대중화 되었고, 때때로 어떤 불편한 감정을 치료하는 것에도 유사하게 적용되는 것으로 나타났다.

캐플란, 새독 그리고 그렙(Kaplan, Sadock, & Grebb, 1994)이 정신 병리학 문헌 서문에도 기록했듯이, 그들은 우리가 이제 "이 나라에서 건강보건을 인도하는데 급격하게 겪게 될 변화는.....많은 연구가 약물의 주된 효과는 대부분의 정신장애 처치에서 정신치료와 병행하여 사용될 때 우수하다는 사실을 말해 주고 있음에도 불구하고, 정신치료보다 오히려 약물을 치료로 선택하게 될 것이다"(p. ix)라는 것이며 실제로 그런 상황이 관찰되었다. 그들은 그들의 신념과 함께 "정신병에 대한 편견과 정신질환에 대한 공포가 정신병리 치료에 부과한 한계에 대해 모두 책임이 있다"라는 말로 결론을 내렸다(Kaplan et al., 1994, p. ix).

평가 결과를 요구하는 연구
(Research Needed to Evaluate Outcomes)

작업치료가 정신보건 체계의 일부분이라는 것과 정신 역동적 접근법이 보이지 않는 어떤 것을 참조하는 데 의존한다는 내용에 대하여 정신역동적 OT는, 정신 역동적 접근법이 효과가 있고 치료 효과가 증명된다면, 정신 역동적 정신 보건 치료 중재 전반에 걸쳐 많은 부분을 차지할 것으로 보았다. 그러나 정신 역동적 접근법의 제안자조차도 단축(단기) 치료는 특히, '통찰과 자기자각의 증가'가 목표 중에 들어있다면, 진정한 정신 역동적 치료의 수행을 할 수 없게 하는 것 같다고 문제를 제기하였다. 나아가 이 장에서도 언급했던 본 사례에서처럼, 정신 역동적 접근은 직접적인 서비스를 함축하고 있는 듯하다. 사람들은 이렇게 질문할지도 모른다. 치료사가 점차 자문의사(consultant)의 역할을 떠맡고 있는 곳이 있을 수 있는가?라고.

이장에서 기술한 집단 프로그램은 지난 3년 동안에 서비스가 제공 되었던 실제 프로그램이다. 그것은 사용된 치료 중재 방법이란 측면에서 그 학문적 타당성이 있다. 그러나 앞으로 이와 같은 프로그램의 효과성을 지지하는 더욱 정밀한 검사와 연구조사 없이는 이러한 유용성은 의문으로 남게 될지 모른다.

의사들에 의한 제한적인 이해
(Limited Understanding by Clinicians)

결국, 이와 같은 체계 내에서 이론가와 실제 임상가는 "정서-중심적인, 정신 역동 모델에 기초한 작업치료를 통해서 개인의 삶의 질을 향상 시킬 수 있는가? 만약 그렇다면, 향상된 변화를 볼 수 있는가?"라고 질문할 것이다. 질적이고 양적인 조사는 계속 되어야 하며 이 모델의 타당성을 증명해 내기 위해서는 보다 엄격해져야 할 것이다.

치료사가 어떤 지식의 본질에 대해 이해한다고 해도, 필요한 모든 것을 안다고 믿고 그것에 대해 충분히 정통하다고 생각하는 것에는 위험이 있다. 환자가 가진 무의식의 요소와 만나 꼼짝 못하고 당황하게 되는 학생 실습 치료사와 장기 치료사가 경험했던 사실에 대해 잘 알고 있다. 그러나 무의식적 개념과 우연히 부딪치게 되고 그것에 대한 행동 분석을 하는 데 있어 치료를 잘못 인도하는 경우가 발생하게 된다면, 아무 소용 없는 황당한 해석, 잘못 된 해석, 그리고 거의 도움이 안 되는 치료 중재 방법에 환자를 맡기는 결과를 초래할 것이다. 심지어 이 들 치료사는 그들이 환자나 내담자에 대해서 알고 있다고 생각할지도 모른다.

인간 중심적 내담자–중심의 원리를 적용할 때, 치료를 매우 단순하게 보는 경향이 있을 수 있다. 환자/내담자에 대해 온정과 관심을 갖는 것도 중요하지만 그것이 치료가 이루어졌다는 의미는 아니다. 무조건적인 긍정적 관심은 모든 치료사에게 바람직스럽게 보여지는 것도 아니지만 치료사가 성취하기 가장 어려운 자세 중의 하나이기도 하다. 치료사가 한 개인의 현재 위치를 발견해 낸다는 것은 치료사의 풍부한 경험과 역할에 대한 성숙도에 달려있다. 작업치료사가 수용할 수 없다고 생각하는 환자의 행동에 대해서 가짜로 수용하는 모습을 보이는 것은 환자를 혼란스럽게 하고 그들과의 관계를 깨뜨릴 수 있다. Rogers는 내담자중심 치료가 그 사람 자체에 의거하고 그 개인에게서 변화를 유도하는 방법론을 담고 있다고 믿었다. 작업치료사는 흔히 주어진 정보에 대하여 내담자가 건전한 선택을 할 것이라고 믿기는 좀 어렵지만 정상인 사람–아동과 성인–도 건강한 선택을 모두 하지는 못한다는 것을 알고 있다. 그럼 사람들은 "그럼 어떻게 해야 하는가?"라고 물을 지도 모른다.

내담자는 통찰에 대한 능력이 필요하다
(Client Needs Capacity for Insight)

내담자의 통찰을 증가 시키기 위한 정신 역동적 노력을 통한 성공은 훌륭한 자아 기능과 현실적 사고능력을 가진 사람에게는 대부분 성공적이다. 그러나 어떤 때에는 정신이 혼미한 사람일지라도 다른 기간에는 의식이 뚜렷하다는 것, 그들이 통찰에 대하여 치료진이 인식하고 있는 것보다 많은 능력을 갖고 있다는 것을 기억해야만 한다. 나아가, 통찰이 치료 목표가 아닐 때에는, 치료사가 개념적으로 행동을 이해하는 능력을 가지고 있다면 행동을 보다 의미 있게 조절할 수 있도록 만들 수 있다. 그러므로써 환자로 하여금 건설적인 반응을 촉진시킬 수 있다. 공감대가 형성된 이해와 긍정적인 존중을 통한 인간적인 교류를 시도하는 것은 모든 사람에게 매우 중요하다.

절충적 이론의 틀 *(Eclectic Framework)*

제시한 바와 같이 정신 역동적 체계는 매우 절충적인 이론의 틀을 가지고 있다. 그러므로 다양한 분야에서 비판하는 것에 대하여 개방적이다. Patterson(1974)이 기록한 대로, 절충주의는 방향성의 부족, 실제에서 나타나는 어쩔 수 없는 비일관성, 그리고 조사를 통한 검사의 어려움으로 인해 그동안 바람직하지 않은 것으로 간주되어 왔다. 만약, 어떤 이론이나 기법도 치료 받는 개개인이나 각각의 모든 상황에 딱 맞지 않는다는 사실을 받아들인다면, 치료접근법의 영역으로부터 이 이론을 통해서 공통적이고, 조화로우며, 실행할 수 있는 구성개념을 종합하고자 시도할 수 있게 될지도 모른다. 패터슨은 절충주의에 대한 정의를 『이해하기 쉬운 심리학과 정신분석 용어 사전』에서 영문과 영어(English and English, 1958)를 갖고 설명한다.

> 이론적 체계를 형성한 절충주의는, 다양한 자원으로부터 조화로운 형태의 선택과 질서정연한 결합, 모든 학설이나 이론에서 타당한 요소를 발견하고 그것들을 조화롭게 하나의 전체로 결합 시키려는 노력을 말한다. 그 결과로 나온 체계는 주된 윤곽조차 부단한 개정을 하는 것에 대하여 개방적이다. 절충주의는 여러 학설의 혼합주의(syncretism)이란 명칭 때문에, 비체계적이고 무비판적 결합과는 구별된다. 가능한한 일관성을 추구하려고 하는 절충주의는 최근 가능하게 되었지만, 그들은 실행할 수 없는 전반적인 체계화를 통해서 생각하려는 경향을 위해서 사실의 넓은 범위에 의미를 부여하는 개념화를 희생시키려고 하지는 않았다. 형식주의자들은 절충주의의 입장을 너무나 느슨하고 무비판적이라고 인식하였다. 그 때문에 절충주의는 형식주의와 그의 학파를 너무나 교조적이고 엄격하며 사실이 아니라면 거부하고, 사실의 개념화에는 유용해야 한다는 경향이 너무나 지나치다고 비판하였다.(Patterson, 1974)

개인과 일상생활과의 연결을 이해하기 위한 정신역동

적 체계는 영문와 영어의 통합과 같은 시도이다. 이 모델을 떠나 다음 모델로 가게 되면, 우리는 다른 이론적 체계에서의 절충주의를 향한 흐름과 다시 만나게 될 것이다. 독자는 우리와 함께 마음을 열고 여행을 할 수 있도록 힘을 얻게 될 것이다.

참고문헌
(REFERENCES)

Accardi, M. (1985). The Bay Area Functional Performance Evaluation: A validity study. Unpublished master's thesis, Boston School of Occupational Therapy, Tufts University, Medford, MA.

Alexander, E (1963). Fundamentals of psychoanalysis. New York, NY: Norton.

A11en, C. K. (1985). Occupational therapy for psychiatric diseases: Measurement and managment of cognitive disabilities. Boston, MA: Little, Brown 81 Co.

Avis, M. (1994). Choice cuts: An exploratory study of patients' views about participation and decision making in a day surgery unit. Int J Nurs Stud, 31, 289-298.

Axline, V (1969). Play therapy (Rev. ed.). New York, NY Ballantine.

Azima, H., & Azima, E (1959). Outline of a dynamic theory of occupational therapy. Am j Occup Ther, 8(5), 215.

Baptiste, S., & Rochon, S. (1999). Client-centered assessment: The Canadian Occupational Performance Measure. In B. Hemphill (Ed.), Assessments in occupational therapy mental health. Thorofare, N]: SLACK Incorporated.

Bass, E., & Davis, L. (1994). The courage to heal A guide for women survivors of child sexual abuse (3rd ed.). New York, NY: Harper Perennial.

Baum, C. (1980). Occupational therapists put care in the heath system. Am J Occup Ther, 39(8), 505-516.

Bernstein, D. (1983). The female superego. Int J Psychoanal, 64(2), 187-201.

Bloomer, J., & Williams, S. (1982). The Bay Area Functional Performance Evauation. In B. Hemphill (Ed.), The evaluative process in psychiatric occupational therapy. Thorofare, N]: SLACK Incorporated.

Blum, H. (1976). Masochism, the ego ideal, and the psychoanalysis of women. J Am Psychoanal Assoc. 24, 157-191.

Borg, B., 81 Bruce, M. A. (1191). Assessing psychological performance factors. In C. Christiansen & C. Baum (Eds.), Occupational therapy: Overcoming human performance dgficits. Thorofare, NJ: SLACK Incorporated.

Bowlby, J. (1969). Attachment and loss. New York, NY: Basic Books.

Bowyer, L. (1970). The Lowenfield world techniques. New York, NY: Pergamon Press.

Brickman, A. (1983). Pre-oedipal development of the superego. Int J Psychoanal 64, 83-91.

Bruce, M. A., & Borg, B. (1987). Psychosocial occupational therapy: Frames of reference for intervention Thorofare, NJ: SLACK Incorporated.

Bruce, M. A., & Borg, B. (1993). Psychosocial occupational therapy: Frames of reference for intervention (2nd ed.). Thorofare, NJ: SLACK Incorporated.

Buck, J. (1966). The House-Tree-Person technique (Rev.). Beverly Hills, CA: Western Psychological Services.

Bundy, A. C. (1997). Play and playfulness: What to look for. in L. D. Parham & L. S. Fazio (Eds.), Play in occupational therapy for children (pp. 52-66). St. Louis, MO: Mosby.

Burnell, G., & Burnell, A. (1989). Clinical management of bereavement New York, NY: Human Science Press.

Burns, R., & Kaufman, S. (1970). Kinetic family drawings. New York, NY: Brunner/Mazel.

Burns, R., & Kaufman, S. (1972). Actions, styles, and symbols in kinetic family drawings: An interpretive manual New York, NY: Brunner/Mazel.

Campbell, J. (1968). Creative mythology New York, NY: Viking Press.

Campbell, J. (Ed.). (1971). The portable Jung. New York, NY: Viking Press.

Campbell, J. (1976). The masks of God. Harmondsworth, England: Penguin Books.

Campbell, J. (1981). The mythic image. Princeton, NJ: Princeton University Press.

Campbell, J. (1990). Transformations of myth through time New York, NY: Harper and Row Perennial Library.

Canadian Association of Occupational Therapists. (1991). Occupational therapy guidelines for client-centred practice. Toronto, Canada: Author.

Canadian Association of Occupational Therapists. (1997). Enabling occupation; An occupational therapy perspective. Ottawa, Canada: CAOT Publications ACE.

Caro, P., & Derevensky, J. L. (1991). Family-focused intervention model: Implementation and research findings. Topics in Early Childhood Special Education, 11(3), 66-80.

Christiansen, C., & Baum, C. (1991). Occupational therapy: Overcoming human performance deficits. Thorofare, NJ: SLACK Incorporated.

Clark, E. N. (1991). Build A City: A projective test concept. In B. Hemphill-Pearson (Ed.), Assessments in occupational therapy mental health, An integrative approach Thorofare, NJ: SLACK Incorporated.

Colby, A., & Kohlberg, L. (1987). The measurement of moral judgment. Cambridge, MA: Cambridge University Press.

Cole, M. (1993). Group dynamics in occupational therapy. Thorofare, NJ: SLACK Incorporated.

Corey, G. (1982). Theory and practice of counseling and psychotherapy (2nd ed., pp. 30, 34). Monterey, CA: Brooks/Cole.

Curtin, M., & Klyczek, J. (1992). Comparison of BaFPE-TOA scores for inpatients and outpatients. Occupational Therapy in Mental Health, 12(1), 61-75.

Davis, L. (1990). The courage to heal workbook: For women and men survivors of child sexual abuse. New York, NY: Author.

Doyle, B. J., & Ware, J. E. (1977). Physician conduct and other factors that affect consumer satisfaction with medical care. Journal of Medical Education, 52(10), 713-801.

Drake, M. (1999). The use of expressive media as an assessment tool in mental health. In B. Hemphill-Pearson (Ed.), Assessments in occupational therapy mental health: An integrative approach. Thorofare, NJ: SLACK Incorporated.

Dunst, C. J., Triverre, C. M., Boyd, K., & Brookfield, J. (1994). Help-giving practices and the self-efficacy appraisals of parents. In C. J. Dunst, C. M. Trivette, K. Boyd, & J. Brookfield (Eds.), Supporting and strengthening families: Method, strategies, and practices (Vol. 1). Cambridge, MA: Brookline Books.

Dunsr, C. J., Trivette, C. M., & Deal, A. (1988). Enabling and empowering families: Principles and guidelines for practice. Cambridge, MA: Brookline Books.

Edwards, M. (1987). Jungian analytic art therapy. In J. Rubin (Ed.), Approaches to art therapy (pp. 92-113). Now York, NY: Brunner/Mazel.

Egan, M., & DeLaat, D. (1994). Considering spirituality in occupational therapy practice. Can J Occup Ther, 61, 95-101.

Eichenbaum, L., & Orbach, S. (1983). Understanding women-A feminine psychoanalytic approach (p. 71). New York, NY: Basic Beaks.

Ellis, M. (1973). Why people play. Englewood Cliffs, NJ: Prentice-Hall.

English, H. B., & English, A. C. (1958). A comprehensive dictionary of psychological and psychiatric terms. New York, NY: Longmans, Green.

Enquist, D., Short-DeGraff, M., Gliner, J., 89 Oltjenbruns, K. (1997). Occupational therapists' beliefs and practices with regard to spirituality and therapy. Am j Occup Ther, 51(3), 173-180.

Erikson, E. (1941). Sex differences in play configuration of preadolescents. Am j Orthopsychiatry, 21, 667-692.

Erikson, E. (1950). Childhood and society. Now York, NY: Norton.

Erikson, E. (1959). Identity and the life cycle. Psychol Issues, 1, 1-171.

Erikson, E. (1969). Identity youth, and crisis. New York, NY: W. W. Norton.

Fausro-Sterling, A. (2000). Sexing the body: Gender politics and the construction of sexuality. New York, NY: Basic Books.

Fidler, G. (1969). The task-oriented group as a context for treatment. Am J Occup Ther, 23(1), 43-48.

Fidler, G., & Fidler, J. (1963) Occupational therapy--A communication process in psychiatry (p. 82). New York, NY: MacMillan.

Films for the Humanities. (1990). Children die, too. princeton, NJ: Aurhor.

Fine, S. (1993). Interaction between psychological variables and cognitive function. In C. Royeen (Ed.), AOTA self-study series: Cognitive rehabilitation (pp. 6-25). Rockville, MD: American Occupational Therapy Association.

Fleming, M. H. (1941) Clinical reasoning in medicine compared with clinical reasoning in occupational therapy. Am J Occup Ther, 45, 988-996.

Florey, L. L., & Greene, S. (1997). Play in middle childhood: A focus on children with behavior and emotional disorders. In L. D. Parham & L. S. Fazio (Eds.), Play in occupational therapy for children (pp. 126-143). St. Louis, MO: Mosby.

Fluegelman, A. (Ed.). (1976). The new games book. New York, NY: Dolphin Books/Doubleday and Co.

Forward, S. (1989). Toxic parents: Overcoming their hurtful legacy and reclaiming your life. New York, NY: Bantam Books.

Freud, S. (1937). The ego and the mechanisms defense. London: Hogarth Press.

Freud, S. (1950). Interpretation of dreams (pp. 242-243, 465). (A. A. Brill., Trans.). New York: Random House. (Original work published 1900).

Freud, S. (1953). Three essays on sexuality In J. Starchey (Ed. and Trans., in collaboration with Anna Freud, assisted by A. Starchey and A. Tyson), The standard edition of the complete psychological works of Sigmund Freud (Vol. XII, pp. 135-243). London: The Hogart Press. (Original work published 1923).

Frye, B., & Cannon, L. (1990) The use, misuse, and abuse of art with dissociative/multiple personality disorder patients. Occupational Therqpy Forum, 5(24), 3.

Gazzangia, M. S. (1988). Mind matters. Boston, MA: Houghton Mifflin.

Gazzangia, M. 5 (1181). Organization of the human brain. Science, 245, 947-952.

Gilfoyle, E. (1980). Caring: A philosophy for practice. Am J Occup Ther, 34(8), 517-521.

Gilligan, C. (1982) In a different voice: Psychological theory and women's development Cambridge, MA: Harvard University Press.

Goldfried, M. F., & Kent, R. N. (1972). Traditional versus behavioral personality assessment. A comparison of methodological and theoretical assumptions. Psychol Bull, 77, 409-420.

Goldstein, K. (1939). The organism. New York, NY: American Book Co.

Goldstein, K. (1942). After-effects of brain injuries in war. Now York, NY: Crune & Stratton.

Goodenough, F. (1926) Measurement of intelligence by drawings. New York, NY: Harcourt, Brace.

Greenfield, 5., Kaplan, S. H., & Ware, J. E. (1985). Expanding patient involvement in care: Effects on patient outcomes. Ann Intern Med, 102, 520-528.

Crinspoon, L. (Ed.). (1984). Psychiatry update: The American Psychiatric Association annual review (Vol. III). Washington, DC: American Psychiatric Press.

Gruenbaum, H., & Glick, I. (1983). The basics of family

treatment. In L. Grinspoon (Ed.), Psychiatry update: The American Psychiatric Association annual review (Vol. II, pp 185-203). Washington, DC: American Psychiatric Press.

Gutterman, L. (1990). A day treatment program for persons with AIDS. Am j Occup Ther, 44, 234-237.

Hales, R., & Frances, A. (Eds.). (1985). Psychiatry update: The American Psychiatric Association annual review (Vol. IV) Washington, DC: American Psychiatric Press.

Hall, C. S. (1954). Primer of Freudian psychology (pp. 29, 35, 85). New York, NY: New American Library.

Hall, C. S., & Nordby, V (1973). Primer of Jungian psychology (p. 93). New York, NY: New American Library.

Hammell, K. W. (1998). Client-centred occupational therapy: Collaborative planning, accountable intervention. In M. Law (Ed.), Client-centered occupational therapy. ThoroFare, NJ: SLACK Incorporated.

Harris, D. (1963). Children's drawings as measures of intellectual maturity. New York, NY: Harcourt/Brace.

Hartmann, H. (1958). Ego psychology and the problem of adaptation (p. 31). New York, NY: International Universities Press.

Hatfield, A. (1993). Patient's accounts of stress and caping in schizophrenia. In R. F. Cottrell (Ed.), Proactive approaches in psychosocial occupational therapy. Rockville, MD: American Occupational Therapy Association.

Havighurst, R. J. (1974). Developmental tasks and education. New York, NY: David McKay.

Helfrich, C., & Kielhofner, G. (1994). Volitional narratives and the meaning of therapy. Am J Occup Ther, 48, 318-326.

Helfrich, C., Kielhofner, G., & Marringly, C. (1994). Volition as narrative: Understanding motivation in chronic illness. Am J Occup Ther, 48, 311-317.

Hemphill, B. J. (1982). Training manual for the BH battery. Thorofare, NJ: SLACK Incorporated.

Hemphill-Pearson, B. (1999). How to use the BH battery. In B. Hemphill-Pearson (Ed.), Assessment in occupational therapy: An integrative approach. Thorofare, NJ: SLACK Incorporated.

Henbest, R. J., & Srewart, M. (1990). Patient-centeredness in the consultation. 2: Does it really make a difference? Fam Pract, 9, 311-317.

Heubner, J., & Tryssenaar, J. (1996). Development of an occupational therapy practice perspective in a homeless shelter: A fieldwork experience. Can j Occup Ther, 63(1), 24-32.

Howard, B., & Howard, J. (1997). Occupation as spiritual activity. Am j Occup Ther, 51(3), 173-180.

Jones, M. (1953). The therapeutic community: A new treatment method in psychiatry. New York, NY: Basic Books.

Jourard, S (1971). The transparent self(Rev. ed.). New York, NY: Van Nostrand Reinhold.

Jung, C. (1966). The practice of psychotherapy: Collected works (Vol. 16). Princeton, NJ: Princeton University Press.

Jung, C. (1971). In J. Campbell (Ed.), The portable Jung (p. 17). New York, NY: Penguin Books.

Jung, C. (Ed.). (1979). Man and his symbols. Garden City, NY: Doubleday and Co.

Kaplan, H, Sadock, B., & Grebb, J. (1994). Synopsis of psychiatry (7rh ed.). Baltimore, MD: Williams & Wilkins.

Kaplan, H., Sadock, B., & Grebb, J. (1996). Pocket handbook of clinical psychiatry. Baltimore, MD: Williams & Wilkins.

Kaplan, H., Sadock, B., & Grebb, J. (1998). Synopsis of psychiatry (8rh ed.). Baltimore, MD: Williams & Wilkins.

Kielhofner, G., Mallinson, T., Crawford, C., Nowack, M., Rigby, M., Henry, A., & Walens, D. (1998). Occupational Performance History interview (II). Chicago, IL: Model of Human Occupation Clearinghouse, Department of Occupational Therapy, Univrrsity of Illinois.

Kimmel, M. S. (1998). The gendered society. Oxford, England: Oxford University Press.

King, G., King, S., & Rosenbaum, P. (1996). Interpersonal aspects of care-giving and client outcomes: A review of the literature. Ambulatory Child Health, 2, 151-160.

King, L. J. (1982). The person symbol as an assessment tool. In B. J. Hemphill (Ed.), The evaluative process in psychiatric occupational therapy. Thorofare, NJ: SLACK Incorporated.

King, S, Rosenbaum, P., & King, G. (1996). Parents' perceptions of caregiving: Development and validation of a measure of processes. Dev Med Child Neurol, 38, 757-772.

Kirsch, B. (1996). A narrative approach to addressing spirituality in occupational therapy: Exploring personal meaning and purpose. Can J Ocnrp Ther, 63, 55-61.

Klyczek, J. (1999). The Bay Area Functional Performance Evaluation. In B. Hemphill-Pearson (Ed.), Assessments in occupational therapy mental health: An integrative approach. Thorofare, NJ: SLACK Incorporated.

Klyczek, J., & Mann, W. (1990). Concurrent validity of the task-oriented component of the Bay Area Functional Performance Evaluation with the American Association on Mental Deficiency Adaptive Behavior Scale. Am j Occup Ther, 44, 907-912.

Kohlberg, L. (1969). Stage and sequence: The cognitive-develop- mental approach to socialization. In D. Goslin (Ed.), Handbook of socialization: Theory and research. Chicago, IL: Rand McNally.

Kohlberg, L. (1971). Stages of moral development as 1 basis for moral education. In C. M. Beck, B. S. Critlenden, & E. V. Sullivan (Eds.), Moral education. Toronto, Ontario: University of Toronto Press.

Kohlberg, L. (1976). Moral stages and moralization. In T. Lickona (Ed.), Moral development and behavior: Theory, research, and social issues. New York, NY: Holt, Rinehart & Winston.

Kuhler-Ross, E. (1969) On death and dying. New York, NY: Macmillan.

Landefeld, C. S., Palmer, R. M., Kresevic, D. M., Fortinsky, R. H., & Kowal, J. (1995). A randomized trial of care and hospital medical unit especially designed to improve the functional outcomes of acutely ill older patients. New England Journal of Medicine, 332, 1338-1344.

Law, M. (1998). Does client-centred practice make a difference? In M. Law (Ed.), Client-centred occupational therapy (pp. 19-27) Thorofare, NJ: SLACK Incorporated.

Law, M., Baptiste, S., Carswell, A., McColl, M. A., Polatajko, H., & Pollock, N. (1994). Canadian Occupational Performance Measure (2nd ed.). Toronto, Ontario: CAOT Publications.

Law, M., Baptiste, S., & Mills, J. (1995). Client-centred practice: What does it mean and does it make a difference? Can J Occup Ther, 62(5), 250-257.

Law, M., & Mills, J. (1998). Client-centered occupational therapy. In M. Law (Ed.), Client-centered occupational therapy. Thorofare, NJ: SLACK Incorporated.

Leete, E. (1993). The treatment of schizophrenia: A patient's perspective. In R. F. Cottrell (Ed.), Proactive approaches in psychosocial occupational therapy. Rockville, MD: American Occupational Therapy Association.

Lerner, C. (1977). The magazine picture collage: The development of a scoring system. Am J Occup Ther, 31(3), 156-161.

Lerner, H. (1983). Female dependency in context. Am J Orthopsychiatry, 53(4), 697-705.

Levinson, D. (1974). The seasons of a man's life. New York, NY: Ballantine.

Lieberman, A. F. (1977). Preschoolers' competence with a peer: Influence of attachment and social experience. Child Dev, 48, 1277-1287.

Livesley, W., & Bromley, D. B. (1973). Person perception in childhood and adolescence. London: John Wiley and Sons, Ltd.

Llorens, L. (1966). Occupational therapy in an ego-oriented milieu. Am J Occup Ther, XX(4), 178-181.

Llorens, L., & Rubin, E. (1967). Developing ego functions in disturbed children. Detroit, MI: Wayne Stare University Press.

Malone, C. (1983). Family therapy and childhood disorders. In L. Grinspoon (Ed.), Psychiatry update: The American Psychiatric Association annual review (Vol. II, pp. 228-241). Washington, DC: American Psychiatric Press.

Mann, W., & Klyczek, J. (1991). Standard scores far the Bay Area Functional Performance Evaluation Task Oriented Assessment. Occupational Therapy Journal of Mental Health, 11(1), 13-24.

Mann, W., Klyczek, J., & Fiedler, R. (1989). Bay Area Functional Performance Evaluation (BaFPE): Standard scores. Occupational Therapy Journal of Mental Health, 9, 1-7.

Mann, W., & Small Russ, L (1991). Measuring the functional performance of nursing home patients with the Bay Area Functional Performance Evaluation. Physical and Occupational Therapy in Geriatrics, 9(3), 113-129.

Margolin, G., & Jacobson, N. S. (1981). Assessment of marital dysfunction. In M. Herssn & A. Bellaek (Eds.), Behavioral assessment. New York. NY: Pergamon Press, Inc.

Maslow, A. (1968). Toward a psychology of being (Rev. ed.). New York, NY: Van Nostrand.

Maslow, A. H. (1970). Motivation and personality. New York, NY: Harper & Row.

Maslow, A. H. (1971). The farther reaches of human nature New York, NY: Viking Press.

Maslow, A. H. (1978). Dominance, self-esteem, self-actualization – Seminal papers of A. H. Maslow (R. J. Lowry, Ed.). Monrerey, CA: Monterey Books/Cole Publishing.

Mattingly, C (1991). The narrative nature of clinical reasoning. Am J Occup Ther, 45, 998-1005.

Mattingly, C., & Fleming, M. H. (1994). Clinical reasoning: Forms of inquiry in a therapeutic practice. Philadelphia, PA: F. A. Davis.

May, R. (1950). The meaning of anxiety. New York, NY: Ronald Press.

May, R. (1953). Man's search for himself. New York, NY: Norton.

May, R (1969). Love and will. New York, NY: Norton.

McFarlane, W. (1983). New developments in the family treatment of psychotic disorders. In L. Grinspoon (Ed.), Psychiatry update: The American Psychiatric Association annual (Vol. II, pp. 242-256). Washington, DC: American Psychiatric Press.

Menninger, K. (1963). The vital balance: The life process in mental health and illness. New York, NY: Viking Press.

Michels, R. (1983). Contemporary psychoanalytic views of interpretation. In L. Grinspoon (Ed.), Psychiatry update: American Psychiatric Association annual review (Vol. II, pp. 61, 99). Washington, DC: American Psychiatric Press.

Miller, F. (1999). Grief therapy for relatives of persons with serious mental illness. In R. F. Cortrell (Ed.), Psychosocial occupational therapy: Proactive approaches (2nd ed., pp. 417-420). Rockville, MD: American Occupational Therapy Association.

Money, J., & Ehrhardt, A. (1972). Man and woman, boy and girl. Baltimore, MD: Johns Hopkins University Press.

Moore, T. (1992). Care of the soul. New York, NY: Harper Perennial.

Moore, T. (1996). Thc re-enchantment of everyday life. New York, NY Harper Perennial.

Morey, A. C. (1970). Three framer of reference for menial health. Thorofare, NJ: SLACK Incorporated.

Moustakos, C. (1956). The self: Exploration in personal growth. New York, NY: Harper.

Moilsrakos, C. (1961). Loneliness. Englewood Cliffs, NJ: Prentice-Hall.

Moxley-Haegert, L. & Serbin, L. A. (1983) Developmental education for parents of delayed infants: Effects on parental motivation and children's development. Child Dev, 54, 1324-1331.

Mucchielli, R. (1960). Le jeu monde et le test du village imaginaire. Paris, France: Presses Universitaires de France.

Naglieri, J. (1988). Draw-a-Person manual: A quantitative scoring system. New York, NV: Psychological Corp.

Newman, M. (1987). Cognitive disability and functional performance of individuals with chronic schizophrenic disorders. Unpublished master's thesis, University of Southern California, Los Angeles.

Notman, M, & Nadelson, C. (Eds.). (1982). The woman patient: Aggression, adaptations, and psychotherapy (Vol. 3, p. 5). New York, NY: Plenum Press.

O'Kane, C. (1968). The development of a projective technique for use in psychiatric occupational therapy. Buffalo, NY: Stare University of New York at Buffalo.

Olson, B., & Jamal, J. (1987). The BaFPE: Standardization and clinical application in acute adult psychiatry Irvine, CA: University of California Irvine Medical Center.

Olson, L. (1993). Psychosocial frame of reference. In P. Kramer & I. Hinajosa (Eds.), Frames of reference for pediatric occupational therapy. Baltimore, MD: Williams & Wilkins.

Opacich, K. J. (1992). Assessment and informed decision-making. In C. Christiansen & C. Baum (Eds.), Occupational therapy: Overcoming human performance deficits. Thorofare, NJ: SLACK Incorporated.

Ornstein, R. (1973). Psychology of consciousness (p. 83). New York, NY: Penguin Books.

Patterson, C. H. (1974). Relationship counseling and psychotherapy (pp. 270-271). New York, NY: Harper and Row Publishers.

Peloquin, S. M. (1990). The patient-therapist relationship in occupational therapy: Understanding visions and images. Am J Occup Ther, 14, 13-21.

Peloquin. S. M. (1995). The fullness of empathy: Reflection and illustrations. Am J Occup Ther, 43.24-31.

Perls, F. (1969). Gestalt therapy verbatim. Moab, UT: Real People Press.

Perry, D., & Bussey, K. (1984). Social development Englewood Cliffs, NJ: Prentice-Hall.

Person, E. (1983). The influence of values in psychoanalysis: the case of female psychology In L. Grinspoon (Ed.), Psychiatry update: The American Psychiatric Association annual review (Vol. II, pp. 36-50). Washington, DC: American Psychiatric Press.

Piager, J, (1962). Play, dreams, imitation in childhood (C. Gattegno & F. Hodgsen, Trans.). New York, NY: Norton & Co.

Piaget, J. (1965). The child's conception of the world. Totowa, NJ: Littlefield, Adams, & Co.

Piaget, J. (1973). The child and reality. (A. Rosin, Trans.). New York, NY Grossman Publishers.

Piaget, J., & Inhelder, B. (1969). The psychology of the child New York, NY: Basic Books.

Pinkola-Estes, C. (1992). Women who run with wolves. New York, NY: Ballantine Books.

Pollock, N., & McColl, M. A. (1998). Assessment in Client-centered occupational therapy In M. Law (Ed.), Client-centered occupational therapy Thorofare, NJ: SLACK Incorporated.

Pronin Fromberg, D., & Bergen, D. (Eds.). (1998). Play from birth to twelve and beyond: Contexts, perspectives, and meanings. New York, NY: Garland Publishers.

Reilly, M. (1974). Play as exploratory learning. Beverly Hills, CA: Sagc Publications.

Rhyne, J. (1973). The Gestalt art experience. Monterey, CA: Brooks/Cole.

Rochon, S., & Baptiste, S. (1998). Client-centered occupational therapy: Ethics and identity In M. Law (Ed.), Client-centred occupational therapy. Thorofare, NJ: SLACK Incorporatcd.

Rogers, C. (1951). Client-centered therapy. Boston, MA: Houghton- Mifflin.

Rogers, C. (1961). On becoming a person (pp. 32, 35-36). Boston, MA: Houghton-Mifflin.

Rudman, D. L., Tooke, J., Eimantas, T. G., Hall, M., & Maloney, K. B. (1997). Preliminary investigation of the content validity and clinical utility of the predischarge assessment tool. Can J Occup Ther, 65, 3-

11.

Sadler, A. (1978). Psychoanalysis in later life: Problems in the psychoanalysis of an aging narcissistic Patient. J Geriatr Psychiatry Neurol, 11(1), 5.

Sanford, J., Law, M., Swanson, L., & Guyatt, G. (1994). Assessing clinically important change as an outcome rehabilitation in older adults. Paper presented at the conference of the American Society on Aging, San Francisco, CA.

Scheff, T. (Ed.). (1975). Labeling madness. Englewood Cliffs, NJ: Prentice Hall.

Scheff, T. (1984). Being menially ill New York, NY. Aldine Publishing.

Schkade, J. K., & Schultz, S. (1992). Occupational adaptation: Toward a holistic approach for contemporary practice, part 1. Am J Occup Ther, 46, 829-832.

Schroeder, C. V, Block, MP, Campbell, 1., Trottier, E., & Stowell, M. S. (1978). Schroeder-Block-Campbell adult psychiatric sensory integration evaluation (2nd ed.). LaJolla, CA: SBC Research Associates.

Selman, R. L. (1971). Taking another's perspective: Role-taking development in early childhood. Chrild Dev, 42, 1721-1734.

Selman, R. L. (1976). Social-cognitive understanding: A guide to educational and clinical practice. In T. Lickona (Ed.), Moral development and behavior: Theory research, and social issues. New York, NY: Holt, Rinehart & Winston.

Sheehy, G. (1978). Passages: Predictable crises of adult life New York, NY: E. P. Dutton & Co.

Shoemyen, C. (1970). Occupational therapy orientation and evaluation. Am J Occup Ther, 24, 276-279.

Short-DeGraff, M. A. (1988). Human development for occupational and physical therapists. Baltimore, MD: Williams & Wilkins.

Short-DeGraff, M. A., & Englemann, T. (1992). Activities for the treatment of combat-related post-traumatic stress disorder. Occupational Therapy and Health Care, 8(2/3), 27-47.

Springer, S., & Deutsch, D. (1981). Left brain, right brain. San Francisco, CA: W. H. Freeman and Co.

Srafford-Clark, D. (1966). What Freud really said. In S. Freud, An outline of psychoanalysis (Vol. 23, p. 134). New York, NY: Schocken Books. (Original work published 1939).

Stanton, E., Mann, W., & Klyczek, J. (1991). Use of the Bay Area Functional Performance Evaluation with eating disordered patients. Occupational Therapy Journal of Research, 11(4), 227- 237.

StarField, B., Wray, C., Hess, K., Gross, R., Birk, P. S., & D'Lugoff, B. C. (1981). The influence of patient-practitioner agreement an outcome of care. American Journal of Public Health, 71, 127-132.

Stein, R E., & Jessop, D. J. (1984). Does pediatric home care make a difference for children with chronic illness? Findings from the pediatric ambulatory case study. Pediatrics, 73, 845-853.

Stoller, R. (1968). Sex and gender New York, NY: Science House.

Takata, N. (1974). Play as prescription. In M. Reilly (Ed.), Play as exploratory learning Beverly Hills, CA: Sage Publishers.

Tardiff, M. (1993). Concurrent validity of the Functional Needs Assessment with the Talk-Oriented Assessment of the Bay Area Functional Performance Evaluation. Buffalo, NY: D'Youville College. Thesis.

Thiebeault, R., & Blackmer, E. (1987). Validating a rest of functional performance with psychiatric patients. Am J Occup Ther, 41, 515-521.

Toomey, M., Nicholson, D., & Carswell, A. (1995). The clinical utility of the Canadian Occupational performance Measure. Can J Occup Ther, 62(5), 242-249.

Townsend, E. (1998). Client-centered occupational therapy: The Canadian experience. In M. Law (Ed.), Client-centered occupational therapy. Thorofare, NJ: SLACK Incorporated.

Trieschmann, R. B. (1988). Spinal cord injuries: Psychological, social and vocational rehabilitation (2nd ed.). New York, NY: Demos Publications.

Uecker, E. (1986). Tarot thematic projective technique: A structured exercise for facilitation of self-awareness and problem solving. Occupational Therapy Forum, 1(14), 1.

Urbanowski, R., & Vargo, J. (1994). Spirituality, daily practice, and the occupational performance model. Can J Occup Ther, 61, 88-94.

Vaillant, G. E. (1993). The wisdom of the ego. Cambridge, MA: Harvard University Press.

Wallis, C., & Willworth, J. (1992). Schizophrenia: A new drug brings patients back to life. Time. July, 6, 53-57.

Wener-Altman, P, Wolfe, A., & Staley, D. (1991). Utklization of the Bay Area Functional Performance Evaluation with an adolescent psychiatric population. Can J Occup Ther, 58, 129- 136.

White, R. W. (1959). Motivation reconsidered: The concept of competence. Psychol Rev, 66, 297-333.

White, R. W. (1971). The urge toward competence. Am J Occup Ther, 25, 271-274.

Williams, S., & Bloomer, J. (1987). Hay Area Functional Performance Evaluation (2nd ed.). Pale Alto, CA: Consulting Psychologists Press.

Worden, J. W. (1982). Grief counseling and grief therapy: A handbook for the mental health practitioner New York, NY: Springer.

Yalom, I. (1975). The theory and practice of group psychotherapy (2nd ed.). New York, NY: Basic Beaks.

Yalom, I. (1983). Inpatient group psychotherapy New York, NY: Harper.

Yerxa, E. (1967). Authentic occupational therapy. Am J Occup, Ther, 21(1), 1-9.

Yerxa, E. (1978). The philosophical base of occupational therapy. In Occupational therapy: 2001 AD. Rockville, MD: American Occupational Therapy Association.

Zukav, G. (1980). The dancing WuLi masters: An overview of the new physics (p. 8). New York, NY: Bantam Books.

제 5 장

행동적 치료의 틀 – 대상적 투시

Behavioral Frame of Reference - Objective Perspective

요점 | Key Points

- ✧ 역사와 현재 이론
  - 행동은 학습 된다 – 조건화, 구별, 강화
  - 소거, 형식, 또는 본뜨기 행동
  - 신체의학과 정신건강 상황에서의 생체 되먹임
- ✧ 작업치료 실행에서의 이론
  - 동기와 인간의 행동
  - 적응적 수행 및 기술
  - 수행력 결손과 과도한 행동
  - 환자(클라이언트)중심적 학습 경험
  - 활동의 축적기술과 작업적 수행의 증진
  - 강화로서의 활동과 가상의 학습 경험
  - 치료사의 역할 : 본뜨기, 지도자, 자문, 설계자
- ✧ 이론적 가설은 평가와 치료를 이끌어나간다
- ✧ 평가
  - 수행력 기초선 확립 – 행동 데이터베이스
  - 검사 배경 : 자연주의적, 가상적, 겸손함 대 강압적인
  - 임시적 조건 : 정해진 평가 시간 초과
- ✧ 치료
  - 목표설정 과정 – 관찰 가능한 목표를 위한 일반적 상태
  - 행동 계약서 쓰기
  - 다양한 배경과 환경에서의 행동 프로그램
  - 행동 조정과 구성적 되먹임
  - 행동 작업치료 그룹
- ✧ 행동적 치료의 틀의 효용성과 제한점

핵심 질문
(FOCUS QUESTIONS)

1. 이 장에서 기능과 기능장애은 어떻게 확인되는가?
2. 내/외부의 강화 사이에는 어떤 차이점이 있는가? 상황의 다양한 변화 속에서 어떤 것이 보다 더 행동을 지탱할 수 있는가? 그 이유는 무엇인가?
3. 행동은 어떻게 행동을 제어할 수 있는가? 대부분의 행동들을 제어하는 것은 왜 어려운가?
4. **기술 결핍**과 **수행 결핍**의 차이점은 무엇인가?
5. 왜 일치된 skill 혹은 행동을 할 수 있는 사람은 그러한 행동을 보여주려고 하지 않는가?
6. 왜 변화를 위해 행동을 지목할 때 구체적이 되는 것이 중요한가?
7. 행동평가의 특징을 이루는 것은 무엇인가?
8. 새로운 행동들이 학습될 수 있는 두세개의 방법을 기술하라.
9. 토큰 경제의 장단점은 무엇인가?
10. **행동 조정**의 용어는 무엇을 의미하고 누구를 위해 사용되는가?
11. 잘 쓰여진 학습/행동 약속의 특징은 무엇인가?
12. 행동치료는 정신 건강치료에 대한 인간적인 영향이라는 견해를 옹호해보라. 그 반대 견해를 옹호해 보라.

역사적 고찰
(HISTORICAL UPDATE)

Ann Mosey는 1970년에 정신건강의 OT를 위해 세 "치료의 틀" 중의 하나로서 OT에서 행동 치료의 틀 혹은 모델을 확인하였다. 그녀의 글에서, Mosey는 집단적으로 "행동적 틀"이 아니라 "행위-결과" 모델로서 자발적인 조건을 사용하는 원칙들을 확인하였다. 뒤이은 문헌은 자주 정신건강 환경에 필수적인 것이라기 보다는 종종 사회심리적인 문제들을 줄이기 위해 다양한 작업치료의 문맥에서 행동모델의 사용을 설명하고 있다. 동기를 내부 현상으로 이해하고 클라이언트 중심이 되려는 작업치료사들은 클라이언트들의 행동을 제어하는 것을 목표로 하는 활동들에 대해 불만을 표시하였다. 1980년대와 1990년대(1)의 작업치료 문헌들의 저자들은 환원적이고 기계적인 것으로 보이고, 인간경험과 창조적인 해결력을 파생시킬 수 있는 능력을 전체적으로 보려는 데 실패한 행동치료에 반대하는 목소리를 높였다.

한편 반대로 작업치료사들은 행동 원칙에서 교육기술과 행동변화를 확인하고 기록하는 가이드를 명확하게 하였다. 작업치료 관련 문헌에서, Giles' and Clark-Wilson(1999)의 신경-기능적 접근은 뇌손상을 입은 후 생활에 필요한 기초 기술을 재학습하는 환자들에게 행동이론을 접목시킨 한 예이다. 일상생활을 고려하는 가운데, 작업치료사들은 경우에 따라 혹은 규칙적으로 행동을 장려하기 위해 보상을 사용하였는데, 휴식을 하거나 클라이언트과 구두 혹은 문서화된 약속으로 협상을 하거나, 혹은 행동목표를 쓰기도 하였다. 이러한 모든 중재 접근은 행동 전략으로서 시작된다.

행동이론은 우리가 전문가로서 클라이언트의 환경과 클라이언트 사이에서 발생하는 계약을 확인하고 이해하도록 우리를 도우며, 행동 테크닉은 현재의 다양한 문맥의 작업치료에서 광범위하게 사용되고 있다는 점을 감안할 때, 우리는 행동 모델을 현재 실제에 적용되고 있는 것으로서 설명할 것이며 그 장점과 한계점을 요약하고자 한다.

정의 | Definition

T.E. Clayton은 말한다. "학습은 경험에서 나온다... 학습은 학습자가 무엇을 하는가에 의지한다...학습과정의 최종 결과는 학습자에게서 어떤 변화이다..(그리고) 그 행동의 결과에 의해 고착되는 경향이 있다..."

레퍼런스의 행동 프레임은 실험적인 탐구와 인지, 사회 그리고 조절된 학습 이론의 기반위에 세워져 있다. 치료적 관계성의 상황 안에서 이 이론들은 체계적으로 개인 안에서 행동변화를 일으키고, 자신들의 환경안에 성공적으로 기능하도록 개인에게 필요한 수행 기술을 수립하는 행동 테크닉과 과정들을 통해 응용된다. 행동 모델은 치료를 위한 회복적인 모델이다.

가능하다면, 작업치료사들은 이론의 틀에 상관없이 작업 수행을 증대시킬 수 있는 기술을 수립하려고 노력한다. 기능을 위한 개인의 능력이라는 관점에서 정신의학적 병을 확인하는 가운데, 정신 건강 커뮤니티는 중재에서 행동적으로 확인된 결과를 점차적으로 보다 강조하고 있다. '행동적' 이라고 확인되지 않는 그러한 중재의 상황안에서 조차, 작업치료사는 종종 개인이 새로운 기술을 배울 수 있도록 도와주는 선생이 되기도 한다. 그렇게 함으로써, 치료사는 자주 행동학습 모델과 함께 생성된 학습전략을 사용한다. 이러한 관점에서 보았을 때, 행동적 이론의 틀은 이론적인 기초와 현재의 작업치료에 대단하지는 않더라도 상당한 영향을 주는 중재의 접근 양쪽으로서 설명될 수 있다.

중요한 용어 | Important Terms

행동적 이론의 틀 안에서 치료는 문제 행동을 발견하고 제거하며, 바람직한 기능 기술을 수립하는 것에 관련된다. **수행기술**은 작업치료 영역 안에서 그리고 환자, 혹은 클라이언트의 예기되는 환경에서 관찰될 수 있고 측정될 수 있는 외부적 행동으로 이루어져 있다.

한 개인의 삶의 환경 안에서 기능할 수 있도록 해주는 그러한 행동과 기술은 **적응행동**(adaptive behaviors)이라고 한다. 기능에 있어 장애물을 만드는 행동들은 종종 멜어답티브라고 불린다. **부적응**(maladaptive)은 질병이 아니라 오류학습의 결과로 인식된다.

개인이 배워서 주어진 상황에서 이용될 수 있는 기술들은 환자의 **행동 레퍼토리**, 혹은 **기술 레퍼토리**를 구성한다. 행동 모델이란 감정, 과거 개인사, 혹은 이러한 점을 이해하는 것이 현재의 형동에 변화를 일으킨다는 점을 제외한 통찰력의 발달과 관련되어 지는 것이 아니다. 치료사와 클라이언트/환자는 의미있는 작업을 강화하기로 기대되는 기술을 확인하는데 있어서, 그리고 이러한 기술들이 가르쳐지고, 실행되고 그리고 궁극적으로는 개인의 기술 레퍼토리의 한 부분이 될 수 있도록 기회를 만드는 일에 서로 긴밀하게 협력한다.

행동적으로 의도된 작업치료 중재 프로그램을 다른 모델에 기초하고 있는 프로그램들로부터 구분하는 것은 학습 원칙의 적극적인 적용이다.

이론적인 발전 (THEORETICAL DEVELOPMENT)

1960년대 이래, 작업치료사들은 사회심리적 행동 문제를 보이는 사람들을 대하는 행동적 접근의 효과성을 자료화시켜왔다.

전문가들은 또한 정신 건강 외의 분야의 작업치료에서 행동적 중재 기술해 왔다.

본래 작업치료에 사용되는 접근법은 조건적 학습의 원칙에서 나온 것이다. 오늘날 작업치료에서 행동적 접근은 인지, 사회, 그리고, 비록 인지 행동학자들은 전통적인 행동학자들과 다른 분류에 속하는 것으로 스스로를 인식하고 있기는 하지만, 자발적 학습이론을 결합한 것이다. 이에 대해서는 본문의 제 6장에서 토론하고자 한다.

또한 많은 심리학자들, 상담가들 그리고 행동과학자들은 행동치료에 이론과 발전에 기여해왔다. 작업치료 연구문헌에서 가장 자주 인용되는 것은 Hilgard, Bower, Clayton, Tolman, Bandura, Skinner, Wolpe, Dollard and Miller, Goldfried and Davidson, Liberman and Spiegler, Azigan, Bakker, and Armstrong이다. 비록 행동학자들 개인은 학습을 다르게 설명할려는지는 몰라도, 독자는 이러한 다름을 중요하게 관찰하여야만 한다.

행동은 어떻게 학습되는가 (HOW BEHAVIOR IS LEARNED)

어떻게 새로운 행동이 학습되는 지를 이해하기 위해서는 우리는 다음과 같은 질문을 하여야 한다. "행동이란 무엇이며, 그 특징은 무엇인가? 넓은 의미에서 이야기하자면 **행동**이란 개인이 행하는 모든 것을 포함한다. 작업치료사들은 클라이언트에게 바람직한 연마된 행동을 수립하는 것에 있어 보다 전문화되어 있다. 이러한 연마된 행동을 향상시키기 위해서, 치료사들은 바람직하지 못한 행동들을 줄이거나 제거하는데 주력하기도 한다. 행동은 **외적** 행위로 나타날 수도 있으며(자전거 타기), 혹은 **내재적**일 수도 있다(어떤 사람이 점심 때 무엇을 원하는지를 생각함). 모든 행동은 측정될 수 있는데 그것은 세 영역의 하나, 혹은 그 이상에서 측정된다. 가령 무엇이 행해지는 것의 힘을 **강도**라 하며, 시간 단위로 행해지는 행동의 비율이나 행동의 단위를 **빈도**라고 하며, 행동이 일어나는 시간의 길이를 **기간**이라고 한다. 예를 들어, 만약 우리가 판자에 못을 박는다는 행동을 취한다고 했을 때, 우리는 못을 얼마나 세게 치는지를 측정할 수 있으며(**intensity**), 판자에 못을 박는 일에 하루동안에 얼마나 자주 임하는지를 측정할 수 있으며(**frequency**), 그리고 못을 판자에 박는 일에 임하는 시간의 길이(duration)를 측정할 수 있다.

적응이던 부적응이던 신체적 성장정도나 사고와 관련이 없는 한 모든 행동은 학습될 수 있는 것으로 여겨진다. 그리고 행동치료는 학습이론의 가정에 의지한다. 개인이 학습함에 있어, 다양한 요소들이 상호작용하게 된다.

- 개인의 신체적 능력, 지적능력, 그리고 신체적 기능
- 개인으로 하여금 행동하도록 하는 내적 추진력 혹은 동기
- 개인의 사상, 지각, 그리고 감정
- functioning하는 상황이나 앞뒤정황
- 바람직한 행동 뿐만 아니라 나타나는 반응이나 행동

이러한 요소들 가운데, 많은 것들 이를테면, 지적능력, 동기, 감정, 사상, 변화에 대한 참을성, 은 내적인 것이며 종종 추론적인 것들이다. 심지어 그러한 요소들이 설명되거나 혹은 언어화될 수 있다 하더라도 이것들은 쉽게 측정되지 않는다.

물리적 환경의 특징들, 개인의 현재 행동, 그리고 바람직한 행동 혹은 반응은 측정용어 안에서 확인될 수 있으며, 이러한 요소들은 이 치료의 틀 안에서 학습을 정의한다. 비록 세팅이 여러 가지 물리적 자극에 의해 만들어진다 하더라도, 우리는 가장 기초적인 단위로서 '세팅'을 **단순자극**이라고 간단하게 말할 수 있다. 비슷하게, 대부분의 행동은 매우 복합적인 것이지만 여기서는 행동의 가장 단순한 단위인 **단순반응**로 설명될 것이다. 새로운 자극(stimulus)이 일어나거나 이미 보여진 반응을 이끌어내거나 할 때 혹은 주어진 자극이 새로운 반응을 일으킬 때 **학습(learning)**이 일어난다고 말한다.

예를들어, 어제 한 아이가 단지 거실의 계단만을 오를 수 있었던 반면, 오늘은 다락방에 이르는 계단을 오를 수 있었다고 하자. 어제 집에서 계단을 만났을 때, 그 아이는 단지 기어서 올라 갈 수 있었던 반면, 오늘은 처음으로 걸어서 올라갈 수 있게 되었다. 이 두 경우에서볼 때 학습은 보여지고 있다. 동일한 자극이 지속적으로 특별한 반응을 일으키고 있을 때 그 둘 사이에 연합(association)이 일어났다고 말한다. 매일의 행동에서의 이러한 지속적인 연합은 습관(habit)으로 불려진다.

인지 지도
(COGNITIVE MAP)

1930년대 톨만의 선구자적인 업적과 더불어, 행동학자들은 어떤 행동을 바로볼 때 중앙 신경체제에 의해 조정되는 내부적 프로세스가 파악될 수 있다는 가능성을 찾기 시작했다. 톨만은 "인지적 지도" 혹은 개인에 의해 발생하는 데이터의 내적 통합이라는 개념을 생각해 냈다. 그는 개인이란 ??적인 자극-반응의 습관안에서 반응하기 보다는 바람직한 목표를 달성하기 위해 여러 가지 수단을 인지할 수 있는 힘을 가지고 있다는 것을 제시하였다. 톨만은 이러한 인지적 지도의 발달 안에서, 개인은 행동패턴 뿐만 아니라 의미를 학습하게 된다는 것을 이론화 하였다. 인지과정에 주어진 관심은 특히 언어의 발달에 관심을 지니고 있던 행동학자들의 연구에 중요하였으며 나아가 전통적인 행동학자들과 인지행동학자들을 구분하는데에 이르게 되었다.

고전적 조건화 | Classical Conditioning

행동 이론에 의하면, 학습은 여러 가지 경로를 통해 일어난다. **고전적 조건화**(반응 조건화라고도 불린다)에서, 새로운 자극은 새로운 자극은 이미 반응을 일으키는 자극과 함께 결합하여 제시되기 때문에 일정한 반응을 일으킬 수 있게 된다. 예를들어, 어떤 사람에게 레몬을 먹임으로써 입을 찡그리게 할 것이다. 이 입을 찡그리는 것은 자연스러운 자동 신체 반응이며 학습될 필요가 없다. 대부분 레몬 맛을 보는 사람은 또한 레몬을 볼 것이며 레몬 맛을 볼 필요도 없이 매우 짧은 시간 레몬을 보는 것 만으로도 입을 찡그리게 하는 반응을 일으킬 수 있다. 이러한 종류의 학습이 일어나기 위해서, 두가지의 자극(레몬을 맛보기와 눈으로 보기)이 거의 동시에, 혹은 소위 **close temporal contiguity**(시간적 밀접성) 안에서

제시되어야 한다. 만약 레몬이 일정한 시간 이상 보여짐에도 맛을 보지 못한다면, 레몬을 봄으로써 입을 찡그리게 유도하는 경향은 감소될 것이며 혹은 사라지게 될 것이다.

자극 일반화 *(Stimulus Generalization)*

고전적인 조건화는 종종 자동적인 기능과의 대한 관계 속에서 이루어진다. 그처럼, 치료에 대한 적용은 제한적일 수 있다. 그러나 고전적인 조건화는 학습에 있어 매우 중요하다. 학습은 고전적인 조건화와 외부적 행위 안에서 일어나는데, 이것은 자극과 반응 일반화 때문에 부분적으로 토론될 것이다. 예를들어, 만일 실제의 레몬을 봄으로써 당신의 입이 찌그러지게 된다면, **자극 일반화**의 결과로서 레몬 사진이나 혹은 플라스틱 모형은 동일한 반응을 일으킨다.

동일해 보이는 자극은 동일한 반응을 일으키게 된다. 예를들어, 대부분의 신생아와 영아들은 감정적으로 자신들의 어머니에 밀착되며 엄마들이 자신들을 껴안을 때 신체적 편안함 같은 긍정적인 반응을 경험한다. 영아들은 남성에 의해 안겨질 때보다는 다른 여성에 의해 안겨질 때 보다 빨리 안정을 느끼는 것이 일반적인데, 이것은 여성이 엄마와 더 비슷하기 때문이다. 이러한 반응은 일련의 자극 일반화에 의한 것이다. 비슷하게, 클라이언트은 자극 일반화로 인해 그가 어머니에 대하는 것과 같이 여성 치료사에게 혹은 양육심이 풍부한 남성에게 더 잘 반응할 것이다.

반응 일반화에서 볼 때, 이러한 반응들은 시간적 밀접성에서 일어나거나 혹은 두개의 반응들은 비슷한 것으로 여겨지기 때문에, 두개 혹은 그 이상의 반응들이 동일한 자극에 의해 일어나게 된다. 예를들어, 우리는 선물을 받게 될 때 thank you라고 말하거나, 혹은 선물을 받을 때 thanks라고 줄여서 반응하는 것을 배운다. 치료에서도 이러한 반응이 일어나는데, 어떤 사람이 치료 세팅 안에서 어떤 기술을 연마할 때, 자시의 차례를 기다리면서 'please' 라고 말하는 것을 배우는 등, 종종 목표로 하지 않은 다른 사회적 기술들이 함께 향상된다.

반응 일반화는 종종 복합적이며 그 때문에 상세화시키기가 어렵다. 그럼에도 그것은 매일의 학습에서 중요한 역할을 한다.

학습에 일반화를 촉진하기
(Facilitating Generalization in Learning)

자극과 반응 일반화는 자극이 비슷하게 보이거나 이루어질 때 주로 발생하거나, 반응이 비슷하거나 시간 밀접성안에서 일어날 때 발생한다. 무수한 반응과 자극 일반화를 통해, 특정한 반응을 일으키게 되는 자극은 매우 다른 것이 될 수 있으며, 일정한 자극에 의해 야기되는 반응 레퍼토리는 광범위하게 된다. 이러한 학습에서의 일반화로 인해, 우리는 새로 자동차를 구입할 때마다 어떻게 운전을 해야 하는지를 매번 재학습할 필요가 없다. 마찬가지로 우리가 셔츠를 갈아입을 때 매번 단추를 잠그는 법을 재학습 할 필요가 없는 것이다.

학습을 일반화하는 능력은 다양한 상황과 행동들 사이에서 유사점을 인식하고 반응하는 개인의 능력에 의지한다. 작업치료사는 학습경험을 계획할 때 이러한 원칙을 사용한다. 두개 혹은 그 이상의 환경안에서 유사점이 많으면 많을 수록, 혹은 그 유사점이 보다 생생하면 할수록, 일반화의 가능성은 높아진다. 그러므로, 일반화를 증대시키기를 원하는 치료사는 학습자에게 두개 혹은 그 이상의 상황들이 어떻게 서로 비슷한지를 지적해주어야 한다. 예를들어, 만일 치료사가 치료실의 부엌에서 스토브를 사용하는 방법을 클라이언트에게 가르치고 나서는, 매번 그 스토브들 사이의 유사점에 클라이언트이 관심을 기울일 수 있도록 하는 가운데 클라이언트으로 하여금 다른 스토브에서 그것을 실행하도록 할 수 있다. 여러 가지의 다양한 상황에서 실행함으로써 학습의 일반화에 대한 가능성을 높일 수 있는 것이다.

조작적 조건화 | Operant Conditioning

B.F. Skinner는 그의 관심을 학습에서의 보상, 혹은 **강화(reinforcement)**의 역할에 집중하였으며, **조작적** operant(혹은 조건적 instrumental이라고도 불림) **조건화**라고 알려진 과정을 설명하였다. 스키너는 처음에 발생하는 행동이나 반응을 보고서, 반응이 바람직할 때 보상이나 강화를 제공하였다.

차별화 자극 *(Discriminating Stimulus)*

어떤 하나의 자극에 대해 반응이 강화되는 반면, 다른 하나에 대해서는 그렇지 않을 때, 반응은 처음의 경우에 일어나지만 나중의 경우에는 일어나지 않는 경향이 있다. **차별화 자극**이라 불리는 처음번의 자극은 한 개인에게 반응을 일으키도록 말해주는 **단서(cue)**로서 역할을 한다. 만약 자극과 반응이 반복적으로 이루어짐에도 보상이 없다면 반응은 멈추게 되거나 제거되는데 이 때 **종결(extinction)**이 일어난다고 불려진다.

보다 잘 풀이하자면, 클라이언트이나 환자가 도움을 요청하거나 자신의 필요를 다른 사람에게 전하는데 어려움을 보일 수 있다. 그의 개인적 목표의 부분으로서, 그는 당신의 책상으로 오는데 동의할 것이며 필요하다면 도움을 요청할 것이다. 당신은 클라이언트이 당신에게 와서 도움을 요청하기를 기다릴 것이다. 그가 성공한다면 당신은 웃으면서 이야기할 것이다. "도울 수 있게 되어 기쁩니다"(강화). 만일 이 사람이 당신이 치료실에서 다른 누구를 돕기 위해 책상을 비우고 있는 동안에 당신을 찾아온다면, 당신은 그의 출현을 무시하게 될 것이다(no reinforcement). 책상에 있는 당신을 보는 것은 그가 당신에게 와 도움을 요청하게 되는 단서가 되는 것이다.

차별화 행동 (Discriminatory Behavior)

앞선 예에서, 단서는 두가지 부분-당신이 혼자라는 것과 당신이 책상에 있다-을 지니고 있으며, 두가지 반응-당신에게 찾아오는 것과 도움을 요청하는 것-이 예상된다. 당신이 책상에 있다는 것과 치료실의 다른 곳에 있다는 것의 차이점을 인식할 수 있게 되는 것은 **차별**의 기초가 된다. **차별화 행동**은 일반화의 반대측면이다. 이것은 상황이나 환경의 차이점을 볼 줄 아는데에 의존하며, 이를 통해 어느 때 행동이 적절하며, 어느때 그렇지 않은가를 결정할 수 있게 해준다. 우리가 교회의 기도 시간때와 영화관에서 다르게 행동할 줄을 아는 것은 많은 자극과 반응의 차별화때문이다.

자극에서 미묘한 차이점보다는 총체적이거나 분명한 차이점을 분별해내는 것이 더 쉽다. 예를들어, 대부분의 분주한 도로들의 교차점들은 주목성을 의도하기 위해 우리의 교통 행동에게 신호를 주기 위해(cue) 빨강 녹색의 교통신호와 같은 차별화된 자극을 이용한다. 그러나 자극에서 미묘한 다른점을 차별화시킨다는 것은 보다 연마된 motor와 사회적 행동의 실현을 가능하게 한다. 예를들어, 만일 어떤 사람이 그의 동료들의 목소리나 행동에서 미요한 변화를 인식할 수 있다면, 그에 따라 반응할 수 있으며, 사람들을 이를 가리켜 'sensitive' 하다거나, 혹은 '상냥하다gracious' 라고 할 것이다. 만일 그가 그러한 변화를 파악하지 못한다면 그는 무디거나 무례하다고 여겨질 것이다.

심리역학적인 프레임워크안에서, 차별화를 위한 능력은 ego function으로 간주된다. 효과적이고 적응 가능한 차별화 행동이 학습되기 위해서는 상황에 따라 반드시 강화의 적당한 제공과 억제가 있어야만 한다. 그러면 개인은 자극과 단서에서의 차이점을 인식할 수 있게 된다.

치료에서 차별화를 촉진하기
(Facilitating Discrimination in Therapy)

치료 환경에서 차별화된 학습을 향상시키길 위하는 작업치료사는 다음과 같은 사항들을 하도록 유의하여야 한다.

1. 개인이 특정한 상황들 사이의 차이점을 인식할 수 있도록 하라.
2. 적당하게 차별화된 행동만을 강화하라.

이러한 최초의 목표와 관련하여, 치료사는 개인의 관심을 세팅의 특징을 차별해 내거나 혹은 두 세팅 사이의 차이점을 파악해 내도록 유도해가야 한다. 다른 책에서, 저자들은 작업치료사가 나단-치료진행중에 분별없이 치료사에 관한 개인적인 질문을 하는-이라고 하는 젊은이를 다루는 한 예를 설명하고 있다. 이러한 경우에, 치료사는 사적인 성격의 모든 질문들을 무시하거나 대답하지 않을 수 있고(강화의 억제), 이것은 나단이 개인적인 질문과 치료에 관련된 질문들 사이의 다른점을 구분해낼 수 있도록 해거나(차별의 향상), 혹은 학습전략을 사용할 수 있도록 해준다.

강화
(REINFORCEMENT)

스키너는 **강화**를 행동이 일어날 수 있는 가능성을 증가시키는 어떤 것이라고 정의했다. 이 장에서 토의를 위해, 비록 어떤 행동 작업치료사들은 또한 부정적 강화라는 것을 사용하기는 하지만, 우리는 주로 긍정적인 강화에 대해 이야기 하고자 한다. 자발적인 조건화를 사용하기를 계획하는 치료사를 위한 중요한 역할은 적응 혹은 부적응이던 간에, 환경속에서 특별한 클라이언트의 행동을 강화하고 그럼으로써 유지할 수 있도록 해주는 것이 무엇인가를 확인해 내는 것이다.(강화를 참조할 것)

강화의 유형 | Types of Reinforcement

우리가 매우 어렸을 때부터 안아주기나 관심, 칭찬, 사탕 그리고 상품과 같은 잘 알려진 강화제를 사용함으로써 우리의 행동이 격려되어왔다. 마틴은 빈번하게 치료 세팅에서 사용되어 왔던 강화제를 범주화 시켰다. 그것들은 consumable 강화제, social 강화제, activity강화제라는 세 개의 대영역으로 범주화되었다.

소비적 강화제(consumable reinforcers)란 캔디, 담배, 과일, 스넥 그리고 커피와 같은 것들을 말한다. **사회적 강화제(social reinforcements)**란 관심, 안아주기, 미소, 등 두그리기, 칭찬의 말, 인정해주기 등을 포함하며, **활동적 강화제(activity reinforcements)**란 넓은 의미를 지니고 있으며 서로를 확인하는데 치료사와 클라이언트의 양쪽 모두 근면함을 요구된다.(예를들어, 자동차 수리, 자전거 타기, 책읽어주기, 홀로 시간보내기, 텔레비전보기, 비데오게임하기, 미술이나 공작활동하기 등). 행동적 강화제는 상대가 좋아하는 셔츠를 입거나, 좋아하는 장난감을 가지거나 혹은 좋아하는 의자에 앉는 기회를 포함하기도 한다.

강화

(REINFORCEMENT)

강화제란 행동이 뒤따를 때 한 행동이 반복되는 가능성을 증가시키는 어떤 것을 말한다.

긍정적이던 부정적이던, 강화는 목표 행동을 수립하거나 유지해준다. **긍정적 강화**의 경우, 바람직한 것으로 보이는 어떤 것이 제공된다. 목표 행동은 바람직한 강화를 얻기 위해 반복된다. **부정적인 강화**의 경우, 목표 행동은 기피되는 간주되는 강화로부터 멀어지기 위해 행해진다. 바람직한 행동은 기피스러운 자극을 없애기 위해, 혹은 상황으로부터 개인을 멀리하거나 제거하기 위해 행동한다. 예를들어, 겨울에 우리는 감기 드는 것을 피하기 위해 코트를 입는다. 밖의 추운 날씨가 코트를 입도록 부정적인 강화를 한 것이다. 지루해지기 쉬운 비활동적인 치료나 고요한 상황에 접한 아이들은 계속된 고요를 피하기 위해 활동을 시작하게 될 것이다. 이러한 지루한 상황을 경험하게 하는 것은 그룹 활동에 참여하고 적절한 놀이를 시작할 수 있도록 부정적인 강화를 제공하는 것이다.

강화 스케줄 | Schedules of Reinforcement

매일의 일상에서, 참여하는 기회나 물질적 상품들은 부분적으로 개인을 강화한다. 왜냐하면 그러한 것을은 지속적으로 이용가능한 것이 아니기 때문이다. 예를들어, 음식은 우리가 계속적으로 먹지 못하고 배가 고파지기 때문에 보상으로 사용된다. 책을 읽는 것은 그것이 모다 정확하거나, 혹은 직업에 관계된 일로부터 분리된 기분전환을 의미하기 때문에 강화제로 사용된다. 비록 강화로 넘쳐나지는 않는다 하더라도 우리는 종종 바람직한 행동을 격려받기에 충분할 만큼 종종 강화되는 세상속에서 활동하고 있다.

지속적인 vs 고정된 강화

(Continuous versus Fixed Reinforcement)

치료에서, 강화는 **강화 스케줄**이라고 하는 불리는 것에 따라 제공된다. 만약 행동이 일어날 때마다 강화된다면 **지속적인 강화**가 발생한다. 만약 강화가 어느 정도 회수의 정확한 반응에 뒤따른다면(예를 들어, 행동이 보여질 때마다 3-4번 마다), **고정된 비율의 강화**가 발생한다. 만약 행동이 일관된 시간간격으로 강화된다면(매 10분마다), **고정된 간격의 강화**가 발생한다. 또한 변수, 혹은 비예측적인 비율, 그리고 강화의 간격, 비율과 간격의 복합적인 결합이 있을 수 있다. 새로운 행동이 학습될 때, 개인은 지속적인 혹은 일관된 강화를 필요로 한다. 이러한 상황은 작업 치료의 경우에 있어서, 바람직한 행동이 보여질 때마다 치료사가 언어적인 칭찬이나 관심, 캔디, 혹은 다른 표시로서 개인 혹은 그룹의 성취도를 인정할 때 발생한다.

간헐적인 강화 (Intermittent Reinforcement)

치료가 지속되는 동안, 클라이언트 혹은 환자에 대한 강화의 횟수가 대개 줄어들게 된다. **간헐적인 강화**의 경우, 행동은 간혹 강화된다. 간헐적이고 비예측적인 강화에 의해 유지되는 행동은 단절되기에 가장 어렵고 그만큼 가장 요지부동이다. 예를 들면 이것의 효과는 '내가 전화할 께' 라고 말하는 낭만적인 사람으로부터 전화를 기다릴 때 사람들이 보여주는 행동으로 생생하게 나타난다. 처음에 우리는 전화를 가까이 두거나, 혹은 달력을 펼쳐놓고 전화를 기다린다. 만약 그가 일주일에 단 한번만 한다면 그가 다시 전화를 할 것이라는 가능성이 있기 때문에 다른 날들을 기다리도록 우리를 충분히 격려하고도 남는다. 만약 전화가 아예 오지 않는다면(no reinforcement), 우리는 대개 상대적으로 짧은 기간안에 전화 기다리는 것을 그만두게 될 것이다. 강화가 없다면 기다리는 행동은 멈추게 된다.

결정적 강화 (Determining Reinforcement)

특정하게 바람직한 행동을 유지하기 위해 한 개인에게 얼마나 자주 보상이 되어야 하는지를 예측하기란 어렵다. 예를 들어, 한 회사원은 높은 생산성을 유지하기 위해 고용주로부터 많은 양의 인정과 등이 두드려지는 것이 필요하다. 다른 사람의 경우라면 1년에 단 한번 간단하게 '잘해줘서 고맙네' 라는 적절한 강화를 받는다고 하자. 우리들 각자가 필요로 하는 외적이고 예측할 수 있

강화의 원칙
(PRINCIPLES OF REINFORCEMENT)

다음은 효과적인 강화의 사용을 위한 원칙을 요약한 것이다.

1. 만일 어떤 것을 아주 잠깐 동안이라도 박탈당하는 경우라면 에이전트나 이벤트가 강화제가 될 수 있다. 가령, 점심을 하지 못한 환자에게 음식은 더 보상제가 될 수 있다. 만일 작업치료 전에 비슷한 일을 해보지 못한 환자라면 소동작 공예 활동에 참가하는 것이 더 유용할 수 있다. 그러나 과도하게 주어지는 미소나 칭찬은 보상제의 잠재력을 떨어뜨리는 경향이 있다. 환자가 이미 충분하게 가지고 있는 경우라면 에이전트나 액티비티는 더 이상 강화제가 되지 못한다. 이때 포만(싫증, 물림)이 일어나며 다른 강화가 사용되어야 한다.
2. 바람직한 행동이 일어난다면 바로 즉시 강화가 주어져야 하는데 그것은 강화와 반응을 연결시킬 수 있도록 하기 위해서이다.
3. 처음에는 자주 강화를 하고, 점차적으로 횟수를 줄여간다. 처음에는 새로운 행동을 초발시키기 위해 모든 반응에 강화를 해야할 필요가 있기도 하지만 점차 보상의 회수를 줄여 그 행동이 지속될 수 있도록 해야 한다.
4. 너무 쉬운 일을 하고 난 두에는 보상을 하지 마라. 이것은 수동적이거나 행동이 보여지지 않을 때 보다는 한 목표를 향해 한발 다가선 행동이나 액티브한 활동을 강화하는 것이 더 좋다는 것을 의미한다. 만일 예를들어, 아이에게 적용될 때, 매우 공격적인 아이가 10분동안 조용히 앉아 있다고 해서 보상을 하는대신, 그가 그룹 활동에 적절하게 참가한 것에 대해 보상하도록 하여야 한다.
5. 막역한 순종이나 착한 의지를 가지도록 하기 보다는 특정한 성취목표를 요구하고 그에 대해 보상하라. 이는 바람직한 행동이 분명하게 나타나는 것을 필요로 한다.
6. 강화와 함께 언어를 사용함으로써 자극 일반화 원칙이라는 점에서 언어 단독으로 강화제가 될 수 있다. 예를들어, 환자가 치료에 연속해서 5일 동안 제시간에 도착하였다면, 그는 스텝과 동행하지 않고 쇼핑몰에 갈 수 있는 권한을 받을 수 있다. 만일 그에게 보상할 때 치료사가 열광적으로, "나는 네가 정말 자랑스럽다. 너도 기분 좋지" 라고 덧붙인다면, 치료사의 칭찬만으로도 환자로 하여금 민첩성을 유지하는 적절한 강화가 될 수 있으며, 더 나아가 환자 스스로의 내적 대화self talk(나는 내가 맘에 들어)가 그러한 행동을 유지하도록 할 것이다.
7. 환자가 스스로에게 하는 생각이나 내적 언어들은 행동을 위한 자극으로서, 언제 행동해야 하는지 말해주는 단서로서, 행동을 추진하는 드라이브로서, 반응으로서, 그리고 강화로서 역할을 하게 된다.
8. 전적으로 외적 보상에만 의존하는 행동은 환자에게 신뢰를 얻지 못한 채 다른 무엇에 의해 사라질 수 있다는 점에서 불안정한 행동이다. 가장 안정적인 행동은 개인적인 만족(예를 들어, 표준에 따라 생활하는 것)이 가장 주요한 강화제가 된다는 점에 있다.

는 강화의 정도는 우리가 우리 자신의 행동으로부터 얻는 자족감의 양과 관련이 있다.

선택적인 강화의 사용을 위한 지침 | Guide for Using Selective Reinforcement

이전에 그렇게 일관성있게 행하지 않던 사람이 강화를 받은 결과로서 행동을 보여줄 때, 그것이 의식적으로 생각하여 이루어진 행동이던 아니던 간에, 학습이 일어났다고 말해진다.

행동모델에서 사용되는 핵심 전략은 **선택적 강화**에 관한 것이다 선택적 강화는 단순히 치료사가 바람직한 행동을 하고 그것이 스킬의 발전으로 이어질 수 있을 때에만 강화를 하는 것이다. 스킬의 발전을 방해하는 행동들에 대해서는 강화를 하지 않도록 동일하게 주의하여야 한다 효과적인 강화의 사용을 위해서는 다음 요약된 강화의 원칙을 참조하라.

행동의 감소 또는 억압 | Reducing or Suppressing Behavior

선택적 강화가 바람직한 행동을 향상시키거나 유지하기 위해 사용되는 반면, 때때로 문제행동에 대응할 때 목표가 행동을 줄이거나 억제하는 것이 되기도 한다. 예를 들어, 만일 바람직하지 못한 행동이 최소화되거나 억제될 수 있다면 보다 긍정적인 행동이 그 자리를 대신할 가능성이 생성될 수 있는 것이다.

목표행동이 일어나는 것을 감소시키는 부정적인 결과가 뒤따르는 행동이라면, 그 결과는 처벌로 불려진다. **처벌**은 어떤 행동에 피할 수 없는 부정적 자극이 뒤따를 때 발생한다. 처벌은 행동을 줄이거나 억제하는데 사용되기는 하지만 행동을 제거하지는 못한다. 학습에는 변화가 없는 것이다.

아이들에게 종종 발생하는 예를 들어보고자 한다. 한 아이가 빌딩 블록과 같은 자기가 다루는 법을 알지 못하는 장난감을 받았다. 그 아이는 블록을 쌓기보다는 방 주위에 던지면서 가지고 놀것이다. 화가난 부모나 치료사는 블록을 빼앗으면서 '던지면 안돼' 라고 말한다. 그 다음에 그 아이는 던지지는 않겠지만, 누군가 블록을 사용하는 방법을 가르쳐 주지 않는다면, 가지고 노는 적절한 방법을 여전히 학습하지는 못했다. 얼마지나지 않아, 블록을 던지고 싶은 유혹은 더 세지며, 다시 그 아이는 던지게 된다. 처벌은 그 자체에 있어서 새로운 행동으로 이끌지 못했다. 만일 그 아이에게 블록을 조립하는 법을 보여주거나 그러한 노력에 대해 칭찬을 해주는 등 보다 적절한 행동과 함께 강화를 해주는 것은 학습전략의 한 부분으로서 사용될 수 있다.

처벌을 사용하는 데는 위험이 있다. 첫 번째 위험은 처벌을 통해 저지된 행동은 다시 일어날 수 있다는 점이다. 나아가 환자(아이 혹은 성인이던)를 처벌한 치료사는 그가 치료사나 치료상황에 대해 부정적인 감정을 품게 되는 가능성을 처리하지 않으면 안된다. 또다른 부정적 결과는 처벌이 소극적인 행동이나 움츠려듬으로 이어진다는 점이다. 마지막으로, 만일 처벌을 사용하는 것이 환자-치료사의 관계를 악화시킨다면, 치료사가 바람직한 행동을 효과적으로 강화하는 것이 보다 어렵게 된다는 점이다.

행동 소거 | Eliminating Behavior

그러면 어떻게 바람직하지 못한 행동을 제거할 수 있을 것인가? 행동 치료사들은 매우 명확하게 문제행동을 제거하는 것은 강화해주지 않는다는 것을 확실히 하는 것이라고 이야기한다. 이것은 치료사나 치료팀이 상황에서 무엇이 강화될 것인지와 그럼으로써 어떤 행동이 유지되어야 할 것인가를 확인해 내는 것을 필요로 한다. 행동의 강화를 위한 것으로서 어떤 행동을 가려내는 것은 매우 어렵다. 때때로, 같이 임하는 환자에 의지하는데, 그들은 보상으로 기대하지 않은 반응-예를 들어 잘못된 행동에 대한 부정적인 태도를 보이거나, 무력해 보이는 행동에 동정을 보이는 것과 같은 바람직하지 못한 행동-에 의해 강화되기도 한다.

바람직하지 못한 행동에 대한 보상을 없애는 한가지 전략은 타임아웃을 사용하는 것이다. **time out**이라는 용어는 '강화로부터 타임아웃' 을 지칭한다. 만약 바람직하지 못한 반응이 무시되거나 긍정적인 강화가 바람직한 행동이 일어날 때까지 주어지지 않는다면, 바람직한 행동이 학습될 가능성이 많아진다.

연구문헌에서 한 예를 인용해보면, **time-out-on-the-spot(TOOTS)**는 부적절한 행동에 대해 보상도 처벌도 하지 않는 한 방법으로서 사용된다. 치료사는 예를들어 3-4번의 디저트를 요구하는 클라이언트에게 대략 20

초 정도의 짧은 시간동안 멀어지든지 혹은 관심을 보이되 행동은 무시하고 다른 사람과 이야기를 함으로써 그 행동의 반응한다. 보다 일반적으로 이야기 하자면 문제행동을 보이는 사람을 그 상황으로부터 잠깐동안 벗어나게 하는 것이다. 우리들 대부분은 타임아웃을 위한 목적으로 아이를 자신의 방으로 데리고 가거나 교실 밖으로 데리고 나가는 상황을 보아왔다. 또한 타임아웃은 셀프인포즈(자기 부여)가 될 수 있다. 예를 들어 자신의 감정폭발을 제어하기 힘든 사람은 자기 스스로를 그런 감정을 폭발시키는 상황으로부터 멀어지게 할 수 있다. 어떤 커뮤니티 개입 프로그램에서 TOOTS전략을 배워 물리적 혹은 언어적 언쟁을 피하도록 자신의 행동을 조절할 수 있도록 하는 프로그램의 규칙을 따르게 된다. 이러한 상황에서 타임아웃은 감정을 제어할 수 있는 시간을 주고 스텝에게는 환자와의 문제를 해결할 수 있는 능력을 부여한다. 아이와 어른 모두에서 타임아웃을 사용하는 것은 행동관리라고 알려진 보다 포괄적인 전략의 부분이 될 수 있다.

행동관리는 자신들의 행동을 제어하는데 어려움을 지닌 모든 연령의 사람들에게 사용된다. 행동관리는 명료하게 지시된 기대의 사용과 질서와 한계를 최적화하도록 되어진 외부적으로 구조화된 학습환경을 강조한다. 치료사들은 이러한 전략을 사용하며 환자와 가족에게 감정적인 폭발과 스트레스가 많은 환경을 관리하도록 이 전략을 사용하도록 가르친다. (주:아이들에게 사용되는 전략으로서의 행동관리는 본 장의 후반부에 논의 될 것이다.)

타임아웃을 사용하는 치료사는 치료로부터 타임아웃하는 것이 환자에게 치료에 참가하는 것보다 더 좋은 것으로 보여지지 않도록 주의해야 한다. 이러한 경우에 타임아웃은 바람직하지 못한 행동에 대한 보상이 되어 버릴 수 있다. 어떠한 강화나 처벌도 환자의 레퍼토리 안에 없는 행동을 가르칠 수는 없다. 바람직한 적응반응이 개인의 행동레퍼토리 안에 나타나지 않을때 다른 행동 기술이 사용될 수 있다. 이러한 기술에는 쉐이핑, 행동연결수립, 모델링이 포함된다.

형성 (Shaping)

앞서 이야기 하였던 차별화 학습에서 우리는 치료사가 자신의 책상에 있을 동안에 치료사의 도움을 요청하는 환자를 강화하는 것에 대한 예를 인용한 바 있다. 이 예에서 만약 치료사의 도움을 요청하는 바람직한 행동이 보여지지 않는다면 그때 쉐이핑 기술이 사용될 수 있다. **형성**이란 바람직한 행동과 비슷하거나 예비적인 행위가 보다 적절한 연속행동으로 강화되거나 바람직한 반응으로 연결된다. 예를 들어 만약 그 예에서의 환자가 치료사의 책상으로 다가와 도움을 요청하는데 성공하지 못한다면 치료사는 그가 자리에서 일어나는가를 바라보게 된다. 치료사는 이러한 예측행동을 강화하고 그리고 그 다음의 행동을 강화해 갈 수 있다. 그 다음의 행동은 환자를 치료사의 책상으로 보다 가까이 오게 하는 그 다음의 행동을 강화할 수 있다. (예를 들어 미소짓기) 쉐이핑 원칙을 사용하는 동안 치료사는 부적응반응을 강화하지 않도록 주의해야 한다.

접근단계확인 (Identifying approximate Steps)

행동프로그램으로 행동 형성을 사용할 때 치료사는 환자가 완결할 수 있는 행동으로 시작하여야 하며 최종목표를 향한 작은 단계를 강화하도록 준비되어야 한다. 마티는 (1978)치료사가 초기단계에서 최종행동으로 이어지는 접근단계목록을 만드는 것으로써 시작해야 된다고 제안했다. 순서에서 각 단계는 반복되고 치료사가 순서에서 다음단계가 보여지기를 기대하기 이전에 여러번 강화된다는 것을 주의하라. 그러나 다른 예에서 몇 개의 단계가 빠른 연속으로 진행되기도 한다.

행동연쇄수립 (Building Chains of Behavior)

스키너는 대부분의 복합행동은 자극과 반응연결 고리로써 이해될 수 있다고 믿었다. 그 연쇄란 완결된 반응이 반응의 연속선상에서 그 다음을 위한 시간이라는 것을 신호해주는 자극으로써 활동한다. 작업치료사는 때때로 기술의 복잡한 순서를 배우기를 희망하는 환자를 도와준다. 그것은 화단에 씨를 뿌리는 단계를 상상할 수 있다. 우리는 가게에서 씨앗을 본다. 그것은 우리에게 심을 시간이 되었다는 것을 신호해준다. 또한 그것은 도구를 모으도록 단서를 제공해준다. 또한 그것은 심을 장소를 선택하도록 해준다. 또한 그것은 장소가 선택되었다면 구멍을 파도록 단서를 준다. 그리고 등등등....사실, 이러한 각각의 큰 단계들은 그 자체에서 보다 작고 구별된 자극 반응의 연결고리로써 이루어진다.

퇴행적 행동 연쇄 (Backward Chaining)

학습에 대해 생각할 때, 우리는 전진의 순서로 학습고리의 발전을 생각하는 경향이 있다. 그러나 치료에서는 퇴행적 행동 연쇄가 종종 사용되기도 한다. **퇴행적 행동 연쇄(backward chaining)**라는 용어는 개인이 후퇴의 과정을 행하도록 배우게 되지만 그것이 전부가 아니라는 것을 암시한다. 씨앗을 뿌리는 예는 우리에게 퇴행적 행동 연쇄와 그것의 장점을 생생하게 보여준다.

당신이 단지 제시된 과정 영역만을 보는 짧은 주의력을 지닌 아이나 성인을 가르친다고 가정해보라. 당신이 그가 도구를 고르고, 심을 장소를 선택하고, 구덩이를 파는 것을 도와줌에 따라, 그는 과정을 완결하는데 관심을 잃을 수도 있다. 대부분의 사람들에게 있어, 모종심기의 가장 보상부분은 어린 싹이 땅에 굳건히 서있는 것을 보는 것이다. 만약 치료사가 흙을 준비하고 환자를 불러 구멍에 싹을 심게 하거나 뿌리에 흙을 덮도록 하게 한다면, 환자는 최종단계에서 시작하는 것이 되며 즉각적으로 지면에서 싹을 보게 되는 보상을 얻을 수가 있다.

이렇게 다른 몇 개의 싹들에 대해 치료사를 돕는 뒤에, 환자는 구덩이를 파는 것을 돕고 싶은 마음을 표현할 수 있다. 이 경우에, 환자가 너무 많이 구덩이를 파야할 필요가 없도록 미리 구멍을 판 후, 환자로 하여금 나머지 구덩이 파기를 마무리 하도록 하며, 싹을 넣고, 흙을 덮도록 할 수 있다. 환자가 보다 흥미를 갖게 되고 잘 인내할 수 있게 됨에 따라 우리는 퇴행적 행동 연쇄에서 다음 단계들을 추가해 갈 수 있다. 그가 이미 배운 마지막 단계와 강화의 뒤이은 단계를 통해 주어진 단계로부터 시작하도록 해준다. 이렇게 하며, 마지막 보상은 긴 자극-일반 연결고리의 연속을 유지시키게 된다. 환자에게 재활기술을 가르치는 치료사들은 매우 자주 환자가 과정상의 마지막 단계를 완성할 수 있도록, 그리고 일을 시작하는 것의 만족감을 얻을 수 있도록 마음속에 이와같은 원칙을 지니고 치료 환경을 만들게 된다.

형성(shaping)을 사용할 때, 치료사는 시작부터 마지막에 이르는 접근 단계 목록을 만드는 것이 효과적이라는 것을 발견할 것이다. 그 후 치료사는 마지막 단계로 시작하고, 마치게 되면 적절한 강화를 준다. 그런 다음 연결고리의 반대순서로 진행해가는데, 이는 새로운 행동 연결을 추가하기 전에 필요하다면 각 단계 혹은 단계의 연속을 실행하는 충분한 기회를 줄 수 있다.

전방향/후방향의 연결 방법은 기본적인 ADL과 IADL 기술을 학습하는 많은 개입상황에서도 사용된다. 학습방법의 선택은 치료 목표 뿐만 아니라 환자의 과거 평션 수준과 연속활동을 수행할 수 있는 현재의 능력에 의해 영향을 받는다.

모델링 *(Modeling)*

모델링은 '학습의 신속한 방법'으로 불려지기도 한다. 학습이론의 발전에 따라, 모델링은 알버트 Bandura의 연구에 의해 보다 잘 이해되어졌다. Mischel과 Rotter와 같은 이들과 함께, 반두라는 전통적인 강화와 행동이론의 연속요소와의 결합을 시도할 뿐만 아니라, 이것을 학습의 모방역할에 추가하는 사회적 학습이론을 제안하였다. 반두라와 그의 동료들은 한 사람이 다른 행동을 관찰할 때, 그는 후에 모방을 통하여 복제되는 새로운 행동을 대리적으로 학습한다고 믿었다.

어떤 기술들은 자극-반응의 연결고리 발전이나 행동수립을 통하는 것보다 모방을 통해 보다 쉽게 학습될 수 있는 것으로 보았다.

예를들어, 한 사람이 골프채를 휘두르는 방법을 배우고 싶어할 때, 그는 자신의 강사를 종종 모방한다. 새로운 단어를 배우고, 차를 운전하는 것을 배우거나 혹은 야구를 배우는 것은 학습의 고도의 모방적 형태로서 보여진다. 새로운 기술을 가르칠 때 시범과 모방의 가치를 오래전부터 알아온 대부분의 작업치료사들에게 있어 이 개념은 새로운 것이 아니다.

그러나 모델링은 개념적으로 다른 학습 방법과 매우 다른데, 그 이유는 **모델이된 행동**은 어떤 실제적 반응이 보여지거나 보상이 되기 이전에 내부적며 대리적으로 학습되는 것으로 인식되기 때문이다. 이 점은 사회 학습 분야에서 중요한데, 거기에서 그 자신이 존경하는 다양한 모델에 대한 관찰에 기초하여 어떻게 행동하는 것을 배우는 것이다.

예를들어, 모델로부터의 학습은 많은 재활 환경에서 발생한다. 환자는 서로를 관찰하거나 상호작용함으로써 학습한다. 다양한 경우에 있어서, 우리는 환자가 다른 환자나 스테프를 봄으로써 어떤 활동을 학습했다고 말하는 것을 들어왔다. 가족들도 자신들이 관찰을 통해 학습하며 중재 환경에 참가한 다른 가족들의 이야기를 들으면서 배운다고 말한다.

모델링을 사용하는 가이드
(Guides for Using Modeling)

행동연구 문헌은 모델에 관하여 무엇을 배웠는가에 초점을 둔다. 모방 학습을 증대시키길 원하는 작업치룟는 가이드를 이용할 수 있다.(모델링을 사용하는 가이드를 참조할 것)

벤두라와 다른 사회 학습이론의 지지자들은 대리학습, 상징적 표현, 이미지, 인지적 문제해결과 같은 개념

모델링 사용자를 위한 지침
(GUIDES FOR USING MODELING)

- 만일 높은 지위를 가지고 있는 것으로 여겨지는 사람이 더 모방될 가능성이 높다. 그리고 환자에 의해 지위를 가지고 있는 것으로 보여지는 치료사는 사회적 모델로서 잠재적으로 상당한 영향력을 가지고 있다.
- 만일 관찰자가 자신과 모델 사이에서 유사점을 발견할 수 있다면 더 잘 모방될 수 있다. 그러한 유사점은 나이, 性, 국적, 사회경제적 위치, 유사한 장애나 기술 수준과 관련이 된다.
- 어떤 행동이 보상으로 연결되는 것으로 인식된다면 환자는 그 행동을 더 잘 모방할 것이다.(예를 들어 모델이 보상을 받는 장면을 볼 때). 아울러, 모델이 처벌받는 것을 보게 된다면 그는 처벌로 이어지는 것으로 판단되는 반응을 억제할 것이다.
- 모델의 신체적 매력은 따라하게 될 가능성을 증가시킬 것이다.
- 따뜻하고 세심하며 환자의 감정적 필요를 충족시켜본 경험을 가진 모델이라면 더 잘 모방된다.
- 적대감, 공격성, 그리고 도덕적 행동은 모델을 통한 학습에 매우 민감한 것으로 여겨져왔다.
- 성공적으로 모방되려면, 모델 행동에 보다 높은 관심이 주어져야 한다. 학습환경에서의 산만함은 모방학습을 감소시킬 수 있다.
- 특히 소동작 코디네이션에 관련된 많은 기술적 행동은 모델링을 통해서 부분적으로만 학습될 수 있다. 참여와 실행이 학습에 필수적이다.
- 관찰된 행동에 대해 언어로 표식을 하고 설명할 수 있다면, 그 행동은 보다 성공적으로 기억되고 모방된다.

을 포함하는 전통적인 행동주의자들과는 다르다. 사회적 학습은 행동이론에서 점차적으로 중요한 위치를 점하고 있으며, 인지 행동주의와 함께 최근의 행동주의적 연구의 방향을 보여주고 있다. 벤두라 이론의 많은 부분과 인지행동적 접근은 제 6장에서 논의될 것이다.

토큰 경제 | Token Economies

토큰 경제는 특히 내부적이거나 물질이 아닌 강화(예를들어 사회적 인정이나 자기 만족)가 효과를 보인다는 것이 증명되지 않을 때, 수명, 혹은 그 이상의 사람들과 행동을 교환하도록 고안된 자발적 조절의 시스템이다. 토큰은 펀치구멍이 뚤릴 수 있다면 동전이 될 수도, 플라스틱으로 된 원판 혹은 신용카드가 될 수 있는데, 이는 적절한 행동에 대해 주어지는 만질 수 있는 보상이 된다. 이 것들은 어떤 특권이나 담배, 캔디, 원하는 활동에 참여하는 것 그리고 다른 갖고 싶은 물건이나 기회로 교환될 수 있다.

예를들어, 거주지 보호를 받고 있는 사람이 자신의 잠자리를 만들었다면 3토큰을 받게 된다. 만약 누가 작업치료 일과를 완성했다면 5토큰이 보상된다. 하나의 캔디바는 3토큰에 해당될 것이다. pass home은 20토큰이 될 것이다. 어떤 사람들은 토큰 시장을 긍정적 강화로서만 사용하는 반면 어떤 이들은 부정적인 절차로서 사용하기도 한다(예를 들어, 벌금-토큰의 회수-이 환자가 요구사항을 실행하지 못했을 때 고려되기도 한다). 토큰 사용의 앞선 예는 반응적 가격이라고 알려진 처벌의 형태를 보여준다. Corey가 지적한 바와 같이, 토큰은 몇가지의 장점을 지니고 있다.

- 토큰은 적절한 행동과 그에 대한 보상의 지체됨을 줄여준다.
- 토큰은 동기부여의 구체적 수단으로서 사용될 수 있다.
- 토큰은 자신이 원하는 것을 위해 어떻게 사용할 것인가를 결정해야 하는 기회를 부여한다는 점에서 선택적 요소가 포함되어 있다.

환자 권익에 관한 배려 (Concern for Patients' Rights)

1960년대와 70년대에, 특히 장기 혹은 만성적 정신

의학적 문제를 안고 있거나, 혹은 발달적 지체를 지닌 사람들, 그리고 법적 조정에 있는 사람들을 위한 프로그램에서 토큰시장의 확산이 이루어졌다. 몇가지의 주요하고 긍정적인 결과가, 이전에 학습될 수 없는 것으로 여겨진 사람들에게 새로운 기술을 가르치고 행동에 영향을 미치는 능력면과, 많은 수를 보다 효과적으로 관리하는데서 발견되었다. 이상한 행동이 극적으로 향상된 경우에 대에 인용된 예에서 보듯이, 토큰 시장과 자발적 행동의 엄격한 준수는 정신 건강 관리에서 하나의 돌파구로서 권유되었다.

그러나 그 후 토큰 시장은 비판되었다. Overbaugh와 그 외 사람들은 45년동안 치료를 받아왔지만 여전히 적절한 행동 방식에서는 조금밖에 반응하지 않는 남성의 예를 들었다. 엄격한 토큰 시스템을 적용하는 것이 치료팀에 의해 결정되었다. 저자들은 다음과 같이 이야기 한다:

> 치료 기간동안, 환자는 박탈 스케줄 선상에 있었다. 그는 학습이 진행되는 시간에는 아침식사를 받지 못했다... 점심과 저녁 식사와 교환할 수 있는 토큰들이 매일의 세계적 퍼포먼스 기준을 충족시키는 것이 조건화 되었다...

저자들은 금새 환자가 현저하게 향상된 행동을 보여주었으며, 시설안에서 더 잘 관리될 수 있었다고 이야기 한다.

개인에게서 음식과 같은 기초적 필요를 박탈하는 것의 윤리문제가 이슈화 되었다. 비록 '잠시동안' 이었고 긍정적 의도를 지녔다 하더라도.

1962년에, 케네디 대통령은 소비자 권리장전에 서명을 하였으며, 이는 소비자의 안전할 권리, 정보를 제공받을 권리, 선택의 권리, 설명들을 권리를 담은 법이었다. 그후, 환자와 클라이언트는 점차 소비자로서 인식되기 시작하였고, 이러한 권리들은 환자들에게도 적용되었다. 그러나 시설에 있는 사람들, 특히 비자발적으로 수용된 사람들은 환자의 권리에 해당하는 대우는 늘 받지 못했다.

1972년 Wyatt vs. Stickney에 대한 법원 결정은 환자 권리에 관한 세부내용에 있어 중대한 향상을 보여주었다. 이 소송의 결정으로서, 미국 시민자유연합, 미국 정통 정신의학 연합, 미국 심리학 연합, 그리고 미국 정신 지체 연합의 지원을 받은 법원은 비자발적으로 수용되어 있는 사람들에 대한 권리를 상세화하였다. 그 권리들이란, 사생활의 권리, 자신의 옷을 입을 권리, 개인적 소지품을 가질 권리, 정기적인 체육활동을 할 권리, 때때로 야외에 나갈 권리, 영양을 갖춘 적절한 식사의 권리, '치료의 목적을 달성하기에 필요한 최소한의 제한적 조건' 의 권리이다. 이것은 배타적 권리로서 토큰 시장이나 다른 치료적 중재 체계로 대체될 수 없다.

토큰 경제의 효율성 (Effectiveness of Token Economies)

현재의 치료사들은 이러한 법적 권리를 잘 알고 있으며, 인간존중을 부양하는 프로그램으로서 토큰을 조심스럽게 사용하고 있다. 매우 퇴행적이고 상호작용이 힘들거나 협동이 되지 않는 환자들은 많은 경우에 있어서 전통적인 사회적인 보상이나 구체적인 보상을 바라지 않기 때문에 효과적인 강화를 찾는 것이 어렵다. 작업치료사 Lorna Jean King은 이 문제를 다시 정립하고 많은 시설 환자들은 **무쾌락 주의(anhedonia)**, 혹은 즐거움을 경험하는 능력의 부족을 보인다고 지적하였다.

토큰 시장에 대해서도 다른 의문점들이 제기되었다. 토큰 시장을 통해 얻어진 결과라 할 지라도 일단 환자가 집으로 귀가하거나 비치료적 환경에 있을 때 그대로 지속된다는 명확한 증거가 없는 것이다. 행동이 유지되기 위해서는, 토큰에 의해 얻어진 행동을 내적 혹은 다른 외적 보상을 통해 강화하여야만 한다. 예를 들어, 자기만족이나 배우자의 인정이 가정에서 충분하게 보상으로 주어져야 하지만, 그렇다고 이것이 전부는 아니다. 비록 토큰 시장이 제한된 치료 환경내에서 행동을 관리하는 능력을 가지고 있는 것처럼 보이지만, 그렇게 믿는 것처럼 행동 변화를 위한 만병통치약은 아니다.

감각 둔화 | Desensitization

1950년대 말부터, **체계적인 감각 둔화**가 근심을 줄이기 위한 행동전략으로서 사용되어왔다. 비록 이 테크닉의 성공에 대한 이유들이 완전하게 이해된 것은 아니지만, 심한 불안, 언어불안, 대인-사회적 불안, 공포심은 민감성 제거에 의해 성공적으로 치료되어 왔다. 두려움이나 불안의 원인을 파악한 뒤에, 환자는 점차 편안함을 얻게 되는데 도움을 주는 활동에 참가한다. 불안을 일으키는 자극은 낮은 단계로부터 높은 단계의 강도로 진행되는 연속된 등급을 둔 경험인 것으로 나타났다. 등급을 가진 경험들은 이미지, 역할놀이, 유사행동, 과제, 혹은 불안과 공포를 자극하는 치료적 중재의 환경의 내/외부에서의 실제상황과 결합된다. 민감성 제거원리들은 자주 다양한 치료적 중재 상황에서 치료사들에게 비공식적으로 사용되었다. 자신의 또래들에 대해 고통스럽게 부끄러워하는 아이, 혹은 청소년들은 단체 활동에 참가하여 대략 10분 혹은 15분 정도만 관찰하도록 격려된다. 이는 보다 장시간 혹은 역할을 맡은 그룹에 실제적으로 참가하기 이전에 행해지는 예비적 단계이다. 촉각자극에 민감한 사람에게는 초기의 몇초동안에만 만져지거나 특수 솔이 사용되는데, 그럼으로써 그의 촉각에 대한 인내력이 점차 증가된다.

생체 되먹임과 스트레스 관리 | Biofeedback and Stress Management

생체 되먹임은 '시청각적인 신호의 형태로 평균적이던 평균 이상이던 내부의 생리학적인 이벤트를 나타내보이도록 장비를 사용하는 과정' 이며, '제시된 신호를 조작함으로써 비자발적이거나 느낄 수 없는 이벤트에 영향을 주는 것' 이다. 개인이 받는 신호는 자극이나 단서의 역할, 그리고 강화로서의 역할을 한다.

물리적 처방약과 정신건강 환경에서의 생체 되먹임
(Biofeedback in Physical Medicine and Mental Health Settings)

물리적 처방약과 정시건강 치료에서 일하는 작업치료사들과 다른 전문가들은 생체되먹임을 적용시켜왔다. 재활치료에서 생체 되먹임은 물리적 재조건화, 근육 재교육, 모터 조절과 협응 향상, 그리고 근육 강화에 사용될 수 있다. 또한 그것은 물리적 의약 치료에서도 사용되는데 이를테면 심박수, 내장활동,혈압, 피부온도를 측정하는데 사용된다. 또한 이것은 고통 관리프로그램이나 긴장, 편두통, 대변실금현상과 같은 정신신체증 현상에서도 사용된다.

정신건강에서, 바이오피드백은 보다 빈번히 스트레스를 관리하고 편안함을 증진시키는데 활용된다. 이것은 또한 phobic reaction, 우울증, 약물남용, 정신분열증, 그리고 성격장애와 같은 다양한 장애의 결과로서 나타난 증상들에 대해 환자가 성공적으로 관리할 수 있도록 해준다.

작업치료사에서 생체 되먹임
(Biofeedback in Occupational Therapy)

작업치료에서, 생체 되먹임은 기능적 활동과 연계되며, 또한 생체역학, 신경발달, 재활, 정신역학, 혹은 감각통합적 접근과 같은 다른 주요한 이론적 치료접근의 적용과 같이 통합된다. 평가와 개입의 동안에, 바이오피드백은 환자에 대한 작업치료의 효과를 파악하는데 사용된다. 환자는 그룹과제, 가정내 활동, 사회경험, 일 활동, 그리고 단체소풍의 과정을 모니터한다. 이러한 되먹임은 환자로 하여금 자제력을 가르치고, 치료적 중재의 전략의 적용을 쉽게하며, 그리고 발전과정을 문서화하도록 사용된다.

작업치료에서의 현재적 실천 (CURRENT PRACTICE IN OCCUPATIONAL THERAPY)

사람과 행동 | Person and Behavior

1940년대와 60년대 동안, 행동에 대해 결정론적인 시각이 만연하였다. 이러한 시각은 사람에 대해 능동적으로 선택하고 학습하는 능력을 제한적으로 보았기 때문에 '급진적' 이라는 평가를 받았다. 스키너의 행동이론에 따르는 초기의 행동주의자들은 모든 행동은 결정되어 있고, 그러므로 강화의 제공과 유지를 통해 제어될 수 있다고 믿었다. 강화를 조절하는 사람들은 책임자로 간주되었고, 자유의지라는 개념은 도전을 받았다. 1960년대 말 이후, 행동 형태는 인지적 사회적 학습이론과 결합하게 되었는데, 이는 개인의 존재를 환경의 결과물이자 환경을 만드는 생산자 양쪽의 관점에서 파악하였다.

사람들은 선천적으로 착하거나 악하지 않는 존재로 보여지게 되었다. 행동이 적응 혹은 비적응이 되는 문제는 사회적 기대에 부응하는 정도에 의존하는 것이다.

동기부여 (Motivation)

동기부여는 목표지향적 행동이 촉발되고 유지되는 진행과정을 지칭한다. 이것은 직접적으로 볼 수 없는 내부적인 진행이다. 초기 행동주의자들은 사랑, 인정과 같은 2차적 필요와 다른 사회적 필요 뿐만 아니라 기본적인 생물학적 충동, 이를테면 음식, 섹스, 고통을 피하려는 필요성과 같은 사람의 자제력을 넘어서는 힘의 관점에서 motivation을 정의하였다. 보다 최근의 연구는 동기부여를 내/외부적으로 영향을 받는 어떤 것, 그리고 변화를 위한 필요조건으로서 바라보고 있다. 상세히 말하자면, 우리는 보상으로 유혹함으로써 한 사람으로 하여금 적절한 행동을 하도록 동기부여하지는 않는다. 그는 보상을 얻기 위한 내부적인 희망을 가져야만 한다. 비록 엄격한 행동접근을 한다 할지라도 환자의 모티베이션이 부족하다면 효과를 얻지 못하는 것이 그 이유이다. 예를 들어, 극심한 우울증을 지닌 환자는 오랫동안 정신분열을 지닌 사람이 그러하듯이 내부적인 동기부여가 부족할 것이며, 행동적 기술은 이러한 사람들을 반드시 '동기부여' 할 수 있는 것이 아니다. 그렇다고 행동 전략이 동기부여에 영향을 줄 수 없다는 것을 의미하지는 않는다.

목표 설정과 동기 영역에 관한 연구는 환자들이 세부적이고 약간의 도전을 필요로하는 치료적 목표에 도달하도록 보다 잘 동기부여 되어야 할 것을 제안하고 있다. 그럼으로써, 건강해지는 것에 대해 내부적 충동(동기부여)를 지닌 환자는, 도전적이며 자신의 건강을 향상시킬 것으로 여겨지는 명료하게 지시된 행동목표를 향해 정진할 때 이런 드라이브에 보다 잘 반응할 것이다. 그러나 모든 동기부여된 행동이 긍정적인 목표에 도달하는 것은 아니다. 두려움과 불안이 행동을 촉발시키고 몰아가기도 하지만 바람직한 학습이나 목표 달성으로부터 멀어지게도 한다.

적응적 수행으로써의 기능
(Function as Adaptive Performance)

사람이란 자신의 환경에 따라 행동하고 상호작용하는 적극적이고 선택적 동인의 존재이다. 환경은 개인에게 반응하며 선택적으로 행동을 강화한다. 강화된 행동들은 다시 일어날 가능성이 높다. 모든 행동들은 관찰가능하고, 측정가능한 액션 혹은 단절된 단계로 분해될 수 있다. 그러나 작업치료사는 기술(skill)로 알려진 임무 행동을 수립하거나 향상시키는 것에 큰 관심을 지니고 있다. 이와 함께 기술 목록을 만드는 기술은 기능적 수행을 가능하게 한다. 이러한 기술들은 만일 개인적인 필요를 만족시키고, 자신의 가치에 따라 생활하고, 독립과 기쁨을 성취하고, 사회속에서 다른사람들과 조화롭게 살아간다면 이것은 **적응(adaptive)**한 것으로 여겨진다.

기술 혹은 수행 결함으로서의 기능장애
(Dysfunction as Skill or Performance Deficit)

행동 치료의 중요한 영향력은 일탈된 행동이 질병이라는 가정에 도전해왔다는 점이다. 이 모델에서 확인되는 바와같이, 비기능은 학습(기술적 결함)하는 것과 배운 기술을 보여주는것의 실패(수행 결함) 사이의 간격에서 발생하며, 바람직하지 못한 행동을 배우는(부적응 행동)것은 의도적으로 혹은 어쩔 수 없이 강화된다. 이러한 점은 이같은 모델이 사용되는 사람들이 정신의학적 진단–자신의 행동과 학습에 대한 능력에 영향을 미치는–을 얻을 수 없다는 것을 의미하지는 않는다.

기술 결함 (Skill Deficits)

기술결함은 임무나 기술적 행동을 수행하는데 필요한 능력을 결여하거나, 개인적 기준이나 수행에 있어 외부적 기준을 충족시킬 수 없을 때 존재한다.

다음을 참고해 보자. 블레이크는 용접기능사로서 훈련을 받은 청년이다. 비록 그는 자신의 분야에서 상당한 이력을 가지고 있지만 직장을 얻기 위해 서류를 꾸며 응시해본 적이 없다. 그는 새로운 직장을 찾기로 결심하고 신문광고란에서 다음과 같은 광고를 모았다. "용접기능사 구함. 유경험자 희망, 시간당 28달러, 일주 35시간 작업보장. 이력서를 보낼 것." 블레이크는 이력서에 어떤 사항들이 들어가야하는지 알지 못했으며, 한번도 써본적이 없었다. 그는 기술 결함을 가진 것이다.

기술 결함은 환자가 어떤 기술을 한번도 배운 적이 없거나, 기술을 사용할 능력이 손상당했을 때 발생한다. 이들 결함은 질병이나 마음의 상처, 혹은 나이의 진행과 같은 것으로부터 변화된 삶의 환경에 직면했을 때 나타나기 쉽다. 팔의 절단에 의해 옷을 입고 청소하고 다른 일상적 임무를 위해 보조 장치를 사용하는 것을 배워야하는 사람이나, 이전 남편에 의해 행해지던 차의 오일을 교환하는 것을 배워야 하는 미망인은 기술결함을 가진다.

기술 결함은 현재 개인적인 레퍼토리 안에 있지 않으며 선택적인 강화만으로는 격려될 수 없는 기술을 일컫는다. 오히려, 치료사는 모델링, 형성(shaping), 연결고리짓기와 같은 다양한 학습전략과 정보제공과 같은 여러 종류의 훈련 형태를 결합시켜, 환자에게 바람직한 기술을 가르치도록 한다.

교정될 수 없는 기술 결함의 경우라면(기술이 교육되지 못하는 환자), 다른 대안적인 전략이 사용되어 환자가 자신의 환경에서 최적으로 기능할 수 있도록 해준다.

수행결함 (Performance Deficits)

수행결함이 있을 때, 바람직한 기술을 수행할 수는 있지만 그것을 요구하는 상황에서는 수행하지 못하거나, 필요한 일관성으로 그 기술을 실행하지 못하게 된다. 수행결함에는 여러 가지 원인들이 있다. 때때로 수행 결함은 환자가 우울해 있을 때, 혹은 다른 이유로 목표로한 기술을 보여주는데 있어 에너지나 지속력이 결여될 때 나타난다. 예를 들어, 미망인은 자동차의 오일을 교환하는 방법을 알고 있지만 그녀의 남편이 죽은 뒤로는 그 일을 하려는 에너지나 욕구가 부족하게 되었다. 환자가 요청되는 기술을 보여주지 않으려는데는 여러 가지 다른 이유들이 있다. 예를 들어 자신의 스포츠 카드를 브랜드별로 정리하라는 요청을 받았을 때 아이 혹은 청소년은 '무언가를 하도록 이야기 되었다'는 점을 싫어하기 때문에 그 요청에 따르지 않으려 한다.

수행 결함은 기술의 수행이 필요하다는 것을 인식하지 못할 때 일어나기도 한다.(예를들어 이는 최소한 하루에 두 번씩 닦여져야 하는 것을 깨닫지 못하기 때문에 지시받은 대로 주의깊게 자신의 이를 닦지 못하는 환자의 경우). 거주지 보호 세팅으로부터 이사하여 거주자가 자신의 이불보를 교환하는 책임을 가지는 중간 가정으로 이주할 때 처럼, 환자의 친숙한 환경이 바뀜에 따라, 환자는 특정한 기술이 필요하다는 것을 인식하지 못하게 된다. 스킬 혹은 특정한 기술 행동이 나타나지 않는 또 다른 이유는 환자의 환경에서 그러한 것들이 현재 강화되고 있지 않기 때문이다.

때때로 환자는 단지 오랫동안 사용되지 않았거나 많이 해보지 않은 기술을 수행할 때 편치 않게 된다.(예를 들어 오랫동안 롤러스케이트를 타보지 않은 어른은 그의 아이와 함께 롤러 스케이트를 타는 활동에 참가하는 것을 꺼리게 될 것이다). 후자의 경우, 기술은 이제 기술결함으로 후퇴하게 되었다.

수행 결함은 환자의 기술 레퍼토리의 한 부분을 이루는 기술에 관련이 되어 있으며, 치료사나 부모 혹은 동료의 응원이나 격려를 포함하는 선택적 강화를 통해 다시 중재될 수 있다. 작업치료사는 이 환자가 수행 결함을 가지고 있으며 기술결함을 가지고 있지는 않는다고 가정하기 전에 환자의 레퍼토리 안에 현재 바람직한 기술이 있는지를 확인하는 것이 중요하다. 예를 들어, 환자-성인이던 아이이던-는 자신이 '하고싶다'거나 혹은 '진짜 그것을 해야할 필요'가 있을 때에는 기술을 수행할 수 있다고 말하지만, 실제로는 그 기술을 수행할 수 없는 일이 있기도 하다. 어떤 기술이 환자의 레퍼토리 안에 있는지를 확인하는 최선의 방법은 특정한 환경에서 환자가 그 기술을 수행하고 있는지를 관찰하는 것이다.

과도한 행동으로서의 기능장애
(Dysfunction as Behavioral Excess)

기술 및 수행 결함은 환자가 학습을 해야 하거나 혹은 보다 일관성있게 요구행동을 수행하는데 있어 문제들을 감소시킨다. 반대로, 행동 문제들은 행동과다로부터 야기될 수 있는데, **행동과다**란 행동이 너무 자주, 강렬하게, 장기간(frequency, intensity, duration) 일어나는 것이다. 앞서에서도 지적한 바와 같이, 비적응 행동을 제거하는 길은 그에 대해 강화하지 않도록 조심하는 것이다. 그러나 모든 행동과잉이 제거되어야 할 행동을 의미하지는 않는다. 오히려, 단지 감소되어야 할 행동일뿐이다. 이것은 물리적 혹은 사회적 환경안에서 이 행동에 대한 보상으로서 무엇이 있을 것인가를 확인하는 것으로 시작한다. 그리고 나서 치료사는 대안적 행동을 가르치고 강화할 수 있으며, 자제 전략을 가르치고, 혹은 적당하거나 감소된 비율의 강도로 보여지는 행동을 강화할 수 있다.

비효율적인 구별 *(Ineffective Discrimination)*

행동 과잉을 포함하는 **비적응 행동**은 우호적인 매너로 행동하려는 환자가 자신의 행동이 비우호적인 것으로 여겨질 때 발생한다. 예를 들어 환자가 특정한 환경에서 요청되는 행동을 차별화 해내는 것에 실패할 때 발생한다. 낮은 사회적 기술을 지닌 사람은, 예를들면, 환자들 간의 그룹 미팅에서 장려되던 자발적인 대화가 공식적인 강연에서는 적합하지 않다는 것을 깨닫지 못한다. 이러한 경우에, 사회적 대화를 수행하는 기술은 너무 넓은 세팅 영역에서 사용되었다.

작업치료사는 이 사람에 대해 다양한 사회적, 작업적 환경의 특징을 차별화 해내고 어떤 행동이 어떤 비율로 하는 것이 가장 적합할 것인가를 인식하도록 도와줌으로써, 비적응 행동을 제거하거나 교정하는데 있어 환자가 책임감을 가질 수 있도록 한다.

행동 과다를 감소시키는 다른 방법들
(Other Ways to reduce Behavioral Excesses)

행동 과다는 자주 사회적 행동안에서 보여진다(예를들어, 너무 공격적인 행동, 지나치게 말이 많은 경우, 과도한 알콜 섭취 등의 행동 등등). 작업 치료사는 새로운 기술을 가르치고 이러한 행동 과다에 대안을 제공하는 전략을 마련하는 위치에 서 있다. 설명하자면, 위의 세 행동 유형- 수다, 공격적 행동, 알콜 섭취-는 비제어적인 스트레스를 경험한 사람에 의해서는 비 적응적 반응이 될 수 있다. 이러한 비적응 행동을 대신하는 기술들을 익히도록 환자에게 가르침으로써 바람직하지 못한 행동을 줄일 수 있다. 차별화 기술을 익힘으로써, 치료사는 환자로 하여금 이러한 행동과다가 존재한다는 점을 보다 잘 인식하게 함으로써 행동 과다를 감소시키는데 책임감을 가지게 할 수 있다. 치료사가 사용할 수 있는 다른 전략은 앞서 이야기 되었으며, 처벌과 선택적 강화를 포함한다.

작업치료사의 역할 |
Role of the Occupational Therapist

행동적인 치료적 틀에서 치료사의 주요한 역할은 바람직한 수행 기술을 습득할 수 있도록 촉진시키는 것이며, 이 기술은 환자로 하여금 자신의 주어진 환경에서 최적으로 기능하도록 해줄 수 있다. 이것은 우리가 최소한 **환자**에게서 **환자-환경-작업**의 삼각틀 안에서 변화가 있을 수 있다는 것을 기대하는 것을 의미한다. 변화를 촉진한다는 것은 직접적인 개입을 통해 일어나기도 하며, 혹은 다른 상담이나 교육을 통해 일어난다. 치료사는 다양한 학습 전략을 사용함으로써 바람직한 기술 행동을 가르친다. 치료사는 학습된 이러한 행동을 지지해줄 수 있는 환경을 만들거나 유지하는데 주의를 기울이게 된다. 기술 습득을 촉진하는 과정으로서, 치료사는 다음과 같은 사항들 중에서 하나 혹은 여러 항목들을 수행한다.

- 기술 수행 사이의 간격을 확인하고 이러한 기술이 학습되고 유지될 수 있는 학습 경험을 고안한다.
- 부적절한 행동을 조절하거나 제거하도록 도와준다.
- 건강한 행동과 기술 수행의 롤 모델로서 역할을 한다.
- 바람직한 행동을 선택적으로 강화한다.
- 기술적인 작업 수행을 유지하도록 할 수 있는 행동 전략을 사용함으로써 가족과 다른 보호자들을 교육한다.

동기에 영향을 주기와 강화제로서 행동하기
(Influencing Motivation and Acting as a Reinforcing Agent)

치료사는 환자나 환자의 동기에 영향을 주기 위해 다양한 전략을 사용한다. 치료사는 다음과 같은 것으로서 영향을 줄 수있다.

- 환자 자신의 상태에 관하여 환자에게 설명을 해준다.
- 치료 행동의 목적에 대하여 설명을 해주며 확신을 준다.
- 환자를 목표 세팅 과정에 참여시킨다.
- 어느 정도 도전적인 목표를 세우며 도전성이 일어날 수 있도록 계속해서 목표를 교정해간다.
- 환자 자신이 성공할 수 있다는 확신과 응원을 준다.

비록 동기부여는 내부적 현상으로 이해되지만, 자신의 목표를 이룰 수 있다는 개인적인 신념는 목표 세팅에서 중요한 필수조건이며 목표 지향의 행동에 지속성을 제공하는 것으로 알려져있다.

거주지에서나 입원환자의 정신 건강 세팅에서 작업치료사를 포함한 개입팀은 종종 환자가 자신의 목표를 성취했을 때 강화로서 특권을 부여한다. 개입팀의 지침에 따르지 못한 환자나 치료환경에서 목표를 달성하지 못한 환자는 귀가, 커뮤티니 방문이 거절되며 혹은 스텝 감시로부터 자유로운 시간을 얻을 수 없다.

환자와 치료사의 화해적이고 긍정적인 관계는 이 모델에서 매우 중요한데, 이는 효과적인 강화로서 역할을 하도록 치료사의 관심과 승인이 지니는 힘을 증가시키기 때문이다. 치료사의 승인을 얻으려는 욕구는 치료 기간 중에 초기적인 강화제가 될 수 있다. 일단 환자가 성공을 경험하게 되며 성공을 경험하는 것에 대한 내부적 만족은 그 후 보다 중요한 강화제가 될 수 있다. Barbara Borg는 이 모델에서 치료사의 중요성을 설명하는 개인적 이야기를 보여준다(치료사-환자 관계의 중요성을 참고할 것).

환자 중심의 학습 경험 계획
(Designing Client-Centered Learning Experiences)

행동 지향적인 작업치료사는 새로운 환자나 가족과 함께 앉아 있음으로써, 그리고 환자가 경험하는 문제가 무엇인지를 결정하고, 치료적 목표에서 환자에게 가장 중요한 것이 무엇인가를 결정함으로써 환자 중심이라는 직업적 책임에 충실한다. 그런 후 치료사는 자신의 지식과 경험을 적용하여 이러한 목표들에 도달하기에 필요한 특정 기술들을 확인한다. 치료사는 전혀 배운 적이 없는 기술(**기술 결함**)과 적절하게 사용되지 못한 기술(**수행 결함**)의 차이를 구분해 내어야 한다. 치료사는 환자가 선호하는 것을 존중하는 가운데 학습 경험을 계획하고 환자만의 힘과 한계를 파악해낸다. 본 장의 후반에서 특정 개입 전략을 논할 때 교육과정에 대해 보다 자세히 살펴보고자 한다.

교정적 학습 (Corrective Learning)

정신의학적 학습 세팅에서, **교정적 학습**이라는 용어는 환자가 부적절한 행동을 인식하고 보다 적응력있는 행동으로 대체하는 작업치료 개입을 설명하는데 사용되어왔다. 이것은 종종 사회적 기술과 부모 경험의 문맥에서 사용되었다. 예를 들어, 어릴 적 학대를 당하던 성인은 자신의 아이들에게 이러한 학대 행동을 하게 된다. 치료사는 환자에게 스스로의 자제력을 잃고 있다는 내부 신호를 인지할 수 있도록 가르치며, 그리고 난 후 감정을 다루는 다른 대안적인 방법을 교육한다. 또는 부모로서 효과적으로 세워질 수 있도록 특정한 양육 기술을 가르친다. 종종 작업치료사는 바람직한 사회적, 임무 행동을 모델링함으로써 교육가로서의 자신의 역할을 증대시킬 수 있다.

역할 모델로서의 치료사 (Therapist as Role Model)

사회적 롤 모델로서 치료사는 환자가 배울 수 있는 기술과 행동을 보여준다. 학습 진행은 환자가 치료사와 자신을 동일시하고 그를 모방할 때 일어난다. 이것은 환자가 치료사를 존경할 때, 그리고 치료사와 긍정적 관계를 맺을 때, 그리고 치료사와 여러 가지 측면(성, 나이, 혹은 다른 점)에서 동일시 할 때 일어날 가능성이 높다. 환자는 다른 특정한 기술들, 예컨대 사회적 기술, 뿐만 아니라 언어적 행동을 배울 수 있다. 이러한 학습은 개입

치료사-환자 관계의 중요성
(SIGNIFICANCE OF THERAPIST-CLIENT RELATIONSHIP)

나의 아버지는 무릎 아래가 절단되었다. 그 일은 말초신경장애로 인해 그의 장단지에 이르는 혈류가 막힘에 따라 일어난 것이었다. 나의 아버지는 절단을 준비할 시간적 여유가 없었다. 그는 월요일 아침에 그의 주치의를 보러 갔으며 그의 생일날이었다. 월요일 오후 쯤, 그는 혈관 전문가를 만났으며, 목요일 아침에 다리는 절단되었다. 수술 뒤 그는 재활시설에 입원하였다. 수술에서 회복함에 따라 비록 가능한 빠르게 자립심을 회복할 수 있도록 동기부여를 받았지만, 그는 평소보다 더욱 말수가 적어졌으며, 아마 어느정도는 우울증 증세를 보였다. 앞을 방해하는 장애물 중 하나는 남겨진 메스꺼움이었는데, 이는 수술동안에 투여받은 마취제의 후유증으로 추측된다. 하루 하루가 지나면서 그는 음식을 먹는데 어려움을 겪었으며 그는 '음식에 아무 맛이 없어' 라고 말하였다. 한 사려깊은 간호사가 아버지에게 다가와 '맛잇어보이는' 것에 대해 생각해 볼 수 있는지 물어 본 뒤, '그것은 병원식단 메뉴에만 있어야 하는 것은 아니다' 라고 덧붙였다. 잠시 생각한 뒤 아버지는 '초콜릿 밀크 세이크가 좋아요' 라고 말했다. 그 날이후, 매일 일이 있는 날이면 이 특별한 간호사는 패스트 푸드 점에 들러 쵸콜릿 밀크 세이크를 사서 아버지에게 가져다 주었다. 이러한 일은 입원하던 약 6개월 동안 계속되었으며, 퇴원 후 곧 아버지는 혼자서 걸어다니고 차를 운전할 수 있도록 허락 받았다. 혼자서 걷기 시작하던 날, 그는 재활센터에 돌아가 그 간호사에게 자신이 자립을 성공적으로 얻을 수 있었으며 그녀에게 감사하다고 했다.

세팅에서 다양한 상호작용을 하는 동안 치료사를 관찰함으로써 매우 자연스럽게 일어난다. 상호작용에서의 이러한 동일화 과정은 치료사가 행동하거나 말한 것을 흉내내면서, 다른 사람에게 임무 기술을 가르치는 환자의 모습을 볼 때 분명히 알 수 있다.

지도자로서의 치료사 (Therapist as Coach)

작업치료사는 역할 놀이하기 (행동 예행 **behavioral rehearsal**으로도 불린다)를 결합하는 특정한 학습행동을 사용한다. 환자와 그룹의 역할놀이 경험은 새로운 행동을 가르치는데 사용되거나, 환자로 하여금 문제 상황에 대해 다양한 반응을 탐색해보도록 할 수 있다. 역할놀이 동안에, 치료사는 바람직한 언어적 비언어적 행동을 보여주는데, 후에 환자가 특정한 상황을 역할놀이할 때 환자에 의해 모방되어진다. 역할놀이가 진행될 때, 치료사는 적절한 반응을 보여주지 못하는 것으로 보이는 환자 옆에 서서 무슨 말을 하고 무슨 행동을 해야하는지 단서를 주거나 지도해준다. 지도와 단서 제공의 문맥안에서, 치료사는 그 행동에 대해 즉각적인 피드백과 강화를 줄 수 있다. 이러한 지도는 성인 뿐만 아니라 아동에게도 적용될 수 있다.

상담자로서의 치료사 (Therapist as Consultant)

점차적으로 작업치료사는 상담자로서 역할을 담당하고 있다. 초기 상담에서 치료사는 기능적 필요를 평가하고 환자나 가족의 수행 목표에 응하는 행동 프로그램을 계획한다. 그 후 작업치료사는 도움이로서 COTA나 다른 스테프를 훈련시켜 환자와 협력하여 일할 수 있도록 한다. 치료사는 또한 가족과 직접 만나서 환자의 한계를 알려주고, 치료에 대한 합리적인 기대를 갖도록 해주어 그들이 중재 계획을 수행할 수 있도록 한다.

행동전략을 실시하는 것은 종종 부지런함이 요구되는데, 특히 바람직한 행동만을 선택적으로 강화하기 위해 주의해야 한다. 이것은 가족의 애를 태울 수 있는데, 왜냐하면 가족은 부주의를 처벌이나 불친절함과 같은 부정적인 행동으로 인식하려하기 때문이다. 상담자로서 치료사는 자신을, 어떻게 행동에 최선으로 반응하는 지, 어떻게 바람직한 기술을 수립해 가는지를 보여주는 모델로서 사용한다. 예를 들어, 만성적 질병과 장애 조건을 가진 아이의 부모는 종종 아이에 대해 한계를 설정하고 행동기대를 가지는데 어려움을 겪는다. 작업치료사는 발달적으로 적절한 행동과 한계설정과 결합되며 아이가 적절한 책임감을 가질 것을 기대하는 모델 행동을 가르친다. 작업치료사는 또한 작업치료사는 가족구성원과 케어 제공자에게 계약을 통해 상호 목표를 설정하도록 가르치며 발달상황을 기록하도록 한다. 환자에게 사용될 수 있는 학습 계약 형식의 본보기로서는 behavior or learning contract(표 5-1)을 보라.

치료사가 가족 구성원과 케어 제공자에게 어려운 행동을 관리하거나 궁극적으로는 보다 성공적인 상호적인 목표 행동으로 이끌 수 있도록 도움을 주는 정보를 제공한다. 이것은 가족 전체로 하여금 질병이나 마음의 상처, 혹은 다른 어려움을 통해 발생된 변화를 대처할 수 있는 확신을 갖게하고 협력하게 한다.

작업적 수행을 향상시키는 수단으로서 활동 | Activities as a Vehicle for Improving Occupational Performance

기술 수립 (Building Skills)

행동 작업치료의 핵심은 환자가 행하고 싶은 작업을 포함하는 의미있는 학습 활동을 사용하는 것이다.

행동은 수행 기술을 가르치고, 모의 학습 경험으로서 사용되며, 강화로서 기능하며 그리고 새로운 기술을 행하기 위해 다양한 기회를 제공한다. 치료사는 초기에 활동을 자신들의 구성부분으로 세분하며 환자에게 나타난 장애의 수준과 활동의 각 단계를 완수할 때 환자에게 필요한 기술의 수준을 알아야 한다. 앞서 이야기된 바와 같이, 활동은 행동 연결고리로서 생각되어지기도 하는데, 행동연결고리 안에서 행동의 구성요소나 조각은 연속되는 연결고리에서 다음 연결을 위한 시간이 되었다는 것을 신호해준다. 간략화된 예시가 여기 있다.

우리가 어떤 사람이 '식사를 계획하거나 준비하는데 독립성'을 가졌다고 이야기 할 때, 우리는 그가 예산을 짜고, 쇼핑을 하고, 식사준비를 하고, 나르고, 청소하는 기술을 알고 있을 것으로 기대한다. 이들 주요한 구성요소들 각각은 다시 보다 세분화된 행동 링크로 쪼개진다. 예를 들어, '쇼핑'이라 하더라도 다음과 같은 것을 할 수

표 5-1

행동 또는 학습 계약

(BEHAVIOR OR LEARNING CONTRACT)

목표 정한 날 : ____________ 목표 결과 날 : ____________

기대 되는 행동 / 숙달된 과제 / 성취된 활동과 목표를 이루기 위한 방법

1.

2.

3.

목표 성취의 결과 :

환자의 서명 ____________ 날짜 : ____________

임상가 의 서명 ____________ 날짜 : ____________

있어야 한다.

- 상위 음식 그룹에서부터 쇼핑리스트를 만들며, 그 것은 정해진 사람 숫자를 먹이기에 충 분한 양이 되어야 한다.
- 대중교통을 이용하여 슈퍼마켓에 당도한다.
- 대인 관계에서 적절하게 이야기 하는 상호작용 기술을 보여준다.
- 음식을 구입하는데 필요한 제정 기술을 사용한다.

이러한 수행 연결을 계속해 갈 때마다 목표로한 기능적 결과가 달성될 수 있도록 환자를 충분히 강화하는 것이 중요하다.

활동들은 그들의 관심과 가치 그리고 그들이 사회문화적 기대에 일치하는 정도에 따라 선택된다. 자발적 조절화가 사용될 때, 수행에 대한 기대는 환자가 현재 보여주거나 수행할 수 있는 행동수준에서부터 시작하여야 한다. 모델링과 모방 행동이 결합될 때, 이전에 보여지지 않았던 새로운 행동으로 시작할 수 있는 행동이 선택되어진다.

특정한 기술과 기능적인 기술 훈련

(Splinter Skills and Functional Skill Training)

특정 기술은 단지 특정한 환경아래서만 수행되며, 개인의 총체적 행동으로 통합되지 않는 특정한 모터, 혹은 정신적 기술' 이다. 스플린터 기술은 만성적인 발달 순서에서 전형적으로 얻어지는 기술 연마의 발달없이 행해질 수 있다. 특정한 기술은 특정한 문맥에서 사용되는데, 만약 지속적으로 실행되지 않으면 사라지며 보통 일반화되지 않는다. 예를 들어, 한 아이가 알파벳 노래를 그 개념과 문자의 기능을 이해하지 않고도 기억할 수 있지만, 만약 자주 행해지지 않으면 알파벳을 잊어버리고 말 것이다.

작업 치료사는 특정한 기술을 특별히 수립하려고는 하지 않지만, 이 것이 요청되는 경우도 있다. 발달 지체

와 머리 부상으로 인해 인지적 손상을 가진 사람들은 특별한 거주 혹은 전문 시설에서 특정한 기술을 사용하여 어떤 임무나 작업에 참가하도록 훈련되어질 수 있다. 이러한 경우에, 요청되는 작업 임무는 우선 임무를 하부 기술 구성요소로 쪼개는 것에 의해 가르쳐질 수 있다. 각각의 하부 기술은 그 후 **반복학습(overlearning)**이라고 불리는 과정을 통해 반복적으로 실행된다. 각각의 하부기술이 학습되어지기 위해서, 치료사는 단서나 촉진제를 제공한다. 이러한 단서들은 그 후 점차적으로 감소되어 하부기술은 독립적으로 행해질 수 있게 되거나, 최소한의 촉진제가 필요로 하게 된다. 후퇴적 연결고리는 종종 하부 기술이 교육되는 순서를 수립하는데 사용되며, 선택적 강화가 학습을 유지하는데 사용된다.

행동적 결과 (Behavioral Outcomes)

이러한 치료의 틀을 적용할 때 자주 사용되는 활동들에는 공예 활동, 임무 그룹, 예비 직업적 혹은 직업 경험, 휴식 경험, 단정적 그룹, 사회적 기술 연마, 민감성 제거 경험, 그리고 토큰 시장과 관련된 임무들이 포함된다. 치료사는 행동 목표에 도달하기 위해 활동을 이용한다. 초점이 결과에 맞추어질 때 다음과 같은 사항들을 묻게 된다.

- 환자는 대화를 시작할 수 있는가?
- 환자는 요리를 할 수 있는가?
- 환자는 은행에 가서 새로운 구좌를 만들 수 있는가?

행동적 이론의 가정
(BEHAVIORAL THEORETICAL ASSUMPTIONS)

사람과 행동

1. 한 사람의 행동은 예측 가능하며 측정가능하며 객관적이다
2. 한 사람의 언어화와 자기-묘사는 행동이다.
3. 한 개인의 기술의 레퍼토리(목록)는 사회적으로 적절하며 개인적으로 의미 있는 작업과 연계하는 능력을 결정한다.
4. 사람은 적응적, 비적응적, 행동의 레퍼토리(목록)를 가지며 이것은 환경 내에서 선택적 강화를 통하여 학습된다.
5. 개인은 학습 기능의 체계적 적용과 긍정적이며 차등적 강화를 통하여 그의 또는 그녀의 행동을 조절하거나 변형하여 배울 수 있다.

환경/배경

6. 환경은 사람의 행동의 긍정적 부정적 강화를 준다.
7. 시범적 행동은 단지 강화 될 수 있다.
8. 새로운 행동은 지속적이고 빈번하며 예측 가능한 강화의 사용을 통하여 형성될 수 있다:그러나 가장 안정적이고 가장 소멸시키기 어려운 행동은 간헐적 강화에 의해 유지된다.
9. 만일 비적응적 행동이 때때로 강화된다면 그것은 점점 강해진다.
10. 치료사는 비적응적 행동의 소멸과 원하는 작업적 수행과 학습을 가능케 하는 적응적 행동의 형성, 둘다에 관심을 갖는다.

활동/작업

11. 작업치료에서, 활동과 작업을 통하여 환자 또는 클라이언트는 새로운 기술을 배우거나 작업적 기능을 위한 현재의 기능을 재발견 할 수 있다.
12. 작업치료에서 환자 또는 클라이언트은 그의 또는 그녀의 작업적 기능을 향상시키고 문제 해결을 위한 환경을 조정하는 것을 배운다.
13. 직접적인 보살핌, 교육, 또는 자문을 통해 작업치료사는 삶과 환경의 광범위한 범위에서의 치료를 진행하는 동안 학습된 행동을 전이하기 위한(또는 일반화) 환자/클라이언트의 능력을 향상시키기 위해 노력한다.
14. 일반화는 다양한 배경과 환경 설정에서 기술이 실행되어 질 때 향상된다.
15. 명확하고, 구체적인 목표는 작업적 수행의 성취도와 치료적 중재의 목적성에 대한 클라이언트의 이해를 증진 시킨다.
16. 명확하고, 특별한 목표는 작업적 수행의 결과의 평가를 촉진하고 치료적 중재의 과정을 진척시킨다.

- 그룹은 임무를 마치고 그 목표를 달성하였는가?
- 가족은 환경적인 기대나 상황과 충돌할 때 행동을 관리할 수 있는가?

초점은 활동 중에 환자가 경험하는 것이나 과정에 있지 않으며, '이 그룹에서 어떻게 느끼는 가'에 있다. 이러한 감정과 과정에 대한 배려는 심리역학적 모델에서 주요한 강조점이다.

강화제로서의 활동 결과 *(Activity Outcomes as Reinforcers)*

모든 사람은 아닐지라도 많은 사람에게 있어, 자신의 환경과 활동을 숙달하는 것은 내부적인 강화제가 된다. 비록 환자가 임무 경험에 대하여 어떻게 느끼는 가를 토론하지는 않는다 하더라도, 작업치료사는 임무의 완성으로부터 도출되는 성공적인 임무 경험과 성취감은 강화의 소스가 될 수 있다는 것을 인식한다. 치료사는 마지막 결과물의 질(창고 정리를 잘 했구나,고마워)이나 임무가 수행된 방식(네가 옷을 갈아입고 나갈 준비를 열심히 했다는 것을 알고 있어)에 상관없이 환자의 성취를 칭찬해 줌으로써 그를 인정해주어야 한다. 치료사는 또한 환자가 활동과정을 통해 획득된 기술들을 확인함으로써 자신의 성취를 알 수 있도록 해준다. 예를 들어, 치료사는 '지난 주와 비교했을 때 오늘 그룹에서 다른 점을 알 수 있느냐?' 라고 물을 수 있다.

모의 학습 경험 *(Simulated Learning Experiences)*

동류(analogue)라고도 불리는 모의 경험은 환자의 예상된 혹은 자연적 환경을 대신하도록 치료사에 의해 고안된 환경이다. 이러한 아날로그 문맥에서, 환자는 가정으로 쉽게 전이될 수 있는 새로운 기술들을 수행한다.

예를 들어, 작업 치료 평가에서 모의 경험이 자주 사용되는 영역은 경제적 관리에서이다. 경제적 관리는 돈을 거래하는 능력, 비용을 지불하고, 수입의 개인적인 출처를 확인하고 커뮤니티를 사용하는 능력을 포함한다. 은행 업무를 보는 능력을 길러주기 위해 치료사는 환자에게 구좌 서류를 작성하고 인출서류 작성하도록 한다. 비슷하게, 환자는 모의 비용을 지불하거나 월예산을 짜는데 모의 수표를 사용할 수 있도록 한다.

학습이란 **상황의 특정성(situation specific)**을 의미한다. 예를 들어, 어머니가 3살된 아이를 가정의 놀이공간에서 돌볼 때는 활동 레퍼토리나 특정한 기술이 요구된다. 만일 아이가 버스를 탔을 때에 다른 사람에 의해 감독된다면 다른 기술이 필요하게 될 것이다. 이러한 상황의 특정성 때문에 치료적 혹은 모의적 세팅에서 환자가 배운 것이 자동적으로 가정으로 전이되는 것은 아니다. 심지어 가정 세팅에서 기술이 가르쳐 질 때, 치료사가 더 이상 관여하지 않는 일과는 차이가 날 수 있다. 일단 치료가 멈추면 가정에서의 격려나 강화는 매우 다를 수 있다. 게다가, 활동에 대한 환자의 감정은 치료적 문맥 안팎에서 매우 다를 수 있다. 이러한 이유와 학습 일반화와 관련된 원리들에 따라, 치료사는 종종 환자가 다양한 문맥에서 수행하며, 가능하다면 가정방문을 통해 치료적 개입을 따라 갈 수 있도록 격려해준다.

이론적 가정-평가와 치료에 관한 지침 | Theoretical Assumptions-Guide to Evaluation and Intervention

이론적 가정은 환자, 활동 혹은 작업, 그리고 환경 혹은 문맥에 관한 기본적인 믿음을 요약한 것이다(행동 이론 가정을 참조할 것). 이러한 믿음들은 본 장의 앞서에서 이야기된 행동이론으로부터 응용된 것이다. 환자-환경-작업의 변수와 그러한 관계들에 대한 가정은 작업치료세서 평가와 개입의 지침을 제공한다.

평가 | Evaluation

행동적 치료의 틀은 환자의 작업 수행의 기본선에 영향을 주는 다른 행동들과 환경들을 파악해 내는 지침을 제공한다. 평가 도구는 관찰, 인터뷰, 임무 수행을 통합하여 관찰가능하고 측정가능한 행동을 확인하게 해준다.

평가의 목표 *(Goals of Evaluation)*

행동 평가는 다음 사항에 쓰일 수 있는 측정 데이터를 도출해낸다.

- 문제와 지정 행동들이 사라질 수 있으며 기술이 학습될 수 있도록 확인한다.

- 실행가능한 개입 전략을 확인하도록 해준다.
- 발전이 측정될 수 있는 것에 대한 수행의 기초선으로서 역할을 한다.

행동의 상황 특정성과 측정될 수 있는 것에는 한계가 있다는 점 때문에, 평가는 주어진 세팅에서 기능하는데 필요한 정확한 행동과 학습 행동이 사용되는 환경의 특징을 꼼꼼하게 확인해야 한다. 이러한 정보를 통해, 치료사와 환자는 관심, 목표, 자원 영역을 함께 확인하게 된다.

수행 기초선 (Performance Baseline)

관심의 각 영역에서, 치룟와 환자는 다음과 같은 사항들을 확인한다.

- 적응 수행에 도움을 주는 현재의 행동과 기술, 이것은 적응 행동의 intensity, frequency, duration에 대한 지적을 포함한다.
- 빈도, 지속기간, 강도를 포함하여 적응 수행을 방해하는 행동
- 환자의 자연적인 혹은 예상된 환경에서 적절하게 기능하는데 필요한 행동과 기술들
- 적응/부적응 행동의 단서
- 기술 수행과 행동에 대한 현재의 강화제
- 기술 수행과 바람직한 행동에 대한 잠재덕 강화제
- 자극들 사이에서 차별화해내는 개인적인 능력과 학습을 효과적으로 일반화하는 능력

이러한 정보들로부터, 작업치료사는 종종 데이터베이스를 수립하거나, 수행 기초선을 수립하며, 때로는 차트나 그래프로 표시되어, 제한된 시간동안의 특정한 행동에 대한 빈도와 힘을 표시한다.

행동평가의 특징은 행동이 강도를 지정하는데 필요한 특정성(specificity)이다. 예를 들어, 환자는 '치료실에서 도움을 요청하지 못했다' 거나 '자신의 작업장을 청소하지 않는 경향이 있다' 라고 하는 일반적인 평가 서술을 만들기보다는, '50분 수업에서 한번 도움을 요청하였다' '5일의 치료기간 동안에 한번 자신의 작업장소를 청소하였다' 라고 기술하는 것이 데이터베이스를 위해서 필요하다.

평가 조건 (Conditions of Assessment)

Kazin에 의해 언급된 바와 같이, 행동 평가는 다음과 같은 조건들의 연속선상에서 일어난다.

자연적–고안적 평가 (Naturalistic–Contrived Assessment)

자연적 평가는, 평가 환경이 작업치료사에 의해 구조화되지 않는 것을 의미한다. 오히려 치료사는 환자가 자신의 일상에서 수행하는 것을 관찰한다. 그러한 관찰과 평가는 환자의 집, 학교 혹은 직장에서 일어날 수 있다. 이러한 평가는 행동의 상황 특정성, 관찰되는 환자가 행동이나 기술을 의문시하지 않는다면 이상적이 될 수 있다. 예상치 못한 돌출이나 일상의 변경은 또한 평가 동안에 보여진 기술과 행동이 환자의 최선의 수행을 참되게 보여주지 않았다는 것을 암시하기도 한다. 자연적 평가는 짧은 개입에 의해 나타나는 한계나 가정/학교/직장의 지원 부족으로 인해 가능하지 이루어지지 않기도 한다.

모의 세팅 : 반대로, 치료사는 치료적으로 조직된 환경안에서 환자를 평가하기도 한다. 예를 들어, 병원이나 거주 세팅에서 생활단위 혹은 '구역' 이 가족적 환경이 확장되도록 조직된다. 이러한 세팅안에서, 작업치료사는 일상생활에 참가하는 개인을 관찰하는 것에서 뿐만 아니라 스테프와 거주자의 사이에서 발생하는 비형식적 상호작용을 관찰함으로써 평가 데이터를 얻을 수 있다. 심한 머리 부상으로 인한 재활을 전문으로하는 많은 센터들은 환자가 다양한 기능적 기술들을 수행할 수 있도록 Easy Street으로 알려진 정교한 가상 마을을 만들었다. 이 모의 세팅에서 환자의 매일의 진전은 목표를 향한 발전의 증거로서 기록된다.

모의 세팅에서 이루어지는 평가의 타당성은 일반적으로 평가에서 이루어지는 행동이 실제적으로 자연적 세팅에서의 활동을 모방해내는 정도와 관련이 있다. 행동의 상황 특정성은 모의 구조속에서 이루어지는 수행이 실제의 환경에서 이루어지는 수행과 동일시 하는 것을 경계한다.

눈에 띠지 않는 vs. 눈에 띠는 평가 (Unobtrusive vs. Obtrusive Assessment)

평가의 두 번째 조건은 환자가 평가되는 것을 인지하는 가의 여부와 평가되는 행동과 기술에 대해 알고 있는지의 여부와 관련되어 있다. 평가 장치에서, 치료사는 환

자에게 특정한 행동을 해보도록 요구할 수 있으며 무엇이 측정되는 것에 대해 말해준다(**눈에 띄는 평가**). 예를 들어, KELS(Kohlamn Evaluation of Living Skill)의 부분으로서 치료사는 '영화관의 전화번호를 알기 위해서는 어떻게 이 전화번호부를 사용해야 하는지 보여주렴' 이라고 요구할 수 있다.

반대로, 치료사는 치료 그룹에 참여하고 있는 환자를 관찰하고, 그의 수행에 관하여 특정한 관찰을 할 수 있다. 그룹에 참가하는 환자는 그들의 행동이 이러한 식으로 기록된다는 것을 알지 못할 것이다(**눈에 띠지 않는 평가**).

평가에 관련된 연구들은 자신이 관찰되고 있음을 알면 그의 수행에 영향을 주게 된다는 것을 우리에게 알려준다.

일시적 조건 (Temporal Conditions)

획득된 데이터의 사용에 영향을 미칠 수 있는 행동평가의 세 번째 조건은 평가가 일어나는 시간의 길이와 관련된다. 작업 치료에서 어떤 행동 평가는 한 회에서 마칠 수 있도록 계획된다(예를 들어, 앞서 인용된 KELS와 같이). 다른 평가들은 Bay Area Functional Performance Evaluation과 같이 몇 번의 치료 세션에 걸쳐 완성되도록 계획된다. 장기간에 걸쳐 수행되거나 다양한 상황에서 이루어지는 평가는 보다 시간이 소요되며 그렇기 때문에 비용에 비해 덜 효과적이다. 그러나 이런 방식은 개인의 임무 행동에 대한 더 많은 샘플링을 줄 수 있다는 장점을 지니고 있다. 이것은 진행 중인 평가에 전적으로 맡길 때 일관성이 있다. 머리 부상을 지닌 사람이나 분위기 장애를 지니고 있는 사람에게 일어나는 것과 같이 환자의 수행이 매우 엉뚱할 때 매우 중요한 의미를 지닌다.

평가 방법 : 몇몇의 일반적 행동평가 구성은 구조화된 인터뷰, 행동 등급 범위, 구조화된 임무 행동 장치, 모의 세팅에서의 행동 관찰 그리고 실제 세팅에서의 관찰이 포함된다.

평가는 치료사의 관점에서 **객관적**이 될 수도 있고, 환자의 관점에서는 **주관적**이 될 수도 있다. 특히 그것은 환자, 가족 혹은 그 밖의 케어 제공자들의 인터뷰와 함께 임무 수행의 등급과 관찰을 결합한다.

행동 관찰 지침은 종종 임무 수행에서 사용되며 인터뷰를 구조화한다. 구조화는 획득된 데이터를 객관화하는 데 도움을 주며, 필요한 정보가 간과되지 않도록 해주며 치료과정에서의 치료사-관찰자적 편견이 지니는 영향을 최소화 해준다. 행동 인터뷰는 현재의 문제들과 발생하는 문맥에 초점을 맞추며, 그것은 히스토리가 현재의 행동에 영향을 미치는 범위내에서만 히스토리와 관련을 맺기도 한다. 개입의 정도는 단지 심각한 문제들을 대상으로 하거나 개입이 매우 간단한 세팅에서, 기존의 작업 기술과 부족한 기술을 명확히 확인하는 것이다.

행동 치료사들은 바람직한 행동을 얻는 능력으로 반드시 변환될 필요는 없지만, 환자가 무엇을 하기를 원하고, 무엇을 해야만 하는 지 아는 것을 강조한다. 비슷하게, 과거 환자가 실수를 한 곳을 아는 것은 곧 장래 비슷한 실수가 반복되는 것을 막을 수 있는 것이 아니다.

자각(insight)이라는 말은 특별한 행동이 특별하고 예측할 수 있는 결과를 가져온다는 것을 인지하는 힘을 높이는데 사용된다.

행동 데이터베이스 (Behavioral Database)

Kaye, Mackie, Hizing은 "워크샵 세팅에서의 우발적 사고 관리: 작업치료에서의 혁신"이라는 논문에서 행동 평가와 목표 세팅의 예를 들었다. 만성적인 손상을 가지고 있는 8명의 남성 환자들과 작업하는 것을 설명하는 가운데, 그들은 모든 환자들은 최소한의 사회적 기술들로서 '이상한 모터와 인어 행동', '지체와 부주의' 를 보여주었다고 지적한다. 환자들은 격일로 한 시간씩 작업치료 세팅에 참가하였다. 기초선 단계에서, 환자들은 수주 동안 관찰되었으며, 바람직하지 못한 행동들의 목록(환자당 최소한 6항목)이 만들어졌으며, 긍정적 행동 목표라는 관점에서 재 언급되었다.

예를 들어, 저자들에 의해 언급된 것들에는 다음의 행동 목표가 포함된다. (환자는) '시간을 지키며, 할당된 작업공간을 청소하며, 사실대로 이야기하며, 멈추지 않고 작업에 임하며, 최소한 몇 번 적절한 대화를 시작하여야 한다' . 치료사는 조사 용지에 각 환자에 대해 6개의 행동 목표를 기록하였다. 저자들은 주 단위의 기록을 생생히 하기 위해 행동 조사 용지 샘플을 포함시켰다. 그후 각 환자의 발전정도는 그래프로 표시되어 알 수 있었다.

이러한 과정은 행동 기초선을 수립하도록 한다. 그 때 기초선 데이터 조사와 그래프는 곧바로 보여지며, 치료사는 각 환자에게 치료의 목표와 자신의 행동 목표 조사표에 채워넣을 수 있는 책임에 대해 이야기 해준다. 이렇게 함으로써 환자로 하여금 기억으로부터 개인적인 행동 목표를 언어화할 수있고, 적절한 행동에 대한 기준을 열거할 수 있도록 한다. 미소와 칭찬과 같은 사회적 강화뿐만 아니라 토큰 점수를 모으는 것이 강화제가 된다.

행동적 자기목록 (Behavioral Self-inventory)

다음의 예는 행동 체크리스트와 인터뷰를 결합하는 적응 행동 평가 포맷의 사용을 설명한다. 평가 인터뷰를 진행해가는 동안, 환자는 자기 목록을 완성하도록 요구된다. 하나의 항목에 50개의 자기 진술이 포함된다. 21세의 여성 환자는 과다 체중이며 얼굴에 여드름이 있으며 다소 부주의하게 옷을 차려입은 채 인터뷰에 임했다. 그녀는 50개의 진술에 따라 자신의 행동에 대한 등급을 매길 것이 요구되었다. 환자는 다음과 같은 사항들에 따라 자신의 수행을 평가하였다. 언제나(A), 자주(F), 가끔(S), 혹은 결코(N). 환자는 그수행에 만족하거나 자신의 행동을 바꾸고 싶은지 표시할 것을 요구받았다(표 5-3 참조). 진술내용은 상호관계, 자기 관리, 임무, 커뮤니티, 상호소통에서의 혼자의 행동에 관련된 것이다. 그 후 환자와 작업치료사는 목표 행동의 변화와 치료 목표를 설정하기 위해 평가지의 응답에 대하여 토론을 한다. 그리고 작업치료에서 학습 경험을 위해 이용할 수 있는 것들에 대해 토론한다. 환자가 그와같은 체크리스트의 많은 영역에서 자신을 낮게 평가하고 여러 가지 변화를 갖고 싶어하는 것이 일반적이다.

자기 목록의 경험은 굉장한 경험일 뿐만 아니라 환자의 자존감에 커다란 타격이 될 수도 있다. 그러므로 작업치료는 적절한 설문 조사지를 사용해야만하며 클라이언트과 환자가 그들 자신의 힘(적응적 행동)뿐만 아니라 그들이 원하는 변화를 명확히 하는 것을 돕는 방식의 정보를 깨달을 수 있도록 돕는다. 또한 원하는 변화를 위한 중요성을 설정하고, 개인의 성취감을 향상시키는 성공적 학습 경험의 최고점에 도달할 수 있는 자원을 명확히 하도록 해야 한다.

클라이언트(환자)의 설문지에 따른 토의 (Discussion of Client Questionnaire)

다음은 치료가 종료된 뒤 클라이언트(환자)과 치료사와의 대화를 발췌한 것이다. 독자는 신체적 외양에 대해 개별적 기호의 유사성이 있다는 것을 염두에 두고 다음의 대화문을 4장의 대화문과 대조할 수 있다.

작업치료사 : "작성하신 리스트에서 보면, 당신은 외모와 옷차림을 변화시키고 싶고, 신체 협응과 피부상태를 좋게 하고 싶은 것으로 나타났습니다."

클라이언트(환자) : "나는 뚱뚱하고 둔해요....나는 새 옷을 입고 싶고요.... 나는 새롭게 화장도 하고 싶어요."

작업치료사 : "저는 당신에게 새 옷을 사주거나 화장을 해줄 수는 없어요. 하지만 작업치료를 통해서 당신이 신체적으로 더 활동적이 되는 방법을 스스로 찾을 수 있도록 돕거나 스스로 다이어트 프로그램을 계획하는 것을 도와줄 수도 있어요. 피부 관리와 화장법, 옷 고르기를 작업치료시간에 할 수 있어요."(잠시 쉬고) "어디에서 시작할까요?"

클라이언트(환자) : "결정을 못 하겠어요"

작업치료사 : "당신이 자신에 대해 한 첫 번째 진술에 대해 얘기해봅시다. 제가 당신이 시작할 수 있도록 돕겠어요. 당신은 처음 진술에서 자신이 '뚱뚱하다' 고 말했어요. 낮치료 프로그램에서 살을 빼기 위한 활동을 하고 싶나요?"

클라이언트(환자) : "하고 있는데 힘들어요.."

작업치료사 : "네, 힘들지요...우리가 여기에서 당신을 도와줄 수 있을만한 것을 생각해 볼 께요. 우리가 당신의 식습관과 운동수준을 지켜보겠습니다. 몸무게에 대한 것을 주치의와 상의해 보셨나요? 그는 당신이 여기 있는 동안 식이요법을 하도록 의뢰하였습니다."

클라이언트(환자) : "싫습니다. 나는 많은 음식을 싫어해요. 나는 칼로리가 높은 즉석식품이 좋아요"

작업치료사 : 만일 몸무게를 줄이고 싶다면 주치의에게 얘기를 해야만 합니다. 아마 식습관을 바꿔야 할 거예요."

클라이언트(환자) : "나는 여기 식당에서 파는 과자가 너무 좋아요. 쉬는 시간에 나는 그곳에 가서 쉬는 것을 좋아해요"

작업치료사 : "우리는 당신이 과자를 먹지 않도록 하기 위해 여기와 집에서 계약서를 작성했어요. 계약서에는 당신의 목표가 다음과 같이 씌어 있어요. '나는 5파운드를 줄이고 싶다.' 이 목표를 이루기 위해 어떻게 했는지와 보상방법을 적어보세요. 하루에 한 두번 정도만 과자를 먹고 주말에 보상을 받기로 계약할 수도 있어요."

표 5-2
전형적인 행동 목적 조사표
기준선 안에서 획득
(TYPICAL BEHAVIORAL OBJECTIVES SURVEY SHEET
OBTAINED DURING BASELINE)

이름 Joe Smith

Week of 69년 5월 19일 ~ 69년 5월 23일

일

행동명	M	T	W	Th	F	주간 합계
1. 시간 지키기: 현재 10:03 전			x	x	x	3
2. 쉬지않고 일하거나 회 당 5 분 이상을 유지한다		x			x	2
3. 할당된 지역(들) 치우기		x		x		2
4. 훌륭한 신변처리; 면도, 머리빗질하기, 적절한 의상	x		x	x		3
5. 2번의 적합한 대화 및 요령 있는 시작			x			1
6. 웃음(적어도 3번)	x				x	2
합계	2	2	3	3	3	13

Reprinted from Kaye, J. H., Mackie, V., & Hitzing, E. W. (1970). Innovation in occupational therapy: contingency management in a workshop setting. *Am J Occup Ther, 24*(6), 415. 1970 by the American occupational therapy association, inc. 의 허락 하에 게재됨.

클라이언트(환자) : "난 오늘 쓰고 싶은 기분이 아니예요. 피곤해요."

작업치료사 : "오늘은 그만 끝내지요. 시간이 다됐군요. 내일 작업치료 시간에는 당신의 특별한 목표와 작업치료를 위해 작성한 계약서의 진행상황에 대해 얘기해 봅시다."

면담 동안 치료사는 질의서의 한 영역을 요약했고 클라이언트(환자)의 스스로에 대한 감정을 추궁하기보다는 변화에 대한 욕구를 우선적으로 다루어 클라이언트(환자)의 주 문제점을 명확히 하였다. 클라이언트(환자)이 계약서를 완성할 준비가 되어있지 않다고 해도 치료사는 변화하는 행동을 강조하도록 한다.

평가 도구 (Assessment Instruments)

작업치료의 문헌에서는 클라이언트(환자)의 정신 건강상태에 대해 사용하는 행동적 평가도구를 다음과 같이 정의 하고 있다. : The Kohlman Evaluation Living Skills (KELS), The Comprehensive Occupational Therapy Evaluation (COTE)와 the Kid COTE, the Bay Area Functional Performance Evaluation

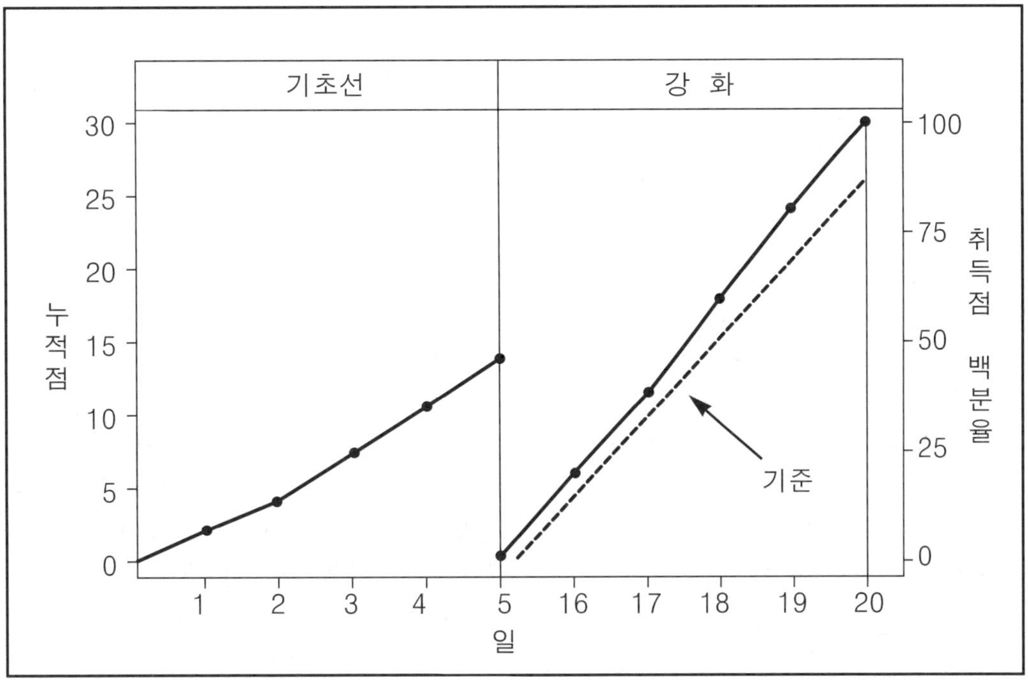

〈그림 5-1〉 환자 D의 기준선 마지막 주와 강화 3번째 주의 취득한 누적 점수표
Kaye, J.H., Mackie, V와 Hitzing, E.W.(1970)으로부터 게재됨. Innovation in occupational therapy : Contigency management in a workshop setting. Am J Occup Ther, 24(6), 415©1970 by the American Occupational Therapy Association, Inc. 허락하에 게재됨

표 5-3

완성된 설문지에서의 발췌

(EXCERPT FROM COMPLETED QUESTIONNAIRE)

행동 상태	채점*	선택
나는 나의 신체에 만족한다 (몸무게, 몸매, 근육의 힘)	N	변화를 원함
나는 매력있고 편안하며 잘 맞는 옷을 찾을 수 있다	S	변화를 원함
나는 나의 일반적 외모에 만족 한다 (머리 모양, 피부상태 등)	S	변화를 원함
나는 나의 신체적 협응에 만족 한다 (예: 걷는 자세, 손사용 능력)	S	변화를 원함

* N=전혀 그렇지 않다 , S=때때로 그렇다

Bruce, M과 bORG, B(1993)의 허락하에 게재함. *Psychosocial occupational therapy : Frames of reference for intervention*(2판).Thorofare, NJ: SLACK Incorporated

(BaFPE), the Milwaukee Evaluation of Daily Living Skills (MEDLS)와 the Scorable Self-Care Evaluation (SSCE).이러한 평가들을 여기에 요약하였다. 세밀하고 자세한 부분은 원 평가 본을 참고 하도록 한다.

Kohlman 생활기술평가 (Kohlman Evaluation Living Skills)

KELS(Thompson,1992)는 급성 성인 정신 병동의 성인 정신과 환자를 위해 사용되어 왔다. 작업치료사(OTR) 또는 인증 받은 보조 작업치료사(COTA)가 작업치료사의 지도아래 KELS를 진행할 수 있다. 면담과 평가 과제들은 클라이언트(환자)의 매일 일상생활의 기능 수준을 판단하는데 사용 된다. 소요시간은 30분에서 45분 정도 걸리며 다음 열거되는 큰 5가지의 범주내의 17개의 일상기술 항목으로 이루어져 있다.:

1. 자조기술
2. 안전 및 건강
3. 돈 관리
4. 교통수단이용 및 전화사용
5. 일과 여가생활

KELS는 이러한 일상기술 수행력 또는 평가 내에서 요구되지는 않는 수행능력의 과정의 지식들이 요구된다. 읽기와 쓰기는 과제를 통해 평가된다. 검사지침서는 미국 작업치료협회에서 판권을 소유하고 있다.

심층작업치료평가와 아동용 심층작업치료평가 (Comprehensive Occupational Therapy Evaluation and KidCOTE)

COTE(Kunz & Brayman,1999)는 급성 정신병동에서 작업적 수행에 중점을 두어 반영하기 위해 사용되어 왔으며 전문가들과의 대화를 증진시키고 자료형성과 정정 체계를 증진시킬 수 있다. 쿤쯔(Kunz)와 브레이만(Brayman)에 의하면 COTE에 익숙한 독자들은 "1975년 소개된 이래 변화된 것은 거의 없다"(페이지 260) 고 할 것이다. 이러한 변화들은 어떤 전체 형식의 변화로 제한된다. 어떤 행동명의 정의 현재 용어의 반영과 한 검사 항목을 추가하는 것이 그 변화이다. COTE는 작업치료에서 관찰될 수 있는 26개의 행동으로 구성되며 이에 정확함, 조직화, 주도력, 책임감, 의존력, 세밀함에 대한 주의력, 흥미도, 말쑥함, 집중력이 포함되어 있다. 다음 3가지 범주내에 조직화 된다.

1. 일반적 행동
2. 대인관계 행동
3. 과제 행동

행동들은 0점에서 4점으로 매겨지며 각 행동마다 수치상의 점수로 나타낸다.

KidCOTE는 1995년 갈베스턴(Galveston)에 있는 텍사스 의과대학의 작업치료사에 의해 개발된 것이다. 이것은 수행력을 평가 하는 것이며 행동적 파악 능력과 정신과적 문제를 가진 아동들에게 사용되기 위한 것이다.(Kunz & Brayman, 1999, 페이지267). KidCOTE는 27개의 행동들과 다음의 4가지 영역으로 구성된다.

- 일반적 행동들 (예: 책임감, 현실적 지 남력, 주의력/정확성)
- 정신사회적 행동들 (예: 자아개념, 사 회적 행동, 방어기제, 자각과 관련된 행동들)
- 인지적 행동들 (예: 결정력 갖기, 지시 따르기)
- 감각운동 수행력 (예: 감각 인식, 대동 작 및 소동작 기술, 자세, 걷는 자세, 긴장상태)

과제행동들은 작업치료 수행 중 관찰되며 4점으로 기록 된다.(Kunz & Brayman, 1999) COTE와 KidCOTE는 사용하기 적절한 타당도와 신뢰도가 검증되었다.

해안(만) 지역 기능적 수행평가 (Bay Area Functional Performance Evaluation)

BaFPE(Bloomer&Williams,1979;Williams & Bloomer,1987;Klyczek,1999)는 1977년에 캘리포니아 대학 의료 센타의 랑글레이 포터 정신의학 연구소(Langley Porter Psychiatric Institute)에서 기능적 수행력ㄹ 표준화된 작업치료 평가의 필요에 의해 Williams와 Bloomer에 의해 개발되었다.

최근의 BaFPE는 Task Oriented Assessment (TOA)와 Social Interaction Scale(SIS)의 2개의 소항목으로 구성되어 있다. TOA는 친밀한 관계(rapport)

형성과 클라이언트(환자)의 이전 및 현재의 기능에 대한 정보를 모으기 위하여 검사 전 실시하는 면담형식의 검사이다. TOA는 구조적인과제와 비구조적 과제 두 가지로 시간제한을 두는 5가지형태의 검사로 구성되어 있다. 껍질 분류, 금전 및 판매과제 완성하기, 집의 층별 계획 그리기, 한 쌍의 블록 디자인하기, 사람 그리기가 그것이다. 치료사는 다음의 12가지 기능적 행동에 따라 채점한다.

- 써있는 것 및 구도 지시 기억하기
- 시간과 물건 조직화하기
- 사고 장애의 증거
- 추상화 능력
- 과제 완성
- 실수
- 효율성
- 동기부여와 순응
- 좌절감 인내
- 자신감
- 일반적 정동 및 행동적 감성(Klyczek, 1999)

SIS는 행동검사목록이 아니라 행동등급기록표로써, 클라이언트(환자)를 관찰하여 기록할 수 있다. 5개의 특별 상황과 선택적인 자기 보고를 포함하고 있다. Williams와 Bloomer 에 의해 1987에 개발되었으며 다음의 사회적 상호작용의 7가지 범주의 평가로 사용된다.

- 언어적 의사소통
- 심리 운동적 행동
- 사회적으로 적절한 행동
- 권위적 형상에 대한 반응
- 독립성 대 의존성
- 타인과 함께 일하는 능력
- 그룹 및 프로그램 활동에의 참여도

Klyczek(1999)은 BaFPE의 원판과 재판을 통해 수많은 타당도와 신뢰도를 요약해왔다. 검사 지침서와 도구는 Consulting Psychologists Press, Inc.(www.CPP-db.com)을 통하여 구입가능하다.

Milwaukee 일상생활기술평가
(Milwaukee Evaluation of Daily Living Skill)

MEDLS(Leonardelli,1988)는 일상생활의 기본 및 좀더 복잡한 과제를 수행하는데 정심각한 (만성적)정신적 질병을 가진 사람의 능력을 측정하는데 도움이 되는 기능적 평가이다. MEDLS를 하는 개인들은 적어도 2년 동안의 정신 병력이 있는 18세 이상의 성인들이다. MEDLS 원판은 20개의 소 항목 또는 기술영역으로 구성되며 클라이언트(환자)의 과거병력 및 위험요소를 지닌 영역을 기초로 하여 검사자의 선택으로 진행된다. MEDLS에 스스로 최소한의 친밀한 관계 형성이 있어야 한다. 즉, 클라이언트(환자)이 가진 최대한의 수행 기술과 가상적 수행기술을 평가한다. 내용타당도 및 검사자간 신뢰도가 기술되었다. 다음은 원판 MEDLS 의 소항목이다.

1. 기본 의사소통
2. 목욕하기
3. 양치질
4. 의치(틀니)관리
5. 안경관리
6. 옷 입기
7. 먹기
8. 머리 손질
9. 의류 관리
10. 화장하기
11. 약물복용 관리
12. 손톱 관리
13. 개인 건강관리
14. 가정 내의 안전성
15. 지역사회내의 안전성
16. 면도하기
17. 시간 인식
18. 돈 사용
19. 전화사용
20. 교통수단 사용

MEDLS의 장점은 소 항목들이 각기 다른 소 항목들과 독립되어 채점된다는 것이다.(점수가 누적 되지 않는다); 따라서, 검사자들은 단지 클라이언트(환자)의 기술에 의해서만 각 소 항목들의 성취도를 알아야한다. 워판의 MEDLS 출판 이래, 저자인 Haertlein은 MEDLS 재판에 치우기(접시 닦기, 휴지통 비우기, 침대보 교환하기, 먼지털기, 청소기 쓰기, 욕실청소) 와 연관된 6개의 새로운 소 항목을 추가하고 항목의 난이도를 결정하기 위해 Rasch 검사항목 분석법을 사용하였다. MEDLS의 예비연구는 침대 속 천의 교환 같은 더욱 복잡한 항목보다는 심각한 정신 질환자들에게 더욱 쉬운 단순한 항목(예를 들면,옷 입기와 양치질)을 나타내는 항목들의 개념에 집중 했다.(Haertlein, 1994,1999) 저자는 심각한 정신 질환자들의 능력을 가능한 최대의 능력을 평가하는 충분한 수의 어려운 항목이 MEDLS에 부족하다고 하였다.(Heartlein,1999,페이지254)

표준화 자기관리평가
(Scorable Self-Care Evaluation)

표준화 자기관리평가(self-care evaluation) 도구는 E. Nelson Clark와 Mary Peter에 의해 1984년 설계되었다. 이 평가는 기본적 생활기술(개인자조, 집안일, 일과 여가생활, 재정관리)의 수행력의 기초선을 확립하기위해 사용 된다. 저자는 각 기본 생활 기술 영역, 관리 영역의 틀, 소 항목들의 수행 점수의 틀, 신뢰도 연구와 환자 점수의 해석을 돕기 위한 표준점수, 진행과정수치와 의사소통적 평가를 위한 틀의 소 항목을 놓았다.

치료적 중재
(INTERVENTION)

행동적 이론은 작업치료 실행에서의 문제 정의 과정, 목표 설정에 영향을 주며 증거가 되는 문서를 구조화 시킨다. 다양한 배경 내에서 인생의 특정 기간동안의 행동 관리는 우리의 이해도를 증진 시킨다. 학습이론의 치료의 틀은 아동과 성인을 위한 개별과 그룹치료를 통합화 할 수 있다.

목표 설정하기 | Establishing Goals

행동적 치료의 틀의 중요한 핵심은 치료적 목표기록을 통해 이루어진다. 치료적 중재의 효율성을 원하는 바램과 제 삼자인 지불자의 요구와 최상의 임상가들 행동적 목표설정 체계에 의해 영향을 받는다. 일반적으로, 목표는 관찰 될 수 있고 측정될 수 있어야 한다.

본래, 행동적 작업치료사들은 문제점을 확립하고 치료를 위한 목표를 결정하였으며 치료적 중재 계획을 설계하였다; 클라이언트(환자)이 목표설정에 도움이 되지 않는다고 믿을 때 이러한 과정은 반복된다. 그리고나서, 클라이언트(환자)은 가족 또는 다른 돌보아 주는 사람의 정보를 포함하여 추구하게 될지도 모른다. 최상의 것은, 클라이언트(아동 또는 성인 환자)이 활동적으로 과정의 결정과 만들기에 참여하고 그 또는 그녀의 문제점을 목표로 치료사와 협조적으로 일하는 것이며 수행력을 완벽히 활용하기 위해 필요한 특별한 변화를 결정하는 것이다.

목표가 될 문제점 정하기
(Defining Target Problems)

목표가 될 문제점은 관찰 가능한 시점에서, 측정 결과로서 정해 져야 하며 각 클라이언트(환자)마다 개별화 된다. 다양한 요인들이 목표설정 과정에서 치료사의 목표가 될 수 있다 (Foto 외,1990; Lewin과 Reed,1998; Mager,1962). 이 과정은 다음과 같이 요약 된다 : 초기 평가가 끝난 후에 치료사와 클라이언트(환자)은 그 또는 원하는 환경 내에서 사람의 작업적 수행을 증진시키기 위해 필요한 변화를 정한다. 이러한 변화들은 개인의 감정, 욕구, 흥미, 또는 관심에 의하여 나타날 수 있으며 보통 일반적 현상이다.

다음은, 치료사들은 클라이언트(환자)의 일반적 상태를 살피고 특별한 행동들을 정의하기 위해 일한다. 이러한 특별한 행동들은 사람이 학습한 새로운 기술이나 그렇지 않으면 바라던 변화에 역점을 둔 것 일 것이다. 이러한 행동적 상태들은 클라이언트(환자)의 광범위한 관심과 관련된 과제들을 분석하는 것을 통하여 나온 것으로, 개인 및 학습과정에서의 행동의 보조기술 또는 단계에 따라 이해 될 수 있다.

일반적인 상태는 관찰할 수 있는 목표가 된다
(General Statements Become Observable Goals)

목적이 될 행동이 정해진 후, 관찰 할 수 있는 목표를 설정한다. 치료사와 클라이언트(환자)은 학습될 기술들

표 5-4

목표 –설정 과정

(GOAL-SETTING PROCESS)

관심사

- 나는 어디에서 살 것인가?

논의점

- 내가 어디에 사는 가가 나에게 중요한 이유는 무엇인가?
- 나는 주변 환경에 대한 비용을 어떻게 지불할 것인가?(아파트, 하숙집, 집)
- 내게 가능한 지원책은 무엇인가? (재정, 사람관계)

필요한 기술I

- 지역사회의 소개기관과 연계하거나 분류된 광고 양쪽을 이용 한다
- 개인의 필요성을 확립하고 가치를 명확히 하라
- 재정적 지원의 확보를 위해 개인적, 사회적 자원을 이용 한다

행동적 목표 상황

- 클라이언트(환자)은 그가 살 수 있는 가능한 환경을 2군데 정할 것이다.
- 클라이언트(환자)은 가능한 재정적 지원을 고려하여 그의 부모님께 얘기할 것이다.
- 클라이언트(환자)은 그가 어떤 형태의 환경에서 살기를 원하는지, 누구와 살고 싶은지, 그가 바라는 사회적 연결망 또는 지원단체는 어떤 것인지를 정하고 적합한 단체에 참여할 것이다.
- 클라이언트(환자)는 가능한 재정적 책임을 위해 일자리를 얻을 것이다.

또는 변화된 행동, 행동에 의해 영향을 받는 사람들의 배경, 시간, 장소를 정할 작업 틀 내에서의 행동적 기대들을 정한다. 관찰 할 수 있는 행동적 목표 정하기는 클라이언트(환자)과 치료사가 기대하는 행동의 횟수와 목표를 성취하기위한 성공과 실패를 가리키는 범주에 대해 함께 의논한다. 이 과정에서, 관찰할 수 있는 행동은 측정할 수 있는 목표가 될 것이다.

목표 설정 과정 (The Goal-Setting Process)

다음의 예에서 목표 설정 과정을 알 수 있다 : 정신 병동에서 만성적 문제와 파괴적 행동을 자주 폭발 시키는 환자와의 빈번히 일어나는 상황이다. 한 젊은 남자의 가족들은 더 이상 그의 예측불가능하고 아이같은 행동을 감당할 수 없다고 생각하고 집으로 돌아갈 수 없음을 알렸다. 그 환자의 문제와 걱정은 "나는 어디에서 살아야 할 것인가? 어떻게 나는 자신을 돌볼 것인가?" 하는 것이었다. 클라이언트(환자)과 치료사는 그런 걱정에 대해 의논하고 학습할 필요가 있는 기술들과 논제들을 정한다. 이것은 표5-4에 기술되어 있다.

치료적 목표를 설정하는 과정에서, 대상자와 치료사는 때때로 적절하지 않거나 목표 도달에 방해되는 행동을 정할 것이다.

대표적으로, 치료사는 이러한 부적절한 행동을 기록할 것이며 그 행동들의 강화를 없애려고 시도한다. 그러나 치료사와 관련 전문가가 클라이언트(환자)의 환경을 조절하지 않는 한, 그런 강화는 어렵고 동시에 불가능하다.

긍정적 상태 (Positive Statements)

목표는 소거되어야 하는 것이 무엇인가? 가 아니라 어떤 것을 얻게 되는가? 의 시점에서 쓰여 져야 한다. 예를 들어, "애기 같은" 행동은 젊은 남자가 자신의 방안에서 뭔가를 생각하며 고립되어 뭔가를 곰곰이 생각하며 과도히 많은 시간을 보낸다는 의미를 내포하고 있다. 단계적으로 지역사회에서 자원을 찾고 취업을 위한 노력을 하는 것은 필요한 기술을 이끌어내는 적절한 행동을 대표하는 것으로 고립되어 생각에만 빠져있는 것과는 전혀 다른 행동이다. 이러한 적절한 행동은 목표가 될 수 있다.

설정의 중요성 (Setting Priorities)

일반적으로, 다양한 논의점, 문제점, 행동적 목표를 나타내며 이전의 예를 통해 쉽게 이해할 수 있다. 표 5-4를 보면, 목표 설정 과정의 예가 있다. 치료사들은 클라이언트(환자)이 현실적 기대를 가지고 시작할 수 있도록 돕는다. 단계를 성취하는 것은 작은 것을 통해 더 큰 목표를 볼 수 있도록 클라이언트(환자)이 좀더 강해지고 그나 그녀가 의지가 꺾이지 않도록 돕는다.

치료과정에서, 이러한 측정 가능한 상태는 클라이언트(환자)이 그의 목표를 향해 진행되고 있는지 어떤지를 결정하는 것에 빈번히 사용된다. 측정 할 수 있는 목표와 클라이언트(환자)의 점검과정은 치료사와 다른 전문가들과 양육자 및 돌보는 사람들은 치료 중재 계획의 성공과 제한점을 평가하기 위해 클라이언트(환자)의 진행 상태를 명확하게 확립해야 한다.

행동 계약 | Behavior Contract

때때로 수행 목표와 치료 중재의 전략들은 계약 형식으로 쓰여 진다. **계약**이란, 클라이언트(환자)과 치료사(또는 다른 사람) 사이의 언어적상의, 서류상의 동의이다. 각 치료동안의 역할, 행동 목표 및 강화물과 시간계획표를 정한다. 전략들은 학습을 돕거나, 그 외의 연관된 타협점을 위해 사용된다. 서류상에는 클라이언트(환자)과 치료사가 계약에 동의 하여 서명을 하도록 한다. 계약은 시간제한이 있으며, 재검사가 되어야 하고, 동의하는 시점에서 종료되거나 재타협 되어야 한다.

행동 계약 서면화의 규칙 | Ruls for Writing Sound Behavior Contracts

다음은 언어적 계약의 특징들이다. (Brammer, L에 의해 적용됨(1979). 관계형성 돕기 : 과정과 기술. Englewood Cliffs, NJ : Prentice-Hall과 Brower,S.A.,과 Bower,G (1991). 자기 자신 돕기: 긍정적 변화를 위한 실제적 지침. 읽기, MA: Addison-Wesley)(또한 당신의 이해도를 증진 시켜라 : 계약) :

- 클라이언트(환자)(도움을 받는자)과 치료사(도움을 주는 자)할 것을 둘 다 특화시켜 계약하라
- 계약은 **특별하다**: 도움을 받는 자는 바라는 행동이 **무엇**인지를 안다; 정확히 **어디서**, **언제**, 그리고 **얼마나 오랫동안** 그런 행동들을 보일 것인지; 그리고 목표를 성취하지 못하든 성취하든의 **결과**를 안다.
- 계약은 개인의 감정없이 **객관적**이다: 계약은 도움을 주는 자 또는 도움을 받는 자가 서로 "좋아하는"감정의 반영이 없도록 한다.
- 행동들은 **실행 가능**한 것이어야 한다: 클라이언트(환자)은 특별한 행동이나 기술을 수행할 수 있어야 한다.
- 목표의 성취는 **관찰 가능**하고 **평가 가능**한 것이어야 한다. 일반적 순종 또는 좋은 의도 보다는 특정한 성취감에 대해 보상을 주거나 요구한다.
- 계약은 때때로 처음에 특별히 **자유롭게 보상**을 사용한다.
- 계약은 전형적으로 **시간 약속** 또는 계약을 재타협하기 위한 특별한 시간을 포함한다.
- 계약은 반드시 **긍정적 관점**에서 표현되어야만 한다. 클라이언트(환자)또는 도움을 받는 사람, 그 또는 그녀가 무엇을 하지 않을지가 아니라 무엇을 할 것인지의 관점에서 시도한다.
- 모든 당사자들은 계약이 **정당**하다고 이해해야만 한다.
- 보상은 요구되는 행동의 어려움과 노력 만큼의 가치가 있어야만 한다. 치료사는 가능한 빨리 약속한 것을 실행해야만 한다.

문제 – 인식 기록 | Problem-Oriented Record

특별하고, 관찰 가능하고, 측정 가능한 치료적 목표와 자료 모음을 위해서는 특별한 문서의 형태가 반드시 필요하다. 이러한 문서의 틀 중 하나는 Weed에 의해 만들어진 **문제-인식 기록**이다. 이 틀은 처음부터 작업치료나 정신 의학을 위해 만들어진 것이 아니다. 일반적 의학 환경에서 처음 사용되었으나 많은 의학적, 비의학적, 작업치료의 치료적 중재 환경에서의 문서들에 많은 영향을 주었다.

문제-인식 기록의 구성 요소 (Components of the Problem-Oriented Record)

문제-인식 기록은 4개의 주 요소로 구성 되어 있다. 이 **기초 자료**에는 인구학; 의학적 및 사회적 역사; 의학적, 실험적, 심리학적 검사 결과와 연관된 임상적 보고; 환자의 주 호소 문제를 포함 하고 있다. **주관적 자료**에는 환자와 그 또는 그녀의 가족들이 표현하는 관점이 포함되어 있다. **객관적 자료**에는 전문가들의 관찰과 실험 결과가 포함된다. **문제 목록**에는 문제-인식 기록의 다른 3가지 구성 요소를 통해 알 수 있는 과거와 현재의 정신과적, 의학적 문제들이 포함된다.

과정 기록의 틀 (Progress Note Format)

각각의 문제들은 번호와 제목, 진단적 및 치료적 계획으로 기록 된다. 과정기록은 "SOAP" 형태로 기록되며 특별히 번호로 매겨진 문제로 핵심 요약된다. SOAP는 다음의 약어이다: "S"는 치료에 대한 환자의 주관적 반응과 환자를 관찰한 것을 말하며, "O"는 실험 연구와 진단적 기록 및 객관적 검사를 통한 객관적 자료를 의미한다. "A"는 주관적, 객관적 자료의 분석 또는 사정을 의미하며 "P"는 진단적, 치료적 환자의 교육 계획을 의미한다.(Weed, 1969)

문제-인식기록체계의 영향과 적용은 정신건강 환경에서의 문서와 기록에서의 증거가 된다. 문제-인식 기록은 목표-인식 치료 중재와 문제목록, 특별한 목표(장기와 단기 목표)와 각 목록에 있는 문제에 대한 특별한 치료적 전략을 반영한다. (Foto 외,1990;Lang과 Mattson,1993)

자신의 이해를 증진시키기: 계약
(INCEASE YOUR UNDERSTANDING : CONTRACTS)

계약

계약은 클라이언트(환자)과 작업치료사 사이 뿐 아니라 클라이언트(환자)과 고용주간, 클라이언트(환자)과 가족 구성원들 간, 동의를 정하기를 바라는 다른 사람들 간의 타협을 말한다. 치료사는 두 당사자들이 정당한 계약을 타협하는 것을 도우며, 이전의 목록화 된 계약을 위해 같은 규칙을 사용한다.

사례 연구

마니(Marney)는 18개월 전에 오른쪽 팔에 외상을 입고 최소한의 자조기술만 할 수 있는 9살 소녀이다. 그녀는 옷 입기와 신변처리를 배워왔고 기본적인 위생관리를 독립적으로 해왔으나 지난 몇 주간 학교 갈 준비를 하는데 오래 걸려서 엄마가 그녀의 신변처리나 옷 입기를 해주고 있다.

치료사는 마니와 그녀의 엄마가 계약을 맺고 마니가 아침의 일상에서 독립적 활동의 회복을 격려하기를 권하였다.

다음의 두 가지 가설적 계약을 비교하라.

하나가 다른 것 보다 더 나을 수 있다. 어느 계약이 가장 좋은 "규칙"을 가지고 있는 계약인가? 당신이 깨닫는 것은 어떤 규칙인가?

계약 A : 만일 마니가 아침에 그녀가 해야 할 준비를 하면, 엄마는 주말에 그녀가 선택한 '전체 관람 가' 영화에 데려갈 것을 동의 한다.

서명: (마니) 서명: (엄마)

날짜: 날짜:

계약 B : 10월 7일 이번 주 동안 매일 아침에 마니는 완전히 혼자서 옷 입기와 모든 신변처리(세수와 양치질을 포함한)를 엄마의 도움 없이 오전 7시 45분까지 하고, 마니는 아침 15분간 텔레비전 보기가 허락된다. 만일 마니가 다음 7일간 매일 아침 7시 45분까지 옷 입기와 신변처리를 완전히 하면 엄마는 마니를 10월 14일 토요일에 그녀가 고른 '전체 관람 가' 영화에 데려갈 것이다. 이 계약은 10월 14일에 다시 평가 될 것이다.

서명: (마니) 서명: (엄마)

날짜: 날짜:

저자들은 또한 "NAP"기록 형식에 매우 익숙하다. NAP은 다음의 약어이다. "N"은 주관적, 객관적 자료를 혼합한 이야기이며, "A"는 문제와 상태를 확립하고 그것들이 어떻게 결정되는지에 대한 평가이다. "P"는 문제점을 확립하고 해결하는데 사용된 계획으로 목표와 치료적 전략을 가진다.

경고 및 제지 | Caveats

작업치료를 기초로 한 행동은 방해가 되는 것들이 소거되는 동안 적응적 작업 수행을 도와주는 기술의 형성에 관련된다.

이 상태의 솔직한 양상은 행동적 치료가 단순하거나 필수적으로 같은 다양한 설정임을 말하는 것이 아니다. 행동 치료사들이 일반적으로 관찰 가능하고 측정 가능한 행동에 관심을 갖더라도 전략과 기법은 특별한 행동을 다양하게 만들거나 변형하는데 사용된다. 우리는 작업치료에서(미소 또는 혜택을 통해) 개인의 성공을 인정하거나, 비적응적 행동을 무시하거나, 행동적 치료로써 충분한 측정 가능한 목표를 쓰는 생각을 없애기 바란다. 인간의 복잡성은 적어도 실제감에 있어서 기능적 수행이 실질적으로 가능하며, 학습에 영향을 주는 모든 것을 분리시키고 확립시킨다. 행동 치료사는 그 또는 그녀가 행동적 치료계획을 성공적으로 수행하기를 바란다면 최대한 제한적 학습상황에서 행동적 전략의 적용에 중점을 두게 된다. 치료사는 또한 행동적 전략을 이행하기 위한 치료적 배경과 환경을 반드시 현실적으로 평가 해야만 한다.

계획의 실행 | Implementing a Plan

학습하는 목표를 정하는 것은, 계획을 실행하는 때이다. 이에 따라, 행동적 치료란 이전에 정해진 학습 전략의 하나 또는 그이상을 적용하는 것이다. 이것엔 선택적 강화, 기술 안내 및 구별과 일반화, 본뜨기, 도움주기, 코치하기, 역할놀이, 실습을 향상시키기 위해 고안된 전략이 포함된다. 치료사는 다음을 특징짓는 **최적의 학습 경험**을 고안한다 :

- 학습 경험은 클라이언트의 연령, 흥미, 가치, 사회적 기대, 치료 동안의 기대치등으로 굳어질 수 있다.
- 바라는 행동 또는 기술은 시범(본뜨기, 형성, 연쇄적인) 보여 질 기회가 있을 것이다.
- 적응적 반응(실습)의 반복을 위한 충분한 기회와 문제 해결의 사행과 수정을 위한 기회가 필요하다.
- 치료사와 고안한 사람들은 각 시간표마다 적응적 행동을 위한 긍정적 강화와 비적응적 행동의 반응을 억제시키는 강화가 주어지는 것을 보장 할 수 있다.
- 지속적이고 빈번한 외적 강화로부터 매일 (간헐적, 내적인) 강화로 옮겨가는 경험의 기회가 있다.
- 개인은 치료적 환경에서의 행동과 자연적 환경(치료사가 이들의 유사성을 더 명확하게 만들기 위한 치료적, 자연적 환경 양쪽의 두드러진 양상을 확대할 지도 모른다)에서의 행동 법규 사이에서의 유사성을 깨달을 수 있다.
- 배우는 자는 적절한 환경 대 부적절한 환경에서의 배운 행동의 시범 사이에 차별을 감지할 수 있다.(치료사는 클라이언트이 이러한 차이점을 명확히 하는 것을 도울 수 있다)
- 치료사는 정기적으로 측정할 수 있는 진행 과정에 대비한 특별한 기준을 갖는다.

행동적 의사소통 | Behavioral Communication

작업치료사는 각 학습 경험 목표와 개인의 기대되는 것을 알리는 치료 과정을 통하여 활동과 기법의 사용하는 것에 개의치 않는다. 치료사는 목표를 성취하기 위해 클라이언트에게 이해 가능한 설명 태도와 어휘를 사용한다. 예를 들어, 치료사는 클라이언트에게 다음과 같이 지시한다. "나는 당신이 설명서에 따라 열쇠함 가죽을 가지고 일하기를 바랍니다. 나는 만일 당신이 도움이 필요하다면 가능한 도울 것입니다; 나는 이것을 당신 자신이 독립적으로 일하고 익숙해지기 위해 먼저 시도하기를 원합니다." 치료사는 아동 그룹에게 "오늘 우리의 목표는 우리가 화났을 때 친구에게 알게 하는 가장 좋은 방법을 배우는 것이다"라고 말해야 할지도 모른다.

행동-결과의 관계
(Behavior-Consequence Relationship)

치료사는 자신들의 행동과 결과의 관계에 대해 인식하는 것을 돕기 위해 개인 또는 그룹과의 대화를 사용한다. 치료사는 클라이언트의 생각 또는 감정을 과대하게 보거나 부정하는 것이 아니라 증명된 행동의 관점에서 그 또는 그녀의 반응을 본다. 슬프고, 화난, 우울하게 보이는 그 또는 그녀를 개인에게 말해주는 것이 낫다. 예를 들어, "당신이 던지거나 옷을 잡아채는 방법은 화난 것처럼 보입니다." 또는 "당신은 혼자 앉아서 대부분의 시간을 보내는데 그것은 당신이 낙심해 있다는 것을 보여줍니다"라고 치료사는 말한다.

구성적 되먹임 (Constructive Feedback)

그 또는 그녀 개인에게 주어진 정보는 **되먹임**을 불러온다. 클라이언트과 연관될 때, 치료사는 기대한 행동을 특수화 하고 긍정적 행동을 언어적으로 인식하도록 한다. 단체 소풍을 갈 때, 치료사는 "단체에서 벗어나지 마세 요"라고 말하기 보다는 "차에서 내리면 단체로 움직이고, YMCA 정문으로 걸어가서, 앉아서 우리와 함께 할 Y 활동 지도 선생님을 기다리세요."라고 말하는 것이 낫다.

다른 예를 인용하자면, 치료적 요리 그룹에서 클라이언트(환자)이 부주의하게 칼을 사용할 때, 치료사는 단지 "조심 하세요"하지 않고 "조심 하세요; 손이 칼날 밑에 있어요. 여기요, 내가 보여줄께요." 하고 말하며 정확한 과정을 시범보이는 절차를 가져야 한다. 심지어 비평을 할 때, 치료사는 어떤 것을 잘못되었고, 흉하고, 끔찍하다는 표현은 피한다. 그 또는 그녀는 도구를 어떻게 사용하는지 시범을 보여주거나 정확하게 과정을 진행하고, 또는 향상에 필요한 활동을 성공적으로 완성하거나 과제의 특징이 무엇인지 정하도록 한다.

치료사는 또한 사람들이 일상의 환경을 학습하여 일반화 하도록 돕기 위해 대화를 사용한다. 작업치료사는 클라이언트(환자)이 자신을 조절하는 감각을 만들기 위해 노력하고 개인의 행동에 대한 책임감을 가질 수 있도록 격려한다.

전반적 삶에 걸친 행동적 모델의 적용 (Application of the Behavioral Model Across the Life Span)

사례 1 : 정신질환을 가진 성인

Mt. Airy House는 16명의 정신질환 성인을 위한 그룹 홈이다. 이곳은 18~65세 사이의 성인이 모여 치료기관과 숙소를 겸하는 "quarterway house"이다. 병원 환자들은 지금은 지역사회 재-통합쪽으로 옮기고 있다. 한 거주자는 "개인의 행동을 만드는 세밀한 평가" 로 불리는 Mt. Airy program을 하게 되었다. 행동은 "행동적 결손(적응적 행동의 부재); 과도함 (행동화, 이상행동, 기괴한 행동);또는 기능적 기술 영역에서 행동존재 또는 부재로 정해진다."(Wilberding,1993, p121)(과도한 행동 목록을 보시오). Mt. Airy House의 철학은 "지역 사회적 삶을 위한 성공적 적응은 각 거주자의 특별하고 유일한 문제들을 이해 하는 데 있다."는 신념을 바탕으로 한다." 새롭고 더 적응적인 기술과 행동"을 거주자가 학습 하도록 돕기 위하여 프로그램의 목적에는 "학습과 기능의 가장 높은 성취수준의 지속"을 위한 분위기 제공과 "사회성 기술 및 일상생활 기술 만들기"가 포함 되어있다. 이는 과제 지원 및 정서적 지지 둘 다를 제공하는 것을 훈련받은 작업치료 석사과정을 끝낸 전문가, 감독에 의해 이끌어 진다. 그들이 사용하는 전문기법에는 행동적 강화(언어적 칭찬과 격려)가 포함되며, 신용/돈, 특혜를 벌어들이고, 행동적 계약이 쓰인 "가정 규칙"의 형태에서의 행동을 위한 명확한 기대와 시범, 재지시, 서면지시, 체크리스트 사용을 포함한 기술적 안내가 포함된다. (Wilberding, 1993)

사례 2 : 신체적 손상을 가진 아동과 정신사회적 결과

marney는 그녀의 엄마와 함께 외롭게 사는 9살 소녀이다. 그녀의 아버지는 다발성 경화증으로 몇 년 전 돌아가셨다. 18개월 전 marney가 7살이었을 때 그녀의 오른 쪽 팔은 자동차 사고로 심하게 손상 받았다. 신경손상으로 marney의 팔은 단지 최소한의 기능만을 한다. 그녀는 병원에서 굴곡구축 예방과 그녀가 그녀의 팔을 기능적 활동에 사용하는 것을 가능하게 하고 그녀의 엄마가 가능한 한 marney가 독립적으로 지내는 것을 도울 수 있게 교육하기 위해 작업치료와 물리치료를 받았다. 재활은 1년전에 중단되었지만 marney는 그녀의 의사에 의해 자주 체크를 받고 있다.

그녀의 사고 얼마 후, marney는 언어치료사와 작업치료사가 있는 조그만 사립학교를 다녔다. 그녀의 담임 선생님과 교장 선생님은 그녀의 학교생활에 대해 염려하여, 작업치료사와 상담하기를 권하였고 이에 marney의 엄마는 동의했다. 그녀의 선생님은 marney가 일주일에 평균 1-2일을 결석 한다고 했다. 그녀는 교실에서 말하

과도한 행동 목록 (EXCESSIVE BEHAVIOR LIST)

다음은 "과도한 행동들"의 예시이다. (Wilberding, 1993) :

충동성
- 돈(충동적 또는 과도히 많이 쓴다)
- 특정 것의 지나친 양적 소비
- 분열 (도망감)
- 훔치기
- 약물 오용
- 자기 파괴
- 타인을 위협하기
- 소유물 파괴

불안정한 경계선적 행동
- 타당하지 않은 것을 요구 한다
- 타인에게 훼방 놓는 행동
- 일탈

사회적으로 부적절한 행동*
- 타인에게 저속하고 무례한 말
- 혼자 말하거나 혼자 웃기
- 기괴한 방식으로 옷 입기
- 불량한 위생상태
- 부적절한 성적 활동

화의 폭발
위험한 흡연
요구 또는 제한에 반응하기 위한 무능력 또는 마지못함

* 이것은 당신 자신에게로 원하지 않는 관심을 끌거나, 누군가를 불안하게 만들거나 ,다른 사람을 당황하게 하는 방식에서 행동하는 것이다.

는 것이 드물었고, 말을 시켰을 때 너무 조용히 말해서 아무도 들을 수 없었다. 점심 및 휴식시간동안엔 운동장 구석에 있고, 그녀는 보통 운동장 기구 꼭대기에 올라가고 그곳의 후미진 곳과 틈 사이에 숨었다. 부모 도우미들이 특별히 그녀에게 접근하고, 그녀에게 놀기를 권유했다. 그들은 그녀가 거절하고 두려움을 나타냈다고 말했다. 종종 그녀는 부모 도우미들의 무릎위에 앉거나 그들이 밀어주는 그네에 탔다. 그들과 함께 그녀는 속마음을 드러내거나 수다를 떨기도 했다. 다른 아이들은 그녀를 "아기"라고 부르며 놀리기 시작했다. 조직화된 게임을 하는 동안, 그녀는 억지로 참여했다. 그 게임과 활동들은 종종 팔을 사용해야 했고 선생님들은 아이들에게 어떻게 marney를 포함시켜 잘 놀 수 있는지를 알려주지 않았다. marney는 놀기를 원하지 않을 때 가끔씩 그녀의 팔이 "아프다"고 말하고 선생님들은 마지못해 marney에게 참여를 요구 하였다. 엄마는 marney가 학교 가기 싫어하고 "집에서 공부하고 싶어 한다"고 보고하였다. 엄마는 심지어는 marney가 독립적으로 옷을 입고 치장하는 것을 할 수 있음에도, 최근에는 아침에 준비하는 것이 너무 오래 걸려서 엄마가 옷을 입히고, 머리를 빗기고, 이를 닦기기 시작했다고 하였다. 엄마는 marney를 학교에 늦게 보내는 것 보다 집에 있게 하는 것이 나아서 어떤 날은 그렇게 한다고 하였다. 게다가 "그 애도 가려고 하지 않고 나도 marney와 함께 시간을 보내는 것이 좋다"고 하였다.

처음에 marney의 신체적 상태가 악화되지 않았다고 결정하고 작업치료사는 비적응 행동들을 확인하면서 치료를 시작했다. 이러한 비적응 행동에는 너무 조용하게 말하거나 운동장에서 구석에 숨어있거나, 부모 도우미의 무릎에 앉아있거나, 놀지 않으려고 핑계를 대거나, 적당한 시간 안에 스스로 옷 입는 것을 거부하거나, 팔이 아프다고 말하는 것이 포함된다. 다음으로, 치료사는 marney의 집과 학교 환경에서 이러한 행동들이 유지되는 것을 확인하고, 부모도우미들로부터 조직화된 놀이 중에 앉아 지켜본 후 시간과 주의집중을 확인하게하였다. 또한 엄마의 옷 입기와 몸치장에 대한 도움과 관심, 학교를 안 가는 것, 엄마와 집에 있는 시간들을 확인 하였다.

엄마와 marney의 대화는 치료사가 marney의 긍정적인 행동에 대한 보상 가능성을 갖게 하였으며 여기에는 TV보는 시간, 엄마와의 특별한 시간, 부모도우미들의 칭찬과 관심이 포함된다. 치료사는 통합학교를 권유했고, marney가 자신의 나이에 맞는 행동을 하고, 혼자 옷 입기와 치장하기를 독립적으로 하고, 교실에서 들리게 말하며, 운동장에서 또래들과 함께 놀 때 강화를 받을 수 있도록 부모의 계획을 권했다. 치료사는 marney의 선생님과 부모도우미에게 marney가 어려움 없이 할 수 있는 게임과 활동의 목록, 또래들과 함께 참여해서 할 수 있는 적용 방법을 제공했다. 부모도우미들에게 marney

가 그들의 무릎위에 앉게 하지 말고 부모도우미들, 다른 아이들, marney를 포함하는 작은 놀이 그룹을 만들도록 조언했다; 또한 marney가 조금이라도 참여도가 나아지면 칭찬해 주도록 조언했다.

엄마와 marney는 ㅊ 주에 서면 계약서에 각자 사인을 했다. marney가 매일 저녁에 TV를 볼 수 있느냐는 그날그날 제시간에 학교에 갈 준비를 하고 잘 가는지에 달려 있다. 그렇게 성공적으로 한주를 보내면 그녀는 엄마와 토요일 오후 동물원에서 함께 시간을 보낼 것 이다.

사례 3 : 성인 행동수정 프로그램

이전에 주목받는 변호사였던 한 여성은 basilar 뇌졸중이 되었으며 지금은 그녀의 남편과 딸과 함께 살고 있다. 최근에 그 여성은 먹는 것과 그녀의 일상치료에 참여하는 것에 비협조적이다. 클라이언트(환자)의 참여도를 증진 시킬 수 있는 행동수정 프로그램을 진행하도록 신경심리학자 함께 일하는 작업치료사의 요청에 의해 작업치료로 보내졌다. 특히, 작업치료사는 가정치료에 그녀가 참여할 수 있도록 하는 강화제가 무엇인지와 무엇이 그녀를 먹게 할 수 있는지를 정하도록 요구 받았다. (Borg 와 Bruce, 1997, 페이지 103-104)

다양한 배경과 환경에서의 행동프로그램 (Behavior Programs in Multiple Contexts and Environments)

3가지 사례에서, 작업치료는 행동적 모델을 따랐다. 첫 번째 사례에서, 작업치료사는 지역사회 지원팀으로 거주자들 중 한 사람이다. 두 번째 사례에서는, 치료사는 작은 사립학교에서 상담을 한다. 세 번째 사례에서는, 작업치료는 가정간호의 형태로 나타난다. 3가지의 사례에서의 클라이언트(환자)의 연령은 삶 전반에 걸쳐 광범위하고 다양하다. 행동적 실행은 연령과 상관없이 학습의 원칙에 기초를 둔다. 아동이든 언어가 필요한 성인이든 높은 인지 기능과는 상관없이 선택적 강화, 일반화, 기술 훈련, 기술 증진이 사용된다. 그러나 작업치료 같은 행동적 치료는 발달적 요구와 사용한 사람의 경험에 맞추어야 한다. 발달적 요구에 이르는 지침을 알기 위해 적합한 행동 치료 (Adapting Behavior Intervention)를 보라.

대상이 어린아이이든지, 성인이든지 치료사는 행동적 기대를 명확하고 명백하게 만든다. 임상가는 클라이언트(환자)에게 의미 있는 강화를 확립하고 선택적으로 강화를 사용한다. 클라이언트(환자)에게 관심과 목표를 사용하여 치료사는 아동과 성인이 연령에 맞는 적절한 기술을 학습할 수 있는 학습 경험을 만들고 바라는 행동과 기술의 모델로써 또래와 어울리게 한다.

아동과 청소년의 행동 조정 (Behavior Management with Children and Adolescents)

행동 조정은 내적 조절이 부족한 개인에게 바라는 행동을 촉진하고 바라지 않는 행동을 외적으로 조절하기위한 행동 전략의 체계적 사용을 말한다. 불복종, 주의력 결핍, 과도한 행동, 파괴적 행동, 공격적 행동(예, 약한 자를 괴롭히는)이 포함된 행동의 사례들은 행동 조정을 가져오게 한다(Charlebois 외, 1999, 페이지 137). 행동 조정은 다음의 것들을 포함한다.

- 명확한 구조 만들기
- 명백한 규칙, 경계, 기대 정하기
- 개인 계약
- 긍정적 강화의 사용
- 타임-아웃의 사용(Charlebois 외, 1999; McIntyre와 Battle, 1998)

다음으로 설명할 수 있다.

작업치료사가 위험한 전 청소년기 의 그룹과 일할 때, 매주 목표설정 시 그룹의"규칙"을 반복하는 것으로 시작한다.; 각 구성원은 공손히 듣게 될 것이고 다른 사람이 얘기할 때 끼어들지 않을 것이다.; 그룹이 끝날 때까지 구성원들은 앉아있어야 하며 ; 파괴적인 행동은 용납되지 않으며 그 결과로 그룹에서 추방된다.

원칙적으로, 행동 조정은 사회적 기술 훈련 및 자기 조절 훈련의 수행과 둘 다 내적 조절을 증진시키기 위해 고안된 것이나 대비된다. (Charlebois 외, 1999)

견고한 (자극적이지 않은) 목소리의 어조, 직접적인 눈맞춤, 전문가의 다른 비언어적 지시가 포함된 행동 조정은 어린이들과 성인 둘 다에게 사용되며, 이는 그들이 상황이나 기관, 전문가가 있는 통합기관을 조정하는 능력에 있어서 자신감을 갖게 한다. 행동 조정 기법 사용 시 핵심 약속은 문제가 조정이 되지 않았을 때 조절하는 것을 다시 시도하는 것보다 더 쉬워지거나 더 바람직한 것으로 되는 것을 예방하는 것이다.

적합한 행동적 치료

(ADAPTING BEHAVIORAL INTERVENTION)

클라이언트(환자)또는 그룹의 발달적 필요성을 위한 적합한 행동적 치료 시, 다음을 고려해야 한다.

1. 연령에 적절한 행동이 요구된다. 일반적 규칙에 따라, 환경에서 기대되는 발달적으로 적절한 행동 또는 행동의 적절함이 강화된다.
2. 만일 언어가 사용된다면, 클라이언트(환자)에게 행동적 기대를 명확하게 하기 위해 사용되는 것이다. 어린 아이들이 단순한 행동적 계약을 정하는데 도움을 줄 수 있으나, 이런 언어들은 아이들이 이해할 수 있는 것이어야 한다.
3. 원하는 반응과 강화사이에는 시간의 길이가 있다. 클라이언트(환자)은 클라이언트(환자)은 하나와 다른 하나를 연결할 수 있다. 아주 어린 아이는 즉시 보상이 이루어져야 한다. ; "내일" 또는 "주말에" 는 아주 어린아이에게는 의미가 없다.
4. 주의 집중 기간이 요구되는 과제가 있다. (예: 강화가 주어지기 전까지 행동이 얼마나 오래 유지되는가) 좌절감에 대한 인내력과 만족감을 유예하는 능력 둘 다 성숙함을 증진 시킨다.
5. 상대적인 외부적 보상 사용 또는 현실적 강화 (예: 토큰, 치료)는 내부적 보상(개인의 만족감) 과 비교된다. 자기 만족감은 나이든 아동과 청소년에게 더 안정적인 강화제가 된다.; 어린아이들에게는 사회적 강화제와 활동 강화제가 훨씬 더 낫다.
6. 설정에서 어떤 차이점과 유사성은 매우 명백하거나 미묘하다. 차이점과 유사점을 인식하는 능력은 성숙도를 증진 시킨다. 어린 아이들은 행동이나 단서를 통해 미묘한 차이점을 인식할 수 없다.
7. 타임-아웃을 위한 시간을 정한다. 타임-아웃은 어린 아이일수록 시간을 짧게 해야 한다. 5분 또는 10분이 어린 아이에겐 긴 시간이다.

파괴적 행동장애, 정신분열증, 심각한 정서 장애시의 행동 조정 (Behavior Management with Disruptive Behavior Disorders, Schizophrenia, and Serious Emotional Disturbance)

행동 조정전략은 행동 장애, 학습장애, 주의력 결핍과잉 행동 장애, 정신분열증의 진단 및 **심각한 정서장애(SED)**를 가진 청소년와 일할 때 주로 사용된다. 심각한 정서 장애는 비 의학적 정의로 공교육 체계에서 사용되는 말이며 아동의 교육적 수행에 있어 다음의 것들의 하나, 또는 그 이상에 해당되는 경우를 말한다.

- 학습적 무능력이 지적, 감각적, 건강 요소들에 의해 설명될 수 없다.
- 또래와 선생님 등 사람간의 관계 형성을 유지하거나 만들어 나가는데 무능력한 경우
- 일반적 환경에서의 부적절한 행동 또는 감정, 전반적으로 불행하고 우울한 감정, 개인적 또는 학교 문제와 연관된 신체적 증상이 나타나는 경우

정신 분열도 포함된 용어이다 (Individuals with Disabilities Education Act, Public Law 101-47620, U.S.C.1401(a)(1), 페이지 4802). 어떤 학생들은 학교에서 SED 꼬리표가 붙고 동시에 정신의학적 진단을 받는다. 심각한 정서장애는 초등학교, 중학교, 고등학교에서 확립될 수 있으며 그 결과로 이런 청소년들은 가정 내 수업이나 기숙하는 곳으로 보내진다. 이러한 젊은 사람들이 고등학교에 학업적으로, 행동적으로 적응하는데 어려움을 가지기 때문에, 학위를 취득하는데 실패하고 젊은 성인기를 성공적으로 바꾸거나 자기-지지를 하는데 필요한 생활 기술이 결핍된다. (Tobin과 Sugai, 1999)

3개의 행동적 작업치료 그룹 |

Three Behavioral Occupational Therapy Groups

앞서 우리는 작업치료에서 행동적 이론의 적용을 대표한다고 생각되는 행동적 그룹의 3가지 사례를 보았다. 비록 모든 작업치료가 그룹 환경 내에서 행동적으로만 판단하는 것은 아니지만 빈번히 사용된다. 각각의 그룹은 여기서 대표성을 논의하는 것을 경험하거나 우리가 지도해온 학생들의 임상 실습 경험의 일부를 지니거나 또는 우리가 관찰해 온 행동적 그룹의 혼합 요소이다. 행동적 그룹 치료를 할 때, 치료사는 반드시 그룹을 구조화 시키고 각 그룹 구성원을 활성화 시키고 강화하기 위하여 특별한 목표 행동을 확실하게 하기위한 환경을 학습한다. 이전 장에서는 치료사가 같은 감시자의 기능을 가지는 것이 설명되었다. 게다가, 그 또는 그녀는 특별한 행동을 살피거나 강화가 제공되는(또는 보류하는) 방법

이 있음을 알아야 한다. 이러한 기법은 다른 전문가들과 원조자들의 노력을 조화롭게 해준다.

그룹 1-직업 전 그룹
(Group 1-Prevocational Group)

각 참가자들은 작업치료 그룹에서 하나의 행동 그룹 형태로 특화된 개별 과제나 그것을 공유한다. 평상시 클라이언트(환자)은 지원되거나 또는 지원되지 않는 고용 상황에서 최종적으로 성공하게 하는 일반적 과제 기술을 배워 나간다.

예를 들어, 도시의 대합실에서 사는 집 없는 부랑자 남자가 최근에 일자리가 없었던 클라이언트(환자)이 월요일, 수요일, 금요일 오후 1시부터 3시까지 일하는 그룹에 참여 하기를 원한다. 참가자의 수는 6명에서 20명까지이며 "보통의" 사람들과 1-2일은 대합실에서 사는 남자들로 구성된다. 다음의 것을 포함하여 치료사들은 행동을 장려하려고 노력한다.

- 생산적인 일을 시작할 수 있는 능력
- 혼자서도 일을 잘 할 수 있는 능력
- 다른 사람들과 협동할 수 있는 능력
- 공간과 도구를 이용한 사회성 기술
- 이용할 수 있는 자료를 기초로 적정한 때에 결정을 내리는 능력
- 결과를 예상하는 능력
- 시간 엄수 및 꼼꼼함, 안전감, 청결함과 연관된 습관의 습득
- 이용할 수 있는 자원을 사용하고 확립할 수 있는 능력

작업치료사는 클라이언트(환자)이 카드 판 상자를 조립하기, 기계나 컨테이너안의 전자 부품을 포장하기, 인쇄물을 확인하기, 봉투 채워 넣기, 선 따라 접기, 과제 분류하기 같은 짧은 시간 안에 완성할 수 있는 간단한 일을 지역기관과 계약해야 한다. 사람들은 자신이 완성한 일의 양에 직접적으로 비례하는 적은 임금을 지급받음으로써 자신들의 완성품을 보고 강화를 받는다.

학습의 전이나 일반화를 증진시키기 위해, 일하는 공간은 실제 고용된 것은 아니지만 구조적이고 편안해야한다. 수행을 위한 기대감은 언어적으로 명백하게 되어야 하며 클라이언트(환자)이 따라야 할 목록으로 되어야 한다. 이것은 공손한 언어로 되어 있어야 하며, 일하는 그룹 내에서 일중독이 되지 않도록 하고, 자신의 일하는 공간을 잘 정비하고 청결히 하고, 적절한 도구를 사용하는 것을 포함한다. 클라이언트(환자)은 그룹에 참여하기전에 음식을 제공받고, 만일 일이 너무 힘들면 쉴 수도 있다. 사회화는 각각 일하는 때에 잠깐의 휴식을 갖도록 함으로써 장려된다.

작업치료사와 자원봉사자는 기본적으로 일의 질이나 행동을 잘 살펴야 하며 언어적 칭찬이나 참여자에게 임금을 지불하여야 한다.

그룹 2-재사회화 그룹
(Group 2-Resocialization Group)

재사회화 그룹에서의 치료 과정은 시작 행동의 목표를 중점으로 치료사와 개별적으로 각 구성원들이 만나서 시작해야 한다. 어떤 경우, 치료사는 목표 행동의 기초선을 바꾸기 위한 중요한 행동을 정하기 위해 새로운 구성원의 시작 관찰 기간을 갖는다. 최종적으로, 각 그룹 구성원들과 치료사는 학습 목표를 의논하고 동의해야 한다. 이 경우, 비슷한 사회적 학습 요구를 가진 클라이언트(환자)들은 재사회화 그룹으로 구성된다.

예를 들어, 지방의 정신건강 치료 기관에서, 퇴원 환자들은 정기적으로 "FAC(금요일 오후 클럽)에 소속된다. 매 주 수요일에는, 모든 그룹 구성원들과 작업치료사가 만난다. 필수적이 아니라 전형적인 그룹은 5-8명의 만성 정신 질환을 가진 젊은 미혼의 성인들로 구성된다. 구성원들은 퇴원 조건으로 클럽에 다닌다. 그러므로, 그룹은 지속적으로 구성원들 간의 멤버쉽의 변화가 일어난다.

모든 참가자들은 사회적 대화를 시작하거나 유지하는 것의 어려움, 지역자원의 유사성의 결핍을 공유하고 자신감이 떨어지며 (특히 이성들과 함께 하는 상황), 옷입는 습관이나 치장에서 좋지 못한 모습을 보이고 사회적 약속에 따라 제시간에 도착하거나 약속을 지키는 것에 나쁜 습관을 가지고 있다. 수요일 모임에서, 각 구성원들은 주별 목표를 정하는 자신들의 과정을 그룹 전체를 향해 발표한다. 많은 주별 목표에는 각 클라이언트(환자)이 집에서 보인 특별한 사회적 기술이 포함되어 있다. 예를 들면, 한 참가자는 지역 도서관에서 책을 빌려오거나, 지정된 친구에게 전화를 걸거나 지역 대학의 개방 강의

에 대한 설명지를 얻어오는 일들에 동의 한다.

수요일 모임에서의 또 다른 기능은. 치료사가 함께 관찰자가 되어 그룹이 금요일에 사회 외출을 하는 것을 계획하는 것이다. 금요일 오후에 특별한 장소(음식점, 스케이트장, 볼링장)에서 만나기로 준비하는 것이다.

각 그룹 구성원은 금요일 약속에 대한 단기 목표를 정한다(예를 들면, 정시에 가기, 혼자서 저녁식사 주문하기, 그룹 구성원인 사람 또는 아닌 사람과 대화 시작하기). 이후에는, 다음주동안 집에서 하나 또는 두개의 단기 목표를 달성한 뒤 발표를 하고 치료사는 이를 기록한다. 사회 외출은 치료 이야기를 최소화 한다. 외출은 자연스런 사회적 일들을 가능한 한 많이 가상 체험하게 한다. 참가자로서, 치료사는 적절한 사회적 행동을 본뜨고 가상적인 일시적 대화를 도와준다. 그룹 구성원들과 치료사는 자연스런 사회적 강화를 제공하고 다양한 구성원들이 만든 사회적 제안들을 경험한다. 참가자들이 서로를 강화하기 위해 큰 책임감을 갖기 때문에 이 그룹의 성공 여부와 분야는 개별적인 클라이언트(환자)들이 서로 긍정적이고 적절한 경험을 받느냐에 달려있다.

열심히 하는 치료사는 클라이언트(환자) 그룹이 구성원들이 긍정적 행동에 참여하는 것을 돕고, 본뜨기를 통해 열쇠 역할을 한다.

치료사는 다음 수요일 모임에 그룹이 해야 할 필요가 있는 사회 외출 중에 중요한 행동을 확립하고 다른 정신건강 센타의 전문가와 목표 성취에 노력하는 개인 클라이언트(환자)의 상태에 대해 의견을 교환하는 책임을 다한다.

그룹 3- 자기주장 훈련 그룹
(Group 3- Assertiveness Training Group)

행동 그룹의 3번째 형태는 자기주장 훈련 그룹이다. 자기주장 훈련은 사회기술 훈련으로 알려진 광범위한 행동적 적용의 일부이다. 사회 기술에서의 훈련은 대인관계 기술을 가르치고 일반화를 증진시키고, 이러한 기술을 유지하기 위해 설계되었다 (Liberman 외,1993,페이지156). 사회화를 포함한 다른 비구체적 활동을 근거로 한 그룹과 비교하여 **사회성기술 훈련**은 체계적으로 기술확립을 위해 행동적 학습 원리를 사용하였다. 다른 이들은 아이들과 청소년에게 사용한 것을 인용한 반면에, Libermanan 외(1993)는 만성적으로 손상 받은 성인의 높은 재발의 감소를 위해 기술 훈련의 사용을 말하였다.(Murdoch와 Barker, 1991; Charlebois 외,1999)

자기주장 훈련 그룹에서 사회성 기술은 다른 사람의 권리를 존경하면서 요구를 조음화 하는 능력에 근거를 둔다. 다른 사람들에게 도움을 받거나 강요받는 느낌이 들 때 "아니요"라고 말하지도 못하고, 그들이 원하는 것을 요구하지 못하며, 타인과의 관계에서 지나치게 미안해하며, 화났을 때 죄책감을 느끼는 사람들은 이런 그룹에 의뢰된다.

자기주장 훈련 그룹은 아래와 같이 구조화 되어 있다.

- 모든 구성원들은 같은 시간에 그룹이 된다. 그룹을 유지할 주어진 횟수 계획을 짠다. (예: 4주 동안, 주 2회, 회당 1~1.5시간)
- 처음 모임 때 치료사는 그룹의 기능과 목적, 각 그룹 구성원의 기대, 치료사의 역할을 설명한다. 치료사는 비주장과 주장, 수동적 행동과 공격적(적극적) 행동을 비교해가며 무엇을 의미하는지에 대해 그룹을 교육 시키며 시작한다. 참가자들은 주장하는 것에 어려움이 생기는 상황의 본질을 가리키는 설문지를 완성하도록 한다. 결국은 각 구성원들은 자신들의 요구를 알리는 것이 불가능하다고 느끼는 5가지의 사회적 상황을 쓰고 간략하게 설명하도록 한다. 그 뒤,참가자들은 쉬운 것부터 어려운 것까지 단계적으로 자신들의 요구를 주문하도록 한다.
- 치료사는 각 참가자들이 준 자료를 모으고, 참가자들이 어려움을 경험했던 흔한 양상을 깨닫게 한다. 그런 상황과 어려움의 요구가 개인별로 다양하다 할지라도, 치료사는 매번의 모임에서 가상적 역할극을 할 수 있도록 상황의 순서적 단계를 만든다. 종류별 상황이 가상적으로 단계적 재연될 때 다음의 것을 포함 한다
  - 식료잡화점 줄에서 당신 앞으로 낯선 사람이 밀고 들어왔을 때 반응하기
  - 가게에서 환불을 요구하기.
  - 위원이 되기를 요구할 때 "싫어요"라고 말하기
  - 성적 수치감을 느낄 때 "싫어요"라고 말하기
  - 같은 방 친구에게 사용 후 치우기를 요구하기
  - 이웃 아파트에 사는 사람에게 조용히 해달라고 요구하기

- 연장근무를 요청 받았을 때 "싫어요"라고 말하기
- 승진을 요구하기

일반적으로 이러한 상황을 중심으로 치료사는 개별화된 역할극을 선택한다.

- 차후의 그룹모임에서 치료사는 역할극의 연습을 위해 하나 또는 그 이상의 상황을 만든다. 치료사는 그룹에게 적절한 기술의 사용을 본뜨거나 교훈적 정보를 주면서 각 치료 시간을 시작한다. 어떤 경우에는, 간단한 이완 운동으로 시작하기도 한다. 그리고 나서 치료사는 역할극을 하게 될 첫 번째 상황을 묘사한다. 예를 들면, "당신은 식료잡화점에서 계산대 앞에서 5분 이상을 기다리고 있습니다. 갑자기 새로운 사람이 자기 맘대로 당신의 앞에 끼어들었습니다. 줄에 서있던 모든 사람들이 그 사실을 알았으나 어느 누구도 아무 말도 하지 않습니다. 당신은 이런 상황에 어떻게 반응 할 것입니까?"
- 참가자들은 모의 훈련 상황에서 적절한 주장의 반응을 주는 사람과 받는 사람의 역할을 번갈아 합니다. 치료사는 모든 그룹 구성원들이 새로운 행동을 연습할 기회를 갖도록 해줄 지원자를 요청할 수도 있습니다. 적절한 때, 치료사는 효과적인 주장반응을 본뜨게 하기 위해 과정 중에 끼어든다 ; 행동을 도와주거나 다른 사람이 강화를 줄 수 있도록 합니다. 그룹 구성원은 적극적 참여뿐만 아니라 타인을 관찰함으로써 배우게 됩니다. 이런 종류의 그룹에서, 본뜨기는 중요한 교구 입니다.
- 모의 훈련이 완벽해진 후 언어적 되먹임은 다른 사람들 반응의 효과에 대해 참가자들 사이에서 상호교환 된다. 감정이 표현되었을 지라도 그것은 상호관계에서 중요하지 않습니다. 치료사는 열광적 칭찬을 통해 효과적인 주장 행동 역할을 강화 합니다. 치료사는 참가자들이 서로 되먹임을 주는 것을 도와주고 학습한 것을 일반화 하도록 촉진하기위해 아까의 역할극과 비슷한 상황을 만듭니다. 둔감화 원리는 구성원들이 일반적 상황에서 보다 불안감을 덜 느끼는 상황에서 새로운 행동을 시도할 기회를 갖게 하는 데 중요한 역할을 한다. 각 참가자들은 이전의 학습에서의 기회와 자신감을 갖게 되며 매주 어려운 역할극 상황을 점차적으로 늘려 나간다.
- 그룹 모임이 끝날 때쯤, 각 참가자는 하나의 특별한 주장 행동을 목적으로 잡고 다음 모임 전에 연습하여 완성하도록 노력한다. 매번의 차후 모임에서는 구성원들이 그들의 주별 목표를 성취했는지를 간단하게 말할 시간을 따로 마련해둔다. 치료사는 목표 성위과정과 개별적 목표의 변화를 기록한다.

요약 – 행동적 치료중재 | Summary- Behavioral Intervention

작업치료에서 중재를 위한 행동적 모델은 행동적 학습 원리의 하나로 궁극적으로 개인적 학습과 작업적 수행을 증진시키기 위해 체계적으로 적용되었다. 이러한 행동 원리는 기술적 학습이 일어나기 위해 일반적 행동을 증진하거나 수정하는데 사용된다. 행동적 접근은 행동/기술들이 사용되는 환경 내에서, 관찰할 수 있고 측정할 수 있고 기능적인 관점이다. 본뜨기는 행동적/기술적 결손과 동시에 나타나는 치료 목표들의 정확한 언어적 표현을 위해 선택적 강화의 역할 및 행동의 학습과 유지를 하는 환경의 속성에 특별한 주의를 기울인다. 행동적으로 기반을 둔 작업치료는 생물학적 문화, 인지, 정서적 영향이 있더라도, 기본적으로 그러한 것들에 관심을 두지 않는다.

잘못된 학습 대 질병 | Faulty Learning versus Illness

정신 건강을 배경으로 한 작업치료는 1960년대에 행동적 이론의 틀에서 볼 수 있으며 그것보다 선행되어 일어난 정신 역동적 작업치료의 제한점에 대한 반응으로 볼 수 있다. 특히 정신 의학에서, 정신 역동 모델은 정신병의 부적응에 기인했으며, 같은 방법에서 모든 사람이 필수적으로 이해하지 못하는 은유적 언어를 사용한다. 때때로 정신 역동 모델에서의 작업치료의 목적은 사람의 내적 세계를 이해하는 것보다, 심리적 적응을 도모하고, 약물치료가 적정해 질 동안 지지적 환경을 제공해 주는데 있다. 많은 정신병 환자들이 치료기관에 재입원하게 되지만, 정신 역동 접근이 지역사회 생활에 지속적으로 적응하고 증상을 조절할 가장 좋은 방법인지는 정신 건강 사회에서 의문시 된다. 게다가, 건강을 돌보는 비용에 대한 관심이 증가되면서 정신건강사회는 치료에 대한 양자택일의 시점에 놓여졌다.

작업치료사는 다른 개업의사와 함께 정신 역동적 접근을 떠나 행동 변화의 관점에서의 치료로 치료의 틀을 재형성했다. 행동 원리들이 더 익숙해지고, 다양한 환경에서 적용되었다. 그러나 어떤 새로운 치료 접근을 채택할 때, 경향이 일어남에 따라, 행동적 모델에 대한 각성이 따른다. 가늠을 할 수 있는 내에서, 행동적 접근은 작업치료에서 적용될 때 더 현실적이고, 강점과 제한점을 볼 수 있다.

행동적 치료의 틀의 공헌점과 제한점 (CONTRIBUTIONS AND LIMITATIONS OF THE BEHAVIORAL FRAME OF REFERENCE)

공헌 | Contributions

작업치료에서 뿐 만 아니라 정신 건강에서 행동적 접근은, 치료 전략의 효과와 목적 을 세밀하게 할 수 있다. 직관적으로 많은 작업치료사들은 그들의 치료가 체계적인 치료 결과를 재평가 하고 주의 깊게 볼 수 있게 하는데 도움이 된다고 생각했다. 나중에, 예를 들어, 행동계약이나 학습의 사용을 통해 그들의 진전 과정을 측정하고 자신의 목표를 스스로 정하는데 명확한 방법을 제공할 수 있게 된다.

행동 조정 (Behavior Management)

행동조정 전략의 체계적 사용은 내적조절이 부족한 클라이언트(환자)과 함께 일할 때 도구로서 사용된다. 행동조정 원칙의 사용은 치료사가 학습이 안전하고 예측할 수 있는 환경에서 일어나도록 도와준다. 파괴적 행동의 아동이나 혼란스럽고, 충동적이고 공격성을 가진 성인 환자와 하는 작업에서 행동을 위한 바른 기대와 결과는 클라이언트(환자)이 자신의 행동을 책임질 수 있게 한다. 특별한 정신 건강 영역에서, 행동적 접근은 편안한 사람을 혼란스럽게 하거나 질리게 하는 중얼거림 같은 정신의학적 문제를 버리고 자신을 돌보는 것에 대해 이해할 수 있는 선택을 하게 하는 능력을 클라이언트(환자)에게 되돌려 준다.

기술 확립 (Skill Building)

행동적 기법은 일상 기능에서 기술적 결손을 가진 개인과의 작업에서 가장 잘 나타나며 기술 확립을 위해 성공적으로 사용 된다(Anthon, 1979; Borrow, 1986; Mosey, 1970). 몸치장하기를 증진 시키거나, 적절한 언어화, 작업 기술, 사회성 기술에서의 증진은 논문들에서 반복적으로 나타나고 있다. 기술 증진은 특히 장기적, 습관적, 기숙사 돌보기가 요구되는 개인들에게 중요하다. 행동 치료는 인정되었다. 성공과 즐거움이 없는 삶의 조건을 가진 많은 사람들을 사람답게 살도록 도와준다.

강화 (Reinforcement)

전통적 행동주의의 요점은 학습과정에서 본뜨기의 중요성과 강화로써의 칭찬 및 주의집중의 중요성에 있다 하겠다. 인지적 구조화의 치료적 과정아래 지금까지 발전하지 못한 사회적 학습의 이해 보다 나은 것을 찾아왔던 조사자들은 행동주의를 발판으로서 활동해왔다.

제한점 | Limitations

행동적 접근은 구체적 기술이나 수행 결손이 없을 때, 적용 가능해 보이지 않는다. 예를 들면 만약 어린 남자가 학교에서 잘 수행하고, 일반적으로 가족과 친구들이 원하는 것을 잘 하고 "인생의 전부는 무엇인가?"와 같은 감정을 표현하면 행동적 접근은 화제나, 가능성, 많은 감정을 불러일으키거나 연관 되어 나타나는 것으로 무리한 해석을 하게 된다. 행동적 접근은 기본적으로 의미에 관심 있는 것이 아니라 수행 결과를 중요시 한다. 이 단원에서 인용한 논문은 작업치료에서의 행동적 모델의 사용을 증명하는 것이며 기술이나, 수행의 결핍에 한정적으로 사용하는 것이 묘사되어있다.

일반화의 어려움 (Constraints on Generalization)

행동 조정을 위한 행동적 접근은 자아가 내포된 환경에서의 작업에서 가장 잘 나타나며 더 열린 환경과 집으로 일반화가 필수적으로 되지는 않는다. 자아가 내포된 환경, 즉 요양 기숙사 같은 환경이나 사회 요양 시설에서 개인은 전문가들에 의해 명령과 강화에 더 직접적으로 영향을 받는다. 이후, 강화가 적절히 주어지고, 주의 깊게 본뜨기가 나타나고, 점진적으로 돌보아지게 될 가능성이 있다. 비록 행동치료사가 내적 동기에 대해 알고 있을지라도, 자기 보상 또는 자연적으로 발생하는 보상이 어떤 점에 있어서 개인이 더 열린사회로 성공적으로 전이를 하게 되는지를 받아 들여야만 한다면, 이 치료적 단계는 일어나지 않을 지도 모른다. (Mosey, 1970; Murdoch와 Barker

매일, 어떤 사람의 또래들이 부적응적 행동이나 자신들의 성취감을 알아차리는 것의 실패 및 부적응적 행동의 재출현을 다시 보상할 지도 모른다. 우리의 이전의 인용문을 통해 보면, 높은 구조화된 환경 내에서의 성공이 많으며 집과 지역사회 환경이 조절 될 수 없는 것일 때는 성공에 대한 의문이 생긴다.

복합적 치료 계획 (Complex Intervention Planning)

하나 또는 그이상의 많은 환자들을 위한 효과적 행동 프로그램의 설계하기와 이행하기는 보이는 것만큼 그리 간단하지 않다. 부적절한 행동을 목표화 하는 것이 어려운 까닭에, 특히 많은 환자들이나 클라이언트들이 한번에 함께 일하게 될 때 이런 행동을 차단시키거나 적절한 반응을 보상하는 것은 어려울 수 있다. 꼭 맞는 보상을 정하는 것 도 어려울 수 있다. 만일 모든 사람들이 웃으며 끌어안고 잘 지내면서 함께 사탕이나 담배를 원하면, 덜 어려울 것이다. 하지만, 이차적으로, 많은 우울하고 퇴행적인 개개인들이 그들의 퇴행적 행동이 전문가들이 제안하는 그 어떤 것 보다 보상이 되어 그들이 받아들이게 되면 모호하게 된다. 치료사는 그들 자신들이 제안하는 때를 어떤 환자의 목표가 혼자 보내는 시간을 적게 가지는 것이 목표인 환자나 먹는 시간을 덜 갖는 것이 목표인 식이장애 청소년에게 강화로써 혼자 있는 것을 원하는 환자를 보게 된다. 원하는 일반화를 성취하는 것이 어렵다고는 하나. 원하지 않는 일반화 반응을 증진시키지는 않는다. 예를 들어, 특별한 치료사는 환자(클라이언트)로부터 언어화의 증가를 유도해 낸다. 그러나 이 사회적 습득은 그가 집에 돌아갔을 때 기다리고 있을 다른 전문가들 또는 관계없는 타인들에게 일반화 되지 않는다.

결국에, 행동적 입장에서, 복합적 행동이 더 세밀하게 쪼개어 지거나 별개의 단계로도 나눌 수 있는 것은 사실이다. 그러나 실행에 있어서 그렇게 노력한다는 것은 버거워 질 수 있다. 우울증이나 광범위한 불안이 일어나는 문제 상황 아래서 명확한 환경을 정의하기 위해서는 빙산의 일각-가장 표면적인 문제에 관여해야 한다. 광범위하고 긴 시간을 치료를 요하는 행위는 행동주의를 대치할 것을 찾아야 한다.

제한된 인지, 동기, 의미에의 중심점 (Focus on Cognition, Motivation, and Meaning Limited)

다양한 전통적 행동주의는 어떤 개업의들에게는 만족감을 주지 못했다. 예를 들어, 내적 동기의 역할이나, 간단한 능력으로 만족되지 않는 탁월한 능력이나, 완성될 때까지의 실행의 동기나, 활동의 목적을 위한 활동의 즐거움에 대해서는 거의 언급되지 않았다. 그렇게 하지 못하는 것에서, 전통적 행동적 개념은 자기-제한이 인 것처럼 보인다. 호기심의 역할 (예를 들면, 발견에 대한아이들의 즐거움과 첫 단어를 말하는 배우는 기쁨) 은 행동 주의자들에게는 관심 없는 것이다. 작업치료사들이 우리는 "목적 있는 활동"이라는 용어를 사용한다고 할 때 우리의 목적의 이해를 통합적으로 한다. 전통적 행동주의자는 또한 문제 해결에서나, 학습에서의 다양한 치료로써의 인지적 구조의 문제를 생각하지 않는다. 언어의 기능을 연구한 많은 사람들로부터 자극을 받아 (Chomsky, 1967, 1972), 과학자들과 개업의들은 그런 인지적 과정을 필수적이며 그 자체에서 분리되고 의미 있는 활동을 점차 느끼게 되었다. 그것은 철학으로써의 행동적 사고와는 반대되는 것이다. 행동주의는 인간을 이해하는 환원 주의자적 접근이다. 만일, 우리가 모든 단편들-모든 보여 지는 행동들-을 설명한다고 해서 우리가 정말 그 사람의 모든 것을 설명하는 것인가? 또는, 외부적으로 보여 지는 행동들을 가지고 복잡한 내부 과정을 식별할 수 있겠는가? 행동주의가 인간의 상태를 평범하게 하는가? 또는 행동주의가 진실로 복잡한 문제에 대한 실제적 접근인가? 마음속에 이러한 의문들을 가지고, 우리는 인지적 행동주의자들과 치료적 중재와 학습에서의 인지적 구조화하기의 역할에 관심이 있는 다른 사람들에게 관심을 돌린다.

참고문헌
(REFERENCES)

Abildness, A. (1982). Biofeedback strategies (p. 8). Rockville, MD: American Occupational Therapy Association.

Anthony, W. A. (1979). The principles of psychiatric rehabilitation. Amherst, MA: Human Resource Development Press.

Bandura, A. (1963). Social learning and personality development. New York, NY: Holt, Rinehart and Winston.

Bandura, A. (1971a). Psychological modeling: Conflicting theories. New York, NY: Adine-Atherton.

Bandura, A. (1971b). Social learning theory. New York, NY: General Learning Press.

Banus, B. (Ed.). (1979). The developmental therapist (2nd ed., p.260). Thorofare, NJ: SLACK Incorporated.

Becker, M., & Banus, B (1979). Sensory-perceptual dysfunction and its management. In B. Banus (Ed.), The developmental therapist (pp.239-273). Thorofare, NJ: SLACK Incorporated.

Bloomer, J., & Williams, S. (1979). Bay Area Functional Performance Evaluation (BaFPE): Task Oriented Assessment and Social Interaction scale manual. San Francisco, CA: USCF.

Borg, B., & Bruce, M. A. (1991). Assessing psychological performance factors. In C. Christiansen & C. Baum (Eds.), Occupational therapy: Overcoming human performance deficits (pp. 540-586). Thorofare, NJ: SLACK Incorporated.

Borg, B., & Bruce, M. A. (1997). Occupational therapy stories: Psychosocial interaction in practice. Thorofare, NJ: SLACK Incorporated.

Boronow, J. (1986). Rehabilitation of a chronic schizophrenic patient in a long term private inpatient setting. Occupational Therapy in Mental Health, 6(2), 1-20.

Burgess, P., Mitchelmore, S., & Giles, G. (1987). Behavioral treatment of attention deficits in mentally impaired subjects. Am J Occup Ther, 41(8), 505-509.

Charlebois, P., Normandeau, S., Vitaro, F., & Berneche, F. (1999). Skills training for inattentive, overactive, aggressive boys: Differential effects of content and delivery method. Behavioral Disorders. 24(2), 137-150.

Chomsky, N.(1967). Review of Skinner's "Verbal Behavior." In L. Jakobovits & M. Miron (Eds.), Readings in the philosophy of language. Englewood Cliffs, NJ: Prentice-Hall.

Chomsky, N.(1972). Language and mind (enlarge ed.). New York, NY: Harcourt Brace Jovanovich.

Clark, E., & Peters, M. (1984). Scorable self-care evaluation. Thorofare, NJ: SLACK Incorporated.

Corey, G.(1982). Theory and practice of counseling and psychotherapy (pp. 119, 135). Monterey, CA: Brooks/Cole Publishing Co.

Cormier, W., & Cormier, S. (1979). Interviewing strategies for helpers(p. 430). Belmont, CA: Wadsworth, Inc.

Diasio, K. (1968). Psychiatric occupational therapy: Search for a conceptual framework in the light of psychoanalytic ego psychology and learning theory. Am J Occup Ther, 22(5), 400-414.

Drouet. V. M. (1986). Individual behavioural programme planning with long stay patients, Part 1: Programmes planned and followed in an occupational therapy department. Part 2: social skills training. British Journal of Occupational therapy, 49, 227-232.

Durham, T. M. (1982). Community living skills training. British Journal of Occupational therapy, 45, 233-235.

Engel, J., & Rapoff, M. (1990). Biofeedback-assisted relaxation training for adult and pediatric headache disorders. Occupational Therapy Association.

Fine, S. (1988). Working the system: a perspective for managing change. Am J Occup Ther, 42(7), 417-

419.

Foto, M., Allen, C., Bass, C., Moon-Sperling, T., & Wilson, D. (1990). Reports that work. In C. B. Royeen(Ed.), AOTA selfstudy series: Assessing function. Rockville, MD: American Occupational Therapy Association.

Geiser, R (1976). Behavior modification and the managed society(p. 42). Boston, MA: beacon press.

Giles, G. M. (1987). A behavioral approach to the treatment of the severely brain injured adult. Occup Ther forum, 2(5), 3.

Giles, G. M. (1992). A neurofunctional approach to rehabilitation following severe head injury. In N. Katz (Ed.), Cognitive rehabilitation models for intervention in occupational therapy (pp. 195-218). Boston, MA: Andover medical publishers.

Giles, G. M, (1998). A neurofunctional approach to rehabilitation following severe head injury. In N. Katz (Ed.), cognition and occupation in rehabilitation - cognitive models for intervention in occupational therapy. Bethesda, MD: American Occupational Therapy Association.

Giles, G. M., & Clark-Wilson, J. (1999). Rehabilitation of the severely brail-injured adult - a practical approach (2nd ed). Cheltenham, united kingdom: Stanley Thornes (publisher) ltd.

Gorman, P. (1991). Mental retardation and mental illness - behavioral approaches. Occup ther forum, 6(5), 4-5.

Haertlein, C. L. (1994). Rasch analysis of the Milwaukee Evaluation of Daily Living Skills. In Dissertation abstracts international section A: Humanities and social sciences, 54(11-A), 40-70.

Haertlein, C. L. (1999). The Milwaukee Evaluation of Daily Living Skills. In B. Hemphill-Pearson(Ed.), Assessments in occupational therapy mental heath (pp.245-257). Thorofare, NJ: SLACK Incorporated.

Hilgard, E., & Bower, G. (1974). Theories of learning (3rd ed.). Englewood Cliffs, NJ: Prentice-Hall.

Hilgard, E., & Bower, G. (1975). Theories of learning (4th ed., pp. 136,601-605). Englewood Cliffs, NJ: Prentice-Hall.

Holm, M. B., Rogers, J.C., & Stone, R. G. (1999). Treatment of performance contexts. In M. E. Neidstadt & E. B. Crepeau (Eds.), Willard & Spackman's occupational therapy (9th ed., pp.471-498). Philadelphia, PA: lippincott, Williams & Wilkins.

Hoppes, S.(1997). Motivating clients through goal setting. Occupational Therapy Practice, June, 22-27.

Jodrell, R., & Sanson-Fisher, R. (1975). Basic concepts of behavior therapy: An experiment involving disturbed adolescent girls. Am J Occup Ther, 29(18), 620-624.

Kaye, J., Mackie, V., & Hitzing, E.(1970). Contingency management in a workshop setting: Innovation in occupational therapy. Am J Occup ther, 24(6), 413-417.

Kazdin, A. E. (1981). Behavioral observation. In M. Herson & A. Bellack (Eds.), Behavioral assessment (2nd ed., pp. 101-124). New York, NJ: Pergamon Press.

Kibele, A., Padilla, R., & Burton, G. (1998). The psychological issues of illness and disability. In E. Cara & A. MacRae (Eds.), Psychosocial occupational therapy in clinical practice (pp. 199-226). Albany, NJ: Delmar Publishers.

Kielhofner, G., & Burke, J. (1985). Components and determinants of human occupation. In. G. Kielhofner (Ed.), A model of human occupation. Baltimore, MD: Williams & Wilkins.

King, L. J. (1974). A sensory integrative approach to schizophrenia. Am J Occup Ther, 28(9), 329-336.

Klyczek, J. P. (1999). The Bay Area Functional Performance Evaluation. In B. Hemphill-Person (Ed.), Assessments in occupational therapy mental heath: An integrated approach. Thorofare. NJ: SLACK Incorporated.

Kunz, K., & Brayman, S. J. (1999). The Comprehensive Occupational Therapy Evaluation. In B. Hemphill-Person (Ed.), Assessments in occupational therapy mental heath: An integrated approach (pp. 259-

274). Thorofare. NJ: SLACK Incorporated.

Lang, E., & Mattson, M. (1993). The multi-disciplinary treatment plan: A format for enhancing activity therapy department involvement. In R. Cottrell (Ed.), Psychosocial occupational therapy : Proactive approaches (pp. 69-76). Rockville, MD: American Occupational Therapy Association.

Leonardelli, C. A. (1988). The Milwaukee Evaluation of Daily Living Skills: Evaluation in long-term psychiatric care. Thorofare. NJ: SLACK Incorporated.

Lewin, J., & Reed, C. (1998). Problem-solving in occupational therapy. Philadelphia. PA: Lippincott.

Liberman, R. P., Massel, M. A., Mosk, M., & Wong, S. (1993). Social skills training for chronic mental patients. In R. Cottrell (Ed.), Psychosocial occupational therapy : proactive approaches (pp. 155-163). Rockville, MD: American occupational therapy association.

Locke, E., & Latham., G. (1990). A theory of goal setting and task performance. Englewood Cliffs, NJ: Prentice-Hall.

Mager, R. (1962). Preparing instructional objectives. Palo Alto, CA: Fearon Publishers Inc.

Martin, G. L. (1978). Behavior modification (pp. 22, 58-59, 173). Englewood Cliffs, NJ: Prentice-Hall.

Martin, M. (1972). Behavior modification in the mental hospital: Assumptions and criticisms. Hospital and Community Psychiatry, 28, 292.

McIntyre, T., & Battle, J. (1998). The trait of "good teachers" as identified by African-American and white students with emotional and/or behavioral disorders. Behavioral Disorders, 23(2), 134-142.

Mischel, W. (1968). Personality and assessment. New York, NJ: Wiley.

Mischel, W. (1973). Toward a cognitive social learning reconceptualization of personality. Psychol Rev, 80, 252-283.

Mosey, A. C.(1970). Three frames of reference in mental health. Thorofare. NJ: SLACK Incorporated.

Mosey, A. C.(1986). Components of psychosocial occupational therapy. New York, NY: Raven Press.

Murdoch, D., & Barker, P. (1991). Basic behavior therapy. Oxford, England: Blackwell Scientific Publication.

Neidstadt, M. E. (1994a). the neurobiology of learning: implications for treatment of adults with brain injury. Am J Occp Ther, 48, 421-430.

Neidstadt, M. E. (1994b). A meal preparation protocol for adults with brain injury: Am J Occup Ther, 48, 431-438.

Norman, C., (1976). Behavior modification: A perspective. Am J Occup Ther, 30(8), 491-497.

Nuse-Clark, P., & Allen, A. (Eds.). (1985). Occupational therapy for children (p. 271). St. Louis, MO: Mosby-Year Book.

Ogburn, K., Fast, D., & Tiffany, D.(1972). The effects of reinforcing working behavior. Am J Occup Ther, 26(1), 32-35.

Overbaugh, T., Bradley, B., & Bucher, M. (1970). Use of operant conditioning to improve behavior of a severely deteriorated psychotic. Am J Occup Ther, 24(6),423-427.

Palmer, F. (1988). Present context of service delivery. In S. Robertson (Ed.), Mental health focus: Skills for assessment and treatment (pp. 1.28-1.36). Rockville, MD: American Occupational Therapy Association.

Pintrich, P., & Schunk, D. (1996). Motivation in education: Theory research, and applications. Englewood Cliffs, NJ: Prentice-Hall.

Rogers, J. (1982). The spirit of independence: the evolution of philosophy. Am J Occup Ther, 36(11), 709-716.

Rotter, J. B. (1954). Social learning and clinical psychology: Englewood Cliffs, NJ: Prentice-Hall.

Sieg, K. (1981). Applying the behavioral model to the occupational therapy model. Am J Occup Ther, 35(4), 243- 248.

Skinner, B. F. (1938). The behavior of organisms: An experimental analysis. Englewood Cliffs, NJ: Prentice-Hall.

Skinner, B. F. (1953). Science and human behavior.

New York, NY: Macmillan.

Skinner, B. F. (1968). The technology of teaching. Englewood Cliffs, NJ: Prentice-Hall.

Skinner, B. F. (1971). Beyond freedom and dignity. New York, NJ: Knopf.

Spiegler, M., & Agigan, H. (1977). The community training center: An educational behavioral social systems model for rehabilitating psychiatric patients. New York, NY: Brunner/Mazel.

Stein, F. (1982). A current review of the behavioral frame of reference and its application to occupational therapy. Occupational Therapy in Mental Health, 2(4), 35-62.

Stein, F., & Nikolic, S. (1989). Teaching stress managemant techniques to a schizophrenic patient. Am J Occup Ther, 43(3), 162-169.

Stein, F., & Tallant, B. (1988). Applying the group process to psychiatric occupational therapy. Occupational Therapy in Mental Health, 8(3), 9-28.

Thompson, L. K. (1992). The Kohlman Evaluation of Living Skills (3rd ed.). Eockville, MD: American Occupational Therapy Association.

Tobin, T., & Sugai, G. (1999). Discipline problems, placements, and outcome for students with serious emotional disturbance. Behavioral Disorders, 24(2), 109-121.

Tolman, E. C. (1951). Collected papers in psychology. Berkeley, CA: University of California press.

Trombley, C., & Scott, A. (1984). Occupational therapy for physical dysfunction. Baltimore, MD: Williams & Wilkins.

Wanderer, Z. (1974). Therapy as learning: Behavior therapy. Am J Occup Ther, 28(4), 207-208.

Watts, F. (1976). Modification of the employment handicaps of psychiatric patients by behavioral methods. Am J Occup Ther, 30(8), 487-490.

Watts, F., & Bennett, D. (1983). Introduction: The concepts of rehabilitation. In F. Watts & D. Bennett (Eds.), Theory and practice of psychiatric rehabilitation (pp. 3-14). New York, NJ: John Wiley and Sons.

Weed. L, (1969). Medical records, medical education, and patient care. Cleveland, OH: Case Western Reserve University Press.

Wilberding, D. (1993). The quarterway house: More than an alternative care. In R. Cottrell (Ed.), Psychosocial occupational therapy : Proactive approaches (pp.127-138). Rockville, MA: American Occupational Therapy Association.

Williams, S., & Bloomer, J. (1987). Bay Area Functional Performance Evaluation (2nd ed.). Palo Alto, CA: Consulting Psychologists Press.

Yerxa, E. J. (1991). Nationally speaking: Seeking a relevant, ethical, and realistic way of knowledge for occupational therapy. Am J Occup Ther, 45,199.

Yerxa, E. J. (1992). Some implications of occupational therapy's history for its epistemology, values, and relation to medicine. Am J Occup Ther, 46, 79-83.

제 6 장

인지행동의 참조 틀 – 수행에 영향을 미치는 사고와 인식

Cognitive-Behavioral Frame of Reference-Thought and Knowledge Influence Performance

요점 | KEY POINTS

✧ 역사와 현대 이론
- 작업치료 와 인지행동 문헌
- Bandura 의 사회학습이론
- Ellis 와 RET (Rational Emotive Theory)
- Beck의 인지치료
- Donald Meichenbaum의 인지행동 수정
- 중재의 대처모델

✧ 작업치료 실습 환경에서 이론
- 인간의 지식과 신념이 행동에 미치는 영향
- 능력과 무능 그리고 비현실적 이유
- 작업 치료사 – 교육자 – 촉진자, 과학적 역할 모델, 협력자
- 활동들을 지식, 역량강화로 인식하고, 형태교육 모듈

✧ 이론적 가정 안내 평가와 중재
- 평가
  - 자동적사고, 인생 주제 인식 그리고 지식
  - 인지구조평가
  - 인간 – 환경 매치 평가
- 중재
  - 자기조절에 의한 인지구조의 재 정립화
  - 문제해결 가르치기
  - 지식, 행동 그리고 사고 바꾸기
  - 전생애를 통한 교육적 경험과 문답식접근
  - 작업치료에서의 교육집단

✧ 인지행동 참조 틀의 기여와 한계점

핵심 질문
(FOCUS QUESTIONS)

1. 행동치료와 인지행동치료가 어떻게 다른가?
2. 인지행동 접근과 다른 인지적 접근이 어떻게 다른가?
3. 인지행동 평가와 중재에서의 인지의 역할은 무엇인가?
4. Beck의 이론과 Meichenbaum의 이론의 차이점
5. Bandura의 사회학습 paradigm은 무엇인가?
6. 내담자에게 새로운 것을 가르치는 데 있어서 점진적습득의 적용되는 경우를 볼 수 있는 경우는 어떤 경우 인가?
7. 인지행동적 이론에서, 활동의 역할은 무엇인가?
8. 행동등급에 관해서 다른 견해는 무엇인가?
9. 작업치료사는 어떻게 인지행동 이론을 사용하는가?
10. 심리교육학적(학습능력 평가방법) 경로 모델의 요소를 설명하시오.
11. 학습의 지지 모델과 학습의 습득 모델의 차이가 무엇인가?
12. 치료자가 치료적 관계를 형성하고 내담자/학습자의 역량을 증진시키기 위한 활동을 어떻게 사용할 것인가?
13. 다양한 인지-행동 문제-해결 방법들이 어떤 특징들을 공유하는가? 그 방법들은 학습자에게 어떤 이익을 주는가?
14. 인지-행동 모델에서 재발 방지는 어떻게 접근하고 있는가?
15. 작업치료사는 재발방지와 건강 유지와 관련된 원리들을 어떤 맥락에서 이용할 수 있을까?

역사적 고찰
(HISTORICAL UPDATE)

몇몇 독자들은 행동 치료와 인지-행동 치료간에 차이가 있는지 궁금해 할지도 모른다. 행동적 접근은 강화를 통해 바뀌어져야 할 행동들에 일차적으로 관심을 둔다. 두 번째로, 행동 치료자는 행동에 영향을 줄 수 있는 사고(인식)을 중요하게 생각한다면, 인지-행동 접근은 어떤 특정한 행동들을 나타나게 하는데 우선적으로 초점을 둠으로 문제해결을 위한 지식기반을 형성하는데 관심을 둔다.

1970년대, 인지과정과 행동, 그리고 사회심리학에서 자기조절에 대한 관심이 높아졌다.

자기조절은 외부의 강화에 의해 조절되는 것을 말하기 보다는 스스로의 성장과 발전에 영향을 주는 개인의 능력을 말한다. 인지과정과 자기조절에 대한 더 많은 관심은, 행동이론과 치료의 기본과 갈등을 야기하고, 많은 논쟁을 불러일으켰으며 궁극적으로 인지행동치료자가 인지행동주의자가 아니라는 양극화를 초래하였다. 인지행동연구를 위한 특별관심집단(Special Interset Group)내에 행동치료발달협회(Association for the Advancement of Behavioral Therapy)와 행동분석협회(Association for Behavioral Analysis)가 형성되었다. 이 특별히 구성된 집단은 인지연구와 개인 내의 행동심리연구를 지원하였다. 다양한 의견들 가운데 논쟁거리와 연구 그리고 관련된 논문이 오늘날 알려진 인지행동심리학이 되었다. 인지행동적, 인지 그리고 학습접근들이 확장되었으며, 이것들은 대체적으로 위기상황에 사용되었다. 이 장의 이론들은 개별적으로 쓰이거나 피험자의 내적 성장, 그리고 보정 또는 적응학습과 같은 다른 여러 이론들과 함께 사용할 수 있다.

이 책의 두 번째 판에서, 우리는 인지행동적 접근이 전문치료에서 심리교육학적 접근(심리학적 학습능력평가방법)의 기초를 마련하기위한 전문치료원리와의 결합을 제안했다. 전문치료에서 심리학적 학습능력 평가방법의 접근은 지식기반을 정리하거나 확고하게 하는 것과 환자자신이 '불가능하다' 고 믿는 것에서 '가능하다' 또는 '능력을 가졌다' 로 변화시키는 것에 목적을 둔다. 교육과정은 내담자의 일상 생활에 있어서 요구되는 것에 응답하는 것을 준비하기 위해 고안되었다. 이 과정은 내담자의 지각과 기능적 기술을 키우며 문제해결전략을 증진시킬 수 있다.

간단히 말하자면 이 책의 제 2판에서, 몇몇의 전문치료사는 인지와 행동적 개념 그리고 Allens의 인지 장애이론에 연관된 것들을 선택하였다. 그들이 제안하는 것은, 인지행동이론은 5수준과 6수준(높은 인지능력을 의미함)에 있는 사람에게 유용하다. 인지장애이론에서 인지행동원리의 채택은 오늘날도 여전히 발생하고 있다.

(duncombe, 1998)

세 번째 판을 준비하는데있에서, 인지행동이론은 심리학과 전문치료, 심리기전과 발달이론, 그리고 인간작업 모델로부터 다른 여러 가지의 이론들과 병합되었다는 것을 우리는 알아냈다.(Henderson, 1998) 즉, 인지행동적 원리는 아이들과 어른 그리고 건강증진과 예방 프로그램에서 다양한 문제를 가진 사람들에게 적용된다는 것을 밝혀냈다. 이들이 취한 선택적 적용의 예는 다음 장에서 기술하도록 하며, 예들은 부록 J에 제시되었다.

세 번째 판에서, 문헌 재검토를 할 때, 몇몇의 전문가들은 인지행동 치료를 인지치료로서 인용하여 활용하기도 했다. 그러나 작업치료에서는 인지치료는 여러개의 인지적 접근방법 중의 하나이다.(Katz, 1998) 이 장에서 세가지 다른 인지모델을 설명하는데, 이는 인지적 장애, 행동상호작용과 인지 행동적 이론이다. 각각은 분류적 특성을 가졌으며 이 책에서는 각각의 장으로 분류되어 논의 된다. 독자는 각각의 모델을 찾을 것이며 용어들은 유사하게 사용되거나 다르게 사용될 수 있으며, 개입원리는 중복되거나 약간 대조적일수도 있다.

많은 인지 행동적 이론에서, Albert Bandura의 사회학습이론은 예방과 건강교육의 분야와 일과 현시대의 심리학에서 중요하면서도 특별한 의미를 가지고 있다. 사회학습이론을 수반하는 이 교육 프로그램과 전략은 정신(심리)교육으로서 간주되거나 그렇지 않을 수도 있다. 이들은 자기관리와 건강유지, 장애예방과 기능적문제에서의 학습을 포함한다. 사회학습이론은 전문가의 치료개입에서 내담자 자신의 지각평가와 환경 그리고 자기 효능감의 역할에 있어서 작업치료사의 이해를 돕는다. 어떤 사람의 효능감은 내담자의 목표와 문제해결 그리고 일상생활에서 있어서 참여하는데 영향을 준다고 여겨진다. 자기효능감에서 신념 역시 치료산출과 치료효과의 평가에 기여한다.

비록, Bandura의 행동치료는 작업치료의 논쟁이 인용되었지만, 이 장에서 우리는, 전문치료의 실행에 있어서 인지행동치료와 그것의 기능성을 평가하는 것을 강조한다. 왜냐하면 사회학습이론은 전문치료에서 포괄적이며 다양한 적용점을 가지고 있기 때문이며, Bandura의 이론은 독자가 비록 인지행동 참조 틀에 적용하지 않는 것을 선택하더라도 개입에 있어서 Bandura의 이론에 집중할 것을 권한다(Bandura, 1977;Rosenthal & Bandura, 1978)

이 책의 제 3판에서, 우리는 실제적인 전문치료에서 인지행동적 원리의 사용을 지원하고 일상생활에서 인지역할의 설명과 같은 추가적인 예를 제공해야 한다. 전 판에 기록 된 것과 같이, 전문 상담가는 인지행동이론의 기능과 그들이 실행하는 치료를 할 때에 사용되는 인지적 접근을 증명하기위한 것이 필요하다(Henderson, 1998). 우리가 희망하는 것은 이 장의 끝부분에 있는 참고 단락에서 다시 한번 강조한 구상과 이론적 연구에서 작업치료사를 끌어들여 함께 하거나, 작업치료의 환경에서 인지 행동적 접근을 사용하는데 그 효능감을 지원 하는데 사용될 수 있다는 것을 밝히는 것이다.

정의
(DEFINITION)

인지행동이론은 정신사회학적 문맥과 설정 뿐만 아니라 내담자의 지식과 지식의 응용을 확고히 하거나 문제해결 능력을 증진시키는데 , 중재를 결정하는데 사용되기도 한다. 이 참조틀은 사람의 인지기능과 신념의 중재 또는 어떤 사람의 영향이나 행동을 가정하는데 사용된다. 처리과정의 평가로는, 개인의 지각이나 생각, 태도, 가치와 신념이 요구된다. 이 상호작용이 사람의 감정이나 매일매일의 행동에 영향을 주는 것은 이것의 이해와 치료에 영향을 주는 임상적 구조 경험을 말한다. 인지행동이론은 말과 행동적 방법을 모두 포함하고 있는 것을 제안하며. 개입의 목적은 사람의 생각을 변화시키는 것인데, 이 생각은 사람의 행동에서 최종적으로 환자의 일상기능을 증진시키는 것과 자기 효능감을 증가시키는 것을 말한다. 이 참조틀을 적용할 때, 작업치료사는 점진적인 도전이나 성공 경험을 지원하기 위하여 환자의 활동에 대해서 등급을 매긴다. 치료사는 피험자의 관계에서 수행을 증진시키는데 있어서 요구 되는 인지능력을 발달시키기 위한 인식이나 행동 사이의 관계를 설명할 수 있게 하기위해 기대되는 활동을 사용한다. 개인학습경험과 집단학습경험은 내담자의 지식기반 문제해결방법의 범위를 확장하기 위하여 고안되었다. 여기서 내담자는 새로운 방법과 기술을 실습하기 위하여 다양한 기회를 얻게 된다. 인지행동개입에서 결정적인 주요내용은 내담자 자신의 관점에서 새로운 환경을 접하게 되었을 때 그것을 스스로 조절할 수 있는 자기지각과 자기 효능감을 증진시키게 된다는 것이다.

이론적 발달 (THEORETICAL DEVELOPMENT)

작업 치료 문헌 | Occupational Therapy Literature

인지행동적 접근은 작업치료 실행에 이론적 토대와 함께 거론된다. 왜냐하면, 전문성의 시작, 사회학습원리, 행동적 그리고 인지적 이론과 접근은 중요하기 때문이다. Meyer는 환자의 행동이나 환경 또는 그들의 사고의 변화에 의한 적응 이라고 주장한다. 이 변화는 환자의 문제해결을 돕기 위해 기대된다(Duncombe, 1998; Lidz, 1985;Meyer, 1922). 인지행동이론과 작업치료 이론은 아래와 같은 여러 공통된 특징을 가졌다.

- 인간의 통찰이나 현상적 경험에 기초 틀을 세운다.
- 평가와 개입과정 동안 환자와 실행자 사이에서 함께 작업의 관계를 선정한다.
- 인지적 지각과 사람의 문재해결능력을 중요시 한다.
- 행동이나 과제를 개입처리로 통합한다.
- 기능의 일반화를 증진시키기 위해 실습에 있어서 다양한 문맥을 사용한다. (Duncombe, 1998))

사회학습이론의 영향은 최근 전문치료모델의 증거이다. 이는 사람과 행동/직업, 그리고 환경/배경들 사이에서의 상호작용과 처리에 초점을 둔다.(Christiansen & Baum, 1997; Dunn, Brown, McClain, & Westman, 1994; Kielhofner, 1995; Law 등, 1996). 인지행동적 원리 역시 전문치료에서 오랜 전통을 가진 과제지향적 집단이론과 함께 거론된다(Duncombe, 1998; Fidler, 1969). 작업치료에서 기능연습, 피드백과 의논을 가진 활동과 과제의 통합된 사용은 많은 집단 개입의 핵심이다. 우리는 이 전문성 있는 과정을 통하여, 작업치료사들이 환자의 행동이나 일상 활동에서 환자의 의미 있는 참여를 높일 수 있는 것과 같이 환경에 영향을 주는 개입을 고안했다. 치료사는 행동적 접근이나 인지적 접근 또는 영향을 주는 이 두 가지 이론이건 아니건 간에 전문치료와 정신건강개입을 통합시키기 위한 치료사의 능력과 환자의 요구와 정신보건단체에서의 지배적인 이론들을 강조하기 위해 선택을 한다.

이전에, 개입에서의 이론적 강조는 전문 치료에서 정신교육학적 프로그램을 사용하는 것이었다. 일반적으로, 문헌은 인지적 요구와 정신사회학적 요구와 물리적 요구를 위한 여러 종류의 교육프로그램들을 포함한다. 그러나, 이런 학습적 경험은 정신교육학적이라는 말로 정의하기는 명확하지 않다. 종종 최근의 교육적 개입의 전문치료에서 강조하는 것은 기능적요소의 특정한 한가지가 아니라 사람 전체를 말한다(Psychological, social, physical, or cognitive 참조). 이 프로그램은 사회학습과 인지이론을 참조한다. 그리고 필요로 하는 일상생활과정 있어서 환자의 지식과 기능 모두의 증가 그리고 복지는 그들의 몸과 마음사이의 관계임을 강조한다. 이런 교육적 프로그램은 공동사회와 건강관련 환경에서 사용되어 왔으며, 가족구성원과 아이들 그리고 어른들을 위해 고안되었다. 이 장에서는 인지행동적 개입의 예와 전문치료연습에서 사용될 수 있는 교육적 접근의 예를 들었다. 이런 임상적 적용은 인지행동적 접근이 전문치료모델과 양립된다는 것을 주장한다. 또한 그들은 인지행동주의는 정신보건과 예방측면 모두에서도 적용가능 하다고 주장한다.

인지행동적 연구 | Cognitive-Behavioral Literature

인지행동치료는 인지치료라고도 불리며 이것은 순수심리, 응용심리 그리고 교육으로부터 얻어진 것이다. 이것은 여러 이론의 개입을 내포하고 있다. 자아의 관점과 환경에 영향을 받는 개인의 행동에 관하여 주장한 Adler의 이론을 바탕으로 1935년 초반에 시작되었다. 이때부터, 여러 이론들은 이 이론을 바탕으로 주장되었고 어떤 사람이 감정이나 행동에 영향을 주는 변화와 환경에 대한 상상을 만든다고 주장한다. 다른 이론가들이 제안하는 것은 사람이 정보처리와 동일시 그리고 새로운 정보에 대한 적응은 사람의 생각과 감정 그리고 행동에 다양하게 영향을 준다고 주장한다. 이런 기초이론들은 인지는 행동과 감정을 변화할 수 있으며, 그러므로 인지치료는 사람의 생각과 행동 그리고 감정을 도울 수 있다는 이론과 관련된다고 주장하는 임상이론으로부터 시작되었다.

1970년대에는, 합리적 인지 치료사의 기여와, 인지치료사, 사회 심리학자 그리고 행동 이론가들이 인지 행동치료로 통합되었다. 이 Ellis, Beck, bandura 그리고 Davidson, Kanfer, Phillips, Lang, Lazarus, Mischel, Peterson, Mahoney, Meichenbaum, Goldfried, Kazdin, Wilson과 그외 여러 인지행동 이론가는 인지행동연구에서 나타났다. 통합된 이론은 행동이해, 자기조절의 발달, 평가계획, 전략개입 그리고 행동적 개입의 효능감 확대에서 인지 처리의 역할로 강조되었다. 치료의 인지틀에 기여된 심리학자들은 행동의 중재에서 인지의 중요성을 강조하였다. 또한 그들은 고전적 조건과 인지 시기에서 강화를 해석했다.

이 인지치료와 인지행동치료는 상호 교환적으로 사용될 수 있다. 우리는 우리의 인지행동적 이론과 그것의 개입상황에 있어서 다양하게 적용되는 것을 이 장에서 논의한다.

인지행동치료의 양식 | Forms of Cognitive-Behavior Therapy

Mahoney 와 Arnkoff(1974)는 인지행동치료의 3가지 중요한 형식을 정의 하였다.

- 합리적 심리치료
- 대처기술(coping-skill) 치료
- 문제해결 치료

합리적 심리치료는 엘리스의 합리적 정서치료(RET)와 Meichenbaum의 자기 교습훈련(SIT)과 Beck의 인지치료를 포함한다. 대처기술치료는 스트레스로부터의 극복을 촉진시키기 위한 방법을 사용하는 치료이며, 이 방법은 내제된 모델링과 수정된 체계적 감도의 줄임, 근심관리와 스트레스 예방을 포함한다.

문제해결치료는 Fairweather의 성인교육에서 관리 프로그램에 다른 여러 프로그램을 예를 들어 설명하였다. 이 치료사들은 기술을 가르쳤는데 그 기술은 현존하는 문제로부터 앞으로 발생할 수 있는 문제에 대한 특정한 해결책을 찾는 것을 사용하는 것이었다. 이 접근의 강조점은 환자와 치료사가 같이 합의하에 문제를 해결하는 방법으로 정의하는 것이며, 대조적으로 행동적 접근의 문제해결에서 치료사는 환자의 행동에서 문제해결을 위한 강화를 사용하는 것이다. 인지행동 연구는 임상적으로 적용되므로 문제해결치료에 중점을 두었다.

작업치료사는 작업치료 중재와 예방에 있어서 다른 종류의 인지와 인지행동 방법을 사용하였다. 이 장에서는, 우리는 4가지 이론을 정리할 것이며, 그것들은 작업치료에 있어서, 작업치료와 연구 그리고 중재의 기여 그리고 보건교육 방법에서 주로 언급되는 것이다. 이들은 Albert Bandura의 사회학습이론, Albert Ellis의 합리적 정서치료, Aaron Beck의 인지치료, 그리고 Donald Meichenbaumdm 인지 행동 수정이다. 또한 우리는 이것들은 심리학, 상담, 그리고 교육적 문헌으로부터 예를 들것이며, 이것들은 행동적 건강 환경과 정신보건에서의 적용을 혁신을 표상한다. 이 예들은 활동과, 과제학습, 그리고 인지치료 원리와 환자의 전생애를 통한 수행의 증진의 사용과 같이 양립할 수 있는 방법들이 포함되어 있기 때문에 우리는 이것들을 선택했다.

BANDURA의 사회학습 이론 (BANDURA'S SOCIAL LEARNING THEORY)

Albert Bandura는 사회학습을 상호의존 패러다임으로 생각했다. 학습은 행동과 사람 그리고 환경의 상호작용에서 얻어지는 최종 산물이다. 그러므로 행동은 단순히 그 사람의 환경에 의한 상호작용의 결과가 아니다. 다소 행동은 반응의 상호 결정자 또는 결과의 상호결정자처럼 나타날 수 있다. 바꿔 말하면, 사람들이 환경에 어떻게 반응하고 환경이 환경에 있어서 특별하게 지각된 그들에게 있어서 어떻게 작용하는지에 대한 것이다.

예를 들면, 척수에 동일한 병명을 가진 사람은 기능에 있어서 서로 비슷하게 능력과 한계를 갖지만 이들은 그들 인생에 있어서 어떤 일들을 하면서 살아 왔는지에 따라 각기 반응은 다양하다. 즉, 이러한 척수손상환자를 자주 만나는 전문치료사에 의하면, 이 차이는 환자가 장애에 대한 독특한 관점에서 기인하며, 그들이 성취에 있어서 무엇을 원하는지 그들의 행동에서 흔히 나타날 수 있다. 환자의 행동은 공감과 심정, 의존, 화, 수락 또는 도전 그리고 그들의 상호작용으로부터 그것들을 제거할 수 있다. 그외 다른 반응은 개인의 자기심상이나 그들에게 가능한 기회에 영향을 줄 수 있다.

구조화된 정신보건환경에서, 이 상호의존 패러다임은 사춘기개입과 같은 동일한 치료환경에서 여러 사춘기에 유사하게 발생하는 문제를 가지고 있는 것으로 보여지며, 사춘기 문제의 관점에서 보면, 개인적 강도, 동료와 어른들, 그들의 치료에 대한 믿음과 개인적 가치 그리고 기대가 중재로부터 얻어지는 것에 영향을 미친다. 이 행동은 부모나 구성원 그리고 동료는 환자의 기대나 생각이 무엇인지에 영향을 준다. 목적은 그들의 사고를 결정하고, 무엇을 지원할지를 제공하며, 이전 행동에 대한 판단의 기초가 된다. 궁극적으로, 사춘기의 영향은 그들의 행동을 통해 현재와 미래 행동에 많은 조절을 할 수 있게 하며, 그들의 삶의 질에 영향을 주는 환경을 만들 수 있게 한다.

이 사례들로부터 우리는 환경과 사람이 행동과 상호작용의 결과에 영향력 있게 조절하는 법을 알게 된다. 그것은 행동을 결정하는 사건의 쌍이라기 보다는 상호작용이라고 보여진다. 사회학습이론의 이해가 증가됨에 따라서, 독자는 전문치료개입의 영향 발달을 설명하는 다양한 영역에서 그들의 지식이 넓어질 것이다.

- 내적 외적 강화의 역할
- 환경중재와 인간상호작용에서의 인지의 역할
- 모델링과 관찰학습에서의 인지의 역할
- 교정학습의 원리
- 행동과 개입에서 동기의 대안적 자원
- 자기 효능감과 환자의 일상적인 활동과 여유에 관한 신념들간의 관계

모델링에서 인지의 중요성 | The Importance of Cognition in Modeling

전통적 행동주의자들이 인정하는 것은, 학습은 개인모델이 다른 사람을 관찰한 뒤에 나타날 수 있다고 생각한다. Bandura가 강조한 사회학습이론은 인지는 모델링에서 매우 중요한 역할을 한다. 그러나 그들이 우리에게 주지하는 것은, 사람들은 그들이 관찰한 매일의 행동들을 모델링하거나 상상하지 않는다는 것이다. 다소, 개인들은 그것들을 회상하려고 생각하기만 한다. 그 행동들은 Bandura가 말한 예상된 결과에 크게 의존한다.

개인들은 그들이 믿거나 원하는 것에 대한 그들의 행동을 모델링 하는 것이 더 쉽다. 그들은 이 부분에서 알아차리거나 결과를 통해서 학습을 하는데 그 결과는 특정한 행동에서 다른 사람이 참여하고 있을 때를 말한다. 예를 들면, 어떤 성인이 기획능력의 재능에 대한 것이나, 타협을 하는 노력에 대하여 칭찬을 받는 것을 다른 사람이 봤다면, 성인(관찰자)은 이 행동을 모방하는 것을 선택할 수 있다. 마찬가지로, 아이들이 잘한 일에 대한 상을 받을 때 그들 역시 그것들을 모방하려고 한다.

모델링과 모방 | Modeling and Imitation

모델링과 모방은 기능개발 뿐만 아니라 태도나 규칙을 정하는 데에도 역할을 한다. 다른 환자나 구성원의 일관된 태도나 행동을 관찰한 사람은 그들 자신의 상호작용에서 다양한 상황과 비슷한 태도에 관한 의식정보를 구별할 수도 있다.

우리가 이 책의 앞에서 논의하였듯이, 어떤 사람은 남자는 남자를 모방하고 여자는 여자를 모방하는 것이 더 쉬운 것처럼 비슷한 것을 모방하기가 쉽다. 그러나 사람들은 불가능한 것을 모방하기는 어려워한다. 이 장에서 Bandura의 이론은 전문치료에서 적절하다. 그의 연구가 제안하는 것은, 만약 관찰자가 과제에 있어서 개인의 발전된 수행의 모델을 관찰하였다면, 학습자의 자기 효능감의 지각이 증가할 것이다. 이 과정은 '점차적 학습의 모델링' 을 참조하면 된다.

강화된 인지 | Cognition in Reinforcement

강화의 내적자원과 외적자원은 행동과 생각을 자극하고 유지할 수 있다. 반드시 실제의 성과 또는 측정 가능한 강화가 고려되는 것뿐만 아니라, 개인의 기대로 간주되는 강화도 포함한다. 이 기대는 사람의 인지능력에 의해 조정된다. 사회학습의 관점에서, 강화는 외부적일수도 있고, 대리적 일수도 있으며, 자기 산출적 결과일수도 있다. 외적 강화는 돈, 음식, 물질, 사회적 동의, 특권 또는 형벌들이며, 대리적 강화는 다른 사람의 관찰을 통해서 나오는 것처럼 상직적이거나 개인의 가치와 성공과 실패에 대한 상상력을 포함한다. 예를 들면 전문적인 분야를 공부하는 학생은 그들의 노력과 교육자의 자질, 전문성의 위신 그리고 졸업 후에 성취하고자 하는 것에 대한 가치와 봉급과 연관 짓고, 상상하면서 거기에서 요구하는 것에 희생한다.

과제수행 동안의 성공적인 수행은 효능감과 성취감을 만든다. 역량은 사람의 외적강화가 사라지면서 유지되는 내적행동을 의미한다. 환자가 성공을 하거나 성취감을 느끼면 환자는 자기조절감각을 얻게 된다. 자기조절은 나아가 과거의 수행과 내적보상의 유지를 가지고 기본적인 것에 대한 행동이나 판단에 대한 확립을 가능하게 하는 것을 말한다.

자기 산출적 결과는 3번째 유형의 강화로서 개인의 성취감, 자기 조절감, 그리고 성공으로부터 온 능력의 감각을 말한다. 간단하게 말하면, 능력의 감각은 조절에서는 좋은 감정이고 보상이다.

강화의 위계 | Hierarchy of Reinforcement

사회학습이론 역시 발달상에서 강화는 경험의 결과로서 변화하고 의미를 얻는다는 관점에 기초하여 위계를 개념화 한다. 아이들이 성장함에 있어서 다른 종류의 보상에 대한 반응을 생각해 보자. 초기 강화는 주로 외부적이다. 예를 들면 허락을 의미하는 미소나 중요한 다른 사람들로 부터 받게되는 집중, 관심 그리고 사탕처럼 보상으로 다루는 것을 말한다. 인지발달에서 보면 상징적인 강화는 행동영향에 있어서 중요한 부분이다. 상징적 강화는 기억과 언어화, 그리고 내면화이다. 예를 들면, 아이 기억속에는, 놀이공원에서 가족과 함께 즐거운 시간을 보냈던 적이 있다면 엄마가 아이에게 약속하기를 '이번 주 동안 말을 잘 들으면 놀이공원에 가자' 와 같은 말은 아이에게 있어서 모범적인 행동을 강력하게 해주는 것이다. 반면, 아이가 부모의 주장이나 비난으로부터 자기조절을 배웠다면, 그것은 바람직하지 않은 행동의 결과로 인식된다. 이것들은 신의법칙이나 자연 그리고 사회보다 가족과 관련이 있을 수 있다. 아이와 어른 모두 그들의 행동을 조절할 수 있는데 그 이유는 거짓말이나 과속 침입이나 도둑질의 부적결과가 떠올라 연상 할 수 있기 때문이다.

위계모델의 다음은 사회적 계약이다. 사회적계약은 보상, 특권 그리고 처벌과 비난과 같은 특정행동과의 연합을 정립한 구조이다. 개인이 역할이나 서면계약에 따른 직업에 대한 책임을 가정할 때, 고용주는 봉급이나 이익을 제공한다. 부모가 아이를 무시하거나 비난할 때, 그들은 부모의 사회적 계약을 위반하는 것이며, 사회에 의해서 처벌 받는다.

개인의 만족은, 발달단계에 있어서 강화위계모델의 마지막 단계로서, 본질적인 것이다. 또한 자기 생산적 보상이며, 행동의 최고 강화이다. 왜냐하면, 개인의 만족이 행동에 의존하는 최소의 보상이기 때문이며, 외부의 환경에서 변하기 쉽고, 행동은 이 위계의 단계에 기초하며 구분하기 어려운 것이기 때문이다.

자기만족은 자기평가와 자기산출결과로부터 온다. 학식 있고, 창의적이고 또는 물리적 기술이나 다른 사람을 위해서라기 보다 안전을 위해 제한속도를 지키는 사람은 자기만족을 얻는다.

강화가 무엇이건 간에, 인지 이론가들이 강조하는 것은 생각하는 능력이나 행동에 있어서 즉각적 강화를 필요로 하는 것으로부터 자유로워지는 것을 말한다. 인지행동가는 일반적으로 이 요구에 대하여 동의하지 않지만, 인지구조는 개인에게 인지하는데 있고, 즉각적이지 않은 보상에 대해서 반드시 존재한다는 것을 알고있다.

사회학습이론에서 인지영향의 미래 | Further Influence of Cognition in Social Learning Theory

인지는 동기와 목표설정 그리고 성취와 통찰과 습득의 달성과 보유 그리고 행동의 표현에 영향을 준다. 어떤 사람이 현재사건에 대한 상징성을 가지고 있으면, 그는 다른 사람의 유사한 개인적경험이나 다른 사람의 경험을 유사하게 정의 할 수 있으며, 이전의 결과를 기억하고, 이 사건들을 가지고 예기되는 가능한 행동의 결과를 어림잡을 수 있다. 이 상징적 처리는 대리적 경험(예:듣기, 읽기)으로부터 학습하는 것을 가능케 하며, 시도하거나 잘못된 학습경험 없이도 문제해결을 학습할 수 있다. 바꿔말하면, '만약 ~라면 어떤 일이 일어나겠지..' 식의 상상을 할 수 있으며, 어떤 것을 배우기 위해 모든 것을 경험해볼 필요는 없다.

목표 *(Goals)*

어떤 사람의 동기나 행동의 결과를 예측하는 것은 사람이 성취를 위한 시도와 같은 목표를 조절하는 것과 같은 행동에 영향을 준다. 목표는 조절행동을 지휘하는 일반적인 상태이다. 사람들은 그들의 성취와 수행을 평가하기 위해 목표를 사용한다. 사회학습이론의 적용에서 보면, 행동은 그들의 목표와 현재행동과 과거 행동의 비교를 가지고 평가된다. 즉, 목표달성은 능력의 증가를 주장한다. 환자의 행동은 행동에 있어서 다른 평범한 사람의 행동과 대조적이지 않다.

전통적 행동치료를 보면, 목표는 가능한 성취의 확립을 만드는데 충분히 구체적이어야 한다. 행동에서의 조건과 유형 그리고 많은 요구되는 행동은 진술이 되어야 한다. 적당한 불균형 산출의 일치, 목표는 적당하게 어려워야 한다. 만약 그것들이 너무 쉬우면, 환자는 흥미를 잃게 되며, 만약 그것들이 너무 어려우면, 그것들을 습득하는데 있어서 자기 지각을 하지 못할 것이다. 사회학습이론은 개인의 자기지각을 강조하며 목표성취를 실질적으로 증가시키는 것을 가능하게 하는 것이다.

아이의 자기효능감과 목표설정의 예 |

Example-Child Self-Efficacy and Goal Setting

최근 작업치료 연구에서 논의되는 것은 목표 설정에서 환자의 자기효능감각의 효과이다. 한 연구가 이 관계를 보여주는데 이 연구는, Missiuna 와 Pollock(2000)의 효능감지각 과 목표설정구조(PEGS)이다. 이 연구자들은 자기효능감으로 간주되는 아이들의 믿음과 그들의 치료에 있어서 목표간의 관계를 평가한다. 비록 작업치료사들이 가정하기를, 그들이 아이의 목표를 성취하기 위해 일을하고, 그것이 많은 상황에서 개입에서 초점이 되는 것은 실질적으로 부모나 임상학자에 의해서 결정된다고 한다. Missiuna 와 Pollock은 그림카드정렬을 연구목표설정에 사용하였는데 여기서 아이들은 학교를 다닐만한 연령의 아이들을 가지고 연구했으며, 이 아이들은 목표를 설정하는 것이 가능한 아이들이었다. 그러나 그들은 종종 그들의 능력을 과대평가했다. Landry, Robinson, Copeland 그리고 Garner(1993)의 연구를 보면, 연구자는 이 과대추정은 아이들의 도전의식을 만드는데 동기자로서 작용할 수 있다고 주장한다. 그러면 그것은 수행을 성공으로 이끄는 하위목표의 달성에서 작용할 수 있다고 말한다. 부모와 아이이의 목표를 비교해 볼 때, 그들은 유사하게 바라는 변화로서 정의 된다. 그러나 미리 주어진 목표나 요구는 다양하게 수행된다. 이 연구에서 전문치료사는 아이들의 자기 효능감의 신념설정, 목표의 중재 그리고 목표처리 과정은 목표 수행을 증진시킬 수 있다는 것에서 시작된 관점을 지원한다.

하위 목표 (Subgoals)

목표는 하위목표의 만족을 통해 성취된다. 하위목표는 노력과 환자가 지금 여기서 하는 무엇에 대한 지목을 결집할 수 있는 단기적인 목표이다. 성공적으로 성취되었을 때, 그들은 멀리 있는 목표를 달성하기위해 필요로 하는 노력의 소비를 가능하게 하고 강화시킬 수 있는 자신의 상상을 증가시킨다. 멀리 있는 목표는 먼 미래의 자기만족과 자기 조절을 만들기 위해 요구 되는 행동과 바라는 행동들을 정의한다. 그들은 현재에서의 보상물이 아닌데 그 이유는 그들은 현재로부터 대체적으로 사람의 주의에서 경쟁되는 요구를 가진 현재로부터 멀리 떨어져 있는 것이기 때문이다. 임상가들은 하위목표와 환자의 오랜 기간과 멀리 떨어진 목표와 관련된 발달 학습경험을 연결하기 위한 중재 과정을 사용한다. 이 과정은 사람이 하위목표와 목표를 달성하는데 있어 '옳은 도전'을 제공한다.

작업치료 중재의 예 |

Example- Mediation in Occupational Therapy

중재에서 작업치료사의 역할은, 환자가 학습을 하는데 있어서 목표와 하위목표를 달성하기위해 충분한 도전을 가진 환경을 제공하는 것이다. 중재의 예는 우리가 여기서 논의한 Missiuna와 그의 동료들의 연구부터 언급되었다. 그는 중재에 있어서의 지침을 제안 하였는데 그 지침은 아이들과 어른들에게 문제해결능력을 가르치기 위해 사용되었다. 이 예는 치료에서 하향적(상의 하달 방식) 접근을 서술한다. (예: 배경에서 수행을 강조하는 중재 계획 〔학교나 작업현장에서의 기능적 의사소통, 컴퓨터를 사용하는 기술, 또는 글쓰기〕은 기억이나 집중 또는 강도와 같은 개인적 수행요소의 연습은 고립적이 아니라고 강조한다. 중재과정은 Vygotsky(1962, 1987), Luria(1973, 1980), Meichenbaum(1977)과 Meichenbaum 과 Birmiller(1998)의 연구에 기초를 둔 인지적 접근이다. 독자는 이 이론들의 원판에서 참조될 수 있다. Missiuna와 그의 동료들은 작업치료 중재 동안 조정을 위해 지침형식을 배우고 인지이론을 통합하였다.

조정의 촉진을 위해, 치료사는 아래의 5가지 과정을 거친다.

1. 환자의 목표와 수행과 관련된 치료사의 관찰과 연관된 과제 분석
2. 환자의 가능한 수행 정도와 그 수행에 있어서 문제를 정의할 수 있게 도와주는 문제 형식과 관련된 가설 만들기
3. 환자가 문제를 찾아낼 수 있도록 하기위한 구조경험학습과 목표수행을 할 수 있는 수행 가능한 방법의 정의
4. 환자에게 적합한 방법을 선택 한 후, 환자에게 그 방법의 효과에 대한 평가와 실제로 실행하게 하고 질문하기.
5. 문맥적 수행에 관련된 질문과 피드백을 사용한 환자의 수행평가를 돕는 것

작업치료 기간 동안, 임상가는 과제와 개인적 능력 그리고 미래의 작업수행과 같이 통용되는 개입상황에서 효과적인 기술과 환자의 인식 정도를 증가시키기 위해 필요한 질문을 사용한다. 이 방법의 원리는 '말하지 말고 질문하기' 이다. 예를 들면, 피험자에게 예측이나 묘사 평가 그리고 변수를 정의하는 것과 같은 행동에 영향을 주는 것들을 질문하는 것이다(중재 사용에서 질문의 예를 보라).

중재 사용에서 질문의 예
(USING MEDIATION – SAMPLE QUESTIONS)

치료사가 환자에게 질문하는 것 :

- 과제동안에 어려운 것은 무엇인가? **(예측)**
- 과제수행에 있어 더 쉽게 할 수 있는 것은 무엇인가? **(서술)**
- 당신이 잘 할 수 있는 것은 무엇인가? **(수행평가)**
- 당신의 수행을 증진시키는데 필요한 것은 무엇인가? **(정의)**

위의 예들을 고려해 볼 때 : 당신은 어떤 여자와 함께 일을 하고 있는데 그녀는 최근에 뇌혈관 사고(C.V.A)로 인하여 편 마비를 겪고있다. 그녀는 복직한 직장에서 집까지 차에서 내렸다. 당신은 그녀에게 있어서 집으로 가는 동안 무엇이 중요한지를 질문 한다. 그리고 그녀는 그녀가 할 수 있기를 원하는 것, 예를 들면 자신과 남편을 위해 식사를 만들고 혼자서 목욕을 하고 스스로 위생활동을 할 수 있는 것, 등을 지목한다. 우리는 식사 만들기 예를 사용할 수 있다. 치료사는 그녀에게 이렇게 말하고 싶어할지 모른다. "난 당신이 싱크대에 서있거나 냉장고나 스토브를 이동하는 것이 어려울 것으로 기대됩니다. 당신이 사용할 수 있는 안정된 의자를 찾아봅시다" 또는 "당신의 작업공간을 재정렬 해봅시다" 중재의 원리를 사용하면, 당신은 그녀에게 질문하기 전에 미리 시작할 것이다, "당신이 볼 때 부엌으로 돌아가는 것처럼 가장 어려운 것은 무엇이라고 생각합니까?" 그리고 "당신은 식사를 쉽게 준비하는 방법이 무엇이라고 생각합니까?" 그녀는 냉장고로부터 품목들을 재인하기 위해 노력하거나 싱크대에서 야채를 씻는 것을 시도하고 그녀가 질문할 수 있다. "당신이 하는 것에 대해 어떻게 생각해요? 이것을 쉽게 만드는 방법은 뭐죠?" 이 과정은 치료과정에 있어서 환자의 치료에 도움을 준다. 그리고 환자의 통찰을 돕는다. 그 젊은 여자는 수행에 영향력 있는 생각을 가진 전문가라고 숙지된다.

통찰 *(Insight)*

인지의 중요한 기능은 현실과 발달의 통찰을 정확하게 해석하기 위한 것이다. 전통적인 행동연습을 볼 때, 사회학습이론은 어떤 사람이 통찰을 가지고 있을 때, 그들이 뜻밖의 사고나 사건 그리고 강화되는 무엇인가와 관련된 지각이라고 말한다(Bandura, 1977). 이 지식은 학습과 통찰을 증가시키기 위한 것 이라고 믿어진다; 둘 다 모두 사회학습방법의 목표이다. 환자가 이유를 알고 개입의 이득을 알면, 그들은 좀 더 새로운 경험을 하고 싶어하고 학습에 있어서 동기를 얻고 개인적 필요와 관심이 양립할 수 있는 이익을 제공한다. 통찰 또한 자기조절에 있어서 능력을 증가시킨다.

학습 또한 현실을 해석하기 위한 사람의 인지적 구조의 사용에 의해 영향을 받는다. 개인은 현실을 잘못 이해할 수 있고, 과잉 일반화 할 수 있으며, 고정관념과 잘못된 신념을 가질 수 있거나 잘못된 인지 과정을 가질 수 있다. 즉, 현실을 잘못 해석할 수 있다. 왜냐하면 사람의 믿음이나 그들의 행동에 대한 결과의 예상은 행동을 지배하는 것으로 믿어진다. 이런 잘못된 해석은 만약 적응

학습이 일어난다면 반드시 수정되어야 한다. 예를 들어, 어떤 사람이 잘 꾸며진 이력서를 가지고 잘못된 가정을 한다면, 첫 번째로 지원한 직업은 제공될 것이다. 그러한 가정은 분명히 있을 수 없다.

작업치료에서 Bandura의 타당성 정리 | Summary-Relevance of Bandura;s Work to Occupational Therapy

이장에서의 인용과 예들로서 제안된 것은, 전문 치료사는 수년간의 작업치료 실습에서 사회학습이론의 적용을 지원하고 있다. 사회학습이론 역시 초기의 전문치료 연습을 설명하는데 있어서 명백하다. Bandura의 작업치료에서 변화를 촉진시키는 전제들 중 하나이다. 이 모델링과 관찰학습의 논의에서, Bandura는 개입의 효능감은 인지적 언어 방법 한 가지에 의존하기보다는 실질적인 수행이나 인지 행동적 학습에 의해 증가된다고 제안한다.

성공을 위한 모델 (*Model for Success*)

Bandura의 연구는 순환성과 개입의 상호작용모델을 제공한다. 사람과 성공을 지원하기 위한 활동간에 관계를 촉진시키기 위하여, 임상가는 다음의 과제를 따른다.

- 개인의 생각을 불가능에서 가능으로 바꾼다 (활동에 있어서 업무를 촉진시키기 위해)
- 그들 자신이 가능하게 경험할 수 있는 활동을 사용한다. 등급을 사용하고, 물리적 지침을 사용하거나 동일시간에 있어서 학습을 하며 성공을 확신할 수 있는 점차적인 학습에 있어서 약속될 모델을 사용한다.
- 환자가 그들의 성공과 일반학습 그리고 자기조절의 감각과 역량을 증가 할 수 있다는 것을 돕기 위한 구두적 기술을 사용하라.

어떤 사람이 성공을 경험하였을 때, 그들은 만족감과 역량 그리고 조절이 증가된다. 이들 생각과 감정은 다른 일상과 미래의 요구에 직면한 사람을 돕는다.(학습의 수행을 보라)

학습에 있어서의 수행
(PERFORMANCE FOR LEARNING)

학습하는 동안의 실질적인 수행은 Jerome Bruner의 활동학습의 개념과 유사한 것을 강조한다. 교육논문에서 자주 언급된 Bruner의 예기는 기회를 반영하기 위한 또는 막 성취한 무엇에 대한 얘기를 하는 것이 기회라기 보다는 물리적 경험의 중요성을 강조하는 것이다. 말로 나타난 것을 가지고 하는 행동적 학습의 조합은 활동이나 홀로 하는 것 보다 학습을 촉진시킨다고 생각된다.

회원 집단 (*Group Membership*)

모델링에서의 Bandura의 연구는 작업치료에서 전형적인 참가자 집단화에 관하여 질문을 야기한다. 예를 들면, 우리는 종종 동일 수준의 환자는 동일하게 집단화 한다. 그러나 임상가는 좀더 기능적으로 짝짓는 것의 장점에 대한 잠재력을 고려할 수 있다. 적게 수반되거나 비교적 적게 기능적인 사람들간의 상호작용을 고려할 수 있다. 만약 기능에 한계를 가진 사람들이 좀더 기능적인 사람들을 확인한다면 그들은 이득이 있는 것이다. 그 임상가는 가능한 적응적 행동을 모방한다. 좀더 기능적인 환자는 가르치는 사람의 역할과 경험으로부터 취할 수 있을 것이다. 이런 자연스러운 치료경험은 아이들을 가지고 실험한 결과 사회학습문제의 치료에서 그 성공이 입증되었다. 이런 능력의 혼합수준의 선택은 Allen의 인지장애 모델과 대조적인데, 이는 유사한 능력을 가진 환자들은 인지능력과의 일치에서 행동을 수행함에 있어서 함께 위치할 것을 권한다.

조절감 (*Sense of Control*)

Bandura의 결론은 외적 강화와 내적강화의 공동의 행동 연습을 가지고 일치된다. 그러나 Bandura와 사회학습 이론가들이 제안하기를, 임상가는 즉각적인 만족으로부터 그들의 요구는 예기된 강화의 소유물을 확인하고 조절감의 성취에서 피험자를 평가한다. 따라서 그들은 즉시적 만족에 있어서 그들의 요구를 조정할 수 있게 된다. 문제해결에서 사용되는 개임의 능력과 한계 그리고 인지에서 환자를 지원하기위해 임상가들은 Bandura의 활동개입을 지원하고 따라서 그들 개인은 그들의 행동에서 조절과 책임을 느끼게 된다.

엘리스의 합리적 정서치료
(ELLIS AND RATIONAL EMOTIVE THERAPY)

합리적 정서치료인 인지치료를 정의하는 것은 Albert Ellis에 의해서 1995년에 소개되었다. 이것은 매우 잘 알려진 것으로 볼 수 있으며, Ellis는 Freudian 관점에 동의하지 않는데 이것은 사람의 본능을 결정하는 행동이다. 그는 확실한 그리고 치료자가 환자의 신념과 습관을 바꿀 수 있다는 받아 들여질 수 있는 것의 확실한 관점의 존재를 거부했다. 그가 믿기를, 그것은 환자의 지각과 신념에 관한 인간의 감정과 그들의 원초적 행동에 영향을 받은 사건에 관한 믿음이었다.

이 세 번째 원문에서 보면, 우리가 찾아낸 것 역시 합리적 정서 행동 치료라고 불리고 아이와 어른들에게 중재한 기초로서 합리적 정서이론은 지속적으로 증가되는 지원이 있다. 이 개입은 아마도 개인적 연습의 한 부분이나, 환자, 지역사회 정신건강 또는 학교 프로그램이나 어른과 아이들을 위한 건강증진프로그램의 기초 일지도 모른다. 건강증진과 교육프로그램에서 현재의 강조는 학습자가 그들의 "정신건강"을 "성장"의 한 부분으로서 돌보기 위한 가능한 학습의 목표로 향한다. 따라서 이 장에서, 우리는 Ellis의 이론과 성인 및 어린이에게 적용되는 Ellis의 이론의 예를 정리할 것이다. 이 예들은 전문 치료사는 전생애를 통한 일상의 학교상황이나 일, 그리고 건강 유지 증진목적에서 환자 또는 보호자를 가르칠 수 있는 방법을 설명한다.

ABC 이론 | ABC Theory

Ellis은 그의 정신분석적 연습과 인지적 접근을 결정한것에 단 결과에 만족하지 않았다. 이 접근은 생각과, 느낌 그리고 행동들의 상호작용과 상호간의 원인과 관계 효과를 가정한 접근이다. 이 접근은 ABC이론이라 불리며 정리된다. (A: Activating Event) 행동사건이나 행동 또는 태도는 (B: belief)신념에 영향을 미치는 것은 결과 (C : consequence)를 결정한다. 이것은 신념이며, 활동사건이 아니다. 이것은 결과를 결정한다. 따라서, 치료사는 환자의 자멸적인 신념에 논의의 개입을 사용한다. 예를 들면, 그들이 무능하다고 믿는 환자의 신념에 도전하거나 논쟁하기 위하여 전문치료사는 환자가 성공할 수 있는 활동을 추천한다. 그는 또한 환자가 어려워하는 것과 그들이 틀린 대답을 하는 각각의 영역에서 명확하게 설명 될 수 있는 활동을 제안한다.

비합리적인 사고 | Irrational Thinking

RET는 자기붕괴나 삶에 있어서의 문제 또는 신경증 같은 것을 참조한 Ellis로부터 비합리적인가 논의를 통해 살아가는데 있어서 합리적사고로 세워지도록 개인의 발달을 돕는다. Ellis는 이 비합리적인 관점을 "musturbatory thinking"이라고 진술하였다.

1. 난 반드시 잘해야 한다. 그리고 중요한 다른 사람들에 의해 인정 받아야 한다. 만약 내가 못한다면 끔직한 일이며 난 일어설수 없고 난 쓸모없는 사람이다.
2. 당신은 반드시 나를 공정하게 다뤄야한다. 당신이 그렇지 않을 때는 그것은 끔찍한 일이며, 난 그런 것을 견딜 수 없다.
3. 조건은 내가 그것들을 하기위한 방법임에 틀림이 없다. 그것은 그들일 아닐 때 끔찍한 것이며 그리고 난 그런 끔찍한 세상에서 살수 없다.

작업치료 맥락에서 이들은 "난 뭐든지 완벽하게 할 수 있다."고 표현되기도 한다. 환자는 이것을 작업상황으로 전환시키면, "난 항상 뭐든지 잘할 수 있는데, 절대로 사장은 나를 각별하게 생각하지 않아. 내일에 뭐가 잘못된 건지..직장을 그만두고 싶다. 왜? 난 우리사장을 기쁘게 못할까...난 잘못된 모든 일에 대하여 항상 비난만 받아, 집에서 쉬는게 좋겠어"

반대행동을 야기하는 이런 불합리한 관점과 합리적 삶에서 합리적 정서 이론가들은 다음과 같은 것을 제안한다.

- 그들에게 방해되는 행동 그리고 이들 정당한 생각의 타당함을 입증하기 위한 도전에 대한 동기 와 같은 비합리적인 생각에 대한 인정을 환자로부터 구하라.

- 사람의 생각이 비논리성과 이 신념들을 증명하기 위해 논리적 분석을 사용하라.
- 어떻게 자기붕괴를 믿는지 그리고 어떻게 그들이 미래의 감정과 행동적 소란을 이끄는지를 보여줘라.
- 피험자의 생각이 비합리성을 직면하게 하기위한 부조리와 유머를 사용하라.
- 어떻게 이런 생각이 경험적으로 나타난 더 합리적인 생각인지를 설명하라.
- 감정과 행동의 자기붕괴를 만드는 비 논리적 추론과 그들이 관찰할 수 있는 최소의 현제 또는 미래의 비합리적 사고들을 가지고 어떻게 과학적인 접근을 적용하는지를 가르쳐라.

작업치료실에서, 치료사는 특정한 지각과 수행에 관한 신념을 논의하거나 확인하는 환자의 정보를 모으는 것을 돕기 위해 과제를 할당할 것이다. 그러면 환자와 치료사는 이 활동경험에 관한 것과 불편한 감정이나 미래의 자기붕괴를 관리 할 수 있는 방법을 정의 한것과 관련된 대화를 한다. 예를 들면, 고용주와 문제가 있는 환자는 작업환경에서 문제 상황에 반응하는 역할연기를 통하여 연습을 할 수 있거나 확인할 수 있다. 목적은 환자의 자기 효능감과 자기조절을 높이는 것이며, 환자의 잘못된 신념의 지각을 높이도록 강조하는 것이다.

RET 기법 | RET Techniques

RET는 개인과 집단에 사용될 수 있고, 환자는 자기붕괴에 대한 신념을 표현하여 각자를 도울 수 있다. 인지적 방법은 비합리적인 신념, 인지과제, 독서요법 그리고 새로운 자기 진술문을 사용하여 논쟁하는 것을 포함한다.

비합리적 신념을 논쟁할 때, 치료사들은 환자 또는 환자의 사건에 대한 관점이나 그들의 증상 혹은 붕괴감의 관점을 보는 것을 돕는다. 그러면 치료사는 현실의 개입이나 그들의 신념에 증거 할 수 있는 자원으로 제공해 주기 위해 환자들에게 질문을 한다. 후에, 환자는 그들 자신의 논쟁을 하는것을 요청 받고 그들의 비뚤어진 관점을 체계적으로 줄이는 방법을 받아들인다.

Ellis의 과제 할당은 환자들에게 합리적으로 또는 그들의 행동과 생각의 비합리성을 설명하도록 주어졌다. 이는 행동적 할당과, 독서 또는 특정 치료과제를 포함한다. 예를 들면 결혼과 가족문제에 있어서 보편적인 RET로 설명하면, 그들은 그녀의 물질적인 스트레스를 15분간 예기하고 그 남자와 면담 하는 과제를 그녀에게 주었다. 그는 그녀에게 다음과 같은 것을 할 것을 요청했다. 조용히 앉아서 다음주 동안, 당신 자신에게 이 질문들을 하고 다음에 대답을 하시오.

1. 왜 내가 반드시 완벽한 결혼을 해야 하지?
2. 만약 내가 완벽한 결혼을 하지 않는다면 나는 끔찍한 사람이야...왜 이런지 서술하시오.
3. 난 이 결혼을 좀더 완벽하게 하기 위해서 무엇을 하지?

Ellis는 이 것을 가지고 여자 돕는 것을 시작했다. 그녀는 비현실적인 기대를 가졌으며, 그녀 자신 그리고 그녀가 그들에 대한 관계에 기여 한 것에 대한 생각을 하는 동안 그들은 그녀를 끔찍한 사람으로 만들지 않았다. 그 역시 단언하기를 그녀는 반드시 그들의 관계에서 변할 수 있는 것 또는 그녀가 그녀의 배우자를 변화시키는 것에 대한 확신을 하기 위해 시작해야 했다. 유사한 방법이 사용될 수 있는데, 전문치료를 받는 환자가 휠체어에서 욕조로 가는 것을 배우기 위한 주장에서 그 또는 그녀는 그것을 반드시 할 수 없다고 생각하거나 혼자서 다시는 살 수 없을 거라고 주장할 때 사용된다(그러나 중요한 것은, 인지적 기법은 평범하게 하기 위한 환자의 걱정 또는 형벌로 나타날 수 있는 방법에서는 사용되지 않는다).

과제와 독서 할당(독서치료)은 비뚤어진 생각의 감소와 행동의 변화에 사용된다. 환자는 기사거리나 전단지를 받게 되는데 그것은 ABC 원리 또는 근심과 방법들의 근심이나 일상에서의 방해와 같은 다른 증상들을 유지하기 위한 물리적 노력으로 정의된다. RET 치료사들은 환자의 인본주의적 심리학을 읽기 원한다.

치료사들은 다른 과제를 할당 할 수도 있다. (예, 오디오 와 비디오테잎 할당, 연구기록 등..) 이것들 역시 "진정한 삶"일 수 있는 과제이며 이것들은 대게 기간이나 개입기간 동안에 완료된다. 그들은 개인의 근심 관리와 비합리적 신념을 돕는데 사용된다.

예를 들면, 고소공포증이 있는 사람은 엘리베이터를 타고 건물 꼭대기에 있는 것을 요청 받거나 대인공포증이 있는 사람은 사람들이 많은 곳으로 가는 것을 요청 받는다. 이 방법은 논쟁의 소지가 많고 독서치료를 사용하거나 단계적 과제를 자주 사용하는 전문 치료사들에게는 드물게 사용되는 방법이다.

환자는 경화증이나 하반신마비와 같은 장애를 가진 환자에서, 지원 단체 또는 일일 프로그램을 가지고 상담을 이끄는 전문치료사는 장애인도 할 수 있다는 내용을 설명하는 독서를 권할 것이다. 지역사회가 프로그램에서, 한 환자는 미국계 아프리카인이었다. 세 아이의 엄마인 그녀는 알콜중독 이었다. 그녀는 그녀는 불운을 극복한 다른 미국계 아프리칸의 투쟁에 관련된 책을 할당 받았다.

RET에서 정서기법의 사용은 무조건적 수락과 합리적 정서 역할 연기, 모델링, 스스로 말하거나 크게 소리 내어 말하는 자기 진술문, 합리적 정서 상상 그리고 부끄러운 것들을 포함한다. 치료사는 환자에게 그것들을 받아들이는 것을 가르친다. 그 생각은 "우리는 모두 실수를 한다.", "우리는 실수로부터 배울 수 있다.", "누구도 완벽한 사람은 없다.", "괜찮다" 그리고 "어떤이는 살아가기 위해 학습이 필요하다"와 같은 무조건적 적응에 진전시킬 것을 강조한다.

RET 내에서 치료사들은 환자에게 있어서 모델이다. 따라서, 그나 그녀는 치료 기간 동안 합리적 생각을 말하고, 영향있는 모델 과제학습을 하고, 이롭지 못한 경험을 하는 동안 용기 모델로 위험 상황에서의 용기 모델, 그리고 자신과 환자의 무조건적 수용 모델에 참여하게 된다. 마찬가지로, 치료집단에 있는 다른 환자들은 위험 상황적 행동에 있어서 모델이 될 수 있다. 예를 들면, 지원집단에 뇌 손상을 가진 사람이 있는데, 어떤 구성원은 만약 그가 조만간에 고교 동창회에 참가한다면 그는 괴물 같이 보여질까봐 무서워할지도 모른다. 다른 구성원들은 그들이 처음으로 그런 모험을 했을 때 유사한 공포를 가지고 있다고 말한다. 그러나 그들은 그가 20년전과 같은 사람이 되기 위해 그의 필요에 도전했다.

상상 그리고 역할연기는 참여자가 생각 이나 공상 또는 과거의 위기에서 고안된 새로운 생각의 표현과, 느낌 그리고 행동을 시도하는 것을 받아들인다.

RET와 행동적 기법 |
RET and Behavioral Techniques

자발적 조건, 자기관리, 체계적 둔감법, 수단의 조건, 생체 피드백, 이완기법 그리고 모델링은 합리적 정서치료에 의한 행동기법의 사용이다. 이 기법들의 통합에서 치료는 RET의 광범위한 관점을 반영한다. Ellis는 이것을 두 번째 유형의 RET라고 하고 다른 인지 행동적 치료방법으로 보았다. 모든 인지행동적 치료사가 Ellis의 이론에 동의 하는것은 아니지만, 그의 접근은 모든 나이의 피험자에게 다양한 문맥으로 사용되었으며, 다른 학습경험들과도 조합될지 모른다. 다음의 3가지 예는 아이들과 사춘기 시기에서 합리적 정서적 행동 치료를 설명한다.

예 1 : 소아 · 청소년시기 집단에 RET
(Example 1 : RET with Child and Adolescent Populations)

이론 그리고 RET의 적용은 40년이라는 기간동안 진보되어 왔다. 이 시간 동안 이론은 성인을 중심으로 사용되었다 그러나 최근에는 아이들을 대상으로 하는 RET가 진행되고 있다. Vernon이 지목하기를 합리적 정서 방법은 미국과 영국 호주 그리고 서부 유럽에서 아이들과 사춘기 인구에게 사용되고 있다. 그것은 파괴적이고 공격적이고 두려우며, 걱정스럽게 수줍어하고 충동적인 행동들에 사용되었다. 그들은 아이의 자기 개념과 대인관계 그리고 문재해결능력의 증가와 달성을 증진시키는데 사용되었다. 그들은 학교에서 건강교육의 부분으로서 개인 환자 또는 집단에 적용될 수 있으며, 교실에서 관리에서도 사용할 수 있다.

예 2 : 소아 · 청소년시기의 합리적 정서행동 치료
(Example 2 : Rational Emotive Behavior Therapy with Children and Adolescents)

Vernon에 의해 정의된, 아이와 사춘기를 대상으로 RET를 사용하는 업에 종사하는 사람은 일반발달의 과정내에 아이들이 만약 일상에서의 발달에서의 도전 그리고 문재해결을 하기위해 그들의 행동과 정서에 대한 관리를 필요로 한다. 그들은 아이들 또는 사춘기의 생각이 감정과 행동에 핵심 영향이라고 믿는다. 어른이 보면, 그것은 목표달성을 방해하는 사건에 관한 젊은 이의 생각이고 그들은 모순되었거나 가정과 학교에서 사회적 기대를 가진 투쟁에서 나타난 행동일수 있다. 사정과 중재의 초점은 행동과 생각이 합리적인지 아닌지를 확인하는 것의 관계이다.

예를 들면, 어떤 아이가 부엌에서 소란을 피워서 그의

부모가 화가 났다면, 그 아이는 이렇게 가정하지 않는다. "난 나쁜 아이 야", 또는 "엄마와 아빠는 나를 좋아하지 않아". 다소 그것이 의미하는 것은, "난 실수를 했어. 심지어 내 친구가 나를 같이 놀기 위해서 기다린다고 해도 다음에 난 부엌을 청소 할 꺼야". 사춘기 때는 이성친구와의 관계를 끊을 때, 버려진 그 사람은 그 또는 그녀가 얼굴이 못나서, 사랑스럽지 않아서, 라고 생각할 수 있다. 그리고 다시는 이성친구를 만나지 못할 것 이라고 생각 할 수도 있다. 이런 상황에서, 환자는 그들의 사고가 성장하고 그들의 생각을 바꿀 수 있는 지각, 사건, 그리고 그들의 일상에서의 활동을 포함한 것을 평가하는 것을 교육 받는다. 환자의 목적은 단지 "기분 좋게 느끼는 것"이 아닌 "좋은 것을 얻는 것"이다. 학교나 가정에서 참여의 증거로서 행동의 변화는 바람직한 결과이다.

문제해결 방법 | Problem-Social Strategies

제안자의 관점에서 볼 때 효율적인 과정으로서 이 접근은 다양한 나이의 아이들로부터 쉽게 이해된다. 그들이 제안하는 것은, 그것은 쉽게 적용되고 아이들에게 그 또는 그녀가 일상에서 사용할 수 있는 기본적인 학습 방법을 가르치는데 있어서 기회를 제공한다. 이 원리를 적용하는 전문 치료사는 그들이 문제상황에 관하여 광범위한 세부내용을 필요치 않다고 숙고한다. 이 세부 사항은 효과적인 문제해결이라고 믿어지지 않는다. 이 접근인 기본적으로 4단계를 가진다.

1. 문제의 진술을 명확하게 해라
2. 문제에서 행동과 관련된 것을 확인하라.
3. 문제에 관한 사람의 신념을 확인하라
4. 문제의 감정적 결과를 확인하라.

그러면 치료사는 다소 지배적인 입장을 취하면서 아이의 연령을 다양하게 한 어린이와 청소년 시기를 대상으로 연구한다. 치료사 역시 처리과정을 통하여 유머를 사용하고, 따뜻한 말과 칭찬을 사용한다. 아이와 사춘기가 개입의 생각에 저항할 때, 치료사는 이것을 인정하고 이것이 일반적인 반응이며, 어떻게 다른 사람이 비슷하게 느끼는지 예를 통하여 설명하여야 한다. 임상가가 환자와 공유하는 것은 다른 사람이 개입의 가치에 대한 질문을 가지지만 참가를 위한 선택을 하고 궁극적으로 긍정적인 결과를 가진다는 것이다. 그러나 치료사는 긍정적인 결과는 이성 친구를 다시 찾는 것과 같은 방법이 반드시 필요한 방법이 아니라는 것을 추가한다. 그러나 그들은 그들 자신과 질에 관하여 배웠고 그들은 호감이 가도록 만들었으며, 그들은 새로운 관계를 발달시키는데 있어서 기술을 발전시켰다.

예 3 : 아이들에 대한 RET
(Example 3 : RET for Children)

RET 원리가 아이들과 사춘기에게 가르쳐질 때 일반적인 강의에서는 좀처럼 나타나지 않지만, 성인치료 집단에서는 빈번하게 나타난다. 반면, 임상가는 아이들의 논점(예: 스트레스, 실망 또는 문제)을 사용한다. 그리고 과정을 격식 없이 가르킨다. 젊은 사람은 행동(A:Action), 신념(B:Belief), 그리고 반응의 결과(C:Consequence)를 확신하기 위해 학습한다. ABC모형을 학습하고 나면, 성인에서의 사용과 유사하게 아이들에게 RET 방법을 사용한다. 치료사는 아이들의 신념 그리고 문제해결에 있어서 경험을 재구성 하는 것을 돕는다. 아이와 치료사는 학교나 가정에서 어떤 이의 신념이나 문제해결 과제를 가지고 평가를 하기위한 경험에 대하여 동의 한다. 그 아이는 실제 사회에 나가기 전에 치료 기간의 역할연기를 하는 동안 새로운 행동연습을 할 것이다. 아이들은 또한 책이나 과제 할당으로부터 이익을 받을 수 있다. 독서치료는 아이 또는 사춘기 능력의 수준을 수정하였다. Vernon(1999a)이 제안한 것은 책을 읽는 것과 같은 과제는 아동기와 사춘기에서 친구들과 어울리는 방법이나 정서적 교육 과정으로부터 얻게된다. 우리는 아동과 사춘기를 함께 연구하는 임상가는 이 환자의 대중문학과 같은 것에 익숙해져야 하며, 아이들과 가족들에게 있어 읽는 것을 선택한다. 그것은 치료목표 그리고 환자의 바람직한 결과와 관련된 학습이기 때문이다.

예 4 : 교실에서 합리적 정서 원리
(Example 4 : Rational Emotive Principles in the Classroom)

교실에서, 아이들과 사춘기들은 그들의 문제해결능력을 증가시키기 위해 RET에 참여한다. 그러나 원래 목표는 개인의 정서적 건강과 인생을 통하여 심리사회적 문제를 최소화하는 행동과 태도를 발달시키는데 있다. 아이들은 그들의 감정과 생각의 관계에 관하여 배운다. 그들은 그들의 믿음으로부터 사실을 구별하는 것을 배우고, 인생의 스트레스가 많은 사건에서 그것들에 대응하기 위하여 이 정보를 사용할 수 있다. 그렇게 하면, 그들은 그들 자신의 강점과 약점에 대해 학습하고 무엇이 성취를 하는데 있어서 합리적인 기대인지를 알게 된다. 그들의 성취에서 뿐만아니라 사람으로서 놓여진 그들의 가치를 학습하는 것은 중요하다. 그들은 그들의 감정을 표현하는 것을 배우고 그들의 행동을 수정하고 현재상황의 기대를 만난다. 예를 들면, 단정적 일때, 또는 어떻게 하면 팀에서 좋은 선수가 되는지 등이다.

예 5 : RET와 모험도전

(Example 5 : RET and the Adventure Challenge)

독자는 아웃워드 바운드와 같은 서바이벌 학교 경험과 친숙할지 모른다. 이 프로그램은 사춘기와 성인에게 적합하다. 그들의 초점은 물리적이고 정신 사회학적인 문제와 회사에서의 관리팀 만들기 그리고 배낭지고 걷기, 하이킹, 암벽등반, 래프팅, 줄타기, 레펠 등과 사회봉사활동과 같은 물리적 도전 활동의 확인에 맞춰진 중재로부터 다양화 한다. 이 프로그램의 정형화된 목적은 레크레이션, 교육, 운동 또는 개인적 과 대인관계의 성장일 수 있다. 결과는 경험적인 결과로부터 기인하지 않는다. 그러나 여기에 치료목표에서 관련된 변화 행동을 포함하는 보고가 있다.

- 참가자들은 확신과 긍정적인 자기상을 가진다.
- 참가자들은 개인과 동료집단 문재해결을 배운다.
- 참가자들은 효과적인 의사소통을 한다.
- 참가자들은 집단과제의 완수를 위해 증가된 기술을 설명한다.

과거에는, 이런 프로그램의 기본모델은 경험적 학습이었다. 최근, Leeds(199)와 다른 전문가들은 이 모험도전의 이익은 RET에서 사용되는 것처럼 집단과 개인의 치료적 방법의 통합으로 치료모델이 사용된다. 전문가들은 모험 프로그램 인원 훈련을 참가자들의 모험적 경험 내에서 개인적 목표와 잘못된 신념을 RET 방법을 사용하기 위해 훈련한다. 일반적으로, 그들은 환자의 근심을 사람이 도전의식을 만날 수 있도록 동기를 줄 수 있는 유–스트레스 또는 스트레스로부터 긍정적인 에너지를 얻을 수 있는 것으로 바꾸기 위한 훈련을 한다. 왜냐하면 그것은 과제 분석과 수행에 영향을 주는 지식의 다양성에서 임상가의 전문적 기술이기 때문이다.

RET에서와 같이, 치료적 방법은 환자가 만들어낸 목표를 만나기 위해 사용된다.(예: 모험 참가자는 개인역량과 생존에 관련된 지식과 기술을 증가시키는 것과 관련된 목표를 정한다.) 그들은 무기력감과 의존을 줄일 수 있고, 자기 가치의 감각이나 조절감을 증가 시킬 수 있다. RET를 가지고 한 모험 경험적 학습모델이 성공적으로 조합된 치료 프로그램은 소녀범죄자들과 사춘기 물질 남용자 그리고 다른 사람들을 가지고 사용되었다.

BECK의 인지 치료
(BECK'S COGNITIVE THERAPY)

앞서서 언급하였듯이, 임상적 상황에서 인지이론의 적용은 다양하다. Ellis의 RET는 Aaron Beck이 생각하는 인지행동적 치료와는 다르다. 우리는 Beck의 접근을 간단하게 설명하고, Beck과 Ellis의 차이점과, 작업치료실에서 내담자에게 특별히 적용되는 원리들에 대해 깨달을 수 있도록 설명한다.

Beck은 인지행동치료에 지대한 기여자이다. 그는 그의 모델에서 인지치료를 알아보았고, 그것을 "행동, 지도, 시간 제한적 정신의학적 장애에서 다양하게 다루어지는 접근"으로 정의 했다.(예: 억압, 근심, 공포, 고통, 그리고 신체장애) 다른 인지행동적 모델을 보면, Beck의 접근은 개인의 영향과 행동에 광범위하게 결정되는 이론적 근거를 가졌다. Beck은 사람의 인지역할에 관한 4가지 가정을 하였는데 그 가정은 다음과 같다.

1. 개인의 인지는 그/그녀가 어떻게 하루하루 일어나는 사건들을 지각하고 경험하는지에 영향을 준다.
2. 개인의 인지는 내적 그리고 외적인 자극뿐 아니라 과거와 현재 경험들을 기초로 하고 있다.
3. 사고는 개인의 감정과 행동에 영향을 준다.
4. 치료는 이러한 인지들과 그것들이 그/그녀의 감정과 행동에 어떻게 영향을 주는지에 대한 인식을 높여줄 수 있다.

과학적 접근 | Scientific Approach

Beck의 인지 치료의 기술들은 협력적인, here-and-now(지금-여기)의 관계에 의존하며 치료자는 행동적 전략을 다양한 목적에 사용한다. 치료자는 먼저 환자 또는 내담자가 그/그녀의 믿음 또는 생각들을 알게 해준 후 사건들을 다르게 해석해 보도록 돕는다. 그들은 또한 환자가 현재 갖는 믿음과 행동을 바꾸거나 유지하는 것의 득과 실을 논의한다. 논의와 결합된 인지-행동 전략은 개인이 과학적인 태도를 발달시키도록 돕는다. 이것은 내담자들이 과학자가 하듯이 그들의 가정을 지지하는 증거를 체계적으로 확인하고/하거나 찾도록 가르쳐진다는 것이다. 이러한 방법으로 내담자는 사실과 믿음을 구별하고 이성적인 생각과 비이성적인 생각을 구분할 수 있게 된다.

인지 치료 | Cognitive Techniques

Ellis처럼 Beck은 이런 인지적 기술들을 점수화된 과제 할당, 모델링, 코칭, 행동적 리허설, 숙제, 스트레스 예방, 인지적 모델링 그리고 스크립팅으로 사용한다. 이러한 기술들은 강인한 믿음을 발달하고 내담자 개인의 권리를 확인시켜주는데 자주 사용된다. 다른 기술들로는 생각-멈춤, 역할 바꾸기, 감정 상상하기, 그리고 상징적 모델링이 있다. 교육적 방법들은 변화와 내담자의 목표를 이루기 위해 내담자의 생각에 대한 인식과 통제를 증가시켜주도록 인지치료와 결합될 수 있다. (Rathjen, Rathjen, & Hiniker, 1978)

Ellis의 RET와 Beck의 인지치료 간의 차이 | Contrast Between Ellis' RET and Beck's Cognitive Therapy

RET와 인지치료 모두 행동의 변화는 인지적 변화로부터 온다는데 동의한다; 만일 어떤 사건에 대한 개인의 견해 또는 개인의 자기-지각을 변화시킬 수 있다면 행동을 변화시킬 수 있다. 이 둘 간의 차이는 용어의 사용, 치료적 접근, 믿음을 재-관찰 하는데 사용되는 방법론, 그리고 내담자에게 주어지는 숙제에서 나타난다(표 6-1).

표 6-1

대조되는 RET와 인지치료

(CONTRASTING RATIONAL EMOTIVE THERAPY AND COGNITIVE THERAPY)

	Rational Emotive Therapy	Cognitive Therapy
치료 요점	"~해야만 한다"와 개인의 불합리한 사고에 초점을 맞춘다.	개인의 인생관에 주목
치료사 상호작용의 본질	치료사는 지시적이다: 흥미를 끌어서 해볼만하게	치료사는 서로탐구(조사)해서 환자와 협력한다.
치료사 역할	치료사는 비합리적인 신념을 논박한다 : 합리적인 행동모델	치료사는 귀납법 사용:환자말에 지지해주거나 신념을 논의한다.
어떻게 활동이 결정되는가	치료사가 치료활동을 결정한다.	치료사와 환자가 협력해서 치료활동을 선택한다.
치료적인 활동의 본질	일정한 틀에 구속받지 않게 등급화된 과제를 사용 한다 : 환자는 그들 자신이 실행할 수 없었던 과제에 직면한다.	어렵게 등급화 된 과제를 사용한다.

삶의 법칙 (Rules for Living)

Beck은 치료자가 RET가 초점을 두는 삶에 있어서 "~해야만 한다"는 생각 또는 비이성적인 생각들 뿐 아니라 개인의 삶의 법칙(환자 또는 내담자의 삶에 대한 전반적인 철학)을 다루도록 한다. RET는 그/그녀가 비이성적인 믿음을 확인하고, 직면하고 싸우도록 하는데 더 중점을 둔다. Beck은 치료자를 내담자와 협력적인 관계 안에서 상호작용하여 인지적 왜곡과 과잉일반화로 이어지게 하는 개인의 믿음을 탐색하는 모습으로 그린다. 이러한 개인의 생각에 대한 인식은 후에 상호간에 행동적 과제를 협상하고 결정하는데 이용된다.

신념을 논박하기 (Disputing Beliefs)

조정 내에서는, 다시 생각하는 과정이 두 치료에 있어서 차이가 난다. RET의 치료자는 환자/개인의 삶에 영향을 주는 "~해야만 한다"를 재빨리 확인한 후 이 생각들을 평가한 후 이러한 "~해야만 한다"를 극복하도록 한다. 이 과정에서 치료자 자신의 삶에 대한 철학은 굉장한 영향력을 갖는다. Beck은 귀납적인 질문과 소크라테스적인 대화 방법을 이용하는 것을 선호한다. 이러한 질문 방법에서 치료자는 내담자가 자신의 생각과 자신의 믿음을 지지해주는 증거를 알게 되도록 돕는다. 내담자와 치료자는 그 후에 이러한 생각들을 바르게 고치거나 변화시킬 수 있는 방법들을 협동하여 찾는다. 후에, 치료자는 내담자에게 이러한 믿음을 평가해보라고 제안하며 어떤 경우에는 그들의 삶에 대한 철학을 바꿔보도록 제안하기도 한다(Dryden, 1984).

단계화 된 과제 사용하기 (Using Graded Tasks)

두 치료 모두 행동 과제를 이용하지만 Beck은 이들 과제가 환자와 치료자간 협상을 통해 이루어져야 한다고 제안했다. 그는 내담자의 현재 능력과 기능을 고려한 후 협상을 하면서 graded task(단계적인 과제)를 통해 계속해서 더 많은 성과를 요구한다. RET 치료자들은 graded task가 개인의 능력을 제안하고 믿어 이를 이용하지 않는다. 대신, 치료자들은 주로 숙제를 내주며 높은 수행을 요구하거나 현재 보이고 있는 행동과 반대의 행동을 요구한다(Dryden, 1984). Graded task의 이용에 있어서 이러한 차이는 전문 치료자에게 흥미로운 물음을 던진다. Graded activity(단계적으로 나눈 활동)의 이용이 성공을 조성하는가? 이러한 접근은 개인이 그/그녀가 한계점을 갖고 있고 더 큰 도전을 감당할 수 없다는 것을 알게하는가? 어떤 상황에서 한계를 부과하는게 덜 도움이 될까?

ABC 이론 대 과학이론 (ABC Theory vs Scientific Theory)

RET에서는 내담자들이 ABC 이론을 기초로 하여 자신들의 믿음 체계를 논리적으로 분석하도록 한다. 어떤 활성화하는 사건이 있고(A-activating event) 그것은 개인의 믿음에 영향을 준다(B-belief). 그리고 그것은 다시 그 후의 행동 또는 결과에 영향을 준다(C-consequence).

Beck의 인지–행동 치료는 개인적인 믿음을 확인하기 위해 과학적인 방법을 이용한다. 치료자들은 내담자들이 그들 행동 밑에 있는 이유에 대한 가정을 만들도록 한 후 이들 가정을 체계적으로 검사해 볼 계획을 만들도록 한다. 내담자들은 또한, 전문 치료가들이 이용했던 것과 비슷한, 교정 학습 경험들에도 참여한다. 이러한 경험들은 인지적 기능을 증진시켜 대처능력과 문제해결 능력을 증진시키고 믿음들을 새롭게 고치거나 발달시키도록 짜여져 있다. 조금 전 논의에서 보면 전문 치료가들은 graded task(단계적 과제)보다 emersion technique(재현기술)를 쓰는 RET대신에 Beck의 접근과 비슷한 인지–행동 접근을 사회 학습과 통합시키는 경우가 더 많은 것처럼 보인다. 하지만, 이들 모두 인지적 그리고 심리교육적인 중재를 만드는데 영향을 주었다. 그들은 또한 건강 교육과 예방 프로그램에도 기여할 수 있다.

DONALD MEICHENBAUM의 인지행동 이론 (DONALD MEICHENBAUM'S COGNITIVE BEHAVIOR MODIFICATION)

Donald Meichenbaum은 인지 행동 이론에 있어 네 번째로 영향력을 행사하는 인물이다. 그의 접근은 인지

행동 수정이라고 불린다. 인지 행동 수정의 원리에 영향을 주는 이론적 가정은 Luria(1980)와 Vygotsky(1962)로부터 도출했다. 이 둘은 행동에 있어서 언어의 영향을 설명하고 우리가 다른 사람과 상호작용하고 말하는 방식이 우리의 사고 방식과 하루하루 행동에 변화를 준다고 제안한다. 언어와 행동간의 관계는 삶에 있어서 외적인 것에서 행동을 통제하는 내적인 언어적 길잡이로 바뀐다. 예를 들어, 부모들은 아이가 그들의 행동에 대한 기대를 명료히 하고 피드백을 줄 때 아이의 행동을 주도해 나갈 수 있다. 이것은 아이가 이러한 기준에 부합하게 해준다; 사회에서 일반적으로 기대하는 기준에 부합한다.

아이들은 이러한 규칙들을 내재화하고, 실제적으로 그들 자신에게 어떻게 행동할지 말한다. 일상 속에서 시간과 참여로 인해 이러한 규칙들은 자동화 되고 그/그녀 자신의 행동을 규제하고 통제할 수 있는 아이의 능력을 향상시키는데 기여한다. 개인의 행동은 외적인 환경으로부터 기인한 보상의 산물만은 아니다. 그것은 오히려 사람과 사회적 환경간의 처리로부터 오는데, 이 처리는 아이의 내적 생각과 말 그리고 부모, 선생님, 그리고 중요한 타인들이 말하는 그/그녀의 환경에 대한 기대의 상호작용이다.

문제해결에 대한 프로토콜
(THINK ALOUD PROTOCOL FOR PROBLEM SOLVING)

Think Aloud 방법을 이용하여 내담자에게 그/그녀 자신의 행동을 계획하고 모니터링 하는데 도움을 줄 수 있는 네 가지 질문을 하도록 가르친다.

1. 내 문제는 무엇인가?
2. 내 계획은 무엇인가?
3. 나는 내 계획을 사용하고 있는가?
4. 나는 어땠나(Meichenbaum, 1979, p.42)?

개인의 일상생활에서 무엇을 기대할 수 있을지 예측할 수 없기 때문에 Meichenbaum은 그저 어떤 특정한 행동을 강화시켜주는 것 보다는 우리가 우리의 아이와 내담자들에게 일반화 할 수 있고 다양한 상황에서 이용할 수 있는 전략들을 가르쳐야 한다고 믿었다. 문제 해결에 있어서 그의 Think Aloud protocol과 같은 이러한 전략들은 일상의 스트레스에 대처하는데 이용할 수 있다. 인지적 행동 조절 이론은 능력 획득을 덜 중요시 여기고 다양한 맥락에서 이용될 수 있는 전략들을 터득하는 것을 더 중요하게 여긴다. 여기서 가정은 전략을 터득하면 개인이 다양한 도전을 이겨내기 쉽다는 것이다(Meichenbaum, 1979, 1985).

Meichenbaum은 집과 학교에서 '과잉행동적'이고 사회적 행동의 수준이 떨어지는 아이들을 위해 이 이론을 발전 시켰다. 그의 아이디어가 연구되고 수정되는 동안에 그들은 보통의 교실 상황에서 행동 관리를 돕고, 학습을 돕고 아이들에게 문제 해결 능력을 가르치기 위해 이용되었다. 그것들은 또한 정신분열증을 앓는 성인 환자들, 뇌손상 환자들, 그리고 화/불안/공포에 더 잘 대처해야 하는 사람들에게 사용 되었다(Meichenbaum, 1979). Meichenbaum의 이론은 예를 들어 수술 준비를 하거나 치과에 가는 것처럼 다양한 의학적 절차에 빠른 반응을 유도할 수 있는 접근들에 영향을 주었다. 이 대처 원리들은 심각한 건강 조건(ex. 화상)을 이겨내고 관절염, 비만과 같은 만성적인 건강 상태를 조절하는데, 그리고 강간, 천재지변, 전쟁 등의 결과로 나타나는 외상후 스트레스 반응을 이겨내는데 적절하다(Meichenbaum, 1979). 논문은 더 나아가 이들 원리들이 건강 증진과 간호사, 선생님 그리고 경찰과 같은 직업인들이 그들의 문제 해결 능력을 키우고 스트레스에 대처하고 시간을 사용하고 의사소통을 원활히 하고 창의적인 과정을 쉽게 할 수 있는 스트레스 예방 프로그램과 결합되었음을 말해준다(Meichenbaum, 1985).

내담자가 멈추고 문제의 정확한 본질과 문제가 어떻게 해결될 것인지를 신중하게 고려하는 것이 목표이다. Think Aloud protocol은 아동과 성인들에게 이용되었다(Meichenbaum, 1979, 1985). 이 Think Aloud 방법은 여러 세션 동안 연습되어 지고 얼마나 연습될지는 중재에 대한 개인의 필요와 학습을 할 그/그녀의 능력에 따라 결정되어진다. 대부분 12번 정도의 시행은, 같거나 다른 환경 안에서, 이 전략을 터득하게 한다. 아동이 내담자 일 때는 부모 또한 전략을 배우게 하여 아이를 도울 수 있도록 한다. 아이와 작업을 할 때 치료자는 치료적 결과에 모두 영향을 미칠 수 있기 때문에 아이의 생각뿐 아니라 부모의 생각도 알아야 한다.

자기 – 지시 | Self-Instruction

Meichenbaum이 발전시킨 다른 전략으로는 자기–지시가 있다. 이것은 자기–말하기를 이용한다. 만일 내담자가 일상의 활동에 참여하는 절차와 전략을 아직 내재화 하지 못했으면 그들은 자기 지시를 사용하는 법을 배운다. 자기 지시는 정신적 그리고 신체적인 활동을 통합하며 행동적 절차의 실행이다. 내담자는 상황에 대해서 생각해 보고 마음속으로 문제 해결을 할 수도 있고 "생체 내에서" 자기–지시를 실행할 수도 있다. "생체 내" 전략을 터득해야 하는 내담자들은 행동을 바꾸기 위해 아래 5–절차 모델을 사용한다.

1. 치료자나 선생님은 이상적인 행동 또는 과제 수행을 시범 보여주면서 동시에 절차를 말로 설명해준다.
2. 치료자가 말로 절차를 설명하는 동안 내담자는 그 과제를 해본다.
3. 내담자는 그 후, 과제 수행을 하면서 1,2번의 모델링에서 배운 자기–신호를 말한다.
4. 내담자는 과제를 수행하며 자기 자신에게 과제 또는 행동의 의식을 작은 소리로 얘기한다.
5. 내담자의 수행은 자동적이고 구두 지시는 내재화 되며 이는 최소한의 자기–지시로 수행을 인도한다.

재활 환경을 관찰하거나 거기에 참여해본 독자들은 이 의식이 자신이 관찰 해본, 치료자가 계속해서 수행을 위한 구두 지시를 주었던 재활 환경에서 좋다고 믿는 것과 반대될 수도 있다. 예를 들어 내담자의 안전한 걸음을 보조해주는 전문 치료자는 "드세요, 나가세요....오른쪽을 보세요....등등"을 말할 수 있다. Meichenbaum에 의하면, 환자들이 자기–지시를 내리는 것이 더 좋다고 한다. 먼저, 그들이 터득해야 하는 절차를 확인할 수 있다. 그 의식이 터득되면, 그들은 행동이 자동적으로 완성될 때까지 자기 자신에게 그것을 설명할 수 있다. 환자가 수행 실수를 하면 치료자는 수행을 정정하고 필요하면 옳은 절차를 시범 보여준다.

외래환자의 재활 중 많은 경우 심장 발작을 일으켰거나 뇌 손상을 당한 내담자가 치료자가에 "내가 이렇게 혼잣말 하는게 굉장히 웃겨 보이겠어요"라고 하는 말을 들을 수 있다. 환자들은 자신들이 다친 후 자기 속의 생각을 말로 말하는 것을 알게 된 것이다. 그들은 타인(가족, 친구, 그리고 치료자)들이 자신들을 미쳤다고 볼까봐 걱정했다. 치료자는 내담자들에게 그들이 "미친게 아니다"라고 확신시켜 주었고, 그들은 그들의 생각, 문제 해결 그리고 다음의 과제 절차들을 보조해주기 위해 자기–지시 전략을 이용하는 것이라고 말해주었다.

자기 – 지시와 혼잣말하는 프로토콜의 목적 | Purpose of Self-Instruction and Think Aloud Protocol

자기–지시 방법과 think aloud 전략들은 치료와 예방 차원에서 다양한 목표에 기여한다. 둘다 모두 :

- 과제에 대한 내담자의 주의를 향상시키거나 잡아둘 수 있다.
- 목표를 달성하기 위해 필요한 과제 절차와 행동을 확인시켜준다.
- 내담자가 과제 절차를 완벽하게 터득할 수 있게 해서 자기–통제를 높여준다.
- 내담자가 사회적 수행과 과제 수행에서 필요한 행동을 효율적으로 이용하도록 한다.
- 문제 해결에 있어서 정보, 기술, 그리고 규칙들을 터득하는데 기여한다.
- 행동과 과제 수행의 자기–모니터링을 하는 것을 인도한다.
- 수행의 경계에 대한 내담자의 주의를 향상시킨다.
- 그/그녀의 환경에 대한 내담자의 효율적인 참여를 높여준다.

자기 지시와 과제 분석 | Task Analysis and Self-Instruction

Think aloud 와 자기–지시는 내담자로 하여금 과제를 그/그녀의 전형적인 일상 활동의 맥락 안에서 분석하도록 한다. 제일 처음으로, 치료자는 내담자가 과제를 몇 개의 부분으로 나누는 것을 돕고 그들은 함께 과제를 수행하는데 있어 필요한 기술과 절차들을 확인한다. 이것들은 다시 내담자가 일상적인 상황에서 수행을 향상시킬 때 이용될 구두 의식으로 바뀌어진다. 자주 이용되는 전략에는 네 단계가 있다.

내담자는 다음을 질문한다 :

1. 내 목표는 무엇인가?
2. 내가 필요한 것을 나는 갖고 있는가?
3. 내 계획은 무엇인가?
4. 잘 되었나?

조금 전의 예를 이용하면, 어떤 성인이 재활 환경에서 집으로 돌아오는 길에 아침밥을 준비하고 싶어 할 수 있다. 환자는 그/그녀 자신에게 묻는다: "내 목표는 무엇인가?" 자신이 대답한다: "아침으로 계란 스크램블, 토스트, 그리고 주스를 준비하는 것" 묻는다: "내가 필요한 것을 내가 갖고 있는가?" 대답한다: "나는 계란, 마가린, 조미료, 빵, 팬, 토스터가 있다. 주스는 계란이 다 될 때까지 기다리겠다." 묻는다: "내 계획은 무엇인가" 대답한다: "나는 버너를 틀고 재료들을 섞고 토스터에 빵을 넣고 후라이팬에 계란 요리를 하겠다. 내가 다할 때쯤에 토스트가 다 될 것 같다." 묻는다: "나는 내 계획을 이용하고 있는가?" 대답한다: "지금까지는 잘하고 있다. 앗! 계란을 풀 그릇을 안 가져 왔네." (그 사람은 계속해서 계획을 평가하고 필요하다면 수정도 한다.) 묻는다: "어땠나?" 대답한다: "나쁘지 않았다. 토스트가 조금 차갑지만, 잘하고 있다. 다음번에는 계란이 다 됐을 때쯤 토스트를 만들어야겠다." 환자는 목표를 달성하고 성공하게끔 한 전략들을 다시 검토한다. 만일 성공적이지 못했다면, 그/그녀는 노력한 것에 대해 자신에게 박수를 보내고 도움을 요청한다. 내담자들은 어떤 일을 하거나 목표를 달성하는데 있어 한가지 이상의 방법이 있다고 조언을 받는다.

비슷한 방법으로, 아동이 탁자위 활동을 하는데 있어서도 이 의식을 이용할 수 있다: 내 목표는 무엇인가? "30분 안에 간단한 퍼즐을 맞추는 것이다." 내가 필요한 것을 갖고 있는가? "모든 퍼즐 조각들을 박스에서 뺐다. 나는 박스에 있는 그림 윗부분부터 따라 하겠다. 그리고 나는 아무도 나를 방해하지 않을 이 탁자에서 작업을 할 수 있다." 내 계획은 무엇인가? "나는 먼저 직선의 모서리를 갖고 있는 조각부터 빼내서 가장자리를 먼저 맞추고 안으로 들어가면서 작업 해야겠다" 나는 내 계획을 사용하고 있는가? "나는 가장자리를 다 맞췄다. 이제 나는 위에 코너를 맞추기 위해 어두운 조각들을 모아야 한다." (아이는 그/그녀의 작업과 그것의 효율성을 평가하고 수정을 하거나 계속해서 작업을 한다.) 괜찮았나? "나는 피곤해지고 있지만 많이 맞추었다. 다음번에는 완성할 수 있다!" (아이는 목표를 달성하고 성공을 부르는 전략을 재검토한다.)

대처모델 | Coping Model

Meichenbaum이 이용한 자기－지시적 방법은 mastery learning model(학습모델)보다는 coping model(대처모델)을 기초로 하고 있다. mastery model은 실수를 없애도록 노력하는데 반해 coping model에서는 실수로부터 학습하는 것을 강조한다. 수련과정 중에, 치료자는 내담자가 과제를 수행하는데 필요한 기술들을 학습하는 것을 돕는다(ex.신체적, 사회적 또는 적응 기술). 또, 치료자는 내담자로 하여금 학습한 기술들이 효과가 없거나 특정 상황에 적절하지 않을 때 다른 대안을 생각해 보도록 문제 상황을 주기도 한다. 대처모델(coping model)은 다음의 문제해결 전략들로 특징지어진다.

- 과제 평가(활동 분석)을 포함한다
- 문제 해결을 연습할 기회를 제공한다.
- 다양한 맥락에서 혼잣말을 할 기회를 제공한다.
- 실패에 반응 하는 법을 포함한다.
- 가능한 문제를 구별하고 대처 반응을 고르는 것을 가르쳐준다.

앞으로 일어날 것으로 가정되는 상황뿐만 아니라 당장의 상황에 필요한 것을 내담자가 배우는 것이 강조된다. 이러한 각각의 상황들, 대처 전략들, 그리고 수행을 위한 가능한 미래의 환경들을 구별하기 위해 치료자와 환자는 앞으로 무엇을 직면할지도 모를지에 대해 이야기 한다. 이것은 Meichenbaum이 협력적 관계(collaborative relationship)라고 부르는 것을 통해 이루어진다.

대처기술을 위한 협력적인 관계와 소크라테스적인 (화답식)모델 | The Collaborative Relationship and Socratic Model for Coping

Meichenbaum(1979)이 생각해 낸 것처럼 대처 전략을 발전시키기 위해서는 화합적인 과정(collaborative process)이 Socratic 모델과 조화를 이루어야 한다. 상담자와 내담자가 새로운 배움과 변화를 얻기 위해서, 직면한 문제에 대해서 확인하도록 같이 이야기를 하게 된다(work together). 둘은 또한 중재계획(intervention)을 새우기 위해 이야기를 같이 하게 된다. 배움에 대한 필요성을 확실히 하기 위해서는 다음과 같은 질문들이 내담자에게 주어질 필요가 있을 것이다.

- 변화를 위해 목표된 상황에 대해서 현재 어떻게 반응하는가?
- 상황에 대해 어떻게 지각 하는가? 당신에게 스트레스적인가? 다른 사람들이 당신의 행동에 대해 좋아하지 않는가? 변화를 원하는가?
- 지금 상황을 잘 이끌어 나가기 위해서 어떤 판단을 하는가?
- 지금의 상황을 더욱 좋은 상황으로 만들기 위한 당신의 idea는 무엇인가?

이것은 이전 chapter에서 이야기한 내담자 중심의 중재 계획(intervention)을 위한 원리들이다. Socratic 대화법 중에 내담자와 상담자는 수행 환경(performance environment)을 변화시키는 것을 포함해서 과제를 향상시킬 수 있거나, 사회적인 환경을 향상시킬 수 있는 변화나 적응 방법을 확인하게 된다. 그들은 또한 대처 전략을 가장 효과적이고 효율적으로 만들 구성요소들에 대해서도 이야기 한다. 목표는 내담자들에게 자신의 문제 해결 능력과 대처 능력을 일반화시킬 수 있는 정보를 얻게 하는 것이다.

관련된 대처 기술들 |

Related Coping SkillsTechniques

Meichenbaum(1979)은 대처 중재계획 중에서 쓰이는 방법을 몇 가지로 요약했다. 그는 치료자가 다음과 같이 고려해야 한다고 언급했다.

- 내담자에게 기술을 익히는 것에 대한 이익을 말해준다.
- 직면한 상황과 개인의 인지에 대한 관계를 가르치는 것. 상담자는 교훈적(didactic)이고, 자기 탐험적(self-exploratory)인 방법을 조합하여 사용한다.
- 생각과 행동에 대한 자기 모니터링 방법을 가르치는 것. 예를 들어, 내담자에게 자신의 행동이나 인지에 대한 일기나 어떠한 기록을 남기도록 하는 것.
- 특정방법의 문제 해결 방법을 알려주는 것. 내담자는 문제를 정의하고, 문제의 결과를 인지하고, 대안적은 해결법을 확인하고, 다른 사람의 행동으로부터 받은 feedback을 평가할 줄 알아야 한다.
- 개인의 전체적인 수행(행동)은 물론이고, 특정 기술에 대한 모델링, 회상, 자기평가의 기회를 주는 것.
- 문제 상황에 대해 특정 행동을 할 수 있는 기회를 여러 번 부여하는 것.
- 적당한(알맞은) 도전을 할 수 있도록 점차적으로 어려움의 정도를 변화 시키면서, 행동해야 하는 과제를 내주는 것.

어떤 특정한 전략이 사용되든, Meichenbaum과 그의 동료들은 유연성에 대한 필요성을 강조한다. 내담자 중심의 학습프로그램은 그 개인에 맞는 인지행동 전략이 필요하고, 그 개인에 맞는 문화적 개인적 전략이 필요하다. 상담자와 내담자는 이러한 요소들이 시간에 따라 변하고 따라서 항상 조정되어야 한다는 것을 염두해 두어야 한다. Meichenbaum은 실제적인 환경에서의 연습을 하기 전에 (혹은 하면서) 내담자들이 정신적인 반복을 해야 한다고 조언했다. 마지막으로 실제적인 환경에서 내담자들은 도전적이지만, 내담자에게 부담을 주지 않는(not overwhelming) 환경을 제시해야 한다고 말했다. 즉, 적당한 도전이 필요하다고 했다.

스트레스 예방 – 대처 모델 |

Stress Inoculation –A Coping Model

Meichenbaum의 주장은 스트레스 예방에 사용되어 왔다. 여기서 예방(inoculation)은 약을 사용하여 병으로부터 예방하는 것과 같은 의미이다. 그가 말하길 내담자들은 그들이 직면하고 싶어 하지 않는 상황에 자주 직면할 필요가 있다고 말했다. 그는 내담자들에게 스트레스에 대한 증상들, 즉, 불안하거나 많이 먹는 증상들이 병의 시작을 의미하는 것이 아니라, 대처 전략을 써야 한다는 신호라는 것을 의미한다고 말해주어야 한다고 했다. 이런 방법을 통해 내담자는 자신이 무력한 존재가 아니라 대처 전략을 통해서 자신의 증상들을 해결하고 관리할 수 있는 존재라는 것을 알게 된다. 이러한 행동을 얻기 위해서 Meichenbaum(1979, 1985)는 대처 모델을 3개의 단계로 구조화 하였다.

1. 개념화(conceptualization)
2. 기술습득과 실제연습(skill acquisition and practice)
3. 적용 및 마무리 (application and follow-through)

비록 이러한 단계들이 분리 단계들이지만, 훈련기간 동안에는 동시에 나타날 수도 있다. 이러한 단계는 여러 번의 중재계획을 통해서 일어난다. 위에서 언급된 각 단계의 시행 횟수는 개인의 연습과 집중 문제에 따라 다르다.(예, 수술을 위한 고통에 대한 준비, 암에 대처하는 것, 근무상황에서의 스트레스, 외상에 대처하는 것)

개념화 단계 (Conceptualization Phase)

개념화는 교육적인 경험의 설교적인 단계이다. 이 단계에서는 상담자가 내담자에게 스트레스 상황에 대한 기본적인 정보를 알려준다. 교육자가 된 상담자는 스트레스에 대한 개인의 반응을 개념화할 수 있도록 도와준다. 스트레스에 대한 내담자의 지각이 중재계획의 초점이다. 덧붙여, 상담자는 내담자가 스트레스 상황에 대한 과거와 현재의 반응에 대해 인지할 수 있도록 해준다. 상담자와 내담자는 다음과 같은 질문에 답할 수 있도록 협조한다.

- 스트레스가 부끄러움이나 회피를 일으키는가?
- 스트레스가 무력함이나 압도당하는 느낌을 주는가?
- 스트레스와 관련된 물리적인 불안이나 걱정이 있는가?

상담자는 물리적이 반응과 인지적인 반응을 모두 잡아내려고 할 것이다. 왜냐하면, 둘 모두가 치료와 방지 프로그램 중에 이야기 될 것이기 때문이다. 중재계획은 내담자의 물리적 각성에 대한 이해와 조절을 증진시킬 수 있도록 설계되어야 하며, 내담자가 스트레스에 압도당하는 것에 대해 내담자의 생각과 자기진술을 변화하도록 설계되어야 한다. 목표는 내담자가 자신의 스트레스를 조절할 수 있고, 그렇게 노력함으로써 보상을 받는다는 것을 배우는데 있다.

기술 습득과 실습 단계
(Skill Acquisition and Practice Phase)

대처모델의 두 번째 단계는 실습단계이다. 이 단계에서는 반복을 통해 기술이 습득된다. 내담자는 자신의 생각에 대해 도전하도록 이끌어지는 동시에 스트레스를 조절할 수 있는 구체적인 행동들을 배운다. 그들은 스트레스 조절 전략을 갖고 고통에 대한 대처, 역할에 대한 갈등, 만성적인 고통, 스트레스 상황에 대하여 확실히 정립된 대처방법을 연습하게 된다. 이러한 연습들은 적어도 다음과 같은 5 단계를 포함하게 된다.

1. 먼저 내담자들은 물리적 각성을 줄이는 방법과 그 스트레스의 원인에 대한 정보를 알아본다.(예, 근육이완, 깊은 심호흡(diaphragmatic breathing) 등)
2. 다음으로는 그들이 불편해 하는 것에 대해 무엇인가를 하는 방법에 대해 배운다. 예를 들어 그들은 그 불편한 것을 뭔가 긍정적인 것으로 바꾸도록 격려한다.(예, 화난 에너지를 생각하기 보다는 그 에너지를 뭔가 건설적인 것에 쓸 수 있다.)
3. 세 번째로, 그들은 상황 조절을 증진시킬 수 있는 긍정적인 반응을 선택한다.(예, 나에게 고통이 참을 수 없을 정도로 심하면, 나는 내가 10-15분 정도 누워있거나, 하던 일을 잠시 접어두면, 고통이 가라앉을 것이라는 것을 안다.)
4. 네 번째로, 자신의 혼잣말(내적 대화)에 대해 어떤 것이 적응적인 자기진술이고 어떤 것이 적응적이지 않은지 들어 본다.(예, 자신에게 "난 견딜 수 없어!"라고 말하는 것은 상황을 악화시킬 뿐이다.) 내담자는 자신의 대화에 대해 모니터하도록 지시받으며, 그 내용뿐 아니라, 그 생각의 문맥까지도 인지하도록 한다. 예를 들어 "내가 머리를 다친 이후로, 친구들과 같이 어울릴 때 무슨 소리를 하는지 몰라서 내 자신이 바보 같이 느껴진다." 혹은 "내 친구들은 내가 높은 곳을 무서워하고 스노우보드를 타지 못해서 내가 이상하다고 생각한다." 혹은 " 나는 학교가기가 싫다. 왜냐하면 내가 다른 사람들처럼 빨리 읽지 못하기 때문에 비참해 보인다." 혹은 "나는 친구가 없다. 나는 다른 사람들이 좋아하지 않고, 멍청이라서 파티에 거의 초대되지 않는다."

5. 상담자의 도움으로 내담자는 자신의 자기진술을 토대로 현실상황을 평가하고, 그 상황에 대한 위협을 인지하는 계획을 형성할 것이다. 이후 내담자는 자신을 이겨내는 행동을 하기 위한 반응계획을 만들어내게 된다.

초기에 상담자는 현실 상황에서 새로운 행동들을 제안한다. 이후 상담자와 내담자는 이 새로운 행동들을 반복할 수 있고, 혹은 문제를 함께 해결 할 수 있다. 반복(시연:rehearsal)은 처음 안전한(임상) 상황에서 시작해서 점차 현실과 가까운 상황으로 옮겨가면서 역할극(role–play)이 이루어 질 수 있을 것이다. 내담자는 영화를 통해 서로를 통해 혹은 임상적이거나 대중적인 문학 작품의 예시를 통해 배울 수 있다. 이러한 다양한 경험의 목표는 내담자의 자기유효성에 대한 감각을 증진시키거나, 특정 도전을 성공적으로 받아드릴 준비가 되어 있다는 믿음을 증진시키기 위함이다. 안전한 상황에서 계획을 터득한 내담자는 현실의 스트레스 상황에 도전할 준비가 되어 있다.

적용과 마무리 (Application and Follow–Trough)

Meichenbaum(1985, 1986)은 스트레스 대처법을 집단별로만 가르치고 개인 각각의 특수한 상황을 고려하지 않으면, 매우 성공적이지 못하다고 믿었다. 따라서 세 번째 단계에서도 앞의 두 단계처럼 상담자와 내담자는 화합적인 관계를 유지한다. 이 단계에서 그들은 내담자 개인의 상황특성에 맞는 계획을 수립한다.

상담자는 내담자를 다음과 같이 도와준다.

- 내담자가 새로 습득한 대처 기술을 사용해 볼 스트레스 상황을 구체화한다.
- 그들의 숙제가 무엇이 될지 인지시킨다.
- 문제해결을 위한 프로토콜이 무엇인지 인지시키고 글로 적는다.
- 내담자의 성공 정도가 어떻게 측정될 것인지 결정한다.

나중 회기와 마무리단계(follow–up)에서 내담자들은 실패의 가능성, 스트레스 재발에 대한 고려를 할 수 있는 활동을 하게 된다. 또한, 삶의 상황은 언제나 변화하기 때문에 어떤 방법이 효과적 이였는지 회고하게 한다. 그들은 실패, 재발, 수정(modification)이 정상적인 변화 과정의 일부분이라는 것을 알도록 격려되며, 이러한 것을 겪는 것이 자신들의 대처계획과 기술을 수정할 수 있는 기회를 만들어 준다는 것을 배운다.

상담자는 또한 내담자에게 시간이 변화함에 따라 문제들도 변화하는 것이기 때문에, 나중에 상담을 또 받는다 하더라도, 물리적인 아픔을 방지하기 위해 총알 맞는 것에 비유했던 "초기 회기 (booster session)" 를 거치지 않아도 된다고 말해준다. 내담자는 "booster session"이 정말로 필요한지를 알게 해주고, 자신의 대처 상태를 정기적으로 검사할 수 있는 확인표를 받을 수도 있다(Meichenbaum, 1985). 그들에게 또한 역행도 있을 것이지만, 그것은 단지 삶의 정상적인 부분이라는 점이 말해진다. 역행(다시 booster session으로 가는 것)이 정상적이라는 태도는, 이후에 본 chapter에서 논의되겠지만, 약물남용이나 재발방지 프로그램에서 사용하는 방법과 비슷하다.

작업 치료에서 현재 실습되는 것 (CURRENT PRACTICE IN OCCUPATIONAL THERAPY)

최근 작업 치료 문헌의 대부분은 OT에 대한 특수성과 관련지어서 인지–행동 치료를 이용하는 프로그램에 대하여 많이 다루고 있다. 프로그램들은 "인지–행동적"이라고 전형적으로 규정되지 않는데 반해 프로그램들을 지지하는 측면에서 이러한 문헌들에 사용 되어진 언급들은 유명한 인지–행동 치료가들에 대하여 이야기하고 있다. 작업 치료 문헌에서, 가장 자주 인용되는 이론은 Albert Bandura의 사회 학습 이론(social learning theory)이다. 그러나, 우리는 이 장에서 (사회 학습이라고 불리는) 모든 이론들의 양립성과 현재 작업 치료의 조정 가능성 및 실용적인 의미에서의 잠재적인 가치 모든 것에 대하여 살펴볼 것이다. 어떻게 사회 학습, 인지, 그리고 인지–행동 이론들이 작업 치료의 내용들과 통합될 수 있는지에 대하여 보여주기 위해서 실제의 작업 치료에 대한 가장 최신의 사례를 제공하고자 한다.

인간과 행동 | The Person and Behavior

인지 행동 이론을 이용하는 치료사들은 사람, 아동, 성인을 복잡한 환경 속에서 생각하고, 느끼고 기능하는 존재로 여긴다. 정상적인 발달의 과정에 따른다면, 그나 그녀의 일생을 통하여, 개인은 그나 그녀가 지식 기반을 획득할 수 있는 학습 경험을 정형화할 뿐만 아니라 한정된 일생의 경험 속에 참여한다. (암묵적이기도 하고 외현적이기도 한) 이러한 지식은 자기 자신, 타인 그리고 세상에 대한 믿음을 만들어 내기 위해서 저장되어지고 다시 인출 되어질 수 있다. 이런 지식은 다른 사람의 행동에 대한 지식과 개인이 매일 어떻게 과제를 수행할 것인지에 대한 지식을 형성한다.

그러나, 때때로 작업 치료의 대상자는 지체되거나 부적절한 지식 발달을 가지기도 한다. 그들은 그들의 현재 상황 내에서 문제를 해결하거나 대처하기에 더 이상 효율적이지 않는 지식을 가질 수도 있다. Reference에 대한 인지-행동 영역에서, 이것이 기능적인 문제를 규정하고, 타인, 그들의 환경 및 상황과 상호작용을 해 나갈 때 강조되는 인간의 인지(=person's cognition)이다. (여기에서 인간의 인지는 그나 그녀에 대하여 지식적으로 알고자 하는 것, 개인적인 믿음, 문제 해결을 위한 전략 등을 포함한다.)

안전감 (Sense of Safety)

사람은 그 자신이 안전하며 수용 가능하다고 느낄 때 환경 안을 탐색하고 학습한다. 이상적으로, 이러한 안전감은 안전과 지속적인 환경을 제공해주는 성인의 역할 모델에 의해서 아동에게 전달되어진다. 또한 이러한 성인들은 아동들이 환경을 통제할 수 있고 탐색을 통해서 학습할 수 있다고 그들이 믿는 것을 아동들에게 전달할 수 있다. 적절하게 자극적인 환경뿐만 아니라 이러한 지속적인 안전 속에서, 사람은 탐색을 통하여 학습하고 문제 해결을 위한 자신만의 유일한 접근법을 내포한 자신(그나 그녀)에 대한 믿음, 앞으로 학습과 지식 획득을 형성하는데 기반이 되는 지식을 쌓게 된다. 긍정적인 경험은 개인의 느낌이 수용가능하다고 느끼게 만들고, 이러한 모델에 따라서, 현재 상태에서 자기자신에 대하여 능력이 있다고 믿는 것은 미래에 대한 대처 능력을 증가시킨다. 부정적인 경험이나 제한된 탐색은 반대되는 많은 결과를 야기시킨다. 사람은 환경을 공포로 학습할 수도 있고, 왜곡되거나 제한된 지식을 학습할 수도 있다. 그/그녀는 융통성 없거나 방어적인 태도를 발전시킬 수도 있다. 만약 그나 그녀가 자기 자신에 대하여 능력이 없다고 믿는다면, 그것은 앞으로 수용가능성을 감소시킨다. 이러한 모든 것이 부적절한 문제 해결 기술을 만들어내고, 그 결과 일상적인 삶 속에서 기능적인 능력을 손상시킨다.

제한되거나 왜곡된 지식
(Limited or Distorted Knowledge)

모든 지식상의 결핍이 제한된 탐색에서 오는 것은 아니다. 때때로 내담자는 정확한 정보에 접근하지 않고, 잘못된 정보를 가지고 있거나 그들이 필요로 하는 정보의 단지 일부분만을 가지고 있고, 물리적인 변화들이 현실적으로 평가한다거나 정보를 이용할 수 있는 그들의 능력이 손상되어질 수 있다. 원인이 어디에 있다하더라도, 인지장애는 잘못된 정보, 즉 자신들의 주위에 무엇이 일어나고 있는지에 대한 잘못된 이해, 혹은 비효율적이거나 유연하지 않은 문제 해결 전략을 반영할지도 모른다.

적격 대 부적격 (Competence Versus Incompetence)

사람은 환경 속에서 성장하고 상호 작용함에 따라, 환경에 대한 정보뿐만 아니라 자기 자신에 대한 정보를 수집한다. 이러한 자기-지식은 정서 발달에 영향을 준다. 정서 발달(emotional development)은 의존성과 비의존성, 자신에 대한 관심과 타인에 대한 관심, 열정적으로 될 수 있는 능력, 타인과의 동일시, 자연스러운 정체성의 형성, 그리고 느낌을 표현하고 통제할 수 있는 능력을 표상하는 다양한 연속선상 위에서 개인의 위상에 의해 살펴볼 수 있다. 최적의 기능(optimum fuction)은 유연한 사고, 적절한 지식, 정서적 건강, 개인이 삶의 도전을 극복할 수 있다는 믿음, 그리고 다양한 상황에서 문제를 해결할 수 있는 능력에 의존한다. 이 모든 것이 적절한 느낌과 연합되어 있다.

기능장애는 보통 개인의 우세한 행동이 정서적인 연속선상에서 극단에 있을 때나 인지적 기능(지식, 믿음, 그리고 문제 해결)이 개인적이거나 사회적인 기대를 충족시킬 수 없을 때 보여진다. 기능장애는 부적격에 대한 느낌과 관련이 있다. 그나 그녀가 자신의 삶에 대해 책임을 질만한 능력이 없다. 자신의 능력이나 한계에 대한 현실적인 이해가 부족하다고 생각하는 사람은 자기-패배적인 믿음을 가진다. 또한 자신의 믿음에 대한 이해가 명확하거나 변화하는 상황에 적응하고 대처하는 능력이 부족하다.

비현실적인 추론 (Unrealistic Reasoning)

왜곡된 자기-지식을 가진 사람은 종종 독단적이거나 비현실적인 추론 기제를 사용한다. 이러한 추론의 방식은 비논리적일지 모르지만, 현실과 일치하지 않으며, 전혀 근거가 없는 추론의 과정과 관련이 있을 수도 있다. 예를 들어, 정보를 불필요하게 개인화하거나, 혹은 매우 극단적인 입장에서 사건을 바라본다(예를 들어, 논의는 흑백, 선악, 가능 대 불가능으로만 판단되어진다). 그/그녀는 정보를 선택적으로 추상화하고 그 결과 왜곡된 관점을 가지게 되거나 일반화를 할 수도 있다(예를 들어, 모든 여자〔남자〕는 나쁘다, 경영은 피고용자를 고려할 필요가 없다. 장애인은 결코 즐거운 삶을 살 수 없다). 개인의 생각이 다양한 관점에서 총체적이기보다는 단일한 차원의 것이다. 그리고 이러한 사고는 쉽게 역전되거나 바뀌지 않는다.

인지적 왜곡과 결핍은 또한 광장공포증, 우울증, 섭식장애, 그리고 강박-충동 장애와 같은 특수한 진단적 범주의 문맥 내에서도 규정될 수 있다. 그러나, 정신병리적인 명명이 인지적 기능장애를 이해하고 묘사하는데 꼭 필요한 것은 아니다. 사람의 믿음이 생애 전반에 걸쳐 그/그녀의 수행에 영향을 주고, 가정, 회사 그리고 공동체 환경에서 그들의 참여에도 영향을 미친다.

작업치료사의 역할 | Role of the Occupational Therapist

치료사의 역할은 단순히 전문가로서의 역할만을 말하는 것이 아니라, 선생님, 코치 그리고 심지어는 "과학자"의 역할을 말하는 것이다. 작업 치료 문헌은 작업 치료사는 대화적인 기법을 이용하여 교육자로서 치료사의 역할을 점진적으로 확장시켜 나가야 한다고 이야기하고 있다. 이러한 역할에서, 치료사는 촉진자이며 때때로는 내담자나 내담자의 보호자, 선생님 그리고 관리자에게 의미 있고 정확한 학습 경험을 할 수 있도록 계획해 주고 증진시켜 주는 참여관찰자이다.

교육자이며 촉진자 (Educator-Facilitator)

교육-촉진자로서, 치료자는 구조화되고 경험적이거나 자기-지향적인 학습을 위한 수단을 제공한다. 작업치료 중재의 맥락에서 교육적인 구조는 전통적인 학교교육 수행을 말한다기 보다는, 내담자가 수업을 잘 듣는 것을 돕고, 그들의 학습 목표를 명확히 하며, 교육 내용과 과제 수행 활동을 결정하여 참여할 수 있는 환경을 말한다. 이것은 교실에서 학생중심의 학습(student-centered learning)과 유사하다. 병원, 직장, 학교 또는 다른 문맥에서 학습 분위기를 이끌어 낼 수 이는 디자인을 설계하거나 이와 관련된 디자인을 고안하여 설계하도록 돕는다.

이러한 학습 환경에서 경험하는 동안, 교육-치료자는 그러한 접근법과 평가뒤에 기저하는 논리에 대하여 주의 깊게 설명하고, 단기적이고 장기적인 목표와 관련된 내담자의 사고, 행동과 성취에 대한 특화되고 잦은 피드백을 준다. 임상가들은 학습자가 자신에 대한 이해와 환경에 대한 통제를 증가시킬 수 있는 새로운 정보와 실용적인 기술을 습득하는데 도움이 되는 학습 기제를 촉발시킨다. 학습자는 일상 생활 속에서 문제상황에 친숙해 질 뿐만 아니라 새로운 정보를 명확히 하고 사용하는데 도움을 받고, 현재의 건강한 상태를 관리할 수 있다.

과학적인 태도를 모델링하기 (Modeling a Scientific Attitude)

독자는 개인적인 과학자의 태도를 모델링하고 소크라테스식 문답법을 사용하는 것에서 올 수 있는 이득에 대하여 생각해야 한다. 과학적인 태도는 내담자와 작업 치료자가 사고와 행동의 관계에 대하여 인식하고 이에 대한 추리를 증명하거나 반증하기 위한 방법들을 생성해내는데 필요하다. 내담자는 인생과 삶의 다양한 가능성과 확률들을 탐색하고 소위 말하는 "절대적인 확실성"에 대하여 의문을 제기하기를 요구 받는다.

과학자를 모델링 하는 점에서, 작업 치료사는 탐색을 위한 확고한 기반을 제공하고 내담자가 체계적으로 사람을 탐색하게 격려하여 그들의 삶 속에서 인과 관계를 가정하고 인식할 수 있게 해준다. 이에 따라 학습자는 계획하고 자신들의 가정을 확증하거나 반증하기 위한 실험이나 학습 활동을 하게 된다. 개인적인 과학자로서, 치료자는 사람들이 개인적인 믿음으로 돌아가서 자신과 세계에 대한 판단을 보류하고 논리적으로 믿음에 도전할 수 있게 도와준다.

일반화 된 질문 (Questioning Generalizations)

과학자의 태도는 작업치료에서 자주 사용되는 다음과 같은 반응에 의해서 알 수 있다 : "나는 매우 능숙하지 못하다." 또는 "나는 결코 이것을 가지지 못할 것이다." 이에 대해 작업 치료자는 "오늘 당신이 능숙하지 못하다고 결론짓게 한 게 뭐가 있습니까?" 또는 "당신은 금방 작업치료의 작업에 대하여 이야기한 것입니까? 아니면 과거에 직장이나 가정에서 겪었던 어려움에 대하여 이야기하는 것입니까?"라고 반응한다. 이러한 반응을 통해서 작업치료사는 개인의 진술을 사실로서 수용하지 않고 환자/내담자가 일반화에 타당성을 확보하거나 의문을 제기하게 요구한다. 그 다음, 치료사는 개인이 예전에 실패하지 않은 특별한 과제를 수행해보게 할 수 있다. 치료자는 과제들을 분석하고 성공적으로 수행할 수 있는 단계를 보여줌으로써 기술 습득을 위한 모델로서 행동한다.

새로운 가능성을 제시하는 것 (Introducing New Possibilities)

임상가는 학습 경험을 내면화하고 내담자에게 중재적인 접근을 조절하기 위해서 유연하게 대처하고자 노력한다. 이것의 목적은 내담자의 요구에 적합한 스타일을 찾는 것이다. 종종, 참여-관찰자로서, 작업치료사는 자신의 행동뿐만 아니라 대화를 하며 얻어진 사고나 느낌에 대하여 지지를 주거나 피드백을 제공해주어야 한다. 또한 개인이 직면하고 있는 문제에 대한 개인의 관점을 서로 나눈다. 사람을 관찰할 때 치료사는 개인의 총체적인 인지 시스템을 보고 과거와 현재 모두에서 내담자의 사고, 정서 그리고 행동간의 관계에 대한 인식을 키워주고자 한다. 이것이 적절해지면, 내담자는 자기 자신과 타인들에 대한 새로운 결론에 도달하는 것을 배운다. 이러한 예는 다음 사례에서 살펴볼 수 있다. :

두부 손상을 입은 18세의 젊은 여성은 두부 손상 때문에 복합적인 육체적, 행동적인 문제를 가졌다. 그녀는 유치하고, 주의를 요하거나 의존적인 행동에서부터 충동적인 청소년의 행동까지 여러 모습의 행동을 보였다. 또한 때때로 그녀는 독립적으로 살아가고, 친밀한 관계를 형성하고, 직장을 가지는 것에 대한 걱정을 토로하였다. 현실적인 이러한 관심은 그녀가 자신의 충동적인 행동에 대한 통제를 획득할 수 있다는 것을 보여주었다. 충동적인 행동을 한 어느 날, 그녀는 재활 센터에서 달아나 버렸다. 휠체어에 의존해서 움직이고 많은 육체적인 어려움을 가지고 있던 이러한 젊은 여성이 그렇게 하는 것은 쉬운 일이 아니었다. 치료사는 환자와 그녀의 경험에 대한 생각을 공유하기로 결정하였다. 병원의 많은 다른 사람들이 한 것 처럼, 환자에게 그녀의 행동이 가지는 위험성에 대하여 상기시켜주는 대신에, 작업치료사는 달아나는 데 필요한 굉장한 양의 에너지에 초점을 맞추었다. 치료사는 달아나는 것에서 보여졌던 것과 같이 부정적이거나 자기 파괴적인 방법이 아니라 긍정적인 방법으로 이러한 에너지를 사용하는 방법을 배우도록 젊은 여자를 격려하였다.

다른 사례에서, 자기 자신이 잘났고 똑똑하다고 생각하는 환자는 다른 사람이 무지하다고 느껴지면 참지 못하였다. 어느 날 작업치료사는 환자에게 "당신은 자신이 그것을 모른다고 이야기하고 있나요? 모두가 그걸 압니다."라고 다른 사람에게 이야기하도록 하였다. 치료사는 환자가 다른 사람이 모르고 있는 것을 그가 알고 있다고 이야기함으로써, 타인의 무지에 대하여 질책하게 하려는 것이 아니라 자신의 지식을 다른 사람에게 가르쳐 주고 공유할 수 있는 기회를 제공해주고자 하는 의도에서 이런 이야기를 하였다. 치료자는 환자가 그가 총명하다는 것 때문에 경멸을 받는게 아니라 다른 사람들에게 자신의 유능함에 대한 존경을 받을 수 있다는 것을 인식하게 하였다.

협력적인 관계 | Collaborative Relationship

요컨대, 학습자-교사 관계에서, 작업치료사는 환자의 문제를 명확히하고 학습 활동을 계획하고 증진시키기 위해 환자와 협력적인 관계를 유지하고자 한다. 치료사는 환자가 개인적인 가정을 재평가하고 가설을 검증할 수 있는 중립적인 태도와 확고한 기반을 제공한다. 치료사는 학습하고 문제를 해결할 수 있는 자신들의 능력에 대한 존중을 보여준다.

활동의 기능 | Function of Activities

인지 행동 프레임을 적용하는 작업치료사들은 다양한 목적으로 운동을 이용한다. 과제를 하는 동안 환자의 수행은 환자의 인지적 기능, 그/그녀의 지식, 믿음, 특수한 기술과 문제 해결을 위한 전략의 사용을 반영한다. 치료자들은 인지와 숙련성을 증진시키고 문제 해결의 적용성을 촉진시키기 위해서 유의미한 활동을 이용한다. 다양한 작업에서 활동은 그것이 개인 스스로가 자신의 능력에 대하여 진실되게 느낄 수 있는 기초를 형성하기 때문에 매우 중요하다. 또한 운동은 학습된 기술의 일반화에 도움을 준다. 자신들의 "행동"에 대한 결과를 보면서, 그들은 자신들의 전체적인 지식을 확장하고 개인적으로 가정했던 것에 대한 확증이나 반증을 배운다. 환자들은 현재와 미래 상황에 대처할 수 있는 자신들의 능력에 대한 믿음을 얻는다.

지식과 기술 수준 평가하기 | Assessing Knowledge and Skill Level

환자의 현재 인지적 수준은 자신의 믿음과 태도가 구현화될 수 있는 활동에 대한 그/그녀의 참여를 통해서 규정되어진다. 활동은 또한 지식을 적용하기 위해서 사용되어지는 기술이나 전략뿐만 아니라 개인이 자신의 일반화된 지식의 축적을 증명하기 위한 방편을 제공한다. 지식에 대하여, 치료사들은 강도 뿐만 아니라 제한점을 규정한다. 환자는 휠체어를 다루는 법을 배우고 도구들을 사용하는 방법에 대해서 연습한다. 미혼모를 위한 사회프로그램에서는 청소년이 부모로서, 학생으로서, 직장인으로서의 다양한 역할을 위해 아이 돌보는 법, 생활 기술 그리고 직업에 대한 정보를 배운다. 따라서, 이러한 지식은 청소년들이 부모와 학생 또는 직장인으로서의 역할을 수행하기 위해 아이를 돌보고 활동을 계획하는 것을 연습함으로서 자식이 태어난 이후의 자식을 부양하는 작업활동에 이용된다.

이론적인 가정-평가와 중재에 대한 가이드 | Theoretical Assumptions- Guide to Evaluation and Intervention

이론적인 가정(인지–행동 이론적 가정 참조)은 사람, 행동이나 직업, 그리고 환경 또는 배경에 대한 기본적인 신념의 요약이다. 이러한 신념은 이 장의 앞에서 설명되어진 인지–행동 이론에서 적용된다. 사람–환경–작업 변인과 그들간의 가능한 관계에 대한 가정은 작업치료에서 평가와 중재의 지표가 된다.

지식을 넓히고 능력을 증진시키기 | Increasing Knowledge and Enhancing Competence

인지적 발달은 역할 수행 능력을 위해 필요한 감각적, 지각적, 운동, 사회 그리고 학문적인 지식과 기술을 발달시킬 수 있는 기회를 제공해주는 활동을 함으로서 증진된다. 환자의 지식과 기술 능력은 병원이나, 가정 그리고 사회 속에서 환자의 자신감과 수행 능력을 증진시킨다. 이에 따라 기술 습득과 증가된 자신감은 환자의 자기 조절감을 신장시킨다. 환자는 그들이 일상 생활의 문제를 다루고 문제 해결을 위해서 그들에게 필요한 자원을 발견할 수 있다는 것을 믿는다.

교육 모듈 (Education Modules)

활동은 종종 교육적인 형식의 문맥 내에서 제시된다. 여기서 교육적인 형식은 교육과정 프로그램, 수업 계획 또는 한 학기의 수업정보와 같은 것으로 규정될 수 있다. 작업 치료사들은 활동을 위한 강의 계획서나 제시된 교육 모듈을 발전시킨다. 예를 들어, 강의 계획서는 생활기술, 신용을 얻는 것, 소비자적 지식, 사회 네트워크와 사회 복지 시스템, 직업 탐색, 생계유지를 위한 가계 집행 계획, 다이어트 계획, 직무 기술의 습득, 증가하는 지식 등등의 다양한 점에서 발전시킬 수 있다. 일반적으로, 이러한 과정들은 기본적인 일상 생활 기술, 공동체 지식, 자아 성장과 발전 같은 것으로 묶일 수 있다.

과제를 사용하기 (Using Homework)

이러한 과정(코스)은 숙제를 포함한다. 카운셀링 문헌들이 과제의 효율성을 증가시키고, 그것의 완수를 위한 가이드라인을 제공한다. 다음과 같은 과제가 추천 되어진다.

- 환자의 읽고 쓸 줄 아는 수준 내의 언어를 사용하여 작성하라.

인지-행동 이론적 평가
(COGNITIVE-BEHAVIOR THEORETICAL ASSUMPTIONS)

인간과 인지(Person and Cognition)

1. 자신의 생각이나 신념들을 바꾸거나 지식을 강화할 때, 자신의 행동과 작업수행은 영향을 미친다.
2. 사람들은 어떤 결과가 나올 것인가에 기초하여 그들의 행동과 관련된 결정을 내린다.
3. 한 개인의 정서와 감정은 그 사람의 믿음과 알고 있는 것에 의존한다.
4. 인간은 인지시스템과 학습된 행동, 사회적 · 신체적 환경간의 상호작용의 결과로 발달한다.
5. 그들의 환경과 신념의 한 부분에서 출발하여 예상되는 새로운 행동을 연구할 것이다. 실수하지 않도록 한다.
6. 사람들은 삶의 규칙, 문제해결 방식, 삶의 주제를 내면화 하는 것을 의식하거나 의식하지 못함에도 불구하고 삶의 과제를 접근하는 방법을 특징화한다.
7. 인지의 변화는 단계적인 과정이고, 사람의 지식을 토대로 하고 자기 스스로에게 시간을 갖는 자세를 가짐으로써 변화하게 된다.
8. 환자/내담자는 심리학적 기법으로 기술습득과 교육적인 절차를 통합하는 지능검사 프로그램에서 이득을 얻는다.
9. 현재에 반응하기 위해 새로운 인지기술을 학습할 때, 사람들은 미래의 문제에 대응하거나 해결하기 위한 준비를 한다.
10. 사람들은 그들이 불가능하다고 느끼는 경험들로 인해 그들을 참여할 수 없게 만든다.
11. 과제를 시작하고 위험에서 벗어나기 위해 사람의 능력과 자발성이 증대될 수 있다는 것에 대한 확신이다.
12. 자신의 능력과 조절력에 대한 확신은 학습을 하는 동안 주어진 책임감과 성공적인 경험을 통해 증진된다.
13. 사고는 의식 속에 반드시 있다고는 할 수 없다 ; 만들어진 사고들은 의식 안에서 변화될 수 있다.
14. 다양하고 가치 있는 과제를 수행함으로써 학습은 촉진된다.

환경 / 배경 (Environment / Context)

15. 스스로를 학습자로 인정할 수 있는 학습체계나 배경은 탐구를 증진시키고, 새 경험에 개방시키며 지식과 기술을 증진 강화 시키는 쪽으로 사고방식을 하게 한다.
16. 학습배경은 평생학습과정으로써 신념을 증진시킨다.
17. 인지기능은 학습 환경을 구조화함으로써 인지발달을 촉진시켜 주거나 문제해결을 촉진하는 등의 영향을 받는다.
18. 내담자는 집중력을 조절하고 기술 숙련과 문제해결을 위한 반복적인 기회를 제공하는 구조화된 중재 프로그램을 통해 획득될 수 있다.

활동 / 작업 (Activity / Occupation)

19. 치료적 작업은 배움을 촉진하는 것이다.
20. 실제 생활환경에서 연습은 임상적 혹은 모의환경에서 학습에 영향력 있는 부속물이다.
21. 경험의 복합성을 변형시키는 과제를 디자인하는데 있어서 성공적인 배움을 촉진할 때 인지발달 이론이 적용될 수 있다.
22. 학습자의 인지지식, 인지기능의 수준 그리고 개인 흥미의 교육적 경험들은 치료적 과업으로 사용되어 왔다.
23. 중등도의 목표를 잡는 것은 내담자의 흥미 그리고 중재의 참여 유도에 도움이 된다.
24. 중재는 병리학적 소견이 고려되어야 하지만 인지적, 감정적, 그리고 행동적인 학습 경험을 가르치는 기술, 전략, 그리고 대처 방법들도 준비해야 한다.
25. 중재는 오직 언어적 방법을 쓰는 것보다 명확한 테크닉과 기술들을 배우는 것이 더 많은 영향을 준다 (예로, 과제와 학습능력을 평가하는 심리학적 방법을 사용할 때).

- 환자나, 때로는 환자와 치료자가 함께 성취할 수 있는 특수한 과제를 명확히 하라.
- 과제의 목적, 과제를 위한 지시, 학습자가 언제 책임감을 얻을 수 있고, 과제를 성취할 수 있는지 결정하는데 도움이 되는 다른 자료를 포함하라.
- 개별 환자의 필요를 충족시킬 수 있도록 개인에게 맞추어라.
- 과제를 할당하는 초기에 학습자의 요구를 반영하라.

여기에 제시된 숙제의 가이드는 다양한 특수성을 지닌 실용적인 작업에서 작업 치료사에 의해 제공되어지는 많은 숙제에도 역시 적용될 수 있다.

각각의 중재 회기를 시작하는 시점에서, 치료자는 과제가 완전한가와 과제에 대한 환자의 사고와 느낌에 대하여 묻고 있는지를 확인한다. 과제가 너무 쉬웠는가? 너무 어려웠는가? 의미가 있었는가? 만약 환자가 과제를 완수하지 못한다면, 치료자는 그 이유를 규명하고 노력한다. 과제의 성공적인 완수를 위해서, 치료자는 뒤따르는 추가과제나, 전화 접촉 또는 우연적인 언약을 사용할 수 있다.

평가 | Evaluation

작업 치료에서 다른 치료적인 접근과 마찬가지로, 인지–행동 틀구조를 사용하는 치료자는 평가는 예언적인 과정이며, 평가와 변화는 상호의존적이라고 믿는다. 그러므로, 아래의 내용들은 초기나 예언적인 평가 과정의 문맥 내에서 적용될 수 있다.

변화를 목표로 하기 (Targeting Change)

인지–행동 틀구조는 변화를 4가지 방면에 중점을 두고 이루어져야 한다고 이야기한다.

1. 어떤 환경적인 작업 내에서 환자/피험자가 더 능력이 있다고 느낄 수 있는가?
2. 그/그녀에게서 재평가될 필요가 있는 사고(태도)는 무엇인가?
3. 치료자가 무엇에 대하여 더 알아야 할 필요가 있는가?
4. 그/그녀가 어떤 기술/문제 해결 전략을 배울 필요가 있는가?

자동적인 사고 (Automatic Thoughts)

우리의 내담자와 환자는 항상 그들이 필요로 하는 정보나 기술, 바꿔야 할 생각이 무엇인지 모를 뿐만 아니라, 심지어는 그들의 성취를 위해 필요로 하는 활동 조차 모를 수도 있다. 그들은 단지 자신들이 불편하거나 부적당하다고 느끼거나, 혹은 다른 사람들이 자신들의 수행에 대하여 불만족스럽게 느낄 지도 모른다. 이러한 지식의 부족에 대한 한 가지 이유는 우리가 가지고 있는 사고의 많은 부분과 일상 생활에서 행하는 행위들이 자동적이여서, 우리 스스로가 어떻게 문제를 해결해 나가고, 자신의 수행에 대해 평가하고, 내면화된 대화를 재인하는지에 대하여 쉽게 생각하지 않기 때문이다.

예를 들어, 우리가 운전을 하다가 갑자기 차가 막히거나, 도로 사정이 악화되거나, 길에서 아이가 갑자기 뛰어나오는 것과 같은 상황에 맞닥뜨렸을 때, 우리는 어떻게 반응하고 문제를 해결해야 하는지에 대하여 생각하지 않고 즉각적으로 반응한다. 우리의 반응은 자동적인 과정이다. 또한 우리는 인과관계를 형성해 가는데 무엇을 결정해야 하는지 또는 기억하는 과정이 무엇인지에 대하여 알지 못한다.

이러한 지식의 부족은 과식과 같은 자동적인 반응에서도 살펴볼 수 있다. 만약 당신이 과식하고 있는 사람과 이야기한다면, 그들은 자신들이 배고픔을 느껴서 그런지 아니면, 그들의 신체가 영양분을 필요로 하는지에 대하여 생각없이 음식이 있으니 그냥 먹는 거라고 이야기할 것이다. 다른 예로는 가족, 친구 또는 새로운 사람과 지내면서 잠재적인 즐거움이나 필요, 이득에 대하여 고려하지 않고 무작정, 자동적으로 사회적 관계 없이 유지하는 사람을 들 수 있다. 마지막으로, 지침을 듣거나 행동을 시작하기도 전에 실패를 기대하는 사람을 들 수 있다.

인지적 처리에 대한 접근 가능성 (Accessibility of Cognitive Process)

사람은 전형적으로 자신의 인지적 처리과정의 규칙에 쉽게 접근할 수 없다. 대부분의 경우에 인지적 처리가 우리의 즉각적인 앎의 영역 밖에 있기 때문에, 치료자와 내담자는 행동에 대한 인지의 영향과 효과에 대해 가정을 해야한다. 그들은 어떤 사고 과정이 이루어지는 지를 이해하고, 변화가 바람직한 작업으로 어떤 작업인지 규정하기 위해서 행동과 수행을 면밀하게 관찰해야 한다.

인지구조를 평가하기
(Assessing Cognitive Structures)

작업치료사는 효율적인 수행이 가능하게 하기 위해서 개인의 인지적 체계의 효율성을 평가하기 위해서 관찰, 검사와 면담을 사용한다. 규범적인 평가와 관찰이 결정되어야 한다.

- 과제를 기억하고, 지각하고, 수행할 수 있는 개인의 능력
- 현재의 문제 그리고 사고와 관련된 개인의 기억을 규정화할 수 있는 능력, 주어진 행동을 지지해주는 자극(사건,보상)을 규정할 수 있는 능력, 그리고 개인적이며 기능적인 문제를 규정할 수 있는 능력을 포함하고 있는 행동을 관찰하고 정확히 해석할 수 있는 능력
- 개인의 지식적 기반의 적절성 : 일상 생활에서 활동, 방학 보내기, 그리고 여가 활동 추구와 관련된 정보에 대한 지식(예를 들어, 사회적인 자원과 학습 전략 등에 대하여 아는 것)
- 사람들이 문제 해결을 위해 사용하는 전략과 그것의 효율성
- 일상적인 기능 수행을 위해 필요한 특수한 기술의 존재와 필요성

삶의 테마에 귀 기울이기 *(Listening for a Life Theme)*

치료자는 평가하는 동안 특수한 인지적 구조와 기술에 대한 평가 뿐만아니라, 개인의 삶의 테마와 삶에 대한 규칙들에게도 귀를 기울이려고 노력해야 한다. 평가를 하는 동안 개인의 행동과 진술에서 생활을 위해 내면화된 규칙들이 드러난다. "규칙"의 예는 다음과 같은 것을 포함하고 있다. : 나는 스스로를 돌볼 수 있다; 나는 살아가기 위해서 부모님의 도움을 필요로 하지 않는다; 사람은 믿을 수 없다, 보통은 하나의 테마가 드러난다. 그러한 테마는 삶에 대한 규칙의 기반이 되는 메시지이며, 개인이 이야기를 하고, 인터뷰에서 상호작용하며, 과제를 수행하는 전반적인 과정을 통하여 일관되게 나타난다. 전형적인 자기 패배적인 테마는 다음과 같다. :

- 나는 일의 희생물이다.
- 사람과 삶이 항상 나에게 적대적이다.
- 나는 가치 없는 놈이다.
- 나는 전혀 능력이 없다.
- 내 아버지는 나를 멍청하다고 생각한다.
- 나는 홀로 설 수가 없다.

사람의 생각이 삶의 테마를 통해서 전달되는 것과 마찬가지로, 그/그녀의 문제 해결은 다가올 일들에 대한 행동의 패턴으로서 삶의 스타일을 반영할 수 있다. 치료자는 그러한 사람의 스타일 지표를 찾아야 하며, 특히 이러한 스타일이 대응 기술을 고양시키기 보다 제한하는 경우에 더욱 그렇다.

사람-환경의 조화를 평가하기
(Evaluating the Person-Environment Match)

치료사는 또한 학습자와 환경간의 조화의 범위를 평가하길 원한다. 이런 점에서, 치료사는 다음의 사항을 평가해야 한다.

1. 개인의 자신에 대한 관점
   - 그/그녀의 관심사는 무엇인가?
   - 개인의 목표는?
   - 개인의 자기-수용성의 수준은 어느 정도인가?
   - 자신의 실수에 대하여 참을 수 있는가? 과제의 위협에 대해서는? 자기-조절을 할 수 있는가?
   - 타인의 지각이 개인의 자아상에 영향을 주는가?
   - 자기-기대감은 합리적인가?
   - 유연하게 반응하는가? 아니면, 너무 딱딱하게 반응하는가?

2. 개인의 환경에 대한 관점
   - 환자/내담자는 환경에 대하여 깨닫고 있으며 관심 있는가?
   - 그/그녀는 환경을 요구적, 적대적, 수용적, 무시하고, 거절적인 것으로 보고 있는가?

- 환경의 어떤 면에 주의를 기울이는 가?
- 어떤 종류의 작업이나 설정에 대하여 선호하는 가?
- 다른 사람에게 무엇을 기대하는가?
- 다른 사람에 대한 관용의 수준은 어느 정도인가?
- 일상생활 내의 작업이 개인적인 기능을 향상시키는가?
- 환경 속의 가용한 자원들에 대하여 알고 있는 가?
- 환경과 타인에 대한 시각은 현실적인가?

3. 개인의 학습 스타일
   - 과제를 시작했는가?
   - 그대로 앉아서 관찰하고 있는가?
   - 누가 칭찬을 받는가?
   - 바람직한 조언자를 가지고 있는가?
   - 자신을 누구와 동일시 하는가?
   - 만족시켜 주는 것을 참을 수 있는가?
   - 근면함을 유지할 수 있는가?
   - 어떤 강화가 현재 행동을 유지하는가?
   - 어떤 강화가 새로운 행동을 시작하는데 사용되는가?
   - 어떤 전략이 학습을 도와주는가–구어적 지식, 도표의 사용, 직접적인 지도, 기억 전략은?
   - 어떤 설정된 환경에서 가장 잘 학습하는가–대 그룹, 소 그룹, 조용한 상태, 자극적인 환경?
   - 학습한 것을 일반화 할 수 있는가?

4. 개인의 준비를 충족시키는 현재 또는 기대되는 환경적/작업적인 요구는 무엇인가?
   - 어떤 지식과 특화된 기술이 필요한가?
   - 어떤 자극, 단서, 모델 그리고 강화가 유용한가? 이에 따라 인내, 관용, 자기–조절을 위해서 어떤 것을 예상할 수 있는가?
   - 개인의 성공을 고양시키거나 성공의 가능성을 줄일 수 있는 개인의 사람에 대한 규칙은 어느 정도인가?

요약하면, 작업치료는 개인의 인지적 구조(믿음, 내면화된 규칙, 그리고 문제해결 스타일), 개인이 보유하고 있는 정보와 기술의 정도, 그리고 일상적인 환경과 조화를 이루는 적정성에 대하여 더 많은 것을 배우기 위하여 평가를 한다. 이러한 정보를 통해서, 임상가와 내담자는 각각의 영역에서 우선 순위를 정하고, 사고, 기술, 지식 또는 특수한 상황을 변화시키려고 노력한다. 그들은 또한 개인의 학습 요구에 가장 적합한 인지적 학습 전략을 명세화 한다.

평가도구 *(Assessment Instructments)*

과제 체크 리스트 (Task Check List(TCL))

생활 기술 프로그램에서 Lillie와 Armstrong(1982)에 의해 고안된 Task Check List는 성인 피험자를 대상으로 학습 요구를 평가하기 위해서 교육적인 작업에서 이용된다. 이 체크 리스트는 Hewett와 Forness(1984)에 의해 규정된 학습 7단계의 각각에 대한 핵심적인 행동을 문항화 하였다:

1. 등록(Entry)
2. 수용(Acceptance)
3. 지시(규율)(Order)
4. 관계(Relationship)
5. 탐구(Exploratory)
6. 숙달(Mastery)
7. 성취수준(Achievement levels)

이 체크 리스트는 환자의 교육 계획을 발전시키기 위해서 사용된다.

Beck의 우울증 측정 (Beck Depression Inventory)

1960년대에, 정신병리적인 진단을 객관화하기 위한 시도로서, Aron Beck이 Beck Depression Inventory을 발전시켰다. 다양한 수정을 거친, 현대의 수정판은 개인의 우울성의 깊이를 평가하기 위한 자기 보고식 측정법이다. 환자나 내담자는 우울증 상황의 심각성 수준에 대하여 묘사하는 진술 가운데서 선택을 요구 받는다. 이러한 선택지는 사람이 현재 경험하고 있는 우울증의 정서적, 인지적, 동기적, 그리고 심리생리적 증상을 나타낸다. 이 도구가 소개된 이후, 중재 단계 전후 우울의 수준을 규명하기 위해 다양한 임상적인 상황에서 이용되었다. 이 검사지와 Beck의 무기력 척도는 작업 치료 문헌

역량의 단계
(LEVELS OF COMPETENCE)

Frank Hewett(1984)는 예외적인 학습자를 위한 교육적인 접근에 관하여 수많은 글을 발표(출판한)한 교육학자이다. Hewett는 능력이 효과적으로 학습되기 위해 반드시 필요한 능력을 6단계로 정의했다:

1. 집중-집중력과 기억력을 북돋아주고, 떠오르게 해서, 감각자극을 인지하고 받는 것과 관련된 역량단계.
2. 반응-운동에 반응하고, 언어기술, 그리고 적극적인 참가와 관련된 역량단계
3. 지시(명령)-일정한 틀과 다음단계로 지시하는 것과 관련된 역량단계
4. 탐구하는 -감각운동 경험을 통해 환경의 지식을 철저이하고 정확하게 학식을 얻는 것과 관련된 역량단계
5. 사회적-다른 사람의 불만에 회피하고 칭찬을 획득 하는 것과 관련된 역량
6. 숙달된 전문지식- 직업과 출세에 발전과 학구적인 기술, 자기-돕는 기술과 관련된 역량단계

에서도 자주 인용된다. Beck에 의해 만들어진 두 가지 검사지의 결과를 적절하게 활용하고 해석하기 위한 안내서도 있으며, 담당 치료사들은 다른 전문가들과 공조를 통해서 이러한 도구들을 더 많이 사용한다.

스트레스 관리 질문지
(Stress Management Questionnarie(SMQ))

1986년에, Franklin Strein은 개인이 자신이 처한 작업스트레스를 묘사하고, 스트레스를 관리하기 위한 방법을 묘사하기 위해서 스스로가 선택하는 증상, 스트레스 요인, 대처 방식등을 규정하기 위해서 Stress Management Questionnarie를 발전시켰다. 158개 문항의 강제 선택형 질문지는 .85에서 .89까지의 검사-재검사 신뢰도를 가지고 있다. 이 질문지는 건강 증진 생활스타일 프로파일 및 현재 생활 경험에 대한 서베이와 유의미한 정적 상관을 가지고 있다. 질문지는 개인의 스트레스와 스트레스에 대한 반응을 규명하기 위해서 사용되어진다. 자료는 개별적인 스트레스 관리 프로그램을 계획하기 위해서 이용되어진다.

이 검사지는 개인이 스트레스에 대한 생리적, 인지적, 정서적, 그리고 행동적인 증상을 고려하는데 유용하다. 질문들은 스트레스의 원인-개인적이거나 대인적인 관계에 대한 걱정, 동시적인 갈등, 기술적인 실패, 수행 요구, 재정적인 문제, 질병, 환경적인 스트레스, 그리고 복잡하고 다양한 역할-을 규명할 수 있다. 질문지는 또한 스트레스를 통제하기 위한 방법-창조적 활동, 구조적 또는 전문적인 과제, 운동, 예술 작품 감상, 자기자신을 위한 활동, 사회적인 관계, 원예 가꾸기나 애완 동물 기르기, 수행적인 활동, 그리고 스포츠-을 제시한다. 질문지는 작성하는데 20~30분 가량 걸린다.

Rott의 내적-외적 스케일
(Rotter's Internal-External Scale)

이 검사지는 통제성에 대한 개인의 지각을 측정하는 자기보고식 강제-선택형 설문지이다; 환경이나 자신의 행동에 대한 통제 속에서 변인들에 의해서 조절될 수 있는지 없는지. 완성하는데 15~20분 정도가 소요되고 반응을 점수화하기 위한 중심적인 답안이 존재한다. 치료자들은 환경 속에서 변화나 개인적인 변화에 대한 해석을 위해서 Rotter의 토의와 Robinson와 Shaver(1973)의 해석을 이용한다.

아동에 대한 조절 (Locus of Control for Children)

이 검사는 취학 아동들의 자기 조절에 대한 지각에 대하여 측정한다. 문항은 (각각 20개의 항목을 가지고) 1점에서 6점 까지 척도를 가지고 있는 것과 7점에서 12점까지 점수를 가지고 있는 두 종류의 문항으로 이루어져있다. 자기 보고식 질문지는 아동들이 내적인 통제에 대하여 느끼는지 아니면, 외부적인 변인들에 의해서 자신이 통제된다고 믿고 있는지에 대하여 검사한다.

그 외 다른 평가 도구들 (Other Assessment Instruments)

작업 치료 문헌에서 언급되는 다른 평가 도구에는 Young's Loneliness Inventory, Zung's Self-Rating Depression Scale, Hamilton Rating Scale for Depression, State-Trait Anxiety Inventory, Beck Anxiety Inventory, 와 Dysfunctional Attitude Scale

을 포함한다.

사전 사후 검사 또한 이러한 틀 구조 내에서 사용되어진다. 교육적인 집단 속에서 들어가기 전에, 환자나 내담자는 특수한 주제에 대한 그들의 현재 지적 수준(예를 들어, 예산 관리에 대한 지식이나 성인의 성 행동에 대한 지식)을 평가하기 위해 사전 검사를 받을 수 있다. 참가자는 교육하는 집단 내 지식이나 기술수준의 변화를 결정하기 위해서 사후 검사를 다시 받는다. 이러한 검사 과정은 또한 임상적인 연구에서 사용된다.

중재 | Intervention

1970년대 중반 이후, 인지적 변화를 위한 치료적인 중재에 대한 다양한 정의가 변모되어 왔다. Guidano와 Liotti(1983)은 6가지 정의를 제시하였다. 6가지 중에서, 두 가지가 작업 치료에 가장 유용해 보인다: 치료자가 대처 스타일과 자기–조절감의 발달을 촉진시킨다는 점에서 기술 관계(teaching relationship), 그리고 환자/내담자가 개인의 믿음과 판단에 대하여 의문을 제기하고 그 결과 체계적으로 자신의 생각에 대하여 확증하거나 반증하는 것을 돕는다는 점에서 과학적인 과정이다(scientific process). 이러한 정의는 Kelly(1955)에 의해서 최초로 사용되었으며, 나중에 많은 다른 인지 치료사들에 의해서 사용되었다.

자기–조절을 통한 인지적 체계의 재정립
(Re–establishing the Cognitive System as Self–Regulating)

일반적으로, 실제작업 치료에서 인지–행동 변화 과정은 환자/내담자와 치료자간의 중재과정에서 공유된 권위와 책임감을 고취시킨다. 중재의 목적은 인지적 성장을 촉진하고 자기–조절 체계로서 인지적 체계를 재정립하기 위한 인지적 기능을 증진시키는 것이다. 자기–조절적인 체계가 되기 위해서는, 개인은 다양한 지식 기반을 필요로 한다 : 자신, 타인 그리고 환경에 대한 지식; 그리고 문제 해결을 위해서 지식을 사용할 수 있는 능력. 치료자는 Bara(1984)에 의해서 자주 제안되는 것과 같이, 다양한 일상적인 작업 상황에서 문제 해결 능력을 향상시키려고 노력한다.

개개인이 적절한 지식과 기술을 가지고 있고, 그들 스스로가 다양한 범위의 일상적인 문제에 대처할 수 있다고 지각을 하게 될 때, 그들은 스스로 능력이 있다고 느낀다. 그들이 능력이 있다고 느끼면 느낄수록, 그들은 광범위하고 다양한 대안들을 사용하여 유연하게 행동하고 반응하는 능력이 더더욱 커진다. 결과적으로, 그들은 더욱더 능력을 갖추게 된다.

중재 목표 (Intervention Goals)

교재의 다른 틀에서와 마찬가지로, 인지–행동 틀 구조는 행동적인 변화를 일으킬 행동적인 목표를 상정하고 그것들을 중재의 결과를 평가하기 위해 사용한다. 그러나, 목표는 개인의 행동뿐만 아니라 사고를 변화시키려는 것이다.

행동변화와 사고 바꾸기
(Changing Behavior and Changing Thoughts)

비록 행동적인 목표가 사용되더라도, 개개인이 그들의 행동만을 변화시키는 것이 충분하다고 생각해서는 안된다 : 그들은 또한 그들 자신이나 그들의 경험에 대하여 생각하는 방법에서도 변해야 한다. 예를 들어, 사람들은 대화를 시작하는 방법, 직장에서 동료들과 의사 소통하는 방법, 그리고 권위적인 상황 속에서 자신의 주장을 굽히지 않는 방법과 같은 대인 관계를 위한 기술을 배울 수 있다. 그러나, 이와 함께 그들은 사회적인 상황에서 자신감을 가져야만 하며, 학습된 대화 기술이 언제 어떻게 사용될 수 있는지도 알아야만 한다.

또한, 개인의 사고, 태도 그리고 가치에서 바람직한 변화는 목적적인 진술로 기록될 수 있다. 예를 들어, "내담자는 자신의 대인 관계 기술(능력과 제한점)을 구어적으로 명시할 수 있다."

공유된 권위 (Shared Authority)

인지–행동 틀구조는 중재의 목적과 전략을 명확하게 하고 중재 결과의 효율성을 평가하기 위한 참여자의 책임감을 증진시키기 위해서 작업치료사의 내담자에 대한 힘의 이완을 추구한다. 그 결과, 권위가 환자와 임상가 사이에서 더 쉽게 공유되어질 수 있다. 문제 해결 과정을 명세화하기 위해서 이전에 사용 되어졌던 우리의 논의에서, 개인의 지각된 학습 필요에 수용적인 학습 경험을 창조하기 위해서 치료자가 내담자와 공조적이어야 한다는

문제 해결의 분류(카테고리)
(CATEGORIES OF PROBLEM SOLVING)

바라(1984)는 문제 해결을 여섯가지로 분류하여 정의한다.

1. 형식적
2. 현실적
3. 물리적
4. 상호작용적
5. 개인적
6. 자아적

형식적 문제 해결은 임상적 환경에 제한된 응용을 가지며, 수학적이고 논리적인 절차를 사용한다.

현실적 문제 해결은 일상생활에 상호적으로 작용하고, 매일 매일의 문제를 해결하는 "상식"에 해당하는 지식을 사용한다. (예를 들면 사람은 화재를 내어서는 안되는 것을, 차 앞으로 거리에서 뛰어선 안되고, 땅에서 뭔가를 집어서 그걸 입 속으로 넣어서는 안되는 것을 배운다)

물리적인 문제 해결은 우리가 물리적인 현실 문제를 해결하도록 도와주는 절차를 사용한다. 예를 들면, 공간적이고 시간적 방향 설정은 우리로 하여금 물리적 사건 사이간의 상관성을 보도록 도와준다. 우리는 비올 때에는 부츠와 비옷을 입어야 하는 것을 안다 ; 우리는 우리가 머리를 부딪치지 않게 현관을 통해 걷기 위해 어느 정도의 공간이 필요하다는 것을 안다 ; 우리는 더울 때에는 가벼운 옷을 입어야 할지를 안다.

상호작용적인 문제 해결은 우리가 사회적 상호작용을 이해하고 참여하기 위하여 부모님과의 상호 원칙, 집에서 살 때 준수되어야 하는 가정 규율(예를 들면, 집에 있어야 하는 시간, 여러분이 늦지 않을 것이라고 부모님께 알려주는 전화), 또는 새로 알게 된 사람과 인사하는 법(예를 들면, 악수하기)에 관한 원칙과 같은 가정이나 사회 네트워크로부터 취득된 사회적 원칙을 사용한다.

개인적인 문제 해결은 상호작용적인 문제 해결처럼, 사회적 원칙을 사용하지만 개인적인 접촉을 추가하여 사용한다. 결과적으로, 사람은 단지 전해들은 것이나 기대되는 것을 하는 것보다는 개인적인 관련된 형태를 사용한 원칙을 해석하는 것을 배운다. 그리고, 아마도 사람은 사회적 원칙을 조작하는 것을 배웠다. 그러므로, 개인적 경험이나 사회적 규칙들은 사회적 상황에서 문제 해결하는데 사용된다. 예를 들면, 거리에 지나가는 사람이나, 육체노동자나 전문직종사자들은 그들 자신의 기준과 상호작용 방식과 문제해결 방법을 가지고 있다. 모두가 일상적인 경험아니 그들의 동료가 문제 해결방법이나 상호작용규범을 관찰하면서 배운다.

스스로의 문제 해결은 문제해결의 경험에서 유래한다. 사람은 자기 자신의 개인적인 실험에서 배운다. 얼마나 자주 부모는 "그것을 내 방식대로 할거야" 또는 "나는 이것을 내 스스로 하고 싶어" 같은 아이의 상태를 들은 적이 있는가? 혁신은 스스로 문제 해결하는데서 온다. 스스로 문제 해결하는 것은 자기 자신을 향한 태도를 반영해 준다. 이전의 예에서, 아이는 문제 해결자가 되기 위하여 자기 주장이 강하고, 독립과 허락을 찾고 있다. 자립의 이미지는 정확히 일치할 수 있고, 또는 아이가 실제 생각하고 느끼는 것과 차이가 날 수 있다.

것을 강조했다. Lillie와 Armstrong(1982)는 작업 치료에서 교육 심리 프로그램을 위해 이 모델을 사용하였다. 교육 집단을 통한 그들의 목표 성취는 각각의 참여자가 개인적인 필요와 관심에 기반을 둔 교육심리적인 경험을 선택하는 것에서 집단 목표 설정 과정을 사용하였다. 이러한 그룹은 고등학교에서 학생들이 만나고, 유용한 과목에 대하여 배우고, 그 다음으로 프로그램 내에서 참여를 위한 자신들의 목표를 상정하는 과정과 매우 유사하다. 임상가와 내담자는 그 결과 목표 성취를 지지할 만한 학습 경험, 교과목, 또는 그룹의 형태를 협조적으로 결정한다.

작업치료와 인지-행동 전략 | Occupational Therapy and Cognitive-Behavioral Strategies

임상가가 인지-행동 치료를 작업 치료 중재 과정 속으로 통합할 때, 행동의 전통적인 인과 관계보다는 상호작용적인 관계에 초점을 둔 틀을 선택한다. 즉, 생각, 느낌 그리고 행동이 상호작용한다; 치료자가 선택하는 전략은 이러한 상호작용을 강조한다. 임상가는 행동을 변화시키고, 지식을 쌓을 수 있으며, 문제 해결을 증진시킬 수 있는 접근을 선택한다.

주변적이거나 깊은 변화를 위한 중재
(Intervention for Peripheral or Deep Change)

개인의 행동이나 사고의 패턴에서 변화를 가져오기 위한 전략을 사용할 경우에 작업 치료사들은 몇 가지 이슈를 명심해야 한다. 치료자와 환자/내담자는 목표가 주변적이거나 깊은 변화에서 어떤 변화를 가져올 것인지에 대하여 결정해야 한다. 주변적인 변화는 사람들이 우리가 묘사한 문제–해결 과정과 보상적인 접근을 사용할 수 있을 때, 즉 일상적인 기능을 방해하는 증상을 관리할 수 있을 때 그 결과로서 나타난다. 깊은 변화와 관련되어서는 치료자가 믿음이나 의존성, 공격성, 회피성, 과한 친절과 같이 내담자의 사고와 관련되어진 주제에 귀를 기울임으로서 현재 상태를 과거와 연결하면서 이루어진다.

변화의 수준과 소크라테스식 문답법적 접근
(Level of Change and Socratic Approach)

질문의 내용은 바람직한 변화의 수준에 따라 다양하다. 주변적인 변화를 가져오기 위해 보상적인 접근을 사용하고 있는 치료자는 문제–해결 접근을 이용한다. 문제를 해결하기 위해서, 치료자는 내담자가 개인의 믿음을 지지할 수 있는 증거를 찾거나 묘사하기 위한 질문들을 사용한다. 예를 들어, "당신에게 당신을 좋아하지 않는다고 말하는 사람들은 뭐라고 합니까?", "당신의 상사가 당신의 업무 수행에 대하여 불만족한다고 생각할 만한 어떤 말을 했습니까?"

임상자가 깊은 변화 혹은 피험자의 스키마와 개인적인 정체성의 변화를 원한다면, 질문들은 과거와 현재 사건의 "의미"를 강조한다. "만약 누군가가 당신을 좋아하지 않는다면 그것이 당신에게 무엇을 의미하는 것입니까?" 내담자는 이렇게 반응한다."나는 나쁜 놈입니다." 혹은 "저에게 먼가 잘못이 있어요." 직장 상사의 문제에 대한 증거를 요구하기보다는, 임상가는 이렇게 질문한다."권위를 가진 사람이 당신의 업무 수행에 대해 (비평하거나) 만족하지 못하는 것은 무엇을 의미합니까?"

개인적인 정체성을 수정하기
(Modifying Personal Identity)

깊은 변화는 개인적인 정체성의 재정립을 필요로 한다. 재정립은 경험 속에서 지속적인 자극을 요구하고, 이것은 개인이 지식과 기술을 습득하고, 새로운 자기–진술을 형성하게 하고, 상호작용을 위한 새로운 규칙을 발전시키고, 문제 해결을 위한 다양한 방법을 시도하게 하고, 그리고 그 결과 자신에 대한 태도에 변화를 줄 수 있는 여러 자료를 경험하게 해준다. 이러한 태도와 지식은 개인적인 정체성을 수정하기 위해 통합된다. 핵심적인 인지적 스키마를 수정하고 깊은 변화를 가져오는 과정은 자신의 정체성이 아직 형성되고 있는 아동(7세와 그 이상)에서의 인지–행동적 중재 과정에서와 유사하게 일어난다.

사고와 행동을 수정하기
(Modifying Thoughts and Behavior)

대부분의 경우에, 작업 치료사는 깊게 구조적 변화에 관여하진 않는다. 대신에, 내담자와 치료사는 주변적인 변화를 가져오고자 한다. 주변적인 변화는 일상 생활에 대한 태도를 재조직함으로써 일어난다. 이러한 재조직은 개인적 정체성의 변화를 포함하지 않지만, 태도, 행동, 그리고 사고에서의 변화를 일으킬 수 있다; 환경에 대한 증가된 수용성; 감소된 정서적인 스트레스; 그리고 증가된 문제해결 능력. 태도에 대한 변화에 대한 이러한 관여 동안에, 치료자와 학습자는 세 가지 가정을 명심해야 한다.

1. 인지적인 변화는 점진적인 과정이다; 개인의 지식 기반과 자신에 대한 태도를 바꾸는 것은 시간이 걸린다.
2. 치료사는 환자/내담자 개인의 사고, 느낌 그리고 관점을 존중하며, 그들이 그것들을 편하게 표현할 수 있도록 격려한다. 이것은 치료자가 그들의 의견에 동의해야 한다는 것은 아니다.
3. 치료사는 환자/내담자의 내역(사고,느낌,행동)을 안다. 왜냐하면 이것이 학습 경험과 그 결과에 영향을 미칠 것이기 때문이다.

의무에 대한 학습 (Listening for Musts)

작업 치료 중재는 “의무”에 대하여 광범위하게 강조하지 않을 뿐만 아니라, Ellis에 의해 이야기되었던 강제적인 방법으로 내담자의 믿음을 문제삼지도 않는다. 그러나, 작업치료사는 개인의 대화 속에서 “의무”와 관련된 메시지, 예를 들어 육체적인 병에 의해서 제한을 받음에도 불구하고 좋아해서 집을 청소하려 하지만 이를 하려고 노력해도 좌절할 수 밖에 없으므로, 완벽한 그림을 그리고 싶지만 그러지 못하는 아동의 경우와 같은 내담자가 전달하는 메시지를 경청한다. 치료사는 환자에게 가정이나 직장에서 일주일의 일과 시간 동안 내담자가 해야만 하는 것들에 대하여 명세화하도록 요구할 수 있다. 그런 후에 치료사는 어떻게 이러한 “의무”들을 행하면서 무기력감이나 패배감을 느끼는지에 대하여 알 수 있게 도와준다.

예를 들어, 직장에서나 가정에서의 역할, 그리고 이러한 모든 역할에서 완전할 필요가 있다고 느끼기 때문에 책임감을 회피하고 집을 나가려는 남편은 그의 기준을 변경함으로서 도움을 받을 수 있다. 그는 자신의 느낌을 표현하고, 자신의 가족들에게 도움을 청하는 것을 배울 수 있다. (이러한 예는 가정에 있는 아내와 그녀의 역할에 대해서도 동일하게 적용될 수 있다.) 행동적이고 활동적인 경험과 수행에 대한 피드백을 통하여, 치료자는 개인이 사고, 문제, 그리고 행동간의 관계에 대한 이해를 통하여 내담자의 생애 동안 조절감을 얻을 수 있도록 도와준다.

과제물 (Homework)

작업 치료에서, Ellis가 이야기 한 것과 같은 정신적이거나 구어적인 연습보다 과제를 더 자주 할당한다. 이러한 과제는 일반적으로 빠른 수행을 보일 수 있다. 예를 들어, 내담자는 다시 직장을 구하기 전에 그나 그녀의 경력에 대한 초안을 작성하거나 다음 모임을 가지기 전에 각각의 지역에서 아파트를 구하거나 이익을 창출할 수 있는 지형적인 지도의 리스트를 만들 것을 요구 받을 수 있다. 아동들은 과제를 완수하기 전에, 그들의 성취욕을 구체화하고 자기－효능감을 증진시킬 수 있는 초안이나 집안 허드렛일을 하도록 할당될 수 있다.

독서를 통하여 지식을 축적해 가기
(Building Knowledge Through Reading)

독서 치료를 사용하는 경우에, 작업 치료사는 이성적인 정서 치료사가 하는 것처럼, 책 전체를 읽으라고 할당하지는 않는다. 게다가, 교육 심리 프로그램의 임상가는 복사된 내용이나, 짧은 논설, 또는 상품 구매 과정, 식료품과 식단 짜기와 관련된 소책자, 또는 응급 처치 상황글과 같은 서적을 더 자주 이용한다. 작업치료사, 초빙강사, 사회 담당자, 또는 내담자와 함께 일을 하는 관리자는 문헌을 제공한다. 작업 치료사에게 초대된 공공 서비스의 전문가와 사회 담당자는 의료시설의 장점, 비고용의 좋은 점, 전문가의 장점, 알코올의 효과, 그리고 체중 조절과 관련된 문헌들을 제공한다. 우리는 또한 작업치료사는 교육적인 그룹을 계획하고 학습 경험을 개별화하기 위해서 많은 교육적인 “온라인” 자원에 대하여 고려할 수 있다는 것을 잘 알고 있다.

개인들은 자신들의 권리를 배운다
(Individuals Learn Their Rights)

인지－행동 이론을 사용할 경우에, 확고한 믿음을 발전시키고 개인의 권리에 대하여 규정할 수 있도록 하는 중재 전략을 사용할 수 있다. 치료사는 상징적 모델링과 역할 전환을 통합할 수도 있고, 지시적인 모델을 사용할 수도 있다. 예를 들어, 이러한 중재 전략은 이 장의 앞부분과 5장에서 소개 되어진 두 형태의 그룹과 같은 경우에 확고한 연습이나 사회 기술 훈련을 위한 책임이 있는 작업 치료사에게 도움을 줄 수 있다.

전략은 또한 어떤 치료적인 활동 내에서 그들이 필요로 하는 것이나 확고히 해야 할 필요가 있는 것에 대해 요구하기 위해서 학습을 해야 하는 내담자에게 도움을 주기 위해서 개별적인 중재 상황에서 사용된다. 예를 들어, 자신이 도움을 필요로 해서 치료자를 기다리고 있는 내담자는 자신의 필요를 표현하도록 격려를 받는다. 요리 모임 후에, 작업 치료사는 그룹 구성원들과 그들의 경험에 대하여 이야기하고, 그들에게 함께 일한 것에 대하여 이야기해보라고 요청하며, 업무가 균등하게 분배되었는지, 다른 구성원이 자신들의 어려움에 어떻게 도움을 주었는지에 대하여 이야기하게 한다.

Meichenbaum(1977,1985,1986)은 스트레스 관리

나 또는 유사한 대처 기술을 소개하는 것에서와 유사하게, 확고한 기술을 증진시키기 위해서 사용되는 교육적인 연습은 각 개별 내담자에게 개인화 될 필요가 있다고 주장한다. 내담자는 기술을 확고히 하는데 어려움을 주는 특정한 작업에 대하여 규명해야만 한다. 또한, 내담자가 현실적인 작업에서 확고한 행동을 연습하는 것도 중요하다.

필름과 시각적인 미디어를 사용하기

(Using Films and Visual Media)

필름과 비디오테이프는 효과적인 사회적 상호작용과 과제 수행을 증명하기 위해 이용되곤 한다. 사회적 행동이 핵심적인 것을 가지고 있다면, 나레이터 또는 치료자는 필름 속에 표현된 수행적인 사회 작용을 위한 "규칙"에 대하여 설명할 수 있다. 참여자의 필름 내용에 대한 이해를 증진시키기 위해서 나레이터의 코멘트 뿐만 아니라, 토의의 과정이 전형적으로 뒤따른다. 게다가, 내담자 집단은 유사한 사회적 작업에 대한 역할 수행의 기회도 주어진다. 이사나 전직과 같은 성공적인 재활 기술에 대한 비디오 테이프 역시 같은 방법으로 이용되고 바람직한 행동 모델을 형성하기 위해 제공된다.

시각적인 미디어가 사용될 수 있는 다른 방법은 주어진 조건에서 그/그녀가 어떻게 행동할 것인지 예상해보도록 내담자에게 요구하여, 그리고 (피험자의 동의를 얻은 상태에서) 그 내용을 비디오에 담는다. 치료자와 내담자는 비디오를 다시 확인하고, 내담자는 자신이 예상했던 것처럼 행동했는지를 볼 수 있다. 치료자는 과제 수행 시에 피험자의 주의를 현저하게 드러나는 특성에 초점을 맞추게 함으로써 이러한 과정을 촉진할 수 있다. 비디오 테이프를 통해서 자신의 행동을 보는 것은 매우 강력한 학습 경험(때때로는 매우 불편한)이고, 치료자는 이러한 학습 도구를 사용할 때 임상적인 판단을 거칠 필요가 있다.

모델링과 역할극 *(Modeling and Role-Play)*

역할극의 세 가지 차원은 되뇌기(피드백), 모델링, 그리고 지도를 포함한다. 역할–수행을 사용할 경우에, 치료사들은 문제 상황에 반응하는 효율적인 방법이라는 것을 보여주기 위해서 자주 적극적으로 동참한다. 그 결과, 내담자는 증명되어진 언어적이며 행동적인 기술을 되뇌인다. 그리고, 임상가나 다른 그룹 구성원이 언어적이거나 비언어적인 피드백을 준다. 역할극은 작업 치료의 다양한 문맥, 종종 앞으로 취직을 하거나 사회적인 도전을 필요로 하는 내담자를 준비 시키기 위한 작업현장에서 이용된다. 역할극을 통하여, 환자/내담자는 직업을 위한 인터뷰, 데이트 요청, 다양한 사회적인 작업을 위한 자기소개, 선거에 입후보 하기, 도서관 카드 작성 하기 그리고 기타 등등의 작업과정을 연습할 수 있다.

아동들을 대상으로 역할극을 사용하기 위해서는 그전에, 아동의 발달 단계를 고려해야 한다. 앞에서 이야기된 방법으로 역할극을 위해서는 아동의 나이가 적어도 7살 이상이어야 한다. 이 나이에 이르러서야 아동은 현실과 가상 현실 사이를 명확히 구분할 수 있으며, 탈 중심화가 되고 다른 사람의 관점을 상상할 수 있다. 사회적 기술을 수련하기 위한 일환으로 역할–수행에 참여한 아동들은 지도, 되뇌기 그리고 수정적인 피드백에 대하여 긍정적으로 반응한다. 역할극은 행동 관리에 어려움을 겪고 있으며 자존감이 낮은 아동들에게 이용되는 전략이다. 개인의 발달 단계 또한 발달 지체를 가진 성인을 대상으로 할 경우에는 고려해야 할 것이다.

모델링과 물리적인 지도

(Modeling and Physical Guidance)

모델링은 친숙하지 않은 직업을 배우거나, 자기–보호적인 과제 혹은 스포츠와 같은 기술을 습득하는데 사용되어진다. 내담자에게 다음 단계를 시도하기 전에 각각의 단계에서 완전한 성취를 이루고 연습 할 기회를 주기 위해서 임상가는 모델로 행동을 하거나, 가족 구성원, 스태프처럼 행동할 수 있다. 이것이 점진적인 숙달의 예시가 된다.

또한 치료사는 내담자가 행동을 시작하려고 할 때, 환자나 내담자의 손을 잡아줌으로써, 신체적인 지도를 할 수 있다. 지도는 성공을 확신시키기 위해서도 사용된다. 사람들이 점점 성공함에 따라, 임상가는 점차적으로 신체적인 도움을 줄여나간다. 게다가, 치료자는 개인이 자신의 성취를 언어적인 지식으로 만들고, 사용했던 기술이나 추론을 적절한 경우에 명확히 할 수 있게 도와준다. 이러한 과정을 통하여 개인이 자신의 미래나 유사한 작업상황에서 일반화 할 수 있는 지식에 대하여 알수 있게 되는 지식이 증가할 것으로 기대된다.

문제 해결을 가르치는 것 (Teaching Problem Solving)

작업 치료사들은 문제 해결을 위한 전략이나 앞에서 이야기된 포맷 중에 어떤 것을 채용할 수 있다. 이러한 다양한 포맷을 반영하고 있는 상대적으로 간단한 4단계 과정이 Meichenbaum에 의해 목표－계획－행동－확인의 형태로 소개되었다. 아동이나 성인은 다음과 같은 형태로 자기 지시적인 과정을 이용한다.

- 문제를 명확히 하고 목표를 설정하라.
- 행동을 위한 계획을 만들라.
- 계획을 보충하라.
- 결과를 평가하라.

이러한 과정은 문제 해결뿐만 아니라 자기 통제적인 행동을 가르치는 것과 같은 작업과제 등 많은 일상적인 경험의 문맥에서 이용된다. 아동을 대상으로 한 이러한 인지－행동 수정 접근의 사용은 작업 치료와 교육 문헌에 잘 기록되어 있다. 이것은 또한 성인에게도 이용될 수 있으며, 교재의 다른 틀들과 결합될 수도 있다.

창조적인 문제 해결 (Creative Problem Solving)

작업치료 문헌에서 소개된 다른 문제 해결 포맷은 창조적인 문제 해결(CPS)에 대한 것이다. 그것은 Alex Osborn과 Sidney Parnes(1992)의 업적에 기반을 두고 있다. "brainstorming"이라는 용어를 광고해 사용해서 유명한, Osborn은 30년대 말에 이 모델을 만들었으며, 심리학자인 Sidney Parnes가 이를 나중에 더 발전시켰다. 그 모델은 다른 여러 학자들과 creative problem solving institute(창조적인 문제해결 원칙)의 노력을 통하여 더욱 발전되었다.

창조적인 문제 해결을 위한 첫 단계는 실제로 무엇이 문제인지를 결정하는 것이다; 때때로, 사람이 문제 상황에 봉착했을 때, 그것이 정확하게 해결될 필요가 있는지는 명확하지 않다. 당신의 이해력을 증가시키라:문제 상황: 무엇이 문제이며, 누가 그것에 대하여 책임이 있는가?와 같이 상세하게 이야기하라. 다음으로, 문제 해결자가 문제에 대하여 책임을 명확히 해야 한다. (예를 들어, 그나 그녀는 확실하게 그 문제를 해결하고자 하며, 문제를 해결할 수 있는 위치에 있어야 한다.) 만약 문제가 이러한 범주를 충족시킨다면, 다음 단계는 그러한 딜레마를 해결하기 위한 가능한 한 많은 생각을 해내는 것이다: 목표는 판단을 명확히 하고 개인이 할 수 있는 능력 내에서 가능한 한 많은 해결책을 만들어 내는 것이다. 그 다음, 각각의 잠재적인 해결책은 다음과 같은 형태로 평가되어진다." 이러한 생각의 이점은 무엇인가?" "이것의 보완점은 무엇인가?" 그리고 "내가 실제로 이러한 이점을 살리기 위해서 무엇을 더 알 필요가 있는가?" 이러한 과정을 통해서 예상적인 해결책은 조합되거나 수정될 수 있다. 또한, 이러한 창조적인 문제 해결의 과정은 숙지라는 개념－해결책을 선택하기 전에 잠시 시간을 가지고 생각을 정리하는 것－에서 중요하다.

CPS는 일상적인 어려움을 보다 잘 극복하고 싶어하는 건강한 아동들과 성인부터(Keller－Mathers & Puccio, 1998; Lewin & Reed, 1998; Puccio, Keller－Mathers, & Treffinger, 1998) 사회로 복귀할 준비를 하는 교도소 수감자들에 이르기까지, 다양한 부류의 집단들을 교육시키는데 사용되어 온 방법이다. Lewin과 Reed는 작업 치료사가 주도하는 임상 장면에서의 CPS의 적용범위를 기술하였다(1998). 이들은 또한 작업 치료의 일환으로 내담자(아동과 성인 모두) 대상으로 실시하는 CPS 교육이 가지는 장점에 대해서도 설명했다.

인지적 왜곡 파악하기 (Identifying Cognitive Distortions)

작업 치료사는 내담자가 자신의 인지적 왜곡이 무엇인지 인식하고, 개인적인 신념에 도전하도록 도와줄 수 있을 것이다. Beck과 그의 연구원들은 내담자가 자신의 사고 내용을 스스로 기록하고, 사고와 관련된 주제에 밑줄을 긋도록 하고, 다음엔 왜곡된 사고가 무엇인지 인식하게끔 하는 방법을 제안하였다(1976).

작업 치료사는 내담자에게 그들의 생각과 감정, 그리고 치료 도중에 일어나는 행동 또는 하루 중 발생하는 사건들에 대해서 꾸준히 기록하도록 함으로써 내담자의 인지 내용을 파악할 수 있다. 예를 들어, 생전 처음으로 시내 버스를 타야 하는 내담자는 혹시 정류장을 놓치지나 않을까, 또는 다른 승객들이 자신을 "이상한 눈초리로 바라보지는 않을까" 하고 걱정했던 내용을 기록할 것이다. 이후에 치료사는 환자(내담자)와 그 기록에 대해서 논의함으로써, 그들이 생각했던 것과 일어난 결과에 대해 이해할 수 있도록 도와준다. 기록하고 논의하는 이러한 과정은 또한 앞으로 어떻게 할지를 결정하고 치료 전략을 세우는 데에도 영향을 미치게 된다. 내담자의 사고 내용을 파악할 수 있는 또 다른 방법은, 치료 도중 아무 때나 "그/그녀가 현재 생각하고 있는 것이 무엇인지"를 물어보는 것이다.

인지 검사하기 (Testing Cognitions)

인지 검사란, 사실(facts)에서부터 개인적인 사고 또는 신념을 분리하는 법을 배우는 것이다. 이미 살펴보았듯이, 치료사는 내담자에게 그들이 어떤 일을 했을 때, 무슨 일이 일어났을 때 사람들이 그들을 "이상하게" 보

당사자들의 이해 증진 : 창조적 문제 해결 : 문제는 무엇인가? 그 주인은 누구인가?

(INCREASE YOUR UNDERSTANDING : CREATIVE PROBLEM SOLVING : WHAT IS THE PROBLEM AND WHO OWNS IT?)

창조적인 문제 해결(CPS)는 문제를 확인하고 자신의 문제점임을 증명하는 것에서부터 시작한다. 아래와 같은 기준의 문제를 경험하게 될 때 개인이나 집단 구성원들은 "개별적인" 문제를 가진다.

- 개인이나 집단은 그것이 무엇인지 그리고 어떻게 해야 하는지 서로 다른 점을 알아야 한다.
- 그들은 다른 점을 추정하거나 명확히 말할 수 있다.
- 그들은 문제를 해결할 필요가 있다.
- 그들은 문제를 해결하기 위해 내적, 외적 능력을 지니고 능력을 사용하기 위해 시간과 소질을 가져야 한다(바꾸어 말하면, 그들은 문제 해결을 할 수 있는 위치에 있다).

때때로 무엇이 무슨 문제인지 분명하다. 그러나 종종 만들어진 문제를 해결하는 다양한 방법들이 있다. 문제는 해결하기 원하는 내담자에게 있고 그것들은 해결되지 못한 상태로 남아있다.

Pat에 영향을 준 추가적인 "문제들"이 제공된 여백들에 있는 다음의 시나리오들과 목록들에 대하여 고려해 보시오. 이것들이 창조적인 문제 해결(CPS) 능력에 도움을 줄 수 있는지 없는지에 대해 고려해 보아야 한다. 우리는 당사자의 새 출발을 하기 위해 세 가지를 해 왔다.

Pat은 미혼이며 14세 때부터 정신분열증의 재발에서 벗어나려고 하는 23세의 젊은 남자이다. Pat은 다른 네 명의 사람과 같이 그룹 홈에 있다. Pat의 치료사는 그에게 운전하는 것이 안전하지 않다는 것을 가르쳐 왔다. 왜냐하면 그는 예측할 수 없는 급성 정신이상을 가지고 있기 때문이다; 그러므로, Pat은 운전면허를 절대로 가지고 있으면 안된다. Pat은 도심에서 그가 살면서 직업 구하기를 원하지만 그가 살고 있는 곳은 약 6마일 정도 멀리 떨어져 있다. Pat은 그가 거주하는 곳 바로 이웃에 빈 일자리가 생겼지만 패스트푸드점 밖에 없었고 그는 그것을 "장래성이 없는 직업"이라고 간주했다. Pat가 살고 있는 곳으로부터 약 3/4마일 떨어진 곳에 있는 버스정류장까지 걸어갈 수 있다. Pat은 현재 버스를 타고 싶어 하지만 탈 수 없었다. 그가 버스 타는 일을 꺼려하는 이유는 지금까지 단 한 번도 그 스스로 버스를 타본 적이 없었고, 교통수단 이용에 있어서 복잡한 단계에 친숙하지 않기 때문이다.

일어날 수 있는 문제

문제 1. Pat가 지닌 정신병은 그의 운전면허증은 사용하지 못할 정도로 병의 진행을 예측할 수 없다.

(창조적인 문제 해결에 있어 중요한 점은? 이러한 정신병 상태는 문제가 되지 않는다. 우리는 Pat이 이 문제를 해결하기를 원한다는 것을 이해하지 못했고 그리고 Pat이 다시 문제를 해결할 만한 내·외적 소질을 가지고 있냐에 의심스러웠다. 이것이 더 명확해질 때 이 문제는 본격적으로 다루어질 수 있을 것이다.)

문제 2. Pat 주변의 패스트 푸드점을 제외한 다른 일자리가 없다.

(창조적인 문제 해결에 있어서 중요한 문제는? 없다. Pat은 다른 것을 원할 수도 있다. 그러나 Pat의 의지로 될 수 있는 문제가 아니다.)

문제 3. 패스트 푸드점 일의 마무리할 때 Pat은 관찰할 수 있다.

(창조적인 문제 해결에 있어서 중요한 문제? 있다. 우리는 최근에 Pat의 문제를 관찰하지 못하고 바꾸고 싶은 그의 의지를 더욱 알지 못한다. 그러나 그 의지는 Pat의 통제 안에서 이루어진 것이라고 생각되어진다.

문제 4. ______________________

(창조적인 문제 해결에 있어서 중요한 문제?)

문제 5. ______________________

(창조적인 문제 해결에 있어서 중요한 문제?)

는지 분석하도록 하는 방법도 취할 수 있다. 유사한 방식으로, 내담자의 사고를 더욱 공고히 하거나 반대로 부인하게 할 수 있다. 이 접근법에서는 내담자의 사고 또는 신념을 그 자체가 확고한 사실이나 명제가 아니라, 시험해 보아야 하는 하나의 가설로써 취급하게 된다. 버스 타는 경우를 예로 들 때, 만약 내담자가 정말로 이상하게 행동을 했다면, 치료사는 그/그녀의 행동을 교정해 주거나 버스 타는 상황에서의 보다 적절한 행동을 보여주게 된다. 이런 활동과 교육이 가지는 관계의 맥락 안에서, 작업 치료사는 내담자가 보다 과학적인 태도를 취하고 행동 변화를 위한 계획을 수립할 수 있도록 도와주게 된다.

교육적인 경험 (Educational Experiences)

능력은 지식에서 비롯된다. 작업 치료사는 내담자의 지식을 향상시키기 위해 집단 치료를 구성할 수 있다. Neistadt와 Marques가 제안한 교육 프로그램(1984)의 내용에는 금전 관리(자금을 모으기, 은행 계좌 개설하기, 수표 관리하기 등에 대한 교육), 운동과 휴식(운동 또는 체조 회기에 참여, 신체 작동 원리와 대사 작용, 이완 방법 교육), 집안 관리(식사 계획하고 준비하기, 간단한 집안 수리 등 교육), 시간 관리(하루 일정 계획하기, 달력에 가족 행사 표시하기 등)등이 포함되어 있다.

다른 교육 프로그램(Sladyk, 1990)에서는 기억 훈련(암기 전략 학습, 기억을 떠올리게 할 외적 단서를 이용한 기억 학습), 효과적인 커뮤니케이션(전화 사용 방법 배우기, 말 또는 문자를 이용한 커뮤니케이션 연습하기, 일대일 또는 집단적 상황의 상호적인 커뮤니케이션 방법 학습), 성교육(데이트 신청 방법, 연애 방법, 성적 관심을 표현하는 법, 안전한 성관계 방법 뿐 아니라 자기 자신의 성욕에 대해서도 배우게 됨) 등을 교육하게 된다. 또 다른 프로그램으로는 자신의 분노 다루기(Weinstein & DeNeff, 1989), 지역사회 이용하기(Lillie & Armstrong, 1982), 그리고 이력서와 면접에 대한 기술을 가르치는 취업 준비 프로그램(Kramer, 1984) 등이 있다. 이런 프로그램들은 해당 분야의 치료사가 계획하고 실행하게 될 수도 있고, 다른 건강 전문가의 협조 하에 이루어지기도 한다. Educational Module 부분에서 이미 이에 관한 참고 자료를 다루었다. 색인 J와 L 부분도 참고하기 바란다.

아동에게 적용하기 (Application with Children)

인지-행동 치료 기법(Cognitive-behavioral strategies)은 원래 성인 대상으로 개발된 것이지만, 점차적으로 아동에게도 적용하게 되었다. 이것은 이 책 전체에 걸쳐 언급해 온 내용이다. 이 치료 방식은 아동을 협동적인 관계에 참여시켜 자신 스스로 목표를 설정하게 하고 목표를 성취할 시점을 결정하도록 해준다. 또한 아동에게 문제 해결 방책을 가르칠 때에도 이 방식을 사용한다(예: 혼잣말 훈련, 과제 분석 훈련, 창조적 문제 해결 훈련). 인지 행동 치료를 사용하여 치료사는 아동에게 이완과 스트레스 관리 기술을 가르치는 교육 프로그램을 구조화할 수 있다. 이 치료 과정은 역할 연기, 개인의 신념을 시험하고 재구성하는 것, 그리고 숙제로 이루어져 있으며, 행동상의 문제가 있거나 대인관계의 어려움을 겪고 있는 경우, 자신감이 부족한 경우, 그리고 우울한 기분을 느끼는 경우에 많이 사용된다. 우울 증상을 가지고 있는 아동에게 쓰이는 중요한 치료 방법 중에는, 아이들이 자신의 자기 패배적인 신념에 도전하고 즐거운 활동에 참여하도록 하는 "과제"를 부여하는 것도 있다.

기억해야 할 사실은, 인지-행동 치료가 정서적인 문제를 가진 아이들에게만 사용되는 것은 아니라는 것이다. 이 치료는 신체적 문제나 학습 문제를 가지고 있는 아동들로 하여금 스트레스에 대처하거나 상황에 더 잘 대처하는 방법을 익히게 할 때에도 매우 적절하게 쓰일 수 있다. 만성 질환(천식, 관절염, 낭포성 섬유증과 같은)이나 장애, 다양한 병원 치료 등에 대처해야 하는 아이들은 엄청난 스트레스에 직면한다. 스트레스를 감소시키는 간단하지만 효과적인 방법을 배우게 되면, 아동은 자기 패배적이지 않은 낙관적인 방식으로 어려움을 다루게 되고, 따라서 성공적으로 극복하고 성취감을 느끼게 된다. 우리가 검토한 연구 자료에는, 7세 이상의 아동들을 대상으로 실시된 인지-행동 치료 사례가 등장한다(가장 자주 등장했던 사례는 9살 이상의 아동들 대상이었다). 이것은 COPM(Canadian Occupational Performance Measure)를 창시한 Law와 동료들의 제안과도 일치한다(1994). 그들은 7살 이상의 아동들과 성인들을 대상으로 한 치료에서, 최초의 치료 목표를 설정하는 데에는 반 구조화된 면담법을 사용하는 것이 좋다고 말한다. 이 치료에 참여할 수 있는 인지적 능력을 가진 아동이 있다고 가정해 보자. 다음은 연구 자료에서 발견한 사실들을 정리한 것이다.

- 7세 이상의 발달기에 있는 아동들은 인지 행동 모델을 효율적으로 이용할 수 있다.
- 7세에서 11세의 아동들은 경험으로 터득한 것에 대해 가장 학습 효과가 크다; 장황하게 이야기를 하면 그들을 금방 지루해 할 것이다.
- 아동의 인지 행동 치료가 성공하기 위해선, 부모의 지지와 협조는 필수적이다. 아동의 부모에게 자신의 자녀가 받을 인지 행동 치료의 원리에 대해 가르쳐 주고 그들의 협조를 얻을 수 있다. 부모에게 몇 가지 부탁을 할 수도 있는데 그것은 다음과 같다. 자녀의 성취에 대해 칭찬해 주기, 자녀가 숙제를 완수할 수 있도록 도와주기, 자녀가 사고 내용을 말로 표현하도록 도와 주기, 그리고 대처 기술이나 문제 해결 기술을 사용해야 하는 적절한 상황을 파악할 수 있도록 도와 주기 등이다. 자녀를 위한 놀이와 활동에 대한 자료, 그리고 공공 놀이 시설과 학습 시설이 필요해 지역사회의 도움이 필요한 경우는 물론이고, 자녀와 공부 그리고 놀이를 함께 할 때 생기는 어려움 때문에 도움이 필요한 경우도 자주 있다.
- 치료의 개념, 기술, 절차에 관해 이야기할 때에는, 아동의 짧은 주의 집중 시간을 고려하여 작은 목표들을 첨가해 짧고 간단히 설명하는 것이 좋다.
- 교육적인 정보를 제공할 때에는, 흥미로운 활동이나 만화, 또는 다른 시각적 매체를 이용하거나 생소한 방법을 사용하여 아이들이 관심을 가지고 주의를 집중할 수 있도록 해야 한다.
- 7세에서 11세의 아동은 공작 또는 실제적인 결과물이 나오는 활동을 특히나 즐긴다. 이런 활동은 아동이 자아를 발견할 수 있는 훌륭한 수단이 되고, 어떤 일에 관심을 가지고 성실하게 임하면 어떤 결과가 나오는지 알 수 있는 기회를 제공해 준다. 아이들은 어떤 것이 완성되어질 때까지 참을성을 가지고 기다릴 수 있으며, 자신의 능력에 대한 믿음을 가지게 된다.
- 이 나이 또래의 아동들은 자신의 신념을 재검토하고 사고방식을 스스로 감독하는 법을 배울 수 있다. 그러나, 이 작업이 공개화 된다면, 아동은 수줍어 하며 소극적이 될 수도 있다.
- 인지 재검토를 하기 위해서는 아동은 자신의 사고와 감정을 표현할 수 있는 어휘력을 지녀야 한다. 아주 어린 아동들의 경우에는 놀이와 재미있는 활동들을 이용해서 그들이 "감정을 표현할 수 있는 어휘들"을 습득하도록 할 수 있다.
- 치료사가 아동의 수준에 맞춘 어휘를 사용하고 아동의 짧은 주의지속시간을 고려하여 치료에 임한다면, 아동 역시 성인과 마찬가지의 이완 기법을 훈련 받을 수 있다. 다만, 성인의 경우 1회 내지 2회에 끝낼 수 있는 치료가 아동의 경우에는 보다 더 오래 걸릴 수는 있을 것이다(Increase Your Understanding의 Adult and Child Progressive Relaxation 참조).
- 놀이는, 어린 아동이 차례를 주고 받고(turn-taking), 규칙을 지키고, 좌절을 극복하고, 떳떳하게 이기고 지는 방법을 터득하도록 할 수 있는 매우 훌륭한 방법이다. 또한 사회적, 도덕적 발달과 관계된 다른 기술들도 배울 수 있다.
- 인지–행동 프로그램 도중 아동이 스스로에게 보상을 주어야 하는 경우가 있을 경우, 보상은 아동이 자연스럽게 접할 수 있는 범위 내에서, 아동의 능력 내에서 얻을 수 있는 것이어야 한다. 보상이 적절한 것인지 결정하기 위해서 부모와 교사, 다른 사람들의 협조가 필요한 경우가 많다.
- 치료 내용을 아동의 일상 생활까지 확대시키는 것은 매우 중요하다. 치료사가 아동의 가정을 방문할 수 없는 상황이라면, 집에서 할 숙제를 부과함으로써 거의 비슷하게 목표를 달성할 수 있다 (Schaefer, 1999; Stark et al, 1994; Vernon, 1999a, 1999b).

집단 중재 | Group Intervention

교육 집단 (Educational Group)

치료의 교육적인 특징 때문에 종종 집단으로 치료를 받게 되는 경우가 있다. 치료에서 행해지는 활동의 속성에 따라 한 집단은 보통 6명에서 10명 사이로 구성된다. 집단 치료는 참가자들이 서로서로 도움을 주고 문제 해결 방법을 논의할 수 있는 기회를 제공한다. 논의를 하는 과정에서, 고기능 참가자는 기능이 그들보다 낮은 참가

점진적 이완-성인과 아동을 대상으로
(INCREASE YOUR UNDERSTANDING : ADULT AND CHILD PROGRESSIVE RELAXATION)

점진적 이완 방법은 성인과 아동 모두 터득할 수 있다. 이 방법은 의식적이고 체계적으로 몸의 근육들을 긴장시키고 이완시킨다. 여러 가지 자료들이 있는데, 치료사가 제작한 테이프를 구입하여 배울 수도 있고, 치료사가 설명서를 읽는 것을 녹음해서 그것을 들으면서 배울 수도 있다. 다음은 2개의 문서 중에서 발췌한 내용이다. 하나는 성인용, 다른 하나는 아동용이다. 연령과 이해 능력에 따라 설명에 차이가 있다. 성인용이든 아동용이든, 이완 기법을 사용하는 치료사는 이 기법이 조장할 수 있는 성적인 자극에 대해 주의한다.

성인용(자료 출처 : Bower & Bower(1992))

설명 :
이제 이완을 시작할 때입니다. 침대나 바닥에 누워서 가장 편안한 자세를 취하시고 자신이 할 수 있는 한 최대로 몸을 이완시키십시오. 이제 제가 당신에게 몸의 어느 근육을 긴장시키라고 말씀드릴 것입니다. 근육이 긴장하고 있을 때 어떠한 느낌이 생기는지 보십시오. 그 후에 근육을 이완하면 어떻게 되는지 느껴 보십시오.(p.231)

손과 전완 :
자, 먼저 주먹을 꽉 쥔 상태로 몸의 다른 근육은 모두 긴장을 풉니다. 팔뚝이 쫙 펴질 것입니다...팔뚝의 긴장을 느껴 봅니다. 근육의 위치를 생각해 보시고 근육이 긴장할 때 어떤 기분인지 느껴 보십시오…자, 이제는 긴장을 풀고 이완합니다. 한 번에, 짧게 하십시오…(p.231)

이마 :
눈썹을 치켜 올리고 이맛살을 아래로 내려 눈썹과 닿도록 합니다. 그럼 이마에 긴장이 느껴질 것입니다. 이번에는 이맛살을 머리 위쪽으로 높이 밀어 올립니다. 긴장의 흐름을 느껴 보세요…(p.232)

아동용(알 수 없는 출처)

설명 :
자, 어린이 여러분! 오늘 우리는 "이완 연습"이라고 하는 특별한 훈련을 해 볼 것입니다. 이완 훈련을 하게 되면 초조한 기분을 느낄 때 긴장을 풀 수 있고, 불편한 감정을 없앨 수 있게 됩니다.

손과 전완 :
손에 레몬 하나를 쥐고 있다고 상상해 보세요. 자, 이제 레몬을 꽉 쥐어 볼까요? 모든 레몬즙이 다 빠져나오게 말입니다. 레몬을 꽉 쥘 때 손과 팔이 바짝 조여지는 느낌을 느껴보세요. 이제 다른 레몬을 쥐고 또 꽉 짜 볼까요? 아까보다 더 꽉 쥐어 봅시다. 이제 레몬을 놓고 손의 긴장을 푸세요. 이렇게 이완을 할 때 손과 팔이 얼마나 편안한지 느껴 봅시다.

얼굴과 코(이마) :
자, 여기 귀찮게 늙은 파리 한 마리가 날아다닙니다. 파리가 이마에 앉았네요. 그럼 잔뜩 찡그려 볼까요? 이마 주름살로 파리를 잡을 수 있을 정도로 말이에요. 파리를 꽉 잡아 보세요. 자, 좋아요. 이제 파리를 날아가도록 놓아줄까요?

자에게 도움을 줄 수도 있다. 그들은 서로를 지지해 주고 위험을 감수하도록 격려해 주며, 그들의 사고, 감정, 행동에 대해 피드백을 제공할 수 있게 된다. 집단 치료는 또한, 역할 연기와 모델링을 가능하게 한다.

작업 치료를 이용한 심리교육 집단
(Sample Psychoeducational Group in Occupational Therapy)

작업 치료를 이용한 종합적인 집단 심리교육 치료의 예를 들자면 Kramer1984)에 의해 개발된 SCORE(Solving Community Obstacles and Restoring Employment) 프로그램이 있다. SCORE 프로그램은 집단원을 학생으로, 그리고 치료사를 교사로 설정하고, 집단 구성원들의 실질적인 직업 목표를 성취하기 위하여 교육의 형식을 취한다. 구직 과정, 사회적 기술, 대인관계 기술을 교육시키고, 자신을 알리는 기술을 향상시킨다.

15회기로 이루어진 이 프로그램에서, 학생(집단)은 취업에 있어서의 자신의 강점과 약점을 평가하고, 노동과 여가를 보내는 능력을 측정하고, 구직 신청서를 완성하는 법을 연습하게 된다. 이들은 이력서와 지원서 작성

방법을 배운다. 역할 연기를 하고, 면접 상황을 설정해 연습하고 이를 녹화해서 본다. 교육을 받으면서 그들은 자신과 다른 집단원의 수행에 대해 피드백을 주고 받는다.

이 프로그램은 교육 목표를 설정하고 교사(치료사, 리더, 공동 리더)에게 치료 지침을 제공하는데, 이를 이용하여 치료사는 진행과 실시, 토론 방법 등에 대해 도움을 얻을 수 있다. 치료사는 직업과 관련된 주제에 대해 논의하고 구직 방법에 대한 설명을 제공하고, 구직 진행 상황에 대해 논의하고 피드백을 주도록 집단 구성원들을 격려한다. 회기 일정은 유동적으로 할 수도 있지만, Kramer는 3시간짜리 8회기를 권장하고 있다. 각 학생(집단 구성원)은 24시간의 교실 참여(집단 치료)를 완수해야 하며, 필요한 경우 회기 시간 외에 하게 될 수도 있다. 회기는 유동적으로 바뀔 수 있는데, 학생의 필요에 맞추어 개별화할 수도 있다. 원본 자료에 회기에 대한 자세한 내용이 담겨 있다. 여기에는 재취업을 원하는 정신, 신체 장애인들을 위한 집단 프로그램의 예와 종합 논의 사항들이 포함되어 있다.

인지-행동 치료 통합과 집단에서의 MOHO 이론
(Integration of Cognitive-Behavioral and MOHO Theory in a Group)

작업 치료 연구 자료에서 인용되었던 또 다른 사례를 보면, 인지-행동의 통합은 MOHO(인간작업모델)(Model of Human Occupation)의 원리와 결합되었다. 이는 심각한 약물 남용 입원 환자를 대상으로 집단 치료를 제공하기 위해 고안된 것이다(Yeager, 2000). 저자는 MOHO(인간작업모델)의 습관, 직업, 세부적인 활동들 중심으로 교육 집단을 구성한다. 예를 들어, 집단 치료는 삶의 기술, 자금 관리, 영양 관리, 안전한 성관계와 같은 다양한 세부 활동에서 생기는 문제를 해결하는 데에 초점을 맞출 수 있다. 또한 중독성 약물의 사용을 감소시키고자 대처 기술, 스트레스와 분노 조절, 이완 훈련에 초점을 맞추기도 한다. 이런 집단 치료 중에는 자기 주장 훈련을 배우거나, 폭력을 사용하지 않고 다른 방법으로 문제를 해결하는 법을 연습하고 또는, 시간 관리를 배우는 경우도 있다. 직업과 인간관계에 초점을 맞춘 집단 치료의 경우, 감정을 창조적으로 표현하는 집단, 존경심, 동기, 원인과 결과, 그리고 신자와 성직자의 임무를 시행해 보기도 하는 과제집단(task group)들을 포함한다. 거주 체계와 관련된 집단에는 여가 생활과 지역 사회의 자원을 활용할 수 있도록 도와주는 집단도 있다.

교육 프로그램 모듈 구성하기
(Designing Educational Modules)

SCORE 프로그램과 약물 남용환자를 위한 직업 프로그램과 같은 교육 프로그램을 구성할 때에는, 작업 치료사가 단계적으로 학습 절차를 개발하기 위해 작업 분석을 실시하게 된다(색인 J 부분의 외래 환자의 집중 치료 프로그램 사례를 참조하라). 지식과 기술을 향상시킬 수 있는 활동을 선별해야 하며, 다양한 상황과 현장에서 일반적으로 적용이 가능한 정보와 기술을 습득할 수 있는 기회를 제공해야 한다. 다양한 상황에서 내담자는 자신의 능력과 자질을 발견하고 사용할 수 있을 뿐 아니라, 자신의 잘못된 점을 인식하고 수정할 수 있다. 이러한 단계적 학습 절차를 통해 내담자는 새로운 정보와 기술을 마스터할 수 있게 된다.

뛰어난 전문가가 되기 위한 교육 *(Education for Mastery)*

기술 숙달을 하게 되면 그 결과로써 새로운 지식과 기술을 습득하게 되고, 특정 상황에 대한 행동 계획을 세울 수 있게 되며, 이러한 지식을 효과적으로 적용할 수 있고, 앞으로의 필요에 따라 지식과 배운 경험을 활용할 수 있게 된다. 또한 기술을 숙달했다는 사실은, 집단의 다른 구성원이나 기본적으로 미리 설정되어 있는 목표가 아닌, 자신이 직접 설정한 목표를 달성했다는 것을 말해준다. 지식과 기술 숙달은 자기 관리 능력의 기반이 된다.

자기 관리 능력 터득하기
(Increase Mastery for Self-Management)

자기 관리 능력은 종종 집단 활동을 통해 배우고 연습할 수 있다. 자기 관리를 위한 치료 집단이 중요시하는 것은 사회 기술, 자기 주장, 스트레스 관리, 대처 기술, 그리고 예방 기술들을 습득하는 것이다. 이 치료의 기본 가정은, 내담자에게 내담자 자신의 정보를 제공하고 그들이 특정 기술을 마스터할 수 있도록 도와 주면, 내담자는 자신의 삶을 스스로 관리하는 재량을 부여받게 된다는 것이다. 색인 L 부분에 있는 다양한 종류의 자기 관리 집단들의 목표는, 이런 집단들이 가질 수 있는 여러 가지 목표들 중 일부일 뿐이다. 작업 치료사는 이런 다양한 집단을 이끌 때, 내담자가 자신의 목표를 설정하도록 도와주어야 하고, 개인이 필요로 하는 것에 따라 교육 방침을 다양하게 해야 한다. 색인 L의 설명은 다양한 정신 건강이나 행동 건강 분야의 전문가들에게 기본 토대를 제공하기 위한, 일반적인 인지-행동 치료의 접근 방법이다. 작업 치료사가 집단 교육 프로그램을 실시할 때에는, 일반적으로 내담자가 선택한 직종의 특성과 작업 환경에 맞추어 교육을 실시하게 된다. 치료사는 또한 치료가 이루어지는 외적 환경을 고려하고, 이에 맞추어 치료 방향을 조정해 가면 된다.

예를 들어, 지역사회의 성인들을 대상으로 할 경우, 또한 장애를 가진 학생들을 함께 참여시켜 사회 기술을 향상시키는 것을 목표로 하는 학교 장면에서의 집단 치료의 경우에, 작업 치료사는 색인 L에 나오는 일반적인 집단 치료 형식을 조정할 수 있을 것이다. 학교에서의 대처 기술 학습을 위한 교육 집단의 경우, 치료사는 장애를 가진 소규모의 학생 집단의 문제를 가지고 치료에 들어가는 경우도 있을 것이다.

외래 환자의 경우, 취업 준비 집단을 이끄는 치료사는 두뇌에 손상을 당해 개조된 작업 환경으로 재배치되고 두뇌 손상 사실에 대해 다른 사람에게 어떻게 말해야 할지 고민하는 내담자에게 사회 기술 활동을 교육시킬 수 있다. 외상을 당한 내담자들과 그들의 배우자들을 위한 외래 커플 치료 집단에서는 일상적인 활동 계획과 시간 관리에 초점을 맞추어 회기를 진행할 수 있다. 이 경우에는 또한, 커플이 외상이나 만성적 질환을 보다 잘 극복할 수 있도록 생활습관을 재조정하는 것에 초점을 맞출 수도 있다.

스트레스 관리 (Stress Management)

대부분의 스트레스 관리 프로그램은 특정 기술을 습득하는 것에 중점을 두고 있다. 6장 초반에서 스트레스에 대처하는 이완 기법에 대해 살펴보았다. Meichenbaum에 의해 제안된 또 다른 접근법에서는 (1977, 1985, 1986) 내담자에게 단순히 대처 기술을 가르치는 것에 국한된 것이 아닌, 보다 포괄적인 스트레스 관리 이론을 다루고 있다. Meichenbaum은 스트레스를 다루는 데 있어 기술 습득도 반드시 필요하지만, 장기적인 관점에서 볼 때 그것만으로는 불충분하다는 결론을 얻었다. 그의 이론에 따르면, 인간은 살면서 스트레스를 완전히 제거할 수는 없지만, 적어도 우리가 스트레스와 그 결과를 보는 관점을 바꿀 수 있다는 것이다. 그 관점이 바뀌게 되면 우리는 스트레스 상황에 대해 보다 건설적으로 행동하게 된다는 것이다. 이에 따라 Meichenbaum은 스트레스를 다루는 대처 기술을 개발하고 연습하는 것과 스트레스에 대한 인식과 신념을 바꾸는 것을 동등하게 중요하게 취급한다. 색인 L 부분의 스트레스 예방 집단에 관해 간단히 기술된 부분을 참고하기 바란다. 그의 접근법이 특히 유용할 때는 만성 질환이나 장기간의 장애로 스트레스를 받는 내담자를 치료할 때이다.

대처 기술 교육 집단 (Coping Skills Group)

지금까지 기술한 인지 행동 집단 치료의 접근법은, 기술 개발과 습득에 대해서 주요한 한 가지의 목적만을 가지고 있었다. 이와 달리, Lazarus(1971)는 다양한 접근법을 이용한 집단 인지 행동 치료에 관해 이야기한다. 그의 견해에 따르면, 치료사는 기술 개발을 위한 일련의 방침을 가지고 있어야 하며, 치료사나 프로그램의 기본 목표가 아닌, 내담자 자신이 원하는 변화를 만들어내기 위해 사회 학습 집단에서 그 방침들을 적용해야 한다는 것이다. 그는 이러한 접근법을 "중다양식 집단 치료"라고 불렀다. 한 가지 측면으로 보면, 이 접근법은 다양한 대처 기술을 개발해야 하는 활동 범위 안에서 작업 치료사가 통합할 수 있는 하나의 일반적인 집단 치료 양식이라고 할 수 있다. 중다양식 접근법은 만성 질환이나 장기간의 장애로 고통받는 내담자와 그 보호자를 위한 지지 집단에 사용될 수 있다. 짧은 재활 기간 동안, 일상 생활이 빠르게 변화하는 상황에 대처해야 하는 사람들을 위한 교육집단, 그리고 지지 집단에도 사용될 수 있다.

재발 방지를 위한 인지-행동 모델 | Cognitive-Behavioral Model for Relapse Prevention

작업 치료에서 치료사는 자기 관리 프로그램 뿐 아니라 재발 방지 프로그램에서도 해야 할 역할이 있다. 신체적이든 정신적이든 만성적인 질환이나 문제를 가지고 있는 사람은, 기능상의 어려움이 있거나 시간이 지남에 따라 기능이 쇠퇴하는 경우가 많다. 어떤 이들은 그러한 기능상의 문제는 생물학적인 노화 과정이기 때문에 그 부분에 관해서는 어쩔 수 없다고 생각한다. 내담자가 그러한 변화가 한 개인의 통제 밖에 있는 것이라 믿는다면, 그들은 그 상황을 극복하기 위해 신에게, 또는 더 큰 어떤 힘에 의지할 것이다. 또는 내담자들은 건강, 질병, 또는 장애와 같은 부분은 의술이 책임지는 것이라고 믿기도 한다.

하지만, 만약 자신의 건강을 개인의 통제 범위 안에 있다고, 가족과 건강 전문가가 그것을 위해 힘을 줄 수 있다고 믿는다면, 내담자는 건강하지 못한 행동에 빠지는 것을 견제하게 되고, 최적의 건강 상태와 기능을 유지하고 앞으로의 재발을 방지하기 위해서 보다 뛰어난 자기 관리 기술을 얻고자 할 것이다(Marlatt, 1995). 비록 신체적 상태가 자신에 의해 완전히 통제될 수는 없다고 하더라도, 그들은 자신을 잘 돌보아야 하고, 건강에 해가 될 만한 행동은 하지 않는 것이 바람직하다.

질병을 예방하거나 만성적인 질환을 관리하는 것에 대해 중요성이 커지면서, 작업 치료의 영역은 더욱 넓어졌다. 약물 남용, 섭식 장애, 아동, 성인, 노인을 대상으로 한 체중 조절 등이 그것이다. 이런 문제들은 모두 재발의 위험을 가지고 있는 것들이다. 프로그램의 방법은 달라지겠지만, 이들은 모두 부정적인 측면과 재발의 위험을 최소로 줄이는 것에 목적을 둔 프로그램을 계획, 실시한다는 기본적인 인지 행동 원리를 공유하고 있다.

재발의 의미 (Meaning of Relapse)

재발과 예방에 관한 사례들을 살펴 보기 전에, "재발"이 무엇이며 그것이 내담자와 치료사에게 가지는 의미는 무엇인지 살펴보자. 의학적 관점으로 볼 때, 약물 남용 환자가 약물을 완전히 끊었다면 완벽한 치료가 이루어진 것이고, 반대로 약물을 다시 사용하여 치료가 성공하지 못한 것이 재발(relapse)이다. 인지 행동 관점에서 볼 때의 절제(absence 또는 abstinence)란 건강하지 않은 행동을 보이지 않는 것이다. 문제의 발생(lapse)이라는 말은 개인이 어느 시점에 약물을 시작하여 끊지 않고 계속하는 것을 말한다. 재발이란 말은 개인이 약물이나 과식 치료를 받기 전의 건강했던 상태로 되돌아간 적이 있었다는 것을 내포한다.

당뇨, 비만, 심장 질환과 같은 만성 질환을 가진 환자는 식이요법과 식사, 운동에 의한 식습법이 필요하고, 건강을 해치는 행동을 다시 하지 않도록 신경 써야 한다. 건강을 위태롭게 하는 생활 습관으로 다시 돌아가는 것을 방지하기 위한 프로그램에서, 치료사는 치료를 올바르게 하기 위해서 치료 환경을 고려하고, 내담자가 "건강, 예방, 문제 발생, 재발"등에 대해 어떠한 정의를 내리고 있는지를 염두에 두어야 한다.

예방 모델 (Prevention Model)

인지 행동 재발 예방 모델에서는 약물 남용은 생리학적 관련이 있긴 하지만, 많은 부분 잘못된 학습에서 비롯된다고 보고 있다. 구체적으로, 그들은 약물 사용과 섭취, 사용 행위 등을 점점 습관적으로 하게 된다는 것이다(McCrady, 1994). 이런 습관들은 시간이 지나면서 몸에 배는 것이다. 마찬가지로 새로운 습관을 익히는 것도 시간이 필요하다. 약물 남용을 예방하고, 건강 관리 계획을 세우고, 건강을 증진시키기 위해 자신의 습관을 고치는 것은 단기, 장기적 목표가 모두 필요한 부분이다. 재발 모델은 개인의 사고, 감정, 동기, 대처 능력을 고려한 모델이다. 재발 모델은 사회적, 문화적 다양성과 내담자의 환경에 존재하는 강화물이 무엇인지를 측정한다. 또한 내담자의 약물 남용 습관과 건강 문제와 관련된 생물학적 요소를 파악한다. 3가지 변인(생물학적, 심리적, 사회적)이 고려되어 치료 계획을 수립하게 된다(Marlatt, 1995).

치료 실패가 아닌, 문제의 새로운 발생 (Lapse not failure)

건강 관리와 약물 남용 관리 치료에서 "lapse"를 참작하게 되면, 내담자나 치료자 모두 그것을 실패로 여기지 않게 된다는 장점이 있다. 내담자는 치료를 받다가 포기하거나 좌절하지 않고 다시금 조절감을 가지게 된다. 내담자가 다시 조절감을 느끼고 추후에 다시 유사한 증상이 생기지 않도록 하기 위해서, 내담자와 치료사는 통제력을 와해시킨 원인들이 무엇인지 규명해야 한다. 또한 앞으로 닥칠 위험 요인을 규명하고, 내담자의 성공 가능성을 높이기 위해 치료 방침을 구상하게 된다(Marlatt, 1995).

약물 남용과 섭식 장애를 예로 들어 보자. 이 증상들은 주로 대인 관계의 문제나 정서적 변화로 인해 발생한다. 결혼과 같은 기념 행사, 회식, 또는 이웃과의 소풍 등은 음식을 먹고 술을 마시며 즐겁게 노는 전형적인 행사들이다. 그러나 이런 행사들이 어떤 사람에게는 스트레스를 야기하고 불안이나 슬픔을 느끼므로 증상을 유발할 수 있는 것이다. 이런 상황에서 그들의 오랜 습관은 "자기 치료"의 역할을 하게 된다(Marlatt, 1995). 그 뿐 아니라, 직장 동료나 고객 등을 접대할 때 술을 마시고 기름진 음식을 먹어야 한다는 통념처럼, 개인의 자기 통제 능력을 상실하게 만드는 특정한 사회적인 상황들이 존재한다. 이런 상황들에 대처하기 위해서 작업 치료사는 예방 집단을 구성해 문제 해결 방법을 가르칠 수 있다.

인지 행동 예방 모델의 목표 *(Goals of the Cognitive-Behavioral Prevention Model)*

건강 관리 프로그램의 가장 중요한 목표는 내담자의 자기 효능감을 향상시키는 것이다. 그리하여 내담자는 자신의 건강을 위협하는 매일 매일의 위험들에 대처할 수 있고, 일상 생활에 보다 더 잘 참여할 수 있게 된다. 자기 효능감(self-efficacy)이란, 개인이 자신의 건강을 관리하고 자신의 습관을 교정하는 데 필요한 지식과 기술을 가지고 있다는 자신감을 말한다(Marlatt, 1995; McCrady, 1994). 작업 치료에서, 내담자가 자신의 행동, 증상, 건강을 관리하는 능력에 위협을 가하는 요소가 무엇인지 깨닫게 되면 자기 효능감을 증가시킬 수 있다. 집단 예방 작업 치료에서 내담자들은 서로 아이디어를 교환하고, 집단 내 또는 집단 밖에서 사용할 수 있는 문제 해결 계획을 수립하게 된다. 집단 프로그램이 종결된 이후에 내담자들은 그러한 문제 해결 방법과 기술을 직접 실행해 볼 수 있다. 문제 해결 계획은 일상적인 상황에 대처하도록, 그리고 직업 수행 능력을 제한하는 장애물들에 대처할 수 있도록 내담자마다 개별적으로 세워져야 한다. 내담자가 자신의 기대를 알고, 일상의 어려움에 대처하는 계획을 가지고 있고, 자신의 목표를 달성하기 위한 행동을 실천에 옮긴다면, 내담자의 자기 효능감은 증가한다. 자기 효능감이 증가하면 내담자는 좌절감에 빠지지 않게 되고, 건전한 행동과 자기 관리 능력을 사정없이 파괴하는 무력감으로부터 자신을 보호할 수 있게 된다.

재발 치료 지침 *(Relapse Intervention Guide)*

내담자의 습관을 교정하고 건강하지 못한 행동이 재발하는 것을 방지하기 위한 치료는 지속적으로 이루어져야 한다. 그렇기 때문에 이 치료에서는, 내담자가 정기적으로 자신의 진전 상황을 평가하고, 자신이 사용하는 방법이 올바른 것인지 재평가하는 기회를 제공한다. 계속적으로 진행되는 이 과정에서, 시간에 따른 변화를 감안하여 새로운 목표를 설정하는 것은 물론이고, 기존에 설정한 목표들도 재평가하게 된다. 이런 예방 과정은 내담자가 단기, 장기 목표들을 성취할 수 있도록 계획을 세우고 적용할 수 있도록 해 준다. 게다가, 상황 변화를 정기적으로 검토하고 수용하는 작업으로 인해 내담자는 보다 효과적인 건강 관리에 대한 흥미와 동기를 지속적으로 유지할 수 있다(Marlatt, 1995).

예방 목표 *(Prevention Goals)*

앞에서 검토하고 넘어갔듯이, 예방 프로그램과 재발 프로그램의 목표는 내담자 개인이나 집단의 필요에 따라 개별적으로 정해져야 한다. 프로그램을 보다 내담자 중심으로 만들고 내담자마다 다양한 변화를 가져올 수 있게 하기 위해서, 치료사는 다음의 일반적인 목표 어느 것이든 프로그램에 적용시킬 수 있다.

- 재발 과정에 대한 교육
- 내담자 자신의 생활에서 일어나는 행동들의 양상에 대한 내담자 자신의 이해 증진
- 자기 효능감이 증가되는 과정과, 효과적으로 건강 관리를 하는 데에 있어 자기 효능감이 가지는 중요성 교육시키기
- 건강한 자기 관리 능력을 위협하는 요소들을 파악하도록 하기
- 내담자의 긍정적인 행동 변화에 도움이 되거나 해가 되는 신념이나 합리화가 무엇인지에 대한 이해 증진
- "만약"의 상황을 파악하고, 증상의 위험이 보일 때의 문제 해결 계획을 수립하기
- 대안적인 스트레스 관리법 또는 행동 관리법 교육(이완, 운동, 심호흡, 흥미있는 활동에 참여하기 등)

- 구체적인 대처 기술과 대처 기술을 방해하는 요인들에 대한 이해 증가(예: 계획표를 이용한 자기 감시(self-monitoring), 증상이 나타나거나 재발되는 때, 그리고 증상이 발생할 때의 상태를 기록하는 스케줄표 이용)
- 내담자를 위한 사회적 지지 시스템 구축, 특히 약물 중단을 위한 지지
- 개인적인 목표와 목표 달성을 위한 과정을 평가하는 방법 교육(예: 현실적이고 관찰 가능한 목표를 정하도록 내담자를 이끌어주기), 필요한 경우 목표를 다시 설정하기
- 자신의 행동을 조절하고 건강을 관리하는데 있어서 생활 스타일, 습관, 그리고 그 결과들이 상호작용하는 것에 대한 내담자의 이해 증진(Marlatt, 1995, p.545; McCrady, 1994, p.1162)

재발 방지 계획 세우기
(Developing the Relapse Prevention Plan)

Blackburn과 Twaddle은(1996) 우울증, 불안, 강박증세, 섭식 장애를 보이는 환자들을 위해 재발 방지 프로그램 내용들을 요약했다. 그 중 몇 가지 방법들은 일반적인 지침들로써 본장에 요약되어 있다. 이 방법들을 개인 또는 집단으로 이루어지는 작업치료에서, 혹은 다양한 전문 영역에서 활용할 수 있을 것이다. 또한 신체적, 심리사회적, 인지적 문제를 가지고 있는 사람들을 위한 건강 관리와 지역사회의 지지 집단에서도 이 방법들을 이용할 수 있다.

증상의 재발 방지 계획을 짜기 위해서, 내담자는 치료 회기 동안 자신이 배운 내용을 검토하고, 배운 지식과 기술을 어느 정도로 활용할 수 있는지 실제로 해 보이게 될 것이다. 이 계획을 수립하기 위한 몇 가지 방법들을 이용하면 내담자에게 다음과 같은 효과를 가져올 수 있다.

- 내담자는 자신의 건강, 복리, 일상 생활에 참여를 위협하는 증상과 관련된 근본적인 근거나 사건들이 무엇인지 검토하게 된다.
- 내담자는 과거의 문제점, 그리고 앞으로 닥칠 문제점을 파악하고 문제를 지속시키는 요인이 무엇인지 인식하게 된다.
- 증상을 다루기 위해 학습한 방법들을 검토하고 실행한다.
- 내담자는 자신이 선호하고 효과적이라고 판단한 방법들을 목록으로 적는다.
- 내담자는 소크라테스식 문답법을 사용해 자기 효능감에 관한 신념과, 타인, 환경, 활동 내용에 대한 신념을 직접 시험해 볼 것이다.
- 설정한 목표를 실행해 본다
- 일상 생활에 위협을 가할 만한 약물 남용이나 과식, 철회 행동, 분노, 그 외 다른 증상들과 같이 앞으로 다가올 위험 요소들을 다루기 위한 미리 대비 계획을 짠다.
- 내담자는 (바람직한 현상인데) 다음 회기 또는 추가 회기에 참여하는 데에 동의할 것이다 (Blackburn & Twaddle, 1996).

작업 치료와 재발 방지
(Occupational Therapy and Relapse Prevention)

요컨대, 재발 방지 인지 행동 치료 모델은 다양한 작업 치료 환경에서 활용할 수 있는 지침을 제공해 준다. 이는 개인 치료와 집단 치료 모두에서 쓰일 수 있다. 이 모델은 습관 바꾸기, 자기 관리, 건전한 행동 습관 유지하기에 활용될 수 있고, 만성적 질환과 중독 관련 문제를 가지고 있는 내담자에게 무시 못 할 정도의 효과를 가져다 준다. 비록 재발 방지를 목적으로 하는 치료 장면에서 일하는 것이 아닌 치료사라고 하더라도, 많은 내담자들은 자기 파괴적이고 건강하지 못한 행동 문제를 가지고 있는 경우가 많기 때문에, 재발 방지 모델은 그 자체가 목표가 아닌 치료 환경에서도 사용될 수 있다.

예를 들어, 어떤 내담자는 가정에서 문제를 보이는데, 체중 조절 계획을 흐트러뜨리고 병원에서 정해 준 양생법을 어기며 약물을 복용하는 증상을 보일 수 있다. 이 모든 것들은 이 사람의 문제를 더욱 악화시킨다. 따라서 치료사는 내담자가 질병, 외상, 신체적 장애 등을 겪은 후에 나타나는 새로운 증상이나 문제들을 잘 극복할 수 있도록 도와주어야 한다. 위와 같은 상황에서, 치료사는 내담자가 식사, 술, 담배, 또는 약물들의 사용량을 제한하는 노력을 하도록 내담자가 계획을 짜는 것을 도와줄 수 있다. 매일의 활동을 감안해서 내담자의 운동 프로그램과 체중 관리 계획을 구상해 줄 수 있다. 치료 계획을 짤 때, 치료사는 내담자가 자기 관리를 할 수 있도록 인

지 행동 치료의 원리를 활용하고, 내담자가 활동적으로 대처하는 것에 중점을 두어야 한다. 내담자와 치료사가 공통적으로 가져야 하는 마음가짐은, 실수를 했다고 그만두거나 포기하는 것이 아니라, 실수와 증상 행동들로부터 새로운 것을 배운다는 것이다.

효과적인 작업 치료를 위한 적극적인 내담자의 태도는 다음 예시에서 찾아볼 수 있다. 운동을 활용하는 이 치료법에 나타난 인지 행동 치료 원리는 다른 치료에도 적용될 수 있다. 다음의 예는 Brownell과 Fairburn(1995, p.476), 그리고 Grilo, Brownell, Stunkard(1993, p.366)의 연구에서 발췌한 것이다.

운동과 체력 관리의 인지 행동 접근
(Cognitive-Behavioral Approach for Exercise and Fitness)

프로그램에 계속적으로 참여할 수 없게 만드는 신체적, 심리사회적 요인들이 있다고 판단되면, 운동과 체력 관리 프로그램에서 인지 행동 접근법을 활용할 수 있다. 내담자의 신체적, 심리사회적 요구에 부응하기 위해서, 치료사와 내담자는 협조하여, 체력 관리와 자기 효능감을 함께 충족시킬 수 있는 체력 관리 계획을 짜야 한다. 내담자가 느끼고 있는 것이 합리적인 치료의 목표가 될 수 있는지 고려해야 한다. 프로그램의 목표를 정하게 되면 내담자가 체력을 향상시키는 것을 도와주고, 그/그녀의 연령과 신체 건강 상태, 그리고 한계점 등을 고려할 수 있게 된다. 목표는 내담자의 원래 생활 스타일을 바꾸지 않고서도 조정해서 결정할 수 있다. 따라서 운동 스케줄은 최대의 효과를 꾀하는 외부 기준을 따르지 않아도 된다. 그 대신, 내담자가 기꺼이 하고 싶어 하거나 즐길 수 있는 일상적인 활동들과 재미있는 운동들로 구성하게 된다. 치료사는 내담자에게 그 활동에 열심히 참여할 수 있는지 묻고, 내담자가 과정에 지속적으로 참여할 수 있도록 체계적인 방법을 제공해 줄 수 있다. 또한 내담자는 운동을 보다 효과적으로 하기 위해 아는 사람들을 참여시키거나 "버디" 시스템(둘씩 짝을 지어 실시하는 것)을 이용하는 것도 좋다(Brownell & Fairburn, 1995, p.476)

장애가 있는 내담자를 위한 체력 관리 프로그램을 실시할 때에는, 일상적으로 실시할 수 있는 활동을 권하거나, 내담자가 지역사회의 적용 스포츠(adaptive sports) 시설과 체력 관리 시설을 이용할 수 있도록 소개시켜 준다. 포괄적으로 말하면, 이러한 체력 관리 프로그램은 생활 스타일의 재구성을 통해 건강을 증진시켜 주는 기회가 될 것이다. 이 프로그램은 일상의 삶, 일, 그리고 여가 활동 안에서 "건강한 생활"을 보장해 주고, 최적의 신체 및 정서적 상태를 유지시켜 주는 새롭고 건전한 습관과 활동 계획을 세울 수 있도록 도와준다. 또한 부차적인 생활 스타일과 건강을 해치는 습관에서 부가적으로 따라오는 장애들을 예방하는 데에도 효과가 있다. 건강과 체력에 미치는 이와 같은 잇점 말고도, 작업 치료사는 체력 관리, 레크레이션, 여가 활동이 사람들로 하여금 자신에 대해서 더 알 수 있게 하고, 친분 관계를 돈독히 하며, 창조성을 증가시킬 수 있다고 믿는다(Buning, 1999; White, 1986).

인지 행동 접근의 효능
(Efficacy of Cognitive-Behavioral Approaches)

이 장에서 소개된 내용은 인지 그리고 행동 이론 사이의 관계에 대한 최근의 정보와, 건강 관리 그리고 작업 치료에서 그들이 적용되는 양상을 독자들에게 알리기 위해 저자가 선택한 연구 내용들이다. 인지와 행동 이론의 연합은 사고, 정서, 행동, 그리고 그것들의 기능적인 결과들 사이의 상호 관계를 고려할 때, 매우 설득력이 있어 보인다. 비록 주관적 경험의 타당성을 지나치게 강조하는 것 같긴 하지만, 인지 행동 치료사는 행동의 변화를 구체화시키고 그러한 변화를 이용해 심리사회적인 치료의 효과를 측정하고자 한다. 어떤 이들은 이렇게 행동과 사고 모두에 공통적으로 초점을 맞추는 것이 정신분석과 행동주의자들의 배타성보다는 낫다고 생각한다.

인지적 접근과 행동주의의 접근을 통합하는 것은 작업 치료에서 효과가 있음이 증명되었다(Bradlee, 1984; Campbell & McCreadie, 1988; Drouet, 1986; Duncombe, 1998; Eilenberg, 1986; Engel, 1992; Engel & Rapoff, 1990; Fine & Schwimmer, 1986; Friedlob, Janis, & Deets-Aron, 1986; Giles, 1985; Giles & Allen, 1986; Johnson, 1986; Lindsay, 1983; Moyers, 1988; Nickel, 1988; Stein & Nikolic, 1989; Stein & Smith, 1989; Stoffel, 1994). 최근 치료의 중점이 내담자 교육과 증상 예방이라는 점을 생각할 때, 이러한 접근법은 앞으로 점점 더 발전할 것이라고 추측할 수 있다. 왜냐하면, 작업 치료에서 사회

학습 이론에 근거한 전문 직종이 발생하고 있기 때문이다. 이 사회학습 이론은 예방과 복지를 증진시키기 위한 교육 프로그램에 영향을 준다. 이 글을 읽는 독자들은 인지 행동 이론에 대한 더 많은 자료들을 보고 이 이론이 작업 치료에서 어떻게 잠재적으로 적용될 수 있는지를 평가해보기 바란다. 다음으로, 우리는 인지 행동 이론과 이론의 적용에 대한 우리의 의견을 나누고, 이 이론이 작업 치료에 사용될 때 어떠한 장점과 한계가 있을지 예측해 볼 것이다. 또한 이 이론을 연구하면서 떠오른 몇 가지 질문을 제기할 것이다.

인지 행동 접근법의 기여와 한계점 (CONTRIBUTIONS AND LIMITATIONS OF THE COGNITIVE-BEHAVIORAL FRAME OF REFERENCE)

기여 | Contributions

작업 치료의 원리와 결합 가능 (Compativility With Occupational Therapy Philosophy)

인지 행동 이론은 주로 인간–작업–환경 이 3요소 중에서 "인간"을 바꿈으로써 작업 수행 능력을 향상시킨다. 인지 또는 "사고"에 영향을 미침으로써 이런 과정이 이루어진다. 종합적으로 이야기하면, 인지 행동 이론은 심리학, 교육학, 그리고 작업 치료의 이론을 포함한 다양한 학문을 포괄하는 이론이다. 이 이론을 매력적으로 만드는 것은 이론이 작업 치료와 결합이 가능하고, 특히 내담자와 협력하고 내담자에게 권한을 부여하도록 고안된 점, 내담자가 경험을 통해 학습할 수 있는 점, 그리고 "할 수 없다"에서 "나는 할 수 있다"로 내담자의 신념을 변화시키는 것에 중점을 두었다는 것이 이 이론의 장점이다. 항상 우리 스스로가 우리의 신념에 영향을 주는 주체라고 할 수는 없겠지만, 유능하게 기능할 수 있는 내담자와 그들이 스스로 유능하다고 지각하는 자아 사이에는 항상 상호적인 관계가 있다고 말할 수 있다. 작업 치료사는 직접적으로 개입하든, 간접적으로 개입하든 가르치는 입장에 놓이는 경우가 많다. 그리고 인지 행동 이론은 학습을 촉진시킬 수 있는 구체적인 기술, 방법을 제공하고, 어떻게 해서 이런 방법들이 성공할 수 있는지에 대해 이해할 수 있는 기본틀을 제공함으로써 작업 치료에 도움을 준다. 심리학적 연구 자료들은 인지 행동 치료가 아동부터 모든 연령대의 성인까지, 그리고 살면서 부딪치는 수많은 문제들에 적용될 수 있음을 지지하고 있다. 치료기법은 정보를 이해하고 활용하는 아동 또는 성인의 능력에 쉽게 부합하도록 만들어진 경우가 대부분이다.

단계적 강화에 대한 이해 늘리기 (Increased Understanding of the Hierarchy of Reinforcement)

Bandura에 의해 제안된 단계적 강화는 인지 행동 치료에도 영향을 미쳤는데, 그것은 작업 치료에서 다양하게 적용될 수 있다. 이러한 적용에서 중요한 것은 작업 치료에서 효력을 발휘하는 다양한 수준의 강화에 대해 이해해야 한다는 것이다. 또한 단계적 강화를 적용하면 효과적인 학습 계획을 세울 수 있게 된다.

교육 프로그램 내에서 인지 행동 이론을 적용하면, 증상 치료에 초점을 둔 프로그램보다 교육–학습의 측면에 초점이 맞춰지고, 다양한 지역사회, 건강 관련 시설에서 활용할 수 있게 된다. 또한 그것은 혁신적인 방식이고, 인생은 전 삶의 단계를 통해 끊임없이 학습하는 것이라는 인식을 심어주게 된다. 게다가, 교육/학습 모델은 예방적 차원에서도 쓸모가 있다. 이 점은 작업 치료사의 관심을 지속적으로 끌만한 특징이다. 작업 치료사는 인지 행동 기법을 이용해 환자/내담자의 자기 관리, 사회적 대인관계, 체력 관리, 그리고 직업–여가 활동에 대한 기본적인 지식과 기술을 향상시킬 수 있다.

문제 해결 방식 (Problem-Solving Formats)

인지 행동 기법을 이용한 문제 해결 방식은 많은 치료 환경에 적용할 수 있다. 특히 인지적인 손상을 당했거나 강박 행동을 보이거나 경험이 적어서, 친숙한 또는 새로운 상황에 적응하기 어려워하는 환자를 대상으로 한 치료에 적용 범위가 넓다. 예를 들어, 이 원리를 이용해, 두뇌 손상을 당한 내담자가 재취업에 도전하도록 지도할 수 있고, 또는 자원봉사자들에게 지도자 교육을 시킬 수도 있다. 내담자들은 아동이나 성인의 구별없이, 치료의 목표를 스스로 설정하고 평가하는 것이 좋다. 치료는 내담자/학습자의 구체적인 관심사에 맞도록 개별적으로 이루어질 수 있다. 개별적인 치료는 내담자에게 보다 의미있고 동기 부여가 될 것이다. 이 방법은 학습자 중심 또는 학생 중심이라고 평가해도 무방할 것이다.

학습의 촉진 *(Learning Process Is Facilitated)*

인지 행동 치료에서 사용되는 교육 방식은, "행동하는 것"을 지지하는데, 이는 단계적으로 난이도가 올라가는 모든 활동 영역에 걸쳐 공통적이다. 단계적으로 등급을 정한다는 생각은 작업 치료사들에 의해 지속적으로 적용되었으며, 내담자의 활동을 분석하는 전문가들에 의해 개선되었다. 단계적 과제를 수행하고, 점차적으로 학습 내용을 터득하며 모델링 역할을 하고, 숙제를 하고 기술을 습득하면, 치료는 성공하고 내담자의 자기 효능감이 형성된다. 우리가 논의했던 것처럼 작업 치료의 목표가 내담자로 하여금 자신이 원하는 만큼 독립적이고 성공적인 인간이 되는 것이라면, 이런 기법들은 우리의 목적에 매우 잘 부합된다고 할 수 있다.

교육 모델은 집단 치료의 형태를 취하게 된다. 집단 치료는 비용과 시간 면에서 경제적이고, 내담자들에게도 서로 지지를 해줄 기회를 제공하는 매우 유용한 수단이 된다. 인지 행동 접근법의 한가지 목표는 일반화를 촉진하는 것인데, 이것은 치료의 기간을 줄이고 치료의 독립성을 추구한다면 필수적이다. 그러나 일반화를 시키는 것이 교육과 치료의 필수적인 결과인지 아닌지는 분명하지 않고, 그것은 연구를 통해 명확히 해야 할 것이다.

한계점 | Limitations

신념의 변화를 기록하기 어렵다
(Difficult to Document Change in Beliefs)

인지 행동 치료사는 수행이 향상된 것만으로는 충분하지 않다고 말한다. 그들은 "사고 자체가 바뀌어야 한다고 말한다. 최근의 건강 센터, 지역 사회, 그리고 학교 치료에서는, 작업 치료의 필수적인 과정은 내담자의 향상된 기능을 구체적으로 보여 주는 것이다. 따라서, 이 모델을 사용하는 치료사는 다소간의 딜레마에 봉착해 있다. 치료사는 내담자의 신념 체계가 바뀌었다고 가정할 수 있다. 하지만 이 변화를 구체적으로 증명(또는 문서화)할 수 있는지, 그리고 어떻게 증명할지는 또 다른 문제이다. 최근에는 심리학, 교육학, 그리고 의학 분야의 연구들은 '인지'라는 단어의 정의를 확장시켰고, 성장, 발달, 그리고 인지 기능에 대한 우리의 이해를 증진시켰다. 그러나, 아직도 알아야 할 것들이 많이 있다. 아직 우리는 생리학, 생물학, 유전, 환경, 그리고 경험이 어느 정도까지 우리의 인지적 성장, 발달, 그리고 기능에 영향을 미치는지 모르기 때문이다. 비록 인지가 복합적인 상호 교류 작용이라는 건 알지만, 물리적, 환경/배경적, 그리고 심리 사회적인 요인들이 인간의 평생의 삶 동안 어떻게 인간 활동에 영향을 미치는지는 완벽히 알지 못한다.

성인 인지 발달에 대한 제한적인 지식 제공
(Limited Contribution to Understanding of Adult Cognitive Development)

인지의 변화가 느리게, 단계별로 나뉘어져 있는 듯한 방식으로 진행된다는 사실은 우리 모두 알고 있다. 하지만 대부분의 연구들은 아동의 인지 발달에 국한된 것이다. 연구자들은 이제 이런 질문을 던져야 할 것이다. "성인기의 인지 발달, 지식 습득, 신념의 변화, 그리고 수행에 영향을 미치는 요인들은 무엇일까?" 성인 교육 영역에서 이런 관심이 급격히 일어나고 있다는 사실은 고무적인 발전인데, 성인 내담자를 치료하는 작업 치료사에게 그들에게 가장 필요한 것이 무엇인지에 관해 필수적인 정보를 제공할 수 있게 되기 때문이다.

이론과 연구의 진행 상태를 감안할 때, 작업 치료사들은 이러한 한계점과 이 영역의 추상적인 측면에 대해 인식해야 한다. 막 떠오르는 의문점 중 하나는 인지와 신념에 관계된 문제들을 어떻게 하면 빠르고 정확하게 측정할 수 있느냐 하는 것이다. 또 다른 의문점은 치료사가 이것을 측정해야만 하느냐 하는 것이다. 최근까지 작업 치료 영역에서는 인지-행동 측정 도구가 거의 개발되지 않았다. 심리학 영역에서 이용 가능한 도구들은 대부분 심리학자들에 의해 개발되었다. 앞으로의 측정 도구가 필수적으로 지녀야 할 사항은, 특정 인지 기술이 습득되었는지 아닌지를 결정할 수 있어야 한다는 것이다. 인지 기능은 한 가지 특정한 발달 수준으로 분류할 수 있지만, 한 가지 수준 안에는 수많은 기능이 존재한다. 따라서 치료사는 내담자가 특정 지식 또는 기술이 부족한 건지, 그러한 지식과 기술을 습득하긴 했는데 사용을 하지 못하는 건지, 또는 습득을 했지만 거의 사용되지 않고 있는지를 알아야만 한다. 개인 이나 집단 치료를 계획할 때, 치료사는 계속 묻는다. "인지의 속성에 영향을 주는 것은 무엇인가, 그리고 인지 발달 정도를 결정하는 것은 무엇인가? 어떤 치료 기법이 인지 능력과 수행을 향상시킬 수 있는가?" 과학은 우리에게 문제의 발생과 인간의 반응 사이에 어떤 일이 일어나는지에 대해 정확한 답을 제공해주지 못하기 때문에, 인지 행동 기법의 영향력을 정확하게 평가하는 것은 결국 불가능하다. 예를 들어, 우리는 문제 해결 능력이 점차적으로 향상될 것이라고 가정하지만, 우리는 주로 잘못된 행동을 감소시킴으로써 문제를 해결한다.

내담자는 언어 구사력을 필요로 한다 *(Clients Need the Ability to Use Language)*

앞에 논의한 내용에 추가하여, 작업 치료사는 다음 문제에 대해 고민해 봐야 한다. "인지적 접근법을 통해 향상되기 위해서는 내담자의 기능이 "높은 수준" 이어야만 하는가?" 어떤 사람은 다음과 같이 대답할 것이다. "반드시 그럴 필요는 없다." 비록 언어를 의미 있게 구사할 수 있을지에 대해 여러 가지 기대치가 존재하지만 말이다. 인지–행동 기법이 효과를 발휘하기 위한 최소한의 제한점이나 최하 연령 혹은 인지적 수준이 존재하는가? 연구 자료들은 "그렇다"라고 대답할 것이다. 그리고 그 연령은 7세 정도가 된다. 내담자는 최소한 7세가 되어야 배운 것을 이용해 자신의 생각과 신념을 말로 표현할 수 있고 주의를 집중할 수 있는 능력을 가지게 된다. 하지만 두뇌 손상을 당한 경우, 혈관 수축, 그리고 정신 질환의 경우처럼 내담자가 정보 처리 능력에 문제가 있는 경우에는 이처럼 명확한 연령 경계는 의미가 없다. 치료사들은 어떤 인지 행동 기법이 효과가 있고 없는지를 시도해 보는 위치에 있다. 다른 기준들과 마찬가지로, 인지 손상 환자에게 인지–행동 학습 기법을 적용한 작업치료 연구 자료는 매우 제한되어 있다. 인지 손상이라는 것은 그 속성이 개인마다 차이가 크다. 그렇기 때문에, 그들은 개별화된 학습 방법이 필요한 것이고, 인지–행동 이론에 근거하여 수행 능력을 향상시킬 수 있는 기법이 개발되어 치료에 사용되고, 효과를 입증할 수 있는 기회가 생기지 않을까 하는 기대를 가져보는 것이다. 개별화된 훈련 기법은 작업 치료사인 Joan Toglia의 견해와 연구 결과와도 일치하고, 이것은 9장에 소개되어 있다.

치료 시간 확보에 대한 질문 *(Question if Compatible with Time Available for Intervention)*

마지막으로, 매우 현실적인 질문을 던져 보겠다. 작업치료사는 지식을 향상시키고, 신념을 변화시키고, 새로운 문제 해결 방법을 터득하게 할만한 충분한 치료 시간을 가질 수 있는가? 이 모델이 가지는 하나의 가정은, 인지 변화는 시간이 걸린다는 것이다.

간단 명료한 답은 어디에도 없다. 우리는 많은 직접적인 치료 조건에서 치료사가 교사의 역할을 취한다는 것, 그리고 내담자(때로는 내담자의 가족들까지)로 하여금 그들이 배운 내용을 실행에 옮기는 책임을 가지게 하는 것이 치료사에 있어 매우 필수적인 역할이라는 것을 알고 있다. 내담자가 재활 기관에서 가정으로 복귀하는 것을 도와주는 것을 예로 들면, 치료사는 지속적으로 내담자/환자에게 집에서 실시하는 프로그램을 제공해 주어야 한다. 때로는 이러한 프로그램을 실시할 수 있는 시간은 매우 짧다. 이러한 점을 생각해 볼 때, 우리가 가지고 있는 교육적 자료들은 어떤 것이든 잠정적으로는 우리에게 도움이 된다는 것을 알 수 있다. 상담자의 역할로써, 우리는 내담자의 보호자, 사례 관리자, 가족, 거주지 관리인, 고용인, 그리고 그 외의 사람들에게 우리의 전문지식을 제공하여, 그들로 하여금 내담자를 위한 최상의 학습 환경을 조성하고, 보다 기능을 향상시킬 수 있도록 해 주는 교육 프로그램을 계획하고 실행에 옮길 수 있도록 할 수 있다. 작업 치료사로써, 우리는 작업의 속성을 알고 있고, 그것이 건강 관리, 예방, 개인, 특히 신체적, 정서적 어려움을 겪는 사람들의 삶의 질 향상을 위해 어떻게 쓰여야 할지를 알고 있다. 이런 사람들이 가치있는 직업에 종사할 수 있도록 하는 일에 작업 치료를 활용하도록 권하는 바이다. 만약 우리가 인지 행동 기법의 지식은 물론, 우리의 전문적 견해를 증상 예방, 건강 관리, 외출 프로그램을 실시하는 비전통적인 치료 환경에, 그리고 만성 정신질환자를 위한 봉사활동을 펼치는 Clubhouse와 같은 기관에, 또한 위험한 환경에 노출된 아동을 위한 방과 후 프로그램에 제공한다면, 인지 행동 기법에 의한 작업 치료를 충분히 개발시킬 수 있는 시간을 가지게 될 것이다.

참고문헌
(REFERENCES)

Allen, C. K. (1985). Occupational therapy for psychiatric diseases: Measurement and management of cognitive disabilities Boston, MA: Little, Brown and Co.

Allen, C. K. (1994) Creating a need-satisfying, safe environment: Management and maintenance approaches. In C. B. Royeen (Ed.), ADTA self-study series: Cognitive rehabilitation. Bethesda, MD: American Occupational Therapy Association.

Allen, C. K., & Blue, T (1118). Cognitive disabilities model: How to make clinical judgments. In N. Katz (Ed.), Cognition and occupation in rehabilitation: Cognitive models for intervention in occupational therapy Bethesda, MD: American Occupational Therapy Association.

Arnold, M. (1160). Emotion and Personality 2 volumes. New York, NY: Columbia University.

Bandura, A. (1977). Social learning theory (pp. 97, 204). Englewood Cliffs, NJ: Prentice-Hall.

Banks, S., Crossman, D., Boel, S., & Stewart, M. (1997). Partnerships among health professionals and self-help group members. Can J Occup Ther, 64,259-261.

Bara, B. (1984). Modifications of knowledge by memory processes. In M. Reda & M. Mahoney (Eds.), Cognitive psychotherapies Cambridge, MA: Ballinger Publishing Co.

Beck, A. T (1976). Cognitive therapy and the emotional disorders. New York, NY: International Universities Press.

Beck, A. T. (1997). Cognitive therapy: Reflections. In J. K. Zeig (Ed.), The evolution of psychotherapy - The third conference (pp. 55-67). New York, NY: Brunner/Mazel.

Beck, A. T., & Haaga, D. A. (1992). The future of cognitive therapy. Psychotherapy: Theory, Research, Practice, Training, 29, 34-38.

Beck, A. T., Rush, A., & Kovacs, M. (1976). Individual treatment manual for cognitive/behavioral psychotherapy of depression. Philadelphia, PA: University of Pennsylvania Press.

Beck, A. T., Rush, A., Shaw, B., & Emery, G. (1979). Cognitive therapy of depression (p. 3). New York, NY: Guilford Press.

Beck, A. T., Steer, R. A., Epleen, N., & Brown, G. (1990). Beck self-concept test. Psychological assessment, American Psychological Association, June, 191-197.

Beck, A. T., & Weishaar, M. (1994). Cognitive therapy. In R. Corsini & D. Wedding (Eds.), Current psychotherapies (4th ed.). Itasca, IL: Peacock.

Beck, A. T., & Weissman, A. (1974). The measurement of pessimism: The hopelessness scale. J Consult Clin Psychol, 42, 861-865.

Blackburn, I. M., & Twaddle, V. (1996). Cognitive therapy in action. London: Souvenir Press.

Bodenham, J. (1988). Rehabilitation of long-term mentally handicapped in community housing. In D. W Scott & N. Katz (Eds.), Occupational therapy in mental health - Principle in practice London: Taylor and Francis.

Bower, S. A., & Bower, G. H. (1992). Asserting yourself: A practical guide for positive change. Reading, MA: Addison-Wesley.

Bowlby, J. (1977a). The making and breaking of affectional bonds. I. Etiology and psychopathology in the light of attachment theory. Br J Psychiatry, 130, 201-210.

Bowlby, J. (1977b). The making and breaking of affectional bonds. II. Some principles of psychotherapy. B Br J Psychiatry, 130, 421-431.

Bradlee, L. (1984). The use of groups in short-term psychiatric settings Occupational Therapy in Mental Health, 4,47-57.

Brownell, K. D., & Fairburn, C. G. (1995). Eating disorders and obesity New York, NY: Guilford Press.

Buning, M. E. (1999). Fitness far person with disabilities – A call to action. OT Practice, 4,27-31.

Campbell, A., & McCreadie, R. (1988). Occupational therapy is effective For chronic schizophrenic day patients. British Journal of Occupational Therapy, 49, 327-328.

Chesney, A. B., & Brorsen, N. E. (2000). Occupational therapy's role in managing chronic pain. OT Practice, 5, 10-13.

Christiansen, C., & Baum, C. (1991). Occupational therapy: Overcoming human performance deficits. Thorofare, NJ: SLACK Incorporated.

Christiansen, C., & Baum, C. (Eds.). (1997). Occupational therapy - Enabling function and well-being (2nd ed.). Tharofare, NJ: SLACK Incorporated.

Clagett, A. F. (1989). Effective therapeutic wilderness camp programs for rehabilitating emotionally disturbed, problem teenagers, and delinquents. journal of Offender Counseling, 11, 79-86.

Clagett, A. F. (1992). Group-integrated reality therapy in a wilderness camp. journal of Offender Rehabilitation, 17, 1-18.

Cole, M. 8. (1998). Group dynamic in occupational therapy: The theoretical basis and practice application of group treatment (2nd ed.). Thorofare, NJ: SLACK Incorporated.

Conte, J., & Conte, W (1977). The use of conceptual models in occupational therapy. Am J Occup Ther, 31, 262-265.

Corey, G. (1979). Theory and practice of counseling and psychotherapy (pp. 173, 176). Monterey, CA: Brooks/Cole Publishing Co.

Corey, G. (2000). Theory and practice of group counseling(5th ed.). Bellmont, CA: Wadsworth/Thomas Learning.

Cox, D. L., & Findley, L. T (1998). The management of chronic fatigue syndrome in an inpatient setting: Presentation of an approach and perceived outcome. British Journal of Occupational Therapy 61, 405-409.

Crist, P. H. (1986). Community living skills: A psychoeducational community based program. Occupational Therapy in Mental Health, 6(2), 51-64.

Crist, P. H. (1999). Community living skills: A psychoeducational community-based program. Occupational Therapy in Mental Health. 451-64.

Davidson, G. (1969). Behavior modification techniques in institutional settings in C. Ranks (Ed.), Behavior therapy: Appraisal and status (pp. 220-278). New York, NY: McGraw-Hill.

Davis, J., & Kutter, J. (1917). Independent living skills and posttraumatic stress disorder in women who are homeless: Implications for future practice. Am J Occup Ther, 52, 39-44.

Davis-Berman, J. L., Berman, D. S, & Capone, L. (1994). Therapeutic wilderness programs: A national survey Journal of Experiential Education. 17, 49-53.

DCD Research Croup. (1995). CO-OP: Cognitive orientation to daily occupational performance. Unpublished manuscript, University of Western Ontario, London, Ontario, Canada.

Deale, A., Chaider, T., Marks, I, & Wessely, S. (1997). Cognitive behavior therapy for chronic fatigue syndrome, a randomized controlled trial. Am J Psychiatry, 154, 408-414.

DeMars, P. (1992). An occupational therapy life skills curriculum model for a native American tribe: A health promotion program based on ethnographic field research. Am J Occup Ther, 46, 727-736.

Diamond, H. (1998). Vocational decision making in a psychiatric outpatient program. Occupational Therapy in Mental Health, 14, 67-80.

Donaldson, G. (1097). Work programmes to enhance cognitive performance components. In J. Pratt & K. Jacobs (Eds.), Work practice (pp. 145-223). Boston, MA: Butterworth Heinemann.

Drouet, V. (1986). Individual behavioral programme planning with long-stay patients. Part 1: Programmes planned and followed in an occupational therapy department. Part 2: Social skills training. British journal of Occupational Therapy, 43,

227-232.

Dryden, W (1984). Rational emotive therapy and cognitive therapy: A critical comparison. In M. Reda & M. Mahoney (Eds.), Cognitive psychotherapies Cambridge, MA: Ballinger Publishing Co.

Duncombe, L. (1998). The cognitive-behavioral model in mental health. In N. Katz (Ed.), Cognition and occupation in rehabilitation (pp. 155-192) Bethesda, MD: American Occupational Therapy Association.

Dunn, W., Brown, C., McClain, L., & Westman, K. (1994). The ecology of human performance: A contextual perspective on human occupation. In C. B. Royeen (Ed.), AOTA self-study series – The practice of Future: Putting occupation back into therapy Rockville, MD: American Occupational Therapy Association.

D'Zurilla, R., & Goldfried, M. (1971). Problem solving and behavior modification. J Abnorm Psychol, 78, 107-126.

D'Zurilla, T. I., & Nezu, A. M. (1999). Problem-solving therapy – A social competence approach to clinical intervention. New York, NY: Springer Publishing Co.

Eilenberg, A. (1986). An expanded community role for occupational therapy: Prevention depression. Physical and Occupational Therapy in Geriatric; 5, 47-57.

Ellis, A. (1962). Reason and emotion in psychotherapy. Secaucus, NJ: Citadel.

Ellis, A. (1973). Humanistic psychology: The rational emotive approach. New York, NY: Harper and Row.

Ellis, A. (1975). A new guide to rational living. New York, NY: Harper and Row.

Ellis, A. (1979). The theory of rational emotive therapy In A. Ellis & J. Whiteley (Eds.), Theoretical and empirical foundations of rational emotive therapy (pp. 33-60) Monterey, CA: Brooks/Cole.

Ellis, A. (1988). How to stubbornly refuse to make yourself miserable about anything – Yes, anything! Secaucus. NJ: Lyle Stuart.

Ellis, A. (1993a). Changing rational emotive therapy (RET) to rational emotive behavior therapy (RETB). Behavior Therapist, 16, 257-258.

Ellis, A. (1993b). Fundamentals of rational emotive therapy for the 1400s. In W. Dryden & L. K. Hill (Eds.), Innovations in rational emotive therapy (pp. 1-32). Newbury Park, CA: Sage.

Ellis, A. (1994). Reason and emotion in psychotherapy (Revised and updated). New York, NY: Birch Lane Press.

Ellis, A. (1996). Responses to criticisms of rational emotive behavior therapy by Ray DiGuiseppe, Frank Boyd, Windy Dryden, Steven Weinrach, & Richard Wessler. Journal of Rational Emotive and Cognitive Behavior Therapy 14, 97-122.

Ellis, A., & Dryden, W. (1997). The practice of rational emotive therapy (2nd ed.). New York, NY: Springer.

Ellis, A, & Whiteley, J. (1979). Theoretical and empirical foundations of rational emotive therapy Monterey, CA: Brooks/Cole.

Engel, J. (1992). Social validation of relaxation training in pediatric headache control. Occupational Therapy in Mental Health, 11, 77-90.

Engel, J., & Rapoff, M. (1990). Biofeedback-assisted relaxation training for adult and pediatric headache disorders. Occupational Therapy Journal of Research, 10, 283-299.

Fairweather, B. (1984). Social psychology in treating mental illness: An experimental approach. New York, NY: John Wiley.

Fidler, G. (1969). The task-oriented group as a context for treatment. Am J Occup Ther, 11, 43-48.

Fine, S., & Schwimmer, P. (1986). The effects of occupational therapy on independent living skills. Mental Health Special Interest Section Newsletter, 9, 2-3.

Firestein, R., & Treffinger, D. (1983). Ownership and converging: Essential ingredients of creative problem solving. Journal of Creative Behavior, 17(1),

32-28.
Flaherty, J. (1991). Community-based psychiatric services: A focus on function. Mental Health, Special Interest Section Quarterly, 22, 1-4.
Flavell, J. (1985). Cognitive development (2nd ed.). Englewood Cliffs, NI: Prentice Hall.
Follette, V. M., Ruzek, J. I., & Abueg, F. R. (Eds.). (1998). Cognitive-behavior therapies for trauma. New York, NY: Guilford Press.
Folts, D. (1988). Social skills training. In D. W. Scott & N. Katz (Eds.), Occupational therapy in mental health – Principles in practice London: Taylor and Francis.
Frame, C., Johnstone, B., & Giblin, M. S. (1988). Dysthymia. In M. Herson & C. G. Last (Eds.), Child behavior therapy case-book (pp. 63-81). New York, NY: Plenum Press.
Frame, C, Matson, J., Sonis, W. A., Fialkov, M. J., & Kazdin, A. E. (1982). Behavioral treatment of depression in a prepubertal child. J Behav Ther Exp Psychiatry, 3, 231-243.
Friedlob, S., Janis, G., & Deets-Aron, C. (1986). A hospital connected halfway house program for individuals with long-term neuropsychiatric disabilities. Am J Occup Ther, 40, 271-277.
Giles, G. (1985). Anorexia nervosa and bulimia: An activity-oriented approach. Am J Occup Ther, 33, 510-517.
Giles, G. M., & Alien, M. E. (1986). Occupational therapy in the rehabilitation of the patient with anorexia nervosa. Occupational Therapy in Mental Health, 6, 47-66.
Goldfried, M. (1971). Systematic desensitization as training in self-control. J Consult Clin Psychol, 37, 228-234.
Goldfried, M. (1980). Psychotherapy as coping skills training. In M. Mahoney (Ed.), Psychotherapy process. New York, NY: Plenum Press.
Goldstein, A. (1973). Structured learning therapy: Toward a psychotherapy for the poor. New York, NY: Academic Press.
Greenberg, L, Fine, S., Cohen, C., Larson, K., Michaelson-Baily, A., Rubinton, P., & Glick, I. (1988). An interdisciplinary psychoeducation program for schizophrenic patients and their families in an acute care setting. Hospital and Community Psychiatry, 38, 277-282.
Grilo, C. M., Brownell, K. D., & Stunkard, A. J. (1993). The metabolic and psychological importance of exercise in weight control. In A. J. Stunkard & T. A. Wadden (Eds.), Obesity: Theory and therapy (2nd ed., pp. 253-273). New York, NY: Raven Press.
Guidano, V. F. (1987). Complexity of the self: developmental approach to psychopathology and therapy New York, NY: Guilford Press.
Guidano, V., & Liotti, G. (1983). Cognitive processes and emotional disorders (pp 131, 150). New York, NY: Guilford Press.
Gutterman, L. (1991). Day treatment program far persons with AIDS. Am J Occup Ther, 44, 3.
Hallahan, D. P, Kneedler, R., & Lloyd, J. (1983). Cognitive behavior modification for learning disabled children: Self-instruction and self-monitoring. In J. D. McKinney & L. Feagans (Eds.), Current topics in learning disabilities (pp. 207-244). Norwood, NJ: Ablex Publishing.
Hamilton, M. (1960). A raring scale for depression. J Neurol Neurosurg Psychiatry, 23, 56-61.
Hayes, R. (1989). Occupational therapy in the treatment of schizophrenia. Occupational Therapy in Mental Health, 9, 51-68.
Henderson, S. (1998). Frames of reference utilized in the rehabilitation of individuals with eating disorders. Can J Occup Ther, 66, 43-51.
Hewett, F., & Forness, S. (1984). Education of exceptional learners (p. 86). Boston, MA: Allyn and Bacon.
Isaksen, S., Dorval, K. B., & Treffinger, D. (1994). Creative approaches to problem-solving. Dubuque, IA: Kendall/Hunt.
Jao, H. I., & Lu, S. J. (1999). The acquisition of problem-solving skills through the instruction in Siegel

and Spivack's problem solving therapy for the chronic schizophrenic. Occupational Therapy in Mental Health, 14, 47-63.

Johnson, M. (1986). Use of cognitive behavioral techniques with depressed adults in day treatment. Depression: Assessment and update: Proceeding. Bethesda, MD: American Occupational Therapy Association.

Johnson, M. (1987). Occupational therapist and the teaching of cognitive behavioral skills. Occupational Therapy in Mental Health, 7, 69-81.

Katz, N. (Ed.). (1998). Cognition and occupation in rehabilitation. Bethesda, MD: American Occupational Therapy Association.

Kaufman, C. H., Daniels, R. D., Laverdure, P A., Moyer, R., & Campana, L. (1988). Pediatric occupational therapy within a cognitive-behavioral setting. In D. W. Scott & N. Katz (Eds.), Occupational therapy in mental health - Principles in practice. London: Taylor and Francis.

Kazdin, A. (1974). Effects of covert modeling and modeling reinforcement on assertive behavior. J Abnorm Psychol, 83, 240-252.

Keller-Mathers, S., & Puccio, K. (1998). Big tools for young thinkers: Using creative problem-solving tools with primary students. Sarasota, FL: Center for Creative Learning.

Kelly, G. (1955). The psychotherapy of personal constructs. New York, NY: Norton.

Kendal, P. C. (1993). Cognitive behavioural therapies with youth: Guiding theory, current status, and emerging developments. J Consult Clin Psychol, 6i. 235-247.

Kielhofner, G. (1995). A model of human occupation (2nd ed.). Baltimore, MD: Williams & Wilkins.

Koestler, F. (Ed.). (1970). Reference handbook for continuing education in occupational therapy. Dubuque, IA: Kendall/Hunt Publishing Co.

Kahn, P. M., & MacDonald, J. E. (1992). The survey of recent life experiences: A decontaminated hassles scale for adults. J Behav Med, 2, 221-236.

Kolko, D. (1992). Conduct disorder. In V. B. Van Hasselt & D. Kolko (Eds.), Inpatient behavior therapy for children and adolescents. New York, NV: Plenum Press.

Kottman, T. (1199a). Group application of Allerian play therapy. In D. S. Sweeney & L. E. Homeger (Eds.), The handbook of group play therapy: How to do it. how it works, whom its best for (pp. 65-85). San Francisco, CA: Jossey-Bass, Inc.

Kottman, T. (1999b). Play therapy. In R. E. Warts & J. Carlson (Eds.), Interventions and strategies in counseling and psychotherapy (pp. 161-179). Philadelphia, PA: Accelerated Development, Inc.

Kramer, L. (1984). SCORE: Solving community obstacles and restoring employment. Occupational Therapy in Mental Health, 4(1), 1-135.

Landry, S. H., Robinson, S. S., Copeland, D., 81 Garner, P. W. (1993). Goal-directed behavior and perception of self-competence in children with spina bifida. J Pediatr Psychol, 18, 389-396.

Lang, P. (1969). The mechanics of desensitization and the laboratory study of human fears. In C. Franks (Ed.), Assessment and status of the behavior therapies. New York, NY: McGraw-Hill Book Co.

Law, M., Baptiste, S., Carswell, A., McColl, M. A., Palatajko, H., & Pollock, N. (1994). Canadian Occupational Performance Measure (2nd ed.). Toronto, Ontario: CAOT Publications.

Law, M., Cooper, B., Strong, S., Stewatt, D., Rigby, P., & Letts, L. (1996). The person-environment-occupation model: A trans-active approach to occupational performance. Can J Occup Ther, 3, 9-23.

Lazarus, A. (1976). Multimodal behavior therapy New York, NY: Springer.

Lazarus, A. (1971). Behavior therapy and beyond. New York, NY: McGraw Hill.

Leeds, S. (1999). Rational emotive adventure challenge therapy. In C. Schaefer (Ed.), Innovative psychotherapy techniques in child and adolescent therapy (2nd ed., pp. 181-228). New York, NY: John Wiley & Sons, Inc.

Lenters, D. H. (1999). Creating a thriving mental health program. OT Practice 4, 49-51.

Lewin, J., & Reed, C. (1998). Creative problem solving in occupational therapy Philadelphia, PA: Lippincott, Williams & Wilkins.

Lidz, T. (1985). Adolf Meyer and the development of American psychiatry. Occupational Therapy in Mental Health. 5, 33-53.

Lillie, M., & Armstrong, H. (1982). Contributions to the development of psychoeducation approaches to mental health service. Am J Occup Ther, 36(7), 438-443.

Lindsay, W. (1983). The role of the occupational therapist in the treatment of alcoholism. Am J Orcup Ther, 37, 36-43.

Linroth, R., Zander, S., Forde, S., Hanley, M., & Lins, J. (1996). Ramsey county day treatment services: Day treatment to extended day treatment centers to focus groups. Occupational Therapy in Health Cart, 10, 89-103.

Luria, A. R. (1973). The working brain: An introduction to neuropsychology. New York, NY: Basic Books.

Luria, A. R. (1980). Higher cortical functions in man (2nd ed.). New York, NY. Basic Books.

Mahoney, M. (1974). Cognition and behavior modification. Cambridge, MA: Ballinger Publishing Co.

Mahoney, M. (1976). Scientist as subject The psychological imperative. Cambridge, MA: Ballinger Publishing Co.

Mahoney, M. (1977). Personal science: A cognitive learning therapy in A. Ellis & R. Greiger (Eds.), Handbook of rational psychotherapy. New York, NY: Springer Verlag.

Mahoney, M., & Arnkoff, D. (1974). Cognitive and self-control therapies in S. Garfield & A. Bergin (Eds.), Handbook of psychotherapy and behavior change (2nd ed.). New York, NY. Wiley.

Mahoney, M., & DeMonbreun, B. (1977). Psychology of the scientist: An analysis of problem-solving biases. Cognitive Therapy Research, 1, 229-238.

Marlatt, G. G, (1995). Relapse: A cognitive-behavioral model. In K. D. Brownell & C. G. Fairburn (Eds.), Eating disorders and obesity – A comprehensive handbook (pp. 541-546). New York, NY: Guilford Press.

Maultsby, M. (1971). Systematic written homework in psychotherapy. Rational Living, 6, 17-23.

McCrady, B. (1994). Alcoholics Anonymous and behavior therapy: Can habits be treated as diseases? Can disease be treated as habits? J Consult Clin Psychol, 62(6), 1159-1166.

McClusky, K., Place, D., McCluskey, A., & Treffinger, D. (1918). CPS gives aboriginal inmates a second chance. Communique (Vol. VI, p. 104). Buffalo, NY: Creative Problem Solving Group.

Meichenbaum, D. (1973). Cognitive factors in behavior modification: Modifying what clients say to themselves. In C. Franks & G. Wilson (Eds.), Annual review of behavior therapy: Theory and practice (Vol. 1, pp. 416-431). New York, NY: Brunner/Mazel.

Meichenbaum, D. (1977). Cognitive behavior modification. New York, NY. Plenum Press.

Meichenbaum, D. (1979). Cognitive behavior modification: An integrative approach New York, NY: Plenum Press.

Meichenbaum, D. (1985). Stress inoculation training New York, NY: Pergamon Press.

Meichenbaum, D. (1986). Cognitive behavior modification. In F. H. Kanfer & A. P. Goldstein (Eds.), Helping people change: A textbook of methods (3rd ed.). New York, NY: Pergamon Press.

Meichenbaum, D. (1991). Cognitive behavior modification. Workshop presented at Child and Parent Research Institute Symposium, November. London, Ontario, Canada.

Meichenbaum, D., & Biemiller, A. (1998). Nurturing independent learners: Helping students take charge of their learning Cambridge, MA: Brookline Books.

Meyer, A. (1922). The philosophy of occupation therapy. Archives of Occupational Therapy, 1, 1-10.

Mischel, W. (1968). Personality and assessment. New York, NY: Wiley.

Missiuna, C., Malloy-Miller, T., & Mandich, A. (1998). Mediational techniques: Origins and application to occupational therapy in paediatrics. Can J Occup Ther, 15,202-209.

Missiuna, C., & Pollock, N. (2000). Perceived efficacy and goal setting in young children. Can J Occup Ther, 67, 101-109.

Missiuna, C., & Samuels, M. (1989). Dynamic assessment of pre school children with special needs: Comparison of mediation and instruction. Remedial and Special Education, 10, 53-62.

Mosey, A. C. (1974). An alternative: The biopsychosocial model. Am J Occup Ther, 28, 137-140.

Moyers, P. (1988). An organizational framework For Occupational Therapy in the treatment of alcoholism Occupational Therapy in Mental Health, 8, 27-46.

Nadler, R. S. (1995). Edgework: Stretching boundaries and generalizing experiences. Journal of Experiential Education. 18, 52-55.

Neistadt, M., & Marques, K. (1984). An independent living skills training program. Am J Occup Ther, 38(10), 671-676.

Nickel, L. (1988). Adapting structured learning therapy for use in a psychiatric adult day hospital. Can J Occup Ther, 55, 21-25.

Nowicki, S., & Strickland, B. R. (1973). A locus of control scale for children. Journal of Consulting and Clinical Psychology 40, 148-154.

Olmsted, M. P., & Kaplan, A. S. (1995). Psychoeducation in the treatment of eating disorders. In K. D. Brownell 81 C. G. Fairburn (Eds.), Eating disorders and obesity (pp. 299-305). New York, NY: Guilford Press.

Osborn, A. (1963). Applied imagination (3rd ed, rev.). New York, NY: Charles Scribner's Sons.

Parnes, S. (1992). Visionzing. New York, NY: Creative Education Foundation Press.

Perry, A., Tarrier, N., Morriss, R., McCarthy, E., & Limb, K. (1999). Randomized controlled trial of efficacy of reaching patients with bipolar disorder to identify early symptoms of relapse and obtain treatment. BMJ, 318, 149-153.

Perry, D., & Bussey, K. (1984). Serial development (p. 123). Englewood Cliffs, NJ: Prentice-Hall.

Petti, T. A., Bornstein, M., Delamater, A., & Conner, C. K. (1980). Evaluation and multimodality treatment of a depressed prepubertal girl. J Am Acad Child Adolesc Psychiany, 19, 690-702.

Piaget, J. (1972). Intellectual evolution from adolescence to adulthood. Human development - volume 1 (pp. 1-12). Switzerland: S. Karges.

Place, D., & McCluskey, A. (1995). Second chance: A program to support native inmates at risk. In K. W. McCluskey, P.A. Baker, S. C. O'Hagan, & D. J. Treffinger (Eds.), Lost prizes: Talent development and problem solving with at-risk students (pp. 137-146). Sarasota, FL: Center for Creative Learning.

Precin, P. (1999). Living skills recovery workbook. Boston, MA: Butterworth Heinemann.

Puccio, K., Keller-Mathers, S., & Treffinger, D. (1998). Adventures in problem-solving (Grades K-3). Sarasota, FL: Center for Creative Learning.

Rathjen, D., Rathjen, E., & Hiniker, A. (1978). A cognitive analysis of social performance: Implications for assessment and treatment. In J. Foreyt & D. Rathjen (Eds.), Cognitive behavior therapy New York, NY: Plenum Press.

Reda, M., & Mahoney, M. (1984). Cognitive psychotherapies. Cambridge, MA: Ballinger Publishing Co.

Robinson, J., & Shaver, P. (1973). Measure of social psychological attitudes (pp. 227-231). Ann Arbor, MI: Institute of Social Research.

Rosenthal, R., & Bandura, A. (1978). Psychological modeling: Theory and practice. In S. Garfield & A Bergin (Eds.), Handbook of psychotherapy and behavior change. New York, NY: Wiley.

Roth, D. (1986). Treatment of the hospitalized eating disorder patient. Occupational Therapy in Mental Health. 6, 67-87.

Rotter, J. B. (1966). Generalized expectancies for internal versus external control of reinforcement. Psychological Monographs, 80, 1-28.

Rynne, A., & McKenna, K. (1999). Evaluation of an outpatient diabetes education programme. British Journal of Occupational Therapy 92, 459-465.

Salo-Chydenius, S. (1996). Changing helplessness to coping: An exploratory study of social skills training with individuals with long-term mental illness. Occupational Therapy in Mental Health, 8, 21-30.

Schaefer, C. (Ed.). (1999). Innovative psychotherapy techniques in child and adolescent therapy (2nd ed.). New York, NY: John Wiley & Sons, Inc.

Sharpe, M., Hawton, K., Simkin, S., Surawy, C., Hackmann, A., Ivana, K., Peto, T, Warrell, D., & Seagroatt, V. (1996). Cognitive behavior therapy for the chronic fatigue syndrome: A randomized controlled trial. BMJ, 312, 22-26.

Sladyk, K. (1990). Teaching safe sex practices to psychiatric patients. Am J Occup Ther, 94(3), 284-285.

Spielberger, C. D., Gorsuch, R. L., Lushene, R., Vagg, P R., & Jacobs, G. A. (1983). Manual for the state Trait Anxiety Inventory. Pale Alto, CA: Consulting Psychological Press.

Spivack, G., Platt, J., & Shure, M. (1976). The problem-solving approach to adjustment San Francisco, CA: Jossey-Bass.

Stark, K., Rouse, L., & Kurowski, C. (1994). Psychological treatment approaches for depression in children. In W. M. Reynolds 8r & E. Johnson (Eds.), Handbook of depression in children adolescents (pp. 275-307). New York, NY: Plenum Press.

Stein, F., Bentley, D. E., & Natz, M. (1999). Computerized assessment: The stress management questionnaire. In B. J. Hemphill-Pearson (Ed.), Assessments in occupational therapy mental health. Thorofare, NJ: SLACK Incorporated.

Stein, F., & Cutler, S. K. (1998). Psychosocial occupational therapy. San Diego, CA: Singular Publishing Group, Inc.

Stein, F., & Nikolic, S. (1989). Teaching stress management techniques to a schizophrenic patient. Am J Occup Ther, 43, 162- 169.

Stein, F., & Smith, J. (1989). Short-term stress management programme with acutely depressed inpatients. Can J Occup Ther, 56, 185-191.

Stockwell, R., Duncan, S, & Levens, M. (1988). Occupational therapy with eating disorders. In D. W Scott 81 N. Kan (Eds.), Occupational therapy in mental health - principles in practice London: Taylor and Francis.

Stoffel, V. (1994). Occupational therapists' roles in treating sub- stance abuse. Hospital and Community Pschiatry, 45, 21-22.

Stone, G. (1980). A congnitive-behavioral approach to counseling psychology. New York, NY: Praeger Publishers.

Suinn, R, & Richardson, F. (1971). Anxiety management training: A nonspecific behavior therapy program for anxiety control. Behav Res Ther, 2, 510.

Taylor, E. (1988). Anger intervention. Am J Occup Ther. 42, 127- 155.

Toglia, J. P., & Golisz, K. (1990). Cognitive rehabilitation: Group games and activities. Tuscon, AZ: Therapy Skill Builders.

Treffinger, D. (1996). Creative problem solving and school improvement Sarasota, FL: Center for Creative Learning.

Vernon, A. (1989a). Help yourself to a healthier you. Minneapolis, MN: Burgess.

Vernon, A. (1989b). Thinking, feeling, behaving - An emotional education curriculum for children grades 1-6. Champaign, IL: Research Press.

Vernon, A. (1989c). Thinking, feeling, behaving - An emotional education curriculum for children grades 7-12 Champaign, IL: Research Press.

Vernon, A. (1998a). The Passport program; A journey through emotional, social, cognitive and self-development, grade 1-5. Champaign, IL: Research Press.

Vernon, A. (1998b). The Passport program; A journey through emotional, social, cognitive and self-development, grade 9-8. Champaign, IL: Research Press.

Vernon, A. (1998c). The Passport program; A journey through emotional, social, cognitive and self-development, grade 9-12. Champaign, IL: Research Press.

Vernon, A. (1999a). Application of rational emotive behavior therapy with children and adolescents. In A. Vernon (Ed.), Counseling children and adolescents (2nd ed., pp. 139-158). Denver, CO: Love Publishing Co.

Vernon, A. (Ed). (1919b). Counseling children and adolescents (2nd ed., pp. 139-158). Denver, CO: Love Publishing Co.

Vitousek, K. B. (1995). Cognitive-behavioral therapy for anorexia nervosa. In K. D. Brownell & C. G. Fairburn (Eds.), Eating disorders and obesity (pp. 324-329). New York, NY: Guilford Press.

Vygorsky, L. S. (1962). Thought and Language. Cambridge, MA: M1T.

Vygotsky, L. S. (1987). Mind in society: The development of higher psychological processes. Cambridge, MA: Harvard University.

Walker, S. N, Sechrist, K. R., & Pender, N. J. (1987). The health promoting lifestyle profile: Development and psychometric characteristics. Nurs Res, 36, 76-81.

Weinstein, B. D., & DeNeff, L. S. (1989). Hemophilia, AIDS, and occupational therapy. Am J Occup Ther, 14(3), 228-232.

Weissman. A. N., & Beck, A. T. (1978). Development and validation of the dysfunctional attitude sccale. A preliminary investigation. Paper presented at the annual meeting of the American Educational Research Association, Toronto, Canada.

Whire, V. K. (Ed.). (1986). Health promotion. Am J Occup Ther (special issue), 40.

Wilcox, A. (1994). Health self-guidance: An exploratory study with children with development coordination disorder. Unpublished master's thesis, University of Western Ontario, London, Ontario, Canada.

Williams, J. M., Watts, F. N., MacLeod, C., & Mathews, A. (1988). Cognitive psychology and emotional disorder. Oxford, England: John Wiley & Sons.

Yeager, J. (2000). Functional implications of substance use disorders. OT Practice, 5, 36-39.

Young, J. E. (1981). Cognitive therapy and loneliness. In G. Emery, S. Hollon, & R. C. Bedrosian (Eds.), New directions in cognitive therapy: A casebook (pp. 139-159). New York, NY: Guilford Press.

Zimmerman, S. (1999). Occupational therapy service delivery to an apartment program. Home and Community Health, Special Interest Section Quarterly, 6; 1-3.

Zung, W. K., & Durham, N. C. (1965). A self-rating depression scale. Arch Gen Psychiatry, 12, 63-70.

RECOMMENDED RESOURCES

Assertiveness

Egley, J. (1987). Self-advocacy and assertiveness for the learning disabled college student and how to use self-advocacy skills. Lincoln, NE: Nebraska University, Barkley Memorial Center.

Rakos, R. E (1991). Assertive behavior: Theory practice and training. London: Routlédge.

Shaw, M. E. (1979). Assertive-responsive management: A personal handbook. Reading, MA: Addison-Wesley.

Shear-Goodman, M., Creager Fallon, B., & Gelles, R. J. (1987). Pattern changing for abused women: An educational program. Thousand Oaks, CA: Sage Publications.

Empowerment

Blanchard, K. H., Carlos, J. P., & Randolph, A. (1999). The 3 keys to empowerment Release the power within people for astonishing results. San Francisco, CA: Berrett-Koehler Publishers.

Brownell, K. D., & Fairburn, C. G. (Eds.). (1995). Eating

disorders and obesity. New York, NY: Guilford Press.

Follette, V. M., Juzek, J. I., & Abueg, F. R. (Eds.). (1998). Cognitive-behavioral theraprer for trauma. New York, NY: Guilford Press.

Jones, S. (1991). Developing a learning culture Empowering people to deliver quality innovation and long term success. London: McGraw-Hill Book Co.

Schaefer, C. (Ed.). (1999). Innovative psychotherapy techniques in child and adolescent therapy New York, NY: John Wiley & Sons, Inc.

Vernon, A. (1991). Counseling children and adolescents (2nd ed. Denver, CO: Love Publishing Co.

Self-Efficacy

Bandura, A. (1986). Social foundation of thought and action - A social cognitive theory Englewood Cliffs, NJ: Prentice Hall, Inc.

Bandura, A. (1997). Self-efficacy - The exercise of control. New York, NY. W. H. Freeman and Company.

제 7 장

인간작업모델 – 작업수행의 체계론적 관점

Model of Human Occupation-
Systems Perspective of Occupational Performance

요점 | KEY POINTS

✧ 역사와 최근의 이론
- 작업 행동과 Mary Reilly
- 인간 작업 모델
- 시스템 이론, 행동적, 사회과학의 영향
- 동기화–Robert White와 David McClelland

✧ 작업치료 임상에서의 이론
- 인간 작업의 본질
- 인간 : 하위조직의 heterarchy의 열린 체계
- 의지, 습관화 그리고 정신–뇌–신체 수행의 하위조직
- 인간–환경 상호작용
- 작업 수행 – 발달과 연속체
- 작업치료 보조자(OTA)의 변화
- 작업 복귀 기능과 균형

✧ 이론적 가정 지침 평가와 중재
- 자료 수집 평가
  - 정보에 근거한 의사 결정을 위한 자료
  - 객관적이고 주관적인 도구들
- 중재
  - 치료적 중재의 원칙–보조의 변화
  - 삶의 전반을 중재하는 작업
  - 그룹– 모델과 지시집단

✧ 인간 작업 모델의 기여와 한계

핵심 질문
(FOCUS QUESTIONS)

1. 행동을 유발시키는 동기를 알아본다.
2. MOHO에서 개인적인 원인은 어느 범주까지 포함되는가?
3. 이 모델에서 진단적 표지가 왜 제한적으로 사용되는가?
4. 습관적으로 이루어지는 일상적인 하루일과에 대한 중요성에 대해 규명한다.
5. 습관이나 역할을 상실하였을 때 왜 신속한 교체가 필요한가?
6. 사람을 하나의 '시스템'으로 볼 때 이 시스템은 환경과 어떻게 연관되는가?
7. 수행환경(performance environment)은 작업행동(occupational behavior)에 어떠한 영향을 주는가?
8. 이 모델에서 작업(occupation)에의 참여가 왜 중요한 요인으로 여겨지는가?
9. 일생동안 발생하는 전형적인 작업의 변화(occupational change)에 대해 설명한다.
10. MOHO의 틀안에서 형식화된 평가, 관찰, 면담 중 하나를 사용하여 작업치료사가 파악하려고 노력해야하는 것은 무엇인가?
11. "기술(skill)의 변화"의 근간이 되는 이론적 근거와 이것이 치료의 주 목적이 되어야 하는 이유에 대해서 논의한다.
12. 환자의 life story에 대한 이해가 작업치료사에게 중요한 이유는 무엇인가?
13. 이 모델을 성인과 아동에게 적용하는 데 있어서의 유사점과 차이점은 무엇인가?

역사적 고찰
(HISTORICAL UPDATE)

1975년 Gary Kielhofner가 석사 논문으로 발표한 인간작업모델(MOHO)은 작업치료적 임상 모델로 지난 1/4 세기동안 활발하게 검토되었다. 1993년 첫출판 이후 1995년에 작업치료 이론가이자 교육가인 Kielhofner는 A Model of Human Occupation: Theory and Application의 제2판을 출판하였다. 이 책에서 Kielhofner는 이 모델의 목적과 "인간 작업(human occupation)에 대한 설명을 제공하게 될 것"이라는 명제를 명확하게 재규정하였다. (p. 2) 기술한대로 이 모델은 "작업을 유발하는 동기, 일상생활과 생활양식에서의 작업행동 패턴형성, 습득 활동의 특성과 환경이 작업행동에 미치는 영향에 초점을 두고 있다" (p. 2)

최근에 출판된 책은 이전의 문헌에서 정의된 모델의 기본 원리를 유지하면서도, 독자들의 "더 깊은 이해"를 돕기 위해 모델을 합리화하여 상식적인 방법으로 쉽게 이해할 수 있도록 하려는 저자의 의도가 반영되어 있다(Kielhofner, 1995, p. 4). 어떤 이론적인 개념들은 요약되거나 생략되었고, 어떤 개념들은 관련분야의 발전을 반영하여 수정되었다. 미국의 Anne Fisher, Truddy Mallison 박사와 캐나다, 남아메리카 등지의 임상가들과 연구자들의 도움으로 1995년판은 인간 작업에 대한 문화적 관점이 풍부하게 언급되어있다. 이 모델은 심리적인 개념을 고려하여 정신건강에 장애가 있는 환자들 치료에 임상적인 모델로 자주 사용되었으므로 이에 대한 내용도 삽입되었다.

이전에 출판된 책에서 언급하였듯이(Bruce & Borg, 1993) 이 이론의 틀은 수백명의 이론가, 연구자와 임상가들에 의해서 만들어졌다.

정의
(DEFINITION)

인간작업모델(Model of Human Occupation, 이하 model, MOHO)은 임상, 교육과 연구에서 사용되는 전체론적인 임상 모델인 작업행동(occupational behavior)에 관한 이론의 틀에 의해 자연스럽게 생겨난 모델이다. 절충적인 모델은 이전의 작업치료사들과 일반적인 시스템 이론의 지지자들이 표현한 관점과 실존주의, 인본주의 심리학, 자아 심리학, 인지치료, 사회학, 생물학 등이 모여 사회심리학에서 나온 관점을 통합시킨 것이다. 이런 관념은 일생동안 발전하는 인간작업의 특징에 대한 내용과 통합되었다. MOHO는 인간을 시스템으로 보며 인간, 작업, 환경간의 지속적인 작용을 강조한다. 인간 작업은 선천적으로 타고나며 인간이 자신을 조직화하고 유지하는데 필수적이다.

작업치료는 환자들이 작업 행동을 수행하며 능력을 발휘하며 의미있는 사회적 역할을 수행하며 살아갈 수 있도록 도와준다. 그러기 위해서 작업치료사는 환자 각자의 개별성과 능력, 작업 기능의 한계에 대하여 이해하려고 노력해야 한다. 환자가 처한 환경에 대한 이해를 돕기 위하여 MOHO가 제공하여 일반적인 가이드라인은 규정된 것이 아니다. 그러므로 다른 개념적인 임상모델들과 통합하여 가이드라인을 적용하는 것이 현명하다.

이론의 발달
(THEORETICAL DEVELOPMENT)

작업행동과 Mary Reilly
| Occupational Behavior and Mary Reilly

1960년대 후반과 1970년대 동안 작업치료 이론가, 교육가, 임상가들은—이 중 많은 사람들이 작업치료사이자 교육가인 Mary Reilly의 지도를 받고 있었다—개인의 삶과 치료에서 작업의 중요성을 강조하고 오늘날까지도 작업치료에 영향을 주고 있는 작업행동적 관점을 발달시켰다. 이 연구에서 Reilly는 연구자들이 작업행동의 패러다임을 채택하도록 하였는데 Kielhofner는 이 패러다임을 각 전문직간의 결속력을 심어줄 수 있는 중심개념 또는 여러 전제들의 광범위한 집합체로 규정하였다(Kielhofner, 1995, p. 2). 이 패러다임은 기능의 생물사회학적 특성과 인간의 성취욕구에 대해서 강조하고 있다. Reilly는 이 패러다임이 이론적 구조가 되어, 의학적 모델보다 광범위하게 임상, 교육 및 연구분야에서 적용될 수 있음을 제안하였다. 작업치료를 위한 이 패러다임은 문제점 그리고 질환에 의해 발생된 불가능한 부분과 함께 건강한 부분에 대해서도 언급하고 있다(Reilly, 1966, 1969, 1971, 1974).

Reilly는 작업치료사들이 작업(occupation)을 '삶에 만족하고 적응하기 위한 수단'이라는 것에 초점을 맞춰야 한다고 주장하였다. 그녀는 질환과 발달지연의 결과로 발생한 기능적 문제점을 해결하기 위해 개인의 건강한 부분을 사용하도록 권장하였다. 환자를 평가하고, 그들의 환경을 이해하며 일상생활, 직업, 여가생활에서의 어려움을 중재하기 위해서 환자의 건강한 행동과 작업을 사용하도록 권하였다. 이러한 관점은 Meyer, Slagle, Barton, Tracy에 의해 재검증되었다. 작업치료의 초기 지지자들은 작업의 가치 ; 일, 놀이, 휴식, 수면의 균형에 대한 필요성; 건전한 습관의 중요성에 대한 신념을 드러내었다. (Barton, 1917; Dunning, 1972; Dunton, 1917, 1919, 198; Fuller, 1912; Meyer, 1922, 1977; Slagle, 1938a, 1938b; Spranger, 1928; Tracy, 1914, 1918)

1970년대에는 Reilly가 졸업생들과 함께 생물사회학적 기능과 인간의 성취욕구에 대한 이해를 발전시켜 작업행동에 관한 연구 내용을 확장하였다. 자아심리학자인 R. W. White, 정신분석학자이며 발달심리학자인 Erik Erikson과 심리학자, 성격이론가, 교육가, 연구자인 David McClelland는 이 과정을 통하여 작업행동의 기초를 형성하는데 도움을 주었다.

인간작업 모델 | Model of Human Occupation

1980년대 동안 작업치료사들은 작업행동이론을 규정하기 위하여 부지런히 연구하였다. 이론적 발전과 연구에 있어서 지도자로 가장 널리 알려진 Kielhofner는 이전의 책 출판 작업 때 Janice, Burke, Cynthia Heard Igi, Roann Barris와 Ann Neville과 공동연구를 하였었다. Kielhofner와 그의 동료들은 "작업행동" 이론의 틀이라는 명칭을 계속 사용하려 하였으나 후에 이 모델의 개념을 인간 작업 모델(model of human occupation)로 정의하여 공식화하였다. 오늘날 임상가, 교육가와 연구가들은 이를 MOHO 또는 'the model' 로 사용한다.

1995년 출판된 책에서 Kielhofner는 "작업치료만의 독특한 학문적 특성을 (1) 패러다임 (2) 개념적 임상 모델(p.1)로 구성되어있다"고 제시하였다. 이어서 그는 MOHO가 작업치료적 중재를 제시하는 "임상적 모델" 이라고 언급하였다.

치료사들은 이러한 인간작업 모델을 여러 분야에 적용했는데, 특히 정신건강 분야에 사용하였다. 초기의 MOHO 문헌은 평가 도구 개발 연구를 언급하고 있다. (Behnke& Fetkovich, 1984; Bledsoe & Shepherd, 1982; Brollier, Watts, Bauer, & Schmidt, 1989a, 1989b; Harrison & Kielhofner, 1986; Kaplan,

1984; Katz, Gilaldi, & Peretz, 1988; Katz, Josman, & Steinmetz, 1988; Kielhofner, Haran, Bauer, & Maurer, 1986; Kielhofner & Henry, 1988; Oakley, Kielhofner, Barris, & Reichler, 1986; Watts, Brollier, Bauer, & Schmidt, 1989a, 1989b; Watts, Kielhofner, Bauer, Gregory, & Valentine, 1986). 최근에는 Anne Fisher와 동료들이 개발한 운동 및 처리기술 평가(AMPS)가 출판되었다(Bernspang & Fisher, 1995a, 1995b; Duran & Fisher, 1996; Fisher, 1995, 1997, 1999; Goldman & Kisher, 1994; Robinson &Fisher, 1996). 이것을 통해서 일상생활 수행의 구성 요소가 되는 기술들을 평가할 수 있다. 최근 MOHO연구는 계속적인 측정도구의 발전과(Henry, 1997), 신뢰도와 타당도의 평가(Henry, Baron, Mouradin, & Curtin, 1999), 정체성의 확립(Mallison, Mahaffey, &, Keilhofner, 1998) 등을 제안하고 있다.

초기의 연구들은 프로그램의 효과성, 그룹 간의 비교 결과 그리고 모델의 실제 적용 등에 대해 고찰했다(Barris et al.,1986; Barris, Dickie, & Baron, 1988; Ebb, Coster, & Duncombe, 1989; Fitts & Howe, 1987; Katz, Gildi et, al., 1988; Katz, Josman, et al., 1988; Kielhofner & Brinson, 1989; Lederer, Kielhofner, & Watts, 1985; Smynt다, Barris, & Kielhofner, 1985; Spanger, 1928). 지역사회, 장기시설 그리고 다양한 장애를 가진 아동부터 노인인구가 있는 자택요양시설에서는 모델이 프로그램의 틀처럼 사용된다. 넓은 범위에서는 외상성 뇌손상(Depoy, 1990; Series, 1992), 통증관리(Gusich, 1984; Padilla & Bianchi, 1990), 약물 의존(Scarth, 1990; Stensrud & Lushbough, 1998), 소아과적 정신건강(Adelstein, Barnes, Murray-Jensen, & Scarth, 소아과, 노인학, 인체 면역 결핍과 후천성 면역 결핍증, 청소년 정신과, 성인 정신과, 분노 관리(Grogan, 1991a, 1991b) 그리고 발달 장애까지 적용할 수 있다. 이 모델은 실제 작업치료에서 적용범위를 지속적으로 넓혀가고 있다.

연구 설계 | Research Designs

임상 분야에서 MOHO를 평가하기 위하여 그룹 간 비교, 상관관계 그리고 단일 사례 연구 등이 빈번하게 사용된다. 정상군 아동, 청소년 그리고 성인들을 정신과적 진단을 받았거나 정신생리학적 문제, 다양한 의학적 진단 또는 만성질환 등을 가진 비슷한 연령의 사람들과 비교한다. 이러한 연구는 작업적 기능장애를 가진 사람이 일상생활 기능 수준, 자존감, 통제력, 역할 행동 그리고 매일의 습관과 관련된 어려움을 갖는다는 것을 보여준다.

프로그램 결과 | Program Outcome

MOHO가 프로그램의 효과성을 평가하고자 사용될 때, MOHO의 특정 평가뿐 아니라 작업 기능과 역기능의 요소를 규명하는데 사용되는 의학, 교육 그리고 심리학과 관련된 표준화된 검사들을 사용한다. 지표들은 환자의 가치, 관심사, 목표, 기술, 역할, 습관, 조절의 정도, 시간의 지남력, 신체적·정신사회적 능력 등을 포함하며, 작업치료 전과 후의 삶의 질을 비교한다. 이러한 연구 결과는 기능과 역기능, 인간 시스템에서의 "정상"과 "장애"의 기능 수준에 영향을 미치는 요소에 대해 설명한다.

작업치료 이론에의 기여 | Contribution to Occupational Therapy Theory

1980년대와 1990년대 동안 많은 연구들은 도구 발달에 초점을 맞추었다. West(1990)가 언급했듯이 최근 MOHO 연구에서 도구발달과 잘 짜여진 연구 설계에 따른 실행이 강조되고 있다. 이전의 MOHO 연구는 작은 표본, 신뢰도와 타당도 측정의 부족, 인위적인 샘플 그리고 정교하지 못한 통계 과정 등으로 비난을 받았다(Curtin, 1990).; 그러나 작업에 연구의 초점을 두었기 때문에 많은 연구들은 작업치료의 이론적 기초에 공헌하였다고 생각된다(Christiansen, 1981).

시스템 이론, 행동적, 사회과학적 영향 (SYSTEM THEORY, BEHAVIORAL, AND SOCIAL SCIENCE INFLUENCES)

MOHO의 여러 연구에는 작업치료의 시스템 이론뿐 아니라 성격 이론, 행동 그리고 사회 과학적 개념들이 자주 언급된다. 이러한 이유로 여기서는 문헌의 영향력에 대해 간단하게 요약하였다. 더 깊이 있게 알기 원하는 독자를 위하여 이 장의 결론에 참고문헌이 실려있다.

시스템 이론 | System Theory

Keilhofner는 초기 글에 시스템 이론 용어를 사용하여 인간을 열린 또는 역동적인 시스템으로 기술하였다. 시스템 이론에 사용되는 용어는 그림 7-1에 있다.

이 표는 사람을 기계 또는 컴퓨터로 묘사하였다. 정보가 'input' 으로 시스템에 입력되고, 'throughput' 으로 처리된 후, 'output' 으로 출력되는데, 이것은 피드백을 거쳐 다시 시스템으로 정보를 들여보낸다. 그러나, Heins Werner (1948, 1957)과 Allen Newell 그리고 Herbett Simon(1972)에 의해 개발된 인간을 기계에 적용한 이 모델은 인간의 타고난 복잡성, 자발성, 계획성 그리고 적응력 등을 전달하는데 실패하였다.

Kielhofner는 생물학자인 Ludwig von Bartalanffy (1968)가 기술한 전반적인 시스템 이론이라는 좀 더 포괄적인 시스템을 언급했다. 전반적인 시스템 이론은 인간을 가족이나 이웃 또는 지역사회와 같은 큰 부분의 하나로써 (예; 근골격계, 소화기 그리고 신경학적 하부조직) 복잡한 하위조직의 부분들로 이루어진 열린 시스템의 역동성으로 설명하였다.

Ludwig von Bartalanffy는 열린 시스템을 닫힌 기계 시스템과 구별하였다. 이러한 열린 또는 역동적인 시스템은 하위조직사이에서 교환이 이루어지는 것처럼 환경과의 지속적인 주고 받음이 이루어진다(Kielhofner. 1995, p. 14). 인간(열린) 체계가 기계 시스템과 다른 특징은 인지하고, 적응하고 새로운 과제가 주어졌을 때 즉흥적으로 반응할 수 있다는 것이다. 행동은 인간 내부의 요구나 환경에 의해 바뀔 수 있다. 인간 내부에 있는 환경을 조성하는 모든 시스템이 부분에 영향을 미치는 것들과 지속적으로 접촉을 하고 상호의존하며, 결국은 전체에 영향을 미치기 때문이다(von Bartalanffy, 1968).

인간-환경-작업 | Person-Environment-Occupation

Kielhofner(1995)와 Bartalanffy가 설명했듯이 사람, 환경적 배경 그리고 과제 또는 직업은 인간 수행의 **거래적 패러다임**(transactional paradigm)을 만든다 (표 7-2).

행동은 인간, 과제 그리고 환경의 역동적인 상호관계에서 비롯된다; 그러므로 행동을 형성하는데 있어, 한 부분이 다른 부분들 보다 더 중요하다고 할 수 없다 (Kielhofner, 1995, p.21). Kielhofner는 "행동에 있어서 누가, 무엇을 그리고 어디에서는 분리하여 생각할 수 없다. 더욱이 행동은 새로이 형성되는 것 이여서 예측 불가능하다(Kielhofner, 1995, p.21)."고 언급했다.

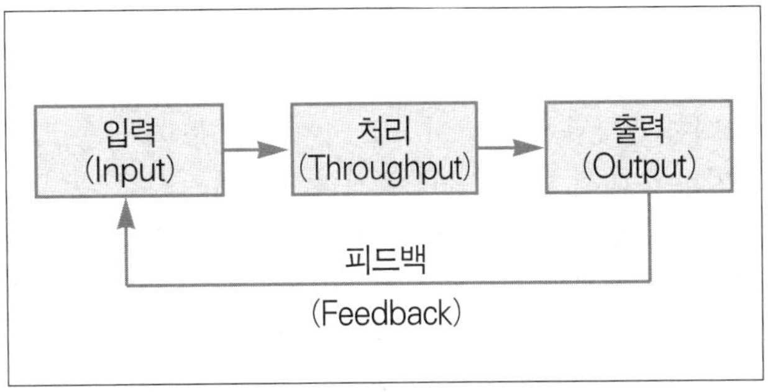

〈그림 7-1〉 시스템 이론 모델(Bruce, M., & Borg, B [1993] 재판. Psychosocial occupational therapy ; Frames of reference for intervention [2nd ed.] Throfare, NJ: SLACK Incorporated).

동기화 이론 | Theories of Motivation

작업치료의 다른 이론적 틀과 같이, 인간 작업 모델도 앞선 사회 과학적 지식에 영향을 받았다. 인간 작업 모델에서의 동기화 이론은 자아 심리학과 인지 심리학의 영향을 받았다. 이 모델은 Berlyn(1960), Berlyn & Madsen(1973), Rotter(1960), Decharms(1968), R. W. White(1959, 1971), David McClelland(1961, 1973)로부터 시작하여 최근에는 Csikszentmihalyi (1990, 1997) 로부터 영향을 받았다. Csikszentmihalyi의 업적은 2장에서 다루어졌고, 여기서는 White와 McClelland를 주목해 본다.

화이트 (White)

그의 관심사였던 '성격' 을 연구하기 전에 Robert White는 역사와 정치를 가르쳤다. 후에 Harvard에서

Murray와 함께 연구하고 가르치면서 그는 성격과 정신병리에 대한 그의 견해를 발전시켰다. 정신치료적 역동에 대한 관찰과 연구를 기초로 하여 그는 두 가지 종류의 동기화에 대해 밝혔다: 1) 효과의 동기화 - 사람은 어떤 결과를 만들어내거나 무엇에 영향을 미치기 위해 자신의 행동을 사용하려 한다는 것과 2) 능력의 동기화 - 사람은 자신의 경험을 통해서 능력을 획득하려 한다(Maddi, 1989).

연구하고 영향을 미치려는 욕구는 제안하고 창조하고 도전을 극복하려는 생물학적 본능에 따른 것이다. 이러한 욕구는 평형과 균형, 인정 등 원하는 것과는 반대로 긴장과 불균형을 발생시키는 요인으로 생각된다. 탐험과정을 통해 인간은 경험과 지식을 얻고 환경에 적절하게 대응하는 능력을 얻어간다.

지속적으로 탐험하고 능력을 얻으려는 욕구는 타고난 것으로 동기화에 따른 행동과는 구별된다. 이러한 욕구는 서서히 발달하여 삶 전체를 통해 표현되는데 어려서는 탐험, 놀이, 공상을 거쳐 청소년기에는 일이나 생산적인 활동으로 표현된다.

맥클랜드 (McClelland)

David C. McClelland는 성격발달을 연구하고 가르치는 데 전념했고 최근에는 성격 이론을 저개발국가에 적용하는데 힘썼다. 그의 업적은 인간의 활동을 결정하는데 선행되는 사고와 인지에 집중되어있다(Maddi, 1989; McClelland, 1973).

McClelland는 행동에 대한 다른 견해를 제시했는데 간단한 이론은 아니더라도 그것의 핵심은 다음과 같이 명료화 될 수 있다: 인간은 지루함을 상쇄시키기 위해 어느 정도의 예측 불가능함을 원하면서도 예측불가능이 위협으로 지각될 정도로 많은 양이면 피하려고 한다(Maddi, 1989; McClelland, 1973).

McClelland는 인간의 기능과 성격 발달에 영향을 미치는 세 가지 요인을 언급했다: 동기, 성향 그리고 도식이다. 동기는 "그것이 좋은 것이든 불쾌한 것이든 갑작스러운 변화를 알리는 신호자극에 의한 마음 상태"이다(Maddi, 1989; McClelland, 1973). McClelland는 인간은 유쾌함을 증가시키거나 예기치 않은 불쾌감을 피하려는 방향으로 행동한다고 가정했다. 유쾌함이 예상될 때 접근하려는 동기가 존재하고, 불쾌한 변화가 예상될 때는 피하려는 동기가 존재한다(Maddi, 1989; McClelland, 1973). 이러한 동기들은 다양한 욕구에 따라 발생하는데 McClelland는 성취와 인정 그리고 힘의 욕구에 대해 강조했다. 이러한 각각의 욕구들은 접근하거나 피하려는 반응을 보일 때 증가하는 경향을 보인다(Maddi, 1989; McClelland, 1973). 예를 들어, 사회적 상황에서 인정받고자 하는 사람은 다른 사람들과 어울리고자 상황에 접근하고 참여하려는 동기를 갖게 될 것이다. 반면 인정을 회피하는 사람은 사회적 상황에서 회피하거나 사회적 상호교류가 요구되는 상황을 피하려고 할 것이다. 성취에 대한 접근과 회피반응은 성취욕구 또는 실패에 대한 두려움으로 언급될 수 있다.

McClelland는 발달 주기에 대해서는 언급하지 않았다. 그러나 경험에 대한 그의 연구를 보면 인간은 행동함에 있어 특정한 결과를 기대하게 되는데 만약 기대했던 결과가 실제 상황에서 일어나고 긍정적이었다면 그 사람은 유쾌한 느낌을 갖고 훗날에도 비슷한 방법으로 접근할 것이다. 그러나 기대했던 결과가 기대와 다르거나 불쾌했다면 그 사람은 불안을 경험하게 되고 비슷한 상황을 피할 것이며, 생각과 경험은 긴장을 초래할 것이다. 과도한 긴장은 상황을 피하게 만들며; 그 보다 덜 한 긴장은 그 상황에 대한 관심을 낮추며; 적절한 긴장은 행동하게 만든다(Maddi, 1989; McClelland, 1973). 시간이 지남에 따라 생각과 행동의 패턴은 접근과 회피의 동기화를 반영하면서 발전하게 된다. 이러한 동기화 패턴은 인간의 삶에 방향성을 부여한다. 접근적 동기화는 성공을 기대하게 만들고 효과적이고 능률적인 결과를 내도록 계획된 과제를 위한 행동을 수행함으로써 만족감을 경험한다. 회피적 동기화는 종종 환경에서 대한 위협을 느끼게 되는데 비효율적이고 비능률적인 또는 강압적인 생각과 행동을 야기하며, 수동적이며 위협감, 불만족감을 경험하게 한다(Maddi, 1989).

McClelland는 기존의 성격이론과 다르게 고의적 기능과 습관적 기능을 구분하였다. 고의적 기능은 목적 지향적인 행동으로서 인간이 전에 해 보지 않았던 어떤 것을 시도하도록 만든다. 습관은 특정한 환경에서 늘 해오던 행동으로 반복을 통해 학습된다; 습관은 의식적인 계획의 결과가 아니다. McClelland는 습관이 모여 성향이 되는데 성향이란 "인간이 과거 비슷한 상황에서 비슷한 동기화에 의해 반복되는 성공 경험을 토대로 이루어진 학습된 경향성"(Maddi, 1989; McClelland, 1973)으

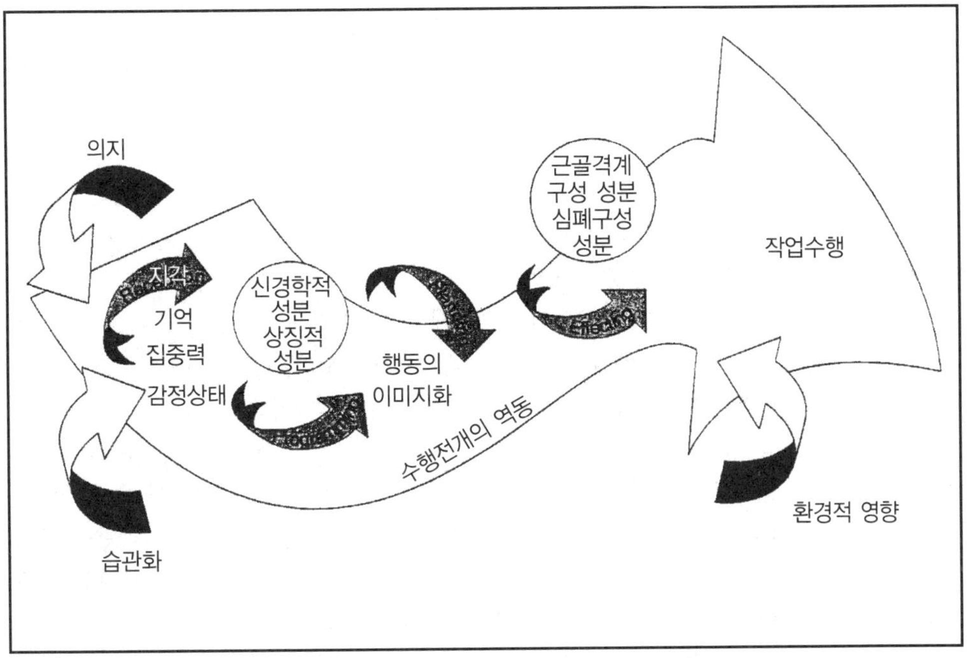

〈그림 7-2〉 정신-뇌-신체 수행, 의지, 습관화 하위시스템, 환경, 과제 역동 등이 모여 작업수행을 이룬다(*A model of human occupational: Theory and application*. Philadelphia, PA: Lippincott, Williams & Wilkins).

로 언급했다. 성향이 결합하여 역할을 형성한다. 성향과 역할은 습관적 기능을 설명하고 동기화는 고의적인 기능을 설명한다(Maddi, 1989; McClelland, 1973). McClelland가 제시한 성격의 세 번째 요소는 도식이다. 도식은 과거 경험을 상징화 하는 인지적 단위이다. 도식은 인간의 가치, 견해 그리고 사회적 역할을 형성하므로 인간에게 삶의 지침과 여러 가지 가능성을 제시한다. McClelland에 따르면 견해와 가치는 일차적으로 경제적, 심미적, 사회적, 정치적, 종교적 그리고 이론적 분야를 관장한다고 한다(Maddi, 1989; McClelland, 1973). 먼저 Linton(1945)에 의해 언급되었던 사회적인 역할은 연령과 성별, 가족의 위치, 직업 그리고 소속된 그룹 등과 연관되어있다(Maddi, 1989; McClelland, 1973).

요약하자면, McClelland는 행동의 결과로 무슨 일이 일어날 것인지 예상하게 하는 기대감을 강조했다. 이와 같은 방식으로 행동을 이해하는 것은 매우 인지적인 접근이다. 여기서 언급하진 않았지만, 그의 다른 연구에는 이전에 언급한 구조들은 측정하는 것에 대한 지침이 언급되어있다. 독자들은 연구 접근을 위한 기초 자료나 이 연구에서 사용된 표준화된 평가를 참고하기 바란다.

작업치료 임상에서의 경향
(CURRENT PRACTICE IN OCCUPATIONAL THERAPY)

앞서 언급했듯이 작업치료 출판물들은 이론가들이 의도한 것처럼 이 모델을 임상을 위한 전반적인 이론의 틀로 제시하면서 인간 작업모델의 포괄적인 적용을 다루고 있다. 그러나 이 장에서는 정신 건강을 위한 적용에 초점을 맞추었다.

인간과 행동 | The Person and Behavior

인간은 자연에 의해 작업하고 활동하는 처음이자 선두이다(Kielhofner, 1995, p. 27). 열린 시스템에서 살펴 보았듯이 사람들은 요구에 의해 변화하고 끊임없이 적응하면서 환경과 관계를 맺는다. 사람들은 상호 작용하는 능력 때문에 신체적 · 정신적으로 적응한다. 일상적인 일에 예상치 못한 행동 패턴이 생기더라도 사람들은 그것을 특이한 것으로 또는 예상치 못했던 것으로 간주한다. 이렇듯 행동은 그 사람 고유의 것이며 개인의 주관적인 경험을 반영하는 것으로 이해해야 한다.

인간 작업의 본질 | Nature of Human Occupation

인간 작업에 대해 이야기 할 때, "개인의 신체적 · 사회적 문맥에서 문화적으로 의미 있는 일, 놀이 그리고 일상생활 과제를 수행하는 것"(Kielhofner, 1995, p3)으로 정의한다. 작업치료사들과 David Nelson(1988)의 말을 빌려 Kielhofner는 "작업"을 "인간은 무언가를 수행하고 행동함으로써 세상에서 살아간다"(Kielhofner, 1995, p. 3)고 언급했다. 작업적 행동은 인간의 결정으로부터 시작되고 그것은 또한 반대로 작업을 위한 동기가 된다. 이 모델은 인간을 본질적으로 활동할 필요성을 느끼는 작업적 인간으로 생각한다.

인간 행동의 많은 부분이 규칙성을 보여준다. 다시 말해서 사람들의 수행과 수행방법에는 규칙성이 있으므로 사람들의 생활습관이나 행동패턴을 바꾸는 데는 상당한 노력과 집중력이 요구된다.

인간 작업은 개인의 신체적, 인지적 능력에 따라 다르게 표현된다. 개인의 능력이 뚜렷하게 그의 행동을 통해 나타나지는 않으므로 환자의 수행을 도울 때 기대수준을 파악하는 것은 매우 중요하다.

하위 체계의 분류체계
(HETERARCHY OF SUBSYSTEMS)

열린 시스템으로서의 인간은 세 가지의 하위체계를 가지고 있다. 세 가지를 언급하자면 다음과 같다.

- 작업 행동을 선택하는 의지 하위체계
- 작업 행동을 패턴이나 일상화 시키는 습관화 하위체계
- 숙련된 작업성취를 가능하게 하는 정신 – 뇌 – 신체 수행 하위체계

이 세 가지의 하위체계는 서로 연관되어 있고 이것은 전체 시스템에 상호 보완적으로 기여한다. 이러한 관계는 이전에 MOHO에서 언급되었던 계층적인 하위시스템의 변화를 나타낸다(Kielhofner, 1995, p. 34).

의지 하위체계 : 동기화에 대한 이해 | Volition Subsystem : Understanding Motivation

1995년 그의 저서에서 Kielhofner는 의지의 원개념은 "성격이론"에 기초를 둔 것으로, 동기화는 크게 그 사람의 관심사(재미를 느끼는 것), 가치(중요하다고 생각하는 것), 그리고 개인적인 원인(할 수 있다고 생각하는 것)에 영향을 받는다고 했다(Kielhofner, Borrell, et al., 1995, p. 39). 1995년 그는 인간의 의지에 대해 설명하면서 "문화적인 양식"의 중요성을 덧붙였다. 그의 저서에서 "...인간은 다른 사람들과 비슷하게 행동하게 되는데 그것은 그들의 행동이 그를 특정 문화속의 한 사람으로서 세상을 경험하기 때문이다"라고 언급했다(Kielhofner, Borrell, et al,. 1995, p. 40). Kielhofner의 의지에 대한 1995년 논문은 자아 심리학과 인지 이론에서 강력한 기초를 얻었다.

의지라는 용어는 행동과 지속성 두 가지 의미를 포함한다. 인간의 내면적 욕구는 충동을 느낀 후에 나타나는데, 이것은 어느 정도 각성— 환경을 보는 시각과 신비로움에 대한 믿음, 성공에 대한 기대-의 한 부분이다. MOHO에서도 언급되었지만, 개인이 삶에 대해 목적을 가지고 의미를 찾으려고 노력한다는 전제에 시각의 차이가 있다. 기본적인 생존에의 욕구는 부정하지 않으며 창의적이고 복잡한 쪽으로 개인의 가치증진을 위해 노력하는 것을 강조한다(Barrett & Kielhofner, 1998; Kielhofner, 1985a, p. 41, 1995, 1997).

의지 하위체계는 자발적인 구조와 자발적인 과정의 이중구조를 나타낸다. 자발적인 구조는 "안정된 패턴과 일반화된 자기 인식과 경험에 의해 유지되는 것"으로(Kielhofner, Borrell, et al,. 1995, p. 41) 사고와 믿음으로 구성된다. 자발적인 과정은 "작업적 행동의 예상, 실제경험, 선택 그리고 해석의 과정과 실제적인 활동을 나타낸다(Kielhofner, Borrell, et al,. 1995, p. 40)." 의지적인 과정은 인간의 동기화에 의한 행동을 의미한다.

의지 구조 (Volitional Structure)

의지 구조는 아래의 것들로 이루어진다.

- **개인적인 원인**
- **가치**

• **관심사**

이러한 세 영역은 MOHO 문헌에서 심도 있게 다루어질 것이다.

개인적인 원인 (Personal Causation)

Kielhofner는 개인적인 원인을 작업 효과를 위한 개인의 능력에 따른 성향과 자기 인식의 집합체로 기술하였다(Kielhofner, Borrell, et al,. 1995, p. 43). 이것은 현재의 능력과 잠재력을 인식하는 것과 자기 효율감(바라는 결과를 얻기 위해 통제하는 것뿐 아니라 자기 자신의 행동, 생각 그리고 감정을 통제하는 지각)을 포함한다. 뒤쪽에서 개인적 원인이 선택에 미치는 영향을 인데 만약 모든 조건이 같다면 우리는 성공이 기대되는 작업에 착수할 것이고, 실패에 대한 위형은 피하려고 할 것이다(Kielhofner, Borrell, et al,. 1995, p. 45).

가치 (Values)

문헌에 따르면 가치는 "어떠한 작업에 중요성과 기준을 부여하는 일관된 신념으로써 그것에 따라 행동하게 하는 강력한 성향을 만드는 것" (Kielhofner, Borrell, et al,. 1995, p. 46)으로 정의된다. 이것은 "좋고 옳으며 중요한 것에 대한 관념" (Kielhofner& Burke, 1985, p. 17)에 덧붙여 "문화적으로 인정된 방법의 수행(Kielhofner& Burke, 1985, p. 18)"으로 언급된다. 가치는 목적을 달성하는 것에 대한 개인적 확신, 삶의 문제에 대한 신념 그리고 의무감에서 비롯되는 옳다고 생각되는 행위를 하도록 하는 강력한 성향으로 정의될 수 있다(Kielhofner, Borrell, et al,. 1995, p. 46).

관심사 (Interests)

관심사는 "작업에서 즐거움과 만족감을 주는 성향, 작업에 대한 개인적 기쁨을 자각하는 것(Kielhofner, Borrell, et al,. 1995, p. 61)으로 정의된다. 관심을 갖는다는 것은 어떤 작업에 매력을 느끼고, 작업이나 활동을 수행하는데 있어 선호하는 방법을 포함한다.

의지적인 과정 (*Volitional Process*)

의지적인 과정은 작업 선택 과정에 영향을 미치는 개인의 신념을 결정하는 것이다. 우리가 수행할 것을 선택하는 것은 발생될 결과, 효율감, 자신의 가치에 따른다. 우리는 이 시간에 또는 오늘 무엇을 할 것인가 선택하기도 하지만 앞으로의 삶이나 직업에 대한 결정을 하기도 한다. 이러한 점에서 Kielhoftner는 작업 선택의 두 단계를 정의했다.

1. 활동의 선택(Activity choices)이란 비교적 짧은 기간이며 앞으로 단기 미래에 무엇을 할 것인지 결정하는 것이다.
2. 삶에 있어서의 작업 선택(Life occupation choices)은 "펼쳐지지 않은 삶의 기틀 마련하기" 또는 "삶의 이야기"인데 이것들은 어떤 사람이 될 것인지 결정하는 것을 의미한다 (Kielhofner, Borrell, et al,. 1995, p. 51).

습관화 하위체제 | Habituation Subsystem

매일의 일과에서 습관적으로 수행할 수 있는 익숙한 과제들이 있다. Kielhofner는 Young (1988)의 의견을 빌어 다음과 같은 질문으로 습관화 하위체제에 대해 질문을 던진다.

> 사람들은 왜 반복하는가? 매년 크리스마스, 매해 생일 그리고 매일의 삶에서 - 씻고, 옷 입고, 아침을 먹고, 신문을 읽고- 왜 같은 일들을 반복하는가? (Young, 1998, p. 75, Kielhofner 에 의해 인용됨, 1995, p. 63)

우리는 습관화 하위체제에 대해 이해함으로써 작업적 행동이 일상생활에서 패턴을 형성하고 왜 성공적인 습관이 개인에게 중요한지에 대해 알게 될 것이다. 의지 하위체제와 같이 이 하위구조는 두 개의 구조와 과정으로 이루어져 있다.

습관화 하위체제의 구조
(Structure of the Habituation Subsystem)

MOHO이론에 따르면 습관화 하위체제는 습관과 내면화된 역할(Kielhofner, 1995, p. 75)로 구성된다.

습관 (Habits)

Kielhofner는 습관을 "이전에 채택하거나 습득한 행동 형태의 경향성"으로 서술한 Camic(1986)의 언급을 인용하였다(Kielhofner, 1995, p. 65). 습관은 반복이나 무의식 수준의 작용을 통해 학습된 행동이나 일과의 성향을 수행하는 기술로써(Kielhofner, 1995, p. 65) 익숙한 이벤트나 상황을 인지하는 습관지도(habit maps)나 틀이 습관적 행동을 이끌어낸다(Kielhofner, 1995, p. 66). 우리가 습관에 대해 아는 어떤 것들은 행동의 반복을 통해 습득된 것으로 몇 가지 중요한 기능을 한다.

습관의 목적과 기능 : 습관은 인간의 자동적인 행동을 유도하는 경향이 있는데 (예로 꾸미기, 옷입기, 식사 준비하기 등) 그것을 수행 하는 데는 많은 에너지가 소모되지 않는다. 그런 일들은 의식적인 주의집중을 필요로 하지 않기 때문에 습관이 되면 2~3 가지 일들을 동시에 할 수 있다(Kielhofner, 1995, p. 67). 예를 들어, 우리는 음식을 먹으면서 신문을 보거나 손톱을 정리하면서 전화를 받는다. 그러나 우울하거나 몸을 마음대로 움직일 수 없을 때에는 무엇을 입을지 결정하거나 음식 준비를 하는데도 에너지를 사용하여 주의를 기울여야 한다. 습관화 된 것과 쉽게 수행할 수 있는 일들도 가끔은 수행하기 어려울 때가 있는데 지쳐있을 때도 그렇지만 인지적 · 신체적 장애가 습관적 행동을 방해한다.

습관은 수행을 기억할 필요가 없거나 비효율적인 행동을 하지 않는 것을 의미한다(Kielhofner, 1995, p. 65). 습관이 항상 바람직하거나 과제를 성취하는 최선의 방법은 아니지만 수행환경에서 가치를 지닌다. 습관은 "관습"이 되어 사회에서 공유되고 역으로 사람들이 습관을 학습함으로써 사회에 적응한다.

습관은 시간 주기와 밀접한 연관성을 갖는다. 예를 들어, 한 사람이 일상적으로 평일과 주말 활동을 어떻게 구성하는 가는 개인의 습관을 나타낸다. 한 사람이 수행하는 전형적인 직업과 활동은 개인이 짜여진 생활 구조안에서 예측성을 가지고 효과적인 일상생활 수행하고 있음을 나타낸다.

이해를 돕기 위해서 : 습관이란
(INCREASE YOUR UNDERSTANDING : HABITS)

1. 휴가(캠프, 여행 등으로)를 보낸다든지, 일시적으로 아프거나 상해를 입어서 정규적인 일상생활의 변화가 발생했다고 생각해 보자.
   a. 아침에 일어나는 시간부터 정규적으로, 습관적으로 하던 일에 얼마나 많은 변화들이 있는지 생각해서 적어본다.
   b. 일상생활의 변화 중 즐거운 것은 무엇인가? 불편하거나 방해가 되는 변화는 어떤 것들인가?
   c. 집으로 돌아왔거나 또는 늘 하던 일과를 다시 재개한다고 했을 때, 다시 할 수 있어서 좋은 친숙한 일은 어떤 것인가?
   d. 전에는 인식하지 못했던, 당신의 일과 중 중요한 습관이나 일과가 있는가? 있다면 무엇인가?
2. 친한 친구나 동료와 다음을 수행한다.
   a. 당신 스스로 자각하고 있는 과제나 사회적 행동 중에 3~4가지 습관(매일 수행하는 과제)을 적는다.
   b. 당신 친구나 동료가 알고 있는 한 가지 이상의 당신의 습관에 대해 물어본다. 당신이 지각하고 있는 습관과 친구나 동료가 지각하고 있는 습관과 어떻게 다른가?
3. 청소년기부터 지속하고 있는 습관/ 일과는 무엇입니까? (시작하기 전에 식사하기, 잠자기, 꾸미기, 위생관리 등에 대해 생각해 본다; 재미를 위해서 어떻게 게임에 접근하는지 또는 사회적인 활동에 참여하는지 생각해 본다.)
4. 습관을 고치거나 바꾸기 위해서 의식적으로 노력해 본 적이 있는가? 이러한 변화에 성공했는가? 무엇이 이러한 노력을 유발시키거나, 돕거나 또는 당신의 노력을 방해하는가?

많은 사람들은 습관대로 일상생활을 수행하는데서 편안함을 느끼며, 습관을 바꾸기 위해서는 의식적인 수준의 노력이 필요하다. 습관은 주어진 환경에서 목적을 이루는 것이므로 친숙한 환경은 개인의 습관을 유지하도록 돕는다. 그러므로 사람들이 환경(또는 "습관")을 바꾸려면 이미 익힌 습관은 비효과적인 것이 된다. 이런 이유로 만약 사람들이 익숙한 집이나 이웃, 학교, 직업으로부터 새로운 환경(이해를 돕기 위하여: 습관이란 참조)으로 옮길 때 어찌해야 할지 모르게 된다.

예측성을 가지고 있음에도 불구하고 습관적 행동은 "즉흥성"을 요구하므로 새로운 상황을 위한 참신한 요소를 비축해야만 한다(Kielhofner, 1995, p. 65). 단지 반복적인 행동만 수행가능하다면 매번 갔던 길로만 가야하고 새로운 길로 우회하는 것을 어려워하게 될 것이고, 매번 같은 자리에 있던 커피포트가 조금만 더 왼쪽이나 오른쪽으로 치우쳐 있더라도 사용하는데 어려움을 겪을 것이다.

내면화된 역할 (Internalized Roles)

MOHO 문헌에서는 "내면화된 역할(Kielhofner, 1995, p. 71)"에 대해 특별히 언급하고 있다. 내면화된 역할이란 "특정 사회의 정체성에 대한 인식과 관련된 의무"로서 이 두 가지는 함께 주어진 상황에 적합한 행동을 구성하는 틀을 제공한다(Kielhofner, 1995, p.71). 역할의 이면에는 역할에 대한 각본, 특정 역할이나 특정 위치에서 기대되는 행동에 대한 생각들이 있다. 달리 말하면 교육 환경에서는 학생으로서, 그리고 가족 내에서는 아들이나 딸로서 기대되는 어떤 개념들이 존재한다(이해를 돕기 위해서: 내면화된 역할이란 참조).

자신의 내면에서 뿐만 아니라 가족, 직장 그리고 사회적 그룹 내에서 내재화된 기대는 개인의 습관이나 행동패턴, 역할 행동과 관련이 있다. 자신이 내면화하는 역할은 타인의 그것과는 다르며 우리 각자는 독특한 역할을 수행한다. 자신의 역할을 어떻게 볼 것인가 하는 것은 타인이 우리에게 어떻게 반응할 것인지와 마찬가지로 자신을 이해하는 데 중요하다. 습관과 마찬가지로 역할도 즉흥성을 요구하므로 우리는 매일의 상황에서 단순히 주어진 역할을 반복 수행할 수만은 없다.

Kielhofner가 언급했듯이 역할은 "해결방안에 따라 등급"을 갖는다(Kielhofner, 1995, p. 73). 즉, 고도의 해결방안을 가지고 있는 역할은 수행내용이 명확하며 규정된 기대치가 있고, 낮은 정도의 해결방안을 내포하는 역할은 수행의 유연성을 갖는다. 예를 들어, 고용에 환경에 있는 고용주와 피고용주의 역할은 매우 뚜렷하나 반면 친구사이에는 그러한 명확성이 덜하다.

역할의 목적과 기능 : 역할은 개인의 욕구를 충족시킨다. 그것은 방법과 스타일 그리고 심지어는 타인과 상호작용의 내용에 영향을 받으며 작업적 행동을 구조화한다(Kielhofner, 1995, p. 74). 인간은 역할 행동을 통하여 개인을 사회적 시스템에 맞춘다. 더욱이 기대되는 역할 행동과 다양한 역할에 관련된 "규칙"을 학습하고 내재화 할수록 역할은 더욱 직접적으로 행동과 관련된다. 이런 대부분의 역할들이 일상적인 것이 되고 자동적으로 일상생활에서 수행가능하게 된다.

이해를 돕기 위해서 : 내면화된 역할이란
(INCREASE YOUR UNDERSTANDING : INTERNALIZED ROLES)

1. 당신이 지금 수행하고 있는 다섯 가지 역할을 떠올려 보고 적는다.
2. 각각의 역할에 대해 하나씩 생각해 본다. "(남동생으로, 이 일을 하는 사람으로 등등...) 좋은 점은 ..."으로 시작되는 3줄 문장을 만들어 본다.
3. 당신이 적은 문장을 읽어본다. 각각의 역할에 대하여 진정으로 이러한 신념을 가지고 있습니까?
4. 이러한 역할을 수행하는 법을 어떻게 배웠을까를 스스로 생각해 본다.

습관화 과정 (Habituation process)

습관화는 새로운 것을 학습하는 과정, 개인적으로는 성숙과 성장에 따라 새로운 역할을 맡는 것을 포함한다. 새로운 상황에서, 새로운 일터에서 아이부터 부모까지 학생에서 선생님까지 새로운 습관과 일과에 대한 습득이 요구된다. 잠자고 먹는 습관을 비롯하여 다양한 일과들이 있고 신기하게도 일생에 걸쳐 안정적으로 유지된다(Kielhofner, 1995, p. 77). 앞서 언급되었듯이 습관과 역할행동은 변화에 대한 저항을 가지므로 하던 습관을 방해받거나 예상치 않게 익숙한 역할을 수행할 수 없게 되면 불편감을 느낀다. 이러한 불편감은 질병이나 장애에 의한 방해로부터 비롯된다.

최적의 역할 수행 (Optimum Role Health)

초기의 MOHO 문헌(Kielhofner, 1977, 1980a, 1983, 1985a)에서는 개인의 역할 구조의 균형을 강조한다. 이 문헌은 너무 많거나 적은 역할을 수행하지 않는 것의 중요성을 언급하면서 일과 휴식 또는 여가활동 간의 바람직한 균형이 필요하다고 했다. Kielhofner의 1995년 문헌에서 다른 형태의 균형을 언급하면서 인간을 안정되게 하고 기대와 작업의 욕구를 충족시키지만 즉흥성과 새로운 상황에 적응 가능한 "잘 짜여지고 융통성이 있는 습관화 구조"의 필요성에 대해 강조하였다(Kielhofner, 1995, p. 76).

Kielhofner는 1995년 문헌에서 습관화 하위체계 안에서의 최적의 기능을 제안하면서 주기적으로 역할과 역할수행을 점검해 볼 필요성에 대해 언급하였다. 이것의 목적은 지나친 완고함이나 변화에 대한 가능성을 가지고(Kielhofner, 1995, p. 79) "매일의 생활에서의 안정성과 일관성"을 갖기 위해 필요한 균형을 갖추는 것이다. 삶에 주어진 역할을 수행하든지 또는 큰 범위와 역할을 수행하든지 간에 바람직한 역할 수행은 유연성과 개개인의 특이성을 반영해야 하는 것이다.

정신-뇌-신체 수행 하위체계 | Mind-Brain-Body Performance Subsystem

앞서 Kielhofner의 문헌에서 언급된 "수행 하위체계"는 인간의 열린 시스템 중 세 번로서 가장 최근에 정의된 정신-뇌-신체 수행 하위체계이다. 이 하위체계는 "수행에 있어 필요한 요소(Fisher & Kielhofner, 1995, p. 83)"을 포함하는데 다른 말로 하면 "작업 수행능력을 위한 구성요소로 정신과 신체의 조직화"이다(Fisher & Kielhofner, 1995, p. 85). 이러한 구성요소는 어떠한 형태로든 정보 체계를 수행하고 행동에 영향을 미치도록 상호 작용하는데 이것은 환경과 나머지 유기체들이 조화롭게 행동하도록 한다.

이러한 신체적 정신적 구성요소는 수행 기술과는 다르다: 예를 들어 어떤 사람은 기술을 위한 생물학적 능력은 가지고 있지만 그것을 드러내 보이기 위한 기술은 없을 수도 있다. 1995년 문헌은 구성요소의 4가지 영역 또는 타입에 대해 기술하였다:

1. 근골격계 - 기능적인 생체역학적인 조직을 위한 뼈, 근육 그리고 관절들
2. 신경학 - 중추신경계와 말초신경계
3. 심폐계 - 심혈관과 폐 시스템
4. 의식 - 작업 행동 수행을 이끄는 이미지

마음-뇌-신체 수행의 하위체계를 이해하는 열쇠는 효율적인 정보 공유와 환경에서의 효과적인 행동의 조직화이다. 문제 해결과 행동을 위한 정보 처리가 일어나는 환경에서 뿐만 아니라 모든 요소들 사이에서는 끊임없는 정보공유가 이루어지고 있다. 기억해야 할 것은 이러한 하위체계는 열린 시스템의 한 부분이라는 것이다. 요소들이 끊임없이 "협동"하고 있기 때문에 전체와의 관계를 배제하고 한 요소가 단독으로 어떻게 작용하는지 설명할 수 없다(Fisher & Kielhofner, 1995, p. 85). 표 7-2는 작업 수행 과정에서의 환경과 과제들 간의 하위체계의 관계에 대해 묘사하였다.

인간-환경 상호작용 (PERSON-ENVIRONMENT INTERACTION)

모델(MOHO)은 인간과 성공적인 작업수행은 문맥을 규정하는 환경과 밀접하게 연관되어 있음을 강조하였다. 인간-과제-환경의 관계는 서로 떨어뜨려 생각할 수 없으며 MOHO문헌에서는 환경에 대하여 깊이 있게 논의하였고 환경이 어떻게 수행에 영향을 미치는지에 대해 언급하였다.

초기 MOHO문헌에서 환경은 인간에게 기대되는 행동을 일어나도록 하며 자극하고 각성시키는 것으로 언급하였다(Fisher, 1980a, 1980b, 1983, 1985a).

각성은 물리적이며 주관적이다; 이것은 과거 또는 현재 경험과 관련된 것으로 자극처럼 생리학적인 결과(예를 들면 빠른 심박동 수와 같은)와 관련이 있다. 인간이 환경으로부터 자극받기 위해서 흥미롭고, 새롭고 때로는 도전적인 관점으로 보아야 한다.

환경에 의해 자극을 받고 그것에 포함되면 인간은 개인의 가치와 관심에 적합하게 활용할 수 있는 것이 무엇인지 결정하게 되고 작업적 선택을 하게 된다.

압박으로서 환경으로부터의 피드백 | Feedback From the Environment as Press

환경으로부터의 압박이란 "신선한 자극" 또는 요구로 여겨진다(Kielhofner, 1995, p. 92). 예를 들면 겨울의 노숙자는 혹독한 환경에서 살아남기 위해 변화하거나 전형적인 일상생활에 적응하게 된다. 지역 헬스클럽이나 체육관은 활기찬 활동과 운동에 대한 욕구를 자극한다. 문화와 특정 환경에 따라 예배드리는 성역에서 요구되는 행동은 조용한 목소리이거나 힘찬 찬양이다.

주어진 환경에 최대한 적응하기 위해 인간은 압박을 인지해야만 한다. 주어진 환경에서 기대되는 행동을 이해하지 못하거나 그러한 행동을 수행하는 기술이 부족할 때 부조화가 발생한다.

환경제공과 자극 |
Environmental affords and press

각성의 중요성에 대해 부정하지 않는 반면, 최근 MOHO 문헌은 환경의 압박(환경이 기대하는 것)과 그와 반대로 환경이 제공하는 것(행동의 잠재력)을 강조하고 있다.

MOHO에 따르면, 행동에 대한 압박이 개인의 능력의 최고조에 다를 때 관심과 집중 그리고 최대한의 수행을 발생시킨다(Kielhofner, 1995, p. 93). 행동에 대한 압박이 능력보다 낮을 때 권태로워지며, 능력보다 높을 때는 불안이 발생한다는 것을 이 장의 초반에 논의되었던 McClelland의 글에서 알 수 있다. 환경적 압박과 환경이 제공하는 것, 두 가지 모두 무엇이 인간의 환경에 존재하고 발생하는가에 달려 있다.

물리적 · 사회적 환경 |
Physical and Social Environments

환경 안에 무엇이 존재하는지 또는 무엇이 환경을 만드는지를 설명하면서 Kielhofner는 환경의 "두 가지 면: 물리적인 면과 사회적인 면"에 대해 언급했다.

물리적인 면은 자연적으로 이루어지거나 가공된 환경, 물체들과 같은 물리적 환경을 말한다(Kielhofner, 1995, p. 94). 자연적인 환경은 산, 시골, 시내 또는 호수와 같은 것이고 가공되거나 건설된 환경은 사람이 만든 것을 의미한다.

물리적인 환경은 물체를 포함하는데 그것은 자연을 자극하고, 편안하고 안전하고 실질적이며 흥미롭고 미학적으로 즐거움을 줄 수도 있지만 반면 불편하고 불안전하며 다루기 힘들 수도 있다. 개인 소유의 물체는 매우 중요하고 의미가 있다. 더 나아가 환경에서 물체를 어떻게 배치하는가에 따라 수행을 향상시킬 수도 있고 어렵게 만들 수도 있다. 모델(MOHO)의 관점에서 보면 물체는 행동에 영향을 주기도 하고 압박이 되기도 한다.

사회적인 면은 사람들 사이의 상호작용과 그들이 수행하는 것들로 묘사된다. 사회적 환경은 두 가지 면으로 구성되는데: (a) 개인이 참여하는 그룹이나 모임(Kielhofner, 1995, p. 99)과 (b) 인간이 수행하는 작업 또는 작업 형태이다.

작업 행동 환경
(Occupational Behavior Settings)

물리적 그리고 사회적 환경은 서로 얽혀서 "작업 행동 환경"이나 "수행 배경"을 만든다(Kielhofner, 1995, p. 104). 그러므로 작업 행동 환경은 "장소, 물체, 작업 행동의 집합체로 이루어지며 의미 있는 수행 상황을 만드는 사회적 집단"을 포함한다(Kielhofner, 1995, p. 104).

우리는 일반적으로 다양한 환경에서 특정한 사람들, 공간, 물체, 직업 그리고 행동에 자극을 주는 요소들 속에서 기능하며 살아간다. 친숙한 작업 행동 환경은 가정, 학교, 직장, 이웃, 모임, 여가활동, 지역사회 자원(예, 박물관, 도서관, 교회)등을 포함한다. 이러한 환경 안에서 인간은 기술을 연습하고 패턴과 습관을 발전시키고 개인의 능력과 한계를 인식하게 되며 이러한 상호관계 속에서 인간은 삶에 참여하고 의미를 찾는다. 1985년 문헌에서 Keilhofner는 의뢰인을 대할 때 치료자는 물체, 과제 그리고 사회적 구조의 유효성에 대해 주의 깊게 생각해야 한다고 강조했다. 작업치료사는 업무의 일부로써 탐험하고 숙련하고 수행하려는 의뢰인의 욕구를 최대화하기 위한 환경을 조성에 도움을 주어야 한다.

작업 수행에 사용되는 기술들
(Skills Used in Occupational Performance)

작업을 수행하기 위하여 인간은 분리된 행동을 하며 이것이 모여 기술이 된다. 모델(MOHO)은 세 가지 형태의 관찰 가능한 기술에 대해 언급한다: 운동기술, 수행기술 그리고 의사소통하고 상호작용하는 기술이다. 운동기술은 자신이나 물체를 움직이는 관찰 가능한 조작이다. 수행기술은 행동에 적응하고 조직화(예를 들어 다음에 무엇을 할 것인지 생각하고 계획하는 것)하는 관찰가능한 조작이다. 의사소통하고 상호작용하는 기술은 의도와 필요를 전달하고 우리가 사회적 행동으로 여기는 것들을 남들과 조화롭게 수행하는 또 다른 관찰가능한 조작이다. 이러한 기술들은 신체적 · 인지적 능력과 관련이 있고 개념적인 능력과는 다르다. 기술은 실제 수행에서 보여 지는 것으로 연습을 통해 개발되고 증진된다(Kielhofner, 1995, p. 113). 실제 수행에 있어 기술을 관찰하고 확인하는 것은 작업적으로 수행하지 못하는 경우에 어떤 일이 발생할지 예측하는데 도움을 준다. 깊이 있게 그러한 기술들에 대해 언급하는 것은 이 장의 목적에서 벗어나므로 독자들은 세 가지 기술을 분류하고 발달을 분류학적으로 연구한 Anne Fisher와 동료들의 문헌을 참고하기 바란다. 그들은 치료사들이 좀 더 명확하게 의뢰인의 작업적 강점과 한계에 대해 알 수 있는 신뢰성 있고 타당한 평가도구인 운동 및 처리 수행 기술 평가 Assessment of Motor and Process Skills (Fisher, 1999)를 개발했다.

기능과 역기능
(FUNCTION AND DYSFUNCTION)

수행에 있어서의 건강 | Health as Performance

건강을 질병이나 장애 없음으로 보았던 전통적인 견해와 달리 MOHO이론에서의 건강은 신체적, 정신사회적 그리고 환경적 요소들이 건강과 질병 또는 장애의 테두리 안에서 인간의 작업을 가능하도록 협동하는 정도를 뜻한다. 정신과적 진단이나 꼬리표는 작업적 기능 또는 역기능을 언급하는데 아무런 요소도 되지 않는다. 질병과 장애상황에서 시스템은 의미 있는 작업과 체계의 보존을 유지하려고 노력한다. 이것은 유기체가 항상 균형과 평형을 유지하려는 생물학적 이론의 개념과 비슷하다. 시스템의 새로운 요구는 변형과 개조를 가져올 것으로 기대된다.

개인은 적응하기 위해 자신의 자원(지식, 기술 그리고 습관)을 활용하는데 이것으로써 공동체의 기대를 충족시키고 개인의 존엄성을 유지하며 문화에 참여하고 사회에 기여한다. 개인의 적응력은 작업수행을 통해 반영된다(Kielhofner, 1985b, pp.63-74; 1995, p. 19).

작업 수행의 연속체 | Occupational Performance Continuum

초기 MOHO이론에서 개인의 기능 수준은 정상과 비정상으로 기술 되었다. 정상은 건강하게 일상생활, 일 그리고 놀이과제를 수행할 수 있는 상태를 의미했고, 비정상은 작업 수행의 문제로 수행의 부재나 부족, 역할 책임을 다 하지 못하는 것 이었다(Barris, Kielhofner, & Watts, 1983). 수행에 대한 이러한 이분법은 작업 수행의 연속체에 포함된다.

Reilly의 연구에 기초한 작업 수행의 기능-역기능 연속체는 확장되어 다음의 여섯 수행 단계를 포함하는 것으로 재정의 되었다: 성취, 경쟁, 탐험, 비효율성, 기능부전, 무력감(표 7-1). 인간은 삶을 통해 이 여섯 단계를 오고 간다. 이러한 이동성은 인간-환경 상호작용의 역동적인 과정으로 체계적인 수행의 본질인 유연성과 변화를 나타낸다.

작업 기능 | Occupational Function

작업 기능은 어려움 없이 개인의 가치와 관심사를 따라 선택하고, 구조화거나 작업을 수행하는 것을 의미한다. 개인은 기본적인 삶의 질을 성취할 수 있고 적합한 환경적 기대를 충족시킨다(Kielhofner, 1995). 이러한 기능은 환경 내에서 탐험을 시작하고 무엇인가 성취하고 경쟁하는 능력에 달려있다. 이러한 과정을 통하여 개인은 타인의 기대와 자신의 능력에 대해 알게 되고, 경쟁하고 역할을 완수하는데 필요한 기술을 연마하게 된다. 작업 행동이 발전하게 되는 것이다. 삶 전체에서 개인은 발전하고 변화하며 기능적 연속체 대로 움직이게 된다. 지속적으로 환경을 탐험하는 것처럼 선택하고 삶의 과제를 충족하기 위해 경쟁하고 숙달의 경지에 이르게 되면 또 다른 주기가 시작된다. 이러한 결과는 목적의식과 강화된 가치체계, 관심사, 바람직한 역할과 책임감을 지지하는 기술과 습관들을 다시 정리하여 보완하도록 한다(Kielhofner, 1985b). 정리하면, 기능은 상태가 아닌 변화와 적응 능력을 반영하는 과정으로 볼 수 있다.

표 7-1

기능-역기능 연속체

(FUNCTION-DYSFUNCTION CONTINUUM)

성취	경쟁	탐험	비효율성	기능부전	무력감
활발하게 환경에 참여함; 수행의 표준을 세움; 표준을 달성함; 다양한 역할을 맡음	'자극'을 받으려고 노력함; 기술을 연마함; 습관 형성	안전하고 친숙하지 않은 환경에서 새로운 경험을 찾음; 연구하여 새로운 기술을 얻음	기술 저하; 수행 불만족; 자제력 저하; 흥미, 가치, 역할, 습관의 변화	규칙적인 일과의 부재, 일관적으로 이루어지지 않음; 자제력 상실; 기술, 습관, 역할을 수행하는데 있어 빈약해짐; 관심과 가치의 저하	부적절감; 기능의 빈약함 또는 부재; 역할 없음; 습관에 의해 또는 습관의 부재; 부적절한 기술

Kielhofner, G (1985). Occupational function and dysfunction에서 인용함. G. Kielhofner(Ed.), Model of human occupation(pp. 63-75). Baltimore, MD:Williams & Wilkins.

작업적 역기능 | Occupational Dysfunction

연속체의 부정적인 한 면은 작업적 역기능인데, 이것은 손상된 작업 수행을 의미한다. 역기능은 "개인이 수행하고, 조직화 하고 작업을 선택하는데 어려움을 갖는 것을 의미하는데 그것은 적합한 환경의 기대에 충족하지 못하거나 기본적인 삶의 질을 영위하는데 실패할 때 작업행동을 통해 드러난다(Kielhofner, 1995, p. 155)". 작업적 역기능으로 질병이나 외상을 속단할 수 없지만 그것은 종종 자발성의 변화, 습관과 역할 수행의 중단 또는 환경과의 부조화 등과 함께 정신-뇌-수행 하위체계의 손상을 포함한다.

최근의 MOHO 문헌에서도 강조했지만 작업치료사는 질병 또는 장애로 영향을 받는 삶의 내력과 양식을 이해야만 한다. 기능과 같이 역기능 또한 정지된 상태가 아닌 시간에 따라 끊임없이 변화하는 과정이다. 장애나 만성적인 질병 또는 외상이 사람에게 어떤 영향을 미치는지는 혼란스럽고 어떻게 해야 할지 모르거나 도전을 받게 되었을 때라도 개인의 가치와 삶을 재구조화시키는 자신의 능력에 달려있다(Kielhofner, 1995).

일생을 통한 작업 발달 | Occupational Development Through the Life Span

MOHO는 작업 발달을 삶에서의 적응과 재조정의 연속으로 간주한다. 발달적 변화는 인간 내부의 변화(기술과 성숙적 변화)와 적절한 환경의 변화로부터 기인하는데, 이 두 가지는 특정 작업 행동을 제공하고 자극을 준다. 이러한 개인-내적, 사회-환경적 기대는 배우고 재학습하고 적응하는 체계를 필요로 하거나 적당한 기능 수준을 성취하고 유지하도록 돕는다.

모델은 전통적인 발달 이론과, 발달과업에서의 척도를 인정하면서도 부분적으로 일생을 이루는 전형적인 작업(예를 들면, 어린 아이들은 논다; 좀 더 나이든 아이들과 청소년들은 학교에 가고 파트타임 일을 한다; 성인들은 일을 한다)과는 다른 관점을 갖는다. 그러나 Kielhofner는 이러한 발달 척도의 유연성을 강조하였는데 새로운 질서에 따라 변화(불안정성)뒤에 안정된 시대가 오듯이 작업 발달 과정도 시대에 따라 변해야 하는 것임을 역설하였다.

표 7-2
작업발달
(OCCUPATIONAL DEVELOPMENT)

시기	작업	결과
아동기	놀이	하위체계의 발생 및 세분화
초기		자동성
중기		일상생활 기술
후기		가족 역할
		학생 역할
청소년기	환경과의 상호작용	개인의 정체성
		정밀한 기술
		습관의 획득 및 연마
		역할 증대
		흥미, 능력, 가치 정의내리기 및 발달
		직업 탐색
		직업 선택
		직업추구 시작
성인기	수행과 노동	직업 수행
초기		노동 기술의 확립 및 유지
중기		다양한 책임 관리
후기		일, 가정, 사회적 작업에서의 라이프스타일 정립 및 유지
		개인적인 성취
		경제적 수입
		사회 참여
		지도자 역할
		발전적 요구에 따른 일의 변화

Bruce, M., & Borg, B.(1993). Psychosocial occupational therapy: Frame of reference of intervention(제2 개정판). Thorofare, NJ: SLAK Incorporated.

작업 발달 시기 | Periods of Occupational Development

다른 발달 이론과 마찬가지로 이 모델도 작업 발달을 4 단계로 정의하였다: 아동기, 청소년기, 성인기, 후기 성인기. MOHO 문헌에 기술된 작업이정표는 의지, 습관화, 정신-뇌-신체의 변화를 강조한 Erikson(1959, 1968), Havighurst(1982), Levinson(1978, 1996), 그리고 Vaillant(1971, 1977)의 이론과 맥을 같이 한다. 작업 발달의 요약은 표 7-2에 나와 있다.

아동기 *(Childhood)*

아동기는 새로운 행동이 만들어지고 신체 조직이 새로운 변화를 겪기 위해 끊임없이 재구성되는 거대한 성장기로 볼 수 있다. 앞서 언급되었듯이 놀이는 아동 발달에 있어 가장 일차적인 작업이다. 이 작업을 통해서 아이들은 환경을 탐험하고 발견하며 어떤 일이 일어나도록 만드는 능력을 배우며 기술을 넓혀나가고 연마하면서 자신의 능력과 한계를 배운다. 청소년기 아이들은 자기 관리와 다른 일상생활에서의 자율성을 증가시키기 위한 작업 기술을 발달시킨다. 아동의 일차적인 역할은 가족 내의 "노는 사람"이다. 가족 안에서 아동은 가족의 가치관, 일, 활동과 연관된 가치와 관심사 그리고 습관을 배우게 된다. 아이는 자라면서 점점 복잡한 사회와 작업 행동의 영역으로 이동한다. 아이들은 여러가지 기회를 통해서 더 많은 역할과 과제 수를 늘려 간다(스포츠, 스카우트, 교회 그룹에 참여하기 등).

청소년기 *(Adolescence)*

청소년기는 유년기와 성인기의 연결고리로써 심각한 스트레스와 혼란을 경험하는 또 다른 변화의 시기이다. 이 시기는 독립에 대한 욕구가 증가함과 동시에 사회와 학교, 가족 내에서 그에게 작업 행동의 책임을 부과되기 때문에 청소년기에는 부과적인 활동과 작업들을 시도해 볼 기회가 많이 주어지고 가족에서 벗어나 새로운 역할에 참여하게 된다. 이러한 새로운 역할과 작업을 수행하면서 성공하고 성취하는 습관을 형성한다. 가족의 가치가 재평가되는 이 시기에 청소년은 자신의 신념을 정립한다. 청소년기에 목적 있는 작업이나 학업성취를 이루지 못하는 경우 보람을 찾지 못하게 되고 결국 자신감의 부족으로 이어진다.

성인기 *(Adulthood)*

MOHO문헌에서 논의되었듯이, 성인기는 인생에서 일하는 기간과 밀접한 연결관이 있다(Kielhofner, 1995, p. 146). 비교적 영구적인 직업을 얻게 되고 은퇴함으로써 끝을 맺는다. 일을 통해서 성인은 개인적 성취감을 얻고 경제적인 안정을 유지하며 사회에 공헌하게 된다. 성인기 동안에 겪게 되는 중요하고 핵심적인 변화는 다음과 같다:

1. 초기에는 직업적 경력을 쌓고 일에서 목적을 추구하며 기술을 연마한다.
2. 후기에는 자신의 성취를 평가하고 일에 대한 개인적인 의미를 재고하며 타인들에게 환원한다.

성인들은 대부분 직업 외에도 지역사회나 여가 참여, 가족 내의 역할을 맡게된다. 그러나 성인기에 있어 직업이 역할의 "대부분"을 이루고 사회에 공헌하게 된다(Kielhofner, 1995, p. 148). 일을 할 수 없거나 하지 않는 성인은 비난을 당하고 친구관계나 여가 활동의 기회가 줄어든다.

후기 성인기 *(Later Adulthood)*

후가 성인기는 생물학적 · 사회적으로 변화하는 시기이다. 이 시기에는 직업에서 은퇴하고 사회적 · 의학적 혜택을 받기 시작한다. 신체적인 능력이 감소하고 수행능력에 영향을 미칠 만큼 컨디션이 저하되며 관심사를 추구하고 개인의 능력을 사용할 기회가 줄어든다. 후기 성인기의 과제는 신체능력의 감소와 관련하여 본업의 상실(예: 직업인), 중요한 인간관계의 상실 등을 대체할 무엇인가를 찾는 것이다. 자기 관리와 독립적으로 생활하는 능력도 감소하여 노인들은 자존감과 자기 효율감의 저하를 경험한다. 생산의 중요성이 감소하고 평정을 찾게 되는 등 가치관의 변화를 겪게 된다.

작업발달 요약 *(Summary of Occupational Development)*

요약하자면 작업발달은 매우 다양하지만 개인의 내적인 욕구와 사회가 요구하는 변화에 대한 반응으로 끊임없이 발전하려는 욕구로 간주할 수 있다. 모델은 각 발달단계에 따른 연령별 특징을 열거하기 보다는 각 단계와 연관된 작업 과제들을 제시하였다. MOHO문헌은 발달적 논점들을 유연하게 이해하는 것의 중요성을 강조하였고, 고유한 개인의 발달과정을 높이 평가했다.

작업치료사의 역할
(ROLE OF THE OCCUPATIONAL THERAPIST)

이 모델에서의 작업치료사의 역할은 지난 25년간 여러 가지 방법으로 기술되었다. 어떤 면에서 이것은 치료사가 내담자의 현재와 미래의 삶에 주의를 기울여야 하는 것을 더욱더 강조하면서 발전해 왔다(Helfrich, Kielhofner, & Mattingly, 1994).

작업치료사는 기본적으로 환자의 작업수행을 평가하고 그들이 원하는 대로 변화하도록 돕는다. 그렇게 함으로써 치료사는 역할 모델, 교사, 조언자, 카운셀러, 감독자, 환경 관리자 그리고 컨설턴트로 특별한 역할을 하게 된다(Barris, Kielhofner, Neville 등, 1985; Barris, Kielhofner 등, 1983; Kielhofner, 1985a, 1995).

Kielhofner의 1995년 문헌을 보면, 작업치료사의 역할은 매우 단순하고 명쾌하게 설명되어 있다. 치료사는 인간이 변화하도록 돕는 역할을 하는데 그들 스스로의 노력을 통해서 최대로 변화를 성취하도록 환자나 내담자를 이해하며 돕고 지지한다(Kielhofner, 1995, p. 251).

작업치료사는 개인의 고유한 변화 경험을 이해하려고 노력함으로 바람직하게 변화하도록 돕는다. 치료사의 역할은 질병이나 외상이 개인의 삶에 미친 영향을 평가하고 내담자의 상황에 맞는 중재지침을 적용하는 것으로써 개별적으로 접근하여 관여하고 실험해보고 문제를 해결하는 것이다.

치료사는 직접적으로 시스템을 바꿀 수는 없다(의사가 약을 사용하듯이); 결과적으로 치료사는 내담자와 관련된 환경을 바꾸어줌으로써 변화를 주는 역할을 한다: 물리적인 세팅을 바꾸거나 보조 도구나 기술을 제공하거나 내담자가 참여할 수 있는 사회적인 그룹을 소개하고 모니터링하고 참여가 가능한 의미 있는 작업을 수행하도록 돕는 것이다(Kielhofner, 1995, p. 261).

작업의 역할
(ROLE OF OCCUPATION)

앞서 논의된 바와 같이 "활동", "작업", "작업 행동"이란 용어는 MOHO문헌에서와 서로 바꾸어 사용할 수 있다. 명확히 하기 위해서 여기서는 "작업"으로 언급한다.

작업에 참여하는 것은 정상 기능으로의 회복과 일, 놀이 · 여가 그리고 일상생활 과제들의 균형을 의미하며(Barris, Kielhofner 등, 1983; Kielhofner, 1977, 1980a, 1980b, 1985a, 1988) "균형"은 개인에게 작업이 의미 있고 만족스러우며 문화적으로 적합함을 뜻한다.

작업에 관한 또 다른 원칙은 의뢰인의 손상과 능력 정도에 따라서 단순한 것에서 복잡한 것으로, 조금 힘드는 작업에서 힘이 많이 드는 작업으로의 등급변화이다(Barris, Kielhofner 등, 1983). 이러한 일차원적인 생각은 단순히 변화가 많고 적음을 의미하는 것은 아니라 새로운 체계로의 변화라는 가정에 의해 수정되고 교체되었다(Kielhofner, 1995, p. 256). Kielhofner가 언급했듯이 "활동의 등급변화는 더 많은 능력과 자신감 등을 얻는 단순한 증가를 의미한다. 인간 시스템을 하나의 격리된 개체로 보았을 때 이러한 일차원적인 사고가 가능하다. 그러나 인간을 전체적인 시스템으로 간주할 때 변화가 단순한 증가적 발전 과정 이상이라는 것을 인식할 수 있다(Kielhofner, 1995, p. 256)."

작업에 참여하는 것은 "자아 지향적 변화" 과정의 시작이라는 점에서 치료의 핵심이다(Kielhofner, 1995, p. 256). 작업에의 참여는 내담자로 하여금 손상된 기능을 재조직하도록 돕는다. 작업은 "풍부한 정보와 의미 있는 환경"을 제공하기 때문에 최대한 숙련된 수행을 이끌어 낸다. 선택된 작업은 개인에게 즐거움을 주고 가치가 있어야 하며, 외부를 탐험하고 기술을 증진시키며 기능-역기능 연속체(표 7-1)에 따라 기능 활용의 기회를 제공해야 한다. 항상 시간이 정해진 치료에서 기술의 숙련을 이룰 수 있는 것은 아니지만 이론에 의하면 인간은 본인의 자발적인 작업 참여를 통해서 자기 효율감을 느끼고 숙련을 이룰 수 있다.

이론적 가정-평가와 중재 지침 | Theoretical Assumptions-Guide to Evaluation and Intervention

이론적 가정(인간작업 모델의 가정 참조)은 인간, 활동과 작업, 환경과 문맥의 기본적인 개념에 대한 요약이다. 이러한 믿음은 이 장에 앞서 기술되었던 인간 작업모델 이론으로부터 채택한 것이다. 인간-환경-작업 가정은 다양하며 그들간의 관계는 작업치료에 있어 평가와 중재의 지침이 된다.

인간 작업 모델의 이론적 가정
(MODEL OF HUMAN OCCUPATION THEORETICAL ASSUMPTIONS)

다음 이론적 가정은 가장 최근에 개정된 MOHO이론을 반영하므로 이 책이 이전의 편집판과는 다른 점이 있을 수 있다(Keilhofner, 1995, 1997).

인간/열린 시스템

1. 인간은 열린 또는 역동적인 시스템으로서 스스로 환경으로부터 필요한 것을 취할 수 있고, 적응하며 변형시킬 수 있다.
2. 인간 시스템(인간)은 하나의 과제에 참여할 수 있고 환경은 인간의 행동에 영향을 미치며(작업적 수행); 한 사람에게 일어난 변화는 반드시 다른 사람들에게 영향을 준다.
3. 인간행동은 유동적이여서 환경 내에서 즉흥적이며 동시적으로 조직화 된다.
4. 인간 행동은 습관이나 일과로 형성된다.
5. 매일의 일과와 습관은 인간으로 하여금 효과적으로 기능하도록 돕고 삶에 필요한 안정성을 제공한다.
6. 안정화된 습관 패턴은 변화에 저항하는 성질이 있다; 습관이나 일과를 바꾸는 것은 상당한 노력과 집중이 요구된다.
7. 새로운 상황에서 새로운 습관과 일과가 요구된다.
8. 인간 행동의 변화는 일차원적이지 않으며, 불규칙하게(때로는 혼란스럽게), 예상치 않게 발생한다.
9. "작업적" 또는 활동적인 것은 사람의 본질이다.
10. 사람들은 삶의 의미와 목적을 추구한다; 질병이나 장애에 직면하게 되면 의미 있는 작업이나 시스템의 안녕을 추구하려고 노력한다.
11. 사람들은 복잡함, 새로운 것, 자기향상, 도전을 위해 노력한다.
12. 지나친 도전은 탐색에 대한 욕구를 좌절시킨다.
13. 인간 시스템의 구조화는 삶의 발전과정을 통하여 시간에 따라 끊임없이 변화한다.
14. 인간 시스템의 변형은 1차원적인 변화 뿐 아니라 조직체 전반의 변화를 동반한다.
15. 인간 또는 인간 '시스템'은 세가지 하위체계(의지, 습관화 그리고 정신–뇌–신체 수행)의 조합이라고 볼 수 있는데 각각은 전체적으로 시스템의 본래 모습과 기능에 기여한다.
16. 기능적 작업 수행은 정적인 것이 아니라 끊임없이 변화하는 과정이다.
17. 역기능적 작업 수행은 정적인 것이 아니라 역기능을 반영하고 역기능에 기여하는 행동들이 보여지는 과정이다.

환경/문맥

18. 환경의 두 가지 요소가 인간 행동에 영향을 미친다: 기회를 제공하고 목표를 부여함.
19. 환경에는 두 가지 면이 있다: 물리적인(자연적 · 인공적 공간 그리고 사물)인 면과 사회적인 면(인간 세상); 두 가지가 결합될 때 작업 행동 환경이 만들어진다.
20. 치료적인 환경(중재 프로그램)은 적절한 작업 선택, 일관되고 적절한 기대, 수행 기회가 주어지는 사회적 물리적 환경을 제공해야 한다.

작업

21. 치료적 작업의 목표는 자기-조직화를 증진시키는 기회를 인간에게 제공하는 것이다.
22. 치료적 작업은 수행 가능하고, 자신을 반영하고, 조직화하고, 작업 행동을 바꾸거나 적응하는 수단이다.
23. 작업은 풍부한 정보와 의미 있는 환경을 제공하여 자기 유지와 변화의 과정을 수행하는데 치료적으로 돕는 매개체이다.
24. 의미있는 작업이란 기술을 탐험하는 기회를 제공하고 숙련하며 인간으로 하여금 즐거움과 가치를 느끼도록 기회를 부여하는 것이다.
25. 치료사는 작업을 치료적으로 사용하기 위하여 기본적으로 환자 · 내담자의 삶에 대해 이해 해야 한다.

자료 수집(평가)

DATA GATHERING(ASSESSMENT)

자료 수집의 목적 | Purpose of Data Gathering

모델이 발달함에 따른 평가에 대한 논의는 일관성 있는 주제를 가지고 진행되어 왔다. 평가는 인간의 어떤 부분이 아닌 전체 인간 시스템의 기능을 평가하는 방향으로 이루어져야 한다.

Kielhofner의 1995년 문헌은 "자료 수집"을 '상호 작용', '분석' 그리고 '이론적인 정보' 과정에 해당하는, 정보에 근거한 결정을 위한 자료를 수집하는 것이라고 언급했다. 자료수집의 목적은 "환자와 그의 주변 환경에 대한 추론"(Kielhofner & Mallison 1995b, p. 189)이다. 더욱이 작업 치료사는 그들이 무엇을 해야 하고 무엇이 환자를 위한 최선인가에 대한 "도덕적인 판단"을 고려하여 수집한 자료를 인식해야 한다. 이러한 판단을 위하여 "인간의 기능장애"에 대하여 이해하고 "인간 삶의 핵심적인 특징을 알아내는" 노력을 해야 한다(Kielhofner & Mallison 1995b, p. 189). 자료 수집에 있어 치료사는 "조사자"가 되어야 하는데, 다음의 두 가지 방법으로 자료에 접근해야 한다: 첫 번째는 자료를 환자를 알기 위한 자료이고(환경에서 살피는 관찰자적인 관점으로), 두 번째는 환자가 자기 자신과 자신의 세상을 어떻게 이해하는가(주관적인 관점)에 대한 자료를 얻어야 한다(Kielhofner & Mallisonm 1995b, p. 201).

이러한 자료수집 과정은 치료 과정을 통해서도 살펴볼 수 있다. Kielhofner의 1995년 문헌을 읽어본 독자는 특정한 MOHO 평가 도구는 명확한 추론적 결론을 내릴 수 없다는 것을 알 것이다; 그보다 치료사는 모델을, 모델에 의해 제기되는 물음에 대한 대답을 위한 지침으로 간주한다(추론을 돕기 위한 간단한 질문들 참조).

1995년 판에서도 언급했듯이, MOHO 지지자들은 자료 수집에 있어 구조화된, 또는 비구조화된 방법을 함께 사용할 것을 추천한다. 구조화된 자료 수집은 형식화된 프로토콜을 사용하는 평가 도구를 사용하여 수집하는 자료이다. 좀 덜 형식적인 방법으로 저자들은"상황적인 자료 수집 방법"을 언급하는데 이것은 치료사들에게 임의의 약식 정보를 제공한다(Kielhofner, Mallinson, & de las Heras, 1995, pp. 205-206). 이것은 치료사가 환자에게 의미 있는 사람들과의 사이에서 일어나는 대화나 그들의 일상생활 환경에서의 수행을 관찰하여 정보를 얻는다.

많이 사용되는 구조화된 자료 수집 방법은 제시된 모델과 연관성을 가지고 발전하였고, 다음 세 가지로 범주화 된다.

1. 관찰적 측정
2. 자기 보고형 설문지와 체크리스트
3. 구조화된 면담

자료 수집 도구 | Data-Gathering Instruments

지난 1/4세기 동안 MOHO내에서 방대한 도구의 발전이 있었고 대부분은 학위논문을 통해 진행되었다. 앞서 살펴보았듯이(Bruce & Borg, 1993) 출판된 도구들만 선택하여 기제하였다. Kielhofner의 1995년 문헌에는, 이곳에 기제 된 평가 도구들을 어떻게 구할 수 있는가에

추론을 돕기 위한 간단한 질문들
(SAMPLE QUESTIONS TO ASSIST REASONING)

- 자신의 능력과 자기 효율감에 대한 시각에 질병, 외상 또는 장애가 어떤 영향을 미쳤습니까?
- 자기 통제력을 유지하기 위하여 어떤 전략을 사용하였습니까?
- 이 사람은 무엇을 기대하고 좋아합니까?
- 질병이나 장애가 습관이나 역할에 어떤 영향을 주었습니까?
- 어떤 가치가 행동에 영향을 주었습니까?
- 가치가 변했던 적이 있습니까? 변화의 원인은 무엇입니까?
- 어떤 작업이 손상되었고, 어떤 적응법이 생겼습니까?
- 환경에는 어떤 장애물이 존재합니까?
- 수행이 불가능하거나 어려운 활동이 있습니까?
- 어떤 활동을 다시하고 싶어 합니까?
(Kielhofner & Mallinson, 1995b, pp. 190-191)

대해 나와 있고, 많은 부분은 MOHO Clearinghouse인 Chicago의 Illinois대학을 통해 사용가능하다. 그리고, Kielhofner의 1995년 판에서 자세하게 언급했던 또 다른 형식화된 평가 도구도 여기 실려있다.

관찰적 측정 (Observational Measures)

운동 및 처리기술 평가 (Assessment of Motor and Process Skills)

AMPS(Asher, 1996; Fisher, 1999)는 모델과 관련된 운동과 처리기술을 측정하려는 시도에서 발전했다. 이것은 능력이나 손상 등 기본적인 것이 아닌, 작업 수행을 평가하는 도구(Fisher, 1999, P. 100)로 미국 안팎에서 활발하게 사용되고 있다.

AMPS 측정자는 환자들이 익숙한 작업을 수행하는 것을 관찰한다. 의뢰인이나 보호자와 적당한 과제를 선정하기 위해 인터뷰하는 과정을 먼저 거친다.

친숙하게 수행하는 IADL과제 56개 중에서 2~3개를 선택하여 각각 10분에서 20분 사이에 수행한다. 16개의 운동기술(수행에 있어 몸과 사물을 움직이는데 필요한 기술)과 20개의 처리기술(집중력, 조직화능력, 과제 수행동안 적응하는 능력등과 관련된 기술)에 점수를 매긴다.

원 점수는 과제의 난이도와 채점자의 관험도를 조절하기 위해 Rasch 분석을 거친다. AMPS를 타당하고 신뢰성 있게 사용하려면 시행과 해석하기 전에 수련을 받아야 한다.

많은 연구들(Bernspang & Fisher, 1995a, 1995b; Dickerson & Fisher, 1995; Doble, 1991; Fisher, 1994; Goldman & Fisher, 1997; Kirkley & Fisher, 1999; Pan & Fisher, 1994; Robinson & Fisher, 1996)이 내적 일관성, 시간 변화에 따른 안전성, 내적 평가간 신뢰성, 다양한 인구를 대상으로 한 다른 운동 및 수행 검사와의 타당도를 근거로 AMPS의 신뢰도와 타당도를 뒷받침하고 있다.

대화기술 및 상호작용 평가 (Assessment of Communication and Interaction Skills)

ACIS(Asher, 1996; Salamy, Simon & Kielhofner, 1993)는 정신과적인 질병을 가진 의뢰인을 대상으로 사회적 상호작용과 대화기술을 측정하는 도구이다. 이것은 관찰과 그룹 활동(30분에서 60분)에서의 수행을 기본으로 한다. 18가지 사회적 대인관계 기술에 대한 점수를 매긴다. ACIS는 개발 단계에 있다. 예비연구(Simon, 1989)에서는 중간정도의 내적 평가 간 신뢰도를 보였다 (Kielhofner, 1995, p. 234)

의지력 설문지 (Volitional Questionnaire)

이 측정은 의지와 관련하여 실제적으로 상태가 잘 파악되지 않는 사람들과 관련된 자료를 얻으려고 만들어졌으며, 원래는 만성 정신장애나 인지적 결함을 가진 사람들에게 사용하기 위해 개발되었다. 의뢰인이 일, 레져, 일상생활 과제를 수행하는 것을 한명이 관찰한다. 채점자는 다섯 번을 관찰하며, 각 회마다 점수를 매긴다. 점수는 자발성(수동성 또는 도움의 필요와 격려)의 합을 나타내고 평가자에 의해 의뢰인의 관심사, 가치 그리고 과제를 완수하는데 필요한 도움의 양이나 종류도 기록한다.

1994년 타당성이 입증되었고(Chern, 1994) 측정도구는 여전히 연구 중이다. 이 검사는(Kielhofner, 1995, pp. 247-248) MOHO Clearinghouse에서 얻을 수 있다.

자기보고형 평가(체크리스트와 설문지) Self-Report Measure(Checklists and Questionnaires)

역할점검표 (Role Checklist)

이 목록(Asher, 1996; Oakley, Kielhofner, & Barris, 1985)은 10개의 역할에 대하여 과거 수행경험이 있는지, 현재에 하거나 미래에 할 계획인지, 역할에 대해 어느 정도의 가치를 두는지를 알아보는 것이다. 청소년부터 성인까지 전 연령에 걸쳐 사용할 수 있다.

도구 개발 초기부터 타당성과 검사-재검사 간 신뢰도에 관한 연구가 진행되었다(Oakley et. al., 1986). 그 이후 이 도구는 여러 연구에서 정상 성인을 포함하여 다양한 질환의 환자들의 역할수행 변화를 측정하기 위해 사용되었다(Kielhofner, 1995, pp. 245-246). 역할점검표 복사본은 National Institutes of Health, Bethesda, MD에서 얻을 수 있다.

흥미도 체크리스트 (Interest Checklist)

원래의 체크리스트(Asher, 1996; Kielhofner &

Neville, 1983; Matsutsuyu, 1969; Scaffa, 1981)는 68개의 레저 항목과 과제에 대해 응답자가 "관심 있음", "보통", "관심 없음"으로 표시하는 것이다. 수정판에서는 어떻게 관심사가 바뀌었는 지와 지금 하고 있는지 아니든지 간에 앞으로 하고 싶은지를 표시하도록 했다. 이 도구는 형식적인 점수로 매겨지지 않고 치료자가 의뢰인의 관심패턴에 대해 이해하기 위해 사용된다(Kielhofner, 1995, pp. 238-239). 이 도구는 "1969년 미국 중산층 주류의 직업적 관심"을 대상으로 타당도 연구가 이루어졌다는 제한점이 있다(Kielhofner, 1995, p. 217). 흥미도 체크리스트 수정판은 National Institutes of Health, Bethesda, MD에서 얻을 수 있다.

작업 설문지 (Occupational Questionnaire)

이것은 연필과 종이을 사용하여 피검자가 무슨 활동을 수행하는지를 묻는 검사이다(Asher, 1996; Smith, Kielhofner, & Watts, 1986). 그 후, 각각의 활동에 대해 일, 레저, 일상생활 과제 또는 휴식을 고려하여 순위를 매긴다. 사람들은 그 활동이 얼마나 즐거운지, 중요한지 그리고 얼마나 잘 하는지를 체크한다. 이것은 일과의 중간에 또는 하루를 마치고 점검한다. 치료사는 반 구조화된 인터뷰로 사용할 수도 있다. 초기 연구는 적절한 검사–재검사간 신뢰도와 타당도를 제시했고 후에 정신 측정 항목이 추가되었다(Kielhofner, 1995, p. 244). 이 도구는 임상 연구에서 성인의 시간 사용패턴의 기능과 역기능을 비교하는데 광범위하게 사용되었다.

자기-보고형 작업기능 평가
(Self-Assessment of Occupational Functioning)

성인용 (Asher, 1996; Baron & Curtin, 1990)(14세 이상 성인)와 소아용(9세 이상)으로 나뉘어 있으며 환자/의뢰인 그리고 치료사의 치료 계획 수립을 돕도록 개발되었다.

이것은 MOHO 구조에 상응하는 자기보고식으로 이루어져 있다. 응답자는 각각의 항목에 잘함, 보통임, 노력해야 함 등을 표시한다. 내용의 타당도에 대한 두 개의 연구는 이 도구가 이론적으로 적절하다는 것을 입증한다.

아동과 성인판 모두 MOHO Clearinghouse에서 활용가능하다(Kielhofner, 1995, pp. 246-247).

***면담** (Interviews)*

다음의 4가지 도구는 인간작업 모델의 활용에서 발전하였다. 각각은 다른 형태와 초점을 지녔지만 모두 특정 영역의 정보를 수집하는 반구조화된 인터뷰이다. 각각은 모두 점수를 매기는 것으로 면담 내에 치료자와 평가받는 사람이 완성해야 한다.

작업사례 분석 면담 및 척도 측정 (Occupational Case Analysis Interview and Rating Scale)

OCAIRS(Asher, 1996; Cubie & Kaplan, 1982; Kaplan & Kielhofner, 1989)는 원래 단기 정신과 입원 환자들의 퇴원계획을 짜는 데 사용하는 것으로 개발되었으나 다른 환경에서도 사용한다. 반 구조화된 면담으로 수행 시간은 20~30분이다. 질문은 개인적인 관계, 가치와 목적, 관심사, 역할, 취미, 기술 그리고 환경에 관한 것으로 이루어져 있다.

치료자-검사자는 14개 항목에 대해 5점 척도로 점수를 매기고, 짧은 요약문을 뒤에 첨부한다. 내용의 타당도와 평자간 신뢰도에 대한 연구는 초기에 이루어 졌다.

작업기능 평가
(Assessment of Occupational Functioning)

원본의 AOF(Watts et al., 1986)는 장기 입원 환자를 위해 고안되었다. 일반화된 버젼(Watts et, al., 1989b)은 폭넓은 인구를 대상으로 사용된다.

이 반구조화된 인터뷰는 개인의 작업 기능의 장점과 한계점을 알아보는 것으로 30~40분이 소요된다. 최근에는 알콜 남용 환자들에게 사용되었다(Kielhofner, 1995, pp. 221, 237-238).

작업 수행력 면담지
(Occupational Performance History Interview)

OPHI(Kielhofner et al, 1998)는 미국 작업치료 협회(AOTA)의 기금을 받아 작업치료사가 임상영역에서 일반적인 병력 청취를 위한 도구로 개발되었다. 치료사는 5가지 영역에 대해 평가한다: 일상생활 구조; 역할; 관심사, 가치 그리고 목적; 자신의 능력과 책임감에 대한 지각; 환경 영향.

응답자들이 자신의 현재와 과거 생활에 대해 알려주는 정보를 비교하면서 과거력에 대한 견해를 갖게 되고,

그의 삶의 발달 과정을 알 수 있다(Kielhofner, 1995, pp. 242-243). 1998년에 수정된 OPHI는 데이터처리 면에서 중요한 변화가 있었다. OPHI는 AOTA를 통해 사용할 수 있다.

일 역할 면담 (Worker Role Interview)

WRI(Asher, 1996; Velozo, Kielhofner, & Fisher, 1990)은 원래 정신사회적으로 의뢰인의 노동 부하와 관련된 환경적 요소에 대한 정보를 얻으려고 고안되었다. 평가는 인터뷰를 통해 얻은 정보와 작업 능력 평가 두 가지 과제로 이루어진다. 이 평가는 아직 사용 초기이나 여러 선행연구들은 이것의 신뢰도와 타당도를 뒷받침하고 있다(Biernacki, 1993; Kielhofner, 1995, pp. 249-250). 이 도구는 MOHO clearinghouse에서 사용할 수 있다.

중재
(INTERVENTION)

보완적인 변화 | Assisting Change

킬호프너의 1995년도 출판물에는 일반적인 치료에 대한 가이드라인이 제공되어 있다. 치료가 사람들을 변화시킨다는 믿음 안에서 지속적으로 치료 모델을 제시해 왔다. 클라이언트의 긍정적인 변화를 이끌어낼 수 있는 작업(Occupation) 안에서 치료는 이루어 졌고 그 목표는 "개방(Open)" 체계 안에서의 기능을 향상시키기는 것이었으며, 조절을 가능하게 했다. 치료적 접근에 있어 중요한 점은 치료가 단지 진단 명에 기초한 것이 아니라는 것이다. 킬호프너의 1985년도 초기 출판물을 보더라도, 진단적인 정보에 의해서 치료 방법을 모색하는 것은 증거가 불충분하다는 것을 알 수 있다(1995,1997 Kielhofner text).

모델은 발전하면서 좀 더 유연성을 갖게 되었는데, 초기 MOHO 문헌 개정판에 비추어 보면 이러한 사실을 알 수 있다. 킬호프너가 치료의 원리로 제시한 가이드라인에서 몇몇 단서를 확인할 수 있다. 첫째, 이러한 원리들이 무엇을 해야 하는지에 대하여 소모적이거나 규범적이라기보다는 치료에 대한 생각을 하도록 만든다는 것이고, 두 번째는 이러한 원리들이 몇 가지 경험에 기초하고 있지만 이것이 모두 증명된 사실은 아니며, 세 번째, 이러한 일반화는 각각 클라이언트의 고유한 특성을 고려하여 적용해야 한다는 것이다(Kielhofner 1995 pp 250-252).

MOHO가 추구하는 바는, 치료사로 하여금 어떻게 의지(Volition), 습관화(Habituation), 정신–뇌–신체 수행의 하위체계들과 환경(Environment)이 작업적 기능(Occupational Function) 뿐 아니라 치료의 계획과 적용의 문제 해결 단계에 이르기까지 적절하게 기여할 수 있는지 이해시키기 위한 것이다. 독자들은 이러한 이론의 틀 안에서의 가정과 이론적인 신념이 무엇인지 발견할 것이며 킬호프너는 1995년 출판물을 통하여 이를 명확히 했다. 이와 같은 원리들은 임상에 실제 적용 가능한 지침서가 되었다.

치료 중재의 원리
(Principles of Therapeutic Intervention)

- **치료는 삶의 과정 안에서 실현가능한 이벤트이며, 문맥 안에서 이루어져야 한다**(Kielhofner 1995 p253) : 작업치료사는 각각의 클라이언트에게 해당되는 특별한 일상적 상황을 고려해야 한다. 그는 환자가 비슷한 질병을 가지고 있다고 해서 같은 해결책을 적용하는 것은 잘못된 것이라고 설명하면서 치료사들이 진실 되게 그들의 클라이언트를 이해하도록 권고 하였다.
- **변화의 초점은 인간체계 안에서 이루어지는 행동이나 과정이어야한다**(Kielhofner 1995 p254) : 작업적 역기능(Occupational Dysfunction)은 과정의 장애이다. 그러므로 치료사들은 부적응대상을 재배치하는 적응 과정을 수행하도록 도와주어야 한다. 작업치료사들은 클라이언트(아동, 청소년, 성인)가 그들의 일상생활 환경에서 어떻게 기능을 수행할 수 있는지 살펴보아야 한다. 이는 인체의 특정한 구조적 장애(신체적 혹은 인지적)에 초점을 두는 것과 반대되는 개념이다.
- **변화는 단순히 많고 적음을 의미하는 것이 아니라, 전혀 다른 체계화(Organization)를 의미한다**(Kielhofner, 1995, p256) : 어떤 작은 변화라도 인간 시스템 전체에 영향을 미친다. 그러므로 단순

히 그것을 많고 적음 안에서 생각하는 것은 불가능하다. 사람들이 장애를 가지게 되면, 어떤 것을 수행하는 다른 방법을 찾게 된다. 질병이나 장애를 가지고 있는 사람을 도울 때, 치료사들은 그들의 생활환경 안에서 다른 수행방법을 알려주거나 주변 환경에 대한 관계를 바꾸는 것을 도울 필요가 있다. 치료사는 항상 전체를 살펴야 한다.

- **변화는 인간체계 안에서 동시다발적으로의 나타날 수 있으며, 그래야만 한다**(Kielhofner, 1995 , p258) : 근육성 장애로 걸을 수 없는 한 아동을 예로 설명하자면 장애는 아이의 두 다리에 영향을 미칠 뿐 아니라 놀 수 있는 능력, 학교에서 자신감과 자기조절을 할 수 있는 능력, 뭔가를 추구하기 위한 관심사 등에도 영향을 미친다. 그리고 한번에 하나의 문제점을 나타내거나 순차적으로 문제점을 드러낼 때, 작업치료사들은 체계 안에서의 자연스러운 상호관계를 이용해야 한다.
- **변화는 자주 무질서하게 이루어진다**(Kielhofner, 1995, p.259) : 이 원리는 변화가 혼란의 시기를 가져올 수 있음을 설명한다. 과정이 평탄하지는 않지만 불안정의 다음에는 안정의 시기가 뒤따른다. 킬호프너에 따르면 좌절을 경험하고 용기를 얻은 후에 새롭게 무언가를 형성하는 것이 바로 치료의 역할이라고 했다.(Kielhofner, 1995 p.260)
- **치료는 최상의 해결책을 찾기 위한 실험을 반드시 거쳐야 한다**(Kielhofner, 1995, p.260) : 이 원리는 치료사들에게 개개인에 대한 최상의 치료법은 정해져 있지 않다는 것을 상기시켜준다. 치료사는 그의 환자를 위한 최상의 해결책을 발견하기 위해 여러 경험의 기회를 제공하는 문제 해결자가 되어야 한다.
- **치료사들의 재량에 따라 사용할 수 있는 도구는 중요한 환경을 변화시킴으로써 인간체계 안의 변화를 지지하거나 촉진시키는 것이다**(Kielhofner, 1995, p261) : 작업치료는 약물이나 수술과 같이 직접적으로 인간체계를 변화시키지는 않는다. 그러므로 치료사들은 그들의 치료가 신체적인 자세를 변화시키거나 가족이나 사회 시스템 안에서 만들어 질 수 있는 개선 방안에 대해 조언을 하거나, 클라이언트가 배우기를 원하거나 원하는 역할 수행을 이룰 수 있도록 유용한 작업(Occupations)을 수행할 기회를 제공해야 한다. 치료사들은 집, 학교 직장 등 어떠한 형태의 장소에 관계없이 이러한 치료적 환경 안에서 기회를 찾고, 행동할 수 있도록 도와야 한다.
- **기술의 변화(능력과 상반되는 것)는 치료의 기본 목표가 되어야 한다**(Kielhofner 1995, p.262) : 근력, 기억, 지각능력을 증진시키는 것은 치료에 자주 사용되는 목표이지만, 작업 수행의 향상을 목표로 하는 것 또한 매우 효율적이고 효과적이다. 현실적으로 기대했던 기능적인 향상 없이 효율성의 면에서 일정한 능력의 향상을 이루어 낼 수 있으며, 위에서 언급했던 능력의 변화도 기능적 수행 항목 안에서 최상의 성취로 여겨질 수 있다.
- **수행의 변화는 다른 형태의 기술에 필요한 학습을 포함할 수 있다**(Kielhofner, 1995,p262) : 이 원리는 치료사들이 기대하는 수행 결과를 성취하기 위하여 새로운 방법을 모색하는 사람들을 도울 때 권하는 것이며, 종종 부족한 기술은 남아있는 기술로 대치할 수 있다.
- **작업 형태(Occupational Form)는 기술의 변화를 이끌어 내는 강력한 힘을 발휘한다**(Kielhofner. 1995. p262) 작업은 의미있고 사회적으로 이해가능한 활동으로 뚜렷한 법칙과 목적이 있으므로 재학습을 위한 풍부한 자원을 제공한다. 이는 반복적인 행위, 훈련, 기계적인 암기법과는 대조되는 것들이다.
- **습관이나 역할의 기본적인 기능이 행위의 형태를 그대로 보존하는 것이기 때문에 습관이나 역할 등은 변화에 저항적이다. 습관을 변화시키기 위해서는 지속적으로 연습해야 한다**(Kielhofner, 1995 p.262) : 새로운 역할이나 습관 형성을 치료목표로 설정하였을 때, 치료사들은 클라이언트에게 새로운 행동을 연습시키기 위한 다양한 기회를 찾아야 한다. 이것이 의미하는 바는 치료 시간이나, 짧은 치료기간에 구애 받지 않고 그러한 기회를 찾아야 한다는 것이다.
- **습관은 특정한 환경 안에서 행위를 조직화하는 것이다; 새로운 습관들은 새로운 환경 안에서 학습된다**(Kielhofner, 1995, p263) : 치료사는 클라이언트의 습관이 과연 그 사람들이 기능하게 될 환경에 적합한가 여부를 살펴봐야 한다. 만약 그렇지

못하다면, 치료사는 환경을 조절해 주어야 한다. 그들이 지내게 될 환경 안에서 직접 새로운 습관들을 배우는 것이 최상의 방법이다. 만약 클라이언트가 아동일 경우에는 습관을 만들어 주는 것이 치료의 초점이 될 것이다. 이러한 새로운 습관들은 가치를 지니며 가족들의 삶의 패턴과 아동이 참여 하게 될 문화 등에도 적합해야 한다.

- **역할 및 습관이 결손 되었을 때 재빠른 대체전략을 설계해야 한다**(Kielhofner 1995 p.264) : 이 원리는 역할이나 습관 등이 방해 받을 경우 작업치료사가 재빨리 다른 방법을 취해야 함을 강조한다. 습관 및 역할은 안전과 친밀함, 정체성으로 여겨지며 이러한 습관의 결손은 무정체성, 무질서, 불편함을 의미한다. 이전의 것들은 더 이상 쓸모없는 것이며, 이전의 습관 및 역할 등은 다른 무언가로 대체되어야 한다. 그 후에 클라이언트는 습관이나 역할을 다시 회복하도록 도움을 받게된다.
- **새로운 역할이나 습관의 획득은 사회로의 적응 및 협력의 과정이다**(Kielhofner, 1995 p 264) : 치료로 만들어진 변화는 다양한 사회 통합의 기회를 만들며, 클라이언트로 하여금 피드백을 받고 새로운 세팅에서 남들이 자신에게 기대하는 역할이 무엇인지 배우게 한다. 습관을 통하여 형성되는 새로운 역할이나 사회성 기술 등은 직접 수행 가능한 장소에서 훈련하는 것이 최상의 방법이다(예를 들어 집, 학교, 직장). 이러한 과정을 도울 수 있는 치료사의 역할은 실제 환경에서 클라이언트의 역할을 감독하고 클라이언트로 하여금 특정한 상황에서 필요한 새로운 행위를 결정할 수 있도록 하는 것이다.
- **자발적인 기대, 경험, 해석, 선택 등은 핵심적인 치료의 의미이다**(Kielhofner 195, p265) : 만약 치료가 클라이언트에게 의미 있고 현실적으로 도움이 되려면, 치료받는 사람에게 적절한 것 이어야 한다. 클라이언트들이 치료에서 무엇을 경험하는지 알려면 교감을 나누어야 한다. 또한 치료사들은 클라이언트에게 무엇이 중요한지를 반영하는 치료과정을 그들이 언급할 수 있도록 격려해야 주어야 한다.
- **의지의 변화는 개인이 인생의 방향을 찾는 것을 의미한다**(Kielhofner 195, p267) : 작업 수행 기능 상의 장애를 갖게 되면 사람들은 일반적으로 앞으로 자신의 삶의 방향을 재설정해야 한다. 환자는 그들의 삶의 변화가 나타나는 동안 이전 삶과 연속되는 의미와 일관성을 유지하기 위해 그들의 과거 경험을 새로운 삶과 조화시켜야 한다. 많은 사람들에게 이런 것은 삶의 질을 유지하며 장애를 가지고 살아가는 방법을 배우는 것을 의미한다.
- **치료 프로그램은 환자와 관련이 있고 그들의 기능 수준에 영향을 줄 수 있는 작업을 포함해야 한다 (탐색, 기술습득, 숙달획득)** (Munoz & Kielhofner, 1995, pp. 345-347) : 작업에 참여하는 것은 자기 조직화를 도우며 환자들을 기능의 연속선에 포함시킴으로써 그들을 적응 및 변화시키며 스스로를 작업적 존재로서 인식하게 하게 한다. 의미 있는 작업의 유용성은 작업치료 중재를 특성화시킨다.
- **작업치료 프로그램은 지속적인 기대와 수행의 기회를 제공하는 사회적·물리적 환경을 제공해야 한다**(Munoz & Kielhofner, 1995, pp. 345-347) : 습관이나 역할 등의 행동패턴을 유지하거나 생성하는 것은 인간의 전반적인 복지를 위해 필수적이며 환경 안에서 규칙성과 예측성을 제공함으로써 도움을 준다.

판단에 따른 적용 |

Application Depends on judgment

초기의 MOHO 문헌은 치료가 수행되는 시점의 방법에 대한 권고를 포함했다. 치료사들은 환자가 기능적인 기술을 습득하고 결과을 얻기 위한 방법으로서 활동(작업)에 초점 두도록 했다. 치료시간은 느낌에 대해 이야기하는 시간이 아니다(Kielhofner, 1980a). 이는 환자가 그들의 성과를 어떻게 보고 있는가 또한 기능적인 성과만큼 중요하며 치료사들은 환자들의 인지를 고려하여 토의에 참가시켜야 한다는 주장을 뒷받침한다.

Kielhofner(1995)는 치료사들에게 치료과정을 어떻게 진행시켜야 하는 지에 관하여 언급하지 않았다. 이와는 대조적으로 "이론을 치료에 적용시키는 정해진 방법은 없다. 진행은 늘 이론에 근거한 치료자의 판단에 달려있다(Kielhofner, 1995, p. 341)"고 하였다. 그는 "이것은 치료자들이 책에서 정의하고 기술한 개념에 그들 개인의 의미를 선택하고 덧붙이는 것을 의미하지 않는다. 치료사들은 중재자로서 치료를 받는 환자에게 이론이 어떻게 잘 적용되는지 잘 살펴야 한다(Kielhofner, 1995, pp. 341-342)"고 강조했다. 아래 환자의 예는 좀 더 자세한 설명과 이 방법(MOHO)의 적용과 실례가 담긴 Kielhofner의 1995년 책에서 요약하였다.

성인사례 (Adult Application)

작업치료사이자 저자인 Frances Oakley의 설명에 의하면, Carl은 32세의 만성 정신분열증 환자이다. Carl은 입원 6주 전에 가량 약물복용을 중단하였다. 그 당시 그는 환청이 들리며 스스로를 제어할 수 없었다. 작업치료사는 그가 약물복용을 재개하고 나서 생각이 맑아지고 증상도 완화 되었다는 것을 알았다. 하지만 치료사로서 Carl에 대하여 여러 가지 걱정이 있었다. Carl이 앞으로의 삶의 역할을 수행하는 것에 대한 흥미나 경험이 있는가? 그가 어떻게 그의 시간을 의미 있게 만족시키며, 궁극적으로 자아정체성과 삶의 만족을 획득할 수 있는가? 치료사는 매일의 스케줄을 짜주고 삶을 조직화하여 역할을 갖게 하는 것이 Carl을 내면적으로 체계화시키고 병의 재발을 막을 수 있는 방법임을 인식했다. 지금까지 Carl은 대부분의 시간을 집에서 텔레비전을 보거나 때때로 지역 공원에서 꽃을 꺾는데 시간을 보냈다. 초기에 Carl은 자신에게 의미 있는 정보를 주는 것을 혼란스러워 했다. 그래서 치료사는 Carl이 꽃이나 식물에 관심이 있다는 정보를 제공해준 가족에게 이야기 하였다. Carl이 어느 정도 인지기능의 회복을 보이자 곧 작업치료 세팅에 Carl을 초대하고 거기서 식물을 돌보도록 하였다. Carl은 즉시 곧 기운을 회복했고 치료사는 식물을 돌보는 것에 대한 Carl의 흥미를 자기관리 향상을 위한 동기로 이용하였다. 그가 작업치료를 받으러 올 때 옷을 잘 차려입고 몸치장을 잘하는 것이 유지되었다. Carl의 사고기능이 호전됨으로써 그의 적성을 알아보기 위하여 작업치료사는 흥미도 체크리스트와 역할점검표를 함께 사용하였다. 정원 가꾸기와 원예가 가장 지속적이고 강력한 그의 흥미 분야로 나타났다. 치료사는 Carl을 위해 취미생활자의 역할을 계획했고 carl도 그것이 원했던 역할이라며 동의하였다. 단기입원이었기 때문에 그들은 환자가 이 역할을 더 발전시키도록 작업치료의 남은 기간을 사용하였다. 치료사는 Carl의 부모님과 면담하였고 그 부모님은 그가 집 뒤뜰의 식물들을 가꾸는 책임을 맡게 하고 그의 취미생활을 위해 필요한 도구들을 사주었다. Carl은 치료센터에서 일을 시작하였다. 치료사는 Carl의 취미생활에 대해 센터의 직원에게 알리고 Carl이 치료세팅에서 어떤 식으로 그의 기술을 이용하는지에 대한 의견을 제시해 주었다. Carl은 곧 자기 자신을 치료센터의 공식적인 플로리스트로 인식하게 되었다.

나이를 고려한 치료 | Intervention Across the Life Span

좀 더 다양한 연령 그룹에 부가적으로 이 모델(model)을 적용하자면 아동(Adelstein et al, 1989; Baron, 1989; Kielhofner, 1985a, 1995; Shorlle-Martin, 1987; Sholle-Martins & Alessi, 1990; Woodrum, 1993), 청소년(Baron, 1989; Kielhofner, 1985a, 1995; Lancaster & Mitchell, 1991; Sholle-Martin, 1987; Weissenberg & Gila야, 1989), 성인(Neville-Jan, 1994) 그리고 노인(Burton, 1989a, 1989b; Kielhofner 1985a, 1995; Levine & Gitlin, 1993; Oakley, 1987; Olin, 1985; Tatham, 1992)이 포함된다. 이 연구의 다양한 적용에 대한 근거들은 환자 혼자가 아니라 함께 의견을 결정하는 협력적인 치료과정을 중시하며 환자들은 문제해결 과정에 좀 더 능동적으로 참여함을 강조하는 데서 찾을 수 있다. 이 모델은 환자의 행동뿐만 아니라 가치, 동기를 이해하는 것에도 이용되며, 치료에 있어 환자개인과 환경과 정황을 고려하여 적용하는 가이드가 된다.

이 방법을 아동에게 적용시킬 때 권장사항 | Specific Recommendations for Use of the Model with Children

이 장의 앞부분에서 토의되었던 "사람(person)"이라는 단어는 "아동(child)"으로 대치하여 사용해도 무관하다. 아동이나 성인에 대한 이해와 치료모델의 적용에 관한 원칙은 동일하다. 하지만 아동을 치료할 때는 발달에 대한 전문가적 지식을 환아의 나이에 맞는 적절한 기술과 과제에 반영하는 것이 매우 중요하다.

놀이와 탐색을 위한 기회제공
(Provide Opportunity for Play and Exploration)

아동 또한 어른들처럼 환경을 탐색하고 숙달하려는 동기를 가지고 있다. 어린아이들은 누구나 환경을 탐색하는 경험을 통해 기쁨을 찾고, 새로운 기술을 배우면서 즐거워 한다. 이러한 일은 작업적 놀이에서 어린아이들에게 많이 일어난다. 자연스러운 놀이를 수행되기 위해서는 놀이나 탐색을 경험할 수 있는 물리적 · 사회적 환경이 존재해야 한다(예를 들어 장난감, 놀이기구, 공간, 또래친구 등). 아동과 함께 작업을 할 때 작업치료사는 가족 구성원을 포함시켜서 환아를 또래 정상 아동과 비교했을 때 어느 정도의 놀이발달 활동을 수행하는지 알려주어야 한다. 부모는 놀이의 의미를 잘 이해하고 아이와 어떻게 놀아주는지를 배우는 것이 필요하다. 치료사는 치료시간에 부모와 함께 놀이 행동을 수행하고 부모에게 교육적인 재료들을 제공하며 가족이 함께 놀 수 있는 지역 사회 환경과 같은 저렴한 놀이 공간을 찾아주어야 한다.

안전한 환경제공 *(Provide a Safe Environment)*

MOHO의 탐색−적응−성취의 기능적 연속체로 돌아가 보면, 탐색이 숙련을 위한 첫번째 단계임을 알 수 있다. 하지만 감정적인 탐색이든 신체적인 탐색이든 간에 아동이 안전하게 느끼도록 해야 한다. 신체적 제한을 가지고 있는 아동이나 인지장애가 있는 아동은 정상적인 놀이 환경에서 스스로를 통제하기 어려우며 불편함을 느끼고 두려워하며 놀이를 잘하지 못한다. 그러면서 아동은 자신이 또래에 비해 정상적인 놀이를 잘 못한다는 것을 알게 되고 자기 효용감에 대한 믿음과 자아존중감에 상처를 입는다. 심리사회적으로 어떤 문제가 있건간에 작업치료사는 아동이 안전하게 성공적으로 놀 수 있는 환경을 만들어 주도록 주의를 기울여야 하며 아동이 놀이에 대한 자신의 선호도를 표현하고 그것을 따를 수 있는, 즉 아동의 작업기능을 위해 필요한 숙련과 내적 통제감을 형성하도록 도와준다. 그렇게 할 때, 아동은 자신의 흥미를 확인하고 가치를 발전시킬 수 있다.

환경에서 요구되는 습관 키우기
(Develop habits for the Environment)

모든 것이 아동에게 놀이가 되는 것은 아니며 아동은 그 나이에 적합한 역할과 일상생활 동작을 배워야 한다. 작업치료사는 부모 상담을 통하여 아동이 가정에서 무엇을 할 것인지를 잘 파악해야 한다. 아동이 학령전이나 학령기의 역할로 옮겨 감으로서 치료사는 아동이 학교 환경에서 성공적으로 기능 수행하는데 필요한 습관과 기술적인 행동 찾아내기 위하여 선생님과 상담한다. 아동으로 하여금 성공적으로 수행하고 좋은 습관을 갖는 것은 매우 중요하다. 아동이 자라고, 더 많은 역할을 하게 됨에 따라 일상 기능을 좀 더 유연하게 수행하도록 적응된 습관이나 일과를 갖는 것은 더욱 중요하게 된다(예. 스스로 옷 입고 목욕하기 등). 독립적으로 일과를 수행하는 것을 배우게 됨으로써 그들은 자신감을 얻고 자신의 능력에 대해 자랑스러워하게 된다.

작업과 흥미의 기회를 제공함
(Provide Opportunity for Occupation and Interests)

7,8세 또는 그 이상의 아동은 그들이 독립적으로 수행할 수 있는 자기 관리나 일과를 갖고 있을 뿐만 아니라 다른 책임도 맡고 있다. 이런 아동들은 집에서 가사활동을 하기도 한다. 숙제를 하거나 어떠한 과제 수행을 하기 위해 다른 사람들과 협력해야하는 사회집단에도 참여한다. 또한, 학령전기에는 생산성과 관련된 흥미를 발달 시켜야 한다(예. 작품을 만들거나 수집가나 취미생활가가 되는 것). 이러한 작업은 일상생활과 미래의 사회인으로써의 성공적인 수행능력 습관을 습득하게 한다. 잠재기의 아동을 치료하는 치료사는 경쟁심을 유발하는 게임이나 작품 만들기를 이용하거나, 아동에게 자신의 흥미분야를 탐색하여 적성을 알고 성취를 이룰 수 있는 기회를 제공하고 자심감과 성취감을 얻도록 한다. 어린 아동을 치료할 때에는 어린아이와 할 수 있는 활동과 그에 따른 도구들, 아동이 자유롭게 자신의 흥미를 추구할 수 있는 공간이 필요하다. 치료사는 아동이 자연스러운 환경에서 일상생활을 배우고 가정과 학교에서 잘 따라할 수 있도록 선생님과 부모 모두를 참여 시킨다. 안정된 일과와 습관이 형성되어 있지 않으며, 나이 또래에서 예상되는 행동들을 보이지 않는 아동들은 지역센터에서 도움을 받는

다. 이러한 경우에 있어 Kielhofner는 일과가 안정적이고 지속적으로 제공되는 치료적 환경을 제안한다.

소아과적 적용 (Pediatric Application)

아래는 치료사(Kim bryze, MS, OTR/L)가 Nathan이라는 아동에게 이 치료모델을 적용한 사례이다. 이 모델을 적용했을 때 두드러지는 특징만 간략하게 요약하였다.

Nathan은 7세 4개월이고 2학년 정규과정을 배우고 있다. 하루는 Nathan이 얼굴에 문제가 있는 모습으로 학교에서 집으로 돌아왔다. 그러고 "엄마, 나 좀 이상한 것 같아요"라고 했다. 처음에 엄마는 가능성 있는 신체적 병에 대해 물어봤지만 Nathan은 "아니요 엄마. 나 좀 이상한 것 같아요 다른 애들하고 다른 것 같아요 그래서 두려워요"라고 말했다. Nathan과 함께 그의 고민을 찾아보던 중에 그의 엄마는 학교에서의 집단놀이나 신체적 게임이 그에게 위협적이라는 것을 알게 되었다. 그리고 아이는 이러한 게임에 참여하는 것을 두려워하였고, 참여하고 난 뒤에도 패배자가 된 듯한 기분을 느낀다는 것을 알게 되었다. 그녀는 아이가 고립되고 "다르다"라는 느낌을 갖는다는 것을 알게 되었다. 어머니는 Nathan의 학교 선생님과 다른 전문가를 만나본 뒤 Nathan과 유사한 문제를 가지고 있는 아동을 치료하는 아동작업치료사를 만나보도록 권유되었다. 치료사는 일단 Nathan과 그의 어머니와 면담을 해보고 Nathan이 감각처리에 문제가 있음을 의심하였다. Nathan의 운동수행능력을 관찰한 후 감각—운동 발달력을 검사하고, 감각통합 검사를 부가적으로 실시함으로써 치료사는 Nathan이 촉각에 대해 과민반응을 보이고 실행증이 있다는 것을 알게 되었다. 특히 섬세한 동작을 하거나 양측협응, 순서동작, 선행운동조절을 요구하는 동작을 할 때 두드러졌다(주로 공을 던지거나 잡기를 할 때). 치료사는 또한 아동이 자신은 실패할 것만 같다는 부정적인 이미지를 회피하려고 하며 또한 실패의 고통스런 경험을 하지 않으려고 신체놀이에 성급하게 뛰어든다는 것을 발견하였다. 더 높은 수준의 동작을 배울 수 있는 모험도 시도하지 않으려고 했고, 신체놀이에 참여할 기회를 피하기 때문에 사회화의 기회도 잃게 되었다. 아동의 신체적 미숙함 때문에 주로 더 어린 아동과 놀았으며, 놀이는 주로 최소한으로 움직이는 비디오게임이나 독서 등으로 제한되었다. 심지어 Nathan은 집에서 역할을 수행하는데도 어리숙했다. 예를 들어 식료품들을 옮기는 것을 도와주려고 할 때 그것들을 떨어뜨려서 엉망진창으로 만들어 놓곤 한다. 이 치료모델의 방법대로 치료사는 Nathan의 감각통합과 의지가 문제가 되는 것에 초점을 두었다. 치료사는 아동의 성공경험은 증가 시키고 두려움이나 걱정을 최소화 하는 상황을 만들어야겠다고 생각했다. 치료의 전체적인 목표는 회피, 부정적 감정 그리고 부정적 자기평가의 악순환을 멈추고 최종적으로는 그것을 반전시키는 것이다. 치료적 목표는 Nathan과 그의 어머니가 협력적인 관계로 전개되어야 하며, 감각-운동 영역에서 수행기술뿐만 아니라 의지, 습관화의 하위구조를 연관시켜야 한다. 아래의 사항을 포함한다.

- Nathan은 매일 학교, 가정, 치료에서 긍정적인 활동을 선택한다.
- Nathan은 학교와 가정에서 좀 더 다양한 흥미를 발전시킨다.
- Nathan은 성공적으로 집안일을 돕는다.
- Nathan은 회피적인 반응 없이 자기관리를 완수한다.
- Nathan은 나이에 적절한 놀이기술을 익힌다.

치료적 접근은 Nathan에게 작업치료 환경에서 각기 다른 장남감이나 기구들을 탐색하고 실제로 해 볼 기회를 제공하며, 그가 충분히 능력을 발휘할 수 있도록 치료사는 압력을 가하지 말아야 한다. 이러한 안전한 분위기는 Nathan이 새로운 기술을 시도하고 발전시킬 수 있게 한다. 감각입력의 강도나 빈도를 조절할 뿐 아니라 어떠한 게임이나 활동을 아동이 할 수 있는지를 알아본 후 Nathan에게 결정권을 주었다. 아동이 치료적 환경을 스스로 통제 하게 되고 능력이 생기자 그는 다른 환경에서도 감각에 대한 대처에 자신감을 갖게 되었다. Nathan과 그의 어머니는 치료사와 함께 치료 작업을 수행했고 집에서 하루 중 시간을 정해 놓고 자기관리를 연습함으로서 Nathan은 일상생활동작을 좀 더 성공적이고 안정적으로 할 수 있게 되었다. Nathan이 안정감을 갖도록 적당한 신체적 활동 공간과 최적의 조명을 맞추어 환경을 개조했다. 이러한 모든 것이 Nathan의 수행력 증진과 안정감 제공에 기여했다. 그의 가족은 Nathan을 안전한 환경에서 신체놀이를 해볼 수 있도록 동네 공원에 데리고 갔고(경쟁관계에 놓여있는 또래 친구들 없이) 집 뒤뜰에 놀이터를 만들었다. 치료가 끝나

갈 때 쯤 치료사는 Nathan과 그의 가족에게 Nathan이 우물쭈물 대는 감각통합장애가 나타날 것이라고 충고해 주었다. 치료사는 이러한 것들을 Nathan에게 주어지는 특이한 도전이라고 말해주고 우리 모두는 나름대로의 도전과제를 가지고 있음을 알려주었다. Nathan은 이전 보다 향상된 능력과 자신감, 그리고 자신의 취약점에 대해 어떻게 대처하는지에 대해 알게 되면서 스스로 치료를 끝냈으면 좋겠다고 제안했다. Nathan은 치료사에게 "여기서는 어떤 것도 모두 할 수 있어요. 더 이상 치료 안 받아도 될 것 같아요"라고 말했다.

정신건강 집단 프로그램 | Mental Health Group programs

정신건강 집단 프로그램에 이 치료모델의 사용에 대해 더 확장된 저술들이 있다. 많은 프로그램들이 정신건강시설에서 시행되고 분노 조절(Grogan, 1991a, 1991b), 만성통증(gusich, 1984; Padilla & Bianchi, 1990), 스트레스 관리(Affleck et al. 1984), 치매(Oakley, 1987; Olin, 1985), 낮은 자아 존중감(Lancaster & Mitchell, 1991), 엄마와 아이의 애착관계(Burke, Clar, Dodd, & Kawamoto, 1987), 병에 대한 의존감(Neville-Jan et al., 1991), 삶을 위협하는 병(Pizzi, 1990; Schindler, 1988), 약물 의존(Scarth, 1990), 청소년 품행장애(Baron, 1987; Lancaster & Motchell, 1991; Weissenberg & Giladi, 1989), 주의력 결핍(Woodrum, 1993), 식이장애(Shimp, 1989), 성적 학대(Froehlich, 1992), 소아정신과(Adelstein et al., 1989; Baron, 1989; Sholle-Martin, 1987; Sholle-Martin & Alessi, 1990) 등에서도 시행되고 있다. 치료적 집단이 여기서 언급된 다른 치료그룹과 쉽게 구별되지 않을 때 MOHO 구성요소인 의지, 역할, 습관, 수행 그리고 환경의 필수에 집중하였다.

MOHO 성인집단의 치료 사례 | An Example of MOHO Adult Group Intervention

작업치료사 Kathy Kaplan은 기능 수준이 낮고 혼란스러워 하는 정신과적 장애를 가진 환자를 치료할 때 이 치료모델을 사용하였다. 그녀는 환자의 요구, 목표, 역할에 기초를 둔 명확한 표현과 의미 있는 활동을 소개하고 작업기능에 맞는 환경을 제공하면서 집단을 운영했다. 그녀는 비슷한 기능 수준을 가진 환자를 3개의 다른 집단으로 나누었다. 그 집단들은 성취, 적성, 탐구의 집단으로 분리되었는데 각각의 집단마다 특정한 목표가 있으며, 그룹 내에서 구성원의 능력에 따라 지속적인 수행 경험을 할 수 있다.

지시적인 집단 (The Directive Group)

이러한 치료집단 중 하나는 지시적인 집단이다. 이 집단은 다양한 문제와 나이, 진단을 가지고 있는 모든 급성단계의 환자들이 포함된다. 이 집단은 기능 수준이 아주 낮은 환자들을 최대한 참여하도록 도와주도록 구성되고 설계되었다. 아래와 같은 체재를 갖는다.

- 오리엔테이션: 환자들이 자신이 어디에 포함되고 어떠한 일을 해야 하는지 알려주기 위한 활동 소개
- 새로운 구성원 소개: 흥미를 자극시키고 참가자를 움직이게 하는 방식으로 진행(예를 들어 각 구성원에게 공을 던져 이름을 소개하도록 함)
- 워밍업 연습: 보통 자연적인 동작운동
- 핵심 & 주제 활동: 운동, 인지, 사회 상호작용, 감각, 음식, 작품 만들기
- 관계 맺기: 활동은 그룹원들의 목표나 성취하고자 하는 것을 얻도록 그들을 단합시킨다.
- 정리 모임(post-group): 미래의 집단을 위해 계획을 짜고 지침을 알려준다.

독자는 이것을 Ross와 Allen의 집단 진행과정과 비슷하다고 인식할 것이다; 하지만 Kaplan은 이 집단이 근본적으로 다르다고 보고 이 지시집단에서 이론을 찾았다. 지시집단에서 사용될 수 있는 69가지의 활동 중 아래는 표본 집단의 연습을 설명하기 위해 선택되었다. 3개 요소(혹 5개)는 인지기술, 흥미, 지식습득을 위해 사용되는 인지놀이이고 팀으로 운영하면서 수행할 때 서로 협력하고 경쟁하도록 한다. 게임을 통하여 완성하게 될 빈칸 종이를 복사해 준다(그림7-3). 참여자가 3개의 문자와 3분류를 알고 난 뒤, 집단 게임은 시작된다. 참여자들은 주어진 문자와 분류를 만족시키는 단어를 찾고 순서대로 빈칸을 채운다. 이 게임은 좀더 복잡하게 할 수 있고 점수제를 도입하거나 시간제한을 줄 수도 있다. 환

자의 수준과 요구에 따라 다르게 응용될 수 있다.

집단 후에 환자가 향상되고 수행능력이 증진되면 이런 방식의 게임은 문제해결능력, 역할놀이, 사회기술 훈련을 할 수 있는 환자 집단에서 워밍업 활동으로 사용될 수 있다. 예를 들어 환자들은 다른 사람이 화나거나 겁에 질리게 할 때 진정할 수 있는 전략을 알게 된다. 환자들은 역할극에서 대화를 시작하거나 그들이 방문했던 곳에 대한 이야기를 나누면서 듣기 능력과 정보회상을 수행해 봄으로써 사회기술을 연습할 수 있다.

분류 \ 글자	A	C	T
작업	Actor	Chiropractor	Therapist
방문한 곳	Austria	Catskills	Texas
느낌	Appalled	Calme	Terrific

〈그림 7-3〉 글자판()Kaplan, K. [1988]. Directive goup therapy. Thorofare, NJ: SLACK Incorporated).

작업 수행 집단 | Group Model for Occupational Performance

Kielhofner의 MOHO이론에서 정신건강집단의 예를 찾을 수 있는데, 그는 이 집단을 전통적인치료환경 뿐만 아니라 사회에서 작업수행의 지속 또는 유지를 강조한 다른 이론과 연결시킬 수 있다고 주장했다. Howe 와 Schwartzberg가 설명한 모델은 하나의 좋은 예다. 이 치료모델은 가정, 학교, 직장 그리고 다른 사회 환경에서 적용될 수 있다. 집단 환경에서 작업의 사용을 강조하고 있는데, 작업은 인간이 집단에 적응하고 참여하도록 촉진시키는 "활동에너지의 원천"에 기여한다. 작업, 활동 그리고 과제는 집단을 구조화 시키고 환자에게 역할을 부여한다. 집단 안에서 작업치료사는 작업적 행동을 촉진시키고 환자가 집단에서의 작업, 자신의 역할 그리고 수행 효과를 배울 수 있도록 집단역동을 사용한다. 집단 치료동안 환자는 활동을 선택하고 기술과 적응행동을 배우며 문제해결을 연습하고 건강을 향상시킨다. 치료모델의 세부사항과 적용은 Howe와 Schwartzberg(1995)을 참고하기 바란다.

기여와 제한점 (CONTRIBUTIONS AND LIMITATIONS)

기여 | Contributions

설득력 있는 연구 모델 (Strongly Researched Model)

MOHO는 엄격한 연구를 통하여 신중하게 치료를 위한 이론모델로 제시되었다. 일반적인 모델로서 정신병이나 정신건강 세팅에 적용되어왔다는 것은 놀라운 일이 아니다. 이 모델은 개인의 가치, 동기, 효율성에 관한 믿음과 같은 내적 문제들이 의미하는 바와 만성 질환자들이 지니고 있는 습관적인 문제행동에 대해 설명하는 치료 틀을 제공하고 있다. 이러한 어려움은 병을 앓고 난 직후나 만성적인 질환, 장애를 가지고 있는 사람에게 찾아볼 수 있다.

전에 언급했던 많은 질문들(Bruce & Borg, 1987, 1993)은 모두 Kielhofner의 최근판에 설명되어있다. 이러한 것들은 어떠한 이론적 개념으로 묶어지고 개략적으로 묘사되어 있다. Kielhofner와 그의 동료들은 그가 이론적 구조를 분명하게 설명하기 위해 고심했다고 언급했다.

시스템 모델 (Systems Model)

이 모델은 개인을 전체적인 개념으로 그리고 개인 내·외부적인 시스템의 고차원적이고 복합적인 상호작용으로 설명한다. 그렇지만 치료사는 환자가 가지고 있을 모든 문제를 설명해야 하는 것은 아니다. 작업적 기능·역기능과 그런 것들을 둘러싼 일상적인 일과를 염두해야 한다. 초기에 작업치료사는 작업을 전문성의 기초를 삼고 치료의 수단으로 사용하기 위한 근거로 모델을 사용했다. 다른 모델들도 있었지만 이 모델보다 정교하게 갖추어진 것은 없었다. 후에 서로 다른 배경과 다른 문화의 많은 연구자들이 이 모델의 적용과 이해에 대한 풍부한 자료를 추가했다.

평가도구의 발전
(Development of Assessment Instruments)

많은 평가도구들이 이 모델을 지지하기 위해 만들어졌고 발전하였다. AMPS를 가지고 가장 왕성한 연구활동이 진행되었고, 다른 도구들은 자료를 수집하거나 논문을 쓰는데 사용되었다.

적용 범위 (Breadth of Application)

이 모델은 객관적으로 정보수집의 필요성을 인정하면서도 작업수행의 주관적인 특성을 강조하고 있다. 환자중심 치료를 지속적으로 시행하고 환자중심에 초점을 맞추고 있다. 이 모델은 의학적 기계적 모델로부터 분리하고 있으며 비의학적이고 비전통적인 의학에 의해 보충되고 있다. 일생동안의 작업 변화를 이해하기 위해서 발달적 접근을 채택했으며 성인, 아동뿐만 아니라 모든 연령에 적용할 수 있다. 많은 프로그램들이 정신과적 문제를 가지고 있는 아동이나 청소년들을 위한 것이라는 사실은 주목할 만하다. MOHO의 적용을 설명한 많은 출판물이 이 모델의 적용범위를 더욱 명백히 밝혀주고 있다.

요약하자면 이 모델은 치료자가 환자의 작업 기능장애를 생각해보고 환자들이 의미 있는 작업에 지속적으로 참여하도록 돕기 위한 문제해결 과정에서 치료의 틀을 유지하도록 하는 이론적 배경을 제공하고 있다.

제한점 | Limitations

이 모델은 치료사가 무엇을 생각해야 하는지를 제시해주고 있지만 치료사가 실제 치료에서 이 지침을 어떻게 수행해야 하는지에 대해서는 조심스럽게 언급을 피하고 있다. 만약 이 모델을 행동이나 인지행동 치료 틀과 비교해 본다면, 치료를 위한 활동뿐만 아니라 테크닉도 찾아 볼 수 없을 것이다.

치료에 대한 제한적인 지침
(Limited Intervention Guidance)

언급된 모델의 여러 가지 내적인 성질에 대하여 치료사는 제3자로서 어떻게 치료적 개입할 것인지에 대하여 신중을 기해야 한다. 이것은 마치 이론이 치료계획의 배경이 되는 것과 같다. 다른 이론적 치료 모델이 대상의 행동에 전경이 될 때는 더욱 환자에게 치료가 의미 있다. 이 모델은 여기에서 서술된 다른 치료 틀과 관련하여 동일한 문제들을 가지고 있다. 가치, 동기, 습관과 역할을 설명할 때 모든 것이 식별 가능한 변화가 일어나기 위한 상당한 시간이 필요함을 인식해야 한다. Kielhofner가 형식화된 치료를 중단할 때까지 이 모델을 적용한 행동에 관심을 가지고 지켜보아야 한다고 강조했다.

예방모델의 불분명한 적용
(Unclear Application for Prevention Model)

이 모델은 기능과 기능장애 둘 다를 설명하고 있지만 기능장애에 좀 더 초점을 두고 있는 것처럼 보인다. 이 모델이 예방 차원에서 치료의 기본 바탕으로 사용될 수 있는지와 어떻게 사용되는 것에 대해서는 명확하게 언급되지 않았다.

용어의 다중정의 (Multiple Definitions of Terms)

이 모델의 특별한 용어 정의는 많은 주목을 받고 있으나 특별한 구조를 논의할 때에는 용어정의가 불분명하다. 몇몇 예에서 용어가 각기 다른 것들을 의미하는 것처럼 보인다. 초기 MOHO 저술과 최근의 저술에서도 발견된다. 예를 들어 '역할(role)', '내면화된 역할(internalised role)', '역할규약(role script)'의 구별, '작업(occupation)'과 '작업형식(occupation form)'의 구별, '습관(habit)'과 '습관 지도(habit map)'의 차이는 분명한 구분이 없다.

그의 1995년 책에서, Keilhofner는 독자들에게 상당한 양의 자료를 이해하기 위하여 읽고 또 읽으라고 충고하였다. MOHO 이론은 과거에나 현재에나 쉽게 읽혀지지는 않는다. 항상 내용을 생각하고 숙고해야 한다.

참고문헌
(REFERENCES)

Adelstein, L. A., Barnes, M. A., Murray-Jensen, F,, & Skaggs, C.B.(1989). A broadening frontier: Occupational therapy in mental health programs for children and adolescents. Mental Health Special Interest Section Newsletter, 12, 2-4.

Affleck, A., Bianchi, E., Cleckley, M., Donaldson, K., McCormack, G., & Polon, J. (1984). Stress management as a component of occupational therapy in acute care settings. Occupational Therapy in Health Care, 1(3), 17-41.

Asher, I. E. (1996). Occupational therapy evaluation tools: An annotated index (2nd ed.). Bethesda, MD: American Occupational Therapy Association.

Baron, K. (1987). The model of human occupation: A newspaper treatment group for adolescents with a diagnosis of conduct disorder. Occupational Therapy in Mental Health, 7(2), 89-104.

Baron, K. (1989). Occupational therapy: A Program for child psychiatry. Mental Health Special Interest Section newsletter, 7(2), 89-104.

Baron, K., & Curtin, C. (1990). A manual for use with the Self-Assessment of Occupational Functioning. Unpublished manuscript, Department of Occupational Therapy, University of Illinois at Chicago.

Barrett, L., & Kielhofner, G. (1998). Meaning and misunderstanding in occupational forms: A study of therapeutic goal setting. Am J Occup Ther, 52, 345-353.

Barris, R., Dickie, V., & Baron, K.(1988). A comparison of psychiatric patients and normal subjects based on the model of human occupation. Occupational Therapy Journal of Research, 8, 3-37.

Barris, R., Kielhofner, G., Burch, R., Gelinas, I., Klement, M., & Schultz, B.(1986). Occupational function and dysfunction in three groups of adolescents: Occupational Therapy Journal of Research, 6, 301-317.

Barris, R., Kielhofner, G., Neville, A., Oakley, F.M., Salz, C., & Watts, J. (1985). Psychosocial dysfunction. In G. Kielhofner (Ed.), A model of human occupation(pp. 253, 258-259). Baltimore, MD: williams & Wilkins.

Barris, R., Kielhofner. G., & Watts, J. (1983). Psychosocial occupational therapy: Practice in a pluralistic arena. Laurel, MD: Ramsco Publishing.

Barton, G. E. (1917). Inoculation of the bacillus of work. Mod Hosp, 8, 399-403.

Behnke, C., & Fetkovich, M. (1984). Examining the reliability and validity of the Play History. Am J Occup Ther, 38, 94-100.

Berlyn, D. (1960). Conflict arousal, and curiosity. New York, NY: McGraw Hill Book Co.

Berlyn, D. E., & Madsen, K. B. (Eds.). (1973). Pleasure, rewards, preference: Their nature, determinants, and role in behavior. New York, NY: Academic Press.

Bernspang, B., & Fisher, A. G. (1995a). Differences between persons with right or left CVA on the Assessment of Motor and Process Skills. Arch Phys Med Rehabil 76, 1144-1151.

Bernspang, B., & Fisher, A. G. (1995b). Validation of the Assessment of Motor and Process Skills for use in Sweden. Scandinavian Journal of Occupational Therapy, 2, 3-9.

Biernacki, S. D. (1993). Reliability of the worker role interview. Am J Occup Ther; 47, 797-803.

Bledsoe, N. P., & Shepherd, J. T (1982). A study of reliability and validity of a Preschool Play Scale. Am J Occup Ther, 36, 783-788.

Brollier, C., Watts, J. H., Bauer, D., & Schmidt, W. (1989a). A concurrent validity study of two occupational therapy evaluation instruments: The AOF and OCAIRS. Ocnrpntional Therapy in Mental Health, 8, 49-59.

Brollier, C., Watts, J. H., Bauer, D., & Schmidt, W. (1989b). A content validity study of the Assessment of Occupational Functioning. Occupational

Therapy in Mental Health, 8, 29- 47.

Bruce, M. A., & Borg, B. (1987). Frames of reference in psychosocial occupational therapy. Thorofare, NJ: SLACK Incorporated.

Bruce, M. A., & Borg, B. (1993). Psychosocial occupational therapy: Frames of reference for intervention(2nd ed.). Thorofare, NJ: SLACK Incorporated.

Burke, J. P., Clark, F., Dodd, C., & Kawamoto, T. (1987). Maternal role preparation: A program using sensory integration, infantmother attachment, and occupational behavior perspectives. Occupational Therapy in Health Care, 4(2), 9-21.

Burton, J. E. (1989a). The model of human occupation and occupational therapy practice with elderly patients, Part 1: Characteristics of aging. British Journal of Occupational Therapy, 52, 215-218.

Burton, J. E. (1989b). The model of human occupation and occupational therapy practice with elderly patients, Part 2: Application. British Journal of Occupational Therapy, 52, 219-221.

Camic, C. (1986). The matter of habit. American Journal of Sociology, 91, 1039-1087.

Chern, J. S. (1994). The validity and reliability of the Volitional Questionnaire: A Rasch analysis. Unpublished master's thesis, University of Illinois at Chicago.

Christiansen, C. H. (1981). Editorial: Toward resolution of crisis: Research requisites in occupational therapy. Occupatuonal Therapy Journal of Research, 1, 115-124.

Coviensky, M., & Buckley, V. (1986). Day activities programming: Serving the severely impaired chronic client. Occupational Therapy in Mental Health, 6(2), 21-30.

Csiksentmihalyi, M. (1990). Flow: Thepsychology of optimal experience. New York, NY: Harper Collins Publishers, Inc.

Csiksentmihalyi, M. (1997). Finding flow: The psychology of engagement with everyday life. New York, NY: Harper Collins Publishing, Inc.

Cubie, S., & Kaplan, K. (1982). A case analysis method for the model of human occupation. Am J Occup Ther, 36(10), 645-656.

Curtin, C. (1990). Research on the model of human occupation. Mental Health: Special Interert Section Newsletter, 13(2), 3-5.

Curtin, C., & Baron, K. (1990). A manual for use with the Childrens self-Assessment of Occupational Functioning. Unpublished manuscript, Department of Occupational Therapy, University of Illinois at Chicago.

DeCharms, R. (1968). Personal causation. New York, NY:Academic Press.

de las Heras, C. G. (1993a). Validity and reliability of the Volitional Questionnaire. Unpublished master's thesis, Tufts University, Baston, MA.

de las Heras, C. G. (1993b). The Volitional Questionnaire. Unpublished manual, Santiago, Chile.

de las Heras, C. G., Dion, G. L., & Walsh, D. (1993). Application of rehabilitation models in a stare psychiatric hospital. Occupational Therapy in Mental Health, 12(3), 1-32.

Depoy, E. (1990). The TBIIM: An intervention for the treatment of individuals with traumatic brain injury. Occupational Therapy in Health Care, 7(1), 55-67.

Dickerson, A. E., & Fisher, A. G. (1995). Culture-relevant functional performance assessment of the Hispanic elderly. Occupational Therapy Journal of Research, 15, 50-68.

Doble, S. (1991). Test-retest and interrater reliability of a process skills assessment. Occupational Therapy Journal of Research, 11, 8-23.

Dunning, H. (1972). Environmental occupational therapy. Am J Occup Ther, 26(6), 212-298.

Dunton, W. R. (1917). History of occupational therapy. Mod Hosp, 8, 380-382.

Dunton, W. R. (1919). Reconstruction therapy. Philadelphia, PA: W. B. Saunders.

Dunton, W. R. (1928). The "three Rs" of occupational therapy. Occupational Therapy Rehabilitation, 7, 345-348.

Duran, L. J., & Fisher, A. G. (1996). Male and female performance on the Assessment of Motor and Process Skills. Arch Phys Med Rehabil, 77, 1019-1024.

Ebb, W E., Coster, W., & Duncombe, L. (1989). Comparison of normal and psychosocially dysfunctional male adolescents. Occupational Therapy in Mental Health, 9, 53-74.

Erikson, E. (1959). Identity and the life cycle. Psychol Issues, 1, 1171.

Erikson, E. (1968). Identity, youth, and crisis. New York, NY: Norton & Co.

Fisher, A. G. (1994). Development of a functional assessment that adjusts ability measures for task simplicity and rater leniency. In M. Wilcox (Ed.), Objective measurement: Theory into practice(Vol. 2, pp. 145-175). Norwood, NJ: Ablex.

Fisher, A. G. (1995). The Asessment of Motor and Process Skills. Unpublished manuscript, Colorado State University, Fort Collins, CO.

Fisher, A. G. (1997). Assessment of motor and process skills(2nd ed.). Fort Collins, CO: Three Star Press.

Firher, A. G. (1799). Assessment of Motor and Process Skills manual(3rd ed.). Fort Collins, CO: Three Star Press.

Fisher, A., & Kielhofner, G. (1995). Mind-brain-performance subsystem. In G. Kielhofner (Ed.), A model of human occupation: Theory and application(2nd ed., pp. 83-90). Baltimore, MD: Williams & Wilkins.

Fitts, H., & Howe, M. (1987). Use of leisure time by cardiac patients. Am J Occup Ther, 41, 583-589.

Froehlich, J. (1992). Occupational therapy interventions with survivors of sexual abuse. Occupational Therapy in Health Care, 8(2/3), 1-25.

Fuller, D. (1912). The need of instruction for nurses in occupations for the sick. In S. Tracy (Ed.), Studiens in invalid occupation. Bosron, MA: Whitcomb & Barrows.

Goldman, S. L., & Fisher, A. G. (1997). Cross-cultural validation of the Assessment of Motor and Process Skills (AMPS). British Journal of Occupational Therapy, 60, 77-85.

Grogan, G. (199la). Anger management: A perspective for occupational therapy (part 1). Occupational Therapy in Mental Health, 11(2/3), 135-148.

Grogan, G. (1991b). Anger management: A perspective for occupational therapy(part 2). Occupational Therapy in Mental Health, 11(2/3), 149-171.

Gusich, R. (1984). Occupational therapy for chronic pain: A clinical application of the model of human occupation. Occupational Therapy in Mental Health, 4(3), 59-73.

Gusich, R. L., & Silverman, A. L. (1991). Basava day clinic: The model of human occupation as applied to psychiatric day hosptitalization. Occupational Therapy in Mental Health, 11(2/3), 113-134.

Hagulund, L, & Kjellberg, A. (1999). A critical analysis of the model of human occupation. Can J Occup Ther, 66, 102-108.

Harrison, H., & Kielhofner, G. (1986). Examining reliability and validity of the preschool play scale with handicapped children. Am J Occup Ther, 40, 167-173.

Havighurst, R. (1982). The world of work in B. B. Wolman (Ed.), Handbook of developmental psychology. Englewood Cliffs, NJ: Prentice-Hall.

Helfrich, C., Kielhofner, G., & Mattingly, C. (1994). Volition as narrative: Understanding motivation in chronic illness. Am J Occup Ther, 48, 311-317.

Henry, A. D. (1997). Development of a measure of adolescent leisure interests: Am J Occup, Ther, 52, 531-539.

Henry, A. D., Baron, K. B., Mouradian, L., & Curtin, C. (1999). Reliability and validity of the self-assessment of accupational functioning. Am J Occup Ther, 53, 482-488.

Howe, M., & Schwarnberg, S. (1988). Structure and process in designing a function group. Occupational Therapy in Mental Health, 8, 1.

Howe, M., & Schwartzberg, S. (1995). A functional approach to group work in occupational therapy (2nd ed.). Philadelphia, PA: J. B. Lippincott.

Kaplan, K. (1984). A short-term assessment: The need and a response. Occupational Therapy in Mental Health, 4(5), 29-45.

Kaplan, K. (1988). Directive group therapy: innovative mental health treatment Thorofare, NJ: SLACK Incorporated.

Kaplan, K., & Kielhofner, G. (1989). The occupanonal case analysis interview and rating scale. Thorofare, NJ: SLACK Incorporated.

Katz, N., Giladi, N., & Peretz, C. (1988). Cross-cultural application of occupational therapy assessments: Human occupation with psychiatric inpatients and centrols in Israel. Occupational Therapy in Mental Health, 8, 7-30.

Katz N., Josman, N., & Steinmetz, N. (1988). Relationship between cognitive disability theory and the model of human occupation in the assessment of psychiatric and nonpsychiatric adolescents. Occupational Therapy in Mental Health, 8, 31-44.

Khoo, S W., & Renwick, R. M. (1989). A model of human occu- pation perspective on the mental health of immigrant women in Canada. Occupational Therapy in Mental Health, 9(3), 31-50.

Kielhofner, G. (1977). Temporal adaptation: A conceptual frame- work for occupational therapy. Am J Occup Ther, 31, 235-242.

Kielhofner, G. (1980a). A model of human occupation (part 2). Ontogenesis from the perspective of temporal adaptation. Am J Ocnrp Ther, 34, 657-663.

Kielhofner, G. (1980b). A model of human occupation, part 3. Benign and vicious cycles. Am J Occup Ther, 34, 731-737.

Kielhofner, G. (Ed.). (1983). Health through occupation-Theory and pratice in occupational therapy. Philadelphia, PA: F A. Davis.

Kielhofner, G. (Ed.). (1985a). A model of human occupation. Baltimore, MD: Williams & Wilkins.

Kielhofner, G. (1985b). Occupational function and dysfunction. In G. Kielhofner (Ed.), A model of human occupation: Theory and application (2nd ed., pp. 63-75). Baltimore, MD: Williams & Wilkins.

Kielhofner, G. (1988). Model of human occupation. In S. C. Robertson (Ed.), Focus. Rockville, MD: American Occupational Therapy Association.

Kielhofner, G. (1995) A model of human occupation (2nd ed.). Baltimore, MD: Williams and Wilkins.

Kielhofner, G. (1997) Conceptual foundation of occupational therapy (2nd ed.). Philadelphia, PA: F A. Davis.

Kielhofner, G., Barris, R., & Bauer, D. (1983). A comparison of play behavior in non-hospitalized and hospitalized children. Am J Occup Ther, 37(5), 305-312.

Kielhofner, G., Borell, L., Burke, J., Helfrich, C., &Nygard, (1995). Volition subsystem. In G. Kielhofner (Ed.), A model of human occupation: Theory and application (2nd ed., pp. 39-62). Baltimore, MD: Williams 89 Wilkins.

Kielhofner, G., & Brinson, M. (1989). Development and evaluation of an aftercare program far young and chronic psychiatrically disabled adults. Occupational Therapy in Mental health, 9(2), 1-25.

Kielhofner, G., & Burke J.(1980). A model of human occupation, part 1. Conceptual framework and content. Am J Ocrup 34(9), 572-581.

Kielhofner, G., & Burke, J. (1985). Components and determinants of human occupation. In G. Kielhofner (Ed.), A model of human occupation (pp. 14, 17-18, 24-34). Baltimore, Williams & Wilkins.

Kielhofner, G., Burke, J., & Igi, C. (1980). A model of occupation (part 4). Assessment and intervention. Am J Ther, 34(12), 777-788.

Kielhofner, G., Harlan, B,, Bauer, D., 81 Maurer, P. (1986). reliability of a historical interview with physically disabled rerpondents. Am J Occup Ther, 40, 551-556.

Kielhofner, G., & Henry, A. D. (1988). Development and gation of the occupational performance history interview. Am J Occup Ther, 42, 481.

Kielhofner, G., & Mallinson, T. (1915a). Applications of

the Model in practice. In G. Kielhofner (Ed.), A model of human occupation: Theory and application (2nd ed., pp. 271-342). Baltimore, MD: Williams & Wilkins.

Kielhofner, G., & Mallinson, T. (1995b). Gathering and reasoning with data during intervention. In G. Kielhofner (Ed.), A model of human occupation: Theory and application (2nd ed., pp. 189-203). Baltimore, MD: Williams & Wilkins.

Kielhofner, G., Mallinson, T., Crawford, C., Nowack, M., M., Henry, A., & Walens, D. (1998). Occupational performance history interview (II). Chicago, IL: Model of Human Occupation Clearinghouse, Department of occupational Therapy, University of Illinois.

Kielhofner, G., Mallinson, T., & de las Heras, C. G. (1995). Methods of data gathering. In G. Kielhofner (Ed.), A model of human occupation: Theory and application (2nd ed., pp. 205-231). Baltimore, MD: Williams & Wilkins.

Kielhofner, G., & Neville, A. (1983). The Modified Interest Checklist. Unpublished manuscript, University of illinois at Chicago.

Kielhofner, G., & Takata, N. (1980). A study of mentally retarded persons: Applied research in occupational therapy. Am J Occup Ther, 34(4), 252-258.

Kirkley, K. N., & Fisher, A. G. (1999). Alternate Forms of reliability of the Assessment of Motor and Process Skills. Journal of Objective Measurement, 3, 53-70.

Laliberte-Rudman, D, Yu, B., Scott, E., & Pajoukandek, P. (1999) Exploration of perspectives of persons with schizophrenia regarding quality of life. Am J Occup Ther, 54, 137-145.

Lancaster, J., & Mitchell, M. (1991). Occupational therapy treatment goals, objectives, and activities for improving low self esteem in adolescents with behavioral disorders. Occupational Therapy in Mental Health, 11(2/3), 3-22.

Lederer, J., Kielhofner, G., & Watts, J. (1985). Values, personal causation, and skills of delinquents and nondelinquents. Occupational Therapy in Mental Health, 5(2), 59-77.

Levine, R. E., & Gitlin, L. N. (1993). A model to promote activity competence in elders. Am J Occup Ther, 47, 147-153.

Levinson, D. (1978). The seasons of a man's life. New York, NY: Ballatine.

Levinson, D (1996). The seasons of a woman's life. New York, NY: Ballentine Books.

Linton, R. (1945). The cultural background of personality. New York, NY: Appleton-Century-Crofts.

Maddi, S. (1989). Personality theories; A comparative analysis (5th ed., pp. 355, 651-652). Chicago, 1L: The Dorsey Press.

Mallinson, T., Mahaffey, L., & Kielhofner, G. (1998). Rigby, The occupational performance history interview: Evidence for three underlying constructs of occupational adaptation. Can J Occup Ther, 65, 219-228.

Matsutsuyu, J. (1969). The interest Check List. Am J Occup Ther, 23, 323-328.

McClelland, D. (1961). The achieving Society. New York, NY: Free Press.

McClelland, D. C. (1973). Personality. New York, NY: Dryden Press.

Meyer, A. (1922). The philosophy of occupational therapy. Archives of Occupational Therapy, 1, 1-10.

Meyer, A. (1977). The philosophy of occupational therapy. Am J Occup Ther, 31, 639-642.

Muñoz, J. P. (1988). A program for acute inpatient psychiatry. Mental Health Special Interest Section Newsletter, 11, 3-4.

Muñoz, J. P., & Kielhofner, G. (1995). Program development. In G. Kielhofner (Ed.), A model of human occupation (2nd ed., pp. 343-372). Baltimore, MD: Williams & Wilkins.

Nelson, D. (1988). Occupation: Form and performance. Am J Occup Ther, 38, 777-788.

Neville-Jan. A. (1994). The relationship of volition to adaptive occupational behavior among individuals with varying degrees of depression. Occupational

Therapy in Mental Health, 12, 1- 18.

Neville-Jan, A., Bradley, M., Bunn, C., & Gehri, B. (1991). The model of human occupation and individuals with co-dependency problems. Occupational Therapy in Mental Health, 11(2/3), 73-97.

Newell, A., & Simon, H. (I972). Human problem-solving. Englewood Cliffs, NJ: Prentice-Hall.

Oakley, F. (1987). Clinical application of the model of human occupation in dementia of the Alzheimer's type. Occupational Therapy in Mental Health, 7(4), 37-50.

Oakley, F., Kielhofner, G., & Barris, R. (1985). An occupational therapy approach to assessing psychiatric patient's adaptive Functioning. Am J Occup Ther, 39, 147-154.

Oakley, F, Kielhofner, G., Barris, R., & Reichler, R. K. (1986). The role checklist: Development and empirical assessment of reliability. Occupational Therapy Journal of Research, 6, 157-170.

Olin, D. (1985). Assessing and assisting persons with dementia: An occupational behavior perspective. Physical and Occupational Therapy in Gerlatrics, 3 (4), 25-32.

Oadilla, R., & Bianchi, E. M. (1990). Occupational therapy for chronic pain: Applying the model of human occupation in clinical practice. Occupational Therapy Practice 1(3), 47-52.

Pan, A. W., & Fisher, A. G. (1994). The Assessment of Motor and Process Skills with persons with psychiatric disorders. Am J Occup Ther, 48, 775-780.

Pizzi, M. (1990). The model of human occupation and adults with HIV infection and AIDS. Am J Occup Ther, 44, 257-264.

Rebeiro, K. L., & Allen, J. (1998). Voluntarism as occupation. Can J Occup Ther, 65, 279-285.

Reilly, M. (1966). A psychiatric occupational therapy program as a teaching model. Am J Occup Ther, 20, 61-67.

Reilly, M. (1969). The education process. Am J Occup Ther, 23, 290-307.

Reilly, M. (1971) Occupational therapy-A historical perspective: The modernization of occupational therapy. Am J Occup Ther, 25(5), 243.

Reilly, M. (Ed.). (1974). Play as exploratory earning. Beverly Hills, CA: Sage Publications.

Robinson, S., & Fisher, A. G. (1996). A study to examine the rela- tionship of the Assessment of Motor and Process Skills (AMPS) to other tests of cognition and function. British Journal of Occupational Therapy 47, 298-301.

Rotter, J. B. (1960). Generaliled expectancies for internal versus external control of reinforcement. Psychological Monographs: General Application, 80, 1-28.

Salamy, M., Simon, S., & Kielhofner, G. (1193). The Assessment of Communication and interaction Skills (research version) Chicago, IL: Department of Occupational Therapy, University of lllinois.

Salz C. (1983). A theoretical approach to the treatment of work difficulties in borderline personalities. Occupational Therapy in Mental Health, 34 (3), 33-46.

Scaffa, M. (1981). Temporal adaptation and alcoholism. Unpuvlished master's thesis, Virginia Commonwealth University, Richmond.

Scarth, P P (1990). Services for chemically dependent adolescents. Mental Health Special Interert Section Newsletter, 13, 7-8.

Schaaf, R. C., & Mulrooney, L. L. (1989). Occupational therapy in early intervention: A family-centered approach Am J Occup Ther, 34, 745-754.

Schindler, V. J. (1988). Psychosocial occupational therapy intervention with AIDS patients. Am J Occcup Ther, 42, 507-512.

Series, C. (1992) The long-term needs of people with head iniury: A role for the community occupational therapist? British journal of Occupational Therapy 59 (3), 94-98.

Shimp, S. L. (1989). A family-style meal group: Short-term treatmenr for eating disorder patients with a high level of functioning. Mental Health Special Interret Section Newsletter, 12, 1-3.

Sholle-Martin, S. (1987).Application of the model of human occu- pation: Assessment in child and adolescent psychiatry. Occupational Therapy in Mental Health, 7 (2), 3-22.

Sholle-Martin, S., & Alessi, N. E. (1990). Formulating a role for occupational therapy in child psychiatry: A clinical application. Am J Occup Ther, 44, 871-881.

Simon, S. (1989). The development an Assessment for Interaction and Communication Skills. Unpublished master's thesis, University of lllinois at Chicago.

Slagle, E. C. (1938a). Occupational therapy. Trained Nurse and Hospital Review, 100, 375-382.

Slagle, E. C. (1938b). The training of occupational therapists for work with mental patients. American Association for the Advancement of Science, 9, 408-415.

Smith, N. R., Kielhofner, G., & Watts, J. (1986). The relationship between volition, activity pattern, and life satisfaction in the elderly. Am J Occup Ther, 40, 278-283.

Smyntek, L., Barris, R, & Kielhofner, G. (1985). The model of human occupation applied to psychosocially functional and dysfunctional adolescents. Occupational Therapy in Mental Health, 5, 21-40.

Spranger, E. (1928). Types of men (W. Pigors, Trans.). Halle, Germany: Niemeyer.

Stensrud, M. K., & Lushbough, R S. (1988). The implementation of an occupational therapy program in an alcohol and drug dependency treatment center. Occupational Therapy in Mental Health, 8 (2), 1-16.

Suto, M. (1998). Leisure in occupational therapy. Can J Occup Ther, 65, 271-278.

Takata, N. (1980). Introduction to a series: Occupational behavior research for pediatric practice. Am J Occup Ther, 34 (1), 11-12.

Tatham, M. (1992). Leisure facilitator: The role of the occupational therapist in senior housing. Journal of Housing for the Elderly, 10 (2), 125-138.

Tracy, S. E. (1914). Invalid occupation in the curriculum of the training school. Mod Hosp, 3, 56-57.

Tracy, S. E. (1918). Studies in invalid occupation. Boston, MA: Witcomb and Barrows.

Vaillant, G. (1971). Theoretical hierarchy of adaptive ego mechanisms. Arch Gen psychiatry, 24, 107-118.

Vaillant, G. (1977). Adaptation to life. Boston, MA: Little, Brown and Co.

Velozo, C., Kielhofner, G., & Fisher, A. (1990). A user's guide to the Worker Role Interview (research version). Department of Occupational Therapy, University of lllinois at Chicago.

van Bertalanffy, L. (1968). General system theory: Founrdations, development application (Rev. ed.). New York, NY: George Braziller.

Watts, J., Brollier, C., Bauer, D., & Schmidt, R. (1989a). A com- parison of two evaluation instruments used with psychiatric patients in occupational therapy. Occupational Therapy in Mental Health, 8, 7-27.

Watts, J. H., Brollier, C., Bauer, D., & Schmidt, W. (1989b). The Assessment of Occupational Functioning: The second revision. Occupational Therapy in Mental Health, 8 (4), 61-87.

Watts, J. H., Kielhofner. G., Bauer, D., Gregory, M., & Valentine, D. (1986). The assessmeni of occupational functioning: A screening tool for use in long-term care. Am J Occup Ther, 40, 231-240.

Weeder, T. (1986). Comparison of temporal patterns and meaningfulness of the daily activities of schizophrenic and normal adults. Occupational Therapy in Mental Health, 6, 27-45.

Weissenberg, R., & Giladi, W.(1989). Home economics day: A program for disturbed adolescents to promote acquisition of habits and skills. Occupational Therapy in Mental Health, 9 (2), 89-103.

Werner, H. (1948). Comparative psychology of mental development. Chicago, II.: Follett.

Werner, H. (1957) The conception of development from a comparative and organismic point of view In D. Harris (Ed.), The concept of development Minneapolis, MN: University of Minnesota Press.

West, W L. (1990). Nationally speaking-Perspecrives on the past and future (part 2). Am J Occup Ther, 44,

9-10.
White, R. W. (1959). Motivation reconsidered: The concept of competence. Prychol Rev, 66, 297-333.
White, R. W. (1971). The urge toward competence. Am J Occup Ther, 25, 271-274.
Woodrum, S. C. (1993) A treatment approach for attention deficit hyperactivity disorder using the model of human occupation. Developmental Disabilities Special Interest Section Newsletter, 16 (1), 1-2.
Young, M. (1988). The metronomic society Natural rhyrhms and human timetables. Cambridge, MA: Harvard University Press.

제 8 장

인지 장애 이론의 틀 - 제한점 인식하기

Cognitive Disability Frame of Reference - Acknowledging Limitations

요점 | KEY POINTS

✧ 역사와 최근의 이론
- 일반적인 접근의 의문점
- 장애의 병리적인 원인
- 인지 체계 : 인지적 단계
- 알렌 인지단계척도(ACLS) 성립을 위한 수행의 인지 모드

✧ 작업치료 임상에서의 이론
- 인간을 이해하는 데 있어 핵심이 되는 인지적 기능
- 동기화 : 하지 않는 것과 할 수 없는 것
- 치료사 : 조력자, 숙련가, 환경 관리자, 컨설턴트
- 활동 : 인지 수행 측정, 성공 경험, 전환
- 환경적 보상 : 과제나 활동의 변경

✧ 이론적 가정 지침 평가와 중재
- 평가
  - 진단과 투약의 역할
  - 인지 선별과 인지평가
  - 알렌 진단 체계(ADM)
- 중재
  - 단계 : 원인 차단, 인지 수준 알기, 유지
  - 유사한 인지 레벨에 따른 치료적 그룹

✧ 인지 장애 이론의 틀의 기여와 한계

핵심 질문
(FOCUS QUESTIONS)

1. 알렌은 작업치료가 여러 가지 역할을 수행하는데 있어 무엇이 문제점이라고 했는가?
2. 이 장에 제시된 알렌의 인지 정의와 다른 이론의 틀과는 어떻게 다른가?
3. 피아제의 감각운동기이 행동들과 알렌의 여섯 가지 인지 단계를 비교 · 대조하라.
4. 왜 작업치료 중재의 결과로 인지 장애가 증진되거나 재학습이 가능하기를 기대하지 않는가?
5. 작업치료사의 핵심 역할을 무엇인가?
6. 인지 장애를 관리하고 유지한다는 것은 무엇인가?
7. 인지 단계는 무엇을 예견하는가?
8. 개인의 인지 능력을 넘어서는 과제가 주어졌을 때, 어떤 행동이 예견되는가?
9. 새로운 정보를 습득하고 일상적인 상황에 대처하기 위해서는 어떤 인지수준을 지녀야 하는가?
10. 각 개인은 과제의 등가성을 어떻게 성립하는가?
11. 환자의 개선에 도움이 되지 않는 경우라도 작업치료 서비스는 왜 필요한가?
12. 보호자에게 작업치료사는 어떠한 서비스를 제공할 수 있는가? 다른 전문가들에게는?
13. 이러한 모델을 환자에게 어떻게 적용할 것인가? 개인차를 어떻게 극복할 수 있을까?

역사적 고찰
(HISTORICAL UPDATE)

인지장애를 위한 이론의 틀은 작업치료사인 Claudia Allen과 그의 동료들의 전문적 연구의 산물이다. 이 연구는 25년 동안 Allen이 진행하였는데, 초기에는 정신질환자를 대상으로 하였다. 그녀는 많은 정신병 환자들이 재입원하는 것을 보고 만성적인 정신병으로 인해 주어진 환경에서 정상적으로 기능하지 못하는 성인들을 대상으로 인지 손상에 대해 연구하기 시작했다. 그녀는 6단계로 인지기능을 정의하였다(이는 후에 더 세분화 된다.). 환자의 기능 수행평가를 통해서 그의 인지손상을 설명할 수 있다. Allen의 최종적인 업적은 인지손상으로 인한 제한점을 인식하고 받아들임으로써 “인지적으로 손상된 사람의 삶의 질을 개선하는데”에 있다(Allen & Blue, 1998, p. 264).

그녀의 초기 연구에서, Allen은 그녀가 경험했던 정신과 환자들의 정신 과정과 Piaget의 인지발달의 감각운동 단계 사이의 유사성을 설명하였다. 1985년 출판한 책의 초판에서 그녀의 이론적 접근은 1982년에 발표된 Piaget의 감각운동 시기에 대한 한 예가 다루어져 있다. 그러나 Allen은 그 후에 출판된 책에서 Piaget의 정상적인 발달을 근거로 한 이론(Piaget, 1952, 1971, 1972, 1978, 1980)은 인지기능이 정상이 아닌 사람들의 정신 과정을 설명하는데 부적절하다고 기술했다. 그 후 그녀는 타당한 이론에 근거를 둔 인지 심리학을 찾게 되었고 최근에는 Piaget의 이론과 정보 인식하는 과정, 모두를 살펴보고 있다.

Allen의 연구는 계속되고 있으며, 모델을 사용한 정보는 워크샵이나 컨퍼런스등을 통해 작업치료사들에게 널리 알려지고 있다. 그녀의 모델이 역사적으로 인지 장애 모델이라고 알려져 있지만 Allen은 일관적으로 전반적인 기능에 대한 능력과 기능적 장애의 심한정도에 기여하는 인지 수준에 대해 기술하고 있다. 최근의 연구에서 Allen은 정상 행동을 이끌어내는 내재된 인지적 구조에 대해 기술하면서 그것을 기능적 정보 수행 시스템(p. 1)으로 명명하였다. 이러한 제안은 장애모델에서 인지적 기능모델로의 발전적인 변화이다. 이론적 기초를 세우는 과정에서 많은 장애에 부딪힌다. 그럼에도 불구하고 Allen은 인지적 결함의 기본 구조에 대한 전문적인 이해에 중요한 기여를 했고, 특히 인간의 일상생활 능력과 인지적 결함과의 접합점을 찾았다는데 의가 있다. Allen은 인지 수행능력과 장애에 대해 기술한 Allen Cognitive Levels로 가장 잘 알려졌으며 그녀의 연구는 미국 뿐 아니라 국제적으로 임상영역에 중요한 영향을 미쳤다.

정의
(DEFINITION)

인지장애 이론의 틀은 일상생활에서 인지적 결함을 가지고 최상의 기능을 수행하도록 하는 ‘적응’과 남아있는 ‘정상기능’으로 인지수행장애에 대해 기술하고 있다. 이것은 기본적으로 일반 성인을 기준으로 하고 있지만 만성적인 정신병뿐 아니라 궁극적으로 중추신경계 질환으로 인지적 결함을 가지고 있는 사람들에 대해서도 가정하여 적용한다.

인지 장애는 일반적인 과제 수행을 저해하고 기능저하를 초래하여 가족이나 다른 사람들의 보조를 받게 만든다. 치료자가 일차적인 치료 목표로 삼는 것은 다음과 같다.

- 환자 또는 의뢰인의 인지수준 평가
- 환자가 성취할 수 있는 활동의 정의
- 다른 치료자와 보호자에게 환자의 인지적 결함으로 인한 기능적 수행의 제한점에 대한 충고
- 환자의 기능 수준에 따른 환경 조성

다른 이론의 틀과 달리 활동 수행이 행동이나 인지의 변화를 가져올 것을 기대하지는 않는다. 그보다 그러한 활동들이 인지 수준을 평가하는 동시에 현실적이고 적절하며 개개인에게 안전하게 수행하도록 제공된다.

이론적 발달
(THEORETICAL DEVELOPMENT)

초기 출판물(1982, 1985)에서와 같이 Allen은 정신과 세팅에서 작업치료사들이 사용하는 정신역동, 행동, 사회학적 그리고 감각-통합 모델에 대한 불만을 표현했다. 환자들을 관찰한 것에 기초하여 그녀는 기본적인 작업치료에 초점을 맞춘 '활동'을 사용하도록 제안했다. 그 모델은 기본적으로 환자의 학습에 영향을 주는 인지적 능력에 좀 더 비중을 두고 있다.

일반적인 접근에 대한 의문점 |
Questioning the Generalist Approach

초기 연구에서 저자는 정신보건 기관에서 일하는 작업치료사들이 사용하는 총제적이고 "다방면적인" 접근법에 대해 다음과 같이 비판했다(Allen, 1982, 1985).

> 나는 임상적 척도를 확인하고는 다방면적인 접근에 실망했다... 우리의 전문적인 논의는 치료사들이 매일 도서관에서 책을 읽고 지역사회 모두에게 서비스를 제공해야 한다는 암묵적인 가정을 담고 있었다...(Allen, 1985, p. 17)

일반적인 접근에 대한 문제를 포함하여 Allen은 정신병 환자들은 다음의 두 가지 중 한 가지에 해당한다고 했다 :

1. 개선의 여지가 적다.
2. 좋아진다고 할지라도 활동을 수행해서가 아니다.

Allen의 초기 연구에 포함된 환자군은 대부분 "정신분열증"이나 "정신병" 환자들로서 탈 수용화 후의 만성 정신병 환자들이었다(Allen, 1985, 1994; Allen & Allen, 1987; Allen et al., 1992).

감각운동기와 인지 손상 |
Sensorimotor Stage and cognitive Impairment

0~2세 영아기의 인지발달로 알려진 Piaget의 첫 발달단계는 감각운동기인데, 성인기에서는 과제 수행 중 문제해결능력에 사용된다. 그녀는 이 단계의 문제가 있으면 주어지는 과제를 적절하게 수행하려는 의지를 보이지 않는 것으로 인지 장애가 표현된다 했다.

의학적 모델에서의 인지 장애 |
Cognitive Disability in a Medical Model

1982~85년의 출판물에서는 인지손상으로 인한 수행결핍의 잠재력을 지녔다고 판단된 환자들 대부분을 정신병 환자인구에 포함시켰다. Allen은 뇌의 생물학적 변화의 결과로 인한 정신병은 행동과 인지의 변화를 가져온다고 가정하고 인지장애를 판단할 수 있는 가시적이고 다양한 관점들을 찾았다. Allen은 인지장애란 "신체적 혹은 뇌의 화학적 구조에서 기원하는 것으로 수의적인 움직임을 방해하고 일상적인 작업 수행을 제한하는 것" (Allen, 1985, p. 31)으로 정의하고 인지장애란 작업수행을 방해하고 목적달성을 저해하며 무의미한 행동을 촉진하는 것이라고 하였다. 이러한 문제점들은 부적절한 반응을 야기시키며 사회에서의 독립적인 기능을 제한한다(Allen, 1982).

장애의 병리적 원인 | Organic Cause of Disability

1985년 책에서 Allen은 "잠재적으로 인지장애를 가지고 있는 환자들"을 작업치료를 통해 80% 정도 치료했다는 데이터를 냈다(Allen, 1985, p. 13). 병리적이란 용어는 중추신경계의 손상을 의미한다. 이것은 발달, 정동, 행동, 불안, 약물남용, 성격장애, 정신분열증 등을 포함한다.

치료의 범위 | Criteria for Treatment

Allen은 이론의 틀을 개발하면서 약물투여로 인지장애가 호전될 수 있는 급성 증상(예. 양극성 장애와 우울증)과 남아있는 장애로 인해 인지장애를 위한 보상책이 필요한 만성장애(예. 만성 정신분열증)을 구별하였다. 그녀는 정신병원에서 일하는 작업치료사가 인지장애를 가지고 있는 정신병 환자의 기능손상을 치료할 수 있다고 제안하였다. 다른 정신분야 전문가들은 인지장애가 없는 환자들을 치료할 수 있다.

자발적인 운동 행동 평가 | Assessing Voluntary Motor Behavior

인지장애의 범위를 객관화하기 위해 Allen은 특정 운동과제 수행을 관찰하는 것에 대한 지침을 제시했다. 1980년대 Allen과 그의 동료들은 여러 가지 평가도구를 개발했다. 환자가 치료사를 따라하면서 가죽 꿰매기를 배우는 Allen Cognitive Level Test, 치료사가 손바닥치기 하는 것을 보고 따라 하는 Lower Cognitive Level Test, 여러 가지 일상생활 과제를 수행함으로써 환자의 인지기능을 평가하는 Routine Task Inventory 등이 있다. 환자가 하나 또는 몇 가지의 과제를 수행하면 치료사는 그의 인지기능 단계를 평가하고 친숙한 활동이나 새로운 활동을 습득하는 능력이 어느 정도인지 추정한다. 또한, 보호자로 하여금 치료 후 환자가 머물 수 있는 최적의 장소를 선택하는데 도움을 준다(Allen, 1987).

인지 체계 : 인지 단계 | Cognitive hierarchy : The Cognitive Levels

인지기능은 심각한 장애의 단계인 1단계서부터 정상인인 6단계까지로 나뉜다(표 8-1)(Allen, 1982, 1985, 1987). 이들 단계는 자발적인 움직임을 이끌어내는 감각운동 통합에 의한 기능적 상태를 순차적으로 기술하고 있다. '순차적'이란 계급순서를 언급하지만 그 간격은 일정치 않다. 이러한 인지 단계는 "과제 수행 관찰을 통한 능력측정(Allen, 1985, p. 79)"으로 언급되기도 한다. 최근의 출판물에서 Allen은 이 6단계를 "정신적인 경과를 추정하는 것이며, 이러한 추정은 주위 환경에서 주어지는 자극에 집중(input)하며 그에 대한 언어와 운동 행동을 관찰(output)함으로 가능하다. 이러한 경과(throughput)는 단서를 작업 수행으로 바꾸는 능력이다(Allen, 1994, p. 8)"라고 하였다.

인지 단계는 기능적인 손상의 심한 정도뿐만 아니라 환자가 현실적으로 할 수 있는 일이 무엇인지 규명해준다(Allen & Blue, 1998, p. 226). 그것은 또한 환자에게 사용할 수 있는 교수법을 결정하도록 도와주거나 또는 학습이 더 이상 가능하지 않은 시점도 알려준다(Allen, 1994, p. 8). 인지단계는 "인지장애 환자들에게 세상이 어떻게 보이는지 치료사가 이해할 수 있도록 돕는다(Allen, 1994, p. 9)."

Allen은 6단계로 이루어진 인지 단계를 "환자의 정신기능의 문제를 예견하고, 환자로 하여금 기꺼이 타인의 도움을 받을 준비를 하도록 하며, 현실적인 목표를 세우는데 사용할 수 있다"라고 언급했다(Allen, 1994, p. 9). 반면 인지단계가 환자의 수행에 좀 더 민감하고 기술적이려면 수정과정이 필요한데, 이 장에서는 환자의 수행을 관찰함으로 얻어지는 간단한 정보를 알아봄으로써 6단계를 살펴볼 것이다(표 8-1 참조).

피아제와 발달개념에서 벗어남 | Movement Away from Piaget and Developmental Precepts

앞에서 지적한대로 Allen은 초기연구에서 Piaget의 감각운동기 단계를 인지의 상하관계의 기초로 사용하였다. 그러나 Allen이 케이스로 선정한 대부분이 성인이었고, 건강하지 못하거나 긴장된 얼굴, 정상적인 자세가 아닌 인지적으로 손상이 있는 사람들이었다는 점에서 중요한 차이점을 발견할 수 있다. Allen의 책에 언급되지 않았지만 더욱 기초적인 문제제기를 하자면, Allen의 그의 저서에서 행동을 기술하는데 사용된 "감각운동기" 체계는(특히 고위 인지단계) Piaget의 "감각운동기"와 일치

표 8-1
인지단계에 대한 개관
(OVERVIEW OF COGNITIVE LEVELS)

1 단계 : 자동적 행동	환자는 의식이 있으나 단지 내부적인 자극에만 반응을 보인다. 주변 환경으로부터 분리된 자신을 경험하지 못하며 행동은 본능적이고 습관적이며 자기 자신을 돌보지 못한다. 꾸미기, 옷입기, 목욕하기 등을 비롯한 모든 간호가 제공되어야 하며 거의 침대에서 생활한다. 뇌손상, 뇌졸중 그리고 말기 치매 환자들이 이 단계에 속한다.
2 단계 : 자세반응	환자는 이따금씩 편안한 상태를 유지하나, 괴상한 행동을 하려는 동기가 있으며, 환경으로부터 자신을 분리할 수 있는 일차적인 감각을 지니고 있다. 환자는 몇몇의 자조 활동에서 보호자를 도울 수 있으나 갑자기 스트레스를 받거나 저항할 수 있다. 환자는 목적을 향해 걷다가도 갑자기 행로를 이탈하거나 방황 할 수 있다. 여전히 24시간 간호가 필요하며 진단적으로 이 단계에 속하는 환자들은 중증의 정신병, 뇌손상, 뇌졸중 그리고 치매 등이 있다.
3 단계 : 조작 행동	환자는 흥미로운 결과를 발생시키는 손으로 하는 촉각자극에 반응할 수 있다. 때때로 반복적이며 목적 없는 부적절한 행동을 보인다. 오랜 기간의 반복훈련으로 제한된 일과를 수행할 수 있다. 과제를 완벽하게 수행하려면 24시간의 보호감독이 요구된다. 이 단계의 환자들은 치매, 급성 조증, 중독 정신병, 급성 정신분열증 삽화 환자 등이다.
4 단계 : 목표 지향적 행동	이 단계의 환자들은 목적지향적인 활동을 수행한다(Allen, 1994, p. 8). 친숙한 일상과제를 수행하지만 특정 상황에서 문제해결이 요구되는 과제는 수행할 수 없다. 또한 시야에서 벗어난 것에는 집중하지 못한다. 이런 환자는 특정상황을 설정해 놓고 교육하는 것이 효과적이다. 이 단계의 환자들로는 초기 치매, 단기 조증삽화, 만성 정신분열증 등이 포함된다. 이런 환자들은 체계화된 일상생활 과제는 잘 수행하지만 기대하지 못했던 일은 적절히 대처하지 못하므로 보호자의 도움이 필요하다.
5 단계 : 탐색 행동	이 단계의 환자들은 문제해결에 있어 잘했던 경험이나 실수했던 경험을 이용할 수 있다. 새로운 학습이 가능하며 추리력을 사용하여 새로운 활동을 수행할 수 있다(Allen, 1994, p. 8). 그들은 행동의 결과를 미리 생각해야 함으로 수행에 대해 예견하거나 계획을 세워야 할 때 문제가 발생할 수 있다. 옷 입기나 먹기 등 필수적인 과제에는 어려움이 없지만 요리하기, 돈 관리하기, 쇼핑, 여행 등의 과제에서는 미리 계획을 세우거나 문제를 해결해야만 한다. 일정수준으로 타인들과 감정을 교류하면서 사는 것이 5 단계의 지표이다(Allen, 1994, p. 8). 5 단계는 20%의 대조군에서 평상적인 기능을 수행하였고, 80%에서 장애로 인해 스트레스를 경험하는 것으로 나타났다(Allen, 1987). 5 단계는 호전된 정동 장애, 인격장애, 예후가 좋은 정신분열증 환자들을 포함한다(Allen, 1987, p. 188)

(계속)

표 8-1 (계속)

6 단계 : 계획된 행동	장애가 없는 단계로써 상징적인 암시로도 움직임을 이끌어낼 수 있다. 가상적인 상황을 이해하며 성공과 실패에 대해 생각할 수 있으며 미래의 이벤트에 대한 계획을 미리 세운다. 행동은 조직화되어 있고 언어나 문자적 지시를 이해하기 때문에 치료자의 시범은 없어도 된다. 이 단계의 사람들은 사회적으로 잘 적응하며(Allen, 1994, p. 8) 만약 인지 손상이 있다면 충분히 정상기능으로 회복할 수 있다.

Reprinted with permission from Bruce, M., & Borg, B. (1993) *Psychosocial occupational therapy : Frames of reference for intervention (2nd ed.)*. Thorofare, JN : SLACK Incorporated.

하지 않으며, Piaget의 모델보다 좀 더 높은 발달단계를 나타내고 있다.

1985년 Allen은 Piaget의 발달이론에 관한 일반적 가설을 기초로 자신의 인지기술에 관한 분류체계를 완성하였다. Allen은 Mounoud(1982)의 말을 인용하여 "인지능력의 성숙과정은 아이가 주위 환경과 간접적으로 상호작용하는 것에 달렸으며 유전적인 인자에 의해서도 강하게 영향을 받는다"(Allen, 1985, p. 32)고 언급했다.

Allen은 정상적인 인지발달이 어느 범위까지의 인지손상과 치료에 영향을 줄 수 있는지 의문을 나타내었다. 법칙은 같지 않다는 것이 결론이다.

기술 쌓기는 적절한 목표인가? | Is Skill-Building a Reasonable Goal?

Allen은 그의 이론을 유지하면서 기술 쌓기는 인지손상을 지닌 성인 환자들을 위한 적절한 목표가 아니라며 다음과 같이 주장했다.

> 인지 단계의 변화는 급성기의 상태에서 발견된다. 이러한 변화는 작업치료환경에서 설명될 수 없다... 이것은 정신과적 약물, 자연적인 치유과정 그리고 병의 자연적인 과정 등에 의해서 설명될 수 있다...(Allen, 1985, p. 32)

작업치료사의 역할은 인지 단계를 평가하는 것이고 약물복용으로 인한 부작용을 관찰하며 적절한 활동을 규명하고 환자가 성공적으로 수행할 수 있는 환경을 조성하는 것이다.

과제의 등가성 | Task Equivalence

치료사는 환자가 성공적으로 수행할 수 있는 활동을 제공하기 위해서 과제의 인지적 수준을 적절히 분석해야만 한다. 특정 과제가 환자의 인지 수준과 일치한다면 과제의 등가성이 이루어지는 것이다. Allen에 따르면 과제 분석은 하나의 활동과 비슷한 인지능력을 필요로 하는 다른 활동을 측정하는데 사용된다. 만약 어떤 사람이 하루는 샐러드를 만들고 그 다음날에는 구리로 무언가를 만들 때, 치료사는 환자의 수행의 차이점과 사용된 손 기능의 차이점을 알아야 한다. 환자는 샐러드를 만드는 일, 구리 공작을 하는데 필요한 인지능력이 요구되는 다른 일 역시 성공적으로 수행할 수 있을 것이다.

환자들의 인지단계를 구분한 것처럼 과제의 인지적 요구량을 세분화할 수 있다. 인지적 수행 단계에 따른 과제 분석은 다음 사항을 고려해야 한다.

1. 활동에 사용되는 감각자극
2. 활동에 포함되는 단계, 사용되는 도구의 범위와 종류, 언어와 움직임 지시, 환경을 포함하는 운동적

표 8-2
운동 행동의 특성들
(ATTRIBUTES OF MOTOR BEHAVIOR)

감각적 신호에 집중	환자가 집중하는 신호들(예. 촉각 또는 시각적 자극과 다른 내적 또는 본능적인 자극들)과 상관없는 자극을 무시하는 능력
운동 행동	운동 행동의 범위는 의식적으로 계획하고 실행하고 모방하는 단계까지이다.
의식적인 인지	행동을 유도하는 동기는 제공된 감각들과 문제 해결에 사용하는 다양한 방법(예. 귀납법, 연역법, 은유 시도와 실패 등)을 가지고 오랜 시간 과제에 집중하도록 한다.

Adapted from Allen, C. (1985). *Occupational therapy for psychiatric diseases : Measurement and management of cognitive disabilities.* Boston, MA : Little Brown and Company.

인 움직임의 성격
3. 사용되는 추리력(표 8-2)

치료사는 과제를 선정함에 있어 환자가 선호하는 것과 과거 환자의 경험을 고려해야 하는데, 과제 분석에 까지 세세하게 적용되지는 않는다. 이후의 문헌에서 지침서가 필요한 과제나 활동 분석은 다양한 인지 수준을 고려할 뿐 아니라 치료의 목적을 세분화하며 다양한 인지 수준에서의 과제 완수와 관련하여 안전성을 고려하도록 한다(Allen 등. 1992).

Allen은 지속적으로 과제의 등가성을 강조하는데, 등가성의 원리를 기초로 치료사는 환자가 어떤 과제를 성공할 것인지 예견하고 그의 기능적 행동을 알아야 한다고 언급했다. 그러나 이것은 기능적 행동의 변화와는 다름을 강조했다(Allen, 1994, p. 29).

새로운 이론 방향 | New Theoretical Directions

1980년대 후반 Allen은 Piaget의 이론에 반대하면서 다음과 같이 기록했다. :

> 측정 가능한 치료적 도구의 연구로 Piaget의 감각운동기가 임상적 목적으로 수정되었음이 밝혀졌다. 불행하게도 Piaget의 연구에 대한 비평적인 분석은 그가 자신만의 평형, 적응, 유사, 순응이라는 이론적인 수프를 요리한 것이다(Allen, 1988, p. 320).

Allen은 초기에도 강조한 적이 있지만 동어반복을 찾아내는 것과 작업치료 환자들의 특별한 요구들이 본래의 근원지에서의 이탈을 정당화하기 때문에 문헌에 대한 "엄격한 지지"는 "필수적이지도 이롭지도 않은 것"으로 언급하였다(Allen, 1987, p. 4).

정보 처리 모델 | Information Processing Model

1980년대 후반에 Allen은 인지심리학, 특히 Soviet 심리학(Katarbinski, 1965; Leontyev, 1978, 1981)에 관한 책을 발견하였다. 이 책의 영향으로 Allen은 환자에게 작업이 갖는 특별한 의미를 이해해야 한다고 강조하였다.

그러나, 수행의 기능과 기능장애를 설명하기 위하여 이론적 기초로 Allen이 선택한 것은 Anderson의 정보처리 모델(1992)이었다. 그녀는 Anderson의 발달과 정보 처리 모델, 두 가지를 모두 신임하였다(Allen & Blue, 1998, p. 10).

알렌 인지단계 척도 완성을 위한 수행의 인지 모드 첨가 | Adding th Congnitive Modes of Performance to Create the Allen Cognitive Level Scale

모델이 발전함에 따라서 원래 여섯 단계인 인지 기능(coma인 0에서 정상인 6까지)을 기능적 활동의 작은 단계까지 설명할 수 있고 더욱 민감하게 인지를 측정할 수 있도록 십진법 체계를 포함하는 단계로의 확장이 이루어졌다(Allen 등, 1992, 1996). 0.8에서 시작하여 6.0까지 있으며, 남아있는 다섯 단계가 9개의 소단계로 나누어졌다. 다시 말하면 Level 1이 Level 1.0, 1.1, 1.2, 1.3,...1.9;이며 Level 2는 Level 2.0, 2.1, 2.2, 2.3,...2.9로 이루어졌다. Allen에 따르면 "소수점 아래의 숫자 정보는 그 사람이 할 수 있는 활동으로 해석될 수 있다"며 "앞에 있는 기수는 환자의 단서에 집중하는 것을 나타내며 활동으로는 해석할 수 없다(4.3은 부분적으로 4.4를 나타낼 수 있다)(Allen, 1994, p. 14)." 이러한 하위단계들은 수행 모드로 언급될 수 있다.

각각의 6단계 하위모델은 같은 인지 틀 안에 있으며 집중력과 처리과정 속도, 언어적 능력, 시공간능력, 기억력과도 관계가 있다(Allen, 1999; Allen & Blue, 1998).

십진법 체계가 포함된 주요한 6단계는 알렌 인지단계 척도(Allen Cognitive Level Scale, (ACLS))로 명명된다. 이 6단계는 52가지로 측정 가능한 모드인 반면, 숫자가 기수로 매겨진 모드는 형식적으로 사용하지 않으며 수행을 평가하는데 52 모드 보다는 26모드를 주로 사용한다(Allen & Blue, 1998, p. 226).

Allen은 작업치료사가 환자의 기능 수행의 변화를 "탐지하고 문서화 할 때"는 십진법 체계를 사용하도록 추천한다(Allen, 1994, p. 14). 더욱이, 수행 모드를 사용함으로써 치료사는 환자에게서 "바람직한 변화"를 만들 수 있다고 제안하였다(Allen, 1994, p. 16). 그러나 환자의 인지 기능이 안정화 되고 보호자를 교육하거나 퇴원계획을 세울 때는 원래의 6단계를 사용하는 것이 바람직하다고 언급했다(Allen, 1994, p. 14).

연구 | Research

초기의 인지 장애 이론의 틀을 적용한 연구는 우울증(Katz, 1985), 노인성 치매(Heying, 1985; Wilson, Allen, McCormack, & Burton, 1989), 청소년(Katz, Josman & Steinmetz, 1988), 정신분열증(Allen, 1985), 약물 중독(Partida & Price, 1988), 광범위한 정신병 인구(Averbuck & Katz, 1988; Heimann, Allen, & Yerxa, 1989; Landsmann & Katz, 1988)를 대상으로 이루어졌다. 후에 이론의 틀과 관련된 평가 신뢰도와 타당로를 얻기 위해 더 많은 연구들이 이루어졌다. 이 장의 뒤쪽에서 평가 도구들에 대해 자세히 살펴볼 것이다. 인지수준과 과제 분석을 위한 연구들이 꾸준히 이루어지고 있으며, 정신건강 세팅 안팎의 사람들을 대상으로 이 모델의 적용이 평가되고 있다.

현재 임상의 작업치료
(CURRENT PRACTICE IN OCCUPATIONAL THERAPY)

인간과 행동 | The Person and Behavior

Allen은 장애가 없는 정상인의 활동을 언급할 때, 정상인의 기능(normal human function)으로 일관되게 적용하기 때문에 이 장에서도 이 용어를 사용하였다. 이론의 초점은 정상인 기능에 대한 것이 아니므로 간략하게 소개되었다.

인지기능이 핵심 (Cognitive Function Is Central)

Allen의 개념에 의하면 사람의 모든 활동에 인지기능이 필요하다. 인지기능은 활동을 위한 행동의 정신적 조절(Allen, 1994, p. 12)과 관련이 있다. 뇌 조정 과정으로 인지 용량은 뇌의 화학적이고 구조적인 변화에 반응하지만, 환경과의 상호작용에 의해 두드러지게 영향을 받지는 않는다. 인지능력은 진화를 통해 보편적으로 다른 문화 간에도 공통적으로 발달한다(Allen & Bruce, 1998, p. 237). 수행의 성공여부와 범위는 개인의 인지기능 수준, 환경 안에서 수행을 위한 인지기술과 기대감의 일치성에 달려있다. 인지 수준에 의해 측정될 수 있는 질적 용량인 정상 기능은 의미 있고 영속성 있는 활동을 수행하기 위한 언어적 · 운동적 행동을 가이드 하는 정신적 에너지의 사용이다. 기능은 항상 변화하는 환경에서 발생하며(Allen, 1994, p. 12) 기능은 또한 작업에 종사하기 위해 필요한 정신적 처리 과정으로 정의된다(Allen & Blue, 1998, p. 226-227). 이러한 과정은 사람들의 행동과 활동을 지배하는 정신적 구조로 구성된다(Allen, 1999, pp. 4-6).

인간 기능에 대한 기술을 다른 것과 대조해 본다면 성격, 느낌, 자신에 대한 생각이나 신념, 사회적 기술이 강조되지 않는다는 것은 분명하다; 그러나 이것으로써 이 모델이 다른 차원의 인간의 경험을 무시하는 것은 아니다. Allen은 모든 사람이 그의 모델의 대상이라고 진술했다(Allen, 1999, p. 9; Allen & Blue, 1998, p. 237). 생각하는 능력은 인생 전반에 걸쳐 모든 면에 영향을 주는데(Allen, 1999, p. 4; Allen & Blue, 1998, p. 236) 작업치료는 특히 의학적 문제 후 수반되는 기능적 문제에 개입한다 (그녀의 모델에서 언급하고 있는 기능의 한계점은 생물학상의 장애나 인지장애에 의한 것이다).

정상 인지기능은 Allen의 인지 6단계의 인지처리 능력으로 생각하고, 예상하고, 행동을 계획하는 능력으로 특징지어진다.

동기화 : 할 수 없음과 하지 않음을 구별하는 것
(Motivation : Distinguishing cannot from Will Not)

Allen이 유기체적인 관점으로 언급한 것에 따르면, 사람은 자신의 행동을 통제하고 주어진 상황에 최선을 다한다(Allen, 1985, p. 95). 할 수 있는 최대한 또는 무엇을 할 수 있는 능력을 역량(Capacity)으로 언급하며, 신체적 뿐 아니라 인지적인 면의 현재 능력과 새로운 능력을 발전시킬 수 있는 잠재력을 포함한다. 비록 사회적인 감정과 기술이 역량(Capacity)의 한 부분으로 열거되지 않을지라도 수용할 만한 사회적 역할을 수행하는 능력은 인지적, 신체적 역량(Capacity)에 의해 영향을 받는다.

한 개인이 할만한 능력이 되는 것(할 수 있는 것)은 활동을 마지못해 하기 전에 미리 정해져야 한다. 인지 장애가 있는 만성 정신병 환자의 경우 종종 가족이나 전문가에 의해 활동을 시도하지 않는 것으로 보여 지나 사실, 그들은 최대한으로 하고 있는 것이다. 역량(Capacity)은 동기화의 문제를 평가하기 전에 우선 평가되어야 한다(Allen, 1994, p. 16).

정상기능은 사물, 사람에게 영향을 미친다. 이러한 결과는 그 사람의 개인력과 사회적 그룹의 배경 안에서 달성되며, 개인이 수행한 활동이 사회적 그룹의 가치에 맞는 지에 따라 궁극적인 만족감이 결정된다. 계속적인 성공경험이 지속적인 과제 수행을 위한 긍정적인 동기로 작용한다.

역기능 *(Dysfunction)*

역기능이란 신체적인 이상이 손상, 장애, 핸디캡의 결과를 낳고, 기능적 수행을 위한 활동에도 차례대로 영향을 미치는 것을 의미한다. 초기 연구에서 Allen은 역기능을 감각운동 정보 처리에서의 손상으로 정의내리고(Allen, 1982, 1985) 반영구적인 인지적 한계점을 가진 사람을 인지 장애를 가진 사람으로 언급했다.

Allen의 교육용 비디오 '작업치료사가 수공예를 사용하는 이유(1991b)' 에서 인지적으로 장애를 가진 사람들은 어린아이와 같이 특별하게 다루어야 한다고 언급했다. 예를 들어, 언어적으로 별 문제 없는 환자의 경우 운동수행이 언어 능력과 일치하지 않는다면 문제가 있다(Allen, 1985, p. 5).

> ...우울한 사람은 괴로워하며 많은 불평을 한다... 같은 불평을 계속해서 듣는 것은 사람을 지치게 한다...그 환자에게 진절머리가 나거나 무시하게 된다(Allen, 1985, p. 140).

최근 Allen과 Blue(1998)는 인지적으로 장애를 가진 사람에 대해 "우리와 비슷하기도 하고 다르기도 한 방법으로 생각하고 느끼는 것을 고려해야만 한다(p. 236)"고 했다. 그들은 생각하는데 제한된 역량(Capacity)을 가지고 있다(p. 236). 이 제한이 인지적 장애이다. 인지적 장애는 의학적인 문제에서 비롯되며 생각하고 느끼는 것에 대한 손상은 행동에서 관찰된다(Allen & Blue, 1998, p. 225). 좀 더 구체적으로 역기능은 뇌에서 이루어지는 정보처리과정의 손상이며 결과적으로 매일의 일상생활을 수행할 때 절충된 활동이 나타난다(Allen, 1998, 1999, pp. 2-3; Allen & Blue, 1998, pp. 239-241).

역기능적 행동은 1~5단계의 인지 단계로 나타낼 수

있다. 정상적인 인지능력을 가진 사람도 일상생활에서는 낮은 인지기술을 사용하기도 하지만(Allen, 1991b), 인지적인 역기능을 가진 사람은 좀 더 복잡한 인지 기술이 필요할 때 적절하게 대처할 수 없다. 인지 장애를 가진 사람은 매일의 삶에서 새로운 상황에 적응하고 학습하는 능력에 제한점을 가지고 있다.

인지 장애가 있다는 것은 전반적인 인지능력과 환자에게 기대할 수 있는 수행에 제한이 있다는 것을 의미하며 이러한 제한은 지속적이다(진행성 질환인 경우 더 악화될 수도 있다). 초기의 논문에서 알렌은 뇌가소성에 근거한 호전에 대해 도전장을 내밀었다. 그녀는 이 분야에서 더 많은 연구가 필요하다고 강조했으며 재보상화가 발생하는 부분에서 조차 실제 치료에서 사용할 수 있게 되려면 오랜 시간이 걸린다고 주장했다(Allen, 1985, p. 95).

국소적인 뇌병변이 있는 사람들은 그 병변의 위치에 따라 특정한 부가적인 결함이 있지만 알렌의 인지단계는 정보를 처리하는 주된 방법과 기능(Allen, 1994, p. 9)을 위한 개인능력에 초점을 맞추고 있다. 알렌은 기능수준에도 상황에 따른 변화가 있다는 것을 인정하면서도 이러한 변동은 환자 자신이 에너지를 더 많이 가지고 있다거나 덜 가지고 있는 것으로 설명될 수 있으며 약물치료, 체력의 변화에 대한 개념을 명확히 해주고 활동이 환자에게 주는 의미에 따라 기울이는 노력을 더하거나 줄이기도 한다(Allen, 1994, p. 16). 만약 치료사가 환자의 현재 능력에 맞는, 적절한 도전이 되는 활동을 제공한다면 환자는 안정감, 숙달감, 행복감을 느낄 수 있다(Allen, 1994, 9. 16).

치료사의 역할 | Role of the Therapist

다른 이론의 틀에서와는 달리 작업치료사는 중재부분에서 다양한 역할을 하며 환자의 필요에 따라 다른 파트보다 중요한 역할을 할 수 있다. 인지 장애 틀에서는 치료사를 평가, 활동분석, 환경 관리를 하는 임상가로 설명하고 있다. 때로는 상담자와 대변자의 역할을 할 수 도 있다.

조력자로서의 치료사 (Therapist as Assessor)

이 책에서 논의된 모든 이론의 틀에서 치료사의 역할은 평가하고 계획하고 중재를 실행시키는 것이다. 그러나 인지 장애 틀에서서 평가자로서의 치료자의 역할은 매우 중요하다. 알렌 인지 수준 척도에 따라 환자를 평가하면서 Allen과 Blue는 치료사가 하는 모든 활동들이 척도에 근거하기 때문에 척도를 매우 중요하게 생각했다(Allen & Blue, 1998, p. 226). 알렌은 보상적 치료에서 치료사의 이상적인 역할을 환자의 능력에 의해 변화할 수 있는 부분을 명확하게 찾아내기 위하여 장애를 정확하게 평가하는 것과 현실적으로 지원될 수 있는 지역사회의 도움을 알아내는 것이라는 초기의 제안을 고수하였다(Allen, 1987, p. 565). 치료사는 환자가 보유하고 있는 것, 기능, 인지 수준의 변화 기록을 통해 환자를 평가하고 관찰하는 역할을 한다.

숙련가로서의 치료사 (Therapist as Expert)

치료사는 환자의 역량과 활동을 수행하는데 요구되는 인지능력을 알고 있는 숙련가여야 한다. 치료사는 다양한 수준의 인지 장애로 발생하는 한계점을 인식하고 그가 속할 환경 안에서 환자가 수행 가능한 활동과 안전하게 활동을 수행하는데 필요한 구조와 지침을 알아야 한다. 알렌과 그녀의 모델에 연관된 연구자들은 인지수준에 근거하여 환자가 성공적으로 수행할 수 있는 활동을 세부적으로 설명하는 유용한 정보를 가지고 있다(Allen et al. 1992, 1996; Allen, Earhart, Blue & Therasoft, 1996). 인지 장애를 가지고 있는 환자들은 자신이 어떤 활동을 할 수 있는지에 대해 잘 알지 못하며 자신의 한계에 대한 비현실적인 믿음을 가지고 있다. 이러한 정보들은 각자에게 의미 있고 즐거운 활동을 확인하는데 사용된다.

환경 관리자로서의 치료사 (Therapist as Environmental Manager)

전문적 지식을 활용하여 치료사는 환자의 성공경험을 증진시키기 위해 환경에서 과제를 선택하거나 변화시켜야 한다. 알렌은 이것을 환경적 보상으로 언급하고, 보상이란 환자가 과제 조작에 있어 성공을 경험하도록 치료사가 과제의 복합성을 환자의 인지 수준에 맞게 조정하는 것이라고 언급 하였다(Allen, 1985, pp. 25-27). 과제의 단순화는 알렌의 생물학적 보상(Allen, 1985), 심리학적 보상의 개념과 대조되는데 여기서 알렌은 회복적 모델을 과제의 단순화로 설명했다. 환경 관리자로서 치료사는 안전하고 유쾌한 경험을 촉진시키는 치료 환경을 조성해야 한다. 환자가 퇴원할 때 치료사는 최소한의 제한으로 안전하게 기능할 수 있는 최상의 집 · 작업환경에의 적응을 권한다(Allen & Blue, 1998).

상담자, 교육자 그리고 지지자로서의 치료사
(Therapist as Consultant, Educator, and Advocate)

인지장애가 어떻게 삶에 영향을 미치는지를 잘 이해하는 사람은 거의 없다(Allen & Blue, 1998, p. 227). 가족 구성원, 심지어 전문가들조차도 오랜 기간의 인지장애를 무시하고 합리화하며 부정하려는 경향을 가지고 있다(Allen & Blue, 1998, p. 229). 장애의 존재를 인정하도록 하기 위해 주의 깊게 관찰하면서 치료사는 다른 스탭들과 보호자들을 현실적인 기대 안에서 교육하고 '할 수 없다.'와 '하지 않는다.'를 구별하도록 돕는다. 치료사는 또한 위험한, 안전한 그리고 기능을 촉진시킬 수 있는 환경에 대한 적응을 설명하는 교육을 할 수 있다(Allen & Blue, 1998 ; Allen, Earhart, Blue & Therosoft, 1996).

오랜기간 인지장애를 가지고 살았다면 치료사는 이용가능한 지역사회자원을 알려주고 보호자를 지지해 준다. 사회서비스나 기관에 환자의 인지수준을 알리고 필요한 도움을 받도록 조치한다. 치료사는 과제가 주어지는 환경에서 환자에게 긍정적인 경험의 기회를 제공한다. 환자는 기회를 받아들일 것인지 아닐 것인지를 결정한다(Allen, 1985, p. 76).

활동의 기능 | Function of Activities

인지 장애의 틀에서 활동의 사용은 작업 수행의 변화를 측정하고, 성공을 위한 기회를 제공하며 전환의 기회를 주기 위해 사용된다. 기본적으로 활동은 인지 수행의 상실을 보상하는 돕는 역할을 한다.

측정 *(Measurement)*

행동을 구성하거나 또는 행동의 결과가 되는 '활동'은 필요한 도움의 양과 해결해야 하는 문제에 따라 인지적 등급이 메겨진다. (Allen et al ., 1992). 활동을 통하여 정신과정(인지 기능의 등급)을 측정할 수 있고 문제해결 능력으로 인지변화를 객관적으로 측정할 수 있다. 친숙한 일상생활 활동을 수행하는 것으로 현재 환자의 인지능력을 평가하는 것은 좋은 방법이 아닌데, 친숙한 활동은 전형적으로 "숙달된 후에도 계속 연습된 것"이고 습관화되었기 때문이다(Allen &Blue, 1998, p.228). 환자의 인지능력을 계속 평가하기 위해서는 "새로운 정보 처리 과정"이 요구되는 활동을 적용해야 한다(Allen, 1997, p.15). 알렌은 수공예 작업에 대하여 수행에 필요되는 기준 요구량이 있으며, 그것의 등급을 조절할 수 있기 때문에 평가도구(연장)로써 환자의 능력을 측정할 수 있고 수행 중에 다양한 문제를 해결하는 부분에서 환자의 기능을 알 수 있으며 무엇보다 환자가 즐길 수 있다는 장점을 언급했다(Allen, 1991b). 이 모델에서는 다양한 수공예 작업과 특정한 일상생활 과제를 활용하여 평가도구로 사용하기 때문에 이 모델을 사용하여 환자를 평가하려는 작업치료사는 특정한 과제의 인지적 요구량을 분석하여 인지 기능을 측정하는데 활동을 사용할 수 있다.

성공 경험 : 현실적인 활동
(Success Experience : Realistic Activities)

치료적인 활동 (Therapeutic activities)은 환자의 인지 능력 범위 안에 있는 활동을 말한다. Allen 은 치료적인 범위 안에서 원하는 활동을 기능적으로 수행하도록 제안한다. (Allen, 1985, p.93). Allen의 글에서 일관되게 언급되는 이 치료적인 활동은 일반적으로 일상생활(ADL)과 수공예(Crafts)이다. Allen은 너무 복잡한 활동을 수행하도록 요구하는 것은 "환자가 어느 정도 그것을 인식할 수준이면 정신장애를 초래할 만큼의 악영향으로 파국반응을 일으킬 일"로 언급하면서(Allen, 1985, p.185) 개인의 능력을 능가하는 일의 단계들은 환자가 수행하기를 거절하거나 무시할 수 있다고 했다.(Allen, 1985, p.193). 환자가 그들의 능력 이상을 할 수 없다는 것을 강조되면서 개인의 능력 이상을 기대하는 것은 치료자나 다른 전문가들의 "비난"을 받을 수 있다고 언급했다(Allen, 1994, p.16).

Allen의 초기 연구에서, 그녀는 인지장애를 가지고 있는 사람들에게 수공예를 사용할 것을 주장하면서 " 일관된 임상적 유형에 따른 구조화로 3, 4, 5 등급의 과제나 수공예가 가장 많이 사용된다"고 썼다(Allen, 1991a, 1991b). 최근 저술에서 Allen은 수공예가 인지 장애를 가지고 있는 사람에게 항상 의미 있는 것은 아니라고 기록했다.

개인의 인지적 능력과 같은 등가성을 지닌 활동을 수행하는 사람은 성공 경험을 할 수 있다. 이러한 점에서 이 모델은 환자를 좀 더 인간답게 하는 경험을 제공한다. 양육자와 가족 구성원은 그의 능력을 기대하고, 환자는 일을 완성함으로써 성취감을 느낄 수 있다.

환경적 보상 : 과제의 변화
(Environmental Compensation : Changing the Task)

치료활동은 환자의 잔존 능력을 사용하여 인지장애를 보상할 수 있는 환경의 한 부분이며, 이것은 개인에게 만족감을 제공하고 사회적으로 수용되는 경험을 갖도록 한다. 성공하도록 활동을 수정하는 것은 하나의 환경적 보상이다. 이런 방법을 사용하여 "치료적 활동은 적응적 도구(Adaptive Equipment)의 한 부분이 될 수 있다(Allen, 1985, p.26)."

환자의 인지 등급에 맞는 활동은 병과 관련된 불안이나 불편감을 감소시킬 수 있다. 예를 들어 환자가 망상이나 사고장애를 갖고 있다면 일의 초점은 이상자극을 차단하고 방향을 바꾸는 것을 도울 수 있다. 손으로 물체를 다루는 작업을 하면서 손으로 만지고 조작하는 것은 환자에게 안정감과 현실감각을 제공할 수 있다(기능이 3단계 정도의 환자에게 적절함).

전환 (Diversion)

Allen은 다소 환자를 힘들게 할지라도 "환자를 바쁘게 하는 것"이 작업치료사의 능력이며 그것이 점진적으로 약물의 효과를 보는 동안 환자를 더 안정하도록 도와준다고 주장한다(Allen, 1985, p.227). 예를 들어 "유치하게 행동하고 말하는 우울증 환자는 누구나 그리고 특히 우울증을 앓고 있는 환자를 화나게 만든다. 똑 같은 말을 여러 번 반복해서 말하는 것을 듣는 것은 매우 힘든 일이며 듣는 사람을 짜증나게 하거나 그 사람을 무시하게 된다. 대처하는 방법은 과제에 집중하도록 하여 말을 반복하게 만드는 원인이 되는 정신적인 고통이나 반복되는 생각에서 주의를 분산시키도록 한다. 임의적인 과제 수행의 효과는 일시적이며 또 다시 환자는 불편감을 느끼게 될지라도 과제는 단기간의 효과를 제공하는데 도움을 준다(Allen, 1985, p.140)

평가 | Assessment

평가는 환자의 장점과 제한점 확인하여 인지기능 등급을 매기는 현재의 과정(here and now process)으로서 이것은, 치료로부터 분리할 수 없다(Allen & Blue, 1998, p.235).

초기평가 (Preliminary Assessment)

평가는 입원의 이유를 확인하고 초기 작업치료 목표 설정을 위해서 환자의 의학적 기록을 살펴봄으로써 시작된다. 치료사는 진단에 대한 지식이 필요하며(증상, 치료, 경과 등) 진단이 모호할 경우 나름대로 진단하고 질병의 경과를 기록한다.

진단의 역할 (Role of Diagnoses)

의사들은 진단하고 약을 처방한다. 작업치료사는 그 사람의 기능(능력)을 예상하기 위해 진단정보를 사용한다. 치료사는 환자에게 다음과 같이 질문한다 : "현재 본인의 상태가 일시적인 것인가요, 아니면 예전과 비슷한가요? 안정적인가요? 완화되었나요? 악화되었나요? 어떤 약물을 처방받았었나요? 약물의 효과가 어느 정도로 예상되나요?"

환자의 인지등급이 약물로써 좋아지지 않은 때 치료사는 의사나 환자 자신이 이 사실을 알고, 약물의 종류나 투약량을 재평가하도록 돕는 역할을 해야 한다. 이런 방법으로 치료사는 환자가 견딜 수 있을 만큼의 약물의 적정량을 투약 하도록 정보를 제공해야 한다(Allen, 1985, p.108)

이론적 가정 - 평가와 중재의 지침 |
(Theoretical Assumptions-Guide to Evaluation and Intervention)

인지 장애에 관한 이론적 가정은 사람, 활동, 직업, 환경, 문화 등 기본적인 정보의 요약이다. 이것은 앞서 이

표 8-3

반 구조화된 면담

(SEMI-STRUCTURED INTERVIEW GUIDE)

- 과거력
- 최근 생활 환경
- 현재 사회적 지지구조
- 자조기술 능력
- 직업과 교육력
- 흥미(과거&현재)
- 환자의 지각 능력
- 환자의 지각 제한
- 환자의 목표

Adapted from Allen, C. (1985). *Occupational therapy for psychiatric diseases : Measurement and management of cognitive disabilities.* Boston, MA : Little Brown and Company.

장에서 설명된 인지 장애 이론에 적용되는데 사람- 환경- 작업 사이의 변화와 서로간의 관계가 작업치료의 평가와 중재의 지침이 된다.

기록검토 *(Chart review)*

기록검토는 작업치료에 적합한 사람을 결정하는 초기 선별 도구이다. 다른 전문가와 치료자들의 기록과 문서를 읽음으로써 작업치료사는 환자의 기능에 대한 정보를 얻고, 그들의 능력과 제한점을 알 수 있다. 개인의 기능을 보고하는 것이 작업치료사의 역할이다. 0.8-1.0등급의 환자는 치료실에 앉아 있을 수 없고 예견할 수 없는 행동을 하거나 병원에서 탈주나 자살의 위험, 치료거부, 함구증을 보이거나 신체적인 제한을 받을 수도 있다(Allen, 1985). 기록검토는 치료사가 환자의 초기 평가에 가장 적합한 검사도구를 결정하는데 도움이 된다.

면담 *(Interview)*

다른 이론의 틀에서와 같이 Allen은 치료자–환자 간의 라포를 형성하고 질병이 생활에 어떻게 영향을 주는지 잘 이해하며 환자에게 의미있는 활동을 찾아주기 위한 방법으로 반 구조화된 인터뷰의 사용을 제안한다(Allen & Blue, 1998, p.11) 치료자는 표 8-3에서 인터뷰 정보를 얻을 수 있다. 필요할 경우 환자가 정확한 자기 평가를 제공할 수 있을 때까지 인터뷰를 연기할 수 있다. Allen은 치료사가 인터뷰하는 동안 기록하고 환자가 요청한다면 보여줄 것을 제안했다.(Allen, 1985, p.118).

평가도구 *(Assessment Instrument)*

Allen은 오랜 기간에 걸쳐 몇몇 선별 도구와 평가도구를 개발해왔다. 최근 저술에서 그녀는 Allen Battery를 발표했는데 이것은 환자를 평가하면서 동시에 간병인

(병을 돌보는 사람)을 교육할 수 있는 도구이다.(Allen & Blue, 1998, p.227). Allen Battery는 초기 평가와 변화를 관찰하기 위해 사용된다.

초기평가 (Initial Assessment)

기초 선별도구는 환자의 기능 전반에 대한 정보를 얻기 위해 사용된다. 선별 도구는 환자의 초기상태에 따라 치료사에 의해 결정된다. 어떤 도구들은 환자의 인지 등급을 측정하도록 설계되었다.

알렌 인지 단계 선별검사와 큰 사이즈의 알렌 인지 단계 선별 검사 (Allen Cognitive Level Screen and Large Allen Cognitive Level Screen)

이 도구는 Allen에 의해 발전되었고 Moore에 의해 정리되었다. ACLS(Allen Cognitive Level Screen; 알렌 인지 단계 선별검사)는 "점수를 해석하는 방법을 알고 그 구조를 공부한" 작업치료사에 의해 사용되는 표준화된 도구이며 2번째 개정판이다(Allen, 1969, p.2). 이것은 가죽 끈(매듭짓기)바느질의 복잡한 과정으로 환자의 학습능력과 배우는 과정에서 사용하는 수행을 기초로 하여 ACLS에서 인지 등급을 지정한다. 연구는 청소년을 대상으로 이루어졌지만 성인에게도 적용 가능하다. 도구가 인지 발달 과정을 고려하므로 어린 아이들은 ACLS에서 높은 인지 등급을 받으려고 노력하지 않아도 된다. 치료사는 미리 구멍이 뚫려있는 가죽을 준비하고 환자에게 시범을 보여주기 위하여 세 번의 바늘땀을 미리 완성해 놓는다. 평가의 한 부분으로 실수를 수정하는 부분이 있는데, 치료사는 미리 실수를 가정하고 어떤 방법으로 수정하는지를 알려준다.

ACLS는 환자가 새로운 것을 배우는 학습능력을 평가하기 위해 고안된 것이므로 도구를 사용하기 전에 환자가 이러한 바느질에 익숙하지 않아야 한다. 만약 환자가 이 활동에 이미 익숙하다면 환자의 수행은 습관에 의한 것으로써 그의 실제능력보다 더 좋게 평가되는 오차가 발생할 수 있다(Allen & Blue, 1998, p/227).

LACLS(The Large Allen Level Screen; 큰 사이즈의 알렌 인지 단계 선별검사)는 도구의 크기가 더 큰 것을 제외하고는 ACLS와 동일하며 이것은 시각이나 운동 손상을 가지고 있는 사람에게 적용된다.

Allen은 레벨 3에서 5.8사이의 기능을 가진 사람들에게 ACLS와 LACLS이 적합하다고 했다. 그러므로 매우 높거나 낮은 인지 등급의 사람들, 혼란스러운 환자들에게는 이 도구가 적합하지 않다.

현재 ACLS(와 LACLS)는 가죽-매듭짓기를 사용했던 초기 도구들을 수정하고 인지등급을 설정하기 위해 만들어졌다. Allen과 관련자들은 다른 분야를 인용하여 ACLS/LACLS를 가지고 현실성과 타당성을 갖춘 연구를 수행했다. 그들은 평가자 간의 타당성이 높게 유지된다고 발표했다(Allen & Blue, 1998, p.230);Penny, Musser, & North, 1995).

타당성 연구는 검사 측정 목적에 따라 인지과정, 전반적인 기능, 장애의 심각성 등의 영역에서 수행되었으며 (Allen& Blue, 1998, p.231) 블록 쌓기(Block Design)와 웩슬러 인지기능 검사(Wechsler Adult Intelligence Scale(Katz, 1985;Mayer, 1988))의 사물조립(Object Assembly)의 일부, 쉬플리 생활 지수(Shipley Institute of Living Scale) 검사를 통한 구두능력, 리스카 사물 분류(Riska Object Classification (ROC)(Williams, 1981;Wilson, 1985)), 단기 정신병 측정척도(Brief Psychiatric Rating Scale(Moore, 1987)), 간이 정신상태 검사(the Mini-Mental Status Exam(Heying, 1985; Wilson, 1985)), 시지각운동 손상 발달검사(the Developmental Test for Visuomotor Impairment(Shapiro, Assessment(Katz & Heimann, 1990)), 그리고 위스콘신 카드분류 검사(the Wisconsin Card Sorting Test (Secrest, Wood, & Tapp, 2000)) 등의 검사와 긍정적인 상호관련성을 보였다. 다른 연구는 이 도구가 정신병 환자들을 세분화하는 검정능력을 가지고 있는지 알아보기 위해 수행되었다(Josman & Katz, 1991;Katz, Josman, &Steinmetz, 1988;Katz, 1985; Katz & Heinmann, 1990).

하위 인지 기능 검사 (Lower Cognitive Level Test)

이 도구는 Allen에 의해 개발되었는데, 치료사는 환자로 하여금 안내에 따라 특정 리듬에 맞추어 세 차례 박수를 치도록 한다. 이 도구는 낮은 인지기능을 가진 사람들을 대상으로 한다. Allen의 Occupational Therapy for Psychiatric Diseases : Measurement and Management of Cognitive Disabilities(1985)에 자세한 설명이 나와 있다.

인지 장애의 이론적 가정
(COGNITIVE DISABILITY THEORETICAL ASSUMPTIONS)

사람과 인지

1. 인지는 뇌에서 처리된 정보를 바탕으로 수행되는 일상 행동을 통해 관찰가능하다.
2. 인지처리 능력은 불변의 복잡한 명령에 따라 발전한다.
3. 인지장애는 생물학적(중추신경계) 손상으로 발생한다.
4. 인지처리과정의 손상은 대다수의 정신병 환자와 중추신경계와 관련된 신체장애를 가지고 있는 사람에게 나타난다.
5. 인지장애를 가지고 있는 사람은 사고하고 정보를 처리하는 과정이 정상인과 다르며, 이것은 매일의 일상생활 행동을 방해한다.
6. 과제행동의 제한은 전반적인 사고 처리과정을 반영하는 인지 등급에 따라 설명될 수 있으며, 예측 가능하며, 발달 순서에 따라 예견될 수 있다(Allen & Blue, 1998, p.227).
7. 개인의 인지 등급은 그가 만족할 수 있는 행동을 예상하도록 한다.
8. 인지 처리 능력의 감소는 손상, 제한, 장애를 가져올 수 있다.
9. 환자는 주어지는 상황에 최선을 다한다. "할 수 있다"와 "할 수 없다"는 "할 것이다" 와 "하지 않을 것이다"를 추론하기 전에 결정되어야 한다.
10. 인지장애를 가지고 있는 사람은 환경변화에 적응하고 배우는 능력에 제한을 받는다.
11. 인지장애를 가지고 있는 사람의 기능 수준은 항정신병약의 중재나 경과과정 상 뇌의 기능변화가 있을 때 인지 기능 발달(증진)을 예견할 수 있다.
12. 진행성일 경우, 인지장애를 가지고 있는 사람은 점진적인 기능 수행의 감소를 경험할 것이다.
13. 기능은 언어적, 운동적 행동을 지시하는 정신 에너지의 사용이다.

환경/문화

14. 주어진 환경에서 안전하게 생활할 수 있느냐 하는 것은 개인이 새로운 환경에서 정보를 처리하고 추론하는 능력에 따라 결정된다.
15. 과제 환경은 얼마나 환자가 안전하게 기능할 수 있느냐에 따라 긍정적 또는 부정적인 영향을 미친다.
16. 인지장애 환자는 그들의 능력 범위의 과제 환경에는 참여하고 능력 밖의 일은 무시한다.
17. 치료사는 환자의 환경을 최대한으로 제한해야 한다. 잔존능력을 최대한 발휘하도록 해주고, 제한을 일으키는 방해물로부터 보호해 준다. (Allen & Blue, 1998, p.227).

활동/작업(일)

18. 환자의 인지등급을 넘어서는 능력이 요구되는 과제는 무시되거나 거절될 수 있다.
19. 인지등급의 평가는 새로운 학습능력을 평가하는 것을 말한다 ; 친숙한 과제 수행은 환자의 실제 인지등급보다 높게 나오는 잘못된 결과를 낼 수 있다.
20. 활동의 참여로 인지등급이 변하지 않는다.
21. 치료자는 과제 분석과 등가성 원리에 따라 환자의 인지 능력 내에서 과제를 선택하고 수정할 수 있다.
22. 환자의 인지능력과 활동욕구에 맞는 적절한 인지단계의 활동은 환자로 하여금 과제를 완성하고 성취감을 느끼도록 한다.
23. 치료 시간에는 현실적이고 실제적인 활동을 사용해야 하고, 만족감을 주어야 한다.

기타

24. 인지 장애를 가지고 있는 정신병 환자는 기술 습득이나 인지단계의 변화 보다는 유지와 관리 측면에서 작업 치료가 이루어져야 한다.
25. 인지 등급의 평가는 퇴원계획, 환경적응, 법정 능력 갖추기 등과 관련되어 이루어져야 한다.

일상 과제 목록과 일상 과제 목록-2 (Routine Task Inventory and Routine Task Inventory -2)

일상 과제 목록 초판은 The Original Routine Task Inventory(RTI)(Allen et al., 1992; Allen, Earhart, Blue, &Therasoft, 1996) 관찰 지침으로서 초기에 환자의 수행에 대한 간단한 정보를 얻고자 사용되었다. 14개 과제 영역은 최초 RTI에 포함되었던 것이고 Lawton과 Brody에 의해 좀 더 발전되어 목록으로 작성되었다(Lawton, 1970, 1971). 수행항목은 목욕, 옷입기, 몸치장, 걷기, 음식 준비, 가정일, 돈 관리, 건강관리, 여행의 영역 등을 평가한다. 개정된 RTI는 치료적 운동, 아이 돌보기, 의사소통(쓰고 말하는 기술), 일(스케줄, 지시에 따르는 기술, 다른 사람과 어울리기)등의 항목을 포함하여 확장되었다(Earhart & Allen 1988). 환자의 수행은 ACLS에 따라 점수화 된다.

초기 RTI는 논문을 통하여 신뢰성과 타당성을 검증받았고, 높은 검사- 재검사, 평가자 간 신뢰도를 얻어냈다(Heimann, 1985; Wilson, 1985).

RTI와 ACL는 긍정적인 상호관련성을 보였고(Heimann et al., 1989;Wilson et al.,1989), Mini-Mental State와 the RTI와도 긍정적인 상호관련성 보인다(Wilson et al.,1989).

인지 수행 평가 (Cognitive Performance Test)

인지 수행 평가 The Cognitive Performance Test(CPT)는 알츠하이머병 환자를 대상으로 알렌 인지단계(Allen Cognitive Level)를 평가하기 위해 고안된 표준화된 평가도구이다. 그것은 정보처리에 필요한 체계적이고 다양한 환자의 기능상태를 알기 위하여 일반적인 일상생활 수행정도를 측정한다. CPT과제는 옷 입기, 쇼핑하기, 빵 굽기, 전화하기, 씻기, 여행 등으로 구성되어 있다. 각각의 활동은 표준화된 수행환경과 지시가 제시되어 있다. 수행에 있어 주의력과 문제 해결능력을 위한 단서의 형태에 의해 장애 단계가 결정된다. 환자가 수행상의 어려움을 보일 때는 감각적 단서나 도움이 순차적으로 증가되는 것으로 환자가 받는 단서나 정보의 형태에 따라 인지 기능 단계를 확인할 수 있다. 타당도에 관한 문제를 고려하지 않을 수는 없지만 Burn(1991, 1992)는 환자가 어떤 활동을 선택했느냐 보다는 선택한 활동을 어떠한 다양한 방법으로 수행했느냐가 더 중요하다고 언급했다. 어떤 환자들은 6개의 활동 모두에서 점수는 다를지라도 비슷한 단계를 받는데 CPT의 합계점수는 수행의 평균을 나타낸다(Burns, 1992, p.47).

타당도와 신뢰도 연구 (Validity and Reliability Studies)

CPT의 예비연구는 Minneapolis VA Medical Center의 노인연구, 교육 그리고 임상에서 75명의 경·중증도 알츠하이머병 환자와 15명의 정상 노인 환자들로 이루어 졌다. 검사자간 신뢰도와 재검사 신뢰도는 적합하다고 보고 되었다(Burns, 1992). 4년간의 추적조사에서 병의 진행과정과 함께 환자의 CPT 점수가 감소되었다(Burns, 1992).

작업 수행 목록 (Work Performance Inventory)

Earhart(1985)에 의하면 이 평가는 거주지, 작업공간, 직업상담에서 만나는 사람들과 의사소통을 위해서 개발되었다. 이 검사는 작업 수행에 영향을 미치는 환자의 작업 습관, 작업적 관계 그리고 감정에 대해 설명한다. 1~6점 단계로 구성되어 있으며 과제를 선정하는데 있어 환자의 욕구와 치료사의 조언을 고려하도록 했다.

변화 관찰 계획 (Projects to Monitor Change)

알렌의 진단 체계 (Allen Diagnostic Modules)

알렌의 진단 체계(Allen Diagnostic Modules; ADM)는 감각자극 도구와 수공예 활동으로 이루어진 도구로서 환자의 기능을 검증하는 목적으로 쓰인다. ADM 설명서(ADM Manual)는 평가 도구의 활용과 채점 방식에 대한 설명으로 이루어져 있는데 이것은 알렌 인지단계를 기본으로 하고 있다. 기능호전의 증거들을 사용하여 환자의 기능이 향상되었을 때 ADM을 사용하여 변화를 측정한다(Allen &Blue, 1998, p.228). 수공예는 자신 또는 다른 사람을 위해 구체적으로 무언가를 만든다는 점에서 환자들에게 동기를 부여하고 가격이 저렴하며 만드는 과정에서 실수를 하여도 심각한 결과를 일으키지 않기 때문에 4.0~5정도의 인지기능을 가지고 있는 환자들을 평가하는 좋은 방법이다(Allen & Blue, 1998, p.228). 청소년과 성인, 남녀 구분 없이 적용될 수 있도록 과제가 선정 되었다(Allen, 1994, p.15).

중재 | Intervention

이 모델에서 말하는 치료는 장애를 가지고도 정상에 가깝게 생활하는 것을 목적으로 한다(Allen & Blue, 1998, p.228). 이러한 목표를 달성하기 위해 Allen은 관리(management)와 유지(maintenance)라는 2개의 실행 중재 형식을 고안했다. 관리와 유지는 회복과 안정이라는 목표에 대하여 다소 상반되게 접근한다. 관리는 치료사가 처음 환자를 만난 초기에 이루어 지는데 환자의 인지 상태를 측정하고 수행능력을 사정한다. 인지 단계가 안정화 되어가는 동안 환자가 쉽게 수행할 수 있는 활동을 제공하여 성공경험을 부여함으로 편안함을 제공한다. 유지는 인지 또는 기능적 단계의 향상을 기대할 수 없을 때 시작된다. 유지치료는 장기 요양시설에서 이루어진다(Allen, 1994, p.10).

Allen은 지속적으로 이루어지는 치료의 연속체로 4가지의 독특한 단계–급성기, 후기 급성기, 재활기 그리고 장기 치료기에 대해 언급하였다. 최근 논문에서는 이러한 4단계의 이름으로 명명하고 있지는 않지만, 연속적인 단계가 이루어지고 있음은 1992년 간행본에 설명되어 있다.

급성기 : 합병증 방지
(Acute Phase: Preventing complications)

급성기의 환자는 작업치료 활동을 위한 의학적 상태가 충분히 파악되지 않는다. 작업치료사는 환자의 안전 상의 문제가 예견될 경우 인지기능을 측정해야 한다. 환자는 이 시기에 매우 혼란스럽기 때문에 기능수준이 1이나 2로 측정되고 ACL, CPT, RTI 평가를 사용하기에 적절하지 않다. 급성의 정신병 삽화가 있는 환자, 약물중독, 급성 뇌졸중, 뇌손상 환자의 급성기는 매우 명백하다. 작업치료사는 초기면담을 하고 스플린트 제공이나 ROM 유지와 같은 치료를 통해 손상을 방지하는 것을 목표로 치료한다. 또한 이 시기의 치료는 합병증을 예방하는 것에도 강조점을 두어야 한다(Allen 등, 1992, p.20).

후기 급성기 : 인지 단계 확인 및 편안함 유지
(Post-Acute Phase: Establishing Cognitive Level and Keeping the Patient Comfortable)

의학적으로 활동에 참여할 수 있을 때를 후기 급성기의 시작으로 생각한다. 이 시기동안 치료사는 인지손상 관리와 관련된 단기목표를 설정한다. 의학적 상태는 향상되고 있으므로 치료사는 ACL, RTI, CPT 그리고 알렌 진단체계를 통하여 환자의 인지단계와 약물치료의 효과를 알아본다. 전형적으로 환자는 이 시기에 3~5단계의 기능을 가지고 있다. 이 시기의 변화는 소수점 체계를 사용하여 알아보는 것이 좋다. 이 시기에는 인지 상태가 안정화되는 단계로 더 이상의 향상이 일어나지 않을 때 치료사는 퇴원 후 계획을 수립한다.

이 시기에 치료사는 환자와 보호자에게 환자의 장애 상태에 대해 설명하고 환자의 안전을 위한 보호자 교육을 시행한다. 알렌에 의하면 치료사는 다음을 언급해야 한다.

- 기능 수행시 나타나는 질병의 증상
- 의학적으로 다른 진단과 감별할 수 있는 증상들
- 의뢰 받을 당시와 지금의 인지 단계
- 퇴원시점에서 추정되는 인지상태
- 퇴원 후 환자가 최소한의 제한점을 가진 안정하게 기능할 수 있는 환경(Allen 등, 1992, p.22 [작업치료 경과 기록과 표 8-4 참조])

치료사는 환자의 인지기능의 변화가 가지고 있는 의미(인지력의 변화가 환자의 독립성과 기능에 어떤 의미를 주는지)를 다른 치료진들에게 설명해 주어야 하는 중요한 역할을 맡고 있으므로 인지력 향상이 작업치료 개입의 결과가 아니라 할지라도 인지기능에 대해 주의 깊게 관찰해야 한다.

재활기: 유지와 지속
(Rehabilitation Phase: Specifying Maintenance Outcomes)

Allen에 의하면 재활기는 유지를 장기 목표로 삼는 시기이다. 이 때 환자는 그가 수행할 수 있는 범위 내의 모든 활동에 참여할 수 있다. 의학적 상태는 안정되고 병의 증상이나 기능, 인지 기능에서도 어떤 향상이나 발전은 거의 없다. 치료사는 환자와 보호자에게 적당한 보조도구 제공, 보호받는 환경 마련, 안전한 작업환경 제공 및 유지 등의 지침 등을 교육함으로써 환자와 보호자의 삶의 질을 최대한으로 높여준다. 치료사는 이 시기에 거의 정상인의 생활과 비슷하게 구성된 유지 프로그램에 꾸준

작업치료 경과 기록
(OT PROGRESS NOTE)

환자: M. Martin(가명)
등록번호: 124-56-7890
나이: 48세
성별: 여자
담당의: Smith. Elizabeth
입원일: 20002년 2월 21일
치료: 인지그룹 작업치료
환자반응: "나는 수공예 하는 것을 좋아하고 항상 할 일이 많았다."
활동: 열쇠고리

기능관찰: 환자는 약 45분 동안 새로운 일에 적응해 가며 작업을 수행한다. 익숙하지 않은 단계에서 그녀는 지시문을 참고하였다. 환자는 일하는 속도가 빨랐지만 다소 수다스럽고 몇 번 정도 집중력이 떨어지는 모습을 보였다.

작업초기에는 수행상의 결점을 이야기 해 주어야 인식할 수 있었고 스스로 결점을 어떻게 수정해야 할 지 방법을 몰랐다. 그리고 실수를 지적하면 스스로 수정하기를 꺼려할 때도 있었다. 여러 번 실수를 수정할 단서를 준 결과 실수를 수정하고 과제를 완성하였으며 이것으로 자신감을 얻게 되었다.

평가/계획: ACL 5.0으로 다음 단계로의 향상이 예상되었다. 이 점수는 이전 회기와 같은 점수로서 2000년 2월 23일에 이루어진 초기평가에서 받은 4.2와 비교하면 향상된 점수이다. 환자는 말이 많음, 충동성, 조증행동, 앞서서 활동을 수행하고자 하는 욕구가 계속 해서 남아있다. 환자가 약물에 반응을 보이는 것에 따라 인지수준과 기능 상태에 대한 평가도 지속할 계획이다.

히 참여하도록 설정해준다.

목표는 제한을 최소한으로 하는 환경을 만들어 주는 것으로, 잔존능력을 최대한 활용하고 능력이 저하된 사람에게는 닥칠 수 있는 위험상황에 대처하도록 하는 것이다(Allen & Blue, 1998. p.227).Allen은 치료사가 가족 구성원 혹은 친구로부터 환자의 일상생활에 대한 정보를 얻을 것을 조언 했다. 우선은 무기력하게 누워있는 인지장애 환자들의 잔존 능력을 최대화 하도록 가르치기 위해(Allen 외, 1992, p.24) 동료들과 인지적인 손상을 가지고 있는 사람, 일반 부상 등의 환자를 대상으로 인지치료 그룹에서 할 수 있는 활동 목록을 작성하였다(Allen, Earhart, Blue, &Theasoft, 1996; Allen등, 1996). 이 자료는 환자의 차트기록이나 다른 기관과 연계된 교육 시, 그리고 보호자에게도 활용할 수 있다. 이 시기에는 환자가 자발적으로 할 수 있는 것과 치료사가 도움을 주어야 할 수 있는 일을 기록하는 것이 중요하다. 환자를 도와주는 사람의 격려만으로도 활동을 안전하게 수행할 수 있다면 기술적인 도움은 더 이상 필요로 하지 않는다는 것을 알 수 있다(Allen 외, 1992, p.24). 치료효과는 환자가 다치지 않고 안전하게 수행할 수 있는 활동량의 증가로 측정된다(Allen 외, 1992, p.22)

이 시기에 포함되어야 할 기록들

- 이전기능을 고려한 현재의 기능 상태 변화
- 환자의 사회적 지지상태
- 활동 수행 시 표현되는 병적인 증상 징후
- 예상되는 변화를 고려하여 환자에게 요구되는 인지 능력의 도움 정도
- 환자와 보호자에게 중요한 활동
- 장기 치료 목표로는 퇴원 후 환자가 지속적으로 수행할 활동을 정의하고 퇴원시점에서 환자에게 필요한 도움을 확인함.
- 단기 치료 목표로는 활동 수행 시 예상되는 안전상의 문제점을 확인하고 적절한 방법을 알려줌 (Allen 외, 1992, p.22)

Allen은 Third-party payer가 재활에 대해서는 치료비를 지불하지 않을 것이라는 것은 근거 없는 말이라고 언급하였다. 안전은 매우 중요한 요소로서 이와 같은 항목은 "재활 프로그램의 정착" 항목으로 Medicare의 수급을 받을 수 있을 것이다(Allen 외, 1992, p.22)

장기치료기 *(Long-Term Care)*

장기치료기는 인지수준 3~4단계의 환자를 대상으로 하는 지역사회 활동 프로그램을 위한 준비단계의 연속체로 볼 수 있다(Allen 외, 1992, p.25). 이 프로그램의 목적은 직업이 없는 데서 오는 핸디캡을 줄이고 환지의 남아있는 기능을 최대한으로 유지하며 추후의 일어날 수 있는 합병증을 예방하는 것이다(Allen 외, 1992, p.25).

표 8-4

사례 : 초기 평가

(CASE EXAMPLE: AN INITIAL EVALUATION)

작업치료 평가 날짜 : 1999년 9월 5일

__×__ 첫 입원 ______ 재입원

진단명: 우울증/자살사고

입원동기/ 병력: 환자 29세 남성으로 약물 남용으로 거리에서 비틀거리는 것이 발견되어 경찰에 의해 응급실로 옮겨짐. 말은 어눌하고 이번이 3번째 자살 시도임: 우울증으로 인한 2번째 입원. 구루병과 척추측만증 있음. 요통을 호소함.

평가 : __×__ Allen Cognitive Level Test ______ Basic Living Skill Battery

__×__ Cognitive Performance Test ______ Other: OT evaluation task group

__×__ OT interview

작업적 기능

취업/ 교육: 환자는 1년간 예술학교를 다녔음; 현재 삼촌과 함께 건설 환경에서 일하고 있을 때 허리에 통증이 있었음; 수작업과 컴퓨터, 기술 훈련을 받는 것에 흥미가 있음

거주형태: 2년 전에 Idaho에서 Montana로 이사를 했고 삼촌과 삼촌의 여자친구와 함께 시내에 있는 일반 아파트에서 살고 있음. 외관상 깨끗하고 식사는 집안의 다른 사람이 준비하고 있으나 다른 사람이 집에 없을 때 환자가 가벼운 식사준비를 하기도 함; 만성적인 허리 통증 때문에 2년 동안의 취업을 하지 못했고 장애인 복지혜택은 아직 받지 못하고 있음; 직장에 이력서를 내고 답을 기다리고 있음; 낚시와 컴퓨터 관련 잡지 읽기, 볼링 좋아하지만 요통 때문에 볼링은 못하고 있음; 오랜 시간 의자에 앉아 컴퓨터를 하면 허리 통증이 악화됨

지지체계: 삼촌과 그의 여자친구; 일한 후 동료와 같이 술을 마시러 가는 경우도 있었음.

ACL결과: 5.2

알렌 인지기능 검사의 결과

단계 5.2: 탐험적 행동

이 단계의 환자들

- 강점 : 문제 해결에 있어 시도와 실수를 이용하며 수행을 통해 배움. 한 가지 상황에서 배운 정보를 다른 상황에 일반화 시킴
- 약점 : 추상적 추론에 대한 어려움이 있으며 일어날 문제를 예상하는 능력이 없음
- 직업/학교 : 유연성이 요구되는 활동에서 문제를 일으킬 수 있음; 시범을 보여주며 지속적으로 지시를 주어야 함; 구두, 설명서, 표로 된 지시사항을 이해할 수 있음.
- 일상생활 : 자조생활은 독립적으로 수행 가능함; 미래의 상황이나 요구를 예상할 수 없기 때문에 저축을 하거나 예산을 세우는 등의 계획 짜는 것을 어려워함.
- 약물 : 스스로 약물 복용함. ; 투약 시간과 투약량을 조절 할 수 있으나 약물의 부작용을 예상하고 이해하는 데에는 어려움을 느끼기도 함.

(계속)

표 8-4 (계속)

- 기능적 조언: 교육과 연습, 역할 놀이를 통해 새로운 정보와 기술을 습득할 수 있음. 개인이나 그룹 활동을 통해 문제 해결을 배울 수 있음. 스트레스 상황이나 변화의 시기에 다른 사람의 구체적인 지시와 지지가 필요함.

평가/해석

치료사는 소규모의 작업치료 그룹에 환자를 참여시켜서 관찰해야 함. 그룹을 위한 간단한 식사를 준비하는데 있어 치료사의 도움이 필요하며 열기 어려운 뚜껑을 열다가 실패할 시에도 치료사의 조언이 필요함.

치료사는 일반 사회의 문화와 분위기를 반영하여 환자들의 능력범위 안에서 활동에 재미있게 참여할 수 있도록 구조적인 프로그램을 제공한다. 자발성과 협동 그리고 동기를 가진 환자들이 이러한 활동에 참여할 수 있다 (Allen 외, 1992, p.26).

아동을 위한 모델 적용 | Application of the Model with Children

인지 장애 모델은 아동에게 사용하기 위해 개발된 것은 아니지만 Allen과 Blue(1998)는 모델을 사용한 인지력 판별이 "최고점"에 도달하였거나 도달하지 않은 인지능력을 결정하기 위한 수단으로 사용가능하다고 주장하였다(p. 243). 바꾸어 말하자면, ACL은 발달 변화를 보여주는 지표로써 사용될 수 있으며 현재 아동의 기능 수준에 적절한 치료 목표와 방법을 정하는데 사용된다 (Allen & Blue, 1998, p. 243).

치료적인 그룹 | Therapeutic Groups

유사한 인지수준 (Similar Cognitive Levels)

Allen과 관련 연구자들은 인지 수준에 따라 환자를 구분 하는 것을 제안하였다. 일반적인 규칙으로써, 비록 치료사가 치료실에서 환자의 인지 기능을 평가한다 할지라도 level 1과 2의 환자는 임상적 환경에서 그다지 찾아볼 수 없다. Allen은 작업치료 활동 그룹에서 환자가 level 3이상이며 그들은 예측 가능하고 폭력적이지 않으며 협동 가능할 것이라고 하였다(Allen, 1985). Earhart(1985)는 level 2,3,4 그룹에서 환자를 위한 동작 그룹(movement group)을 일반적으로 한 시간 정도 친숙한 도구와 재료, 분명한 시각적 · 촉각적 지시를 가지고 수행해야 한다고 설명한다. 이같은 그룹은 기본적인 공예, 일상생활 활동, 기본 목공예, 기본 바느질 또는 자기 꾸미기에 치중한다. 공예 작업을 하는 이들 그룹의 환자는 알렌진단체계(Allen Diagnostic Modules)로부터 그들의 개별적인 인지능력과 밀접하게 관련되는 수준의 과제를 수행한다. Earhart는 하루 일정 시간, 일주일에 5일, 그룹 당 인원이 10명을 초과하지 않는 그룹을 추천하였다(만약 그룹 구성원의 반이상의 기능이 level 3 이하라면 더 적은 수가 좋다).

안전 (Safety)

인지 장애 환자는 보편적으로 감독이 필요하기 때문에 치료사는 환자의 안전을 위하여 도구와 재료를 포함하는 치료 환경을 주의 깊게 살펴야 한다. Allen(1985)과 Allen, Earhart 와 Blue(1992, 1996)는 작업치료 재료의 사용과 보관에 대한 특별한 제안을 하였다. 이것은 다른 틀(frameworks)에서 제시한 안전을 위한 예방과 일치한다.

높은 수준의 그룹들 (Higher Level Groups)

level 5, 6 환자의 기능은 작업 그룹(직업적 기술 사용), 연령이 55이상의 고령그룹, 약물그룹 등으로 뚜렷하게 나뉜다. 고위 기능 수준의 환자로 구성된 그룹은 20명 이상 참여가 가능하며 한 명의 작업치료사와 한 명의 보조자에 의해 감독 가능하다(Earhart, 1985, p. 263).

level 5, 6 수준의 환자는 고급반에서 새로운 수공예와 바느질 기술을 학습할 수 있는 기회를 제공받는다; 그러나 고위 기능의 환자는 이 틀에서 주요하게 초점을 받는 대상이 아니다. Allen에 따르면 다른 전문가들, 특히 임상심리사와 사회사업가가 상위 기능 환자를 치료한다고 언급했다.

요약 | Summary

작업치료 실행과 관련된 지식은 한정적이었다. 전문화의 결과로 인지 손상의 이론의 틀이 탄생하였다. 이 이론의 틀은 인지 수준 특히, 일상생활 수행과 관계되는 인지기능 평가와 인지적 제한이 의심될 경우 인지기능의 적응에 대한 중재이다.

활동의 초점 *(Activity Focus)*

환자에게 핵심적인 활동을 선정하기 위하여, 치료사는 다음과 같은 질문을 해야 한다: "환자의 인지 기능을 고려할 때 그가 이 활동을 성취할 수 있는가?" 작업치료 중재는 질환의 경과에 미치는 영향을 기대하지지 않을지라도 인지 수준을 확인할 수 있다:

- 환자의 기능 변화를 기록함
- 환자의 성공 경험 증진을 도움
- 경과에서 의학적 중재 효과를 확인함
- 가정 관리 프로그램 또는 퇴원 후 배치의 결정에 도움을 줌

작업치료적 가정에 대한 도전
(Challenging Occupational Therapy Assumptions)

인지 장애 이론의 틀은 다른 이론의 틀의 많은 가정으로부터 도전받았으며, 작업치료에서도 관심사로 대두되었다. 이들의 주요점은 작업치료가 여러 단계의 인지기능을 지닌 환자 모두를 대상으로 해야한다는 것이고, 환자의 기능적인 능력을 향상시킬 수 있다는 기대를 받는다는 것이다. 인지장애환자의 학습능력은 행동적, 총체론적 가정 뿐아니라 피드백과 통찰력, 인식의 증가를 중요하게 생각하는 심리적, 인지행동적 이론에 의해서도 논쟁거리가 된다.

만성적인 인지장애 *(Chronic Cognitive Disability)*

인지 장애 이론의 틀은 급성치료세팅에 있는 만성 인지 장애 환자에게 적용된다. 경험이 없는 작업치료사는 만성치료세팅에서의 "혼동과 혼란" 부분을 피하는 것이 현명하다(Allen, 1985).

인지 장애 이론의 틀의 기여와 한계 (CONTRIBUTIONS AND LIMITATIONS OF THE COGNITIVE DISABILITY FRAME OF REFERENCE)

기여 | Contributions

기능적 수행을 이해하기 위한 자료수집
(Gathers Data for Understanding Functional Performance)

이 이론의 틀은 통제된 환경에서 환자의 운동수행능력에 관한 객관적인 자료를 수집하고 일상생활 기능에 적용하는데 사용된다. 인지 장애 연구자들은 일상생활 과제를 수행하거나 공예 활동 동안 기능적 수행에서 인지 제한이 미치는 영향에 대한 많은 정보를 연구를 통해 밝혔다.

특별한 유형의 인지 평가에서 작업 치료의 역할이 제한되어 있기 때문에 치료사는 다른 팀원들과 정보를 공유하고 기능적 수행에 대한 확실한 근거를 확립하기 위한 정보를 수집해야 한다. 이 접근은 급성 관리에서 자극을 증가시키고 환자를 평가하고 배치하는 것을 용이하게 한다. 또한 이것은 치료사가 모든 사람에게 대부분의 것을 시도하는 에너지 낭비를 막을 수 있게 한다. 유사한 경우로, 비교적 간단한 평가 과정을 통해 얻어진 자료를 가지고 적절한 수행과제를 결정하기 위한 수단으로 사용

하고 있다. 그 결과, 치료사는 과잉 치료 서비스로부터 벗어나 좀더 수행력 있는 서비스를 제공할 수 있게 되었다.

환자의 성공을 위한 지침 (Guides for Client Success)

환자가 성공할 수 있는 환경을 만들어줌으로써 치료사는 환자에게 자신감과 그들 자신의 제한에 대한 수용력을 기를 수 있는 휴머니즘과 긍정적인 치료 경험을 제공한다. 모델은 대부분의 작업에 있어서 인지 장애 환자 보호자를 위한 안내 지침을 가지고 있다. 인지적으로 장애가 있는 사람의 제한점을 수용할 수 있도록 가족 구성원과 다른 보호자를 돕는 것 뿐 만아니라 부가적으로 가정과 직장에서 조정이 필요한 부분까지 매우 자세한 가이드를 제공하기 때문에 보호자에게 큰 도움이 될 것이다.

환자가 변화하는 것 같지 않을 때 임상가의 역할
(Roles for the Clinician when Client Change is Unlikely)

환자 능력 향상이 기대되지 않을 때에도 작업치료는 특정 부분에서 치료에 기여하고 있다. Allen에 따르면, 작업치료는 재활 과정에서 중요한 기능을 돕기 위한 향상을 창출할 필요는 없으며 대신 교육자, 상담자, 대변자로써 치료사 역할을 강조하였다. 모델은 전문성을 기초로 직무의 변화에 용이해야 한다.

비록 초기 모델은 정신과 환자를 치료하기 위해 개발되었지만, 알츠하이머 치매, 뇌혈관 질환, 다발성 경화증, 파킨슨씨 병과 같이 신체적 상태가 인지 장애에 제한을 주는 사람들에게도 적용가능하며, 이러한 장애를 가진 사람들과 함께 일하고 생활하는 보호자가 그들의 장애를 관리하기 위한 방법을 배우는데 도움을 줄 수 있다.

한계점 | Limitations

중재역할을 제한함
(Recommends Limited Intervention Role)

인지 장애 이론의 틀의 어떤 제한점들은 모델 자체에서 부과된다. 이론의 지지자들은 너무 광범위한 부분을 포함하여 치료를 시도하는 작업치료사를 비난했다. 많은 문헌에서 이 이론의 틀은 레벨 3, 4를 포함하는 하위 레벨의 환자에 대한 토의가 이루어지고 있다. Allen은 정신과 대다수 환자가 작업치료에 의해 향상되는 것은 아니므로 작업치료사는 그들의 향상을 위한 시도를 멈추어야 한다고 언급했다. 물론 제시된 그들의 실행을 제한하는 것은 개개인의 선택이다. 그러나 Allen의 권고가 수행 자체를 제한하기 위한 언급일 때 논의는 점점 더 복잡해진다. Allen의 정의에 의하여 인지적 장애가 없는데 환자들 중에서도 기능저하를 가진 환자들이 있으며 심지어 실행이 근시안적이라는 제한점을 가지는 것처럼 보이는 인지손상 환자라도 학습을 계속해야 한다.

인지 장애 환자는 작업적 또는 사회적 중재로는 향상을 기대할 수 없다는 Allen의 주장은 가장 일반적으로 multi-context model, 감각-운동 틀, 행동적 모델 등의 다른 실행 모델의 지지자에 의해 도전을 받는다. 앞으로의 연구와 증거에 기초한 실행이 모델을 강화시킬 수 있다.

비록 약물이 환자의 사고장애를 호전시키고 증상을 완화시킬 수는 있지만 환자들은 지속적인 관리를 필요로 한다. 의학 문헌은 만성 환자들에게 사회적, 직업적으로 연관된 기술 향상이 필요하다는 관점을 자주 언급한다. 이 같은 기술의 축적은 입원 기간의 단축을 돕고 재입원을 예방하고 환자 자신감을 키우는데 중요한 것으로 여겨진다.

문헌적인 지지가 없는 일반화
(Suggests Generalization Without Documented Support)

이 치료의 틀은 가정과 지역 사회 환경에서 공예 활동이 일반화될 수 있다는 반응을 지지한다. 그러나 이들 관계를 설명할 수 있는 문헌은 거의 드물다. 가죽 공예 또는 다른 공예에서 관찰되는 환자의 반응에 의한 평가 자료는 환자의 삶(예, 보호자와의 관계)에 영향을 미치는 중요 사항을 결정하고 병원과 지역 사회 환경의 요구의 연계를 평가하는데 있어 주의가 요구된다.

설명되지 않는 부조화 (Unexplained Dissonance)

인지기능의 장애를 가지고 있는 환자일지라도 특별한 일이나 또는 다른 환경에서는 문제를 해결할 수 있다.

Allen은 이것을 반복된 학습 또는 습관의 영향으로 규정했다. 피아제의 2살은 어른 수준의 이해 능력을 가지지 못하며 낮은 인지기능의 성인일지라도 기억저장고에는 많은 성인기의 경험, 기억 그리고 행동이 통합되어 있다. 치료의 틀은 고기능 사례에 대한 치료적 적용점과 인지적 부조화에 대응하기 위한 어떠한 지시도 없다. 이것은 이들 사례가 무시된 결과일 것이며 이러한 부조화는 아마도 이 모델의 가장 큰 제한점 중의 하나일 것이다.

의뢰인에게 중심이 맞춰지지 않은 활동들
(Activities May Not be Client-Centered)

Allen과 Blue(1998)는 "인지적인 장애를 가진 환자를 위한 활동 목록이 가지는 문제는 이것들이 운전, 일, 사교활동, 결혼, 임신과 같이 사람들이 일반적으로 원하는 활동을 포함하지 않는다는 것이다. 인지적인 장애를 가진 환자들은 왜 일반적인 활동이 그들에게 현실적이지 못한가를 이해하지 못하고 정상적인 활동수행의 기회를 박탈당했다고 생각한다(p. 237). 그들이 수행하기 원하는 운전과 다른 작업에 대한 평가가 필요하다.

개인의 차이점과 환자 중심의 초점을 위협하는 단계
(Levels Threaten Individual Differences and Client-Centered Focus)

Allen은 첫 출판이후 지금까지, 인지장애 환자들은 어른의 혜택을 어린아이처럼 요구한다며 그들 스스로는 적절한 선택을 할 수 없다고 단정지었고, 이러한 성인을 '짜증내는 성질'을 지닌 것으로 지칭했다. 이러한 어른이 가지는 과민한 성격을 설명하는 말이 빈번하게 사용된다. 그러나 최근 문헌에서는 넓은 의미에서 인지 장애에 "감정"의 손상이 포함된다. 이것은 인지 장애를 가진 사람이 명백하게 감정장애를 가진다는 것을 의미하는 것은 아니다. 환자 중심 실행은 각자가 자신의 삶에서 전문성을 가진다는 믿음에 기초를 두어야 한다. 그러나 Allen과 동료들은 가장 먼저 환자의 최대 관심사에 초점을 두어야 한다고 지속적으로 주장함으로써 치료사가 환자 자신들보다 그들에 대해 더 많이 알고 있어야 한다는 입장을 취한다. 독자들은 환자와 관심사를 어떻게 다루어야 할 지에 대한 어려움을 느낄 것이다. 가정했던 바와 같이 인지 손상은 매우 복잡하기 때문에 치료사는 삶의 정상적인 활동에 참여할 수 없는 환자를 위한 최선의 결정을 해야 한다. 수준에 따라 사람을 구분 지을 때 개인의 차이가 간과될 수 있음에 주의해야 한다.

일관적인 이론적 기초의 부족
(Lack of consistent Theory Base)

앞에서 언급했듯이, 이론적 가정은 이론의 틀에 맞추어 계속해서 실행되어야 하고 앞으로 논의될 문제들에 대해서는 여지를 남겨두어야 한다. 그러나, Piaget (1952)와 Anderson(1992)의 이론과 같이, Allen의 느슨한 개념 사용은 이론적 배경을 확인하기 어렵게 하고 다른 확립된 이론들과의 비교도 어렵게 한다. 비록 이것이 임상적으로 얻어졌으며 환자에게 적용할 수 있는 평이함이라는 강점을 지녔을지라도 엄격하고 일관적인 이론적 기초의 부족은 앞으로 심각한 약점으로 부각될 것이다.

참고문헌
(REFERENCES)

Alien, C. K. (1982). Independence through activity: The practice occupational therapy (psychiatry). Am J Occup Ther, 34 (11), 731-739.

Allen, C. K. (1985). Occupational therapy for psychiatric diseases: Measuremenr and managemenr of cognitive disability. Boston, MA: Little, Brown and Co.

Allen, C. K. (1987). Activity: Occupational therapy's treatment method. Am J Occup Ther, 41 (9), 563-575.

Allen, C. K. (1188). Cognitive disabilities. In S. Robertson (Ed.), Mental health focuc Skills for assessment and treatment(pp. 318-333). Rockville, MD: American Occupational Therapy Association.

Allen, C. K. (1991a, July 26). New development in cognitive dysfunction theory. Lecture series, Los Angeles.

Allen, C. K. (1991b). Why occupational therapists use

crafts [Video]. Colchester, CT: S & S Worldwide.

Allen, C. K. (1194). Creating a need-satisfying, safe environment: Managemenr and maintenance approaches. In C. B. Royeen (Ed.), AOTA self-study series: Cognitive rehabilitation. Bethesda, MD: American Occupational Therapy Association.

Allen, C. K. (1996). Allen Cognitive test manual. Colchester, CT: S & Worldwide.

Allen, C. K. (1999) Structure of the cognitive performance modes (J. Bertrand, Ed.). Ormand Beach, FL: Allen Conferences, Inc.

Alhi, C. K., & Allen, R. (1987) Cognitive disabilities: Measuring the social consequences of mental disorders. J Clin Psychiatry 48, 185-190.

Allen, C. K., & Blue, T. (1998). Cognitive disabilities model: How to make clnical judgements In N. Katz (Ed.), Cognition and occupation in rehabilitation: Cognitive models for intervention in occupational therapy. Bethesda, MD: American Occupational Therapy Association.

Allen, C. K., Earhart, C. A., & Blue, T. (1992). Occupational therapy treatment goals for the physically and cognitively disabled. Bethesda, MD: American Occupational Therapy Association.

Allen, C. K., Earhart, C. A., & Blue, T. (1993). Allen Diagnostic Module manual. Colchester, CT: S & S Worldwide.

Allen, C. K., Earhart, C. A., & Blue, T. (1996). Understanding the modes of performance. Ormand Beach, FL: Allen Conferences, Inc.

Allen, C. K., Earhart, C. A., Blue, T, & Therasoft. (I996) Allen cognitive level documentation [Computer software]. Colchester, CT: S & S Worldwide.

Anderson, M. (1992). Intelligence and development: A cognitive theory. Cambridge, MA: Balckwell.

Averbuck, S., & Katz, N. (1988). Assessment of perceptual cognitive performance: A comparison of psychiatric and brain injured adult patients. Occupational therapy in Mental Health, 8, 57-71.

Burns, T: (1991). Cognitive performance test (CPT): A measure of cognitive capacity frr the performance of routine tasks. Minneapolis, MN: Author.

Burns, T. (1992). Cognitive Performance Test. In C. K. Allen, C. A. Earhart, & T Blue (Eds.), Occupanonal therapy treatment goals for the physically and cognitively diiabled. Bethesda, MD: American Occupational Therapy Association.

David, S. K., & Riley, W. T (1990). The relationship of the Allen Cognitive Level test to cognitive abilities and psychopathology. Am J Occup Ther, 44, 493-497.

Earhart, C. (1985). Occupational therapy groups. In C. K. Allen (Ed.), Occupational therapy for psychiatric diseases: Measurement and management of cognitive disabilities (pp. 235-264). Boston, MA: Little, Brown and Co.

Earharr, C., & Allen, C. (1988). Cognitive disabilities: Expanded activity analysis. Pasadena, CA: Author.

Heimann, N. E. (1985). Invertigation of the reliability and validity of the Routine Task inventory with a sample of adults with chronic menral disorders. Unpublished master's thesis, University of Southern California, Los Angeles.

Heimann, N., Allen, C. K., & Yerxa, E. (1989). The Routine Task Inventory: A tool for describing the functional behavior of the cognitively disabled. Occupational Therapy Practice 1, 67-74.

Heying, L. (1985). Research with subjects having senile dementia. In C. K. Allen (Ed.), Occupational therapy for psychiatrc diseases: Measurement and management of cognitive dirabilities (pp. 339-365). Boston, MA: Little, Brown and Co.

Josman, N., & Katz, N. (1991). Problem-solving version of the Allen Cognitive Level (ACL) test. Am J Occup Ther, 45, 331-338.

Karz, N. (1985). Research on major depression. In C. K. Allen (Ed.), Occupational theraphy for psychiatric disease: Measurement and management of cognitive disability (pp. 299-313). Boston, MA: Little, Brown and Co.

Karz, N., & Heimann, N. (1990). Review of research conducted in Israel in cognitive disability instrumentation. Occupational Therapy in Mental Health, 10, 1-15.

Karz. N., Josman, N., & Steinmetz, N. (1988). Relationship between cognitive disability theory and the Model of Human Occupation in the assessment of psychiatric and non-psychi- atric adolescents. Occupational Therapy in Mental Health, 8, 31-43.

Kotarbinski, A. (1965). Praxiology: An induction to the science of efficient action. New York, NY: Pergammon Press.

Landsmann, L.. & Katz, N. (1988). Concrete to formal thinking: Comparison of psychiatric outpatients and a normal control group. Occupational Therapy in Mental Health, 8, 73-94.

Lawton, M. P. (1970). Assessment, integration, and the environment of older people. Gerontologist, 10, 38-46.

Lawton, M. P. (1971). The functional assessment of elderly people. J Am Geriatr Soc, 19, 465-481.

Leontyev. A. (1978). Activity, consciousness, and personality. Englewood Cliffs, NJ: Prentice-Hall.

Leontyev, A. (1981). Problems in the development of the mind. Moscow: Progress Publishers.

Mayer, M. A. (1988). Analysis of information processing and cognitive disability theory. Am J Occup Ther, 42, 176-183.

Moore, O. S. (1978). An occupational therapy evaluation of sensorimotor cognition: Initial reliability, validity, and descriptive data for hospitalized schizophrenic patients. Unpublished master's thesis, University of Southern California, Los Angeles.

Mounoud, P. (1982). Revolutionary periods in early development. In T. Bever (Ed.), Regressions in mental development: Basic phenomena and theories. Hillsdale, NJ: Lawrence Earlbaum Associates.

Partida, A, & Price, M. (1988). Chemical dependency: Objective changer in function and treatment modalities. Paper presented the American Occupational Therapy Association National Conference, Phoenix, AZ.

Penny, N. H., Musser, K. T, & North, C. T. (1995). The Allen Cognitive Level test and social competence in adult psychiatricy patients. Am J Occup ther, 49, 420-427.

Piaget, J. (1952). The origins of intelligence in children. (M. Cook, Trans.). New York, NY. International University Press.

Piaget, J. (1971). Biology and knowledge: An essay on the relations between organic regulations and the cognitive process. (B. Walsh, Trans.). Chicago, IL: University of Chicago Press.

Piaget, J. (1972). The principles of genetic epistemology. (W. Mays, Trans.). New York, NY: Basic Books.

Piaget, J. (1978). Behavior and evolution. (D. Nicholson-Smith, Trans.). New York, NY: Pantheon.

Piaget, J. (1080). Adaptahun and intelligence Organic selection and phenocopy. (S. Eames, Trans.). Chicago, IL: University of Chicago Press.

Secrest, L., Wood, E. W., & Tapp, A. (2000). A comparison of the: Allen Cognitive Level test and the Wisconsin Card Sorting test in adults with schizophrenia. Am J Occup Ther, 54, 129-133.

Shapiro, M. E. (1992). Application of the Allen Cognitive Level test in assessing cognitive level functioning in emotionally disturbed boys. Am J Occup Ther, 46, 514-520.

Vygotsky, L. S.(1962). Thought and language. Cambridge, MA: M., I. T. Press.

Williams, L. R. (1981). Development and initial test of an occupational therapy classification test. Unpublished master's thesis, University of Southern California, Los Angeles.

Wilson, D. S. (1985). Cognitive disability and routine tesk behaviors in a community-based population with senile-dementia. Unpublished master's thesis, San Jose Stare University, San Jose, CA.

Wilson, D., Allen, C. K., McCormack, G., & Burton, G. (1989). Cognitive disability and routine task behaviors in a community-based population with senile dementia. Occup Ther Pract, 1, 58-66.

제 9 장

인지적 회복에 대한 역동적 상호작용 모델-복합상황을 위한 발전 전략

Dynamic Interactional Model to Cognitive Rehabilitation-Developing Strategies for Multiple Contexts

요점 | KEY POINTS

✧ 역사와 최근 이론
- 전통적 인지 모델_인지적 결함에 초점
- 역동적 상호작용 모델_인지과정에 초점

✧ 작업치료 실제와 관련된 이론
- 개인/학습자 : 메타인지, 자각, 정보 처리과정 전략
- 인지적 수행능력_유능성, 자기 효능감
- 역기능_개인, 과제 그리고 환경 사이의 부적합성
- 과제의 복잡성과 인지적 수행에서 상황의 영향력
- 유능성을 방해하는 환경적 부조화(mismatch)
- 작업치료사 : 탐정이자 조력자
- 활동 : 인지처리 능력 확인, 학습과 전이를 위한 전달 수단

✧ 이론적 가정인 평가와 치료 중재방법을 안내 한다.
- 평가
  - 역동적 평가 : 자각 질문, 전략 사용, 단서 제공과 과제 등급 매기기
  - 집단 행동의 평가
- 치료중재방법
  - 자각 형성과 메타인지 전략 훈련
  - 일반화를 증가시키는 전략
  - 개인, 과제, 그리고 환경의 관계가 전이에 미치는 영향
  - 집단 치료 : 세 집단 수준

✧ 역동적 상호 작용모델의 공헌과 한계점

핵심 질문
(FOCUS QUESTIONS)

1. 인지적 기능장애에 대한 전통적 모델과 역동적 상호작용 모델간의 차이는 무엇인가?
2. 역동적 상호작용 모델에서의 인지에 대한 정의는 전통적인 설명과 어떻게 다른가?
3. 역동적 상호작용 모델에 따르면, 사람의 기능장애를 이끄는 것은 무엇인가?
4. 역동적인 평가와 정적인 평가 사이의 차이는 무엇인가?
5. 역동적 상호작용 모델과 일치하는 세 가지 평가의 구성 요소는 무엇인가?
6. 역동적 상호작용 모델을 위해 개발 된 평가도구는 무엇인가?
7. 역동적 상호작용 모델에서 메타인지가 왜 그렇게 중요한가?
8. 메타인지 훈련으로 내담자가 배우는 것은 무엇인가?
9. 메타인지 훈련 중에 사용되는 것은 무슨 전략인가?
10. 어떤 사람이 역동적 상호작용 모델에 좋은 대상자인지의 여부는 무엇으로 판단할 수 있는가?
11. 치료사는 역동적 상호작용 모델에서 활동분석을 어떻게 활용하는가?
12. "인접발달 지대"란 무엇인가?
13. 역동적 상호작용 모델에서 치료의 주요 목표는 무엇인가?
14. 과제는 그것의 복잡성을 증가시키느냐 혹은 감소시키느냐에 따라 어떻게 등급이 매겨질 수 있는가?
15. 집단은 다양한 인지 능력 수준에 맞게 어떻게 등급이 매겨지는가?
16. 치료 중재를 위한 이 체계는 Allen의 인지 장애 모델과 어떻게 다른가?

서론
(INTRODUCTION)

작업치료 문헌은 인지를 이해하고 인지적 회복에 접근하는 다중 모델을 설명하고 있다(Giles & Clark-Wilson, 1999; Katz, 1998). 이러한 모델은 발달 장애, 뇌 손상, 뇌졸중, 파킨스씨병과 정신분열증, 우울증과 같은 정신 병리학적 장애와 같은 신경학적이고 심리학적 조건과 관련된 인지적 손상을 자세히 다루는 구조를 제공한다. 역동적 상호작용에 기반을 둔 인지적 회복은 지역 보건 단체, 요양 프로그램기관, 정신보건 기관, 그리고 학교에서 실행될 수 있다. 인지적 치료는 내담자를 초기 집중적 보호환경에서 가정으로 이어지는 보호의 연속체 전역에 걸쳐 미칠 수 있다.

역동적 상호작용 접근법(the dynamic interactional approach, DIA)이라고도 불리는 역동적 상호작용 모델은 작업치료사 조앤 Toglia(Joan Toglia)에 의해 개발되었고 우리가 이 장에서 논의 하려는 것이 바로 이 모델이다. Toglia는 이 접근법을 사람이 어떻게 배우고 회복 원리에 대한 정보를 어떻게 일반화하는지를 설명하는 "인지 심리학 이론을 통합하려는 시도"라고 말하였다(Toglia, 1992, p. 104; 1998). 그녀는 인지적 손상은 다양한 조건에서 야기될 수 있다고 지적하면서도, 그녀가 사용한 구체적인 평가와 치료기법은 뇌 손상을 입은 성인을 위해 개발되었다고 말한다(Toglia, 1992, p. 105; 1998, p. 5). 이 책을 집필하는데 Toglia를 선택한 한 가지 이유는 그녀가 설명한 원리가 만성적 정신질환을 가진 사람, 특히 정신분열증과 투병중이면서 음성적 증상이 뚜렷한 사람을 위한 치료에 적용되고 있기 때문이다(Fine, 1993; Josman, 1998a; Toglia, 1992, p. 105; 1998, p. 5). Toglia 모델을 선택한 또 다른 이유는 이 모델이 작업에 의미있게 참여할 수 있는 능력에 영향을 끼치는 환자 혹은 내담자의 심리적이고 정서적인 부분에 주목하고 있기 때문이다.

Toglia는 인지의 구체적인 구성요소(예, 집중, 지각, 인식, 회상)에 초점을 맞추고 장애에 따른 접근법을 취한다고 믿는 자신의 접근법을 다른 인지적 회복 모델과 구별한다. 그녀는 그 대신에 작업치료사로서 우리가 어떻게 모든 인지적 구성요소가 정보처리와 기능적 수행을 할 수 있도록 함께 작용하는지를 조사하고 파악하는 위치에 있다고 주장한다. 다음으로 그녀는 인지를 "개인(사람), 과제(작업), 그리고 환경 사이의 역동적 상호작용의 계속되는 산물"로 설명한다(Toglia, 1992, p. 108; 1998, p. 7). 이와 같이, Toglia의 모델은 사람-환경-작업 모델(도해 9-1)로 인정되어온 다른 모델과 일치한다. "역동적"이라는 용어에 관하여, 그녀는 인지는 "정적"인

것이 아니라 항상 변화하고 있는 상태에 있다고 강조한다(Toglia, 1992, p. 108; 1998, p. 7). 이 모델을 사용하는 작업치료사는 사람들이 변화하는 삶의 환경에 대처하고, 적응하도록 돕는 일반적 전략을 배울 필요가 있다고 인정하며 그것에 대한 평가와 치료 중재방법을 선택한다.

이 책의 제2판에서 우리는 Toglia의 모델을 두부 손상이나 심각한 인지적 쇠퇴를 갖고 있는 사람과의 작업을 하는 "전체론적" 접근법을 설명하는 하나의 장에 포함시켰다. 이러한 사례의 조건에 대응하기 위한 기타 이론과 접근법도 마찬가지로 논의된다. 이 책 제3판에서 우리는 Toglia의 모델인 역동적 상호작용 모델을 특별히 소개할 것이다. 이 모델은 인지적 전략과 메타인지적 전략을 개발하고 작업수행을 증가 시키는 학습자의 특성을 활용하기 위해 사용될 수 있을 것이다.

이 정보를 잘 처리할 수 있는지와 하나의 상황이나 장면에서의 기능은 화자의 또 다른 장면이나 상황에서의 성공과 현저하게 다를 수 있다. 이 모델에서 평가는 수정될 수 있는 개인, 과제 또는 환경에 기여하는 결정인자에 따라 수행이 향상될 수 있는지에 대한 범위를 조사하고자 하는 것이다.

모델은 작업치료에서 이론의 발달에 대한 조사를 인도하고 내담자의 학습 스타일과 삶의 경험, 과제의 상대적 어려움과 특성, 인지처리 과정에서의 환경에 대한 특성, 그리고 궁극적으로는 기능적 수행의 중요성에 대한 우리의 이해를 돕기 위해 기여한다. Toglia와 동료들(Josman, 1993, 1998b; Toglia & Josman, 1994)은 정신병리적 장애 뿐 아니라 후천적 뇌 손상을 가진 성인과의 작업치료 중재에서 모델에 대한 타당성을 계속해서 평가하였다.

정의
(DEFINITION)

역동적 상호작용 모델은 인지적 손상을 가진 사람의 기능적 수행을 향상시키기 위해 사용되는 인지 복구의 회복 접근법이다. 사람은 학습할 수 있지만, 내담자의 수행을 향상 시키는 적응과 보상적 접근법을 배제하지 않는다는 가정에서 출발한다. 역동적 모델은 일상생활에 참여하는 데 요구되는 인지처리 과정을 촉진하기도 하고 방해하기도 하는 개인, 과제와 환경 간애눈 계속해서 진행중인 상호작용이 있다고 가정한다.

인지는 넓게 인지적 구성요소(기억, 주의력, 등)를 포함하는 역동적 과정으로 정의되고 간주된다. 그러나 이러한 구성요소를 분리하여 "한번에 하나씩" 소개하기 보다는, Toglia는 이러한 구성요소가 개인으로 하여금 과제를 수행하는 데 요구되는 인지적 과정을 하도록 어떻게 합력하는 지에 주목한다. 왜냐하면 그것은 역동적이기 때문에, 사람의 인지체계는 부단히 변화하고 있다는 것이다. 또, 그것은 항상 과제와 환경 내에 존재하는 것에 따라 그 개인에게 진행되고 있는 것에 대하여 항상 반응한다. 이렇게 사람은 사고, 감정, 걱정과 기대, 과제에 대한 도전, 그리고 환경에 대한 구성과 의미와 같은 많은 변인들에 주목하게 되는 것이다. 그러므로, 어떻게 개인

이론의 발달
(THEORETICAL DEVELOPMENT)

Toglia(1998)는 외상적 뇌 손상 또는 뇌혈관 손상에 따른 생리적 손상 혹은 질병과 노화로 인한 후천적 뇌 손상을 가진 환자의 필요를 충족시켜 주기 위해 역동적 상호작용 모델을 개발하였다. 작업치료사인 Toglia가 보다 전통적인 인지 회복 모델의 상황에서 서비스를 제공하였을 때, 그녀는 환자들이 회복훈련 장면 중에 학습과 적용에 성공한 것을 다른 환경으로 전이시키는 데 어려움을 갖는 것에 주목하였다(Toglia, 1998, p. 8). 그 결과로 그녀는 임상장면 밖에서 그 개인이 성공할 수 있는지 여부에 영향을 미치는 것으로 나타난 변인들에 특별한 관심을 기울이기 시작하였다. 그녀는 개인특성(예, 지식, 정서, 능력, 학습전략, 과제와 환경에 대한 지각, 그리고 자신의 능력에 대한 인식), 과제(예, 물리적 특성, 복잡성, 개인과의 친숙성), 그리고 그 개인이 기능하고 있는 환경 또는 상황맥락(물리적 장면, 사회적 구성요소, 그리고 문화적 특성)에 초점을 맞추었다. 학습이론에 대한 연구와 이러한 관찰을 조합하는 가운데, 그녀는 회복을 위한 역동적 상호작용 모델을 개발하였다.

전통적 인지 모델_인지 손상에 초점 | Traditional Cognitive Model- Cognitive Deficit Focus

이 모델은 인지 처리과정보다는 인지적 구성요소를 강조하는 전통적인 인지 회복 모델과는 다르다. Trexler(1987)를 인용하여, Toglia는 이렇게 구성요소에 기반을 두고(component-based), 손상에 따른(deficit-specific) 접근법을 "환원주의적"이라 묘사한다(Toglia, 1992, p. 105; 1998, p. 6). 전통적 접근법의 가정은 다음과 같다.

- 인지는 하위기능 구성요소로 분해될 수 있다.
- 이러한 하위기능은 위계적으로 조직되어 있다(예, 주의력과 지각은 논리적 사고와 같은 보다 고등 질서 기능에 대한 토대를 형성한다).
- 치료 중재는 반복과 하위기능 구성요소에 대한 훈련과 관련되어야 하고, 흔히 지필이나 컴퓨터 작업을 사용한다.

전통적 접근법에서, 예를 들어 어떤 사람은 "관심이 가는 문제가 있는가?" "기억나는 문제가 있는가?"를 규정하려고 시도함으로써 시작할 수도 있다. 세부적인 평가도구는 이러한 특별한 좌절(실패)의 존재를 확인하는데 사용될 지도 모른다. 만약 환자나 내담자가 주의력을 측정하는 검사에 서투르다면, 환자는 단계별로 연속 제시되는 지필검사나 컴퓨터 "주의력" 과제에 대한 평가를 받게 될 것이다(Toglia, 1992, p. 106; 1998, p. 6). 같은 방식으로, 인지 회복의 전통적 모델을 사용하는 치료사는 각각의 구성요소에서 장애를 파악하고 교정하기 위하여 각각의 인지적 구성요소를 평가한다. 그런 다음 치료사는 이러한 구성요소의 하위기술을 향상시키기 위하여 과제를 자주 연습하는 방법을 사용할 것이다. 치료 중재의 초점은 주의력, 지각, 기억, 지식, 문제 해결력, 혹은 장애와 그 교정의 기타 구성요소에 있다.

Toglia가 말하는 구체적 손상에 따른 교정적 접근법의 약점은 어떻게 인지적 기술이 과제수행과 상호 연결되고 궁극적으로 영향을 주는가를 설명하지 못한다는 것이다(Toglia, 1992, p. 106; 1998, p. 6). 이것은 세부적인 과제 경계선 안에서 구성요소의 기능을 향상시킬 수 있는 반면에, 학습은 다중적 혹은 복합적인 과제로 일반화되지는 않는다. 그러므로 환자/내담자는 그들의 인지 기술을 사용하는데 제한을 받는다.

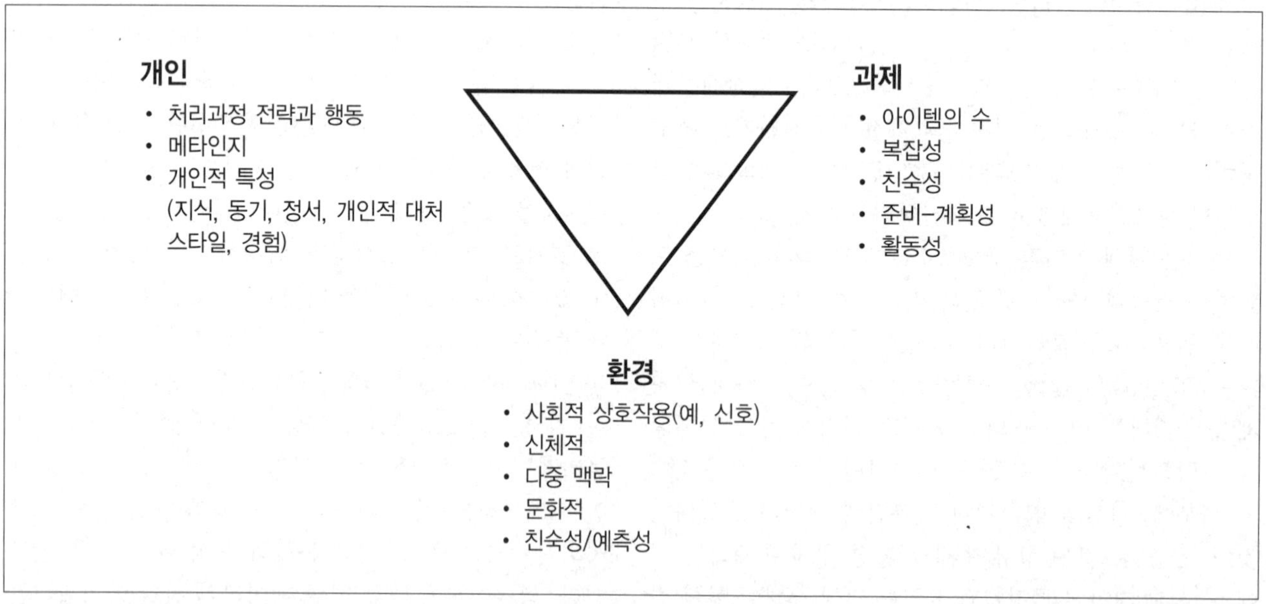

〈그림 9-1〉 Dynamic interactional model of cognition (reprinted from Toglia, J. [1998]. A dynamic interactional model to cognitive rehabilitation. In N. Katz [Ed.], *Cognition and occupation in rehabilitation* [p. 8]. Bethesda, MD: American Occupational Therapy Association, Inc. © 1998 by the American Occupational Therapy Association, Inc. Reprinted with permission).

역동적 상호작용 모델_인지 처리과정에 초점 | Dynamic Interactional Model- Focus on Cognitive Processing

인지 처리과정에서 기능의 사용을 점차 일반화 시키기 위하여, 역동적 상호작용모델은 사람, 환경, 과제의 관점을 다른 분야나 인지 회복훈련(Trexler, 1987), 환경 적응(Lidz, 1987), 학습이론 (Bransford, 1979; Brown, Bransford, Ferrara, & Campione, 1983; Feurerstein, 1979; Vygotsky, 1978), 인지 처리과정 이론(Adamovich, Henderson, & Averbach, 1985; Anderson, 1985; Lidz, 1987)으로부터 환자의 기능적 수행과 전반적인 행복을 지원하기 위한 작업의 개념까지 통합한다. "인지 하위기능의 세부 검사에 대한 절대적 수준"을 규정하게 되는 시도도 거의 없었고, 기능과 기능장애의 고전적 위계질서도 사용되지 않는다(Toglia, 1992, p. 107; 1998, p. 7). 대신에 치료사는 "조사관(수사관)"처럼 행동하고 개인의 능력이 기능하는지 혹은 실패하는지를 설명해 주는 여러 요인들을 확인해 주는 단서를 밝히기 위해서 노력한다(Toglia, 1992, p. 107; 1998, p. 7). 일단 이들 요인이 파악되면, 치료사는 환자/내담자, 가족, 고용주, 혹은 조건이나 작업의 특성 혹은 수행 장소를 바꿔 줄 수 있고 내담자에게 다양한 상황에서 사용할 수 있는 인지전략을 가르칠 수 있는 기타의 사람과 작업을 할 수 있다.

작업치료에서의 최근 동향 (CURRENT PRACTICE IN OCCUPATIONAL THERAPY)

사람과 행동 | Person and Behavior

Toglia의 강조점은 개인의 인지 처리과정에 있다. 다음으로 이것은 정보 처리 관점에 영향을 준다. 독자의 이해를 돕기 위해 정보처리과정 모델(도해 9-2)은 다음과 같은 일이 일어나는 순환을 개념화 해 준다.

1. 정보는 "입력(input)"으로서 개인에 의해 환경으로부터 얻는다.
2. 이 새로운 정보는 현존하는 정보와 결합되고 "처리과정(throughput, 동화"elaboration"라고도 함)"을 거쳐 형성된 판단, 결정과 같은 인식을 만들어 낸다.
3. 결정은 개인의 반응이나 수행인 "산출(output)"의 형태로 작용될 수 있다.
4. 수행을 통해 정보로서 개인체계 안으로 되돌아온 "피드백"이 산출되고, 순환은 영구 보존된다.

Toglia(1998, pp. 8-12)에 의하면, 정보처리 순환과정은 그녀가 개인의 "학습자의 특성"이라고 언급한 것에 의해서도 영향을 받는다. 그와 같은 학습자의 특성은 다음과 같은 개념에 의해 강조된다.

- 메타인지(초인지)
- 인지 처리과정 전략
- 신념, 동기, 정서, 경험, 그리고 대처 스타일과 같은 개인적 특질

메타인지로 알려진 학습자 특성 *(The Learner Characteristic Known as Metacognition)*

역동적 개인-작업-환경이라는 삼차원적 관계에서 그 개인의 주요 특성은 작업과 관련된 자신의 능력을 판단하는 능력이다. 이것은 그 사람만의 인지 처리능력과 한계를 아는 것과 미리 계획을 세우는 것, 과제가 요구하는 것을 바꾸어 적응할 수 있는 것, 자신의 행동의 결과들을 예측할 수 있는 것을 포함한다(Toglia, 1992, p. 109; 1993a, p. 17; 1998, p. 11). 이것을 메타인지(초인지)라 명명한다(Flavell, 1985). Toglia에 따르면, 대부분 손상을 받지 않은 사람들은 과제의 어려움을 추정해 낼 때 매우 신중하고 자신의 행동과 그에 따른 수행전략을 맞출 수 있다. 사례를 인용해 보면, 만약 우리가 정신을 집중하는 데 어려움을 갖고 있다면 우리는 저절로 라디오 볼륨을 낮추거나 좀 더 조용한 방으로 옮길 것이다(Toglia, 1993a, p. 17). 학생들은 임박한 시험을 치르기 전에 공부를 해야 할 때를 전형적으로 인식하고 있다. 메타인지의 부분은 우리가 가장 잘 배울 수 있는 조건이 어떤 조건인지를 아는 것이다. 메타인지를 갖는다는 것은 매우 중요하다. 왜냐하면, 이것은 우리로 하여금 일상생활의 작업에서 수행을 향상시키거나 성공할 수 있도록

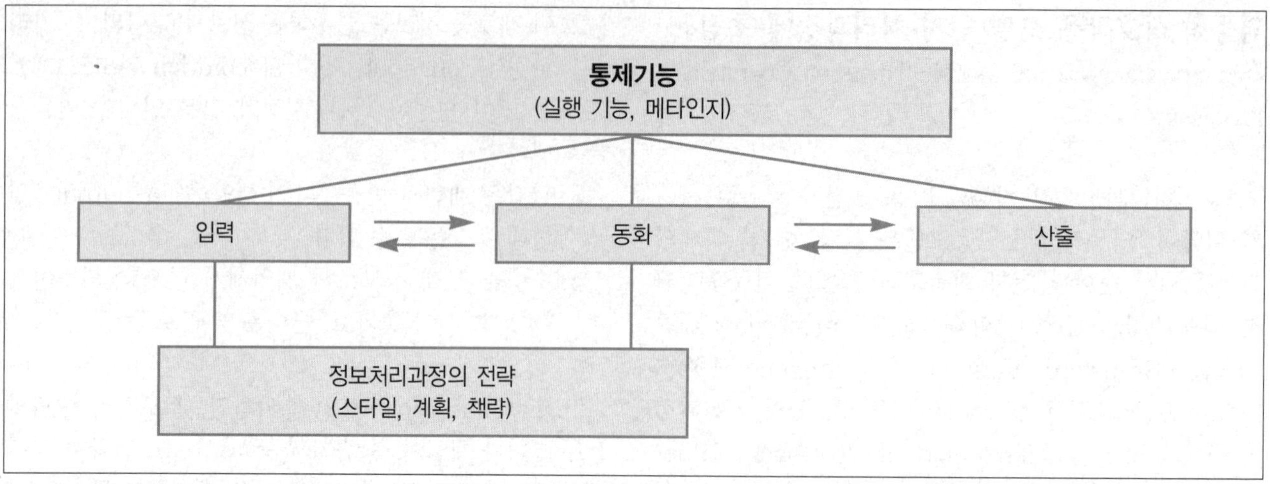

〈그림 9-2〉 이 정보처리과정 모델은 개인의 실행기능과 초인지에 관한 정보처리순환 과정을 나타낸다(조절기능). 입력정보는 장 · 단기 기억에 의해 만들어진 정보를 지각하고 조직화 하는 과정이다. 입력된 정보와 동화과정을 통한 산출(작업수행)을 위해서 인지처리과정 전략과 계획이 세워진다. 입력, 동화, 산출의 세 요소는 계획, 의사결정, 자기행동 감시, 수행력 평가와 같은 실행기능과 초인지를 만든다 (adapted from Toglia, J.P. [1992]. A dynamic interactional approach to cognitive rehabilitation. In N. Katz [Ed.], Cognitive rehabilitation : Models for intervention in occupational therapy[pp. 104~143]. Boston, MA: Andover Medical Publishers).

돕는 필수적인 적응을 할 수 있도록 해 주기 때문이다.

간단한 예로, 자신이 단기기억이 제한적이라거나 쉽게 회피해 버린다는 사실을 깨달았다면, 식료품점에 가기 전에 물건 목록을 만들어야 한다는 것을 알 것이다. 이러한 자각 없이는, 자칫 목록 없이 상점에 가기 쉽고 사야 했던 많은 것을 잊어버리고 집에 돌아올 수도 있다. 만약 당신이 소음이 집중을 유지하지 못하도록 막았다는 것을 깨닫지 못했다면, 작업하는데 집중하기 위해 자극적이지 않은 환경을 만들려고 그다지 노력하지 않을 것이다. 그리고 만약 집중력을 손상시키고 사회적 관계를 즐기지 못하는 것이 수면 부족이라는 것을 인식하지 못하고 있다면, 계속해서 늦게까지 옛날 영화를 볼 것이다.

자각의 수준 (Levels of Awareness)

이러한 메타인지의 영역에서, Toglia는 그녀가 인지적 자각의 수준이라 명명한 것을 소개하고 있다. Crosson과 그의 동료(Crosson et al., 1989)의 연구를 인용하여, 자각의 세 가지 유형을 밝힌다. 지적인 자각은 인지기능이 손상된 어느 수준에서 이해할 수 있는 개인의 능력을 말한다. 즉각적인 자각(emergent awareness)은 실제로 발생한 것처럼 특수한 실행 문제를 경험하고 있는 자신을 인식하는 개인의 능력을 말한다. 예시적 자각은 문제가 발생하기 전에 어려움이 있을 때와 장소를 예견하고 예측하는 능력을 말한다(Toglia, 1992, p. 129; 1998, p. 11).

우리는 식료품점에 가는 사람의 사례를 다시 들 수 있겠다. 최근에 뇌졸중을 겪은 "아이다(Ida)"라는 환자에 대해 생각해보자. Ida는 입원하여 혹독한 회복훈련을 받고 집으로 퇴원하였다. 만약 그녀가 지적인 자각을 지녔다면, 가족에게 "난 전과 똑같지 않다는 것을 알아요. 난 쉽게 피곤하고 혼란스러우며 모든 것이 나에게 벅차게 느껴져요. 난 기억에도 문제가 있는 것 같아요"라고 말할 것이다. 만약 그녀가 즉각적인 자각을 갖고 있다면, 식료품점에서 "어쩌죠, 내가 여기 왜 왔는지를 기억할 수 없어요"와 같은 문제가 벌어질 것을 알고 있을 것이다. 만약 그녀가 예시적 자각력을 갖고 있다면, "난 오늘 오후에 쇼핑하러 식료품점에 갈 거예요. 난 많은 게 필요한데, 그렇지만 내가 무언가를 하지 않는다면 그 중의 절반도 기억할 수 없을 거란 걸 알아요"라고 미리 예측할 수 있을 것이다. 이 경우에 아들이 그녀를 데리고 가기 위해서 구입할 물건 목록을 만들고 상점에 데리고 갈 때 옷을 입히고 준비하기 전에, Ida로 하여금 미리 대비하게 하는 것이 예시적 자각이다. 이 사례에서 설명한 인지적 수행은 정신적 장애(예, 우울, 정신분열증, 등)와 치매의 결과인 인지적 장애를 가진 환자를 보여주는 것이기도 했다.

연구에서, 뇌 손상을 가진 개인이 전형적으로 과제가 요구하는 것과 관련된 능력이 있다고 높게 평가하고, 또, 그들의 수행을 향상시키는 것을 도울 수 있는 인지처리과정 전략을 학습하거나 채택하는 것을 계속 유지할 것이라고 말한 바 있다(Anderson & Tranel, 1989). 이것은 Toglia가 그녀의 담당 환자에게서 발견한 것과 일치하였다(Toglia, 1998, p. 15).

개인의 전략 처리과정의 활용
(the Person's use of processing Strategies)

Toglia는 정보 처리과정 전략과 행동을 정의할 때 Lidz(1987)를 참조하였다. 정보 처리과정 전략과 행동이란 "정보 처리를 선택하고 안내하도록 작용하는 조직화 된 접근법, 일련의 프로그램 혹은 책략"이라고 넓게 정의하고 있다(Toglia, 1998, p. 8). 개인은 이러한 전략을 정보를 얻기 위하여 사용하고 일상생활을 살아가기 위하여 그 정보를 사용한다. 또 개인은 두 가지 수준에서 정보를 처리할 수 있다. 다시 다른 연구자를 참조하여(Anderson, 1985; Lidz, 1987; Nolen, 1988), Toglia는 두 수준을 설명하고 인지적 기능에 대한 이해를 높일 수 있는 복합적인 사례를 제시하였다. 독자는 〈인지적 기능 행동〉을 인지기능에 영향을 주는 사례 행동과 전략으로 참조하게 될 것이다. Toglia(1998)가 재연한 인지기능 사례의 확장된 목록은 부록 M에 실려있다.

인지 처리과정의 수준 (Level of Cognitive Processing)

과정의 첫 번째 수준은 개인이 기억에 의존하여 사실과 과정을 기억하려고 애쓰는–그것을 의미있는 맥락과 연결짓지 않고– 표면적 수준이라 명명된다(Nolen, 1988). 이러한 과정에의 접근은 시간과 배우려는 노력을 요구하고, 의미가 깊지 않기 때문에 흔히 긴 시간에 걸쳐 지속되지는 않는다. 사람들은 일상생활에 효과적으로 참여하는 능력을 향상시키기 위하여 새로운 정보를 얻고 이것을 최근의 지식과 연결짓게 되면, 깊은 수준에서 정보를 처리하게 된다. 심도있는 처리과정은 정보의 효과적인 사용과 일반적으로 장기 보유를 늘리는 정보의 동화와 조직화를 사용한다. 이런 식으로 처리과정의 수준은 학습과 학습의 효율성에 영향을 미친다(Anderson, 1985; Lidz, 1987; Toglia, 1998, p. 8).

인지적 기능 행동
(COGNITIVE FUNCTION BEHAVIORS)

- 과제의 구성요소 부분과 필수적인 세부 사항 분 아니라 과제 전체에 대해 알고 있는가
- 목표를 성취하기 위하여 정보를 체계적으로 조직화하는가
- 목표를 성취하기 위하여 행동을 시작하고 지속하는가
- 환경에 대한 반응으로 행동을 적응할 수 있는가
- 구체적인 세부사항과 추상적인 개념을 시각화 할 수 있는가
- 기능을 지원하는 시각적 기술을 갖고 있는가
- 기억되어 있는 중요한 정보를 인지(판단)할 수 있는가
- 정보를 기억하기 위하여 사용하는 전략을 알고 있는가
- 정보를 재인하고 인식하는 연합을 사용할 수 있는가
- 실행하는데 있어서 장애물을 예측할 수 있는가
- 문제를 해결하거나 처리하는 데 대안적 반응을 찾을 수 있는가

전략을 처리하는 내적 과정과 외적 과정
(Internal and External Processing Strategies)

인지처리과정 전략의 복합적 유형이 있다. 이것을 체계적으로 분류하는 하나의 방식은 내적 혹은 외적, 상황적 혹은 비상황적인 것이다. 내적 전략은 사람이 스스로에게 무엇인가를 하도록 재확인하거나 계속 추적하는 정신적 활동(예, 저절로 혹은 판에 박힌 듯이 될 때까지 어떤 일을 연습, 시연해보는 것, 자기–단서와 자기–질문을 사용하는 것)이다. 내적으로 확인된 것 중에서 특수한 형태의 전략은 자기–감시(self-monitoring)이라 명명하는 것인데, 이것은 개인이 자기 고유의 사고 혹은 수행에 대해 정신적으로 질문하고 추적하며 평가하는 것을 말한다(Toglia, 1998, p. 8)(〈자기감시 행동〉과 〈자기감독 전략의 예〉 참조).

외적인 전략은 우리가 해야 할 일의 목록이나 어떻게 우리가 만날 약속을 이행할 것인가를 조직화하도록 돕는 주중 계획표를 작성하여 참조할 때처럼, 외부의 단서를

자기감시 행동
(SELF-MONITORING BEHAVIORS)

- 과제의 복잡성/단순성을 평가하고 과제의 요구에 맞춰 행동을 조정한다.
- 자신의 수행의 경계를 파악하고 자신의 능력을 인식한다.
- 수행 중에 잠재적인 문제를 자각하고 성공을 위해 요구되는 행동을 조정한다.
- 과제의 맥락을 이해하고 환경의 기대에 맞춰 수행을 조절할 수 있다.

자기감시 전략의 예
(EXAMPLES OF SELF-MONITORING STRATEGIES)

- 수행의 효율성과 관련된 자기-질문하기
- 수행 결과 점검하기
- 개인의 사고와 행동의 결과 예견하기
- 수행의 조절 평가하기
- 주의를 끄는 자원의 효과적인 배분(Toglia & Golisz, 1990에서 Brown et al.)

활용하는 것이다. 상황적 전략은 용어가 함축하고 있듯이, 하나의 상황에 따라 고유하다(Toglia, 1998, pp. 8-10)(〈자기감독 전략의 예〉 참조). 예를 들면, 우리는 메뉴에서 식사를 주문하고 서비스를 받는 전통적인 레스토랑처럼 운영되지 않는 뷔페 형태의 레스토랑에서 음식을 담을 때 사용하는 전략을 가질 수 있다. 사람들은 칵테일 파티 상황과 사업 미팅에서는 대화하는 접근법을 다르게 사용한다. 이 두 환경에서는 유머의 유형뿐 아니라 이야기의 주제까지 매우 다르다.

비상황적 전략은 많은 혹은 다양한 상황하에서 사람들이 사용하는 전략이다(Toglia, 1998, p. 10). 예를 들면, 하나의 과제에 주의를 집중하고 문제를 해결하는데 사람은 과제를 마무리하는데 사용되는 단계를 자기자신에게 조용히 말하는 혼잣말(self-talk)을 사용할 수 있다. 두부 손상 이후에 혹은 정신적 장애이나 발달 장애를 관리할 때, 환자/내담자는 그들이 부업일을 하거나 수행의 질을 향상시키고 무언가를 빠트리는 실수를 피하기 위한 활동을 할 때 크게 말하는 것을 배우게 된다(Goldstein, 1973). 교육, 심리학, 그리고 뇌 관련 문헌에서 연구자들은 구체적인 특정 전략의 효과성을 계속 평가하고 있고 혼잣말에 대해 가졌던 것과 같은 이전의 관점에 도전을 하기도 한다. 우리는 독자들이 치료개입의 접근법에 영향을 미칠 수 있는 최근 발견한 내용들에 대한 문헌을 재검토하도록 돕고자 한다.

시각화는 복합적 상황에서 사용될 수 있는 비상황적 전략의 또 다른 예이다. 영화배우와 스포츠맨 모두 "실행"을 위한 준비는 연극 장면이나 스포츠에서의 자기 역할을 시각화하는 데 시간을 소비하는 것이다. 내담자는 채용 면접을 대비하기 위해 시각적 전략을 사용할 수도 있다. 이 책의 인지적 행동 장(6장)에서 설명한 문제해결 전략과 기술은 비상황적 전략의 예들이다.

과제 전략의 예
(EXAMPLES OF TASK STRATEGIES)

- 재연 – 정확한 실행에 요구되는 제한된 양의 정보나 상황을 사용
- 정보 분류하기 – 기억할 수 있는 많은 정보가 있을 때 사용
- 연합 형성하기(연결짓기) – 기억할 수 있는 많은 정보가 있거나 복잡한 과정이 있을 때 사용
- 시각화_기억을 돕는 이미지 만들기
- 주사(훑어보기) – 는 핵심적 요소 선택하기(Toglia & Golisz, 1990, p. 7)

전략에 대한 인지처리과정의 활용
(Use of Cognitive Processing Strategies)

이러한 인지적 과정 전략은 정보처리 순환과정 안에서 어디서든 사용될 수 있다. 알게 모르게, 우리는 모두 그 순환_입력, 동화, 산출, 혹은 피드백_ 중에 다양한 지점에서 정보처리 순환과정에 영향을 미치는 전략을 채택한다. 우리가 읽는 새로운 정보에 보다 잘 주의를 집중할

수 있도록 라디오 볼륨을 낮추거나 마커로 자료를 표시할 때처럼, 그 과정의 특정 지점에서 우리를 돕기 때문에 일부 전략이 선택된다. 그러나 많은 전략은 그 처리과정 전체에 걸쳐 우리를 돕는다.

예를 들면, 나는 작업에서 새로운 과제를 하는 것과 관련된 단계들을 학습하는 중이다. 그래서 수퍼바이저가 과제에 관하여 말한 모든 것을 기록한다. 여기서의 전략은 쓰는 것이다. 이렇게 하는 것은 내가 그녀가 말한 것(입력 단계)에 보다 잘 집중하도록 도와준다. 그리고 이것은 정보를 조직화하고 기억하는 것(동화 단계)을 도와준다. 또 과제를 실행할 때가 되었을 때 내가 기록한 것을 참조하는 것은 나로 하여금 과제를 지속할 수 있도록 도와준다(산출 단계). 어떤 사람이 인지처리과정 전략을 채택할 필요가 있는 것을 알고 있는지의 여부, 또는 선택한 전략이 무엇인지는 그가 갖고 있는 메타인지의 범위와 사용하는 메타인지적인 전략과 직접 관련이 있다.

덧붙여서, 내담자의 생활경험, 동기, 개인적 선호도, 그리고 정서는 모두 그가 선호하는 인지 처리과정 전략에 영향을 줄 수 있다.

메타인지와 자기-효능감
(Metacognition and Self-Efficacy)

메타인지는 또한 한 개인의 자기-효능감에도 반영된다. 사람들이 일상생활에 관여하는 것처럼, 그들은 특정 과제를 수행하는 능력에 대해 배우고 효과적으로 환경에 참여하며 그들 자신을 능력있고 전반적으로 조절할 수 있는 존재로서 지각하게 된다. 이상적으로, 자기-효능감의 기초는 초기 삶의 경험에 그 뿌리를 두고 있고 전 생애에 걸쳐 형성된다. 이런 경우에, 메타인지는 질병과 장애에 의해 짊어지게 된 도전과 맞설 수 있는 한 개인의 자신감을 뒷받침한다.

그럼에도 불구하고, 두부 손상이나 질병으로 인한 인지적 장애를 갖고 있을 때, 전 생애를 거쳐 학습하였던 지식이나, 이전에 아주 잘 작용하였던 인지적 전략을 사용할 수 있는 그 개인의 능력은 붕괴될 수 있다. 이러한 능력을 구성하는 또 다른 방법은 정보처리과정에서 와해되었거나 "왜곡"된 것을 말하는 것이다. 두부 손상이나 이전에 쉽게 성취했던 것을 더 이상 할 수 없다고 인식하는 심리사회적 장애를 가진 환자는 자신감을 상실하거나 기능이 남아있다고 확신하지 못하기 쉽다. 치료사의 일은 다면적이고 다음과 같은 것들을 포함한다.

- 인지처리과정 전략이 수행을 향상시킬 것이라는 것을 포함해서, 내담자가 정보를 어떻게 잘 사용하고 처리하는지를 탐색한다.
- 그 개인의 메타 인지의 정도를 평가한다.
- 어떻게 내담자가 앞으로 다양한 상황에서 기능하는 데 인지과정을 잘 처리할 수 있는지를 예측한다.

개인의 관심과 삶의 경험 또한 인지 처리과정과 실행에 영향을 준다. 그 사람에게 중요한 것과 도전과 불확실성에 직면했을 때 그(그녀)가 계속 참으면서 유지하는 가치와 신념을 파악하고 평가하는 것은 인지 처리과정과 그 실행에 핵심적이다.

인지 수행- 기능장애(역기능)와 순기능 |
Cognitive Performance- Dysfunction and Function

기능과 기능장애의 연속체를 이해하기 위해서는, 그 사람의 성격, 과제, 환경이 개별적으로 그리고 선택적으로 평가된다. 임상가(의사)들은 기능을 지원하는 조화로운 관계와 세 가지 변인 중에 존재할 수 있는 부조화(mismatch)을 탐색한다.

잘못된 결합으로서의 기능장애
(Dysfunction as a Mismatch)

이 모델에서, 개인이 기능적일지, 기능장애일지의 여부는 기대되는 작업에서 성공할 수 있는 인지처리과정을 사용하는 데 있어서의 그의 상대적 성취에 달려있다. 적절한 인지적 기능을 지닌 사람은 자신의 지식을 사용할 수 있고 생활에서 기대되는 과제에 성공적으로 참여할 수 있게 해주는 방식으로 정보를 받아들이고 처리할 수 있다. 지적한대로, 개인은 다른 상황에서보다 어떤 특정 상황에서 더욱(혹은 덜) 성공할지도 모르고, 기능 또는 기능장애에 대한 절대적 조건을 정하려는 시도조차 없다. 인지적 수행에서 변화를 겪은 두부 손상 혹은 기타 손상을 가진 사람은 그가 바라는 작업에서 남아있는 인지적 능력을 사용하는 데 어려움을 갖고 있을 것이다. 이렇게 결함있는 실행은 사람, 과제 그리고/또는 환경 사이의 갈등 혹은 "부조화"의 결과라고 보여진다(Toglia, 1998, p. 15). 따라서 이 각각의 세 가지 변수는 인지적 기능장애를 설명하는 것으로 평가되고 있다.

기능장애는 특정 인지적 구성요소 혹은 하위기능(예, 빈약한 단기기억이나 주의력 감소)의 손상으로 파악되지는 않는다. 오히려, 기능장애는 복잡한 환경에서 다양한 과제를 하는 중에 인지과정과 메타인지의 전략의 부족과 자신의 수행을 자기-감시하는 능력의 부재에 근거하고 있다(Toglia, 1998, p. 15). 예를 들면, 개인이 과제의 완성을 방해하는 세부적인 것에 초점을 두거나, 혹은 사회적으로 내담자가 유머를 사용할 때와 그 유머가 방어적으로 사용될 때를 구별할 수 없는 경우이다. 내담자는 주장적이고 공격적인 행동을 사용하고자 할 때 그것을 조절하고자 애쓸 수도 있고, 그들이 철수할 때나 갈등이 부상할 때 그들의 반응의 결과를 처리할 수 없을 수도 있다.

유능한 인지적 수행은 과제 수행에 대한 능력과, 일, 레저, 그리고 사회적 상황에 참여하고 일상생활의 활동을 수행하기 위해 정보, 전략 그리고 문제해결행동을 사용하는 능력과 같은 용어로 설명될 수 있다. 경험으로부터 배우고 이러한 지식을 미래에 사용하거나 자신의 실수로부터도 배우는 내담자는 일상생활에 참여하도록 돕는 인지적 기능을 지니고 있다. 예를 들면, 치료사는 효율적으로 과제를 조직화하고 구조화하며 자신의 수행을 모니터하고 활동 중에 무엇을 해야할지를 예견하는 환자의 능력(예, 칫솔질, 샌드위치 만들기, 뜨거운 점심 준비하기, 등등)이라 명명할 것이다. 임상가는 환자가 효과적으로 과제를 수행하는 데 요구되는 지식과 기술에 접근할 수 있고 그것을 안전하게 사용할 수 있으며 복합적 상황에서 이러한 과제를 수행할 수 있는지 여부를 관찰할 수 있다(예, 병원에서, 가정에서, 공동체에서, 정신이 흐트러진 상황에서, 보조를 받으면서, 등등).

개인 요인들 (Person Factors)

개인의 능력과 과제의 요구 사이에 이러한 잘못된 결합에 기여할 수 있는 많은 요인들이 있다. 이는 앞에서 논의한 메타 인지와 학습자 특성을 포함하여 인지 처리 과정에 대하여 알려진 것과 관련이 있다. 개인은 필요한 지식이 부족하거나 상실했기 때문에, 또는 ADL, 일 혹은 휴가에 대해 갖고 있는 지식을 선택하거나 사용할 수 없기 때문에 빈약한 수행을 보여줄 수도 있다. 그(그녀)는 인지적 문제-해결 기능에 한계가 있을 수도 있다. 예를 들면, 그 (그녀)는 큰 목표를 아파트를 찾기 위해서 요구되는 것과 같은 하위 목표들로 잘게 나눌 수 있어야 한다. 개인은 그(그녀)가 집세와 보증금에 적절한 재정 상태를 갖고 있는지를 평가해야하고, 매달 소비에 걸맞는 가계 운영을 계획할 수 있어야 하며, 최근 정보 등을 신문이나 인터넷에서 찾아 읽을 수 있어야 한다. 만약 그 사람이 문제해결에 어려움을 갖는다면, 이것은 그 환자/내담자에게 비현실적인 목표를 세웠기 때문이거나 또는 그(그녀)가 취직하기 위해서는 특정 지식과 특수한 전략이 필요하다는 수행목표에 알맞는 인식을 하는 데 실패했기 때문이다.

기능장애는 또한 개인이 자신의 수행과 그 경과 과정을 모니터하는 데 실패할 때도 나타날 수 있다. 그들은 자신들이 주변에 진행되는 것과 보조를 맞추지 못한다거나 주의를 집중을 하지 못한다는 것을 깨닫지 못한다. 이것이 메타인지적 투입을 감소시키기 때문에, 그들은 자신이 채택한 인지 전략이 더 이상 성공적으로 작용하지 못한다는 사실을 인식하지 못할 수도 있다. 그들은 자신의 내면 혹은 외부적 환경에서 나온 수행에 관한 피드백을 받아들이거나 사용하지 못할 수도 있고, 일상생활에서 성공적인 수행을 위해 행동을 조정하지도 전략을 바꾸지도 않는다. 앞에서 살펴본 자기-감시에서의 변화와 반응 속도는 자동차 운전이나 보트, 자전거 타기와 같은 작업에 영향을 준다.

개인은 경험의 전체적인 상황에 대하여 민감하지 않고 타인의 시각을 이해하거나 그에 대해 민감할 수 없기 때문에 인지적 수행이 감소할 수도 있다. 예를 들면, 뜻밖의 상황과 작업환경에서 의사소통에 대한 서로 다른 기대가 있다. 작업환경에서의 사회적 규약은 그 개인이 "정치적인 공정성"의 경계 안에서 유머를 사용하기를 기대한다. 예를 들면, 남성은 찬사의 뜻으로 "예쁜 여성"에 대해 자주 언급하지만, 환경 속에서 사람들은 그것을 성차별주의자의 말로 해석할 수도 있다. 그러므로, 내담자는 사회적 신호를 구분할 능력과 작업 장면에서의 수행 기대에 맞는 환경에 받아들일 수 있는 융통성을 지니고 있지 못할 수도 있다.

마지막으로 내담자는 자신감 혹은 남아있는 인지적 능력을 사용하고자 하는 동기나 새로운 인지 전략을 개발하고자 하는 시도 또한 갖고 있지 않을 수 있다. 너무

지나치게 많거나 적은 자극과 더불어 우울과 불안은 인지처리과정과 기능적 행동을 방해할 수 있다. 개인 내에서의 이러한 변화는 그들을 다른 사람과의 관계에서 과민하게(성마르게) 만들 수 있고, 과제에 대해 좌절하는 낮은 인내심을 갖기 쉽고, 다른 사람과의 상호작용을 방해할 수도 있다.

과제의 복잡성 (Task complexity)

과제의 특성은 쉽게 관찰되는 것(예, 과제에서 사용되는 많은 아이템, 과제를 완성하기 위해 전형적으로 사용하는 태도와 육체적 움직임)을 포함한다. 직접적으로 관찰되지 않는 것은 과제를 완성하는 데 사용하는 사고 유형이다(Toglia, 1992, p. 112). 과제를 완성하는 데 사용되는 처리과정의 전략은 부분적으로 과제의 복잡성에 의해 결정된다는 것이라 말하는 것은 합리적이라 생각된다. Toglia(Toglia, 1992, p. 112; 1998, p. 13)는 작업치료사에게 작업의 복잡성(Toglia, 1992, p. 112), 과제의 형태와 환경(1998, p. 13)을 분석하기 위하여 이 모델을 사용할 것을 제안한다.

과제의 인지적 복잡성에 대하여 등급을 내리거나 올릴 수 있는 몇 가지 방법은 사람이 주의를 집중해야하는 정보의 양을 증가 혹은 감소시킴으로써, 정보가 주어지는 여러 가지 서로 다른 방법을 증가 혹은 감소시킴으로써, 정보가 주어지는 속도를 증가 혹은 감소시킴으로써, 정보를 처리하는 데 충당되는 시간과 과제를 완성하는 데 걸리는 시간을 증가 혹은 감소시킴으로써, 또는 처리되는 정보의 복잡성을 증가 혹은 감소시킴으로써 이루어진다.

복잡성과 더불어, 치료사는 과제의 맥락(과제가 주어지는 상황, 예, 내담자는 과제를 가정 혹은 모의적 상황이나 치료상황과 같이 친숙하거나 자연스러운 환경에서 운영한다) 을 바꿀 수 있고, 혹은 환경에서의 혼란 때문에 과제를 바꿀 수 있다. 임상 의사는 동일한 과제를 반복해서 사용할 수도 있고 또는 환자의 필요에 따라 치료기간 중에 사용되는 과제를 다양하게 사용할 수도 있다.

환경과의 부조화 (Environmental Mismatch)

비록 Toglia가 환경의 "사회적," "문화적," 그리고 "물리적" 특성이라는 말을 자주 언급하지는 않았지만, 그녀는 환경에서 무엇이 달성되는지는 상세하게 설명하지는 않았다. 물리적 환경은 과제를 수행하는 동안 "그 개인을 둘러싸고 있는 물리적 자원과 대상"을 포함하고, 문화적 환경은 "그 사람의 문화적 집단에 의해 받아들여지는 가치와 기대"(p. 112)를 말하며, 사회적 환경은 "그 개인이 상호작용하는 사람들"을 포함한다(p. 111). 퓨어스타인(Feuerstein, 1979)과 비갓츠키(Vygotsky, 1978)를 참조하여, Toglia는 "많은 학습과 고도의 인지적 기술은 사회적 상호작용을 통해 전달된다"고 주장한다(p. 12). 물리적이고 문화적 환경의 중요한 특성은 내담자와의 친숙도이다. Toglia(1992)는 친숙한 환경은 기존의 지식에의 접근과 수행에서의 기술을 촉진하는 상황적 단서(contextual cues)를 제공하고 그렇게 하여 수행을 향상시키는 것 같다고 제안한다(p. 112).

환경은 물리적으로 편안하고 적정한 자극을 제공할 때는, 수행을 지원할 수도 있고, 또 진행중인 동요가 지나치거나 동료나 수퍼바이저에게서 인정받지 못하는 감정적인 분위기가 감지될 때는 환경이 수행을 감소시킬 수도 있다. 왜냐하면 환자/내담자가 주어진 과제를 똑같은 환경이나 상황에서 또 다른 상황에서 했듯이 모두 잘 완수할 수 있을 것이라 가정할 수 없기 때문에, 치료사는 인지적 처리과정과 최종적인 수행의 최적 조건을 지원할 수도 저해할 수도 있는 이러한 장면의 특성에 유심히 주의를 기울여야한다.

개인의 인지과정은 사람, 과제 그리고 환경의 상호작용의 결과라는 믿음을 깊이 주지시키면서, Toglia는 작업치료사에게 재확인 한다. 내담자는 서로 다른 다양한 행동이 서로 다른 상황에서 요구된다는 것을 깨닫는데 실패하기 때문에, 또 다른 장면보다는 꼭 어떤 하나의 장면에서 보다 잘 수행할 수 있는 것만도 아니고, 반대로 그들의 행위는 다른 장면과 비교하여 어떤 하나의 장면에서 극히 왜곡되지 않을 수도 있다. 그러므로 내담자의 장면에 대한 지각(장면에서 사용 가능한 것과 기대되는 것에 대한 지각)과 능력에 대한 인식은 이 모델에서 점차 중요해진다.

작업치료사의 역할 | Role of the Occupational Therapist

이 모델에서 작업치료사의 역할은 서로 관련되어 있고 일반적으로 동시에 일어난다. 임상가는 정보처리과정의 조사관, 동업자(협력자), 그리고 중재자도 될 수 있다.

조사관 (Detective)

Toglia는 작업치료사를 "조사관(탐정)"으로 묘사한다(Toglia, 1992, p. 107; 1998). 치료사는 모든 사람이 일상생활에 성공적이고 의미있게 관여하기 위해 고유하고 인지적 강점, 한계, 그리고 장벽을 밝히기 위해 노력해야한다는 사실을 알고 있다. 보다 나은 과제-환경-사람의 조화를를 이루어내는 과제에 대하여 내담자가 선택되는 과제, 작업장면, 혹은 접근법이 조성될 수 있는 가능한 적응상태를 확인하기 위하여, 작업치료사는 자기만의 인지와 인지 처리과정에 대한 지식, 과제와 활동에 대한 분석력, 그리고 내담자의 수행에 대한 주의깊은 관찰력을 활용한다.

Toglia에 의하면, 치료사-심사관은 행동만을 관찰하는 것은 아니고, 행동의 변화를 시도한다(Toglia, 1992, p. 119). 왜냐하면, 한 사람도 똑같은 사람이 없고 수행결과 뿐 아니라 인지 처리과정도 조사하기 때문에, 치료사는 임상적인 실제적 추론을 활용해야 한다. 이것이 Toglia가 언급한 "시간 소비하기"이고 "경험 많은 임상가에게 요구하기"이다(Toglia, 1992, p. 107).

협력자 (Collaborator)

작업치료사는 또한 문제해결을 촉진해주는 협력자의 역할도 갖고 있다. 인지적 수행을 해결하기 위해 과제-환경-사람간의 조화를 적응시킬 때, 임상가는 과제나 환경으로부터의 자료 입력에 적응하기 위한 내담자의 참여와 전망이 필요하다. 임상가는 이러한 정보를 사용하고, 정보처리과정을 지원하거나 제한하면서 내담자가 실행하도록 도울 수 있는 중재자가 된다. 치료사는 환경을 바꾸어 주고, 과제를 수정해주거나, 혹은 사람-환경-과제간의 적합성을 그 개인이 향상시킬 수 있는 단서를 제공해준다.

Toglia((1998)는 이러한 역할을 Vygotsky(1978)에 의해 논의되었던, 어린이는 보다 많은 지식을 가진 동료와 공유한 경험을 통해 배운다는 사회적 학습 과정과 유사한, 협력적 과정에서의 중재자로 보았다. 그 개인이 할 수 있는 것과 그가 협력적 관계에서 보다 아는 것이 많은 동료인 안내자와 함께 행동을 배울 수 잇는 것 사이의 공간을 "인접발달 지대"라 부른다 (Toglia, 1998, p. 12; Vygotsky, 1978). 중재자로서 작업치료사는 적절한 도전을 제공하고 인지 기술과 전략의 개발을 촉진하는 인접발달지대 안에서 작업하기 위해 자신의 전문적 지식과 임상적 추론을 활용한다.

활동의 기능 | Function of Activities

이 모델은 수행하는 데 인지처리과정의 영향력이 평가될 수 있고 새로운 학습이 이루어지기 위해 개인이 무언가를 "행동한다"(의미있는 작업에 적극적으로 참여하는)고 제안한다. Toglia(1992, 1993a, 1998)는 치료적 작업을 "과제"과 "활동" 이 두 용어로 자주 언급하고 이들을 동의어로 사용하는 것 같다.

인지처리능력 확인 (Identify cognitive Processing Ability)

치료적 과제는 두 가지 중요하고 연관된 기능을 갖고 있다. 첫째는 그것이 치료사에게 환자/내담자가 인지 처리하는 과정(예, 과제의 어려움을 예상하기, 지식을 평가하여 사용하기, 올바른 전략을 선택하기, 주의집중 유지하기, 문제해결하기와 자신의 수행을 모니터하기) 중에 갖는 상대적인 성공이나 어려움을 파악할 수 있게 해준다는 것이다. 일단 어떤 사람이 인지 처리과정의 장애를 갖고 있고 새로운 전략을 학습해야한다는 조건이 이루어지면, 기능적 활동과 Toglia(1992, 1998)가 "교정과제"(p. 130)라 명명한 것 이 두 맥락에서 학습이 이루어지고 훈련될 것이다.

Toglia가 말한 기능적 활동과 과제는 모든 수행의 구성요소를 통합할 것을 요구한다. 교정 과제는 의미 깊은 자극을 통합할 수 있고 내담자의 관심과 관련지을 수 있으나 꼭 완전한 기능적 활동을 나타내는 것을 아니다(Toglia, 1992, p. 130; 1998). 교정 과제는 내담자에게 특정한 인지 전략을 학습하고 연습할 기회를 제공한다. 하트게임을 하는 것은 기능적 활동 또는 과제인 반면에, 카드를 짝으로 분류하는 과정을 훈련하는 것은 교정과제가 될 수 있다. 이렇게 하여 치료적 활동과 과제의 두 번째 기능은 새로운 학습, 훈련, 그리고 일반화를 위한 방법(수단)이라는 것이다.

표 9-1

변화 연속체

(THE TRANSFER CONTINUUM)

동일한 전략이 다양한 과제와 상황에 걸쳐 강조된다.

←————————————————————→

	근접		중간			원격	
초기과제: 즉석 커피-주전자	미리 마련된 팩으로 커피 타기; 컵, 주전자 따로; 아이템의 위치를 다르게	차나 핫초코 만들기	서로 다른 부엌, 테이블, 조리대에서즉석 오트밀이나 스프, 푸딩이나 젤라틴 만들기	다양한 솥에 파스타, 냉동 야채 요리 만들기	버터와 젤리를 바른 토스트나, 또는 땅콩잼과젤리를 바른 샌드위치 만들기	식기세척기에 그릇을 담고 작동하기 또는 두 사람용 상차리기	침대 정리하기, 또는 작은 양의 빨래하기

Toglia, J. (1998). 인지 회복을 위한 역동적 상호작용 모델. Katz(Ed.), Cognition and occupation in rehabilitation(p. 34). Bethesda, MD: American Occupational Therapy Association, Inc. 1998.에서 미국작업치료협회의 허락 하에 재인용.

표 9-2

다양한 평가 방법

(DIFFERENT ASSESSMENT METHODS)

정적인 방법	질적인 방법	역동적인 방법
문제가 있습니까?	그 문제의 중요한 특성은 무엇입니까?	수행이 촉진 또는 변화될 가능성이 있습니까?
그 문제란 무엇입니까?	왜 그 사람은 어려움을 겪고 있습니까?	그 증상을 증가시키거나 감소시킬 단서/조건은 무엇입니까?
그 문제의 가장 난점은 무엇입니까?		그 개인의 학습에 대한 잠재력은 무엇입니까?
예: 삭제 검사	예: 삭제 검사	예: 삭제 검사
좌우편에서 생략된 종목의 수를 기록한다.	서로 다른 색연필이 매 10초마다 훑어본 패턴을 기록하기 위해 주어진다; 어디에서 시작되는지, 어떻게 진행되는지	내담자가 향상시키거나 자기-교정 수행을 할 수 있는지를 판단하기 위해 과제작업 중 혹은 이후에 등급별 단서를 부여한다.

Toglia, J. (1998). 인지 회복을 위한 역동적 상호작용 모델. Katz(Ed.), Cognition and occupation in rehabilitation(p. 34). Bethesda, MD: American Occupational Therapy Association, Inc. 1998.에서 미국작업치료협회의 허락 하에 재인용.

학습과 전이를 위한 전달수단
(Vehicle for Learning and Transfer)

새롭고 친숙한 의미있는 과제와 활동에서 새로운 인지 기술을 훈련함으로써, 개인은 또한 메타인지를 향상시킬 수 있다. 이것은 다음과 같은 것을 의미한다.

- 사람은 자신의 지식과 자신이 할 수 있는 것과 없는 것에 대하여 알고 있다
- 사람은 언제 그리고 어떻게 자신의 지식을 사용할지를 알고 있다
- 사람은 과제와 활동을 하는 동안 자신의 수행을 모니터할 수 있다(Flavell, 1985; Toglia, 1998, p. 11)

사람이 점차 인지처리과정의 강점과 한계를 자각하게 되면, 그(그녀)는 과제를 실행하는 자신만의 수행을 향상시키고 환경을 이용하거나 조절하는 적응을 해갈 수 있다.

증가하는 메타인지와 인지처리과정에 대한 영향력과 더불어, 과제는 또한 학습과 일반화를 전이하는 수단이 된다. Toglia(1991, 1998, p. 14)는 전이의 연속체를 과제의 표면적이고 개념적인 특성에 의해 영향을 받는 것으로 설명한다. 표면적인 특성은 주어진 자극, 과제를 위한 공간의 물리적 사용, 과제의 지향 방향 그리고 내담자의 과제를 수행하기 위한 신체적 움직임을 포함한다(Toglia, 1998, p. 13). 표면적 과제의 특징과 달리, 개념적 특성은 쉽게 눈에 띄지 않는다. 그것은 과제의 의미와 과제의 활용에 영향을 미치는 그 개인의 전략, 기술 그리고 능력을 나타낸다(Toglia, 1991, 1998, p. 13).

학습의 전이를 뒷받침하기 위하여, 치료사는 내담자

가 수행을 돕고 연속체에 따라 나아갈 수 있는 과제를 선택할 수 있도록 돕는다(표 9-1). 예를 들면, 가까운 근접 전이는 유사한 과제를 사용함으로써 촉진되지만 하나나 두 가지의 표면적 특성만을 변화시킨다(예, 구 사람과 낚시를 가는 것처럼 하트라 불리는 카드게임을 하고 난 다음 새로운 카드 게임을 배우는 것). 중간 전이는 약간의 공통적인 표면적 특성을 지닌 과제를 사용한다. 카드의 예로 설명한다면, 내담자를 둘 또는 네 사람과 포카게임을 하게 가르치는 것이다. 먼 원격 전이 과제는 물리적으로 다르다(예, 둘 혹은 네 사람과의 사회적 상황에서 도미노, 브릿지 혹은 기타 전략적 게임을 하는 것을 배우는 것). 특히 원격의 전이는 그 개인으로 하여금 그 사람의 가정이나 공동체의 상황에서 치료 중에 배운 과제를 수행하도록 요구한다(Toglia, 1991, 1998, p. 14). 예를 들면, 이러한 상황에서, 내담자는 하나 이상의 카드게임을 교회 사람들과, 클럽에서, 또는 친구들과 집에서 놀 수도 있다.

평가와 치료개입을 위한 이론적 가정 안내 (THEORETICAL ASSUMPTIONS- GUIDE TO EVALUATION AND INTERVENTION)

이론적 가정(역동적 상호작용의 이론적 가정 참조)은 인간, 활동 또는 작업, 그리고 환경 또는 상황맥락에 대한 기본적 믿음에 대한 개요이다. 이러한 믿음은 이 장 앞에서 언급한 역동적 상호작용 모델에서 나온 것이다. Toglia(1998)는 인지처리과정과 작업 수행에서의 효과에 대한 이해를 위한 포괄적인 체계를 제공한다. 그녀의 이론적 구성개념과 가정은 인지적, 행동적, 정보 처리과정, 그리고 작업치료이론과 그의 적용으로부터 이론의 합성을 반영한다. 사람-환경-작업 변인에 관한 이 가정과 그 가능한 연관성은 작업치료에 있어서 평가와 치료 개입을 안내한다.

평가 | Evaluation

역동적 상호작용 모델은 매일의 일상 생활의 과제라는 상황 안에서 사람의 인지적 기능에 관한 정보를 알려주는 평가방법을 제공한다. Toglia는 정적, 질적, 그리고 역동적 평가방법의 조합을 주장한다. 정적인 평가는 문제와 문제의 심각도를 확인하는 데 사용된다. 질적인 정보는 개인의 수행 과정과 수행문제의 원인을 설명해준다. 역동적 평가는 만약 수행이 변화를 가져왔다면, 증상을 관리하기 위한 가능한 조건과 학습을 위한 그 개인의 접근법을 평가하는데 사용된다. 이러한 방법은 단독으로 사용될 수도 있고 또는 조합을 이루어 사용될 수도 있다(Toglia, 1998, pp. 16-17). 질적인 접근법은 "어디에서 그 사람이 시작하고 어떻게 진행해 가는지"를 조사하기 위해 사용된다(1998, p. 16). 그녀는 역동적 상호작용 평가를 그녀가 "정적"(전통적) 평가라고 언급한 것과 대조하고 있다(표 9-2).

정적인 평가방법 *(Static Assessment Methods)*

정적인 평가는 표준화 된 인지 선별도구와 신경심리학 검사를 포함한다. 그 목적은 인지적 장애를 확인하고 수량화 하는 것이다. Toglia에 따르면, 이것은 "지금-여기"의 수행이라 정의된다(Toglia, 1992, p. 118). 정적인 평가 내에서, 평가되는 개인은 검사 아이템에서 성공할 수도 실패할 수도 있다. 표준화된 정적인 평가에서, 검사환경과 검사조건은 각각의 조사에서 동일하고, 치료사는 중립적이다(예, 치료사는 반응이 옳은지 아닌지를 지적하지 않고, 또 내담자의 수행의 편의를 도모하기 위해 검사조건을 변경하지 않는다). 이것이 역동적 평가와 첨예하게 대조를 이루는 부분이다(Toglia, 1998, p. 16).

역동적 상호작용 평가방법 *(Dynamic Interactional Theoretical Assumptions)*

역동적 상호작용 평가의 목적은 "수행에 가장 큰 영향력을 갖고 있는 조건을 성공과 실패라는 두 용어로, 확인하고 구체화"하는 것이다(Toglia, 1992, p. 118; 1998, p. 16). 역동적 평가도구 또는 과정 안에서, 내담자가 과제 종목을 완성할 수 없거나 그것을 갖고 어려워할 때, 치료사는 응답이 적절하지 않고 검사의 과정을 바꿀 수도 있다는 것을 가르쳐 주고, 내담자에게 단서를 주거나 이것을 그가 성공할 수 있을지의 여부를 알아보기 위해 다른 사람들에게까지 조정할 수 있다(Toglia, 1992, p. 119; 1998, pp. 16-17).

역동적 상호작용의 이론적 가정들
(DYNAMIC INTERACTIONAL THEORETICAL ASSUMPTIONS)

다음과 같은 가정은 인지 회복에 관한 역동적 상호작용 모델의 최근 논의에서 나온 것이다(Toglia, 1998, pp. 5-50).

인지에 대한 개념

1. 인지는 그 복합적인 요소의 총합 보다도 더 많은 역동적 과정이다(예, 주의집중, 시각적 처리과정, 기억, 기타).
2. 인지의 역동적 처리과정은 평가와 치료 중재를 안내한다.
3. 인지는 학습하고, 변화하며, 환경에 적응하기 위한 지식/정보의 활용이다.
4. 인지의 처리과정은 개인, 과제, 그리고 환경 간의 변화하는 관계를 살펴보는 역동적 평가를 활용하여 평가된다.
5. 역동적 상호작용 모델에서 강조된 인지적 구성요소는 정보 처리과정, 인지 전략, 메타인지, 그리고 구체적인 상황에서 학습, 지식, 동기 그리고 문제해결력에서의 개인 차이다.
6. 빈약한 인지적 기능은 과제, 환경, 그리고 개인간의 부조화를 의미한다.
7. 인지에 대한 역동적 관점은 인지 처리과정 중에 구성요소가 어떻게 어울려 작용하는지 보다는 그 개인의 인지의 구성요소(주의집중, 기억, 지각, 기타)를 평가하는 인지의 장애에 따른 모델과는 다르다.

인간

8. 인간은 육체적, 심리적, 신경학적 또는 발달 조건의 결과로 인지의 장애를 갖게 될 수 있다.
9. 인간은 내적 그리고 외적 환경으로부터 정보를 받아들이고 조직화 하며 동화하고 이전 정보와 통합할 수 있는 능력을 갖고 있다.
10. 인간은 목표를 달성하고 변화하기 위해 정보를 사용할 수 있는 능력을 갖고 있다.
11. 인간의 메타인지는 그 개인이 아는 것에 대한 지식과 자신의 행위를 스스로 감시하고 학습 또는 행동 수정 전략을 선택할 수 있는 능력이다.
12. 인간은 서로 다른 인식 유형(지적, 직관적, 예기적)을 갖고 있다. 인식은 문제 해결과 적응에 필수적이다.
13. 인간은 자신의 인지적 수행과 효과를 메타인지(자기, 수행에 영향을 끼치는 과제의 상대적 어려움과 요구를 파악하는 능력, 수행을 최적화 하기 위해 구체적인 전략을 사용할 때의 지식에 대한 인식)로 인해 향상시킬 수 있다
14. 인간은 인지적 수행을 향상시키기 위해 피드백(내적, 외적)을 활용할 수 있어야한다.
15. 인간은 복합적 상황에서 자신의 지식을 활용하기 위해 메타인지가 필요하다(일반화).
16. 인간의 인생 경험, 동기, 성격, 그리고 정서는 학습/문제해결, 그리고 그(그녀)가 성취하고자 하는 목표에 사용되는 전략과 학습에 영향을 미친다.
17. 인간은 복합적 상황에서 일반화의 가능성을 높이기 위한 활동을 훈련할 필요가 있다.

과제(작업)

18. 평가 중에 활동과 과제의 사용은 환자/내담자의 지각과 과제를 구조화 하고 완수하기 위한 지식과 전략의 사용을 이해하기 위한 질적인 자료를 제공한다.
19. 과제는 환자/내담자의 학습욕구를 충족시키고 환자/내담자의 능력, 결함, 그리고 선호도에 따라 개별화 되어 있다.
20. 활동과 과제는 그 개인의 인식을 증가시키고, 목표를 달성하게 하는 지식의 사용을 향상시켜주는 전략을 가르치기 위해 사용될 수 있다.
21. 과제는 그 인지적 복잡성 때문에 학습을 전이할 수 있는 준거, 수행에 단서를 제공하는 방법, 그리고 과제의 복잡성과 어려움을 조정하기 위한 상황맥락을 파악하기 위해 분석된다.
22. 과제는 지식, 문제 해결, 그리고 인지전략의 적용의 일반화된 사용을 뒷받침하기 위해 다양한 맥락에서 사용된다.
23. 과제는 그 개인에게 의미가 있어야 한다.
24. 기발하고 친숙한 과제는 학습의 전이와 향상된 인지적 수행을 촉진하는 데 사용된다.

작업치료의 환경과 맥락

25. 인간은 내적, 외적 환경으로부터 피드백을 받는다.
26. 작업치료 환경은 "인접발달 지대"이다. 치료사는 그 사람에게 자신의 지식과 인식을 증진하고 메타인지적 전략을 배우며 자기효능감을 높이는 기술을 사용하도록 즉각적으로 적절한 도전을 함으로써 환경을 구조화한다.
27. 환경은 정보를 처리하고 적응하는 개인의 능력에 영향을 준다.
28. 물리적 환경과 치료사의 단서는 내담자의 수행에 영향을 미치는 구조를 부여한다.
29. 환경은 활동이나 과제 중에 개인의 수행에 영향을 미친다.
30. 치료사는 구체적인 상황에서 사용하는 전략을 가르치기 위해 환경을 구조화한다.
31. 환경의 구조화는 그 개인의 인지적 증상의 조절력에 영향을 줄 수 있다.
32. 작업치료에서, 치료사는 구체적인 상황에서 인지적 구성요소를 평가하기 위해 작업수행에 대한 질적인 분석을 사용한다.
33. 작업치료에서, 인지에 대한 역동적 평가를 할 때, 작업치료사는 작업수행에서 과제의 어려움, 조정, 단서의 사용의 영향력을 평가한다.

역동적 평가는 단독으로 혹은 거의 대부분 이 모델로 인해 개발된 형식화된 평가 도구의 사용에 대하여 언급하지 않는다. "역동적 평가"를 하는 치료사는 어느 치료 장면에서든 작업 중에 환자/내담자의 수행을 관찰함으로써 그렇게 할 수 있다. 그 전반적인 목표는 다음과 같다.

- 그 개인이 충분한 지식을 갖고 있는지의 여부를 결정하기 위하여
- 그 개인이 그 지식을 사용할 수 있는지
- 어떤 전략이 과제 수행 중에 채택되는지
- 어떤 조절(치료사에 의한 제시된 단서, 과제, 환경적 교정)이 수행을 향상시키는지
- 그 개인만의 능력과 한계에 대한 스스로의 인식의 범위

역동적 평가 과정은 복합적 상황에서 내담자의 학습 잠재력과 갖고 있는 지식의 이용능력을 확인하려고 할 뿐 아니라 그의 최근 수행도 평가한다(Toglia, 1998, pp. 16-17).

역동적 상호작용 평가의 구성요소
(Components of Dynamic Interactional Assessment)

역동적 상호작용 평가를 하는 중에는 평가의 세 가지 구성요소가 개인의 학습 잠재력, 문제 해결을 위한 접근법, 과제를 하기 위한 구체적인 전략에 대한 선호도, 그리고 치료사의 단서를 주고자 하는 노력과 개인의 변화를 가져오려는 시도를 평가하기 위해 사용된다. Toglia(1993a, 1998, pp. 17-20)는 평가의 세 가지 구성요소가 평가하는 동안에 통합된다고 말한다. 그것은 다음과 같다.

1. 자각 질문
2. 전략 조사
3. 단서 제공과 등급별 과제 제시의 영향 판단(1998, pp. 17-20)

자각 질문 (Awareness Questioning)

자각 질문은 인지처리과정과 수행에 있어서의 한계점뿐 아니라 강점을 파악하기 위해 개인의 능력을 판단하는데 사용된다. 이것은 크로슨과 그의 동료들(Crosson et al., 1989)에 의해 주장되고 6장에서 인용한 자각의 세 가지 유형을 평가하는 질문을 담고 있다.

1. 지적 자각(그 개인의 일반적인 능력, 지식, 그리고 한계 대한 인식)
2. 직관적 자각(개인이 특수한 환경에서, 그것이 전개될 때와 같은, 특수한 과제를 하는데 문제를 갖고 있다는 것을 인식하는 능력)

자각 질문
(AWARENESS QUESTIONS)

지적 자각에 대한 질문

- 당신은 기억 중에서 어떤 변화를 느끼셨습니까?
- 당신은 장애/일화/발병 이전과 비교하여 현재 얼마나 주의를 집중할 수 있게 되었다고 생각하십니까?
- 당신은 장애 이전과 비교하여 현재의 집중력을 어떻게 평가 하겠습니까(100%, 75%, 50%, 25%, 0%)?
- 당신은 일에 너무나 집중한 나머지, 대략 얼마나 자주 당신의 일에서 벗어납니까(매우 자주, 하루에 몇 번, 아주 드물게)?
- 내담자가 과제를 완성한 후에, 치료사는 "당신이 작업한 것에 대해 어떻게 생각합니까? 얼마나 많은 것을 당신이 올바르게 조정했다고 느끼십니까? 이 일을 하는 데 시간이 얼마나 걸렸다고 생각합니까?"라고 질문할 수 있다.

직관적 자각에 대한 질문

- 당신에게 이 과제는 얼마나 어려웠습니까(매우 어렵다, 다소 어렵다, 쉽다, 매우 쉽다)?
- 과제에 참여한 사람에게 "언제부터 계속해서 이 문제를 갖게 되었는지 말해주십시오"
- 당신은 현재의 행동을 어떻게 생각하십니까?

예시적 자각에 대한 질문

- 내가 당신에게 식료품점에 가서 세 가지 물품을 사올 것을 부탁한다면, 당신은 몇 가지나 기억할 것이라고 생각하십니까?
- 당신은 이 과제와 검사 종목 중에서 몇 가지나 제대로 할 수 있을 것이라고 생각합니까?

Toglia(1993a, 1998)에서 요약 인용.

표 9-3
등급화 된 단서의 연쇄적 연결의 보기
(SAMPLE GRADED CUE SEQUENCE)

근거	단서의 사례
답변 체크 및 확인	당신은 As라는 글자를 모두 찾았다고 확신합니까?
일반적인 피드백	아직도 몇 개가 남아있습니다. 그것을 찾을 수 있겠습니까?
구체적인 피드백	아직도 왼쪽에 몇 개가 남아 있습니다.
대안적 접근 제시	여기에서 시작하세요. 천천히 그리고 각각의 글자를 가리키는데 손가락을 사용하세요.
과제 수정	한가지 과제의 변수(예, 각 쪽에서 종목의 수를 줄인다; 밝은 빨간 줄을 왼쪽 여백에 놓는다)를 바꾸어 보세요.

Toglia, J. (1998). 인지 회복에 관한 역동적 상호작용 모델. Katz(Ed.), *Cognition and occupation in rehabilitation* (p. 20). Bethesda, MD: American Occupational Therapy Association, Inc. 조안 Toglia의 허락 하에 재인용.

3. 예시적 자각(사람이 특수한 한계를 갖고 있고 특정 환경에서 구체적인 인지 과제를 수행하는 데 어려움을 갖고 있을 것이라 예상할 수 있다는 것을 아는 것)

자각은 과거를 반영하고 자신이 잘 수행했는지를 인식하는 개인의 능력을 포함하고, 질문은 이에 대해 시험해볼 수 있다. 자각 질문에서의 질문은 작업치료사가 개인의 자각 수준에 대한 인식을 하는 평가 과정 중에 제기할 수 있는 다양한 종류의 질문을 설명해준다.

이러한 질문을 제기하여, 치료사는 다른 사람(가족, 고용주, 혹은 다른 전문가)이 그 환자의 수행에 대해 말하는 것과 비교할 뿐 아니라, 환자 또는 내담자가 자신의 능력에 대해 실제적인 수행과 함께 설명하는 것을 비교할 수 있다. 내담자는 또한 치료사에게 인지적 능력에 대한 그 내담자의 인식에 대한 정보를 제공하는 작업을 수행하는 동안 자발적인 의견을 할 수도 있다.

전략 조사 (Strategy Investigation)

전략 조사는 작업치료사가 그 개인이 과제를 어떻게 수행해 가는지를 관찰도 하고 질문도 함으로써 이루어지는 과정이다. 치료사는 다음과 같은 질문을 할 수도 있다. "어떻게 해서 이 답에 이르게 되었는지 나에게 설명해줄 수 있습니까," 혹은 "오늘 당신이 해야 할 모든 것을 어떻게 잊지 않고 기억할 수 있었습니까?" Toglia는 부분적으로는 치료사가 정확하게 그 사람이 사용한 과정이 무엇인지를 명료화하기 위해 질문을 하기 때문에, 이 과정을 탐사라고 말한다(Toglia, 1993a, p. 24).

예를 들면, 상황적 기억 검사(Toglia, 1993b)(이 장 후반부에서 논의할 것임)에서, 피검사자는 자극인 카드에서 묘사한 20개의 공통 항목을 기억하게 된다. 회상을 검사한 이후에, 치료사는 내담자에게 "당신이 이 항목을 기억하는 데 사용한 전략은 무엇입니까?"라고 질문한다. 만약 내담자가 "난 항목을 묶어서 했습니다"라고 대답한다면, 치료사는 더 깊이 탐색을 하며 "어떻게 그렇게 정확하게 그것을 묶을 수 있었습니까?" 혹은 "그 묶음들은 무엇입니까?" "당신이 그것을 처음에 암기하려고 할 때 그것을 묶어서 했습니까, 아니면, 그것을 회상하려고 할 때 했습니까, 아니면 둘 다 그렇게 했습니까?"라고 질문할 것입니다.

과제를 하는 동안에 그 개인의 수행은 그(그녀)의 남아있는 능력, 과제의 특성, 그리고 수행 장면(환경의 물리적, 사회적, 문화적 요소)에 의해 영향을 받는다고 생각된다. 치료사는 그 개인에 의해 과제와 환경 조건을 운영하고 자신의 능력을 이용하기 위하여 활용된 전략을 평가한다. 예를 들면, 치료사는 내담자가 홀을 걷다가 정신이 혼란스럽게 되는 것을 조사할 수도 있다.

치료사는 이러한 혼란을 처리하고 반응하기 위해서 어떤 전략을 내담자가 선택하는지, 혹은 환경을 통제하거나 과제를 시작하기 위한 준비로 어떻게 내담자가 자신만의 작업 공간을 꾸미고 자료를 조직화하는지를 조사할 것이다. 과제를 시작하기 전에, 임상가는 내담자에게 케익을 굽고, 일자리를 찾으며, 운전면허증을 따야한다는 것 등을 설명해보도록 요청한다.

치료사가 환자/내담자의 전략에 관해 배운 것의 많은 부분이 주의 깊은 관찰에서 나온다. 게다가 질문이 내담자에게 제기될 수 있고, 이것은 장애를 관리하는 남아있는 능력을 사용하는 개인의 접근법에 대한 통찰을 갖게 해준다. 치료사와 내담자 모두 이러한 조사로부터 배우게 된다. 전략탐색을 통해 발견된 것은 앞으로의 치료 회기에서 새롭고 친숙한 전략에 대한 확인 또는 연습을 위한 토대가 된다.

단서 제공과 과제 등급 매기기
(Cuing and Task Grading)

평가의 마지막 구성요소는 과제의 등급과 단서 제공에 대한 내담자의 반응을 규정하는 것이다. 내담자가 평가과정 중의 과제를 수행하는 데 어려움이 있을 때, 치료사는 우선 단서, "힌트," 혹은 과제에서 성취할 수 있는 내담자의 능력을 향상시킬 것으로 기대되는 제안(전형적인 용어)을 해줄 것이다. 이들 단서가 수행을 향상시키는 것으로 나타나지 않을 때, 치료사는 과제의 하나 또는 그 이상의 형태를 단순하게 변경한다. 언어적 단서와 과제 구조에서의 변경 모두는 특정 과제와 수행의 상황 맥락에 맞게 개별화 된다. Toglia는 "언어적 단서보다 오히려 과제 수정이 이용되어야 할 것이다"라고 권유하고 있다(1998, p. 18). Toglia에 의해 개발된 평가도구는 단서로 안내해 준다. 표 9-3은 글자 지우기 과제를 하는 동안 단서를 제공하는 사례를 보여주고 있다.

역동적 상호작용 평가 요약
(Summary of Dynamic Interactional Assessment)

작업치료 평가와 치료를 하는 동안 정교한 컴퓨터 기술이 없다고 가정할 때, 우리는 정보 처리과정을 조사하는 그 개인의 두뇌 내부를 알 수 없다. 그러므로, 작업치료사는 자신의 정보 처리과정과 원하는 과제를 완성하는 능력과 관련된 개인에 의해 제시된 의견에 덧붙여 수행에 대한 관찰 조사에 의거한다. 작업을 수행하는 중에 치료사는 음악회에서 해야 하는 특수한 인지 구성요소의 사용이 요구되는 과제 행동을 관찰 조사한다. 나아가, 치료사는 그가 단서를 주거나 과제를 수정해줄 때 결과로 나타날 수 있는 과제 수행에서 이와 같은 변화를 관찰 조사할 수 있다. 그렇기 때문에 이 모델의 평가는 과제 행동의 결과가 아니라 결과가 이루어지는 진행과 관련되는 역동적 과정이다.

평가도구 *(Assessment Instruments)*

역동적 상호작용 모델을 위해 Toglia(1998, pp. 21-26)가 설계한 측정도구는 뇌손상을 입은 사람들의 수행을 분석한 비디오 테잎을 갖고 시작한 과정을 거쳐 개발되었다. 환자들은 표준화된 단서 없이 작업을 수행하였다. Toglia는 이러한 변화가 인지적 수행과 과제 결과에서 갖는 효과를 볼 수 있는 단서와 과제 구조에 다양화한다. 당시 Toglia는 내담자의 수행에 영향을 미칠 수 있는 평가과제의 구조와 단서와 질문의 유형을 파악하기 위해서 테잎을 분석하였다. 테잎 분석 이후에, Toglia는 평가를 위해 단서, 질문, 과제의 구조화에 대한 표준화된 체계를 개발하였다. 검사 지침서는 내담자의 반응 패턴이 치료개입을 계획하는 데 어떻게 활용될 수 있는지를 설명해주고 있다. 확인된 평가의 신뢰도와 타당도 역시 검사 지침서에 제시되어 있다.

Toglia에 따르면, 평가과정의 개별적이고 역동적인 특성은 평가 자료를 해석하기 위한 전문성을 얻기 위해 치료사가 역동적 상호작용 과정에 대한 훈련을 받을 것을 요구한다. 역동적 평가를 하는 동안 치료사가 단서를 주고 과제 또는 환경을 수정할 수도 있기 때문에, 평가는 그 개인의 시간에 따른 수행에 있어서의 변화를 측정하는 데 사용되지는 않는다. Toglia에 의해 개발되고 최근에는 심리 협회가 사용중인 평가도구는 상황적 기억 검사(Contextual Memory Test, CMT)와 Toglia 범주 평가(Toglia Category Assessment, TCA)이다. 역동적 시각화 과정 검사(The Dynamic Visual Processing Assessment)는 아직도 연구조사 과정에서는 남아있지만 상용화되지는 않고 있다.

상황적 기억 검사 (Contextual Memory Test)

CMT(Toglia, 1993a, 1993b, 1998, p. 24)는 다음과 같은 복합적 목적을 갖고 있다.

- 자신의 기억 능력에 대한 개인의 자각을 파악하기 위하여
- 개인의 자유로운 회상 능력을 파악하기 위하여
- 내담자가 선화(선으로 그리는 그림)를 회상하기 위해 사용하는 전략을 파악하기 위 하여
- 단서 제공에 대한 개인의 반응을 파악하기 위하여
- 개인이 회상할 수 없는 정보를 인식하는 능력을 파악하기 위하여

평가자는 내담자에게 기억능력에 대한 자각을 검사하는 몇 가지 질문을 물어보는 것으로 시작한다. 내담자는 그 때 상식적 주제를 공유하는 일상의 대상 20개를 묘사한 자극인 카드를 공부할 수 있는 90초가 주어진다. 내담자는 기억할 수 있는 한 많은 항목에 대한 명칭을 즉각 언어적으로 질문을 받는다. 내담자가 어려움을 겪을 때, 치료사는 기억을 돕는 단서를 제공한다. 지연되는 회상에 대한 검사인 두 번째 시도는 피검사자의 주의가 또 다른 활동으로 쏠리게 되는 시간 동안, 즉 15분에서 20분간의 간격을 두고 이루어진다. 첫 번째 즉각적인 회상 검사와 두 번째 지연되는 회상 검사 이 둘의 실시 이후에, 평가자는 내담자에게 자신이 검사한 것을 얼마나 잘했을지를 묻는다.

검사는 두 가지 통계학적으로 동등한 형태를 지닌다. 하나는 검사항목이 "레스토랑" 주제와 관련되는 것이고, 또 다른 하나는 모든 항목이 아침의 일상사와 관련된 것이다.

만약 내담자가 즉각적 기억과 지연된 기억에 대한 첫 번째 실행에서 잘 하지 못했다면, 평가자는 내담자가 회상을 향상시키는데 사용할 수 있고, 내담자가 검사의 대안적 형태를 가지고 다시 검사 받을 수 있는 기억 전략을 권유할 수 있다. 이러한 방식으로, 평가자는 내담자의 기억 능력을 향상시키는데 사용되는 전략을 제공할지의 여부를 판단할 수 있다. 검사에서 피검자에게 주어진 단서가 그의 회상과 항목에 대한 인식을 검사하는 능력을 향상시키는지를 판단해야하는 다른 선택 사항도 있다. 내담자의 수행과 반응은 치료사가 과제와 환경을 수정하고 훈련 전략, 자각 훈련, 그리고 복합적 상황에서의 실습을 포함하는 치료를 계획하는 데 사용하는 자료를 제공한다.

CMT는 몇몇 집단-정상 성인, 만성적 정신질환을 가진 성인, 뇌 손상을 가진 성인, 그리고 아동의 소규모 표본-에게서 규준화되었다(Toglia, 1998, p. 22). 독자는 검사 지침서(Toglia, 1993b)와 Toglia에 의해 세부적인 부분에 대하여 계속적으로 논의된 것(1998)을 참조할 수 있을 것이다.

Toglia 범주 평가 (Toglia Category Assessment)

TCA(Toglia, 1994; 1998, p. 25)는 범주화에서의 융통성을 평가하고 연역적 추론을 평가하 기 위해 설계되었다. 범주화하는 능력과 범주화에서의 융통성을 평가하기 위해, 검사자는 피검자에게 18가지 플라스틱 가제도구를, 하나의 종류에서의 아이템은 다른 종류의 그것과 한가지 방식에서 다르게 묶음으로 분류하게 한다. 이 가제도구는 색깔(빨강, 노랑, 초록), 크기(대, 소), 그리고 형태(칼, 포크, 또는 숟가락)별로 다양하다. 일단 피검자가 성공적으로 한 가지 특성(예, 피검자가 색에 따라 분류하였다면)에 따라 묶게 되면, 그 다음으로 또 다른 특성에 따라 그 가제도구를 다시 분류하도록 가르치고 또 다시 세 번째 특성에 따라 분류하게 한다. 만약 내담자가 이 종목들을 범주화 하는 방식을 이해하지 못하고, 묶음으로 분류하는 대안적 가능성을 보이지 못하거나 이상한 고집이나 반복행동(똑같은 분류를 계속하는 것과 같은)을 한다면, 치료사는 연속적으로 단서를 제공한다.

연역적 추론을 평가하기 위해 임상가는 "게임" 상황에서 질문을 제시하는 TCA를 사용한다. 검사자는 내담자에게 자신이 특정 가제도구를 "생각"하고, 피검자의 과제는 검사자가 생각한 가제도구를 추측하지 않고 최소한의 "예/아니오" 질문을 통해 판단하는 것이라고 말한다. 답변은 다섯 번의 질문 안에 결정해야한다. 평가의 범주화의 부분과 더불어, 검사자는 문제 해결에 어려움을 갖고 있는 내담자를 격려할 것이다.

TCA는 심리협회에 의해 상업적으로 사용 가능하다.

지침서는 신뢰도를 설명하고 있고, 문제해결에 대한 검사 반응과 가능한 치료 접근법 간의 상관을 주장한다. 검사는 몇몇 집단에게서 규준화 되었다. 정상 성인, 만성적 정신질환을 가진 성인, 뇌 손상을 가진 성인, 그리고 노인과 아동 표본이 연구되고 있다(Toglia, 1998, p. 2).

역동적 시각화 과정 평가
(The Dynamic Visual Processing Assessment)

DVPA(Toglia, 1998, p. 23; Toglia & Finkelstein, 1991)는 여전히 개발과정에 있고 그러므로 상업적으로는 사용이 가능하지 않다. 검사의 목적은 시각적 정보의 처리과정에 영향을 주는 과제의 변수들을 파악하는 것이다. 검사는 내담자의 대상에 대한 지각, 편중된 주의산만, 자기-감시 능력, 그리고 시각적 관찰이 조직화되어 있는 방식을 평가하기 위하여 서로 다른 과제 조건하에서 제시되는 선화(선으로 그리는 그림)를 이용한다.

시각적 처리과정에 영향을 주는 조건은 항목의 수, 항목의 조직화, 쪽에서의 항목의 순환과 위치, 그리고 그 항목이 내담자에게 친숙한지 여부 등이다. 검사는 내담자의 욕구를 충족시키기 위하여 이와 같은 조건을 쉽게 수정할 수 있다. 치료사는 일반적으로 과제 난이도의 보통 수준에서 시작하고 난 다음 내담자의 초기 수행에 따라 그것을 단순화하던가 보다 어렵게 한다.

평가는 사용되지 않기 때문에, Toglia는 치료사가 범주 당 16-25 항목(대상)을 뽑아 사용하고 그 제시 방법(수, 형태, 그리고 방향)을 내담자의 이해를 위해 다양화할 것을 제안한다. 평가도중에, 치료사는 내담자의 대충 살펴보는 패턴과 인식된 항목에 대한 자기감시 능력을 조사한다. 치료사는 정답 확인, 누락한 것, 오지각, 내담자가 말했던 것, 과제의 기본적 사항에 대한 치료사의 관찰을 파악할 수 있는 점수지에 내담자의 수행을 기록한다. 사례로 제시한 과제의 기본적 사항은 항목의 수, 항목의 유형, 위치(가로, 세로, 부분적 중복, 또는 관찰을 위해 책상 위에 무작위로 제시)를 담고 있다(표9-4).

Toglia는 또한 단서 제공을 위한 지침도 제시하고 있다(Toglia, 1998, pp. 23-24). 예비연구와 출간되지 않은 논문에서, 클라인(1997)은 DVPA에서의 내담자의 수행과 IADL간의 상관성을 발견하였다(Toglia, 1998, p. 23).

치료 중재 | Intervention

Toglia의 모델은 두부 손상을 가진 사람들과의 연구에서 발전되었고 그녀는 치료적 중재를 "처치"로서 간주한다. "복합적 상황의 처치 접근법"으로 묘사된 중재는 체계적으로 변화를 통합해낸다. 치료사는 과제를 하는 중에 개인의 수행에 반응을 나타내고, 성공적인 수행을 위한 그 사람의 전략의 효과성을 평가하며 시작한 것을 계속 유지하도록 하고 또한 안정된 전략의 사용을 유지하기도 하지만 반면에 과제를 수정하거나 환경을 조정할 수도 있다. 만약, 역동적 평가에서 그 개인이 단서와 과제 또는 환경의 수정에 반응을 나타내고 향상된 메타인지와 전략 개발에 잠재력을 갖고 있다고 판단되면, 그 다음에 환자는 이와 같은 치료에 좋은 대상자가 될 것이다. 만약 개인의 수행이 이러한 중재를 통해서 향상되는 것 같지 않다고 판단되면, 환자는 학습의 전이와 새로운 학습이 목표가 아닌 기능적 접근법에 더 합당한 대상자이다(Toglia, 1992, p. 124).

역동적 상호작용 처치를 고려하는 치료사는 장애나 질병의 전형적인 결과, 발병 이래 장애의 발달과정, 다른 전문가로부터 얻은 평가 정보, 환자 혹은 내담자의 성격, 그리고 개인의 현재 지식과 새로운 기능을 배우고자 하는 소망도 고려에 넣는다.

두부 손상이나 정신 사회적 장애를 가진 사람은 흔히 유의미하게 고유의 인지적 손상과 역동적 상호작용적 처치에 대한 인식이 감소되기 때문에, 만약 그것이 이미 일어났다면, 인식의 형성에서부터 시작해야 할 것이다. Toglia는 자신이 문제를 갖고 있다는 사실을 인식하지 못하는 사람은 자신의 수행을 향상시키는 전략의 사용을 바라지도 않는 것 같다는 사실을 강조한다.

자각 형성과 메타인지 전략 훈련 (Building Awareness and Metacognitive Strategy Training)

개인이 만성적 질병 혹은 뇌 손상으로 인한 인지적 장애를 갖고 있을 때 학습과 변화를 할 수 있기 위해서는 환자의 문제가 무엇인지와, 일상생활에서의 수행을 방해하는 인지적 문제를 야기하는 환경을 이해할 필요가 있다. 따라서 그 사람은 작업에 참여하기 위한 접근법을 바꾸기 위해 수행 경계선에 대해 인식할 필요가 있다. 사람은 할 수 있는 것과 혹은 없는 것에 대한 향상을 위한 전

표 9-4

역동적 시각적 과정 평가: 평가지의 보기

(DYNAMIC VISUAL PROCESSING ASSESSMENT : SAMPLE ASSESSMENT WORKSHEET)

역동적 시각적 과정 평가: 평가지의 보기

누락 단서	점수	오인 단서
이 쪽에서 목적어를 모두 찾았다고 확신합니까? 더 있을 수도 있습니까?	4	이것이 ___인지를 어떻게 알 수 있었는지 말해주세요. 또 다른 것이 있나요?
아직 당신이 말하지 않은 것이 몇 개 남아 있습니다. 찾을 수 있겠습니까?	3	아니오, 이것은 __가 아닙니다. 다시 살펴보세요. 혹은 무엇이 보이는지 설명해보세요.
쪽의 좌/우/상/하/중간을 살펴보세요. 목적어를 찾도록 돕는 방법을 생각할 수 있겠습니까? 해보세요.	2	어떤 범주가 (다섯 개의 선택항목)에 속한다고 당신은 생각합니까?
여기의 모든 줄을 따라 눈으로 살펴보세요(붉은 줄이 있는 곳). 당신이 체계적인 방법으로 말한 각각의 목적어를 이것처럼 지적해보세요.	1	여기를 살펴보세요(구체적인 특징을 가리킨다).

Toglia, J. (1998). 인지 회복에 관한 역동적 상호작용 모델. Katz(Ed.), Cognition and occupation in rehabilitation(p. 24). Bethesda, MD: American Occupational Therapy Association, Inc. 조안 Toglia와 낸시 클라인(Nancy Kline)의 허락 하에 재인용.

략을 배우기 전에, 다양한 상황맥락에서 자신의 능력을 인식할 필요가 있다. 인식을 증진하기 위해, Toglia는 과제수행에 앞서 내담자에게 구체적인 자각 질문에 대해 답할 수 있도록 단서를 제공한다. 내담자는 다음과 같은 것을 확인하는 질문에 답을 하게 된다.

- 과제의 어려움
- 과제를 완성하는 데 필요한 시간
- 개인의 수행을 지원하거나 방해하는 환경
- 과제를 완수하기 위해 사용하는 전략
- 과제를 수행하는 동안 개인의 수행력을 점검하는 시스템

Toglia에 의해 사용된 구체적인 전략은 표 9-5에서 제시하였다.

우선적으로 임상가는 자각 질문을 제공할 책임이 있고, 환자/내담자는 그것에 답변을 한다. 그 목표는 내담자가 어떻게 행동하는지를 스스로 점검하는 데 사용할 과제와 시스템을 성공적으로 시행하는데 요구되는 전략을 평가하기 위해, 환자가 과제를 시작하기에 앞서 이러한 질문을 스스로 할 수 있는 것(자기-개시, self-initiate)이다. 이러한 질문은 인지적 처리과정 전략, 환경 분석, 그리고 과제 수정과 협력하여 사용된다.

메타인지 훈련에 대한 의도는 내담자/환자가 임상가로부터 제공되는 외부 단서 체계로부터, 내담자가 과제의 요구를 평가하고 성공적인 참여와 완수를 돕는 인지 전략을 만드는 자기-개시(self-initiated) 과정으로 이동하는 것이다. 메타인지 훈련의 개연적인 결과는 다음과

표 9-5

메타인지적 전략과 훈련 기법

(METACOGNITIVE STRATEIES AND TRAINING TECHNIQUES)

행동	메타인지적 전략 또는 기법	특징
내담자는 단서가 주어졌을 때 전략을 사용하지만 전략의 사용을 시작하지는 않는다.	예기	내담자에게 다음과 같은 것 중 어떤 것이라도 예상해 보도록 요구한다:(a) 과제를 수행하기에 앞서 만나게 되는 방해의 유형들, (b) 개연적인 결과 혹은 영향, (c) 전략 선택의 필요성
내담자는 자신의 능력을 과대평가한다.	자기-예언	내담자는 척도에 평정을 하는 데 있어서 과제의 일반적인 어려움을 예상해보게 하거나 정확도 점수와 시간점수 같이 수행의 구체적인 측면을 예상하게 한다. 예측은 실제 수행과 비교된다.
내담자는 자발적으로 작업을 점검하지는 않는다.	자기-점검과 자기-평가	매 5분 혹은 10분 후에, 내담자는 자신의 작업을 스스로 점검하고 자기 평가지를 채우게 한다.
내담자는 과제작업 중에 수행에 대한 자기-감시를 하지 않는다.	자기-질문	내담자는 작업중에 스스로에게 핵심 질문을 할 수 있도록 배운다. 질문은 단서카드 위에 기록된다. 알람이나 부저 같은 외부의 도움이 그 개인으로 하여금 처음 단계에서 단서 카드를 읽는 것을 기억하도록 사용될 수도 있다. 질문의 예는 다음과 같다. • 내가 문제를 이해하고 있나? • 관계 없는 사소한 것으로 인해 곁길로 가고 있진 않는가? • 정보가 더 필요한가? • 점점 빠져들고 있는가?
과제작업 중에 시간을 점검할 수 없다; 과제를 수행하는 데 초과 시간을 요구한다; 불필요한 단계를 실행한다; 불필요한 세부사항에 휩쓸린다; 곁길로 빠지게 된다.	시간-감시	시간을 측정한다; 시간 제한을 과제를 시작하기 전에 맞추어 놓거나 결과를 비교하거나 평가한다. 과제를 실행하기 전에 스스로 과제를 수행한 것을 곁길로 빠졌든 아니든 간에 시각화 한다.

(계속)

표 9-5 (계속)

행동	메타인지적 전략 또는 기법	특징
내담자는 실수에 대한 점검과 탐색 기술이 부족하다.	역할 시연	치료사가 과제를 실행하고 정신분열, 충동 등과 같은 것으로 인해 실수를 한다. 내담자는 치료사의 실행을 관찰하고 치료사에게 피드백을 해준다(실수를 지적하고 그것이 일어난 이유에 대해 말한다).

Toglia, J. (1998). 인지 회복을 위한 역동적 상호작용 모델. Katz(Ed.), Cognition and occupation in rehabilitation(p. 37). Bethesda, MD: American Occupational Therapy Association, Inc. 1998.에서 미국작업치료협회의

같다.

- 내담자는 과제 참여에 스스로 단서를 제공하기 위해 사용하는 전략을 내면화 한다.
- 내담자는 과제 수행을 뒷받침하는 환경적 단서와 과제의 변수들을 확인할 수 있다.
- 내담자는 자기-감시전략을 통해 과제 수행에 관한 피드백을 받을 수 있다.
- 내담자는 개인의 새로운 수행 경계선에 대한 자각을 통해 자기에 대한 인식을 형성한다.
- 내담자는 과제와 작업 중에 자기 효능감과 수행에 대한 조절능력을 높인다(Toglia, 1998, pp. 32, 36-37).

일반화를 증진시키는 전략 (Strategies to Increase Generalization)

역동적 상호작용 치료의 목표는 학습의 일반화를 향상시키는 것이다. 내담자가 어떤 하나의 특화된 상황에서 유능하다는 것만으로는 충분하지 않다. 목적은 내담자가 성공적으로 정보를 처리할 수 있는 것이고 그에 따라 다양한 상황과 장면에서 기능하는 것이다. 그러므로 치료 중재의 취지는 내담자에게 복합적인 상황에서 사용될 수 있는 인지적 처리과정 전략을 가르치는 것이다. Toglia는 이러한 치료를 문제의 초점이 복합적인 환경에서 목표로 설정된 처리 기술을 훈련하는 데 있기 때문에 "복합 상황적 접근"이라 명명한다.

인지처리 전략 (Processing Strategies)

치료 활동은 환자 또는 내담자가 강점보다 오히려 어려움을 갖는 영역에 초점을 두고 치료는 내담자의 수행이 와해 된 곳에서 시작한다. 치료사는 내담자가 수행을 늘리는 데 이용하려고 하는 하나 혹은 두 가지의 인지처리 전략을 파악해둔다. 그런 다음 이와 동일한 전략을 복합적 상황과 장면에서 연습한다. Toglia는 흔히 일반화를 향상시킬 수 있고 쉽게 전이되지 않는 특수한 상황적 전략보다는 복합적 상황에서 사용되는 일반적 전략을 사용한다. 예를 들면, 일반적 처리 전략은 과제 분할이다. 개인이 과제를 구성요소로 분석하는 것을 배우고 그런 다음 그 개인이 인지적 증상을 예방하고 최소화하는 조직화된 방식으로 작업하는 것을 배운다.

내담자는 수행을 어렵게 만드는 과제의 특징을 조사하는 것을 배운다.

- 과제를 수행하는 단계와 규칙의 수
- 과제의 세밀한 부분과 과제를 위해 요구되는 경비
- 예상치 못한 혹은 익숙하지 않은 환경에서 과제를 하는 수고로움(Toglia, 1998, p. 32)

표 9-6

인지처리과정 전략의 보기
(SAMPLE PROCESSING STRATEGIES)

문제의 보기 행동/증상	전략의 보기	특징
계획 세우기, 주의집중, 자기-조절의 부족	언어적 매체 혹은 자기-교수적 과정	내담자는 자기-단서, 과제 목표, 계획, 혹은 과제 지시를 과제를 실행하기전과 그 사이에 크게, 또는 조용히 말하게 한다.
관련없는 정보에 의해 혼란됨 ; 주요 핵심을 선택하는 데 어려움	중요한 세부 사항이나 사실을 밑줄, 동그라미를 치거나 형광색으로 강조한다.	내담자는 과제 또는 문제에서 가장 핵심적인 정보를 강조하고 원을 그리거나 목록을 만들도록 교육을 받는다.
많은 양의 정보에 의해 압도되는 경향	자극인의 제거	내담자는 정보를 제거하고, 가리거나 시각적으로 보이지 않게 하도록 교육을 받는다.
단계별 진로 궤도를 상실, 과제를 불완전하게 수행; 불필요한 단계를 수행	과제 수행에 앞서 시각적 형상화	내담자는 자기가 과제를 정확하고 순조로운 방식으로 수행했다고 상상한다;바라는 결과를 성취했을 것이라 생생하게 상상하거나 있음직한 장해물과 효과적인 대처전략을 갖고 과제를 수행했다고 상상한다.
보이는 대상에 대한 인식 부족	대상 특성에 대한 언어화	내담자는 무엇이 대상인지를 결정하기에 앞서 조용하게 대상의 특성을 언어화하도록 교육받는다.
대상의 인식과 위치지정의 어려움	시각적 탐색에 앞서 시각적 형상화	목표 종목이나 대상을 찾기 전에 그것을 생생하게 상상해 본다.
종목을 찾는 데 어려움 ; 되는대로, 비조직적인 접근법	범주화	내담자는 유사 종목을 의미있는 큰 덩어리 혹은 작은 묶음(예, 식료품 목록, 옷장이나 선반)으로 재조정하도록 배운다
되는대로 접근; 과제에 초점을 맞추는 데 어려움; 어디에서 시작할지를 모름; 많은 양의 정보로 인해 압도되는 것이 나타남.	과제 세분화	내담자는 과제를 보다 잘게 또는 다룰 수 있는 요소로 분할하고 한번에 한 단계나 하나의 요소만을 처리함으로써 단순화 하도록 교육을 받는다.

(계속)

표 9-6 (계속)

행동	메타인지적 전략 또는 기법	특징
종목을 찾고 위치를 지정하는 데 어려움; 과제 중에 종목이나 단계를 누락시키는 경향	종목의 재배열	내담자는 과제를 시작하기 전에 종목을 연속적으로 이용함에 따라 체계화될 수 있도록 종목을 재조정하는 것을 교육받는다, 종목간에는 공간적 여유가 있다, .산발적으로 흩어져 있기보다는 선형으로 배열되어 있다.
보이는 장면이나 자극 부분에 과도하게 중점을 두는 경향	반응하기 전에 전반적이고 대략적인 점검	내담자는 각 부분에 주의를 기울이기 전에 전체에 대한 인상을 가지도록 교육받는다. 전반적으로 살펴본다; 부분에 관심을 집중하기 전에 다양한 관점을 통해 전체적인 시각적 표현을 적극적으로 쭉 한번 살펴본다.
충동적; 세부적인 것을 생각하지 못하는 경향; 체계적이지 않게 대충 훑어 봄	세부적인 것에 초점을 맞추는 것을 돕기 위해 가리키던지 혹은 손가락을 사용	내담자는 사소한 세부적인 답변 그리고/또는 느긋한 응답에 관심을 집중하는 데 반응하기에 앞서 자극인들에 대하여 관심을

Toglia, J. (1998). 인지 회복을 위한 역동적 상호작용 모델. Katz(Ed.), Cognition and occupation in rehabilitation(p. 31). Bethesda, MD: American Occupational Therapy Association, Inc. 1998.에서 미국작업치료협회의

다른 처리과정 전략은 표 9-6에 제시하였다.

전략사례-만성적 질환
(Strategy Example-Chronic Illness)

Toglia(1992)는 역동적 상호작용적 접근의 적용의 사례를 서술하고 있다. 그녀가 언급한 내담자는 강한 음성적 특징을 가진 만성적 정신분열증의 진단을 받은 여성이다. 작업치료사는 이 여성의 어려움이 과제에 대한 집중을 유지하는 데 있다고 기록하였다. 그 중에 그녀의 어려움은 과제에 집중해야 할 때 자주 방을 두리번거리고, 완성하려는 것과 관련한 계획이나 목표를 분명하게 하지 않고 종종 과제를 시작한다는 것이다. 한 번에 한 두 가지의 시각적 자극 이상의 것에 대처하는 데 특별히 어려움 있다는 것을 보여 주었다. 내담자가 배우려고 했던 처리과정 전략은 내담자가 주의집중의 초점을 잃은 자신을 느꼈을 때 그것을 중단하는 것과 그녀가 문제의 초점을 두어야 할 것을 판단하는 시각적 자극을 체계적으로 살펴보는 것을 포함하고 있다.

과제분석과 등급 매기기 (Task Analysis and Grading)

일단 처리과정 전략이 확인되면, 치료사는 전략이 활용될 치료 과제를 결정하기 위해 상세한 과제 분석을 해야 한다. 그 목적은 내담자가 전략을 성공적으로 사용하

는 것이다. 우선, 과제는 환자가 파악한 전략을 사용하는 데 성공할 수 있도록 가능한 단순해야 한다. 만약 환자가 과제의 50%나 그 이상을 바르게 혹은 성공적으로 할 수 없다면, 과제를 단순화 하거나 등급을 낮추어야 한다. 활동을 등급매기는 데 도움이 되도록 과제의 단순화와 활동의 세 수준을 제시하였으니 참조하기 바란다.

내담자가 50% 이상의 과제를 올바르게 수행할 때(모두 옳거나 정확한 것은 아닌), 치료사는 내담자의 수행을 향상시키기 위하여 일련의 등급화된 단서를 사용한다. 매우 간단한 예를 들자면, 일상의 수행을 방해하는 주의집중 문제를 갖고 있는 Bill이라는 환자를 가정해 보자. 그는 한 묶음으로 카드를 분류하는 과제를 받는다. Bill이 만약 첫 시도에서 카드의 50% 이하를 바르게 분류하였다면, 과제는 색깔만을 분류하게 하는 것(빨강 또는 검정)으로 낮춰질 수 있다. 만약 이것이 그의 수행을 향상시킨다면(카드의 50% 이상을 올바르게 분류한다면), 비록 여전히 많은 실수를 하더라도, 치료사는 Bill에게 "주의깊게 살펴보세요. 이 묶음에 속하지 않는 뭔가가 보이세요? 다른 묶음은 어때요?"라며 단서를 제공할 수 있다. 빌은 또한 과제를 반복한 대로 따라하는 전략을 받을 수도 있다. 그는 각각의 카드를 뒤집으며 스스로에게 큰 소리로 "이 카드가 빨강색인가 아니면 검정색인가?"라고 물어볼 것이다. 내담자는 그런 다음에 이와 동일한 전략을 동등한 난이도를 가진 다른 과제에서 사용하게 된다. 과제의 복잡성은 일부 혹은 그 이상의 과제/상황에서 내담자가 성공적으로 전략을 사용할 수 있다는 증거가 있기까지 늘어나지 않는다(예, 내담자는 학습을 일반화 하였다).

학습의 전이 (Transfer of Learning)

Toglia는 행동적 학습 원리를 지식의 전이를 촉진하는 데 적용한다. 행동 이론은, 우리가 하나의 상황에서 행동하는 것을 배운다는 것은 상황이나 과제가 유사한 특성을 갖고 있는 또 다른 상황으로 보다 전이하기 쉽다는 사실을 말해 주고 있다. 과제나 장면의 특성을 차례로 바꿔줌으로써, 사람들을 복합적이고 결국에는 여러 다양한 상황에서 행동을 반복하도록 가르칠 수 있다. 이와 동일한 원리를 이용하여, Toglia는 하나의 상황에서 주어진 전략을 가지고 과제를 하는 것을 학습한 내담자에게 또 다른 흡사한 과제를 하는 동안 그것을 연습하도록 권유한다. 점진적으로 그러한 전략이 사용되는 과제는 점점 더 달라지게 된다.

학습자 특성 존중 (Respecting Learner Characteristics)

치료를 위한 복합적 상황의 접근법은 개인의 역할을 일상생황에 그 사람의 관여에 영향을 미치는 인지적, 심리 사회적, 감각-운동적, 그리고 육체적 수행 변인으로서 뿐만 아니라 학습자로서 활용한다. 그러나 강조점은 복합적 상황에서 사용되는 학습과 인지 전략을 사용하도록 개인을 돕는 데 있다. 치료 중재 과정은 다음과 같은 학습자의 특성에 의해 영향을 받는다.

- 개인의 이전, 현재에 대한 지식과 자각
- 개인의 생활 경험
- 선호하는 학습 유형
- 일상생활을 수행하는 데 도움이 되거나 방해가 되는 학습전략
- 개인에게 의미있는 과제를 학습하고 발견하는 것을 동기화하는 변인들

이러한 학습자의 특성을 통합하는 것은 또한 그 개인이 자신의 질병과 장해에 독특한 문제를 관리하고 해결하는 것을 배우는 것과 같은 치료 과정과 함께 내담자 만족에 영향을 끼칠 수 있다.

뇌손상과 정신적 질환을 가진 사람들은 더욱이 치료처치 과정에 영향을 줄 수 있는 불안이나 우울의 증상을 종종 경험한다. 덧붙여, 모든 사람은 학습의 동기, 의미있는 활동의 선택, 치료과정에 대한 만족에 영향을 끼치는 가치와, 태도, 그리고 신념에 있어서 개인차가 있다. 치료사가 경청하는 데 시간을 할애하고 내담자에게 중요한 것이 무엇인지를 이해할 때, 내담자의 관심에 더 잘 반응할 수 있고 학습과 일반적 인지전략을 사용하는 데 의미있는 경험을 만들어낼 수 있다.

내담자 지식과 전문성 (Client Knowledge and Expertise)

개인이 지식에 접근할 수 있고 이전의 경험(질병이나 외상에 앞서)을 참조하는 범위까지 내담자는 치료기간 중에 사용되는 강점과 자원을 동원한다. 그 개인의 지식은 최근 경험과 이 새로운 정보가 어떻게 미래의 활용을

과제 단순화
(TASK SIMPLIFICATION)

다음 중 하나 이상은 과제가 요구하는 인지 처리과정을 축소할 수 있다.

- 내담자가 관심을 기울여야하는 정보의 양을 축소한다.
- 정보를 제공하는 속도나 비율을 축소한다.
- 내담자가 과제를 하는 시간의 양을 늘린다.
- 과제에서 보다 명확하게 또는 대담하게 자극을 준다.
- 과제 안에서 이루어져야 하는 선택의 수를 축소하거나 제거한다/정보의 형태를 제한한다(예, 말로 혹은 기록으로만).
- 정보의 복잡성을 줄인다.

Toglia, 1993a, pp. 27-31. 인용

활동의 세 수준
(THREE LEVELS OF ACTIVITY)

Toglia는 과제와 활동을 등급화 하는 구조화 된 체계를 주장한다. 체계는 3가지 수준의 활동을 제안한다.

- 수준 1 - 활동은 특정 상황과 장면의 기대를 충족하는 장면에서 일관된 반응을 얻기도 한다. 이들 활동은 과정상의 요구를 한정하고 많은 자동적 반응의 사용에 의거한다.
- 수준 2 - 활동은 환자가 과제 환경에서 변화한 요구에 반응하도록 요구한다. 또, 복합적인 자극을 모니터 하고 처리하는 증진된 능력과 약간의 융통성을 수반한 반응을 요구한다.
- 수준 3 - 활동과 과제의 세 번째 수준은 조직화를 강조한다. 이러한 과제는 내담자가 새로운 경험과 이전의 학습된 경험을 현재의 도전 혹은 이후의 활용을 위한 회복에 반응하도록 조직화 할 것을 요구한다. 이 수준에서는 가장 도전적이고 내담자가 활동을 통해 요구하는 것이 무엇인지를 분석할 필요가 있다.

출처. Abreu & Toglia, 1987; Luria, 1980

위해 사용되고 저장될 지에 영향을 준다. 개인은 새로운 경험과 이전 지식간의 관계를 새로이 만들어 갈 때, 정보를 보다 더 빨리 처리할 수 있다. 내담자의 지식과 경험은 또한 치료사와 내담자가 선택한 치료 과제와 목표에 영향을 미친다. 내담자가 그들의 지식과 경험에 기초를 둔 의미있는 목표와 과제를 추구할 때, 그들은 인지 처리과정의 효과성을 증진할 수 있다. 임상가는 부모, 엔지니어, 의사, 사업가, 건강 전문가, 학생, 판매원, 배우자, 운동가, 등등과 같은 역할로부터 그들 수행의 강점과 학습전략과 스타일을 치료로 통합하기 위해 그 개인의 일반적 지식과 기능을 일깨운다.

내담자의 학습유형 (Client Learning Style)

환자와 내담자는 또한 문제해결과 작업치료 중재의 결과에 영향을 미치는 선호하는 학습 방법 혹은 학습유형을 갖고 있다. 한 개인의 학습유형은 정보를 읽거나 기억하는 것보다 오히려 무언가를 "행동"하는 것으로부터 배우는 개인의 선호성을 반영할 수 있다. 이들 내담자는 지식을 얻기 위한 구조화된 형태보다는 오히려 시도와 실수를 선호할 수도 있다. 다른 내담자들은 다른 사람들을 관찰함으로써 배우는 것을 선호할 수도 있고, 역할을 수행하고 새로운 전략을 학습하도록 돕는 모델을 가짐으로써 배우는 것을 선호할 수도 있다. 사람들은 또 다른 사람들과 개인적으로 혹은 집단으로 상호작용함으로써, 혹은 책과 전통적 학문적 구조의 틀로부터 배울 수 있다. 우리는 각각 환경과 과제에서의 요구와 목표에 의거하여 이러한 유형 중 하나 이상을 사용할 것이다. 치료 중 내담자가 그들의 이전 지식과 기술을 끌어내고 그들의 선호하는 학습유형을 사용할 수 있을 때, 그들은 흔히 학습의 스트레스를 줄일 수 있고 질병과 외상에 의해 짊어지게 된 인지처리과정의 도전에 대처할 수 있는 강점을 보다 잘 사용할 수 있다. 학습 유형과 학습전략에 대한 선호도에 대한 당신의 이해를 높이기 위해 당신의 고유한 선호성에 대해 생각해 보고 당신의 이해의 증진을 위해 : 학습 스타일과 전략에 있는 질문에 답해 보라.

특수한 치료 목표 | Specific Treatment Objectives

작업치료에서 개발 중인 치료 중재 모델인 역동적 상호작용 모델은 사람, 과제, 그리고 환경을 고려하고, 또

이해의 증진 : 학습 스타일과 전략
(INCREASE YOUR UNDERSTANDING : LEARNING STYLE AND STRATEGIES)

몇 분 동안 가족, 학교, 이웃이나 작업이나 공동체 상황에서의 참여하는 당신의 생활경험을 생각해보고 당신이 선호하는 학습방법과 학습하는 데 사용하는 전략에 영향을 미치는 변인들을 확인해 보라

- 당신은 혼자하는 활동이나 다른 사람과 함께 하는 활동 중에 어느 것을 선호하거나 선택합니까? 그것은 실내 혹은 실외 어디에서 이루어집니까? 그것은 시골 혹은 도시, 기타 어디에 있습니까? 그 활동은 빨리 익숙해지는 것입니까 아니면 배우는데 많은 연습이 필요합니까?
- 그 새로운 스포츠를 배울 때, 당신은 지도자나 코치를 원하십니까? 활동이 친구와 경험을 나눌 수 있거나 팀의 구성원이 될 수 있기 때문에 그 활동을 배우는 것입니까? 자기-교수 지침과 독자적인 훈련을 통해 당신 스스로 배운 것입니까?
- 당신의 직업 목표와 관심은 당신의 개인적 가치와 관심을 어떻게 반영하고 있습니까? 당신은 어떤 기능과 전문성을 작업 경험으로부터 갖게 되었습니까? 자원봉사자, 노동자, 친구, 공동체 구성원, 기타의 인물이 되어 봄으로써 당신은 무엇을 배웠습니까?
- 당신이 다양한 종류의 과제와 작업에 가장 자주 사용하는 일반적인 학습 전략의 목록을 만드십시오. 당신의 학습을 지원하거나 방해하는 변인들은 무엇입니까?

어떻게 변인들이 변화에 기여할 수 있는지를 고려한 하나의 학습 접근법이다. 목적이 그 사람의 자각, 전략 사용, 그리고 자신의 수행에 대한 자기-감시를 개발함으로써 내담자 수행을 변화시키는 것일 때 가능하다. 개인이 학습이나 변화를 할 수 없다면, 그 때 임상가는 파악된 학습 결과를 성취할 수 있는 현재 지식과 기술의 사용을 지원하기 위해 과제 또는 환경에서 변화를 시켜주어야 한다. 요약하면, 목적은 다음과 같은 것을 포함한다.

- 내담자는 자신의 수행 경계선과 과제, 활동, 그리고 작업에 효과적인 참여를 위해 요구되는 전략에 대해 증진된 자각을 갖게 될 것이다.
- 내담자는 일반화 혹은 일상생활에서의 다양한 맥락에서의 참여를 증진하기 위해 서로 다른 다양한 과제를 하는 동안, 인지전략의 사용을 연습할 것이다.
- 내담자는 의미있는 활동과 다양한 환경에 참여하는 데 필요한 지식과 기술을 갖게 될 것이다.
- 내담자는 과제와 환경의 요구에 방해가 될 수 있는 증상을 조절하거나 관리할 수 있는 인지 처리과정 전략과 메타인지 전략을 사용할 것이다.
- 내담자는 일상생활에서 정상적 혹은 보충적인 수행을 뒷받침해주는 인지전략을 선택하기 위해 과제 분석과 환경에 대한 이해를 사용할 것이다
- 내담자는 과제, 활동, 그리고 작업에 참여에 변화하거나 적응하기 위해 과제, 타인, 그리고 그 자신의 자기-감시로부터의 피드백을 사용할 것이다 (Toglia, 1998, pp. 28-45).

이러한 목적은 개인 또는 집단 치료에서 성취될 수 있다. Toglia의 집단 접근법은 다음에서 다루어질 것이다.

집단 치료 (*Group Treatment*)

Toglia는 개인과 집단 치료의 조합을 권유한다. 집단치료는 그 회기에 특정 목표가 있는 1회의 치료적 경험일 수도 있고, 혹은 환자/내담자가 집단을 일관되게 활용하는 치료 프로그램에 참여하는 것일 수도 있다. 집단치료 중재는 내담자가 개별적 과제와 자기-감시 전략을 연습하고, 집단 구성원이 얼마나 과제를 잘 하였는지와 그들이 동료들과의 협력을 통해 집단 경험에 기여한 것은 무엇인지를 나누는 임상가 뿐 아니라 동료에게서 피드백을 받고 그것으로부터 학습할 수 있는 기회를 제공한다.

Toglia와 Golisz(1990)에 의해 추천된 집단 치료의 모델은 1960년대 초반에 주장되었고 이 책 다른 장에서 논의되는 작업치료 집단이론에 기초하고 있다. Toglia는 모세(Mosey, 1986), 피들러(Fidler, 1969), 호위와 슈와츠버그(Howe & Schwartzberg, 1986)를 인용하고 있다. 거기에서의 강조점은 마지막 결과물이 아니라, 집단의 과정이다. 과정의 성과의 예들은 다음과 같은 것을 포함한다.

- 내담자는 집단 과제와 활동을 계획하고 이행하면서 배운다.
- 내담자는 다른 사람의 욕구에 대하여 집중하고 인식하는 것에 대한 요구를 처리한다.

- 내담자는 단독 과제에서와 집단 활동에서 극히 다른 자극과 의식의 혼란의 양과 유형 뿐 아니라 예상하지 않은 변화에 반응하는 것을 배운다.
- 내담자는 집단 안에서의 자신을 연습하고 배울 기회를 갖는다. 이것은 그들이 다른 사람들에게 사회적이고 비임상적인 과제집단 장면에서 사용할 수 있는 유용한 정보이다.

집단 수준 (Group Levels)

Toglia는 또 같은 방식으로 과제가 등급화 되는 세 집단 수준의 등급화를 확인하였다(Toglia & Golisz, 1990, p.10). 각각의 수준에서 그 집단의 목표는 참여자의 인지 처리과정에 대한 능력과 조화를 이루는 것이다. 집단은 집단 과제의 복잡성, 집단 참여자의 수, 그리고 집단의 기간에 따라 다양하다. Toglia는 아다모비치와 그의 동료들(Adamovich et al., 1985)에 의해 제기된 주장을 그녀 고유의 집단(세 집단 수준 참조)에서 통합하였다.

집단 구조의 구성요소 (Components of Group Structure)

비록 집단원의 수, 목표, 집단의 길이가 다양하다고 하더라도, 세 집단 수준에는 일관된 구조화된 형태가 있다(Toglia & Golisz, 1990). 이 형태는 Howe와 Schwartrverg(1986)의 그것을 반영하고 있고 4가지 국면을 지닌다.

1. 구성원의 소개와 이전 집단 모임에 대한 재검토(만약 집단 경험이 연이어진다면)
2. 집단 회기의 목적과 목표에 대한 확인
3. 한 집단 과제에서 적어도 20분 정도의 적극적인 참여
4. 과제 경험, 목표 성취, 그리고 일어난 학습 과정에 대한 논의

내담자 욕구에 맞는 집단 구조의 변화 (Variations of Group Structure to Meet Client Needs)

치료사는 집단 참여자의 특정 욕구와 능력을 수용하고 집단 경험의 내담자 중심성을 유지하는데 그의 임상적 추론을 사용한다. 이러한 추론의 중요한 부분은 어느 정도의 지도와 구조를 참여자에게 제공하는가를 아는 것

세 집단 수준
(Three Group Levels)

수준 I – 자극 집단

자극을 제공하는 과제를 이용하는 2-3명의 환자로 이루어진 20분간의 집단. 참여자는 정신을 집중하는 정도와 지남력의 수준이라는 측면에서 다양할 수 있다. 그들은 모두 심각한 정신집중과 기억의 장애를 갖고 있다. 참여자를 위한 목표는 다음과 같다.

- 정신 집중하는 시간의 증가
- 참여자의 환경에 대한 자각의 증가
- 지남력의 향상
- 정신적 혼란의 감소

수준 II – 낮은 수준의 인지 집단

운영진의 참여자 1명당 3명의 환자로 이루어진 30-45분간의 집단. 과제, 게임, 그리고 역할 연기를 인지적 수행을 향상시키기 위해 사용한다. 집단의 목표는 다음과 같다.

- 활동에 대한 집중의 향상
- 경험의 조직화에 기여
- 외부적/환경적 자극의 처리과정의 증가

집단에서 내담자는 집중 시간을 늘릴 수 있고, 사회적 기술을 연습할 수 있으며, 개인적이고 집단적인 문제 해결을 도움을 받아 연습할 수 있다.

수준 III – 높은 수준의 인지 집단

전형적으로 통원환자의 장면에서 이루어지는 집단으로, 이는 1시간 이상 동안 모임을 갖는다. 참여자는 단순한 과제에 충분한 집중을 보이고 복잡한 과제를 하는 동안 인지적 수행을 향상시킬 준비가 되어 있다. 내담자는 종종 스트레스와 의사결정 요구로 인해 그 수행이 감소되기도 한다. 이 집단의 목표는 다음과 같다.

- 효과적이고 적시에 하는 의사결정의 증가
- 과제와 집단 과정 중에 체계적인 수행과 전략 사용의 증가
- 공동체 상황에서의 적응과 상호작용에 대한 융통성의 향상

한 명의 치료사에 4명의 내담자가 적절한 집단 규모로 인정받고 있다(Toglia & Golisz, 1990).

과 관련이 있다. 따라서 어떤 집단도 다른 집단처럼 보이지 않는다. Toglia와 Goliz(1990)는 치료사의 추론에 기여할 수 있는 안내(지도)에 대해 논의하였다. 이들 안내의 일부는 다음에서 강조될 것이다.

집단 열기 (Opening the Group)

낮은 수준의 집단을 열고 구성원이 이전 집단에서 이루어진 것을 검토할 수 있도록 돕기 위해, 치료사는 각각의 참여자가 차례로 자신의 이름을 말하는 라운드 로빈 형태를 사용한다. 치료사는 내담자에게 집단 구성원이 서로간의 이름을 기억하고 암기하는 것을 돕기 위해 자신의 이름과 시각적이거나 역사적인 정보와를 관련지어 볼 것을 요구한다. 보다 높은 수준으로 기능하는 집단에서는, 치료사가 각각의 집단 구성원에게 이전 집단에서의 사건을 기억해 보고 그 기억에 대한 지각을 나누어보도록 요구한다.

목표 설정 (Goal Setting)

목표 설정 단계에서, 치료사는 독립적으로 또는 내담자와 공동으로 집단 목표를 확인할 수 있다. Toglia의 집단 목표는 세 가지 유형으로 되어 있다.

1. 집단 내용과 관련된 목표. 예를 들면, 낮은 수행 수준의 집단은 내담자의 시간, 장소, 사람, 기타에 대한 지남력을 증진하는 활동이나 게임을 활용한다. 보다 높은 수준의 집단에서는 참여자에게 장애자의 고용을 지도하는 미국의 장애자 헌장을 주지시킴으로써 내담자의 자신에 대한 권리에 대한 인식을 높인다.
2. 사회적 학습을 이해하는 과정 목표. 내담자는 과제를 하는 중에 표현하고 의사소통을 시작하도록 요구받고, 문제해결이나 선택을 하도록 요구를 받는다. 그들은 대안적 문제 해결 해법에 기여할 수도 있고 집단 결과에 기여하는 다양한 역할을 맡을 수도 있다.
3. 일상생활에서의 기능을 증진하는 개인적 내담자의 목표. 예를 들어, 개인 내담자는 이전 집단으로부터 얻은 정보를 기억하는 목표를 갖고 있을 수도 있고 혹은 집단 안에서 지도자 역할을 맡는다거나, 다른 집단원에게 피드백을 주는 것을 연습하거나 팀과 함께 작업하는 능력을 표출하기를 원할 수도 있다.

집단 경험과 피드백 (Group Experience and Feedback)

집단 안에서 과제를 공유하는 중에, 치료사는 내담자가 참여하는 것을 관찰하고 과제와 참여자의 인지적 수행과 과제와의 관계를 분석한다. 치료사는 집단의 수준에 따라 이 분석을 참여자에게 피드백을 주기 위해 사용하거나 동료로 하여금 피드백을 촉진하는 데 사용한다. 피드백은 보다 높은 수준의 집단의 끝에 "감싸기(wrap-up)"로서, 보다 빈번히 주어진다. 보다 낮은 기능을 하는 집단의 경우에, 내담자를 과제를 한 다음에 즉시 자신의 수행에 대해 보다 더 많이 자각하는 것을 돕기 위해, 피드백은 집단 활동을 통해 주어진다. 피드백은 개인-과제-환경간의 관계와 어떻게 이 변인들이 관련을 맺고 개인의 인지적 수행을 지원하는지에 초점이 맞춰진다. 그것은 개인의 전략 선택을 강화할 수도 있고 집단에서의 그 효과성을 확실히 할 수도 있다. 피드백은 개인의 수행을 향상시키기 위해 요구되는 과제 수정에 초점을 둘 수도 있다.

회기에 대한 논의와 평가 (Discussion and Assessment of the Session)

집단 회기에 대한 논의와 평가인 마지막 집단의 단계에서, 치료사는 내담자가 자신만의 학습을 평가할 수 있도록 그(그녀)가 과제 경험과 집단의 목표를 연결짓게 돕는다. 논의 또한 최근 경험과 집단 중에 배웠거나 사용한 기술을 다른 상황과 연결짓게 해준다. 이것은 앞으로 내담자가 사용할 수도 있는 전략에 대한 참여자의 인식을 높이기 위해 이루어진다. 다시 말해, 치료사의 피드백과 집단 요약에 투자한 시간은 집단의 수준에 따라 다양하다.

예를 들면, 낮은 수준으로 기능하는 집단의 요약은 대략 5분 정도가 걸린다. 치료사가 참여한 집단원에게 감사를 표하고 간략하게 집단의 목적을 반복한다. 그런 다음 직접적이고 지지적인 피드백을 참여자에게 해 준다. 보다 높은 수준의 집단 요약은 대략 15분 정도가 소요된다. 이 시간 동안, 치료사는 참여자에게 감사를 표하고 그 다음에 내담자에게 그간의 경험을 회고하는 시간을 준다. 내담자로 하여금 자신의 회고를 같이 나누고 서로서로에게 피드백을 해 주도록 한다. 치료사는 질문을 던지거나 집단 과정으로부터 예를 제시하면서 집단원의 구성원이 그 경험을 인식하는 과정을 갖도록 돕는다.

피드백 (Feedback)

Kelly(1982)를 인용하면서, Toglia는 치료사가 인지적 손상을 가진 내담자와 작업을 할 때, 직접적인 지지적 피드백을 사용할 것을 권유한다. 직접적인 피드백은 환자나 내담자의 행동과 그것의 효율성을 그 집단의 상황 맥락 안에서 판단한다. 내담자는 그들이 무엇을 잘 했으며 어떻게 앞으로 이 기술들을 사용할 수 있을지를 배운다. 만약 행동이 효율적이지 못했다면, 치료사는 대안적 반응을 제안할 수 있다. 이 때의 대안적 반응은 앞으로 있을 집단에서 논의되거나 연습할 수 있는 것이다. 언어적 피드백을 주는 것에 덧붙여, 일부 치료사는 피드백의 방법으로서 내담자의 수행을 비디오 녹화를 하여 그 테잎을 한 명 이상의 환자/내담자와 함께 검토한다. 직접적인 언어적 피드백과 비디오 테잎은 내담자가 과제에 기여한 것이 무엇이며 어떻게 다른 사람들과 작업하는지 그리고 어떻게 다른 사람들과 의사소통을 하는지, 등등을 듣고 볼 수 있도록 도와준다.

간접적인 피드백, 즉 열린 질문(open-ended question)의 사용은 보통 두부 손상을 지닌 내담자, 특히 최근에 손상을 입었거나 만성적 정신장애를 가진 사람에게는 효과적이지 않다. 열린 질문은 집단원에게 그들의 행동을 모니터하고, 행동을 반성하며 참여자의 전략-그들의 과제 수행-특정 상황에서의 효과성간의 관계를 추론할 것을 요구한다. 간접적 피드백은 보다 높은 수준의 집단에서, 그리고 내담자가 집단 경험에 익숙해졌을 때 사용될 수 있다. 그러나 치료사는 적극적으로 그 과정을 촉진해야 하고 내담자는 그들이 집단 중에 사용하는 전략과 어떻게 이것이 미래의 상황에서 사용될 것인지를 이해하도록 돕는 질문을 사용해야 한다(Toglia & Golisz, 1990, p. 14). 예를 들면, 임상가는 "당신이 오늘 집단에서 사용한 것은 무슨 기억전략입니까? 앞으로 당신은 언제 이것을 사용할 것입니까? 당신이 오늘 집단에 기여한 것을 요약해 보시겠습니까? 오늘 집단에서 당신에게 어려웠던 것은 무엇입니까? 집단의 다른 구성원에게 오늘 집단에서 구성원 참여에 관해 무엇이라고 말하고 싶으십니까?"라고 질문할 수도 있다.

집단에서의 활동, 게임, 그리고 역할 연기
(Activities, Games, and Role Play in Groups)

집단에 앞서, 치료사는 집단 참여자의 인지기능 수준에 맞춰 설계된 활동을 계획한다. 집단 중에는 집단원 참여에 근거하여, 치료사는 계속해서 등급을 매기고 내담자가 상호작용하고 집단에서 그들의 기술에 대해 배울 뿐 아니라 서로 간에 배울 수 있도록 돕는 활동을 필요한 대로 재구조화 한다. 집단에서 구성원의 참여를 늘리기 위해서는, 단순한 과제가 모든 수행의 구성요소를 요구하는 것보다는 효과적일 것이다. 왜냐하면, 참여자는 인지 처리 과정에 있어서 제한된 능력을 갖고 있기 때문에, 그들은 육체적, 인지적, 그리고 심리적 기술을 요구하는 과제를 다루는 데 어려움을 겪게 될지도 모른다. 지나치게 어려운 과제에 대한 도전은 그 참여자의 집단 과제와 의사소통 기술을 사용하는 능력을 손상시키는 것으로 간주되고 있다. 그러므로 치료사는 환자/내담자의 인지 기능이 증가함에 따라 단계적으로 과제의 요구를 늘려나간다(Abreu & Toglia, 1987; Toglia & Golisz, 1990). Toglia는 과제 요구에 있어서의 단계적 변화와 집단 참여에 대한 기대가 Mosey(1973)에 의해 설명된 발달적 집단구조의 기대와 유사하다고 주장한다. 이러한 집단을 설명해 놓은 부록 N을 참조하기 바란다. 뇌손상을 가진 내담자를 대상으로 하는 인지적 집단과 발달적 집단의 연속체 사이에 유사성이 있다는 Toglia의 관점은 Lundgren와 Persechino(1986)의 연구와 공통적이다. 이들 발달적 집단은 심리사회적 치료 중재에서 사용되었던 집단에도 영향을 준 역사를 갖고 있다.

과제와 활동에 덧붙여, Toglia와 Golisz(1990)는 인지적 장애를 갖고 있는 사람으로 구성된 집단에서의 게임의 사용을 추천한다. 게임은 참여자에게 집단과제와 사회적 기술을 배울 수 있는 기회를 제공한다. 그것은 내담자의 인지적 기능에 도전할 수도 있다. 내담자는 시작하기, 계획하기, 자기-감시하기, 그리고 집중과 문제 해결의 복합적 유형을 연습할 수 있다. 참여자 역시 역할을 연습하고 규칙을 배울 수 있는 기회를 갖는다. 독자는 게임에서의 인지적 요구를 분석할 때 고려할 수 있는 요소를 요약한 표 9-7을 참조하기 바란다. 이 분석은 차례로 게임을 단순화 하는 데 필요한 안내를 제공한다.

일반화를 위한 집단 프로그램에 대한 고려
(Considerations for a Group Program for Generalization)

인지 회복 프로그램이 집단에서 사용될 때, 그 장면은 낮은 수준에서 높은 수준의 인지 기능을 갖고 있는 내담자의 서로 다른 욕구를 수용해 주어야 한다. 그 연속체의 전역에서, 활동–작업, 일상의 활동, 혹은 게임 무엇이든–을 사용하는 것의 목표는 학습의 일반화를 촉진하는 것이다. 낮은 기능의 집단은 종종 내담자에게 매 주 하는 일로 구조화하는 데 특별히 초점을 맞춘다. 월요일은 요리집단, 화요일은 외부로 나가는 집단이고, 수요일 집단은 같이 할 수 있는 게임을 제공하는 등등.

높은 수준으로 기능하는 집단은 흔히 일련의 학습 모듈(구성단위)로 구조화 된다. 이 일련의 모듈은 일, 레저, 그리고 일상적 작업을 통해 일상 생활에서 그 사람을 재고용 하도록 돕는 지식과 인지 기능을 형성하는 것과 일치한다(Toglia & Golisz, 1990). 예를 들면, 취업 준비 집단에서 내담자는 한 회기의 개요를 완성할 수도 있고, 일 자리 양식을 채울 수도 있으며 면접에 대한 역할 연기를 해 볼 수도 있고 그 밖의 것을 할 수 있다.

집단 행동에 대한 평가
(Assessment of Group Behaviors)

Toglia는 특정 행위가 집단 기능의 평가를 위한 두 가지 주요 범주–내담자의 사회적 행동의 평가와 과제 행동의 평가–와 관련되는 행동 평정 척도를 만들었다. 집단 평가를 위한 행동적 평정 척도(The Behavioral Rating Scale for Group Assessment)는 COTE척도(Brayman, Kirby, Misenheimer, & Short, 1976), 작업치료 기능적 평가(the Occupational Therapy Functional Evaluation, Tiffany, 1978), 그리고 기능적 수행 평가 중 사회적 상호작용 척도(the Social Interaction Scale of the Bay Area Functional Performance Evaluation, Hemphill, 1982; Klyczek, 1999)로부터 Toglia에 의해 차용되었다. 집단 평가척도는 평정자가 확실히 규정한 0부터 4까지의 수행 평정척도를 사용한다. 형태와 평정척도는 근본적 자료를 재현할 수도 있다(Toglia & Golisz, 1990). 사회적 행동과 과제 행동에 대한 평가 연속체는 집단 행동 평정척도 연속체(Group Behavior Rating Scale Continuum)에서 강조되었다. 평가지 사례는 부록 O에 제시되어 있다.

요약 | Summary

역동적 상호작용 모델은 인지적 기능장애를 가진 사람을 위한 치료 중재의 토대를 제공한다. 비록 근본적으로는 뇌 손상을 입은 성인을 위해 시도된 것이었지만, 이 모델에서의 원리는 정신적 질환을 가진 사람에게도 적용되어 왔다(Josman, 1998a). 이 모델은 정보 처리과정 중에 학습된 것과 행동적, 인지적인 이론을 통합하고, 인지적 구성요소를 강조하고 장애별로 구분하는 것으로 설명했던 Toglia의 인지적 이론에 대안을 제공한다. 또한, 복합적 상황에서 개인의 정보 처리과정에 초점을 둔다. 역동적 상호작용 평가는 개인의 변화하려는 잠재력과 복합적 상황과 환경에서 성공적인 수행을 할 수 있는 적응력과 조건을 확인하고자 한다. 치료는 내담자 자신의 인지적 능력에 대한 자각의 증진을 강조한다. 인지적 자각의 증진을 위해서는 훈련 전략, 지식과 기술의 일반화를 촉진하는 복합적 상황에서의 인지적 전략의 훈련, 그리고 궁극적으로는 학습의 전이를 사용한다. 이는 과제와 환경 수정에 대한 지침도 제공할 것이다.

역동적 상호작용 접근법의 공헌과 한계
(CONTRIBUTIONS AND LIMITATIONS OF THE DYNAMIC INTERACTIONAL APPROACH)

공헌 (Contributions)

치료사, 연구자, 그리고 저자 Toglia는 10년 이상의 연구와 작업을 거쳐 이 모델을 개발하였고, 인지 처리과정에 영향을 주는 변인들과 작업 수행에서 인지 처리과정이 어떻게 명확해지는 지에 대해 우리가 이해할 수 있도록 하는 데 기여하였다. 그녀의 모델은 뇌손상을 입은 성인에 대한 치료의 과제분석 뿐 아니라 인지적이고 행동적인 원리를 적용했다는 점에서, 그리고 특히 이것이 작업치료에 적용되었다는 점에서 선구적인 성과임을 보여준다.

인지의 역동적 특성에 대한 설명
(Describes the Dynamic Nature of Cognition)

Toglia가 제안한 것에는 선천적 논리 또는 감수성도

표 9-7

게임 활동의 분석과 수정

(GAME ACTIVITY ANALYSIS AND MODIFICATION)

시각적 과정의 요소들

- 게임 공간을 변경하라. 당신은 게임 보드를 단순화하거나 없이 할 수 있다. 당신은 게임보드보다 오히려 환경을 이용할 수 있다. 예를 들면, 탁자 위 공간은 체스나 체커를 할 수 있는 넓은 체커보드로 색칠할 수 있다. 일부 도시공원에서 당신은 이러한 것을 본적이 있을 것이다.
- 놀이 부품의 크기를 변경하고 시각적 손상이나 기능이 좋은 근육의 한계에 맞게 필요한대로 적응하라.
- 작거나 아주 세부적인 부품보다 색을 이용하는 것은 놀이를 하는 사람의 표시의 구분을 증가시킨다.

공간적 특징

- 게임의 요소와 게임의 경계선을 인지적 욕구를 도모할 수 있도록 조정하라. 예를 들면, 큰 플라스틱 빈 병은 삼각형에서 볼링 핀의 형태로 마루에 배열할 수 있다. 크고 가벼운 볼은 그것을 넘어뜨리는 데 사용한다.

사회적 기회

- 게임규칙을 사회적 기술을 개발하는 것으로 활용하라.
- 게임의 구조를 팀에서의 역할과 기술을 개발하는 것으로 활용하라.
- 역할 연기 혹은 파트너의 경험을 기대하는 사회적 기술에 대한 훈련으로 활용하라.

인지적 변인

- 시간의 구속 안에서 내담자의 수행에 대한 반응률을 다양화 한다. 예를 들면, 당신은 내담자의 능력에 맞게 게임의 길이를 짧게 할 수 있다.
- 집중에 초점을 맞추는 게임과정을 이용하여 내담자의 집중력을 개발하라. 게임의 길이와 유형은 내담자의 능력을 구조화할 수 있고 또는 게임에서 요구하는 시간, 규칙의 활용, 게임의 과정을 통해 새로운 인지적 기술을 개발할 수 있다(예, 교대로 하기, 순서인 사람을 모니터하기, 그리고 이전의 움직임이나 다른 사람의 행동에 주목하기).
- 게임의 복잡하고 추상적인 특성을 고려하고 그것이 내담자에게 친숙한지 여부도 고려하라. 게임 질문과 수행의 기대는 단순하거나 복잡할 수 있다. 그에 맞춰 적응하라.

활동

- 게임에 참여하는 데 필요한 양의 활동을 통해 인지적 처리과정에 대한 스트레스의 양을 다양화하라. 또한 요구되는 기대되거나 자발적인 활동을 바꾸기 위해 게임의 과정을 다양화 하라.

Toglia, J. P., & Golisz, K.(1990). *Cognitive rehabilitation: Group games and activities*(p. 20). Tucson, AZ: Therapy Skill Builders에서 인용.(주: 이 장의 저자가 이 사례를 제공하였다)

집단 행동의 평정 척도의 연속체
(GROUP BEHAVIOR RATING SCALE CONTINUUM)

사회적 행동과 과제행동은 수행의 복합적인 사항과 함께 연속체적 성격을 갖는다. 다음은 기능과 기능장애에 대한 연속체 혹은 수행 경계선의 두 가지 목적을 나타낸다. 독자는 도와 내담자 수행 기록지에 대한 기초 자료를 참조하게 될 것이다. 완성된 사례 평정에 대한 부록O 참조.

일반적 사회적 행동

- 참여 : 자발적인 집단의 참여_참석 거부
- 시작 : 적극적으로 집단 경험에 관여하는 것 - 시작도 하지 않고 소극적인 참여
- 정서 : 집단 상황에 효과적으로 반응하는 것 - 집단 중에 감정 조절을 하지 못함.
- 사회적 상호작용 : 집단중에 기여할 수 있는 상 황에 있을 때 복합적인 집단 역할에 효과적으로 대처 - 반응하지 못함.
- 팀 행동 : 집단 경험에 참여하도록 다른 사람을 돕고 격려함 - 집단 중에 자기중심적으로 있음.
- 피드백에 대한 반응 : 집단 참여와 관련하여 실 수를 자각하고 건설적으로 주어진 피드백을 사용 - 실수를 자각하지 못하고 피드백에 분노하거 나 집단 경험에서 철수함.
- 의사소통 : 집단 상황과 관련된 생각을 조직화 하고 표현함 - 현재 집단의 초점에 대하여 곁길로 새거나 사고가 불완전함.

과제행동

- 과제 사건 추적 : 과제의 진행과정에 대해 효과 적으로 모니터함 - 지나치게 세부적으로 하고 과 제의 본질적인 측면을 모니터하지 못함.
- 목표지향 : 구조화 또는 비구조화된 상황에서 과 제 목표에 동참 - 과제에 관심이 없음.
- 반응속도의 조절 : 과제의 요구에 알맞은 제 시 간에/효율적으로 반응 - 과제의 진행에 방해가 되는 느리거나 혹은 충동적인 반응
- 좌절에 대한 인내 : 과제를 관리하고 자주적으로 요청함 - 과제 조정과 운영진의 지원이 있음에도 불구하고 집단 과제에 참여하지 못함.
- 의사결정 : 독립적으로 할 수 있거나 목표를 달 성하는데 필요하다면 집단 결정을 지원할 수 있음 - 자주적으로 결정할 수 없고 다른 사람도 그럴 것이라 기대함.
- 기억(이름, 활동, 규칙, 모니터 과정, 등)집단 과 제의 참여 : 언어적 단서를 요구하는 집단 과제에 참여하는데 필요한 정보에 대한 자발적인 기억 - 정보 회수 혹은 참여 불능
- 지남력(자기, 장소, 시간, 등) : 완전한 자각과 지 남력_정보 제공 불능

Toglia, J. P., & Golisz, K.(1990). *Cognitive rehabilitation: Group games and activities*(pp. 59-60). Tucson, AZ: Therapy Skill Builders에서 인용.

있다. 각각 분리될 수 있는 별개의 기능이라는 관점에서 인지적 처리과정을 생각하는 것은 인위적이다. 나아가 사람이 인지적 처리과정을 회복하거나 향상시키기를 바랄 수 있는 것은 의미 있는 활동을 통해서 가능하다. 그녀가 묘사한 사례연구에서 Toglia의 이론과 인지의 역동적 특성을 뒷받침하는 증거를 우리는 보았다. 또한, 치료 중에 메타인지와 인지적 처리과정 전략의 역할을 이해하기 시작하였다.

장애별 구분 모델에 대한 대안
(Alternative to Deficit-Specific Models)

이 모델은 작업치료에서 뿐 아니라 인지 회복의 전반에 걸쳐 사용되는 '장애별로 구분하는 접근법' 을 극복하는 대안을 제공한다. 성공적인 인지처리과정과 기능을 향상 시키거나 방해하는 과제와 장소의 특성에 따라서 분별력 있게 집중을 할 뿐만 아니라 "뇌손상을 지닌 사람이 누구인지와, 무엇이 그에게 치료 받을 생각을 하게

했는가"를 아는 것과 관련이 있는 한, 이 모델은 전체론적이다. 특정 과제나 과제 구성 요소의 단순한 반복을 장려하고 어떤 문제를 갖고 있는 환자에게 모두 판에 박힌 듯한 똑같은 접근법으로 접근하기보다는 오히려, 이 모델은 치료사가 각각의 내담자의 고유한 특성에 가장 적합하게 과제를 조정하고 단서와 학습 전략을 사용하는 것이 좋다.

이러한 점에서 역동적 상호작용 접근법의 원리는 내담자 중심의 치료 중재와 일치한다. 내담자에게 복합적인 상황에서 사용할 수 있는 새로운 전략을 가르치는 데 있어서, 이 모델은 보다 넓은 생활영역 안에서 개인에게 맞도록 보다 정상적, 독립적으로 기능할 수 있는 도구를 제공하고자 노력한다. Toglia는 이 문제를 다른 인지적 행동 모델의 제안자들이 한 것처럼 직접적으로 언급하지는 않았지만, 그녀의 접근법도 역시 뇌 손상을 가진 성인과의 작업에서 효과와 감정 조절의 향상을 기대하고 있다.

학습 전이의 연속체
(A Continuum for Transfer of Learning)

Toglia는 뇌 손상으로 인해 겪게 된 많은 문제를 과소평가하지 않았고 이 접근법은 모든 사람을 위한 것도 아니라고 기술하고 있다. 뇌 손상을 입은 모든 사람이 이 모델에서 촉진하고자 하는 학습을 할 수 있는 것은 아니다. 그녀가 언급한대로, "손상의 정도, 회복의 단계, 그리고 인지적 장애의 유형"에 따라서 가장 효과적인 접근법을 적용해야 한다는 사실을 입증하는 것에 영향을 주었다(Toglia, 1992, p. 138; 1998, p. 46). Toglia가 주장한 복합성을 축소 시키기는 힘들다. 환원주의적(논리적) 접근법의 장점은, 동시에 결점이기도 하지만, 그것이 인지를 다룰 수 있는 부분들로 분석하고 해석하였다는 장점이 있다. 각각의 부분들 모두가 어떻게 합쳐지는가를 살펴보고자 할 때, 우리의 일은 훨씬 더 복잡하게 되거나 적어도 다루기 어려워질지도 모른다는 사실이 명백하게 드러날 수도 있다. 심지어 Toglia가 말한 대로 요구사항이 임상적 추론에 따라서 의심스러울 것이 없는 아주 간단한 과제일지라도 고려해야 할 변인들이 너무나 많이 있다. 그것은 모델의 한계가 아니라 변인들이 포함하고 있는 것의 복잡성을 말하는 것이다. 이것은 욕구가 조절되는 복합적 변인들을 고려하는 역동적 상호작용 모델의 결과와 소위 장애별 구분법을 비교하는 도전이 될 것이다. Toglia 자신도 모델의 적용 아래 자신의 환자들과 보상적 전략을 사용했다. 그런 결과 어떤 이들은 이 모델을 최소한의 지식의 전이가 예상되는 모델의 연속체로 간주하기도 한다.

작업이 핵심이다 (Occupation is Central)

작업은 평가와 새로운 학습을 위한 양쪽 모두의 도구로서 이 모델의 핵심적인 중요성을 가진다. Toglia는 특히, 실제 상황 아래서의 기능적 수행의 중요성에 대해 언급하였다. 그런 이유로 사람들은 환자/내담자가 치료 중에 행동하도록 요구받는 데 있어서 그 적절성, 분열과 혼란함이 뇌 손상에서 발생하는 흔한 후유증임을 깨달을 수 있도록 그 원인을 쉽게 발견할 수 있게 할 것이라고 추측할 수 있다.

한계 (Limitations)

자각 훈련과 자기-감시(self-monitoring)은 이 모델에서 치료개입의 초석이다. 그러나 Toglia가 말한 대로, 뇌 손상을 입은 성인에게 자기-감시와 그 전략을 가르치는 것의 효과성은 그 연구가 희소하다. 그렇기 때문에 전략 훈련이 실제로 복합적 환경에서 개인의 수행을 향상시킬 것이라고 말할 수 있는 확실한 증거라고 지적하기는 어렵다. 그러나 전략 훈련과 자기-감시(Toglia, 1998, p. 44)의 장점을 주장한 몇몇 사례연구(Cicerone & Giacino, 1992; Deelman, Berg, & Konong-Haanstra, 1990; Nelson & Lenharat, 1996; Soderback, Bengtsson, Ginsburg, & Ekholm, 1992; Toglia, 1989a, 1989b; Von Cramon, Matthes-Von Cramon, & Mai, 1991)가 있다. 그러나 이것은 단지 시작에 불과하다.

이 접근법이 내담자에게 보다 만족스럽다는 우리의 가설을 지지하는 Toglia에 의한 연구와 저술은 없다. 학습의 전이를 촉진하는 조건은 정상 성인과 아동을 대상으로 연구되어 왔고 더불어 뇌 손상을 입은 내담자에 대한 몇몇 사례연구가 있다. 이들 연구의 중요한 결과는 "일반화는 훈련 프로그램으로 형성되었을 때만 성취된다는 것이다"(Toglia, 1998, p. 44). Toglia는 또한 "보다 광범위하고 다양한 훈련 과제를 이용하여 긍정적인 결과를 보고한 연구를 발견한" 마티어, 솔버그, 그리고 영맨(Mateer, Sohlberg, &Youngman, 1990)을 인용한다. 니스태드(Neistadt, 1994)의 연구에서, 그녀도 전이를 달성하기 위해 다양한 과제의 장점을 보고하고 있다.

무응답 질문 (Unanswered Questions)

Toglia는 답변할 것을 남겨둔 질문을 주장하였다. 뇌손상을 가진 성인이 전략을 효과적으로 처리하는 것을 배울 수 있는가? 만약 그렇다면, 뇌 손상의 어떤 유형이 대체로 그런 여지가 있고, 어떤 전략이 학습하고 사용하는데 보다 용이하거나 혹은 어려운 것으로 예상되는가?(Toglia, 1992, p. 139; 1998) 누가 가장 적합할 것 같은가? 이 모델은 발달 장애와 같은 다른 집단에도 효과적으로 사용될 수 있는가? 이 모델이 언어적 중재에 크게 의존하고 있기 때문에, 언어적 장애를 가진 사람에게도 적용할 수 있는가? 접근법에 개별적 특성이 있다면, 환자 집단들은 이 모델의 결과에 대한 평가로 비교될 수 있는가?(Toglia, 1998, p. 46)

정신 보건에의 제한적인 적용 (Limited Application in Mental Health)

Toglia는 우리에게 이 모델이 정신분열증을 가진 사람에게 극미하게나마 적용되어 왔음을 상기시킨다. 비록 결과는 가망이 있었지만, 이것은 더 많은 연구가 필요한 영역으로 남아있다. Allen(1994)과 Allen과 Blue(1998)(제8장)는 정신분열증과 같이 쇠약해져가는 만성적 질병을 가진 사람에 대해서 최소한의 새로운 학습에서 보다 많은 것을 할 수 있다고 기대한다는 것은 만성질환을 가진 그들이 생각보다 산출해 낼 수 있는 것이 많을 것이다 라고 기대하는 것이다 라고 말하였다. 그렇다면 어떻게 치료사는 보다 좋은 접근법이 무엇인지 판단할 수 있는가? 치료의 압박과 비용 부담 압력을 가정하면, 이것은 실제적으로 중요한 문제로 더불어서 떠오른다. 새로운 학습에 대한 얼마나 많은 시도가 이 접근법의 올바른 시행으로 고려될 것인가? 새로운 학습이나 학습의 전이가 만성적 정신장애자나 인지장애자에게 불가능하다는 결론은 언제 내릴 수 있는가?

작업치료사의 전문성 (Expertise of the Occupational Therapist)

Toglia의 접근법을 따라하기를 원하는 치료사는 그녀가 이제까지 출간한 책자–알아야할 것 이상의 것이 담겨있다–에 지침서를 갖고 있다. 치료사의 일이 "탐정"이라고 할 때, 일부는 다른 사람들보다 이 기능에서 우수할 것이라 예상할 수 있다. 나아가 인지적 한계에 따른 과제와 활동 분석은 인지 영역에서 전문성을 요구하는 것으로 보인다. 어떻게 관심 있는 치료사가 역동적 상호작용 치료를 수행하는 데 필수적인 기술을 습득할 것인가는 직접적으로 소개하지는 않았으나, 사람들은 Toglia 모델의 적용에 전문가가 된 작업치료사들로 구성된 치료사 지도자(mentorship)를 부분적으로 상상할 수 있을 것이다.

요약하면, Toglia는 사람–과제와 작업–환경간의 역동적 상호작용 관계에 부합하는 모델을 개발하려는 어려운 도전을 시작하였다. 이 과정에서 그녀는 평가와 치료 중재의 복합적 상황적 접근법의 역동적 형태를 만드는 데에 기여하였다. 그녀의 노력으로 우리는 이론의 발전을 볼 수 있었고, 그녀 자신은 우리에게 이 모델이 "발달의 초기 단계"에 있고 "체계적으로 검증되고 비교되어야함"을 일깨워 주었다(Toglia, 1998, p. 46). 사람, 환경, 작업에 초점을 두는 작업치료에서의 다른 모델과 같이, 역동적 상호작용 모델도 연구되고 검증되어야 한다. 우리는 관련 문헌과 작업치료 실제의 효과성에 공헌할 이 다음 단계의 이론 개발과 그 발견의 과정을 기대한다.

참고문헌 (REFERENCES)

Abreu, G. C., & Toglia, J. P. (1987). Cognitive rehabilitation: A model for occupational therapy. Am J Occup Ther, 41, 439- 448.

Adamovich, B., Henderson, J., & Averbach, S. (1985). Rehabilitation of closed head-injury clients. San Diego, CA: College Hill Press.

Allen, C. K. (1994). Creating a need-satisfying, safe environment: Management and maintenance approaches. In C. B. Royeen (Ed.), AOTA self-study series: Cognitive rehabilitation. Bethesda, MD: American Occupational Therapy Association.

Allen, C. K., & Blue, T. (1998). Cognitive disabilities model: How to make clinical judgments. In N. Katz

(Ed.), Cognition and occupation in rehabilitation (pp. 225-280). Bethesda, MD: American Occupational Therapy Association.

Anderson, J. (1985). Cognitive Psychology and its implications. New York, NY: Freeman.

Anderson, S. W., & Tranel, D. (1989). Awareness of disease stares following cerebral infarction, dementia, and head trauma: Standardized assessment. Clinical Neuropsychologist, 3, 327-339.

Bransford, J. (1979). Human cognition: Learning understanding, and remembering Belmont, CA: Wadsworth.

Brayman, S., Kirby, T., Misenheimer, A., & Short, M. J. (1976). Comprehensive occupational therapy evaluation scale. Am J Occup Ther, 30, 94-104.

Brown, A., Bransford, J., Ferrara, R., & Campione, J. (1983). Learning, remembering, and understanding. In J. Flavell & E. Markman (Eds.), Handbook of child psychology (Vol. 3, pp. 77- 158). New York, NY: Wiley.

Cicerone, K. D., & Giacino, T. J. (1992). Remediation of function deficits after traumatic brain Neurorehabilitation 2, 12-22.

Crosson, C., Barco, P. P., Velozo, C., Bolesta, M., Cooper, P. V., Werts, D., & Brobeck, T. C. (1989). Awareness and compensation in postacute head injury rehabilitation. J Head Trauma Rehabl, 4, 46-54.

Deelman, B. G., Berg, I. J., & Koning-Haanstra, M. (1990). Memory strategies for closed head-injured patients. Do lessons in cognitive psychology help? In R. Wood & I. Fussy (Eds.), Cognitive rehabilitation in perspective. London: Taylor Frances.

Feuerstein, R. (1979). The dynamic assessment of retarede performers: The learning potential device, theory instruments, and techniques Baltimore, MD: University Park Press.

Fidler, G. (1969). The task-oriented group as a context for treatment. Am J Occup Ther, 23, 148-153.

Fine, S. (1993). Interaction between psychological variables and cognitive function In C. Royeen (Ed.), AOTA self-study series: Cognitive rehabilitation. Rockville, MD: American Occupational Therapy Association.

Flavell, J. H. (1985). Cognitive development Englewood Cliffs, NJ: Prentice Hall.

Giles, G. M., & Clark-Wilson, J. (Eds.) (1199). Rehabilitation of the severely brain-injured adult(2nd ed.). Cheltenham, United Kingdom: Stanley Thornes (Publishers) Ltd.

Goldstein, A. (1973). Structured learning therapy. Toward a psychotherapy for the poor. New York, NY: Academic Press.

Hemphill, R. (1982). The evaluative process in psychiatric occupational therapy. Thorofare, NJ: SLACK Incorporated.

Howe, M., 9 Schwartrzberg, S. (1986). A functional approach to group work in occupational therapy. Philadelphia, PA: J. B. Lippincott.

Josman, N (1993). Assessment of categorization skills in brain and schizophrenic person: Validation of the Toglia Category Assessment (TCA). Doctoral dissertation, New York University, NY.

Josman, N. (1998a). The dynamic interactional model in schizophrenia. In N. Kart (Ed.), Cognition and occupation in rehabilitation. Bethesda, MD: American Occupational Association.

Josman, N. (1998b). Reliability and validity of the Toglia Category Assessment Test. Can J Occup Ther, 66; 33-42.

Katz, N. (Ed.). (1998). Cognition and occupation in rehabilitation. Bethesda, MD: The American Occupational Association.

Kelly, M. (1982). Social-skills training A practical guide for interventions. New York, NY: Springer Publishing Co.

Kline, N. E (1997). The Modified Dynamic Visual Processing Assessment (Modified DVPA): Its relationship to function. Doctoral dissertation, Nov York University.

Klyczek, J. P (1999). The Ray Area Functional Performance Evaluation. In B. Hemphill-Pearson

(Ed.), Assessments in occupational therapy mental health: An integrative approach (pp 87- 108). Thorofare, N1: SLACK Incorporated.

Lidz, C. S. (1987). Cognitive deficiencies revisited. In C. S. Lid2. (Ed.), Dynamic assessment. New York, NY: Guilford Press.

Lundgren, C. C., & Persechino, E. L. (1986). Cognitive group: A treatment for head-injury adults. Am J Occup Ther, 40, 317 401.

Luria, A. R (1980). Higher cortical functions in man (2nd ed., B Haigh, Trans.). New York, NY: Basic Books.

Mateer, C., Sohlberg, M., & Youngman, P. (1990). The management of acquired attention and memory deficits. In R. Wood & I. Fussey (Eds.), Cognitive rehabilitation in perspective. London: Taylor & Francis.

Mosey, A. (1971). Activities therapy New York, NY: Raven Press.

Mosey, A. (1986). Psychosocial components of occupational therapy New York, NY: Raven Press.

Neistadt, M. E. (1994). Perceptual retraining for adults with diffuse brain injury. Am J Occup Ther, 48, 225-233.

Nelson, D. L., & Lenharat, D. A. (1996). Resumption of outpatient occupational therapy for a young woman five years after traumatic brain injury. Am J Occup Ther, 50 223-228.

Nolen, S. B. (1988). Reasons for studying: Motivational orientations and study strategies. Cognition and Instruction. 5, 269-287.

Soderback, I., Bengtsson, I., Ginsburg, E, & Ekholm, J. (1992). Video feedback in occupational therapy: Its effect in patients with neglect syndromes. Arch Phys Med Rehabil, 73, 1140-1146.

Tiffany, E. G. (1978). Psychiatry and mental health. Section 4: Contexts or settings for treatment. In H. L. Hopkins & H. D. Smith (Eds.), Willard and Spackman's occupational therapy (5rh ed., pp. 322-325). Philadelphia, PA: J. B. Lippincott.

Taglia, J. (1981). Approaches to cognitive assessment of the brain-injured adult: Traditional methods and dynamic investigation. Occupational Therapy Practice, 1, 36-57.

Toglia, J. (1991). Generalization of treatment: A multi-context approach to cognitive perceptual impairment in the brain injured adult. Am J Occup Ther, 45(6), 505-516.

Toglia, J. (1992). A dynamic interactional approach to cognitive rehabilitation. In N. Katz (Ed.), Cognitive rehabilitation: Models for intervention in occupational therapy Boston, MA: Andover Medical Publishers.

Toglia, J. (1993a). Attention and memory In C. Royeen (Ed.), AOTA self-study series: Cognitive rehabilitation. Rockville, MD: American Occupational Therapy Association.

Toglia, J. (1993b). The Contextual Memory Test: Manual. Tucson, AZ: Therapy Skill Builders.

Toglia, J. (1994). Dynamic assessment of categorization skills. The Toglia Category Assessment. Pequannock, NJ: Maddock.

Toglia, J. P. (1998). The dynamic interactional model to cognitive rehabilitation. In N. Katz. (Ed.), Cognition and occupation in rehabilitation. Bethesda, MD: American Occupational Therapy Association.

Tnglia, J., & Finkelstein, N. (1991). Test protocol: The Dynamic Visual Processing Assessment. New York, NY: New York Hospital-Carnell Medical Center.

Toglia, J. P, & Golisz, K. (1990). Cognitive rehabilitation: Group games and activities. Tucron, AZ: Therapy Skill Builders.

Toglia, J. P., & Josman, N. (1994). Preliminary reliability and validity studies of the TCA. In J. P. Toglia (Ed.), Dynamic assessment of categorization: TCA - The Toglia Category Assessment. Pequannock, NJ: Maddock.

Trexler, L. (1987). Neuropsychological rehabilitation in the United States. In M Meier. A. Benton, & L. Diller (Eds.), Neuropsychological rehabilitation (pp. 437-460) New York, NY: Guilford Press.

Von Cramon, D. Y., Matthes-Von Cramon, G., & Mai, N.

(1991). Problem-solving deficits in brain injured patients: A therapeutic approach. Neuropsychological rehabilitation, 1, 45-64.

Vygotsky, L S. (1978). Mind in society: The development of higher Psychological processes. Cambridge, MA: Harvard University Press.

제 10 장

감각운동모델-
기능향상을 위한 생리학적 근거

Sensory Motor Model-
Physiological Basis for improved Function

요점 | KEY POINTS

✧ 역사와 현대이론
- Ayers의 감각통합
- King의 성인정신분열증에 대한 중재
- Ross와 Burdick 의 운동 활동을 발전시킴

✧ 작업치료실습 환경에서 이론
- 발달과정과 적응
- 감각 – 운동 기능장애의 특징
- 작업치료사 – 활동그룹 관계자
- 지지적인 수행 환경에서 감각입력조절
- 감각입력활동 제공으로 적응반응과 정상적인 움직임을 이끌어내기.
- 인지기술 익히기와 사회화활동 촉진

✧ 사정과 중재의 이론적 가정을 위한 지침서
- 사정
  – 감각, 운동, 인지의 평가와 심리사회적 수행 평가
- 중재
  – 감각 – 운동 활동을 통해 적응반응을 위한 기능적 목표
  – 조절과 환경관찰
  – 중재 그룹들 : 5단계 그룹
  – 발달장애 내담자를 위한 Ready 접근법

✧ 감각 – 운동 접근의 기여와 한계점

핵심 질문
(FOCUS QUESTIONS)

1. 임상적 추론이 의도하는 특정 연구집단의 특징은 무엇인가?
2. 감각과정 중 CNS의 손상이 운동수행 능력에 어떤 영향을 미쳤는가? 그로 인한 기능수행은 어떠한가?
3. CNS 가소성 단계가 의미하는 것은 무엇이고 임상적 추론에서 왜 가소성 가설이 중요한가?
4. 임상의 이론적 틀에서 적응이론은 어떻게 정의하고, 적응반응은 무엇인가?
5. 기술되어진 특정 연구 집단에서 자주 기능장애를 일으키고 특히 위험한 것으로 보여 지는 감각계는 무엇인가?
6. 활동을 선택하는 기준은 무엇인가?
7. 치료사의 역할은? 다른 이론적 틀에서 설명되는 역할과 다른 점은 무엇이고 유사한 점은 무엇인가?
8. 치료사가 어떻게 감각입력을 통제 할 수 있는지 설명하시오.
9. King의 치료목표가 Ross의 치료 목표와 어떻게 다른가?
10. Ready 접근법에서 제공된 "ready"란 용어는 무엇인가?
11. King 와 Ross가 무엇을 했는가? 그리고 Ready 접근법에서 공통적으로 한 것은 무엇인가?
12. 기능적 수행향상을 위한 감각운동접근은 어떤 영향력을 미쳤는가?

역사적 고찰
(HISTORICAL UPDATE)

이 책의 초판에서 감각통합치료는 생육발달을 기초한 치료의 특별한 단계로써 정의했었다 : 감각입력, 운동성, 그리고 대뇌피질 외의 활동을 강조했다. 그 당시, 작업치료사 Lorna Jean King(1974a,1974b, 1978) 과 Mildred Ross(Ross & Burdic, 1981)들은 성인 정신과 환자들에게 사용된 감각통합 방법의 지지자로 제의했다. 그 후, 성인감각통합치료 영역에서 강조된 몇 가지 중요한 변화는 연구의 범위가 분리된 장으로 우리에게 집중되어졌고, 1987년에 행해졌던 것보다 다소 다르게 설명했다(Bruce & Borg, 1993). 감각통합에서 이론적 틀이 다른 부분은 소아 치료에 이용됐다. 또한 "감각통합" 전문용어에서 알게 된 어떤 것 때문에 치료가 이루어졌다고 잘못 기술했고, Ross와 King은 동원된 내담자들을 한 모델에 제시한 "운동-중심의 이론적 틀" 제안을 선택했다.

세 번째 수정된 내용에서 연구자들은 강조됐던 것들에 계속된 발전으로 실행모델을 찾아냈다. 통찰력이 떨어지고 정신분열증 소견을 보이는 사람들에게 모델을 이용해서, 작업치료사가 감각통합이나 운동영역에서 작업을 적용한 내담자들은 과제를 수행했고 환경의 신체적 특성(감각, 운동, 신경심리적)에 집중시키는데 크게 공헌하였다. 치료사들은 이를 통해서 인식하게 되는데, 예를 들면, 정신분열증 가진 사람, 퇴행하거나 우울한 사람 또는 발달장애를 가진 자들은 집중력을 유도하는데 아주 느리게 나타내거나 감각이 민감하게 나타날 수 있으므로 시작단계에서 치료적인 활동이 필요할지도 모른다는 것을 치료사들은 알아냈다.

궁극적으로, 이 운동중심 이론적 틀의 아이디어는 운동과 함께 감각입력에 강조된 방향으로 운동을 산출해내는데 다양하게 적용되는 방법 중의 하나가 되었다. 이러한 이유 때문, 과 작업치료 실무에서 다양하게 적용되는 것으로서 이 이론적 틀을 볼 때, 우리들은 여기서 이러한 것들을 총체적인 집합체로서 **감각운동신경모델**이라고 명명했다. 이러한 모델들은 신체의학에서는 주도적으로 사용되고 있는 그 모델들마다 다르다는 점에 주의하며, 이러한 것은 "운동신경", "운동 학습" 또는 "감각운동" 용어로 불려질지도 모른다.

감각통합 된 아동은 연구에서 독특하고 풍부한 통합이 이루어진다. 그리고 여기서 주로 다뤄지는 감각은 반사적인 초기감각은 아니다. 그럼에도 불구하고, 감각통합 원리의 주요역할을 공유하며, 그리고 관심 있는 독자들은 이 장에서 인용된 출처를 추적해보기를 원할 지도 모른다. 이 장에서 우리는, 성인집단에게 초기 사용한 지각과 운동원리를 고려해서 아동에게 작업을 제공할 때 참조했다. 우리는 성인을 10대 및 그 이후의 사람들을 뜻한다.

우리가 이런 모델을 참조함으로서, 그들의 기본가정과 전체적인 것이 신경생리학의 많은 원리에 정통하여 발전되었다는 것을 고려해야 한다. 총체적으로, 그들은 아주 심한 행동문제, 만성적인 내담자가 작업수행에 가망성이 보일 때 그리고 기능적인 활동에 상당부분 손상된 내담자들에게 작업을 수행할 것으로 보여주는 것을 치료적 중재의 수단으로 나타낸다.

정의
(DEFINITION)

이 장에서 설명하고 있는 감각 운동 모델은 청년기나 성인들에게 확인된 CNS 기능장애, 전형적인 행동장애와 언어장애 그리고 정신분열증 가진 사람들에 관해서 제시했다. 이런 집단은 정상 안에, 유동적인 운동, 신체를 회상해서 바로 바꾸는 능력 과 자신감 그리고 과제와 사회적 행동을 하는 감각처리과정에 문제가 있다고 믿었다. 치료적 작업은 신경생리학적 특성에 따라 선택 했고, 그리고 조직화된 반응에 통합되는 기회를 강화시키는 능력이다. 감각-운동적용은 재활되는 과정을 나타내며 치료중재의 결과로서 사람의 변화를 기대하게 해준다.

이론적 발전
(THEORETICAL DEVELOPMENT)

신체적 기능장애의 영역에서 실제 임상현장에 있는 작업치료사들은 운동 수행과 감각, 근육, 관절운동, 더불어 신경활동의 역할에 기여한 임상에 대해 오랫동안 관심을 가져 왔다. Rood에 의해 접근방법이 개발됐고 Stockmeyer에(1967, 1972)의해 기술되었다; Ayres에 의한 작업 (1969 1972a 1972b 1972c 1973 1975 1977 1978 1979 1980 1989), Brunnstrom (1961 1970), knott 와 voss (1968), Voss (1972), and Voss, lonta, 그리고 Myers (1985), 등등 그리고 더욱 최근에 근막의 억제를 풀어주는 것과 같은 감각운동 기법 (Barnes, 1990a 1990b; Travell, 1983) 치료적인 촉감각(McCormack, 1991; McCormack & Galantino, 1997) 그리고 Feldenkrais 방법론 (Jacksonwyatt, 1997) 들은 기능적인 활동에 사람들을 참여시키기 위해서 작업치료사들에 의해 사용되어왔다. 이런 신경생리학적인 접근들에 적용된 원리들은 신체적 의학에 이용되었다. 그러나 1970년대 초반까지는 정신건강 관리에 거의 영향을 주지 못했다. 비록 초기의 작업치료사들은 정신병 환자들이 강도 높은 육체적인 노동과 운동을 하고 있을 때 그들의 증상이 종종 나아지는 것을 인정했을지 몰라도, 왜 이런 결과들이 나왔는지에 대해서는 분명하지 않았다.

Ayres 와 학습 장애아동 |
Ayres and Children with Learning Disabilities

심리학자이며 작업치료사인 A. Jean Ayres 박사는 정신과 병동에서 근무하고 있는 작업치료사들에게 집중해서 그들이 운동기능과 감각기술을 유도하여 이끌어내는 것을 핵심자극으로 생각했다.

감각통합 (Sensory Integration)

감각통합은 동시에 여러 자극을 받아들이는 CNS의 능력을 말하며, 그것의 의미를 구별해내고, 적응반응을 생성해내기 위한 감각 정보의 걸러냄과 구성을 의미한다. 학습 장애아동에 대한 감각통합의 문제로 그녀가 언급한 것에 따르면, Ayres는 그들의 CNS 가 감각을 적절히 조직 할 수 없기 때문에, 많은 아이들이 정상적으로 움직이고 학습하고, 행동하는 데에 어려움을 겪고 있다고 제안한다. (Ayres, 1972b, 1973). 발달 도식을 기술하면서, Ayres는 의식 추론 같은데 쓰이는 상위 피질의 조직화는 낮은 수준의 통제된 감각조직에 의존한다고 기술했다. 그녀는 전정기관, 근육, 관절, 가벼운 촉각은 사람이 환경에 자신을 적응시키기 위해 정보를 획득하고, 적응된 반응을 준비하도록 중요한 역할을 어떻게 해야하는지에 대하여 설명하였다. 전정기관이란 통합하는 고위기관으로서 중력과 신체에 대한 기본적인 관계로 형성하고, 다른 감각들은 이 전정 정보에 참조하여 처리된다 (Ayres, 1979).

적응반응 (Adaptive Response)

Ayres는 먼저, 뇌는 들어오는 감각 정보를 조직한다. 라고 말했다. 이런 과정의 부분으로서, 뇌는 시냅스나 신경결절 사이에서 메시지 흐름을 **촉진**(증가시키거나, 높이는)하거나 **억제**(멈추게 하거나 늦춘다)한다. 이런 자기 조정적인 과정은 **모듈레이션**이라 불리며, 감각 통합 문제가 있는 개인에게는 문제가 있을 수 있다. 사람의 뇌는 정보를 분류하려고 선택적으로 반응한다. 적응반응의 특징 중 하나는 스스로 조직화 한다는 것이다 (예를 들어, 그것은 뇌가 감각과 운동을 조직하는 것을 돕고 그러함으로써, 더 복잡한 단계의 조직화가 생기게 된다). 그것들의 시냅스를 포함해서 특정한 운동감각 기능에서 반복된 신경로들은 신경 기억이나 그 기능의 지도의 한 종류를 창조해낸다. 뇌는 다음의 시도를 통해 쉽게 그 운동을 재창조 할 수 있다. (Ayres, 1979)

발달 (Development)

Ayres는 인생에서 처음 7년간은 감각기관을 구성하는데 기본적으로 투자해야만 한다고 언급했다. 신경조직체들은 거의 10년까지 확립되어진다. 새로운 조직체들은 더 오랫동안 확립 되어질 수 있지만 그 과정은 더 복잡해진다. 감각 정보를 조직하거나 적절히 수용할 수 없는 아이는 자유롭고, 확신한 움직임을 가능케 하는 신경로를 생성하지 못한다. (Ayres, 1972b, 1973, 1979)

평가 (Assessment)

Ayres는 다양한 연령대의 아동들을 연구했지만 주로 4살에서 8살까지의 아동들에 집중 연구 했다 그녀는 감각 기관의 기본적인 둔화성과 그 정도를 규정할 측정방법들을 설계하고 마침내 표준화했다. 1960년대 개인적인 테스트로 시작된 것은 후에 Southern California sensory integration Tests (SCSIT) (Ayres, 1972c, 1980) 그리고 the southern california postrotary Nystagmus Test (SCPNT) (Ayres, 1975; Mailloux, 1990)로 합쳐지고 공표되었다. 1972년 논문에 발표된 이런 방법들은 다듬어지고 보완해서, 현재는 전체적인 감각기관과 다른 테스트에서 이용하고 있다.

치료적 중재 (Therapeutic Intervention)

전체적인 감각-통합 모델에 바탕을 둔 치료법은 감각통합의 정보수용능력을 통합하는 능력을 향상 시키고 결국은 전체적인 감각통합의 문제를 치료하는데 중점을 두고 있다. Ayres 는 아이들의 CNS는 10세까지의 과정을 통하면서 발전되기 때문에 10세 이전 또는 정상적인 발달기간 동안 제대로 성장하지 못한 감각통합은 아동시기의 적절한 치료과정의 개입을 통해서 발달될 수 있다고 믿었다. (Ayres, 1979) 감각통합치료의 목표는 조정된 감각입력을 아이들에게 입력해서 이를 효과적으로 통합하고 그로 인해 적절한반응의 발달을 가능하게 하는 것이다. (Ayres, 1979) **적응반응**이란 어린아이들에게 발달과정에서 올바르게 갖추어 가야하는 중요한 것이다. 만약 더 나이가 든 아이라면 치료사는 그 아이들이 어떤 메시지는 촉진시키고 어떤 메시지는 받아들이지 말아야할지 또한 그 정보를 어떻게 감독해서 몸과 뇌의 적절한 위치에 두어 모든 메시지를 통합해서 적절한 지각과 행동을 할 수 있는 것을 배우는데 도움을 줄 수 있을 것이다. (Ayres, 1979)

감각통합 중재의 목표는 중추신경계(C.N.S) 과정의 향상이다. 치료는 종종 활발하고 치료사가 지각주입의 강도와 종류를 조정할 수 있는 환경에서 발생한다. 이것은 특히 아이들에게 지각통합 처리문제가 그들이 주입되는 감각을 조절할 수 없을 때 강한 생리적인 반응이 생기기 때문에 치명적이다.

전형적으로 치료실환경은 넓은 치료공간을 갖추고 있다 : 넓은 마루매트와 스쿠터 보드 블록 큰 치료 볼, 그네밧줄과 스윙, 이너 튜브, 각종 장난감 등 이 모든 것이 안전한 탐구와 아이들에 의한 신체를 이용한 놀이를 가능하게 한다.

또한 감각통합중재는 감각 입력을 제공하기 위한 특수한 기술을 포함할지도 모른다.

(관절의 압박의 조절 또는 아이들의 신체의 포지션을 적절히 강화하는 것) 감각 통합조정에 관여된 치료사는 아이와 함께 재미있게 시간을 가져줄 것을 권고 받고 있다. 이 분야에서 확고한 업적인 Fisher, Murray, and Bundy(1991), Bundy(1997), and Wilbarger and Wilbarger(1991)들의 저서나 논문을 참고해라.

학습장애를 겪는 아이들에게 대한 방대한 연구에 헌신을 했음에도 불구하고 Ayres 는 다음과 같이 말하고 있다.

> 감각통합기능장애 이론이 학습장애로 규정되어지는 것을 볼 때 나는 늘 놀란다.

> 이러한 개념은 교육과 관련된 핸디캡에 대해서 사실상 아는 것이 없는 과학, 뇌 척추(vertebrate brain)에 관한 기본 연구에서 비롯된 것이다. (1998년 King이 p. 3.54에서 인용됨. 하지만 출처에 대한 언급은 없다)

아이가 감각통합장애가 있는 경우 그들이 사회와 상호작용을 하고 학문적 성취를 이루어 나가고 놀이 능력에 장애가 있을 수 있으며 그로 인해 그들은 자주 행동에 문제가 있거나 자아존중에 상처가 생길 수 있다. 간단히 말해서 그들은 또래 아이들이 쉽게 하는 것을 제대로 충분히 할 수 없다는 것이다. 그러므로 치료사는 규정된 사회심리문제 (예 : 억압행동표출행동 ,우울증 또는 금단 증상)를 지니고 있는 아이들의 이러한 행동은 감각통합 중재 으로부터 비롯됨을 명확히 인지해야 한다.

KING과 성인 정신분열증 |

King and Adult Schizophrenia

Ayres 와 같은 작업치료사인 Lorna Jean King은 감각통합의 목적을 가지고 유동적인 움직임을 보이는 방식으로 감각 데이터를 지각하고 처리하고 활용하는 인간유기체의 능력이라고 보았다. 통합과정은 모든 유기체 안의 시스템들의 지속적인 상호작용에 의존하며 CNS- 소뇌와 뇌간에 분포하는-의 상호작용, 특히 피질층과 피하질의 구성 비율에 의해서 조정되는 것으로 생각된다. 피하질 움직임은 쉽게 이해할 수 있다. 당신이 가장 좋아하는 과자를 집기 위해서 어떻게 일어날 것인가와 중심을 잃었던 경험을 생각하지 않으면서 일어나게 되는 순간을 생각해 보라. 당신의 움직임의 과정과 균형유지에 집중하지 않아도 되기 때문에 당신의 행동이 피하질 적으로 완수되었다고 할 수 있다. 올바른 피하질 조정이 일어나기 위해서는 적절한 자극과 더불어 모든 감각으로부터의 적절하고 충분한 입력이 이루어져야 한다.(예: 사람은 적게 자극받지도 심한 자극 받을 수도 없다.)

만성 정신분열증의 특성

(Characteristics of Chronic Schizophrenia)

L. J. King은 만성적인 장애를 가진 정신질환 환자를 치료했다 ; 그들 중 많은 이들은 정신분열증으로 진단되었다(정신분열증 참조). King은 감각 왜곡 (예 : 시각적인 형태나 크기에 대한 항상성의 상실)에 경험을 더해서 이러한 환자들 중 많은 이들이 Ayres에 의해서 묘사된 이들과 유사한 형태의 육체적인 증상을 보이는 것을 관찰할 수 있었다. 이러한 육체적인 증상은 근육약화, 움직이는 것을 싫어함, 전정입력에 대한 반응의 부족 등을 포함하고 있다. 일반적으로 이러한 패턴들은 다음과 같은 증상들로 포함하고 있다.

- 머리의 제한된 움직임
- 척추의 S만곡(전방으로)
- 발을 끌며 보행
- 팔을 잡고 다리를 굽힌다. 내전과 내측 회전시키는 위치
- 지배적인 착란
- 약한 파악력과 손바닥 손금의 위축
- 낮은 균형감
- 전정의 자극에 대해서 반응이 감소되는 것(예를 들면 안구 진탈증 같은 것) (King, 1974a, 1974b)

정신분열증

(SCHIZOPHRENIA)

King은 1947년 설리반에 의해 토론되어진 정신분열증에 관한 범주를 이용했다. 정신분열증의 과정은 그가 필연적으로 치료를 요하는 유아기 초기의 정신분열증의 발전을 설명하는 용어였다. 그는 이것을 역행적 정신분열증과 비교 하면서 그 개인은 인지적 스트레스로 인한 정신쇠약에 이르기 전까지는 적어도 최저의 기능을 보였다고 말했다. 과정과 대비하여 정신분열의 분류는 현재의 학명으로는 사용되지 않는다(논문 등이나 학술적으로 활용 안한다는 의미)그리고 이것은 정신장애에 관한 진단과 통계 (DSM -IV -TR) 의 정의에 의해서 다음과 같이 표현되기도 한다.

활동성이 불충분한 전정시스템

(Underactive Vestibular System)

King은 학습장애아동과 같이 만성 정신분열증을 지닌 사람들은 유동적으로 움직일 수가 없다고 가정했다.

이유는 그들은 피드백 할 수 있는 효과적인 구조가 아니기 때문이다. 그것들 중의 가장 중요한 요소는 비활동적이거나 활동성이 불충분한 전정시스템 조절에 있다는 것이다. (i.e., 만성정신분열증을 앓는 사람들은, 피질하의 단계에선 공간에서 자기들의 위치에 대해 감각정보를 효과적으로 사용하지 못한다). 이런 불능은 제한적이고 방어적인 움직임의 원인이 된다. 제한된 움직임은 전정감각과 고유수용성 감각 입력에 저하된 문제를 악화시키는 경향이 있다. 움직이는 것을 생각해야 하는 것은 그 사람을 느리게 만들고, 움직임은 그 유동성을 잃는다. 이것은 일반적인 육체활동을 하고자 하는 개인의 능력을 방해할 수 있고, 결과적으로 그 개인의 편안한 사회활동을 감소시키게 된다. 또한 움츠림을 증가시킨다.

즐거움 감소 (Decreased Sense of Pleasure)

성격에 관련되는 것으로 보이는 무엇인가에, 많은 만성적 정신분열증인 사람들은 어떠한 행위들을 통해서 즐거움과 같은 경험을 획득하는데 어려움을 가지고 있다 : 즐거움 감소로 언급되어진 증상이다. king은 그녀가 감소된 움직임과 저하된 사회적 관계의 하향적 나선으로 기술한 것을 뒤집기를 원했다. Ayres의 연구를 인용, 그리고 그녀의 감각통합 관점에서의 접근을 통해, 그녀는 고유수용성 감소와 그리고 평형 감각적 입력을 증가시킬 행동들을 소개하고, 외부적으로 통제되는 움직임을 촉진하였다. 재미있게도 king은 쾌감상실을 가지고 있는 환자들이 평형감각의 자극을 즐기는 것을 관찰할 수 있었다. 그녀의 환자들이 움직이는 것을 한번 시작하면, 동기는 더욱 더 자발적인 것이 되었다.

피질외의 활동 (*Noncortical Activities*)

1974년 King에 의하면 치료적 활동은 처음엔, 피질의 이외의 부분과 즐거움을 줄 수 있는 것으로 정의하였다. 예를 들면 이것은 운동과 참여자들의 운동성향에 관심을 두어야 하는 춤과는 비교되었다. 운동들은 움직임을 정상화하는 능력을 기르기 위해서, 허리 윗부분의 근력을 강화하기 위해서 그리고 유연성을 기르기 위해서 채택된 운동이다. 이렇게 근육을 변화시키려는 것은 신체의 형상과 자기 확신을 개선해 줄 것이며, 사회적 반응과 주의력을 개선시키기 위함일 것으로 여겼다. 또한, 일상생활의 과제 그리고 숙련된 기술과 관련된 인지능력향상을 위한 필수적인 기본구조의 토대가 된다고 했다.

성인집단의 중재
(Intervention with the Adult Population)

1974년판 King의 저서에 의하면 성인 세대의 감각통합 치료에 대한 관심도가 증가하고 있다고 했다. 연구서는 만성적인 정신분열증 환자나 신체적 특성에 특수한 과정을 논증하는데 더욱 발전되었다 (Blakeney, strickland, & wilkinson, 1983; Endler & Eiman, 1978; Huddleston, 1978; Levy, Holzman, & Proctor, 1978; Lindquist, 1981). 감각통합치료와 환자의 치료 상태사이의 관련성은 성인에 대한 감각통합을 평가하는 표준화된 방법은 포함되지 않았다. 그러므로 조사자들은 SCSIT의 방법을 사용하여 성인의 상관관계를 파악하였다. (Falk-kessler, Quittman, & Moore, 1988). 또 다른 문제점은 감각통합원칙들의 효율성을 평가한 그룹이 소수의 성인을 대상으로 삼아 샘플로 삼은 것이고, 통제집단이 미비 하였다는 것이다. (Hixson & Mathews, 1984; Reisman & Blakeney, 1993). 성인을 대상으로 한 감각통합모델의 아이디어는 학습장애 아동들을 대상으로 개발된 접근법을 사용하였기 때문에 비판을 받았다. 더욱이 그 방법이 감각통합 상의 문제가 확실히 밝혀지지 않은 사람들 중에서 연구 집단으로 삼았기 때문이었다.

이런 비판가운데서도 King은 대답했다. 그녀는 우선 증거가 점차적으로 사회적이 아닌 신경학적인 것을 기본으로 정신장애의 발단이 된다는 것을 강조하였다. 그녀는 그 연구가 일찍이 발행했던 책에 기술된 연구결과를 입증하기 위해서 행했던 연구를 다시 검토 하였으며, 그 연구결과가 아직 확정적인 것이 아님을 밝혔다. 그러나 그녀는 작업치료의 전문화가 조사에 보다 보탬이 될 것이며, 감각통합 기술의 효율성이 보다 명백해 질것 이라고 제안하였다(King, 1983, pp. 3.52-3.59). 작업은 SCSIT의 성인에 대한 방법을 적용하거나 일부분들을 표준화 하였다. 아마도 King의 핵심적 방법은 만성적인 정신분열증 소견을 지니고 있는 사람들에게는 비록 약물치료를 하여도 ,일반적으로 개선이 제한적으로 나타났다는 것이었다. 그러므로 보다 효율적으로 개선시켜 줄 수 있는 다른 방법을 실행해 볼 가치가 있을 것이다.

Ross과 Burdick 그리고 감각 통합 저변확대 |

Ross, Burdick, and Expansion Beyond Sensory Integration

1981년 직업 치료사인 Mildred Ross 와 레크레이션 치료사인 Cona Burdick은 합동으로 감각통합에 대해서 글을 썼다. 그 책 이름은 A Training Manual for Therapists and Reachers for Regressed, Psychiatric, and Geriatric Patient Groups(1981) 이다. 그들은 장기간에 걸쳐서 퇴행된 여러 환자들의 자세, 유사한 운동패턴을 살펴보았으나 반드시 동일하진 않았다. 만성 정신분열증으로 알려진 이들은 비조직적인 행동, 짧은 집중력, 동기와 유사한 문제점들과 같다고 규정했다.

움직임 활동 (Movement Activities)

Ross와 Burdick는 환자들이 지나치게 감각 통합에 결여되어 있다고 생각했고, 그들이 치료적 그룹에서 사용된 이론을 다음과 같이 언급하였다. Ross와 Burdick는 신체전체에서 적응 반응을 알아보기 위해 신체 모든 부분의 동작을 포함하는 활동을 선택했다. King의 접근방법에서 보면 활동은 환자들의 신경생리학적 속성에 따라 결정되어지며 그에 따라 감각적인 입력을 해주거나 혹은 신체적인 움직임을 요구하기도 한다. 게다가 이러한 치료방법들은 치료를 받는 환자들 그룹 내에서 지속적인 발전(즉 어떤 상태가 고정된 것이 아닌 유연성을 지녔다는 뜻으로 보임)을 기대할 수 있다. 이 그룹 안에서 첫 단계는 주위를 바꿔줄 수 있는 감각입력을 계속 환자에게 주며 그에 따른 자연적인 반응을 기대한다. 이런 활동들은 조직적이며 실생활에서 더 쉽게 인지하게끔 도와준다. 나중에는 그 단계를 구성함에 있어서 언어화(Verbalization), 신경의 반사 작용(Reflection), 추리 등이 포함된 반응이 나오도록 설계했다.

Ross의 최근 공헌 (Ross' More Recent Contributions)

1991,1997,1998년에 이르면서 Ross는 1981년 Ross와 Burdick의 논문에 제시된 것을 한 층 더 강화시켰다. 그녀의 연속적인 이런 작업으로 그 논문의 내용이 수정이 되었다. 그녀는 또한 이론적 근거가 부족했던 Ayres 와King의 감각통합이론을 "운동 재활"이라 언급함으로써 정의를 내렸다. 신경발달이론(NDT)으로 알려진 Karl Bobath박사 와 물리치료사 Berta Bobath은 그들의 논문에서 3가지 의견을 제시했다. 첫 번째는 치료사가 환자의 동작을 관찰하는데 활용성이 있다는 것이고 두 번째는 균형, 자세, 동작 패턴을 강조한 것이고 세 번째는 치료사가 환자를 가이드하고 다루는 데 그들의 논문을 자유롭게 사용해도 된다는 인증이었다. Ross는 신경발달에 대한 접근에 관한 논문을 치료사에게 권하는데 이 결과 많은 치료사들이 동작에 관한 지식의 범위를 넓힐 수 있었다. 또한 시지각의 적응능력(Gilfoyle, Grady & Moore), 고유수용 신경 촉진(PNF), 그리고 Feldenkrais의 기능적 통합 등의 이론도 치료사들에게 도움을 주었다. Ross는 감각자극을 언제든지 조절할 수 있도록 치료사의 준비자세를 강조했고 그 동작이 환자의 행동에 영향력이 있는 즉각적이며 강한 심리적인 변화를 만들 수 있어야 한다고 주장했다.

인지적이고 사회적 목표를 포함시킨 확장

(Expanding to Include Cognitive Goals and Social Goals)

대뇌 피질성(대뇌 피질성은 뇌에서 운동신경을 포함한 신경원들이 모여 있는 것이다. 즉 대뇌피질성치료라는 말은 쉽게 말하면 인지적인 치료법이 아닌 행동적인 치료법이라고 생각이 든다.)에 중점을 두지 않은 King의 치료법과는 달리 Ross는 인지적인 반응을 기대하는 내용의 치료법을 주장했다. Ross는 활동을 행동이 점점 조직화 되고 그런 과정이 익숙해지는 것이라고 제안했다. 환자들의 감각적이고 자동적인 치료 반응시기를 통해 만들어진 조직(유기조직)은 그 그룹 참가자들에게 완성된 것을 생각하고 다른 그룹의 멤버에게 피드백을 줄 수 있으며 문제를 해결하는 전력을 배우거나 수정하는데 용이하게 사용된다. 이 논문의 말미에 저자는 Abreu & Toglia의 인지 재활모델에도 적용이 가능한지 논의하였다(Abreu & Toglia, 1984,1987). Ross는 그녀의 보고서(논문)에서 외관상으로 뇌 손상을 입은 사람들의 치료과정을 기술했다. Abreu & Toglia의 보고서에 따르면 외관상으로 뇌 손상을 입은 개인은 여전히 학습의 능력을 갖고 있기 때문에 현재 문제 해결 전력을 최대한 활용할 수 있고 현재 갖고 있는 한계를 더 보완할 수 있는 새로운 인지 전력을 습득할 수 있는 보조가 필요하다고 말했다.

FELDENKRAIS 방법
(FELDENKRAIS METHOD)

M.F는 해부학, 물리학, 심리학, 학습과 인간발달까지 Feldenkrais방법을 개발하기 위해 모든 이론을 통합했다. 이 방법은 아이들과 성인에 이르기까지 그들이 동작을 하는 방법에 대한 인식을 증가시키고 효과적인 기능을 발휘하게 사용된다. 건강하고 신체적으로 더 튼튼하기를 원하고 더 나아가 웰빙(복지)을 추구하는 사람에게 이 방법은 사용된다. 그들은 자신의 무능함, 만성질병을 가진 이들에게 적절한 중압감, 균형, 협동력, 이동에 관한 영향을 주므로 일상생활에 참여할 수 있도록 했다. 그리고 F의 옹호자는 어떻게 우리 신체를 사용하는지에 대한 인식과 신체를 효과적으로 사용하는 법을 학습하고 신체와 정서적인 안녕(혹은 웰빙)을 증가시킬 수 있다고 믿었다.

이 방법은 과정 지향적이며 모두가 주어진 환경 안에서 동작의 수행능력을 증가할 수 있는 전략을 배우므로 그 능력을 발휘할 수 있다고 본다. 또한 그룹별이나 개인적으로 학습하게 되어 있다. 또한 F방법은 F,G를 통해 계속 발전 되고 있으며 이 공인된 프로그램을 통해 참가자들은 훈련을 받는다. 다른 전문적인 훈련받은 사람들뿐만 아니라 일반이인들도 이 훈련에 참가할 수 있다. 이 훈련은 의학적인 훈련을 말하는 것은 아니다.

Guild는 3개월마다 감각능력이라는 정기 간행물을 발행하는데 이 간행물에는 다양한 연령과 능력을 갖은 모(母)집단을 표현하는 사례와 방법을 기술하고 다양한 환경에 따라 참여할 수 있게 지원서도 포함하고 있다. (예를 들면 직장, 교실, 집, 운동경기 등)

Additional Resources

Alon, R. (1996). *Mindful spontaneity*. Berkeley, CA: North Atlantic Books.

Feldenkrais Guild, P. O. Box 489, Albany, OR 97321. Phone : 800-775-2118.

Feldenkrais, M. (1991). *Awareness Through movement : Easy exercises to improve personal growth*. New York, NY: Harper.

Shafarman, S. (1997). *Awareness health : The Feldenkrais Method for dynamic health*. Cambridge, MA: Perseus Publishing.

적절한 연구대상 집단으로 인정
(Identifying an Appropriate Population)

Ross는 그녀의 환자/내담자들은 특별한 연구대상 집단의 일부분 혹은 "일반인들보다 더 많은 양의 자극이 요구되는 집단"이라고 기술하면서 그들의 CNS가 적합하고 지속적인 반응이 형성되기 위해 꾸준히 조직화되도록 도와주어야 하고 그들의 신경시스템을 환경과 완벽하게 수행해 줄 수 있는 관리인을 필요로 한다고 주장했다. 이런 특별한 대상 집단에는 노인센터의 개인들까지 포함하는데 이들은 발달 장애(경미한 증상부터 아주 심한 증상에 이르기까지)나 만성적인 정신과적인 문제를 갖고 있는 사람, 추가해서 나머지 사람들은 신경에 손상을 입은 환자들로 판정됐다.

King의 언급한 특징들의 정리
(Picking Up Threads Laid by King)

Ross의 집단은 King의 언급했던 것에 비해 더 범위가 확장된 것이었고 그녀의 이론적 근거는 몇몇의 감각통합과 신체장애의 운동재활의 영역을 포함하는 감각통합의 범위를 넘어선 것이었다. Ross는 그녀의 인지적이거나 대뇌피질적인(행동적인) 활동을 포함하면서 치료의 목표를 설정했다. 이에 반면 King은 대뇌피질과 거리가 먼 활동을 중시했다. 그러나 몇몇 비슷한 주제가 두 명의 치료사가 쓴 논문에서 발견되는데 그것은 적합한 동작과 감각자극을 강조한 것도 포함된다. 특히 자기 수용적인 전반의 시스템을 신경 써서 봐야 할 것이다. 다음은 두 명의 치료사가 비슷한 신념을 갖고 있는 것을 보여주는 것이다.

- 치료사에 따라 주어진 감각정보를 통제하는 방법에 대한 신념
- 조직화된 동작의 역할
- 즐거운 활동에서 치료할 것을 강조
- 운동패턴유형의 발달로 바라보는 관점
- 몸과 정신의 관계가 밀접하다는 확실한 믿음이 있어야 함
- 만일 신경정신의학에 관한 전문가 과정을 다니지 않았어도 이에 관련된 충분한 지식과 확고한 신념.

여기에서 마지막으로 강조한 자신의 입장을 Claudia Allen에 의해 8장에서 다루었다. Allen과달리 King 과 Ross는 신경학적인 문제가 있는 사람도 배우고 치료의 과정을 거친다면 그 능력이 향상된다고 보았다.

작업치료에서 지금 실행되는 것
(CURRENT PRACTICE IN OCCUPATIONAL THERAPY)

인간과 행동 | The Person and Behavior

이 이론적 틀에서 인간에 대한 견해는 전인격적인 인간으로, 그 사람이 매일 환경에 어떻게 적응할까 하는 점이다. 그것은 작업 치료적 수행과정의 정신과적인 측면을 강조하고 있다. 그리고 인간의 삶을 통해 적응반응을 촉진시키는 감각입력의 역할을 강조하고 있다.

정상적인 인간 기능 (Normal Human Function)

인간이란 단순하면서도 전체로서의 조직체이다. 신체에 영향을 주는 것은 사고, 감정, 극단적 행동이 영향을 줄 것이다. 이러한 관점은 이 책에서 이미 자세하게 논의된 다른 전체 론적 관점들과 맥락을 같이한다. 그러나 이러한 이론적 틀에 관여함으로써 강조하고자 하는 점은 인간의 심리적인 측면이다.

적응 (Adaption)

조직화하고 적응하는 것은 인간의 본성이므로 더 복잡해진다. **적응**은 인간이 자신의 환경에서 여러 상황들과 부딪히는 과정에서 발생하는 능동적 과정으로 인간은 동시에 개인적인 욕구나 목적을 이뤄간다. 적응과정은 스스로 모든 기능을 만족시키고 스스로 지속되어야 하는 것이다. 적응력은 간혹 그것이 대뇌피질과 무의식적으로 잘 어우러졌을 때 효과가 제일 높다. 다른 말로 하자면 사람들이 매일 하는 일이란 별다른 주의 없이도 할 수 있는 일이다. 이것은 사람들이 주의를 집중하게 하고 필요한 일을 의식적으로 보다 잘 집중할 수 있게 한다. 사람들이 성공적으로 그 자신(여자든 남자든)을 알아볼 때 그 사람은 알아봤다는 만족감을 느낄 것이다. 이것은 장차 적응력에 대한 강력한 심적인 동기를 부여해 주는 것으로써 작용하게 될 것이다.

발달과정 (Developmental Process)

적응력이란 유기체가 성숙되는 발달과정이다. 즉 그것은 종의 계통발생학적인 긴 과정에서 이루어지는 발달적 증거이며, 성장법칙에 따라 결정되는 순리중의 하나이다. 활동은 계통발생학적으로 CNS(e.g 뇌간) 노화된 부분은 적응활동을 하기위해 새로운 신경조직(e.g 대뇌피질) 에 의해 지배되는 형태로 형성된다. 마찬가지로 감각과 운동기술도 어린 유아기의 활동 안에서 발달되고 성장기 후반과 성인기에 나타나게 될 노화와 기술의 기초를 형성하는데도 변함이 없다. 중추신경계는 가소성으로써 유지하고 있다 ; 아동기와 성인기에 중추신경계(CNS)가 변할 수 있다. 그러나 이것들 초기 삶에서 기대되는 것보다 더욱더 어려움을 가질 것이다.

뇌란 "원초적인 감각을 작동하는 기계"라고 할 수 있다. 그래서 감각입력은 모든 적응을 어떠한 나이에도 기초가 된다(Ayres, 1979). 다시 말해서, 뇌는 사람이 어떻게 행동을 취하도록 유도하기 전에 정보를 필요로 한다. 그래서 그 정교한 인식에 의해서 빠르고 정확하게 신체개념을 갖도록 본질을 갖추게 한다. 적절한 운동은 신체의 조직을 좋게 하며 중추신경계 조직과 좋은 자세를 갖도록 조성한다.

기능장애 (Dysfunction)

기능장애란 적응을 잘 할 수 있는 능력이 손상된 것을 의미한다. 이장의 이론적 참조 틀에서 정의된 바와 같이 적응에 부적합한 기능을 지닌 사람으로 신경학적 또는 중추신경계가 손상된 사람들을 의미한다. 이러한 손상은 출생 시의 외상이나 유전적 질병에 의하거나(e. g.정신지체, 발달장애), 후천적인(알츠하이머병), 정신분열증이나, 우울증과 같은 정신병리 그리고 노화, 편측무시와 같은 적절한 감각자극의 결여된 사회적 환경요소나 생활환경에서 결핍되었기 때문에 나타날 수 있다. 감각통합에 문제가 있지만 치료받지 않은 아동들은 상대적으로 적절히 적응하거나 성인처럼 작은 손상만 보일수도 있지만, 과격함, 중증도의 지각장애, 매우 낮은 자존감과 지리멸렬한 행동과 같은 정신분열증상을 나타낼 수 있다(King, 1978; Ross, 1991).

기능장애의 특성 (Characteristics of Dysfunction)

감각과 운동결손의 일반적인 기분장애(초조, 혼란, 무감동), 사회성 부족, 의사소통 기능 부족, 움직임을 싫어하거나 움직일 필요를 느끼지 못하는, 주의나 흥미를 느끼지 못하는, 자세가 뻣뻣하거나 고정된, 부정적 신체상, 낮은 자존감등 감각운동 기능장애를 가진 사람들의 공통적인 특징이 있다. 이런 사람들은 인지기능의 한계를 가지고 있다.

스트레스의 역할 (Role of Stress)

감각-운동 치료의 지지자들은 정신과적 기능장애의 스트레스에 도움이 되는 역할로 기여했다. 신체적, 감정적 상태의 상호관계에서 정신적 스트레스(일상생활에서의 스트레스)는 신체적 손실을 가져올 수 있기 때문이다. 이 점에 있어서 질병의 상태는 몸이나 마음이 과도한 스트레스로부터 보상받지 못한 상실된 상태라고 정의할 수 있다. 예를 들어서, 정신분열증을 가진 많은 사람들은 스트레스가 증가되면 환시(각)와 왜곡이 증가한다고 말했다(Hatfield,1989).

스트레스가 기능 장애를 일으키는 병인이라는 것은 신체적으로 스트레스를 해소할 수 있는 활동이 필요하다는 것으로 인증된다. 이 스트레스를 줄이는 능력은 정신분열증환자의 기능을 정상화 할 수 있다고 주장되어 왔다(King, 1983).

작업치료사의 역할 | Role of the Occupational Therapist

다른 임상적 이론 틀에서와 같이 작업치료사는 내담자가 필요로 할 때 만난다든지, 주위 환경의 기대에 효과적으로 반응해주고 주위에서 들어온 감각을 처리하는 등의 여러 가지 역할을 가지고 있다.

집단 촉진자 (*Group Facilitation*)

King과 Ross는 집단 환경에서 감각운동의 원리를 적용하여 설명했다. 이 환경에서 작업치료사는 그룹의 리더로써 중요한 역할을 담당한다. 집단 촉진자로서의 치료사는 각각의 참가자가 그룹에 뭔가를 제공할 수 있는 환경을 만들어야 한다.

자발성 (*Spontaneity*)

King과 Ross가 1981년과 1991년에 발표한 원문에서는 내담자와 적극적인 참가자간에 약속한 작업치료사의 역할을 강조했다

만약 치료사가 참가자들에게 감각을 주는 개인 활동이나 집단 활동임에도 불구하고 어쩌면 전정자극을 그들에게 제공되어 책상의자를 빙글빙글 돌리거나 Simon이 말한 것처럼 행동하거나 공을 갑자기 던져 올린다든지 하는 행동을 유발 할 수 있게 되므로 치료사가 제공하는 감각 입력에서 King과 Ross가 추천했던 활동적인 역할의 이미지를 얻을 수 있을 것이다. King은 치료사의 역할은 즐겁고 자발적인 것이라고 했다 (King, 1974a). 치료사의 열정과 활발한 참여는 그룹 내 각각의 모델이 될 뿐만 아니라 감각적 환경의 일부가 된다. 이와 비슷한 맥락에서 Ross는 그룹 중재에서 작업치료사의 역할은 "서로 상호 작용하는 촉진자와 환경의 일부로서 알맞게 가르칠 것을 준비하고, 평온한 목소리를 사용하여, 눈 마주침을 자발적으로 가능하도록 만들어야 한다"고 말했다((Ross, 1991,p.4). 또한 Ross는 "참가자들이 무엇을 원하고 안전하다고 느끼며, 어떤 것을 기대하는지에 대해 아는 것은 치료사의 특별한 역할이다"고 조언하였다(Ross, 1991,p.5).

감각 입력 조절 (*Controlling Sensory Input*)

아이들과의 감각 통합에서 치료사는 흥분과 자극을 만들어 낼 뿐만 아니라 환경을 통제하는 역할을 해야 한다. Ross는 치료사의 목표를 "감각의 균형을 유지시키거나 항상성을 증진시키는 것"이라고 설명하였다. 이것은 흥분수준의 증가 또는 감소, 토의 등의 활동을 통해 참가자들의 현명한 선택을 함으로써 이루어진다.

칭찬과 참여지지 (*Praising and Supporting Engagement*)

치료사들은 또한 성공적으로 참가자의 주의력을 이끌어내는 중요한 그들의 역할을 재인식 해야 한다. 낮은 기

능을 가지고 있는 사람들은 다른 사람들과 함께 활동하는 것을 달가워하지 않으며, 자신을 실패로 보는 경향이 있다. 그들의 행동과 관련해서 진심어린 칭찬을 자주하는 것은 그들 자신의 성취와 향상을 인식하기 위해선 단지 보상해 주는 것에서 떠나 반드시 필요한 것이다.

제한된 기능을 가진 사람들이 이 접근법을 적용하는 동안 치료사는 도입의 기본구조를 만들고, 명확한 결과와 가이드라인을 제공해야 한다. Ross는 참가자들이 할 수 있는 범위 내에서 자신의 의견을 말하고, 리더십을 발휘할 수 있게 하고, 치료사로서의 역할은 점점 줄이도록 하였다. 참가자들이 자신의 주장과 필요를 그룹 내에서 적절하게 말할 때, 그들은 사회성을 기르고, 의사소통기술을 배울 수 있다.

발달장애가 있는 사람과의 작업에서 보면, Ross는 치료자의 문화적 경험과 인지적 이해 하의 의미 있는 단어를 참가자에게 사용할 것을 상기시켰다. 예를 들어, 발달장애를 가지고 있는 많은 사람들은 어른스럽게 행동해야 한다고 배워왔다. 활동을 "게임"라고 칭한다면 이들에게는 게임을 "활동"이라고 하는 것 보다 덜 편안할 것이다(Ross, 1998b, p.322).

접촉을 통한 감각입력 *(Sensory Input Through Touch)*

여기 본문에서 논의된 모든 이론적 참조 틀 중에서도 이 감각-운동의 적용은 수용할 수 있는 접촉의 가치를 가장 강조한다. (ie, 작업치료사의 접촉은 고유수용성 감각과 촉각 입력이 잔잔하고, 명확하고, 안정되며, 인식하게 하기 위해 제공하는데 의미를 둔다.) Ross에 의해 묘사된 환자/내담자를 다시생각해보면 -그들은 자주 퇴행하거나 회피하는 경향이 있고, 혼자 남겨지고 다른 사람들과의 접촉이 거의 없었을 것이라는 것을 알 수 가 있다. 일을 잘 해냈을 때의 포옹, 어깨동무, 손잡기 등은 긍정적이며 적절한 접촉의 예라 할 수 있다. 그리고 이러한 접촉은 돌봄과 지지의 소통을 할 수 있게 한다. (주의: 의뢰인-치료사의 상호작용과 치료적 관계 내에서 접촉의 역할을 위해 안내가 서술 되었거나 그렇지 않은 중재적 환경이 있을 수 있다. 예를 들어, 성취를 인정할 때는 악수 보다는 포옹이 더 낫다.)

진행 중인 사정 *(Ongoing Assessment)*

운동발달 영역의 전문가로서, 작업치료사는 항 정신약물치료(항정신병의)를 받는 내담자/거주인과 함께 일하면서 약물로 인한 부작용으로서 신체적인 변화가 나타나는지 사정하게 된다. 이러한 관찰로 약을 처방하는 사람의 즉각적인 주의력을 가져오기 위해 필요할 것이다.

King은 수년간의 정신분열증 때문에 사용한 항 정신병약으로 인해 발생하는 추체외로계증상이나 파킨슨의 증상과 비슷한 **지발성 안면마비**(Smith,1993; Van Schroeder & Chung, 1993)를 신체자세와 움직임으로 설명한다. 만일 어떤 약이 그러한 신체적 후유증을 일으켰는지 결정하기가 어려울 때는 내담자의 신체적 변화에 아주 특별한 관심을 가지고 연구를 해야 한다.

내담자의 책임 *(Responsibilities of the Client)*

기능의 낮은 단계에서 감각-운동 접근법 수행에 많은 사람들이 참가하기 때문에 참가자들 중의 많은 사람들은 애당초 치료사와 정식계약을 할 것이라는 기대는 하지 않는다. 그러나 치료사만이 치료에서 책임감을 갖는 것이 아니다. Ross에 의하면 치료사는 다음 두 가지 기본적인 신념이 있어야 한다 :

1. 모든 참가자는 배울 수 있다는 것.
2. 모든 참가자는 공유할 수 있는 지혜를 가지고 있다는 것.

Ross는 이렇게 말했다. "자신의 욕구를 유기적으로 표현하기 어려운 사람들로 구성된 그룹이라 할지라도, 자신의 감정을 표현하지 못하게 되어 버렸을 지라도……. 그들은 다른 사람이 모르는 어떤 것을 알고 있다……."(Ross, 1991.pp.41-42).

활동의 기능 | The Function of Activity

이 참조의 틀 안에서, 활동은 다양한 목적을 제공해 준다. 활동은 움직임을 촉진하는 감각입력을 제공하고, 즐거움을 이끌어 내며, 사회화와 기술발달을 할 수 있도록 제공해 준다. 활동의 이러한 모든 기능은 환경 안에서의 사람이 적응- 반응을 할 수 있도록 지지해 줄 수 있다.

적응반응을 이끌어 내기 (Elicit an Adaptive Response)

활동은 행동을 조직화 하는데 이용된다(Ross,1998a, p330). 감각-운동접근에서 사용된 활동은 그들의 생리학적인 특성과 적응반응을 이끌어 내기 위한 능력을 위해 우선적으로 선택되었고 분석되었다(i.g. 참가자들에게 즐거움을 줄 수 있는 것과 관련된 활동, 목표-지향적 행동들). 개인이 목적 없는 것에 참여해서 되풀이해서 손을 뻗는다거나 구부리는 것을 하게한다면 작업치료 받고자 오지 않을 것이다. 그러나 릴레이 게임에서는 블럭을 잡기위해 뻗게 될 것이며, 정원을 꾸미기위해 구부리고, 또는 대화로 그룹 안에서 참가자들과 그의 관심사를 공유한다. 따라서 작업 치료에서 사용되는 **활동**은 삶의 한부분이라고 할 수 있다.

그래서, 작업치료에서 사용된 활동은 성취되었을 때 그/그녀 자신의 세계에서 더욱더 유용한 사람이라고 느끼게 되는 삶의 한 부분이 될 것이다.

감각입력을 제공하는 활동들
(Activity Provide Sensory Input)

Ross는 만성 기능장애를 갖고 있는 사람과 함께 일할 때 두 가지 원리를 제안 한다

첫 번째 원리는 "언제 어떻게 계획된 활동을 고려하는 것은 소개되어질 것이다"(Ross, 1988.p.310). 첫째, 치료사는 특히 CNS에 경고하거나 혹은 진정시키는 위한 활동능력에 흥미를 가진다. 예를 들어 천천히 주어지는 전정감각의 입력, 부드럽게 흔들어 움직이는 것, 무거운 고유수용성 입력은 흥분된 사람에게 진정시킬 때 사용될 지도 모른다. 부드러운 접촉, 차가운 온도, 강한 냄새 등과 같은 것은 자극이 될 수 있다. 표 10-1 과 10-2는 민첩성과 안정된 자극의 다른 예이다. Ross는 그녀가 활동에 대해서 기술했을 때 이 영역에 대해 다음과 같이 요약하였다

"전략적 원리를 간단하게 설명하면:

- 무엇이든지 새롭고 민첩하게.
- 무엇이든지 빠르게 흥미를 갖게.
- 무엇이든지 일상적이거나 친숙하게 느슨하고 부드럽게.
- 무엇이든지 서서히 이완 "(Ross, 1998b, p.310)

두 번째 원리는 " 더 이상 지속되는 결과가 아닌 각성되기 위한 중정도의 접근"이라는 것이다. Ross는 감각입력 사용의 목적은 더 이상 지속하지 않은 통제, 적합한 각성, 그리고 균형을 위해 중정도 되게 노력하게 될 것이라고 충고한다. 이러한 생각은 과하지도 덜 하지도 않는다. 만일 누군가가 머지않아 혹은 과도로 흥분된 그룹 구성원들 역시 새롭게 사용된다면, 그들은 한쪽으로 몰리고 비 구조화되는 경향을 보일 것이다.

그것은 민첩하거나 혹은 진정시키기 위한 감각능력뿐만 아니라 감각정보는 CNS에 환자/내담자에게 적응반응을 위한 제안이 되는 것은 매우 사실적인 것이다. 하나 또는 그 이상의 자극을 줄 수 있는 활동은 지지 되었다 (Iwasaki & Holm, 1989). 그러나 이것은 종종 감각입력의 한 종류로 소개 되었다.

왜냐하면 많은 내담자가 문제는 전정계와 고유수용성 감각계와 관련이 있다고 증명하였고, 활동은 깊은 압력(deep pressure)자극의 협응 불능, 관절과 건에 고유수용성 피드백을 주는 능력(e.g.박수치기와 점프하기), 특히 전정감각의 협응 불능을 위해 선택되어 진다(e.g많은 계획을 통한 머리의 움직임). (King, 1974a, 1974b).

정상적인 움직임 (Normalize Movement)

King과 Ross, 그리고 Ayres는 치료적인 활동에서 사용되는 자세와 움직임 패턴에 주의를 기울였다. Ross는 결과적으로 전체적인 움직임의 단계에 이르는 것과, 5단계 사이에서 많은 감각을 자극하고자 하는 바램을 언급하였다(Ross,1991,pp.2-3).

King은 불능적인 자세와 움직임을 정신분열증의 특유의 과정이라고 정의하였다. 그녀는 치료적 활동이 비정상적인 움직임을 감소시키거나 과도한 몸의 굴곡, 내전, 그리고 내회전, 증가된 관절가동범위를 정상화 시킬 수 있다고 주장하였다(King, 1974a). 이러한 치료 활동 중 가장 좋은 예는 배구이다. 긴장도의 정상화를 위해서 시도되는 활동은 정원의 땅을 팔 때나, 줄다리기를 할 때 나타나는 것과 같이 저항을 이겨내는 주동근의 사용을 포함한다. 이것들은 Rood에 의해 언급되었던 과중한 과제의 패턴을 구체화 하였다(Stockmeyer, 1972).

Bobath 부부의 주장을 인용하여 Ross는 자리에 앉아서 하는 활동들과 이동이 필요한 활동, 뻗어 잡기, 구부림 등의 균형을 자극하는 활동, 그리고 완전한 굴곡과 신

표 10-1
감각자극을 통한 민첩함과 차분함
(ALERTING AND CALMING THROUGH SENSORY STIMULATION)

감각들	자극을 주는 방법	행동들
접촉(Touch)		
원시적인(Protopathic)	문지르기/다른 직물을 이용, 자기-접촉	민첩함
식별(Epicritic)	자기-접촉	차분함
전정(Vestibular)	회전	
	-빠르게	민첩함
	-느리게	침착함
고유수용성감각(Proprioception)	압력	
	-가벼운	민감함
	-중간의	침착함
시각(Vision)	광택 나는 색-밝은	민감함
	파스텔-옅은 명암	차분함
청각(Hearing)	서로 대조되는 소리-소음	민감함
	반복되는 변화 -느리게	고요함
	멜로디와 부드러운 소리	차분함
후각(Smell)	자극적인 냄새	민감함
	달콤한 냄새/향	차분함
미각(Taste)	질긴 화초-바삭바삭한	민감함
	부드러운 직물-미지근한 온감	차분함

Reprinted from Ross, M.(1997). Alerting and calming through sensory stimulation. In: *Integrative Group therapy: Mobilizing coping abilities with five stage group*(p. 177). Bethesda, MD: American Occupational Therapy Association.

전과 같은 적절한 자세의 중요성에 대해 말하였다(Ross,1991, p.56).

기쁜 경험으로 전달 제공
(Provide a Vehicle for Pleasant Experiences)

Ayres, King 그리고 Ross는 반복될 수 있고, 익숙하고 적합한 반응을 이끌어 낼 수 있는 개개인의 즐거운 경험을 강조하였다. Ross가 말하였듯이 사람에게 있어서 "무엇이든지 기분 좋은 것"은 잠재적인 치료 활동이 될 수 있다. 그녀는 치료사들이 과제에 적합한 연령에 대해 너무 걱정하게 되면, 그들은 환자가 선호하는 것과 환자의 존엄성에 대해 혼동하게 될지도 모른다고 덧붙였다(Ross,1991). 치료는 기분 좋은 활동을 증가시키는데

표 10-2
음악과 움직임을 통한 기민함과 안정감
(ALERTING AND CALMING THROUGH MUSIC AND MOVEMENT)

민첩함 (Alerting)	안정감 (Calming)
증가된 근-장력과 증가된 근육 활동	감소된 운동 활동, 이완된 근육
머리 들기, 가슴 펴기, 전반적인 신장 패턴 가벼운 촉각, 가볍게 두드리기, 흔들기, 털어내기	고개 숙이기, 허리 굽히기(전방굴곡), 깊은 호흡
충돌적인 움직임	강도 있는 압력, 마사지
반복적이지 않고 일방적인지 않은 부드러운 패턴	수영이나 지속적인 움직임들
한결같지 않고 변화하는 움직임 (뛰어넘기, 빨리 달리기, 미끄러지기)	느린, 반복적인 움직임, 축 둘레에서의 움직임
빠르고, 다양하며 강도가 있는 시끄러운 음악, 날카로운 소리	느린, 환상적인, 서정적인 음악: 느리게
선형적 움직임의 촉진과 움직임 패턴 감소	일관된 선형적 움직임
중력 무시, 위로 아래로	중력 내에서의 움직임, 늘어뜨려진 신체, 버려지거나 누더기 된 인형의 움직임
빠르게 돌기 또는 빙빙 돌기	천천히 돌기

Reprinted from Ross, M.(1997). *음악과 움직임을 통한 민첩함과 안정감 . 감각통합 그룹치료, 5단계 집단에 유동적인 숙련성* (p. 178). Bethesda, Md: American Occupational Therapy Association. 1997 by the American Occupational Therapy Association, Inc. Reprinted with permission.

목적을 두었다. (주관적인 즐거움), King(1974a)은 환자/내담자의 내적인 활동이나 그들이 느끼는 즐거움에 초점을 두고 신체의 제한된 움직임을 주목하였다. King은 레크리에이션 활동으로부터 약간 다른 긴장도가 느껴지고, 웃음과 기쁨이 느껴지지 않을 경우, 그러한 과제에 대해 통제할 수 있어야 한다고 말하였다. 어떠한 경우에도 환자는 만족스러운 느낌을 받을 수 있어야 한다.

사회화를 위한 수단 제공
(Provide a Vehicle for Socialization)

기록된 바에 의하면, 감각-운동접근은 개별적으로 사용될 수 있지만, 그것은 흔히 그룹 활동에서 나타난다. 활동은 환자들 각자 가지고 있는 그들의 능력의 일부분에서 선택된 것이다. 치료사는 감각자극을 제공 할 뿐만 아니라, 환자는 재료를 서로에게 건네주든지, 서로 가볍게 두드리든지, 서로의 팔에 물건을 붙이거나 함께 노래하고, 일제히 발 구르기를 하거나, 혹은 서로 언어적 피드백을 주도록 지시 받게 된다. 이와 같이, 활동으로부터 만들어진 적합한 반응은, 정상적인 사회적 행동을 포함하는 것이다. 그룹의 구성원들은 수줍어하지 않고, 마음을 편안히 가지면 더욱 자발적이 된다. 그 후, 적응된 반응은 성공적인 경험으로 인해 사회화가 증진되며 더 증가된 자기-확신에 도달하게 된다.

인지적 기술 촉진 *(facilitate cognitive skill building)*

논의된 것처럼, King은 피질 외 활동(non-cortical activities)을 주장했지만, Ross는, 그에 반하여 인지 전략의 결과로서 나타나는 발달을 위한 감각-운동의 기초를 마련하였다. 활동은 인지적 요구에 관해서 평가하고 선택된다. 예를 들면 집중력이나 기억력을 유지하는 것을 들 수 있다. 그룹치료의 예는 이 chapter 이후에 나오며 인지와 피질 외 활동(non-cortical activities) 둘 다 하나의 그룹치료에서 이용된다.

이론적 가정 – 중재와 평가 안내지침 | Theoretical Assumptions–Guide Evaluation and Intervention

이론적인 가정(감각-운동의 이론적인 가정을 참고)은, 사람과 활동 또는 직업, 그리고 환경이나 상황에 대한 기본적인 신념을 요약한 것이다. 이러한 신념은, 이전에 본장에 기술된 감각-운동 접근을 주장한, Ayres, Ross, King의 이론에 제시되어 있다. 사람-환경-작업과 그들의 가능한 관계에 대한 가정은, 작업치료에서 평가와 중재를 안내해 준다.

평가 | Evaluation

사람의 기능적인 능력의 정확한 평가, 특히, 움직임과 신체도식에 대한 평가는 관련된 몇 개의 목적 달성에 도움이 된다 :

- 환자가 성공할 수 있도록 작업치료사가 시작해야 하는 부분을 알 수 있도록 도움을 주는 활동을 제시한다.
- 부족한 기능의 이유를 밝힐 수 있다.
- 작업치료사는 기능을 위한 기준을 세우고, 목표를 정하고 진행사항을 계속해서 측정한다.
- 환경의 구조와 역할에 대한 유용한 정보를 주고 환자가 성공할 수 있게 도와주며, 후에 행하여질 평가의 필요성을 강조할 수 있다.(Smaga and Ross 1991)

평가 도구는, 신경학적인 손상에서 예방하고자 할 때 유용하다. 신경학적인 징후로 밝혀진 부분은 CNS에 국한되어 있지는 않지만, 학습, 운동, 감각, 그리고 기능의 통합에 관련된 문제를 가지고 있다. (Falk-Kessler et al., 1988)

사정구조 *(Assessment Instruments)*

남가주 캘리포니아 감각통합검사와 감각통합과 실행검사 (Southern California Sensory Integration Tests and the Sensory Integration and Praxis Tests)

비록 이런 검사들이 4~10세 아동들에게 기준이 되는 검사라 할지라도 선택되어진 하위평가는 어른들에게도 사용되어졌고, 그 중 몇 개는 성인을 위한 표준평가로서 점수를 만들었다.(Ayres 1972c,1989) 314쪽의 표10-3 리스트는 하위평가와 SIPT의 항목이며 이것은 Western Psychological Services, Los Angeles에서 이용되었다.

Schroeder과 Block의 캠블벨 이용 성인 정신의학적 감각통합 평가 (Schroeder–Block–Campbell Adult Psychiatric Sensory Integration Evaluation)

SBC(Schroeder, Block, Trottier & Stowell, 1983)는 성인 정신의학 치료진들과 함께 작업치료사들이 사용하기 위한 표준화된 포괄적 평가도구를 제공하여 발전시켰다. 이 평가는 3개의 하위척도로 이루어져 있고 약 75분간의 평가가 이루어지도록 구성됐다. 그러나 한꺼번에 평가를 끝내지는 못한다. 신체적 평가의 하위척도에서는 일상적인 활동을 하기 위해 필요한 신경 생리적 기능들이 평가 된다. (예를 들어 균형, 협응, 손 기능 등이 관련된다.) 비정상적인 움직임의 하위척도는 운동저하증과 운동과민증과 같은 비정상적인 움직임과 더불어 정좌불능, 만성적 운동장애와 같은 추체외로계 증상을 포함한다.

초기의 성장과 발달에 대하여 유년기의 과거병력을 환자에게 질문하고 발달 지연이나 다른 경학적 징후를 예상한다. 비 표준화된 인물화(사람그리기) 평가는 신체상에 대한 정보를 이끌어내는데 유용하다.(hamada & schroeder 1988;schroeder et al, 1983)

Parachek의 노인환자 평정 점수 (Parachek Geriatric Behavior Rating Scale)

10개의 선다형 검사항목으로 3개 항목은 신체 상태와

감각-운동 이론적 가정
(SENSORY-MOTOR THEORETICAL ASSUMPTIONS)

다음의 이론적 가설은 Ayres, Ross, King의 관점에 기초를 두었다 :

인간 (Person)

1. 사람을 하나의 고도로 복잡하고 완전히 통합된 유기체로 보았다.(king 1974a)
2. 신체에 영향을 주는 모든 것은 올바른 마음의 상태와 반대로 결점에도 영향을 준다. (King, 1974a)
3. 신경학적인 같은 원리는 모든 연령대의 사람에게 응용할 수 있고 적응될 수 있다.
4. 그것은 적합한 반응을 통해서 조직화해야 하는 사람의 성질이다
5. 사람이 목적을 갖고 목표지향적 활동을 하는 것을 자기만족감이라고 한다.
6. 높은 피질의 조직은 낮은 단계의 조직에 의존한다.
7. CNS는 연속적인 방법으로 더욱 복잡해진다.
8. 비록 성인기라 할지라도 여전히 변화할 수 있는 능력이 남아있으며 그 능력은 "Plastic(가소성)"이다.
9. 사람(아동과 성인)은 종종 그들의 건강한 발달을 위해 필요한 활동을 선택한다.
10. 전정기관은 경험을 조직화하기 위한 체제를 형성하므로 통합 시스템이라고 할 수 있다.
11. 적절한 움직임은 Body scheme(신체도식)을 촉진시키고 조직화시킨다.
12. 움직임은 행동에 영향을 줄 수 있는 즉각적이고 적절한 신체적 변화를 일으킨다.
13. 마음의 병이라 불리는 것의 기원은 생리학이다.
14. CNS의 손상을 가진 사람들은, 적절한 감각을 통합하고 부적절한 자극은 무시하는 것에 어려움을 갖는다.
15. CNS의 문제를 갖는 사람들은 학습할 수 있다.
16. 개인이 성공적으로 처리할 수 있는 최적의 양의 감각의 입력이 있다. 감각입력은 CNS가 관리할 수 있는 수준에서 주어질 것이며 ; 감각입력을 위한 목표는 너무 적거나 많게 설정해서는 안 된다.

활동/작업 (Activity/Occupation)

17. 활동적 / 자극적인 것은 CNS에 대한 고유성을 갖고 있다.
18. 뇌는 활동을 촉진할 수 있도록 감각을 선별하여 적합한 반응을 조직하는 능력이 있다.
19. 유쾌한 경험은 다들 이들과의 상호작용을 위해 동기부여가 되고 환경에 참여하게 한다.
20. 혐오적 활동/자극은 공포 · 분노 · 회피를 가져온다.
21. 활동은 신경생리학적인 특성 및 사회의 정서적인 암시와 필요조건에 의해서 분석할 수 있으므로 그에 따라 등급화 할 수 있다.
22. 환자의 성공을 위하여 작업치료에서 활동은 중요하다.
23. 의미있는 활동 내의 치료는 조절된 감각입력을 제공하고 적합한 반응(또는 행동)의 결과는 감각통합 능력의 향상을 가져오고, 행동을 개선할 것이다.

환경/배경 (Environment/Context)

24. 활동을 일으키는 환경은 자극, 및 사람의 CNS에 영향을 주는 상황을 제공한다. 예로, 이 자극에 진정되고 있는지 각성 할 수 있는지, 무서워하고 있거나 무시되어지고 있는 것을 들 수 있다. 또한, 환경은 사람으로부터 조직화된 적합한 반응으로부터 사람을 촉진시킬 수도 있고 손상시킬 수도 있다.
25. 작업치료사는 치료적 환경에서 중요한 부분을 차지한다.
26. 감각 처리를 이용해 치료하는 작업치료사는 환경을 주의 깊게 조절하고 감독 할 필요가 있다.

관련되고 4개 항목은 자조활동이며 나머지 3개 항목은 사회적 행동으로 되어있는 검사도구이다. 점수는 기능적 수준(1~3수준)에서 도움을 줄 수 있는 부분을 의미한다. : 최하의 수준에서는 보호자의 실질적인 간호가 필요하고 최고의 수준에서는 더 많은 자조활동이 가능하다고 평가된다. 지침서에는 Parachek 점수를 사용하도록 계획되었고 그와 함께 가능한 작업치료 중재 전략을 제안하였다.(miler & parachek 1989, parachek & king, 1986).

Smaga과 Ross 통합된 Battery
(Smaga and Ross Integrated Battery)

SARIB(Ross,1991)는 임상경험을 토대로 "기능적인 능력의 저하를 보이는 환자와 비슷한 능력을 가진 집단

표 10-3

기능의 영역

(AREAS OF FUNCTION)

1. 공간 시각
2. 전정배경지각
3. 형태지각
4. 운동감각
5. 손가락 감식
6. 서화감각
7. 촉각 자극의 위치측정
8. 명령에 따른 실행능력
9. 베껴 그리기
10. 구조적 실행능력
11. 자세적 실행능력
12. 구강 실행능력
13. 순서 실행력
14. 양측의 협응
15. 서기와 걷기 균형
16. 운동 정확성
17. 후-회전 안구 진탕증

감각, 통합, 실행의 검사로부터 기능의 영역을 요약하였다(Ayres, 1989).

을 평가한다."고 말했다. 이 기구는 종합테스트라고 생각할 수 있는데 이것은 테스트 동안 몇몇의 기능에 관하여 수행한다. 이것은 Llorens - Rubin 의 운동조절 검사, 심리 기질적 요소(Psycho-Organicity)의 Elizur test(서양의 심리학적 서비스로부터 사용이 가능하도록 된 표준화된 검사이다.), Schilder' s Arm Extension Test 와 사람그리기가 포함된다. 전반적인 테스트는 관절가동범위, 자세, 보행, 균형, 근력, 시각수행영역, 협응, 운동계획, 감각인식, 입체인식, 고유수용감각, 판단력, 기억력 등의 항목이 있고 수행에 영향을 주는 다른 행동도 포함한다.

그리고 이 평가는, Ross의 통합그룹치료로서 5단계 접근법(1991)은 이 검사의 점수항목이 세부적으로 기술되었으며 저자의 임상 경험과 연구 근거는 이용 가능하지 않다.

점심을 먹자 (Let' s Do Lunch)

Let' s Do Lunch(Bachner,1998) 는 식사시간 활동의 기준을 둔 표준화 되지 않은 평가도구이다. 장애를 가진 성인을 위해 특별하게 만들어 졌다. 다른 평가도구에 기술된 것과는 달리 실제 상황에서의 다양한 수행요소들이 합쳐진 내담자의 능력을 평가한다. 식사 시간 동안 관리되고, 치료의 질, 그리고 보호자의 만족을 위해 개발되었다. Let' s Do Lunch는 처음에 부엌으로 들어가서 수행할 때까지의 내담자를 관찰하고 음식을 고르고 가지고 오고 자기 식탁에 앉고 자세를 잡고, 다른 사람과 사교적인 관계를 지니고 보조도구와 음식도구를 사용하고 음식을 먹고 보조도구를 이용해서 자기 쟁반에 음식을 놓는 것이 포함된다. 수행요소는 감각, 지각, 신경근육, 운동, 인지와 심리적 기능의 영역을 0에서3점의 점수를 주어 평가한다.

다른 많은 평가도구들도 감각-운동의 접근 방법을 이용한다. 그러한 검사에는 Frostin와 퍼듀 지각검사 다양한 사람 형태, 그림의 변형 Nuress observation Scale for Inpatient Evaluation과 Allen Cognitive Level Test가 포함된다.

중재 | Intervention

정신 역동적 틀은, 사람마다 다르게 느끼는 자신의 문제에 대해 지각하고 개선한다면, 좋은 영향의 범위 내에서 개인의 모습을 기대할 수 있을 것이라고 가정한다. 반면 감각-운동적 체계는 만약 사람이 효과적으로 감각을 처리하고 자신감을 갖는다면 스스로가 향상되는 것에 대한 기대감을 갖게 될 수 있다고 믿었다. 사회적 기술 및 인식의 문제는 동시에 일어난다. 그러므로 치료적인 중재를 감각운동에 기반을 두는 동안 작업수행을 향상시키는 것을 목표를 둘 수 있도록 상기시키는 것이 중요하다.

기능적 목표 (Functional Goals)

치료의 기본적인 목표는 모든 사람의 적절한 반응을 체계화하는 것이다. 중재 목표는 움직임의 범위에서 증명할 수 있는 행동, 감각운동기술의 획득, 자세 ,감정, 사회적 상호작용, 신체도식, 자기 평가와 인지 기능의 변화에 쓰여 진다. 다음의 목표는 다음 보기 중에 하나 또는 그 이상을 수행할 수 있을 때 나타날 수 있다:

- 신체 양쪽의 사용 또는 신체에 대한 인식을 증가시킨다.
- 정상화된 신체의 굴곡근과 신전근 긴장도
- 활동하는 동안 자세를 증가시킨다.
- 활동하는 동안 머리의 자발적인 움직임을 증가시킨다.
- 운동계획을 개선시킨다.
- 활동하는 동안 운동의 범위를 증가시킨다.
- 정상화된 보행
- 내전과 내회전의 표준화된 패턴
- 활동하는 동안 자발적인 운동을 증가시킨다.
- 자극을 주면 적응력이 증가한다.

차후에 이러한 운동 목표를 갖는 치료는 사고의 명료화 그리고 사회화와 관련된 것들을 포함한다. 그러나 이런 목표를 고려하지 않은 예는 다음에 제시되었다. 개인적인 징후들 :

- 자발적인 증상의 증가 (예를 들면, 웃을 때, 대화의 시작)
- 작업할 수 있는 긴 집중력
- 적당한 자기주장 (예를 들면 도움을 요청하는 것과 같은)
- 자신감이 증가하고 자신의 이미지를 개선(예를 들면, 위생 상태를 개선하고, 위험에서 벗어나는 것과 같은)
- 재료와 공간의 관리 능력이 증가하고 다른 사람과의 이상적인 활동수행
- 안정감 있고, 명료하고 효과적으로 조절하는 능력의 증가

중재과정 (Intervention Process)

King은 활동의 사용과 치료시간을 유지하는 치료사의 능력에 대한 권고로서 일반화된 내용으로 실제 치료과정에서 요구되는 기술을 제안하였다. Ross는 더 세부적으로 기술하였지만 그녀의 이 모델에 대한 적용은 그룹에 대해서는 배타적 이였다. 그러므로 중재를 계획하는 치료사는 내담자의 개인 또는 단체에 사용되기 위한 프로그램을 계획할 때 임상적인 견해를 받아들여 사용하는 것이 필요하다.

King과 Ross는 그룹 치료가 재미와 에너지를 증가시키며 서로를 지지하는 참여자들이 의사소통 기술을 배울 수 있는 기회를 제공하기 때문에 이점이 있다고 믿었고,

이것은 효과적 이었다. 그러나 감각-운동 중재가 그룹 안에서 성취되어야 함을 의미하는 것은 아니다. 사실, 치료사는 아마도 그룹치료에 대해 관대하지 못한 사람들과는 아직까지 1대1의 형태를 사용하고 있을 것이다 (Hanschu, 1998).

치료시작 *(Begining Therapy)*

이 단계는 치료적 환경 안에서 작업치료사들의 통제가 있을 때 명료해진다. 치료사는 각성을 위해 필요한 최적의 단계를 유지하기 위해 노력하는 것과 안정성 있는 감각을 만들고, 준비된 범위 내에서 감각입력에 대해 특히 관심을 기울였다. King은 일반적으로, 활동들을 레크리에이션이나 게임이라고 기술하였다. 그들은 자신의 신체적 요구에 따라 과제지향적인 활동은 선택하며, King은 "기능을 하는 환자의 수준이 확실한 수준에 이르게 될 때 효과적이 된다"라고 언급하였다(King,1974a). 이것은, 환자가 성공할 수 있는 수준의 활동을 선택하는 것으로써 시작하는 것과 관계가 있다. 그 목적은 즐거움을 중심에 두고 있으며 치료에 대한 확신을 세우기 위함이다.

고유수용성감각과 촉각자극작용
(Proprioceptive and tactile Stimulation)

Ross는 환자가 동요되고 무관심하거나 혼란스러워할 때 고유수용성감각을 입력 하는 것을 권고하였다 (Ross,1991). 고유수용성 감각의 입력을 줄 수 있는 하나의 방법은 hand-held 진동기의 사용을 통한 것이다. Ross는 "다른 종류의 접촉을 거부할지도 모르는 환자 또는 어떤 이유로 인해 감각 결핍을 앓고 있는 사람은 대개 긴장을 푸는 효과로서 진동기를 사용한 후에 곧 좋은 효과를 나타낼 수 있으며 이는 종종 몇 분에서 몇 시간까지 지속될 수 있는 안정된 효과의 결과이다"라고 언급하였다(Ross,1991,p.83) 그것은 "그 자체가 치료도구로서가 아니라" 치료 참여를 장려하는 도구라는 뜻이다.

Ross가 말한 진동기의 종류는 낮은 진폭을 가진 것과 100Hz 또는 그 이상의 주파수를 가진 것이다. 진동기는 오직 환자가 입원했을 때, 2~3분간 사용한다. 이 방법에서 사용된 진동기는 Ross가 설명한 것처럼 뺨을 따라서 등, 팔 또는 다른 부위로 이동한다. 다른 방법은 환자가 견딜 수 있다면 초기의 접촉으로서 환자의 손이나 팔, 발에 마사지 크림이나 로션을 바르는 것이다.

운동 활성을 위한 사용법 *(Using Motor Activity)*

문헌에서 치료 중재는 30분에서 1시간까지 지속된다고 하며, 일반적으로 활동은 몸짓으로 암시하는 것과 같은 감각적 입력을 이끌어낸다고 언급 하였다. 이러한 운동 활동들은 감각자극을 제어하고 강화시키는 것을 보완하기 위해서 계속된다. 예를 들면 전형적인 치료는 짧은 시간 동안의 손 마사지로부터 시작한다. 그 다음 치료사가 그들의 팔과 상체를 마사지 하는 동안 개인이나 그룹의 참여자들은 벽에 붙은 넓은 종이에 기대어 서 있을 수 있다. 마지막에는 치료사와 환자가 서로 배구공을 던지거나, 환자의 머리 위까지 다다를 수 있는 다른 활동을 이용할 수도 있을 것이다.

치료를 통해서 사람들은 여러 매체를 즐기는 것, 탐험하는 것에 흥미를 갖게 되며, 치료사는 정상적인 움직임을 위해 각 사람들의 반응을 관찰하고 필요에 따라 치료 중재를 수정하는 등 융통성 있게 대처 할 수 있어야 한다.

5단계 그룹 *(The Five Stage Group)*

감각-운동 그룹의 광범위한 발달은 Ross의 이론(1991,1997,1998a,1998b)에 기초를 둔다. Ross는 그룹의 형태로서 행동을 조직화하기 위해 체계적이고 연속적인 방법인 5단계 그룹을 기술하였다. 5단계 그룹에서 사람은 만성 정신분열증을 지닌 사람들과 노인으로 정의되며, 퇴보(역행)하는 사람들은 우울하며 특히 발생학적으로 무능하다. Ross의 치료활동은 각 단계가 그것의 수용력을 향상시키기 위해서 이전 단계에 의존하고 발달적이며 각 단계가 점차적으로 요구하는 바가 많아지고, 참여자로 하여금 의욕을 증가시키므로 치료적 활동이 단계 조직적임을 계속하여 주장하였다. Ross는 운동과 지각, 인식력 있는 활동의 제시를 체계화하고 치료사의 중재와 예상되는 참여자의 행동을 위한 지침서를 확립하기 위해 신경발달원리를 사용하였다. 개요는 다섯 단계로 다음과 같다.

1단계. 오리엔테이션 (Stage 1. Orientation)

이 단계에서는 구성원들이 인지하고 그룹의 목적을

지정하게 된다. 목표는 참여자의 관심을 얻기 위함이고, 그들이 "원하고, 안전하고, 기대하는"것을 느낄 수 있도록 돕는 것이다.(Ross, 1991) 치료사는 감각 입력을 수반하는 활동을 통해서 그리고 흥미 있는 매체와 접촉하고 다루는 것을 장려함으로써 환자의 경계심과 기쁨의 핵심을 자극하기 위해 노력한다. 예를 들어, 내담자는 소리를 가지고 실험하기위해 차례로 돌아가면서 음악적 도구를 선택할 수 있다. 치료사나 내담자는 자극을 강화시키기 위해서 그들의 팔과 얼굴에 문지르려고 직물을 사용할 수 있다. 향기 나는 비누나 허브를 그룹에서 차례로 냄새를 맡게 하고 그 향을 알아낸다.

2단계. 움직임 (Stage 2. Movement)

이 단계에서는 움직임이 강조된다. 활동적인 움직임은 자극이 될 수 있으며(예를들면, 비누방울 불기, papier mache 작업을 하는 동안과 그 후의 사용에 대비하여 신문을 찢는 것) 진정시킬 수도 있다(예를 들면, 낙하산 안에 그룹원 중 한사람이 들어가서 굴리는 것). 선택된 활동이 무엇이건 간에 참여자들이 성공시킬 수 있는 수준에서 신중히 활동을 선택한다.

3단계. 시각-운동-지각 활동 (Stage 3. Visual Motor Perceptual Activities)

이 단계에서는 "덜 신체적이고 더 생각하는 활동"을 요구하는 과제가 주어진다. (Ross, 1991, p. 23). 지금까지 과제를 성공해 왔기 때문에 참여자들은 수행을 위한 필요한 에너지와 능력을 갖는다. 경쟁하는 것을 이용한 게임은 운동지각능력의 정확성을 강조하기 위해 소개된다. 이 게임에는 안전한 다트, 방안의 물체를 확인하고 이름 붙이기, 촉감 식별 활동, Simon이 말한, hokey-pokey, 판토마임 등이 있다.

4단계. 인지 (Stage 4. Cognition)

구성원에게 인지적인 과제가 요구된다. 그들은 사고적이고 창조적이 되도록, 그리고 서로 대화할 수 있도록 장려된다. 예를 들어 참여자들은 그들 자신과 그들이 참여한 활동에 대해 어떻게 느끼는지 공유하도록 요구되어질 것이다. 시 짓기, 창조적인 이야기 만들기, 회상하기, 보여주고 말하기, 간단한 발표는 서로의 대화를 자극하는데 사용된다.

5단계. 마무리 (Stage 5. Closure)

이 단계는 그 날의 과제를 마무리하는 것이다. 치료사는 그들이 마음의 준비를 하기 위해 마치기 전 그룹에게 알리고 분위기를 만들고 과제의 주제를 말하며 적당한 맺음을 짓는다. 이 단계의 목적은 과제를 지각하는 능력과 안정감 있는 내적 감각을 성취하기 위함이다. 예를 들어 그날의 활동을 다시 보여주고, 간단한 식사가 주어질 수 도 있다.

동시에 교대로 자극 주는 감각-운동 적용: Ready 접근방법 (An Alternative Sensory-Motor Application : The Ready Approach)

Ross와 King에 의해 진술된 원리와 유사한 발달적 장애를 가지 성인들에 대한 감각오리엔테이션 사용의 다른 적용은 Ready 접근방법으로 인정된다. Ready 접근에서의 ready란 "개인의 두뇌에서 어떤 일이 발생했는지 알고 적합한 반응을 유발하며 상황에 따른 새로운 요구에 부응할 수 있는 것"을 의미한다. (Hanschu, 1998, p 203).

사례 연구: READY 접근 (CASE EXAMPLE: THE READY APPROACH)

Hanschu(1998. p.166)는 극적인 향상으로 Ready접근법 사용에 공헌한 Reisman이 보여준 예를 인용한다. 그 내담자는 41세의 수용된 여자이다. 어려서부터 지속적으로 그녀 자신을 "자학" 해왔다. 그것은 이학적 치료를 필요로 할만큼 큰 상처를 만들었다. 혐오와 속박을 포함한 다양한 습관적 기량은 이런 행동의 빈도나 강도를 줄이기에는 역부족이었다. 이런 행동은 그녀가 덜 제한된 환경에 사는 것으로부터 멀어지게 했다. 강화된 감각입력의 프로그램은 시작되었다. 처음에 그 여자에게는 자신의 감정을 수용할 수 있는 약이 주어지고 그녀가 깨어있는 시간의 10분 동안 압력을 가했다. 이것에 따라 그녀는 그녀가 즐기는 활동의 도우미로 참여했다. 6개월에 그녀의 자학하던 행동이 거의 "매분 마다 하던 것" 이 여러 시간 동안 몇 번 하는 것으로 눈에 띄게 줄었다. 이 행동의 변화로 그녀에게 성공했던 부분적인 감각을 입력하고 약을 지속적으로 복용하게 했다. 점차적으로 단지 스트레스를 받는 동안에만 약을 복용하고 서서히 사용 빈도가 줄었다. 이 결과에 대하여 그녀가 수행한 6개월 동안, 이 투자와 연관된 모든 사람들에게 성공적이라고 판단되었다. 그리고 자신을 자학하는 행동은 재발되지 않았다.

Ready의 접근법은 "기준의 틀"로서 Hanschu(1998)에 의해 기술되었고, 적응력은 "심각한 발달 장애를 가진 성인을 위한 마지막으로 의지할 수 있는 장소"인 기관에서 발달되었다. 편의시설에 거주자들은 모두 중요한 행동의 기능장애, 특별히 공격성, 방어성 그리고 자기자극을 갖는다. Ayres(1972b,1979)와 Fisher(1991) 등에 의해 감각 통합 원리들을 인용하는 것이 명확히 표명되었다. 이 모델의 창안자는 그들이 도움을 준 거주자를 위한 중재계획의 필요를 설명하기 위해 감각의 통합 이론 하나에만 의존 할 수 없다고 보았다(p.180). 그들은 그들이 보는 문제가 감각의 과정에 관한 문제로만 인식되어진다고 단정했다. 감각과정의 항목 하에 hanschu는 4개의 다른 과정의 문제를 제시한다.

1. 감각의 방어
2. 감각장애 조정
3. 불충분한 감각 규정
4. 감각통합의 기능장애 (Hanschu,1998,p.192)

감각통합은 가장 높은 수준의 감각과정의 단계로서 인정된다. 심각한 감각 과정의 문제들을 가진 성인들에게 우선적으로 요구되는 것은 감각의 방어, 조정, 약화된 규제이다.

편의시설의 직원은 각 거주자들을 위한 강한 감각의 입력을 강조하는 개별적 프로그램을 만들기 위해 감각통합의 신경발달의 원리를 받아들였다. 주어진 감각 입력의 형태는 최초의 촉감(접촉), 고유수용성감각(관절 감각), 그리고 전정감각(움직임) 이다. 이것은 과중한 업무(신체의 큰 근육을 사용하는 신체적인 작업), 관절의 압축과 신장 등과 팔과 다리에 압력 가하기, 그리고 공간에서의 머리의 움직임을 통해 제공된다. 감각의 입력은 감각식이라고 언급되어지는 것을 통해 제공된다. 직원들은 그들의 감각 기관을 도울 수 있는 주기적인 기회를 갖게 해주고 또한 개개인들에게 매일 45분 씩 감각 입력의 기회를 두 번 제공하기 위해서 거주자의 날을 만들었다. 이 형태의 감각입력을 위한 이론적 근거는 그것이 뇌간 단계에서 우선적으로 처리되어 진다는 것이다. hanschu는 간뇌의 감각에 대해 "신경기관을 깨우고, 증가하는 신경의 행동을 지지하기 위한 준비를 돕는다"고 기술 하였다. Ready 접근법의 목적은 감각의 입력을 강화하기 위해서가 아니라 "감각과정의 효과와 효율성의 증대"를 위한 것이다. 즉 감각기관이 "전력을 다한 CNS"를 더 잘 다루게 하기 위해 직접적으로 증가하길 원하거나, 또는 강한 감각의 입력이나 환경 개조를 요구하는 것이다. (예를 들어 혼란과 방해가 거의 없는 환경을 만드는 것)

Ready의 접근법을 사용해온 거주자에게서 관찰되는 긍정적인 변화를 포함한다.

- 기민성의 향상
- 알맞은 자기 규제를 위한 증가된 능력
- 향상된 흥미와 관심
- 수면습관, 먹는 습관, 식사시간의 행동
- 옷차림새와 관련된 향상된 행동
- 초기 다른 사람과의 적합한 상호작용의 시작 (hanschu, 1998, p186)

치료사는 눈에 띄게 변화하는 행동들을 기술하고 몇몇 거주자는 해보지 않았던 복잡한 기술을 수행한다. 또 치료사들은 위에 언급된 문제들의 원인을 찾는데 주된 관심을 가진다.

요약 | Summary

모든 신체적인 면과 함께 동반되는 모든 정신 건강 상태에 대해, 그 행동이 미리 관찰되거나, 걱정을 하는 것은 좋다. 의기소침한 사람이 눈을 내리깔던지, 의도적으로 굳은 표정으로 얼굴을 찡그리고 있거나 걱정스러움에 손톱을 물어뜯던지, 흥분 되었을 때 빠르게 말하는 사람들을 우리는 종종 기능장애가 있는 사람들 속에서 찾아볼 수 있다. 어떤 사람들에게는 이 신체적인 증거가 특별할 수 있다. 이러한 사람들은 많은 징후와 전통적 치료 중재인 감각-운동 중재에 대해 무반응적이고 적합하지 않은 행동을 동반한다.

기준의 틀에서 이 형태의 다양한 적용을 하게 되는데 작업치료사는 신경 생리학의 특성에 기초를 둔 활동을 선택한다. 입력은 활동과 치료사의 접촉을 통해 제공되고 CNS를 민감하게 또는 긴밀하게 설계한다. 치료의 활동들은 적합한 운동반응을 촉진하고 상태나 선택된 움직임 형태들을 표준화 한다. 끝으로 이 감각과 운동 과제는 자조활동, 사회적, 인지적, 직업적 과제에 적응되기 위해 준비되어진다.

치료사는 신체를 활동적으로 만들어주기 위해 성장과

발달의 이론을 사용한다. 적응은 CNS 내에 수질의 단계에서 처음 발생한다. 행동을 하기위해 지각하는 과정인 결정은 더 실용적인 선택이 될 것이고, 학습을 더욱 용이하게 한다. 감각-운동접근법은 감정이나 인지적 과정이 아니라 감각과 움직임의 전체적인 틀에 중점을 둔 치료의 예로서 주목할 만하다.

감각-운동 접근법의 기여와 한계 (CONTRIBUTIONS AND LIMITATION OF SENSORY-MOTOR APPROACHES)

기여 | Contribution

장기간 문제를 가진 환자를 위한 대책 *(Resource for persons with Long-Term Limitations)*

이 형태를 참고하는데 있어서 중요한 점은 기능하는데 문제를 가진 사람들을 치료하는데 있다. 이 사람들은 빈번히 그들의 생활에 문제점을 보이며 종종 집으로 돌려 보내지기도 한다. 그래서 많은 사람들은 대량으로 약을 투여한다. King, Ross, Hanschu, Reisman은 중재를 마치고 나면 사람들의 기능이 향상된다고 주장했다. 이 체제는 전문 치료사의 고전적 방법임이 확인되었다. 어떤 부분에서는 활동이 모든 사람들이 수용할 수 있는 반응을 이끌어내기 위해 사용되어져 왔고, 매일 일상생활에서 행동은 치료적 작업이 될 수 있다.

환자에 대한 긍정적인 기대 *(Respect for Clients)*

비록 총체적인 사상일지라 해도 때때로 비난받는 것처럼 이 기준에 따른 중재 역시 조절된 감각입력과 향상된 운동기능에 초점을 맞추어야 하며 모든 사람에게 모든 시도를 해서는 안된다.

Ready 접근의 지지자인 King과 Ross는 그들의 글에서 낙천적이지 않으면 모든 문제는 해결되지 않는다고 보았다. 하지만 기능장애와 건강을 인식하는 치료를 주시하는 방법을 제시했으며 기능 내의 중요한 향상에 대하여 기술하였다. 최근 Ross는 개인 논문에서 "진료 받는 어린 사람들이 이 접근법을 사용하고 발전시킬 것이다"라고 소망했다. 가장 중요한 것은 만성장애를 가지고 있는 사람에게도 낙관적인 태도를 유지하도록 하는 것이다.

실제적인 중재의 방법 *(Practical Intervention)*

중재는 실제 사용할 수 있는 측면에서 설명되며, 환자의 환경 안에 존재하는 사람들의 참여까지 권유하였다. 전문 치료사가 상담자가 되는 상황 속에서는 더 많은 접촉과 자극을 주는 감각식이 전문 치료사로부터 교육된 자에 의해 주어질 수 있다. 즉 이러한 전문치료사를 포함하고 전통적인 치료방식인 신체적 접촉의 확장으로 중재효과가 강화되길 기대하고 있다.

전문가가 환자의 접촉 시 허락을 받아야 함은 모순적이지만 지나친 접촉은 적절한 접촉의 중요성을 일깨우는 사회적 관점을 불러일으킬 것이다. 이것은 중재과정 내에서의 내담자와 전문 치료사의 약속이다.

한계 | Limitation

이론의 한계에 대한 이해 *(Limited Understanding of Theory)*

King은 감각-운동 접근법을 전체적으로 이해하기 위해서는 배워야 할 것이 많다고 주장하였다. 예를 들어, 치료를 할 때 " 작업이 되는가?"라는 질문을 할 수 있다. 만약 대답이 부정적이면 더 나아갈 필요가 없다. 만약 질문이 긍정적이면 그 다음에는 "어떤 환자가 성공적이었는가?" 와 같이 질문을 좁혀 갈 필요가 있다. "왜 그것이 작동하는가?"라는 세 번째 질문은 특정한 그룹의 특성을 정의내리는 것을 도울 것이다(King,1983,p.3.57)

연구의 제한점 *(Limited Research)*

어떠한 연구가 King의 주장을 지지한다 하더라도, 그 결과는 불충분하고 결론이 나지 않을 수 있다.(King,1983,p3.57). Ross의 관점은 감각의 행동 수행을 넘어서며 넓은 이론적 기초를 이끌어 낸다. 만약 우리가 King과 Ross의 관점과 Ready 접근법을 받아들인다면 3가지 측면의 다른 점을 알게 된다. 그리고 King의 관점에 대해 다음의 의문을 가지게 된다. "누구로부터 왜 작용하는가?" 만성 정신분열증을 가진 사람을 위한 연구의 적합성에 대해 King은 어떻게 수년 동안 만성 환자가 치료의 대상자로 적합하다고 주장하여 왔는가? 이 연구에 대해 적합한 대상자를 확인하는 특별한 신경학적 측면이 있는가? 이 신경학적 측면은 무엇인가? 어떻게 일상의 행동 속에서 입증되는가? 만약 Ross와 King 둘 다 제안하는 이 연구가 많은 노인병 환자에게 적합하다면, 개인에게 사용하는 척도는 무엇인가? '정신 분열증은 의학적 질병으로 나이가 많아서 생기는 것은 아니다' 라는 물음을 일으켰다.

감각-운동접근방법을 사용해온 사람들은 CNS 기능장애와 일상적인 행동에 대해 약물이 미치는 영향을 명백히 구별할 수 없다고 하였다. 약물의 역할에 대해 논하는 것은 불가능 할 수도 있다. 왜냐하면 오랜 기간 동안 약물을 투입하지 않고 치료하는 사람들을 발견하는 것이 어렵기 때문이다.

제한된 중재 안내서 (Limited Intervention Guides)

King, Ross, Reisman, Hanschu에 의해 나온 실용적인 물음을 반영하면, 특정한 개인이나 그룹에서 감각-운동접근을 실행하기 위한 최선의 방법은 무엇인가에 관한 것의 명백한 근거는 없다. 발달 장애를 가진 사람의 작업을 기술함에 있어서 Hanschu는 "적합한 판단은 어떤 감각이 얼마나 많이 필요하고, 어떻게 제공되어 지는가와 관련 있다"고 언급했다. 이러한 지식을 얻기 위한 최선을 방법 중에 하나는 감각-운동 접근방식을 사용하는 기술을 갖고 있는 전문가에 의해 지도받는 것이라고 제안하였다.

임상의 판단과 감각-운동 접근 방식을 사용한 전문가의 의견을 요구하는 질문들은 얼마나 감각-운동접근을 개인에게 가장 잘 실행 할 수 있는가와 관련된 물음을 포함한다. 점점 줄어들고 있는 재발에 중점을 두는가? 중재가 종결된 후에 감각-운동접근의 지지자들이 향상을 주장 했을 때 어떤 틀을 언급하는가? 치료 효과가 지속되는지 우리는 어떻게 아는가? 이상 행동을 할 수 있는 자극이 있는 환경에서 적용한다면 어떤 단계에서 환자들이 퇴행하는 것을 막을 필요가 있는가? 감각-운동접근은 문제를 예방할 수 있는가?

이 본문에서 토론한 논제의 다른 부분으로, 이 과제에 특별히 주의해야 할 것이 있다. Hanschu는 신경생리학적 접근방법의 영역에서 잘 갖추어진 지도자를 위한 Ross의 제안을 강조했다. 이론의 이해를 위한 기초는 작업치료의 효과성을 논하는 과정에서 제시 된다. 손으로 다루는 기술이나 신체적인 운동 기술이 숙달되어 진다면 부과적으로 특정학습과정에 필요한 치료내용이나 훈련이 필요할 지도 모른다.

신경학의 역할 중 정신의학에서 강조 한 것과 CNS를 어떻게 작동할 것인가에 대해 질문이 생기고 이를 통해 이 접근방법이 사람들의 삶의 질을 향상시킨다는 희망을 보게 된다면 그것은 더 나아가서 감각-운동 접근의 탐구를 위한 흥미로운 시간이 될 것이다.

참고문헌
(REFERENCES)

Abreu, B., & Toglia, J. (1984). Cognitive rehabilitation New York, NY: Author.

Abreu, B., & Toglia, J. (1987). Cognitive rehabilitation: A for occupational therapy. Am J Occup Ther, 41, 439-448.

Allen, C. K. (1996). Allen cognitive test manual. Colchester, CT: S & S Worldwide.

Ayres, A. J. (1969). Deficits in sensory integration in handicapped children. J Learn Disabil, 2, 68-71.

Ayres, A. J. (1972a). Improving academic scores through integration. J Learn Disabil, 5, 24-28.

Ayres, A. J. (1972b). Sensory integration and learning disorders. Los Angeles, CA: Western Psychological Services.

Ayres, A. J. (1972c). Southern California Sensory Integration Test: Manual. Los Angeles, CA: Western Psychological Services.

Ayres, A. J. (1973). An interpretation of the role of the brain-stem in intersensory integration. In H. Cottrell (Ed.), The body senses and perceptual deficit. Boston, MA: Boston University Press.

Ayres, A. J. (1975). Southern California Postrotary and Nystagmus Test Manual Los Angeles, CA: Western Psychological Services.

Ayres, A. J. (1977). Cluster analyses of measure of sensory integration. Am J Occup Ther, 31, 362-366.

Ayres, A. J. (1978). Learning disabilities and the vestibular system. J Learn Disabil, 11, 30-41.

Ayres, A. J. (1979). Sensory integration and the child. Los Angeles, CA: Western Psychological Services.

Ayres, A. J. (1980). Southern California Sensory integration Test: Manual (Rev. ed.). Los Angeles, CA: Western Psychological Services.

Ayres, A. J. (1989). Sensory integration and Praxis Tests. Los Angeles, CA: Western Psychological Services.

Ayres, A. J., & Heskett, W M. (1972). Sensory integrative dysfunction in a young schizophrenic girl. Journal of Autism and Childhood Schizophrenia, 2, 174-181.

Bachner, S. (1998). Let's Do Lunch: A comprehensive nonstandardized assessment tool. In M. Ross & S. Bachner (Eds.), Adults with developmental disabilities: Current approaches in occupational therapy Rockville, MD: American Occupational Therapy Association.

Bailey, D. (1978). The effects of vestibular stimulation on verbalization in chronic schizophrenics. Am J Occup Ther, 32(7), 445-450.

Barnes, J. F (1990a) Myofascial release: The missing link in traditional treatment. In C. Davis (Ed.), Complementary therapies in rehabilitation. ThoroFare, NJ: SLACK Incorporated.

Barnes, J. F. (1990b). Myofascial release: The search for excellence. Palo Alto, CA: MFR Seminars.

Blakeney, A. B., Strickland, L. R., 7 Wilkinson, J. H. (1983). Exploring sensory integrative dysfunction in process schizophrenia. Am J Orcup Ther, 37, 399-406.

Bobath, B. (1978). Adult hemiplegia: Evaluation and treatment (2nd ed.). London: W. Heinemann Medical Beaks.

Bobath, K (1980). A neurophysiological basis for the treatment of cerebral palsy (2nd ed.). London: Heinemann Medical Books Ltd.

Bobath, B., & Bobath, K. (1975). Motor development in the different types of cerebral palsy London: W. Heinemann Medical Rooks.

Bruce, M. A., & Borg, B. (1993). Psychosocial occupational therapy: Framer of reference for intervention (2nd ed.). Thorofare, NJ: SLACK Incorporated.

Brunnstrom, S. (1961). Motor behavior of adult hemiplegic patients. Am J Occup Ther, 25, 6-12.

Brunnstrom, S. (1970). Movement therapy in hemiplegia: A neurophysiological approach. New York, NY: Harper and Row.

Bundy, A. (1997). Play and playfulness: What to look for. In L. D. Parham & L. S. Fazio (Eds.), Play in occupational therapy children (pp. 52-66). St. Louis, MO: Moshy.

Crist, P. (1979). Body image changes in chronic non-paranoid schizophrenics. Can J Occup Ther, 46(2), 61-65.

Endler, P., & Eiman, M. (1978). Postural and reflex integration in schizophrenic patients. Am J Occup Ther, 32(7), 456-459.

Falk-Kessler, J., Quittman, M., & Moore, R. (1988). The SCSIT: A potential tool for assessing neurological impairment in adult psychiatric outpatients. Occupational Therapy Journal Research, 8(3), 131-146.

Feldenkrais, M. (1966). Body and mature behavior-anxiety, sex, gravitation, and learning New York, NY: International Universities Press.

Feldenkrais, M. (1977). Awareness through movement: Health exercises for personal growth. New York, NY: Harper and Row.

Fisher, A., Murray, E., & Bundy, A. (Eds.). (1991). Sensory integration theory and practice. Philadelphia, PA: E A. Davis.

Gilfoyle, E. M., Grady, A. P., & Moore, J. C. (1980). Children adapt (2nd ed.). Thorofare, NJ: SLACK Incorporated.

Hamada, R., & Schroeder, C. (1988). Schroeder-Block-Campbell Adult Psychiatric Sensory Integration Evaluation: Concurrent validity and clinical utility. Occupational Therapy Journal Research. 8(2), 75-88.

Hanschu, R. (1998). Using a sensory approach to serve adults who have developmental disabilities. In M. Ross & S. Bachner (Eds.), Adults with developmental disabilities: Current approaches in occupational therapy Rockville, MD: American Occupational Therapy Association.

Harfield, A. (1981). Patients' accounts of stress and

coping in schizophrenia. Hospital and Community Psychiatry, 40(11), 1141-1145.

Hixson, V. J., & Mathews, A. W. (1984). Sensory integration and chronic schizophrenia: Past, present, future. Can J Occup Ther, 51, 19-24.

Honigfield, G. & Gillis, R. (1966). NOSIE-30, a treatment-sensitive ward behavior scale. Psychol Rep, 19, 180-182.

Hsu, Y., & Nelson, D. (1981). Adult performance on the Southern California Kinesthetic and Tactile Perceptual Tears. Am J Occup Ther, 35, 788-791.

Huddleston, C. (1978). Differentiation between process and reactive schizophrenia based on vestibular reactivity, grasp strength, and posture. Am J Occup Ther, 32(7), 438-444.

Iwasaki, K., & Holm, M. (1981). Sensory treatment for the reduction of stereotypic behaviors in persons with severe multiple disabilities. Occupational Therapy Journal of Research, 9, 170-183.

Jackson-Wyatt, O. (1997). Feldenkrais method and rehabilitation. In C. Davis (Ed.), Complementary therapies in rehabilitation: Holistic approaches for prevention and wellness. Thorofare, NJ: SLACK Incorporated.

Jangbloed, L., Collins, J., & Jones, W. (1986). A sensorimotor integration test battery for CVA clients: Preliminary evidence of reliability and validity. Occupational Therapy Journal Research, 6(3), 131-150.

King, L. J. (1974a). A sensory integrative approach to schizophrenia. Am J Occup Ther, 28(9), 529-536.

King, L. J. (1974b). Information from author's notes taken during a workshop given by Ms. King at Colorado Stare University, Fr. Collins, CO, May 19.

King, L. J. (1977). The objects manipulation Test. Scottadale, AZ: Greenroom Publications.

King, L. J. (1978). Toward a science of adaptive responses. Am J Occup Ther, 32(7), 429-437.

King, L. J. (1983). Occupational therapy and neuropsychiatty. Occupational Therapy in Mental Health, 3(1), 1-12.

King, L. J.(1988). Occupational therapy and neuropsychiatry. In S. Robertson (Ed.), Mental health focus: Skills for assessment and treatment (pp. 3.52-3.51). Rockville, MD: American Occupational Therapy Association.

Knott, M, & Voss, D. E. (1968). Proprioceptive neuromuscular facilitation (2nd ed.). New York, NY: Harper and Row.

Levine, I., O'Connor, H., & Stacey, B. (1977). Sensory integration with chronic schizophrenics: A pilot study. Can J Occup Ther, 44, 17-21.

Levy D., Holzman, P., & Proctor, L. (1978). Vestibular responses in schizophrenia. Arch Gen Psychiatry, 35, 972-981.

Lindquist, J. (1981). Activity and vestibular function in chronic schizophrenia. Occupational Therapy Journal of Research, 1(1), 55-78.

Llorens, L. (1967). An evaluation procedure for children 6-10 years of age. Am J Occup Ther. 21(2), 64-67.

Mailloux, Z. (1990). An overview of the Sensory Integration and Praxis Tests. Am J Occup Ther, 44(7), 589-594.

McCormack, G. (1991). Therapeutic use of touch for the health professional. Tuscon, AZ: Therapy Skill Builders.

McCormack, G., & Galantino, M. L. (1997). Noncontact therapeutic touch. In C. Davis (Ed.), Complementary therapies in rehabilitation: Hospital approaches for prevention and wellness. Thorofare, NJ: SLACK Incorporated.

Miller, E., & Parachek, J. (1989). Parachek Geriatric Behavior Rating Scale. Revised and expanded treatment manual Phoenix, AZ: Center for Neurodevelopmental Studies, Inc.

Parachek, J., & King, L. J. (1986). Parachek Geriatric Rating Scale and treatment manual Phoenix, AZ: Center for Neurodevelopmental Studies, Inc.

Petersen, P., Goar, D., & Van Deusen, J. (1985). Performance of female adults on the Southern California Figure-Ground Visual Perception test. Am J Occup Ther, 37, 525-530.

Petersen, P, & Wikoff, R. (1983). The performance of adult males on the Southern California Figure-Ground Visual Perception rest. Am J Occup Ther, 37, 554-560.

Reisman, J. (1993). Using a sensory integrative approach to treat self-injurious behavior in an adult with profound mental retatdation. Am J Occup Ther, 41(5), 403-411.

Reisman, J. E., & Blakeney, A. B. (1993). Exploring sensory integrative treatment in chronic schizophrenia. In R. Cottrell (Ed.), Psychiatric occupational therapy: Proactive approaches. Rockville, MD: American Occupational Therapy Association.

Reisman, J., & Hanschu, B. (1992). Sensory integration inventory – Revised for individuals with developmental disabilities: User's guide Hugo, MN: PDP Press.

Reisman, J., & Hanschu, B. (1993). Using the consultative model introduce sensory integration services for adults with developmental disabilities. Occupational Therapy Practice, 47(4), 38-46.

Rider, B. (1978). Sensorimotor treatment of chronic schizophrenia. Am J Occup Ther, 32(7), 451-455.

Ross, M. (1991). Integrative group therapy: The structured five-stage approach (2nd ed.). Thorofare, NJ: SLACK Incorporated.

Ross, M. (1997). Integrative group therapy: Mobilizing coping abilities with five-stage group. Bethesda, MD: American Occupational Therapy Association.

Ross, M. (1998a). A five-stage model for adults with developmental disabilities. In M. Ross & S. Bachner (Eds.), Adults with developmental disabilities: Current approaches in occupational therapy Rockville, MD: American Occupational

Therapy Association.

Ross, M. (1998b). Groups are physical, social, and emotional therapy. In M. Ross & S. Bachner (Eds.), Adults with developmental disabilities: Current approaches in occupational therapy. Rockville, MD: American Occupational Therapy Association.

Ross, M., & Bachner, S. (Eds.). (1998). Adults with developmental disabilities: Current approaches in occupational therapy Rockville, MD: American Occupational Therapy Association.

Ross, M., & Burdick, D. (1981). Sensory integration: A training manual for therapists and teachers for regressed, psychiatric, and geriatric patient groups. Thorofare, NJ: SLACK Incorporated.

Schroeder, C., Block, M., Trottier, E., & Stowell, M. S. (1983). SBC Adult Psychiatric Sensory integration Evaluation (3rd ed.). Kailua, HI: Schroeder.

Sensory Integration International. (1988, September). Neurobiological foundation for sensory integration. Document, seminar presented at Boston University.

Smaga, B., & Ross, M. (1991). Assessment: The Smaga and Ross Integrated Battery (SARIB) assessment. In M. Ross (Ed.), Integrative group therapy: The structural five-stage approach (2nd ed., pp. 107-142). Thorofare, NJ: SLACK Incorporated.

Smith, D. (1993). Effects of psychotropic drugs on the occupational therapy process. In R. E. Cottrell (Ed.), Psychosocial occupational therapy: Proactive approaches (pp. 385-388). Rockville, MD: American Occupational Therapy Association.

Stockmeyer, S. (1967). An interpretation of the approach of Rood to the treatment of neuromuscular dysfunction. Am J Phys Med Rehabil, 46, 900-956.

Stockmeyer, S. (1972). A sensorimotor approach to treatment. In P. Pearson & C. Williams (Eds.), Physical therapy services in the developmental disabilities. Springfield, IL: Charles C. Thomas.

Sullivan, H. (1947). The conceptions of modern psychiatry. Washington, DC: William Alien White Foundation.

Travell, J. (1983). Myofascial pain and dysfunction. Baltimore, MD: Williams & Wilkins.

Van Schroeder, C., & Chung, R. (1993). Occupational therapy impacts the care of patients at risk for tardive dyskinesia. In R. Cottrell (Ed.), Psychosocial occupational therapy; Proactive approaches. Rockville, MD: American Occupational Therapy Association.

Voss, D. E. (1972). Proprioceptive neuromuscular facilitation: The PNF method. In P. Pearson & C. Williams (Eds.), Physical therapy services in developmental disabilities (pp. 223-281). Springfield, IL: Charles C. Thomas.

Voss, D. E., Ionta, M., & Myers, B. (1985). Proprioceptive neuromuscular facilitation: Patterns and techniques (3rd ed.). New York, NY: Harper and Row.

Wilbarger, P., & Wilbarger, J. (1991). Sensory defensiveness in children 2-12: An intervention guide for parents and other caretakers. Santa Barbara, CA: Avanti Education Programs.

제 11 장

자살행동-임상적 근거가 되는 위기상황의 결정적인 정보

Suicidal Behavior- Critical information for Clinical Reasoning

요점 | KEY POINTS

- ✧ 자살을 바라보는 과거와 현재의 견해
- ✧ 자살예방책 세우기
- ✧ 자살 통계에 구속되지 말고 고려해야 할 것
- ✧ 자살의 인지와 정서적 특성
- ✧ 광범위한 중재내의 위기모델
- ✧ 예방의 중요한 목표
- ✧ 작업치료 중재를 위한 심리교육적인(psycho education)모델
- ✧ 치료적인 관계유지
- ✧ 장년기, 소아 및 청년기 중재를 위한 안내지침
- ✧ Skill-Building 모델을 사용한 작업치료 중재
- ✧ 인지, 정서 및 행동의 전략과 가족 교육
- ✧ 생활양식으로서 자살반응

핵심 질문 (FOCUS QUESTIONS)

1. 치료중재 받으며, 자살하고픈 생각이 드는 모호함의 의미는 무엇인가?
2. 위기를 넘긴 뒤에 급성 자살 기간(위기상황 동안) 동안 중재하는 것과 장기간 중재하는 것에 어떠한 차이가 있는가?
3. 자살하려고 할 때 확실한 판단으로 사람들의 능력을 낮추는데 예상될만한 요인들은 무엇인가?
4. 매일 작업에 참여하는 사람들에 관해서 약간의 우울 과 중정도의 우울증 그리고 심한 우울증간에 어떻게 다르게 나타나는가?
5. 어떻게 높은 수행능력 기준표를 가지고 자살위기의 사람에게 기여할 수 있는가?
6. 치료적인 관계에 놓여져 있던 내담자가 자살할 때 어떤 특별한 긴장이 있었는가?
7. 만약 내담자인 그 또는 그녀가 자살할 것 같은 암시를 받았다면 당신은 무엇을 할 것인가?
8. 어째서 성공으로 세워나가는 것이 특히 우울증이나 자살행위를 할 사람에게 중요한 중재 인가?
9. 소아. 청소년시기 특성상 그들이 자살을 행위로 옮기는데 가장 큰 위험(risk)요인은 무엇이며 이 시기의 특성은 무엇인가?
10. 작업치료가 특히, 우울증이거나 자살하려는 후기 아동기와 청소년시기에 중요하게 제공되어야 한다고 하는 이유는 무엇인가?
11. 활동 스케줄 기간은 어떤 의미이고, 왜 그것을 우울증이 있는 아이들에게 사용했는가?

서론 (INTRODUCTION)

이 본문에서 요약된 이론적인 틀들은 각각에 따로 되어 있어서 자살과 관련된 문제들을 이해 할 수 없다. 그 이론가들에 따라 자살은 중재에 대한 믿음 과 작업치료사의 역할, 인간의 일반적인 기질, 기능부전의 병인에 관하여 상호교환적인 가정(전제)하에 이루어진 용어로 이해하게 될 것이다. 그러나 연이어 계속해서 덧붙여지는 정보는 읽는 사람들로 하여금 특별한 문제로서 자살에 관하여 전문가인 사회과학자들을 뛰어넘어 그들을 더 깊이 있게 이해하는데 도와준다.

우리 직장 내에서 학생 같이 신입 작업치료사가 불안이 심한 내담자나 자살환자에게 자주 대답해야 하는 고충을 알고 있기 때문에 우리는 앞으로도 있을만한 정보들을 수록하려고 한다. 사실, 우리들이 자살행위 했던 내담자와 함께 작업하게 되면, 아마도 우리들은 대부분 불안해 할 것이다. 여기에서 제공되는 정보는 독자로 하여금 그녀나 그 자신들에게 직접적으로 중재된다는 가정하에 평가하고 적용하는 것을 도와줄지도 모르며, 치료사가 자살자의 개인적인 필요에 따라서만 대답해주고 이해한다. 우리들은 인기 있는 치료적인 이론적 틀과 관계없이 이 정보가 유용하게 사용되기를 바란다. 우리들은 계속되는 논의에서 제안된 모든 중재 가이드라인이 똑같이 모든 중재의 이론적인 틀과 상호교환을 가지지 않는다는 것을 인식해야 한다. 우리들이 불일치를 일으키는 부분에 있어서는, 우리들은 독자가 동료들과 함께 대화로 풀어가길 권한다.

우리들이 이 장에서 소개한 정보의 많은 부분이 앞 장의 본문에서 있었던 것을 재차 반복해서 기술했다. 덧붙여서, 이 최신판에서는 후기 아동기와 청소년기의 자살 문제에 대해 특별히 귀를 기울여 다루었다. 이전의 장들에서 의존했던 인구통계학 중의 대부분은 구성이 변했지만 방향은 바뀌질 않았다 ; 그렇지만, 의미 있는 하나의 중요한 변화가 자살행위에서 가장 자주 사용했던 방법이 바뀐 것이다. 자살방지에 대한 1998년 미국에서 보고된 기초 자료에서 보면, 소총들이 10세에서 14세 소녀. 소년 그리고 모든 세대의 여자와 남자에게 현재 자살에서 가장 빈번하게 사용되는 방법이다.

정보에 대한 필요 | The Need for Information

어떤 면에서, 작업치료사는 자살하고자 고민하는 내담자나 환자와 마치 교전하는 것과 같다. 이 개인들은 가족관심과 같은 것에 제한되어 있거나 신체적인 상실이 있을지도 모른다. 치료사는 자살하려는 사람을 인식하는 것이 제일 먼저일지도 모른다, 또는 그녀 혹은 그의 우울증이 너무 심하기 때문에 그 사람을 치료한다고 생각할런지도 모른다. 자살예방에서 자살이론과 자살예언자들 그리고 기초적인 개념을 포함한 자살-정보에 관해 보건 분야에선 모든 개개인들에 있어 자살의 핵심 정보를 획득하는 것을 권한다. 비록 보건 전문가가 자살에 대해 개별적인 치료를 직접적으로 처치하지는 않지만 그들이 나중에 지지자로 사용될 뿐만 아니라, 위기상황에서 개인의 요구에 반응해 줄 수 있는 자원으로 ; 즉 그들 자신이 지역사회에서 이용할 수 있는 자원임을 깨닫게 할 필요가 있다. 이미 그렇게 하지 않았던 연구가는 자살예방의 영역에서 자살하려는 사람들을 더욱더 이해하기위해 고도화된 기술을 익히기 위해 계획된 세미나 혹은 코스에 참여하도록 권한다.

자살에 대한 이해성향(견해)
(CURRENT UNDERSTANDING OF SUICIDE)

자살은 한 사람의 삶에서 그 생명을 고의적으로 스스로 종지부를 찍도록 하는 행위이다. 그것은 스스로 자멸적인 행위를 하거나 생명에 위협을 가하는 넓은 범위의 연속선상에서 인간의 생의 결말이란 뜻으로 간주했다 (Victoroff, 1983; Worden, 1976). 우발적으로 자살을 시도하는 많은 개개인들이 스스로 자멸적인 행위를 한 사전 병력을 가지고 있다. 총부리로 자신의 머리에 대고 쏘려는 것은 알콜중독자가 술을 과용하는 것이나 당뇨환자가 만약 자신의 인슐린 수치 낮추는 것을 잊어버리는 것, 모두 엄밀히 말하면 자신을 죽이는 잠재적인 것이다 ; 그리고 그들 자신의 죽음을 더 빨리 이르게 한 성급했던 생활을 고찰해볼 수 있는 것처럼, 결국 질병으로 인해 죽는 수많은 개인들을 되돌아보게 할지도 모른다. 비록 이 본문에서 자살이론과 예방에 대한 논의가 그자신의 삶을 계획해서 표출하는 것과 확실한 자살 행위에 초점을 맞추었지만, 치료사는 의심할 여지없이 그들이(그 또는 그녀) 돌보는 환자나 내담자에게 있어서 극심하게 자신을 자해하는 행위가 있음에도 불구하고, 희박한 경우 똑같이 괴롭히는 것들과 맞서게 된다.

자살은 정신질환자로 간주되지 않는다 | Suicide No Longer Seen as an Indicator of Mental Illness

정신질환을 앓고 있지 않는 한, 일반적으로 사람들은 한번정도 자신의 삶을 스스로 죽으려던 생각을 해보지 않았다면, 그 주제가 동시대 자살에 대한 저술로 분명히 오랫동안 지속되지 않았을 것이다. 오늘날, 비록 일시적으로 욕구가 전개되지 않았다 해도 죽음에 대해 동경하게 되며, 그것이 그들의 인생에서 다소차이가 있지만 대부분의 사람들이 경험했던 것으로 인식한다. 비록 진척되었다 해도 자살을 원하는 것이 정신질환과 같은 징후라고는 생각하지 않는다. 그러나 스트레스, 정신질환(특히 우울증, 정신분열증, 치매 그리고 알콜남용), 신체적 질환(특히 심한 말기질환) 과 고령화가 자살의 위험요인으로 증가 되는 것을 통계적으로 의미 있게 확인됐다 (American Foundation for Suicide Prevention, 1996; Kaplan & Sadock, 1998, pp. 864-869; Kaplan, Sadock, & Grebb, 1994, pp. 804-805).

자살에 대한 지난 견해들 | Past Perspectives on Suicide

자살은 많은 감정적인 상태와 서로 관련된다. 즉: 우울, 노여움, 죄의식, 절망상태, 무감동. 자살과 자살을 시도하는 것이 수면을 원하는 것처럼 인식하기도 하고, 심리학적으로 다시 태어나길 바라는 소망으로, 불멸의 사람으로 되길 원하고 누구도 통제할 수 없는 길로 도피하고픈 것을 생각한다. 오랫동안, 자살에 관한 전통적인 Freudian 정신분석학자 입장에서는 자살에 대한 연구 저술을 우위에 두고 치료에 대처하기를 권한다. 간략하게 말하면, Freud는 우울은 중요하게 여기는 사랑하는 대상을 잃어버린 것에 대한 반응이라고 생각했다. 대상 상실은 실제로 대상으로부터 분리될지도 모른다거나, 더 낮은 수준에서 유일한 희망으로서 사랑했던 사람에 의존하는 것처럼 무능해보일지도 모른다; 그것이 의식적이든 무의식적이든 분노를 이끌어낸다. 이 노여움은 자기-파괴적인 행동에서 거슬러 자기 내부로 향하는 것이다 (Freud,1949; Hendin, 1961; Shneidman,1976). 일반적으로, 더 미흡하게 강조되므로 적대적인 역할에 놓여지기 때문에 절망과 자아-존중감 상실이 되므로 더 세심한 주의가 이루어져야 한다. 더 나아가, 행동주의 이론, 본질적인-인본주의 그리고 사회적이고 인지주의적인 심리사회주의적인 중재로서, 그들이 자살에 반응하는 것을 거들며 고민, 스트레스, 건강의 측면에서 의미 있게 수정보안 했다. 총체적으로 사회전반적인 환경 내에서 개별적인 자살행위의 관계, 그 사람의(그 혹은 그녀의) 삶 전 영역에서 대처하는 양상 그리고 그 사람의 행실에서 인지적인 요소들을 인식하고 있는지와 관련성을 갖고 더 깊이 강조해두어야 한다(Heling, 1984; Kaplan & Sadock, 1981; Pretzel, 1984; Tripodes, 1976; Valente & Hatton, 1984; Victoroff, 1983).

자살과 생리적인 상태 |

Physiological States and Suicide

비록 결정된 것은 아니지만, 최근 많은 연구가 신체의 생화학적인 변화에 대한 스트레스와 우울증과의 관련성을 더 이해하기위한 연구가 되고 있다. 특별히 관심의 물질은 CNS에서 특히 카테콜아민(노르에피네프린 과 도파민) 과 인돌아민 세라토닌 신경전달 물질이다(de Catanzaro, 1986; Guttmacher, 1988; Kaplan & Sadock, 1998, p. 869; Kaplan t al., 1994; Maris, 1981, p.283).

Note : 특히, 자살을 시도했던 우울증이 있던 일부 환자들에게서 세라토닌 부족을 확인했다 ; 동물과 인간연구에서 흔히 충동행동과 세라틴 결핍 간에 연관성을 제시했다(Kaplan & Sadock, 1998, p.869; Kaplan et al., 1994, p.808). 우리가 위 본문에서 이미 논의했던 것처럼 자살적인 우울증의 생화학적이거나 신체적인 표명들에 대한 초점이 뇌에 대해 관심의 정신의학에서 현저한 재 발생에 따른다.

자살 예방책 세우기 |

Orienting to Suicide Prevention

개인적으로 자살의 특성 이외에 자살과 관련해서 직접적으로 연관된 3가지 차원을 이해하고 자살을 예방해야 한다 즉 :

1. 자살위기는 장기간 만성적인 습관이 아니라 긴급한 촉발적인 것이며, 일반적으로 상황은 수년이나 몇 개월 된 상태가 아니라 며칠 혹은 몇 시간 내에 이루어진다. 다수의 사람들이 자기 파괴적인 생활사를 가지거나, 인생을 살아가는 동안 여러번 자살위협을 당하거나 시도를 하기도 하며, 아주신중하게 심사숙고해서 결정해야하는 실제적인 위기가 일어나게 되면 행동으로 옮겨버린다거나 혹자는 짧은 기간에 시도를 한다. 위기상황의 문제점으로서 자살에 대한 조망은 오늘날 그 접근방식에 여러 다양한 이론적인 치료의 틀로 볼 수 있도록 하는데 의미 있는 영향을 미쳤다. 이 말은 수많은 자살자의 개별적 갖고 있는 일반적인 스트레스인 신체적이거나 심리적인 맥락에서 자살하고픈 위기를 경험했을 때처럼 자살하려던 개개인들에게 하나같이 전부 그 위기에서만 모면하기위해 단기적인 처치를 해주었던 것이 아니라 장기간 치료적 중재를 해야 한다는 것이다. 중재의 초기단계는 당사자가 위기를 경험하고 있는 것에 초점을 맞추어 치료한다. 심한 증상이 완화되는 것을 추구하고, 완치될 수 있도록 이끌어간다. 그래서 치료사는 종종 아주 주도적으로 하기도하고 부모가 되기도 한다.
2. 실제로 인간본질을 연구하는 모든 자들이 죽고 싶은 양가감정이 있다. 자살의 패러다임은 단지 죽고 싶어 하는 문제뿐만이 아니라, 죽고 싶어 하진 않지만 오히려 거기에는 살고자하는 욕구와 죽고 싶은 욕구가 둘 다 나타내는 것이 보통이다. 젊은이들은 자신의 삶을 살다가는 최종적으로 죽음을 맞는 행위보다는 오히려 그들(그 혹은 그녀)은 그가 경험하고 있는 고통을 끝내기위한 해결책으로 자살을 볼지도 모른다.
3. 대부분 자살 사고들은 두 사람 관계(예로, 개인적인 그 혹은 그녀가 죽음을 고민하며 깊이 사고하는 자에겐 타인의 죽음이 종종 영향을 준다) 하다. 영향을 미치는 중요한 다른 면은 누군가는 부담이 줄어들길 원하고, 혹은 처벌이나 주의를 원하는 누군가가 있을지도 모른다. 중요한 또 다른 측면은 이미 죽은 자를 개인적으로 연합하기를 원하는 누군가가 있을지도 모른다(shneidman, 1976).

자살인구 통계학
(DEMOGRAPHY OF SUICIDE)

자살 연구자들은 위험수위가 높은 개인들에게 시행해서 확인된 인구학적 통계자료나 관련성을 지닌다고 했다(자살예방을 위한 미국재단, 1998; Diggory, 1976; Dorpat & Ripley, 1960; Kaplan & Sadock, 1998, p. 871; Kaplan et al., 1994; Linden & Breed, 1976;

Litman & Wold, 1976; Swanson & Breed,1976; Wise & Rundell, 1988; Worden, 1976). 이 영역에서 저자들은 다음과 같은 것을 강조했다 -즉, 그 통계 자료가 1) 자살시도가 실패한 것을 정확하게 반영하지 못하는 이유와 2) 많은 죽음은 실제로 자살한 것으로 간주할 수는 없기 때문에 정보가 잘못될 수도 있다. 예를 들어, 그러한 죽음은 자살로 인해 붙여지게 되는 편견 과 가혹한 규율 그리고 자살과 관련해서 포기해야 되는 보험 때문에 지역사회주민이나 가족들에 의해 은폐될지도 모르기 때문이다.

다음에 소개되는 자료는 자주 인용되는 것들이다.

- 성 : 자살비율이 남.녀간의 일정한 차이가 있으며 통계적으로 가장 유의미하다. 그 비율은 2번에서 크게는 7번까지 여자보다 남자에 있어서 큰 차이가 있다(자살예방을 위한 미국재단, 1998; Kaplan & Sadock, 1998, p.864; Kaplan et al., 1994; Linden & Breed, 1976; Resnik, 1980).
- 연령 : 두 번째 중요한 통계적 의미는 연령과 관련된 요인이 상대적으로 의미를 지니고 있었다. 백인 남성의 경우 연령이 높아짐에 따라 자살률도 증가되는 경향이 있다: 자살의 가장 높은 비율은 연령이 가장 많았던 남자들 중에 있다. 백인 여성의 자살률은 40세에서 54세에 가장 정점을 이루고, 다시 75세 이후에 정점을 이룬다(자살예방을 위한 미국재단, 1996; Kaplan & Sadock, 1998, p.864). 비록 젊은 사람들 가운데 그 비율이 앞에서 언급했던 다른 집단에 비하여 낮지만, 연령집단에서 죽음을 이끌어가는 원인중의 하나라는 점에서 유념할 필요가 있다. 대학생들 가운데 사망 원인의 두 번째가 자살임을 보고했고, 세 번째는 15세에서 24세, 네 번째는 10세에서 14세의 나이에서 일어난다고 한다(American Foundation for Prevention of Suicide, 1998).
- 인종 : 백인(코가사스 인)의 자살비율은 비-코가사스인의 거의 두 배지만, 아프리카계 미국인들 사이에서 자살비율은 증가하고 있다- 즉 최근 이민 온 집단과 원주민들 가운데서 증가하고 있다. 한편, 백인의 자살비율은 나이가 들어가하면서 그에 따라 증가하고, 아프리카계 미국인의 자살비율은 25세에서 29세 사이 증가하고 그 후에는 감소된다 (Kapan & Sadock, 1998, p.865; Swanson & Breed, 1976).
- 사회적인 관여 : 사회적 교제가 미흡하게 만드는 모든 요소가 자살위험을 증가시키는 경향이 있다. 이 요인들은 배우자의 죽음을 포함해서 별거나 이혼, 혼자 사는 것, 부부간의 고립된 감정, 실업 그리고 낮은 사회적인 참여를 들 수 있다(Kaplan & Sadock, 1998, p.865; Kaplan et al., 1994, p.864; Resnik, 1980; Worden, 1976).
- 과거의 자살시도 ; 통계량이 바뀌지만, 이전에 자살을 시도했던 경험을 지닌 자들 중 0.5에서 1/4 사이의 사람들이 결국은 자신이 목숨을 끊는다고 믿었다(American Foundation for Suicide Prevention , 1996); 그리고 통계학적으로, 자살을 시도했던 병력은 앞으로 자살을 시도할 예비자를 찾아내는데 가장 탁월한 것으로 인용되고 있다 (American Foundation for Suicide Prevention , 1996; Kaplan & Sadock, 1998, p.867).
- 건강 요소들 : 허약한 신체나 정서적 건강상태는 자살률의 증가와 관계가 깊다(Kaplan & Sadock, 1998). 빈약한 건강상태는 물질남용과 정서적. 정신적 장애의 병력 그리고 만성 혹은 급성적인 건강 문제들을 내포하고 있다. 알콜남용(알콜 의존율이 전체의 25%)과 양극성 에피소드를 특히 포함한다 (American Foundation for Suicide Prevention , 1996;Doorpat & Ripley, 1960; Kaplan & Sadock, 1998, p.865; Murphy, 1986;Robins, 1981; Worden,1976).
- 그 외 요소들로는 일찍 부모를 잃고 자살의 가족력을 가지고 있는 것이 자살자와 통계적으로 상관이 있다고 한다(American Foundation for Suicide Prevention, 1996; Kaplan & Sadock, 1998, Roy, 1983)

자살 통계에 구속하지 말고 고려해야 할 것

Seeing Beyond Statistics

비록 앞의 요소들이 개인에 고 위험수의로 간주해서 시도하는 것이 통계적으로 유의미 할런지는 모르지만, 그 연구결과들이 자살로 성공한다든지 실행으로 옮기지 못할 거라든지 결과적인 의미로 추론할 수는 없다. 자살로 실행하겠다는 사람이 실제 행동으로 옮긴다면, 통계적인증거가 되지 않는다고 할지 모른다. 물론, 개인의 감정적인 특성이 결정적으로 중요한 요인이다 ; 그러나 과거 프로화일이나 통계적 수치 없이 우리의 내담자인 그 혹은 그녀가 자살하는 것으로부터 안전할 것이라는 데는 틀림이 없다. 개인의 절망감이 있으면, 그 혹은 그녀의 평가가 충분하고 자살할 희박성이 있다.

자살인식과 정서적 특성
CHARACTERISTIC EMOTION AND COGNITION OF SUICIDE)

비록 자살에 대해 인간의 잠재 속에 매우 다양하게 존재하지만, 보건전문가는 우울로 암시되는 일반적인 특성에 민감해야 한다. 그 특성들은 인간의 행동 과 느낌 그리고 생각을 통해 나타날 수 있다. 이 특성들에 대해 간략하게 내용을 정리하면 다음과 같다.

우울 | Depression

우울은 자살 감정의 아주 중요한 요소로서 자주 언급된다. 대부분의 많은 사람들이 우울감이 자살은 아니라고 하지만, 자살하는 대부분의 사람들이 우울해한다. 최근 문헌의 통계에서, 보통 자살하려던 사람의 60%이상이 주요 우울증으로 확인됐다(American Foundation for Suicide Prevention, 1998).

전문가들이 아동과 청소년 시기의 우울 증세를 인식해서 도와줄 필요가 있다. 인지심리학자인 Aaron Beck은 심각성에 따라 세 단계로 우울의 각 단계를 나누었다. 약간의 우울, 이 우울정도는 ; 사람의 삶 가운데서 " 갑자기 화를 낸다거나" 거의 즐거움이 없는 것처럼 보이게 될지 모르며, 그녀 혹은 그가 하루에 두어 번 혹은 간혹 우울의 느낌이 밖으로 표출되고 기능적으로 나타낸다. 짜증의 성향이 증가할지도 모른다.

중증도 우울, 이는 더 고집스럽고 조금씩 그 사고에 사로잡혀 즐긴다. 활동범위 내에서 만족하거나 정상적인 활동의 즐거움(기쁨)이 우울증의 전체적인 증세로 가장 일관성 있게 나타내는 단일 증상으로서 Beck이 언급했다. 종종 사람들은 적당한 우울함은 세월의 " 지루함"을 자신이 스스로 느끼는 것으로서 설명했다. 약간 과 중간 우울증 둘 다, 인간이 자신의 자책과 자기신념의 상실감들을 경험할 런지도 모른다. 중정도 우울증은, "슬픔"이나"비관적인" 감정이 스며있어서 본인 자신이 삶에서 빈번하게 혹은 쉽게 호소한다. 우울증이 증가되며, 그 당사자는 외관상으로 아주 간단하게 보이는 사태에 대해 결정하는 것이 불가능하거나 힘들어질 때까지 더욱 엉거주춤 하는 경향이 있다. 마찬가지로, 동기부여가 빈약하고, 일과 학교 그리고 기본적인 과제수행에 대해 필요한 에너지를 발휘하는데 점점 더 힘들어하게 된다. 이런 사람이 지니고 있는 경하거나 중정도의 우울은 다른 사람들에게 의존하는 것을 못하게 되면 자주 화를 내고 타인에게 점점 더 의존하기를 바라게 되는 것을 경험하게 될지도 모른다.

심한 우울은 그 사람들 자신에게서 우울증이 완전히 굳어져있다. 이따금 이 심한우울은 아무것도하지 않는 우울증으로 불린다. 당사자는 음식을 먹고 정상적인 자조활동을 수행하는데 전혀 못하게 될지도 모른다; 그나 그녀는 자신의 방에서 나오는 것을 거부하고 침대로 회피하여 움츠리고 있다. 심한 우울증인 사람들 중에서 때로는 죽음으로 해결하려 하기 때문에 직접적인 의학적 응급처치가 필요하다. 그 혹은 그녀는 때론 고함지르고 울부짖지도 않고, 무엇인가 요청하지도 않는다. 그 대신, "눈물이 메말라 버린 "매정한 것으로 나타낼 수도 있다. 오래전부터 스스로 자신을-비난하고 자책하는 감정은 현재 자신을 혐오하고, 자신의 신체를 학대한다거나 용서할 수 없는 죄를 졌고, 자신이 살 가치가 없다는 느낌들로 망상할지 모른다.

단지 우울로 인해, 자살할 것으로 오해할지 모른다. 우울증이 심한 사람과 중정도인 사람은 자살을 원해서 실행으로 옮길만한 에너지가 없을지도 모른다. 자살은 우울 뒤에 에너지 회복하고 끌어올리려고 했던 시도였을지 모른다.

그 외 문헌에서 우울장애에 대한 창의적인 정서프로토콜 같은 정서와 인지요소들이 있다(Beck et al., 1979; James, 1984; Kaplan & Sadock, 1998, pp. 533-538; Neuringer, 1976; Shneidman, 1976; Swanson & Breed, 1976; Victoroff, 1983). 이에 대한 내용들은 다음 장에서 기술된다.

절망감 | Hopelessness

절망감은 대부분 자아존중감이 떨어지므로 유발된다. 단지 개인이 만성 질병에서 유발되었을지도 모르고, 구제할 수 없어 보이는 상황이 아니라, 그 자신의 삶이 피폐되어있고 자주 수치심과 창피함을 느낀다(Shneidman, 1976). 특히 주목할 것은, 상실의 영향력이다–즉, 자존감이나 자신의 일부, 사랑했던 사람의 상실이 그것이다.

한 인간이 희망 없이 유지하고 동행했던 사람을 상실하면 그가 할 수 있는 기능은 절망상황을 해결하는 것으로서 자살해서 되돌아가려고 하는 것으로 보여 질지 모른다. 사랑했던 사람은 돌아올 수 없을 것이며, 자살은 그나 그녀가 지닌 고통을 현실적으로 다른 힘으로 해결하고자 시도하거나 현실적인 것으로부터 벗어나려는 의미가 있다.

엄밀하게 말해서 절망감은 동기가 손상된 것이다. 동기가 역동이라 하더라도 치료적인 이론적 틀에 따라 해석한다는 가정 하에 다루어야 한다. 많은 자살 환자들은 그들의 편의대로 자살행동을 만들어내지만 그들에게 그러한 욕구는 오랜 경험에서 나온 것은 아니다. 이전에 시도했던 자살행위에 의해 고정되어 자살행동에 영향력을 준다.

완고함 | Rigidity

종종, 개인이 역할을 유동 있게 변할 수 없고 강직한 것으로 비교해서 자살하는 행위를 달리 주목한다. 그나 그녀는 일정한 틀 안에서 자신을 유지하고 다른 대안은 인식할 수도 없다. 그 외에 창의적인 것을 하기 어려워한다.

완고한 것은 자주 자살충동에 사로잡힌 개인의 사고안에서 설명했다. 이분적인 사고나 극적인 경향이 있다(예, 개인적으로 도덕–비도덕, 항상–늘 그렇지 않음, 옳은 것–잘못된 것 , 용어들로 생각하는 경향[Neuringer, 1976]). 활동을 나타낼 때, 참여자가 사회화에 대한 기회로 삼는다거나 과정을 즐기는 기간으로 보지 않고 단지 그 활동이 실패나 성공한 결과로써 작업적인 일로만 간주할는지 모른다. 완고한 사고는 특히 타협하고 정서적으로 문제를 해결해야 하는 능력이 떨어진다.

의무 | Commitment

자살을 시도하는 많은 사람들은 직업이나 관계에서 높은 목표나 포부를 가진다. 이러한 기대가 완화되지 않고 그 기대가 충족되지 않을 때 실패감이 발달한다.

실패 | Failure

사람은 자신이 개인적이고 가끔 높은 기대에 맞게 살지 못했다고 느끼며 생존 가능한 어떤 다른 기준이 없다고 지각할 수 있다. 예를 들어, 자신에게 적당한 직종을 계속 유지할 수 없거나 자신이 선택한 대학에 들어갈 수 없는 직업과 관련되어 실패가 있을 수 있다. 그 사람이 한 개인에게 특유한 논리를 사용하면 예를 들어, 작업치료업무를 완수할 수 없는, 단순한 업무 실패가 생애과업(예, 취업)의 실패와 같은 정도만큼 자존심에 타격을 입은 것으로 간주될 수 있다. 실패는 또한 관계성에서 일어날 수도 있는데, 예를 들면 훌륭한 엄마가 되지 못한 것, 배우자의 흥미와 관심을 지속할 수 없는 능력 혹은 친구와 편안하게 이야기할 수 없는 것이다. 실패는 자주 죄책감을 수반한다. 예를 들면, 본인의 행동이 다른 사람을 실망시킨다고 생각하거나 스스로를 타인의 무거운 짐으로 지각하기 때문에 그 사람은 죄책감을 느낀다.

수치심 | Shame

사람들은 그들의 실패가 공공연하게 되면 수치심을 경험한다. 실직을 하거나 학교에서 낙제하게 될 때 그 실패는 더 이상 비밀이 지켜지지 않는다. 자아–존중감의 상실과 자존심의 상실이 나타난다. 이러한 수치감이 왜곡된 반응이 될 수 있는 이유는 그 사람은 타인이 자신에게 부정적인 의견을 가지고 있지 않을 때도 다른 사람이 자신에게 부정적인 의견을 가지고 있다고 가정하기 때문이다.

고독 | Isolation

고독은 자살 상황의 필요한 구성요소가 되거나 앞서 일어난다. 삶에서 의미 있는 타인이 거의 없는 사람은 이미 더 큰 위기에 처해 있다. 게다가, 자기–존중과 희망의 상실과 더불어, 개개인은 관계의 강도, 타인의 성공 및 자신의 중요성에 대한 결여를 강조한다. 심지어 다른 사람과 함께 있어도 "아무도 내가 어떤 것을 느끼고 내가 모든 사람과 얼마나 다른지를 알 수 없다" 고 점점 더 느끼는 일종의 인지적 고립 또한 존재한다. 타인으로부터 철회가 점점 더 발전하고 타인들이 줄 수 있었던 가능한 지지가 줄어들며 실제 경험을 할 수 있는 기회가 감소한다.

화 | Anger

비록 화가 반드시 자살을 일으키지 않을지라도, 간혹 자살을 시도한 사람에게서 화가 존재한다. 화는 행동으로 실행하면서 공공연한 것으로 드러날 수도 있거나 감추어질 수도 있다. 개개인이 "내가 화났기 때문에 나는 보호받을 만한 가치가 없어"라고 결론을 내릴 때, 가끔 화는 수치심을 증강시킨다.

시간 지각 | Perception of Time

몇몇 연구자들이 자살하는 사람이 더 시간-지향적이라고 주목하였다(Binswanger, 1958; Brockopp & Lester, 1970; Neuringer, 1976). 이러한 사람들은 자신들을 미래상황에 놓아보는데 어려움이 있고 "만약"이 일어날 수 있다고 상상한다. 게다가, Neuringer(1976)는 현재에서 시간이 매우 빠르게 움직이는 것으로 지각한다는 증거를 찾았다. 자기-파괴적인 사람은 삶이 빠르게 움직인다고 느끼며 여전히 자신의 미래를 상상하는데 어려움이 있다.

개인 특유의 논리 | Idiosyncratic Logic

논리가 부족하거나 개인 특유의 논리로 더 많이 생각될 수 있다는 것이 자주 주목을 받았다(Alvartez, 1970; Beck 등, 1979; James, 1984; Neuringer, 1976; Tripodes, 1976). 가끔 발생하는 일은 실행하도록 결정이 되면, 사람은 모든 수반하는 사건들을 결정의 타당성을 강조하는 것으로 해석한다. Tripodes (1976)는 자살노트에 문제나 사건들, 혹은 명백한 관심사를 인용하거나 다른 사람들이 관계없는 것으로 여길 수 있는 사건들을 자세히 설명한다는 것을 강조하였다(Dorpat & Ripley, 1960). 노트에 기록한 사람은 자기 자신을 다른 사람과 구별되는 것으로 기술하였고, 그러므로 평범한 신념에 따라서 평가되지 않는다고 설명한다. 개개인은 두 사건이 함께 일어날 때 인과관계를 부정확하게 지각한다. 그 혹은 그녀는 탈중심화할 수 없거나 얼마나 개인의 지각과 의견이 타인들과 다른지를 알 수 없고 절대적인 관점으로 생각하는 경향이 있으며 모든 상황을 동등한 중요성을 가진 것으로 지각하는 경향이 있다 (Tripodes, 1976[자살의 감정 프로파일의 실례 보라]).

Alvarez (1970)도 그가 자살의 개인적인 논리로 부르는 것에 관하여 언급한다. 자살은 전에는 우유부단함과 무력감이 있었던 성공하는 행동을 하는 사람에게 재연될 수 있다. 그것이 힘의 소멸로 이르게 된다는 사실에도 불구하고 큰 힘과 통제의 실행인 것처럼 보일 수 있다. 영원의 기준에 의하여 개인의 삶이 성공인 것처럼 보이는 선택이 있을 때, 자살은 뒤에 남겨진 사람들에 의해서 수용하기 가장 어려운 것일 수 있다. 사람은 내면의 신념을 가질 수 있는데, 성공 혹은 행복이 가치가 없거나 혹은 문화적으로 정의된 것으로써 성공이 공허하거나 무의미한 것처럼 보일 수 있다. 아무런 중요성과 명백한 손실이 없는 경우에도, 여전히 자신이 보는 바로는 자신과 목적의 축소가 존재하고, 외부인에게는 자살의 이유가 이치에 맞지 않는다.

광범위한 중재의 위기모델 (CRISIS MODEL WITHIN BROADER INTERVENTION)

위기중재모델은 이원적 초점을 가지고 있다: 1) 내담자를 압도하고 자살 반응을 야기하는 높은 불안과 긴장에 반응하고 2) 현재의 위기를 일으킨 증상과 지금의 상황을 다루기 위해 내담자 문제를 해결하도록 돕는 것. 위기 동안에 문제 해결의 목표는 건강한 적응을 촉진하고 내담자가 다가올 위기를 예방하고 지금의 상황에 대처하는 강점과 능력을 찾도록 돕는 것이다. 중재는 다음과 같은 내용을 하나 혹은 더 많이 결합할 수 있다: (1) 약물치료, (2) 환경의 적응, (3) 교육, (4) 잠시의 입원, 혹은 (5) 한번 혹은 두 번의 위기 미팅에서 1-2개월에 걸친 연속적 회기까지 다양한 치료 회기 (Kapan & Sadock, 1998, p. 896).

자살의 정서적 프로필에 대한 삽화 예시
(EXAMPLE THAT ILLUSTRATES THE EMOTIONAL PROFILE OF SUICIDE)

"... 내가 다른 모든 사람보다 다르다는 것을 기억할 수 있은 이후로 그 사실이 정말로 휩쓸어 넣었다."

" ...나에게 역시. 학교제도는 모든 사람이 저능아처럼 느끼도록 짜여졌다. 나는 타고난 재능이 있는 낙인이 찍혀 지금 12학년에 있다. 나는 시험에서 80점을 받아서 엉엉 울었다. 애처로운가? 나는 애처로운 것을 알지만 어찌 할 수 없다. 나는 너무나 경쟁적이어서 우습지 않다. 가장 최악의 요소는 내가 일에 대해 반응할 때 완전히 엉뚱하게 하지만 내가 어쩔 수 없다는 것을 아는 것이다. 나는 실패를 다룰 수 없다. 그리고 이것이 나를 죽고 싶도록 하는데 나는 나 혹은 다른 누구의 불가능하게 높은 기대에 맞추어 살 수 없기 때문이고, 누군가 적어도 80점이 시험합격이라고 말해주려 애쓸 때도 나는 그들을 주먹으로 쥐어박기를 원한다. 나는 혼자 남겨지기를 원하고 나 또한 도움을 원한다. 매우 복잡하고 때때로 어리석어서 어디에서 시작할지 나는 모르겠다.

평정에서 벗어난 삶 | Life Out of Balance

일반적으로, 자살을 하려는 소망이나 자살의 행동은 자신과 자신의 인생에서 잘못된 것에 관한 개인의 지각이 그 혹은 그녀가 경험을 변화하거나 자신의 느낌을 바꿀 수 있다는 신념에 맞서지 않는 위기에 대한 반응으로 보여진다.

우리들은 균형을 잡으려는 행동으로서 삶에 대해 생각할 수 있다. 한편으로 삶의 요구들은 개인의 기대와 역할 기대, 상실 및 실망에 의해 예시되는 것과 같은 것들이다. 다른 한편으로 사회 계약, 대인간에 일어나는 공유, 개인적 만족, 직업과 놀이에서 성취, 신분과 기쁨의 증가에 의해 제공된 것으로서 삶의 보상 혹은 이익들과 같은 것이다. 이 두 가지 균형을 유지하는 것이 개인의 대처 역량이다. 이것은 제한되기는 하나 자기-관찰, 통찰 및 판단에 대한 자신의 능력, 인내하는 능력, 목적에 관한 개인의 신념, 가치관, 생애 기술 목록을 포함한다(도표 11-1).

예외적인 스트레스 때에 대처 역량이 감소되거나 혹은 삶이 요구하는 모든 것을 처리하는데 부적절한 것으로 지각될 수 있다. 가장 사랑하는 사람, 임금 수익 능력, 혹은 자기-존중의 상실이 있을 때, 요구가 더 커지게 될 뿐 아니라 개인의 자원들이 점점 작아질 수 있다. 우리가 사랑하는 누군가를 상실한 경험을 할 때 그 혹은 그녀가 우리를 도울 수 있었던 사람으로 동일시하는 것이 몇 번이며 얼마나 유감스러운지. 이것에 덧붙여서 대처 능력의 상실은 아마 피로하거나 감정의 소진 혹은 가치관과 인생의 목적에 대한 최근의 의문에 기인한다. 정상적으로 평형상태—중개자를 회복하는 개인의 일부분이 무력해진다.

자살하는 사람은 흔히 정신병적 문제를 가진 것으로 자신을 손쉽게 동일시하는 사람이다(자살과 관련한 정신 장애를 보라). 그 결과, 많은 자살 위기들은 더 광범위한 중재의 영역에서 일어난다. 개인의 대처 능력이 이미 효력이 덜 한 것이 보여졌고, 자신의 요구들과 보상들이 남의 의지에 달린 균형상태에 처해 있다.

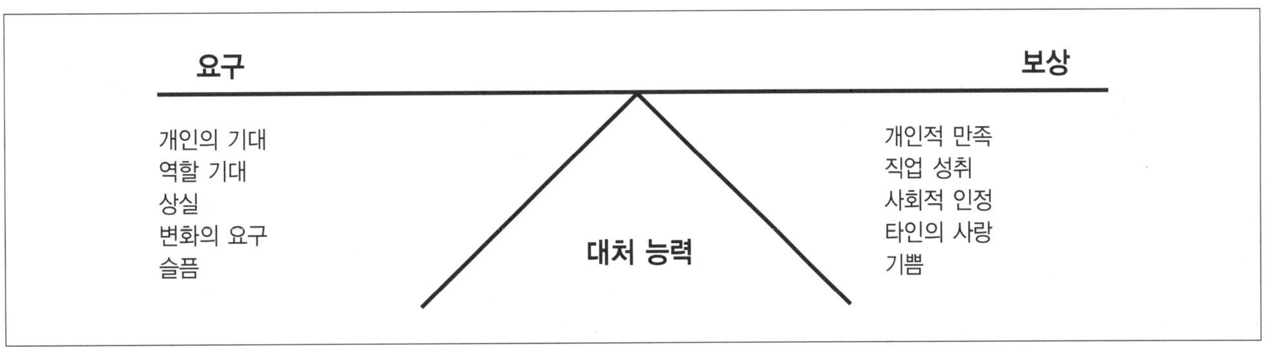

〈그림 11-1〉 자살

자살과 관련된 정신 장애들
(MENTAL DISORDERS RELATED TO SUICIDE)

가끔 인용되는 두 연구에서, Dorpat, Ripley (1960)와 Robins (1981)는 자살을 완성한 대집단을 조사하였다. 병원 기록 및 가족 구성원, 동료들, 의사와의 이야기를 활용하여 개인들의 95%에서 100%가 정신적인 병이 있는 것으로 결론을 내렸다. 양쪽 연구에 특히 알코올중독과 조울증 (양극성 우울증)을 포함하였다. 더욱 최근 실습 기술에서 자살과 상관된 주요 정신병적 문제로 정신분열증이 또한 확인되었다.

보건 전문가들에게 점점 명백해지는 것은 지금의 익숙한 위기 모델이 자살을 다루는데 충분하지 않다는 것이다. 더 많은 주의가 덜 집중적이지만 공동체내에서 장기적인 추수지도가 주어지고 있는데, 개인의 삶의 질을 향상하도록 돕고, 지지 수단에 관한 각성을 증가시키며, 장래의 위기를 개인이 피하도록 돕는다.

중재
(INTERVENTION)

첫째로, 우리는 성인들에게 특정한 중재를 다룬다. 그 다음에 우리는 자살하는 어린이와 청소년의 욕구에 반응하는 특정한 관심사와 전략들에 우리의 주의를 보낸다.

중재의 수준 | Levels of Intervention

작업 치료사들이 여러 가지 수준에서 중재에 개입될 수 있다. 자살 위기가 이미 치료 프로그램(예를 들어, 입원 환자 혹은 지역 정신 보건 환경)에 있는 성인에게 일어날 때, 작업 치료사는 치료 팀의 일원으로 개입될 수 있다. 이러한 개입이 또한 발생하는 때는 정신건강시설에서 단기- 혹은 장기 치료 프로그램에 데려온 경우인데, 위기뿐 아니라 더 일반화된 기능 장애로 예상되는 것에 반응하는 것이다.

개개인이 환자이거나 정신사회 세팅 내에 없지만(가정 건강 보호 혹은 신체 재활 세팅) 작업 치료사의 내담자일 때, 임상의들의 중재에서 주요한 역할은 자살 메시지에 방심하지 않으며 자살 위협이 존재하는 지를 명백하게 하도록 돕고 의료, 교육, 치료 혹은 환경의 변화에 대한 내담자의 욕구에 반응하는 중재에 개인을 안내하는 것이다.

개인이 위기 정신 건강 프로그램을 통하여 일어날 수 있는 위기 치료만 받을 때, 작업 치료는 개입될 수도 있고 그렇지 않을 수도 있다. 사례 관리자와 같은 사람들은 위기관리에서 추가 훈련을 받아야 한다(Cottrell., 1999). 예를 들면, 많은 위기 센터에서 제한된 회기 회수로 위기 중재를 제공한다(예, 스텝 상담자가 있는 1회기에서 6회기까지 개인 정신치료 회기). 더욱 최근에, 위기 줄어든 후에 개인을 위한 지역사회지지 집단과 활동의 유용성에 대한 주의와 관심이 주어졌다. 비록 문헌이 이 점에서 작업치료사의 역할에 관한 기술이 적더라도, 건강 교육 (Swarbrick, 1997), 지역 추수지도, 및 다른 정신교육 프로그램이 작업치료의 수단으로 존립할 수 있다 (Greenberg 등, 1988).

예방의 주된 목적 | Key Aims in Prevention

자살을 예방하는 시도는 자살 메시지를 가려내고, 필요한 경우에 보호를 제공하며, 개인의 요구와 대안을 더욱 현실적으로 평가하도록 돕고, 성공적 경험을 통하여 자기-존중감을 재건하며, 개인의 자기-신뢰를 증가시키며 자살 생각을 일으키는 상황을 강조하기 위하여 효과적으로 반응하고 확인하는 개인의 능력을 신장시킬 목적이다.

양가감정 (Ambivalence)

예방에서 한 가지 중요한 요소는 양가감정의 존재이다. 심지어 죽음이나 구원에 대한 소망이 강할 때에라도, 사람은 대부분 개인적으로 늘 양가감정이 있다. 대부분의 사람들은 생존에 대한 강력하고 모순적인 본능을 가지고 있다. 자살은 달성하기 쉬운 행동이라고 상상될 수 없다. 이러한 행동이 구조에 대한 가능성을 증가시킨다는 것을 알면서 아마 그것이 자살을 시도하는 많은 사람들이 자살에 대해 말하거나 힌트를 흘리는 이유이다. 일반적으로 자살을 하는 대부분 사람들이 죽기를 원한다고 믿을지라도 자살 시도에 대한 연구는 이러한 전제를 지지하지 않는다(Strengel, 1964; Worden, 1976). 많은 자살 시도들과 실제적 자살들은 "나는 내가 살든지 죽든지 보호하지 않는다"는 생각으로 수행된다. 가끔, 자살 시도에 대한 감정적 스트레스는 자살시도 전에 당연히 존재하는 정신적 혼란 상태가 추가된다 (Strenger, 1964). 결과는 혼란에 의해 도가 더해진 양가감정이다. 이러한 양가감정은 가능한 조력자를 찾을 수 있는 시간을 번다. 언제나 많은 시간이 있는 것은 아니지만 도움을 줄 수 있는 공동체가 이 기간동안에 접촉해야 하며 약간의 신뢰와 라포를 확립하고 개인에게 영향을 주어서 그 혹은 그녀가 어떤 한정된 자기-파괴적인 행동을 지연하고 일어나는 일을 알고 기다리는 것을 결정할 수 있게 한다. 그러나 소화기가 가장 빈번하게 완성된 자살 도구가 될 때 이 패러다임은 변화될 수 있다. 집에서 총의 효용성이 증가되면서, 가끔은 총 소유자보다 다른 누군가에 의한 가정에서 총과 관련된 죽음의 83%가 자살의 결과로 보고 되었다 (American Foundation for Suicide Prevention, 1998). 총으로 시도한 자살들은 사전-시도 중재 기회와 사후-시도 구조에 대한 기회가 줄어들면서 대부분 늘 즉각적으로 치명적이다.

정신보건 중재 (Mental Health Intervention)

지역사회 정신보건 중재는 사람의 우울증을 줄이는 것으로 종종 겨누어진다. 이런 사례에서는 일반적으로 규정된 약물을 사용한다. 그것은 탄산 리튬(조울증을 위해); 프로작 (Disata products/ Eli Lilly와 Company (IN)) 또는 다른 세로토닌-리-업테이크 억제제들(항-진정제들로서 분류됨), 또는 다른 항-진정제 약물 치료법들을 포함한다. 우리들은 특정 약물 치료법들, 약의 효과, 그리고 부작용을 설명하는 세부 내용을 위해 의사 / 약학 자원의 판독이든 검사를 제안한다. 심각한 우울증과 어디에서 약물 치료가 성공적이지 않았는지, 전기 충격 요법 그리고 (좀 더 최근에) transcranial 자성을 띤 자극은 사용될지도 모른다.

많은 의료 경영 공급자들은 약물 치료법을 위한 우울증의 연구는 약물 치료법의 결합과 심리치료가 가장 좋다고 제안한다(Kaplan & Sadock(1998) ; Kaplan et al., 1994 ; Murphy, et al., 1995). 심리학적 교육 또는 인지 치료들은 특히 최근에 인기 있다.

다른 방법과 전통적으로 확인된 전략은 우울증 장애자를 관리하기 위해 증가된 운동, leisure와 개인적인 홍미, 증가된 교육과 직업 조사, 스트레스 관리, 건강을 증진하기 위한 생활양식의 변화와 창조적인 표현수단을 증진시키는 프로그램에 참여시키는 것을 포함한다.

입원 (Hospitalization)

자살하고 싶은 충동에 사로잡힌 개인을 입원할 것일지 아닐지는 지원 네트워크의 존재를 포함하여 심각한 우울증 , 혼란의 존재 또는 인지장애, 그리고 사람이 자살을 시도하였는지 아닌지 자살하려는 구체적인 계획이 있는지 없는지의 많은 요소에 따라 결정한다. 자기 자신의 위험을 감지하지 못 할 경우 강제적으로 입원시켜 모든 상황을 일반적으로 받아들일 수 있게 조절한다.

작업치료 중재를 위한 심리 교육적 모델 | Psycho educational Model for OT Intervention

비록 작업치료 프로그램을 설명하지 않더라도, kiev는 여러 가지 중재 환경과 이론적 틀을 통해 작업 치료의 원칙과 자살하고 싶은 충동에 사로잡힌 성인들을 위한 치료의 모델을 제공했다. kiev는 만성적인 문제들을 가지고 있는 사람에 관해서

> 치료모임에서는 성격을 바꿀 수는 없지만 실제생활 상황에서 환자들이 있고 행동하는 것의 새로운 방법을 실험할 수 있을 때 (그리고) 환자들은 집에서, 또는 사람과 사람사이에 일과 관련해서 구체적인 문제의 촛점을 맞출 수 있다고 기술하고 있다.

작업치료는 자살의 만병통치약이 아니지만 그것이 개인에게 좀 더 성공적으로 자신을 경험하고 몇몇의 그 또는 그녀의 인지 왜곡을 재검토하는 기회를 제공한 활동적인 계약에 대한 기회를 제공한다. 자살로 의기소침해진 많은 사람들의 동기는 명백한 문제를 가지고 반복되어진다. 이 개인들은 자주 참여해야 하는 다른 종류들뿐만 아니라 작업 치료를 피하기 때문에 일반적으로, 그들은 어떠한 것을 이루는 것에 대한 홍미가 없고 지친다고

말한다. 만약 개인이 작업치료에 잘 참여하면 심리 교육적 틀(그리고 그것은 인지행동 모델의 적용하고 chapter 6에서 논의한다)은 유용할 것이다.

Kiev의 모델에서, 개인은 다음의 것을 성취하는데 도움을 받는다.

- 목표를 구체화하기
- 무엇이 목표 성취의 길을 가로막고 있는지 확인한다.
- 개인적인 기술의 실제적인 평가 그리고 능력 그리고 다른 사람들의 이용도를 포함한 가 능성 있는 목표를 현실주의적으로 본다.
- 무엇을 할 수 있고 없는지 평가한다.
- 어떠한 행동의 패턴들이 긍정적 변화의 길을 가로막는지를 가정한다.
- 한 사람 자신의 힘에 바탕을 둔 목표를 세우는데 가능성 있는 전략을 설립한다.
- 자신에서 믿을 수 있는 적합한 목표와 다른 사람들을 모방하기 위하여 적합하게 되지 않는 것에 대하여 확인한다.
- 합리적으로 유지된 목표의 수를 점검한다.(Kiev, 1976)

개인적 기준에 대한 자신의 판단
(Judging the Self by Personal Standards)

일단 중재 목표가 세워지면, 개인은 다음에 언급되는 목표를 완수하도록 박차를 다할 것이다.

- 일상적인 사건에 초점을 맞추십시오.
- 다른 사람들의 승인을 위하여가 아니라 자신을 돌보십시오.
- 세부 내용과 그리고 실수에 지나친 관심으로 선취를 피하십시오 ; 그러한 선취는 긴장 또는 권태로움을 만들어내는 경향이 있다.
- 자신의 경향을 다른 사람들과 비교하는 것을 피한다.
- 점점 자신을 신뢰 하게 해라; 자신의 신뢰는 본질적으로 자기 존중으로 보인다.
- 실패와 거절을 현실주의적으로 보시오 ; 관용 또는 잘못은 모색될 것이다, 그리고 성공과 실패는 다른 사람들의 기대가 아니라 개인적인 표준에 의하여 심판받을 것이다. 관계는 다른 사람들의 필요와 그 또는 그녀를 포함하지 않은 요구를 가지고 있는 것을 알아야 한다.(Kiev, 1976)

스트레스 관리 전략 (Stress-Management Strategies)

스트레스는 적응, 불안, 감정, 외상 후 증상, 몇몇 의학적 상태와 같은 다수의 장애와 동일시되는 증상이다. 스트레스는 개인의 생각과 행동에서 기인한다. 예를 들어, 어떤 사람이 상황 또는 환경의 기대의 요구를 충족시키기에는 부적절한 개인적, 환경적 수단을 가지고 있다고 생각할 수 있다. 그 사람은 아마도 개인적, 환경적 스트레스를 관리하는데 유통한 방어 및 모방행동을 가지고 있지 않을 수 있다. 최소한의 임상적 도움을 받은 몇몇 환자들은 스트레스 증상과 반응을 관리하는 법을 배울 수 있다. 다른 환자들은 스트레스에 압도되어서, 자살 할 수 있다. 이런 사람들은 의료 서비스와 더 많은 도움이 필요하다.

문제점 예상하기 : 내부적 신호 속으로 암시하기
(Anticipating Problems : Cuing into Internal Signals)

치료가 진행되고, 위기가 가라앉게 됨에 따라 환자 또는 내담자는 그들이 저항 할 수 없다고 느끼는 상황 속에 있다는 것을 알려주는 경향이 있는 본능적인 변화와 상황적 사건들을 인식하고 제어하는 도움이 필요할 수 있다. 인식, 태도원칙에 일치하여, 개인은 인식에 도움을 받을 수 있다.

- 스트레스를 표시해주는 신체적 변화(예, 근육이 단단하게 느껴지고, 피로감을 느낌)
- 그들이 특별히 상처받기 쉽다고 느끼게 만들어주는 문제 상황들(예, 배우자와의 다툼, 실직, 학기말 많은 시험, 또는 업무중 좌절)
- 그들이 압도되었다고 암시해주는 개인적 반응들(예, 정상적인 사회적 대화를 회피하기 시작, 친구 방문 회피, 음주시작, 또는 업무를 병결로 빠짐)

이런 것을 했다면, 그 사람은 특별한 스트레스 관리 전략을 필요로 한다고 교육받을 수 있다.

작업치료를 교육적으로 지향하는 조정 프로그램의 한

영역으로서 교육될 수 있는 것들에는 조직화 전략(예, 업무를 조작 가능한 부분으로 나눔), 깊고/명상적 호흡, Taichi나 요가 같은 대안적인 이완 기법, 스트레스상황에서부터 잠시 휴식을 취함, 육체적 운동, 일기쓰기, 그리고 다른 창조적인 방출구와 건강한 라이프 스타일 교육의 이용들이 포함된다.

우울증 퇴치 전략으로서의 운동
(Exercise as a Strategy for Combating Depression)

규칙적인 육체 활동은 스트레스를 감소시킬 수 있다. 이는 종종 불안과 우울을 관리하는데 추천된다. 이는 또한 비만, 심장질환, 당뇨병과 고혈압치료에도 도움이 된다 (Bowen, 1999;Buning, 1999; Kaplan&Sadock, 1998). 그리고 아이들은 개인적 필요에 순응하기 위해서 개인적 목표와 전략을 가진 운동 중재로부터 도움을 받는다. 이 본문의 6장과 부록 L의 인식 · 행동 형태와 관련된 집단 치료를 사례로 본다. 운동은 "어떤 계획되고 조직화되고, 반복적이고, 의도적인 육체적 활동"으로 정의 된다 (Mcardle, Katch,& Katch, 1996,p.698). 걷기, 조깅, 자전거타기, 수영 그리고 역기들기를 포함하는 유산소 운동의 이로움이 부분적으로 인용되어 왔다. 운동은 세로토닌과 엔돌핀(웰빙, 감각을 증가시킨다고 알려진 화학물질)의 체내수준을 증가시켜 준다고 보여진다. 게다가 운동은 종종 자기관념, 조절과 지배력의 감정 그리고 신체 이미지에 긍정적 효과를 가지며, 증가된 심혈관 과 전반적 건강에 기여한다. 심리 생리적 스트레스 반응을 줄여주고, 육체적 운동이 신체가 스트레스 효과로부터 회복하도록 도와준다는 점을 증거가 암시한다 (Cotton, 1990; Fillingim& Blumenthal, 1993; Scott,1999).

"고전적" 인성프로필에 자살에 대한 적합한 사람들은 그들이 다른 일을 할 때에 운동에 접근할 수 있다. 그것은 그들이 이례적으로 그리고 예외 없이 잘해야 한다고 느끼는 것이 되었다. 완벽주의를 추구하는 경향이 있는 개인과 함께 일하는 작업치료사들은 때때로 이러한 사람들이 그들 자신의 기대를 점검하도록 도와줘서, 과거에 그들을 스트레스로 넣어 두었던 똑같은 비현실적이거나 경직된 기준을 연습하는 그들의 접근을 만들어내지 않게 도와줄 필요가 있다.

치료적 관계 유지하기
(MAINTAINING THE THERAPEUTIC RELATIONSHIP)

중재과정의 완전한 부분은 치료적 관계와 관련되어 있다. 치료적 관계는 자살하는 사람과 함께 일할 때에는 다르지 않다. 관계는 협조와 환자중심 원칙에 기초를 둔다. 그러나, 특별 수요는 의지에 반응하고 문제를 조절하는 임상 의사에 기초를 둘 수 있다.

의지에 대한 반응 | Responding to Dependency

자살하는 사람은 종종 그들이 다른 사람에게 의존할 수 있는 관계를 가지기를 희망한다. 그들은 빈번하게 승인과 양육을 다른 사람에게서 찾는다. 그들은 다른 사람을 그들에 대한 높은 기대감을 가지는 것으로 보는 경향이 있고, 다른 사람이 그들에게 그들이 찾는 친밀감과 의지를 허락하지 않을 때는 빈번하게 화를 낸다. 심각한 침울 상태에서, 그 사람이 다른 사람에서 물러나기 때문에 처음에는 외관상 명확하지 않을 수 있다. 그러나 그 원동력은 종종 그 후의 치료과정에서 나타난다. 한 개인이 엄청난 고통 상태에 있을 때, 의지를 북돋아주는 것은 아마도 매우 자연스러울 수 있다. 사실상, 개인이 심각한 위기에 처해 있을 때, 그리고 통제에서 벗어나 보이거나, 건전한 판단을 위한 제한된 능력을 가지고 있을 때에는, 많은 전문가들은 훈육을 통하여 부모적이고, 보호적 입장을 취한다. 그러나 연장 기간을 넘어서, 그러한 의지가 환자 또는 내담자 최상의 이익에 기여하지 않고 도와주는 직원을 지치게 하는 경향이 있다. 지나친 의존은 그 개인이 자신의 힘을 깨닫지 못하게 하고, 자신의 복지를 위한 개인적 책임을 수용하지 못하게 하여, 매우 상처받기 쉬운 위치에 있게 한다. 스텝은 점차 힘 빠지고 좌절하면서 그들이 할 수 있는 모든 것을 주었다고 느끼게 된다. 작업치료사는, 그들을 돌볼 때, 궁극적인 메시지는 우리가 믿는 것처럼 "내가 너를 돌본다."(비록 우리가 그럴지라도) 라는 것보다 오히려 "너가 너 자신을 돌볼 수 있다고 믿지 않는다." 라는 사실을 깨달을 필요가 있다.

스텝의 감정조절 | Staff Feeling Controlled

그 또는 그녀 주위의 다른 방법을 총동원하여 계획했거나 계획되지 않은 자살자는 돌보아주기를 그 개인은 바라고 있다. 더 나아가서 환자나 내담자들은 "만약 당신이 나의 부탁을 들어주지 않으면, 나는 죽어버릴 것이다"라고 제안하고 "그리고 그것은 당신 때문이야"라고 암시를 한다. 그때, 스탭은 화가 날것이며 감정을 조절하거나 조정해야 한다. 그 반응으로 개개인들의 계약을 위해 진짜 필요한 것들을 밀어 제친다. 이 이유 때문에, 스탭들은 힘의 그 또는 그녀 자신의 감각과 눈치 빠름을 증가시키고 그 또는 그녀의 능력에 대한 믿음을 전달하고, 개인이 다른 사람들이 사람의 요구를 충족시킬 수 있는 정도를 좀 더 현실주의적으로 보도록 도와주는 것을 돕기 위하여 자살하고 싶은 충동에 사로잡힌 개인과 일해야 한다. 분명히, 자살하고 싶은 충동에 사로잡힌 개인은 다른 사람들에 관하여 도움이 된 스탭, 그리고 어찌할 수 없는 사태에 대하여 초과수요를 주문할지도 모른다. 접근이 서로와 지원되는 직원과 넓혀진 전망을 위해 그들의 상호작용을 제공하도록 팀에 다른 직원과 더불어 일하는 것은 이점일 수 있다.

임상의들이 자살의 주제를 피할 때 | When Clinician Avoid the Subject of Suicide

임상의가 죽음을 생각하거나 그에 관련된 이야기하는 것에 대해 특히 불쾌하게 인식될 때는 치료적 관계에 또 다른 방해가 일어날지도 모른다. 예를 들면, 전문치료사는 그와 관련된 영역에 있어서 어떤 대화 중에 중단할지도 모른다. 사람이 어떤 중요한 결정이 무거운 부담이 될 때, 비록 특별한 경우 몇몇 치료사들이 자살하고 싶은 충동에 사로잡힌 개인에 관해 이야기하는 것을 거절할지라도 그 또는 그녀의 삶이 소요되는 것의 결과를 고려하여야 한다. 중요한 것은 사람이 결정해서 현실주의적이고 달성될 것에 대하여 많은 뒤틀림과 공상들이 아니라 바라보는 것이다. 개인의 자살 이야기에 치료 전문가의 대답이 있을 때, "오, 이렇게 살지 맙시다 ; 긍정적으로 생각합시다", 치료사는 격리된 환자의 감각을 의식하지 못하게 증가시킬지도 모르고 인식력의 변형을 강하게 할지도 모르는 것을 그 또는 그녀는 경험한다. 치료사가 자살하고 싶은 충동에 사로잡히거나 의기소침한 개인이 개인적인 느낌에 관해 이야기하기 위하여 허락되거나 또는 격려 받아야 한다라고 믿는 정도 또한 이론적으로 치료 기초에 부분적으로 달려있을 것이다.

비록 이 원문이 자살의 윤리로 탐구하지 않을지라도 자살의 도덕에 관하여 다른 전망들이 있다. 그것의 몇몇은 인기 있는 매개체에 상당한 관심을 받았다. 이 문제를 토론하기를 바라는 독자들은 다음과 같이 말하는 것이 다루어지는 것을 원할지도 모른다.

- 언제나 자살하겠다는 결심이 온전한 결심이라 여겨지나요?
- 만약 계속해서 결정을 해야된다는 생각이 든다면, 개인 (그 또는 그녀)의 삶이 소요되기를 허락받은 적이 있어야 합니까?
- 당사자는 자기 스스로부터 보호하기 위해 얼마나 겪어야 하는가?
- 만약 당신이 개인적인 (그 또는 그녀) 자신의 삶에 대하여 결정적인 말을 가지고 있지 않다면, 누구 인가?
- 누구와 무엇으로 자격이 있고 없음을 결정합니까?
- 만약에 확고한 선임자가 당신의 삶에 충분히 결정내릴 수 있도록 주도한다면 어떻게 합니까?

자기 관찰로부터 단절하기 | Taking a Break From Introspection

대부분의 치료사는 개인이 더 긍정적인 방법에 자신을 경험하기 위하여 사람이 그를 체험하여야 하는 것이나, 스스로 계속해서 활동적인 약속을 일치시킨다. 더 나아가서, 최대량은 환자나 내담자들이 자주 빠르게 해결되지 않을 문제에 대하여 생각하는 것에 결심으로부터 이익을 얻는 것을 깨닫는다. 직업치료사는 활동에 참가하는 간곡한 부탁의 일을 해내기 위하여 요구로서 잘못 번역될지도 모를 실현과 이 인식의 균형을 잡아야 할 것이며 완전히 다른 것을 스스로 또는 감지하는 다른 것으로부터 오는 것들을 개인은 요구한다.

추가로, 자살하고 싶은 충동에 사로잡힌 많은 개인들은 그들의 느낌에 대하여, 자살 또는 느낌의 어떠한 다른 종류에 대하여 이야기하는 것에 익숙하지 않다. 대부분, 개인은 잘 속을 터놓지 않을 것이다. 치료사는 반드시 본의 아니게 패쇄적인 이런 대상자들을 특별히 신경 써야 한다.

환자/내담자를 무심하게 격리시키는 것 |
Inadvertently Isolating the Patient/ Client

3번째 난관은 자주 작업치료에서 특히, 치료적 관계에서 일어날 수 있다. 전문치료사가 환자나 내담자의 자살 가능성을 걱정하면서, 치료사는 환자가 작업치료와 같은 치료에 참여하면 일차적인 책임을 져야 하므로 관리해야하는 범위 내에 들어오도록 허락하기를 꺼려할 것이다. 개별적으로 자신을 해롭게 한다거나 스스로 작업치료 도구들을 이용할 줄 모르므로 작업 치료를 받는 동안 걱정되고 혹은 적절하게 감독이 이루어 질수가 없다. 치료사들은 개별 치료가 이루어지는 동안 치료실에 다른 환자들이나 내담자들이 허락 없이 들어오지 않도록 제안한다. 대신 그 또는 그녀가 자살하고픈 감정이 멈춘 후에 치료사는 개인별로 환자와 작업 활동을 한다거나 작업치료에 참여할 수 있도록 제의할지도 모른다. 그 결과 개인적으론 더 많이 고립되어 긍정적인 방법으로 스스로 경험할 수 있는 기회를 얻지 못 할 수 있다. 치료사 역시 "나는 당신이 통제권 밖에 있다고 생각해요" 혹은 "나는 당신과 있는 것이 두렵다"는 신념이 환자에게 전달된다.

안전한 예방책을 유지 |
Maintaining Safety Precautions

확실히, 작업치료 환경(settings)은 무수히 많은 잠재적인 흉기도구를 제공 한다 : 기계류에서 나오는 독성접착제, 부엌의 칼이나 로프. 그러한 것들은 환자나 내담자들이 작업치료나 그들의 생활에서 사용하면서 불안감을 느끼게 하고, 다른 사람들의 접근을 방해할지도 모른다. 하지만 그것들은 신중히 생각하여 결정되어야 한다. 작업치료는 개인에게 가치 있는 센스와 기술의 숙달을 회복할 기회를 제공한다. 작업치료실의 모든 아이템은 내담자가 선호할만한 것들이 있으므로 그가 작업치료실을 떠나기 전에 도구들을 확인하는 것을 확실하게 하며 관찰한다. 그러한 느낌(sense)은 종종 스탭진이 환자(그 또는 그녀)가 작업치료실에 있는 동안 같이 있게 요청하게 하기도 한다, 그러나 단지 환자나 내담자를 바라만 보는 것이 아니라 긴장하는 시간동안 지지와 격려를 제공한다. 그들은 이것을 하나의 의사소통 방법으로 생각할 것이다, "나는 당신이 얼마나 자기조절을 어려워하는지 알고 있어요. 나는 그러한 것을 고려하여 당신이 시설물의 제한을 도울 수 있어요." 허락하는 한도 내에서 환자/내담자는 작업치료에 참여해서, 그러한 메세지는 치료사가 대처기술과 그 또는 그녀 자신이 알지 못하는 분명한 잠재력을 알게 해 준다. 개인은 또한 그들의 성향이 자유롭게 이탈될 때 사회접촉이 재형성되고, 유익한 제고용의 기회를 갖게 된다. 비록 사례에서 심각한 자해를 할 수도 있지만 치료진에 의해 강제적으로 강한 보호 측정에 의해 판단되어야한다.

성인 중재를 위한 그 외 치료적 지침
(OTHER THERAPEUTIC GUIDELINES FOR INTERVENTION WITH ADULTS)

다양한 중재에서 자해적인 개인과의 작업에 다음의 지침들이 유용할 것이다.

- **환자/내담자를 아마도 자신들의 자해에 관해 간접적인 방법으로 당신에게 말할 것이다.** 많은 이들이 자신들이 자살을 계획했었다는 사실을 받아들이는 것을 힘들어한다. 그들은 당신에게 말을 하면 당신이 자신을 나쁘게 보고 , 거부할 것 이라 생각할 것을 두려워하며 말하기를 멈출 것이다. 그러나 상의를 할 때 그러한 동요(모순)는 종종 나타난다. 이러한 동요는 하나의 암시로서 나타난다.(e.g, 그들이 가족일을 마저 끝내고 싶다거나 환자가 어떤 새로운 작업치료목표를 정하는 것을 거부하는 것 같은 개인적인 의견).당신이 치료가 너무 한정적이라는 것을 알아차리지 못한다면 그들은 "안녕히 계세요"라고 말할 것이다. 사람그리기(person-drawing)은 환자가 자기존재를 잃어가거나 자기파괴적인 행동의 예견을 보여줄 수도 있다. 감독관이 "당신의 인생을 어떻게 생각하십니까?"라고 질문하는 것은 그들이 자신의 내적인 비밀과 씨름하는 것 보다는 질타하고 그들의 근심과 심신의 고통을 덜도록 도와주는 것이 더 좋다고 여긴다. 우리는 질문에 따른 그러한 요청에 따라 자살행위에 대한 아이디어를 줄 수가 없다. 그 사람들은 그들의 자해적 행동을 부정하고 그 행동을 변명할 것이다. 그러나 우리는 자발적으로 작업치료를 계속해나가

도록 하거나 다른 치료적 자원에 접근하도록 도움을 주어야 한다.

- **만약 환자나 내담자가 무뚝뚝하게 아무렇게나 말한다면 그들은 자살을 고려하고 있다고 여겨지며 심각하게 고려되어야 한다.** 그러한 정보들은 모든 보건전문가들과 공유되어야 한다. 한편 자살적 바램의 간접적 또는 우연한 언급은 동요하는 모습을 보일수 있다. 그 누구와 이 개인적인 대화로 그들의 생각을 추측해서는 않된다. 개인적으로 정보를 공유하고자 선택된 당신만이 알고 있어야 한다.
- **개인적으로 사살을 이루기 위한 계획을 가지고 있는지에 대한 결정.** 이것은 구체적인 계획을 가지고 있는 사람이 더 치명적(파괴적) 이라고 믿게 한다. 그러나 만약 사람들이 자신들의 계획을 당신에게 말한다면 빠른 시일 내에 그 정보가 당신을 돕거나 다른 이를 중재할 수가 있다. 예로써 만약에 환자가 갑자기 치료실에서 사라지게 되면, 당신은 그 정보로 그들이 어디로 갔는지 알 수 있다. 만약 그 사람의 계획이 차를 운전해 교통사고를 일으키는 것 이라면 치료팀은 환자들이 탈것(vehicles)에 접근하는 것을 방지할수 있다.
- **지역사회 적절한 자원을 알고 위탁된 사람(구직자를 구인처에 보내기, 환자를 다른 병원에 보내기).** 외부 추첨된 중개인에 관해서는 표 11-1을 참조.
- **놀이시간.** 모순을 인지하고 그사람의 호기심과 관심을 자극하도록 노력하면 치료를 이끄는 동안 결정적인 행동을 계속해서 연기할 것 이다. 다음 회기(session)이나 나중에 보게될 환자나 내담자를 언급하여 흥미를 유발시켜라; 이러한 언급은 부끄러워하지 않게 하고 격려가 그들의 호기심을 들어내고 미래에 대한 프로젝트의 이미지를 구체화하게 한다.
- **촉진적 표현과 근심의 정화.** 매우 우울하고 에너지가 부족한 사람들은 종종 자신들의 느낌과 근심

표 11-1

위기를 벗어나는 방법

(MAKING A CRISIS REFERRAL)

1. 지역사회 정신보건 자원은 위기 중재에 효과가 있음을 안다.
2. 개인에게 당신의 소개와 당신의 선택에 대한 이유를 설명하십시오.
3. 사람이 의뢰를 뒤따를 수 있는 지를 결정하십시오 ; 만약 없으면, 위기 기관과 교신하고 약속을 하십시오 ; 당신 자신, 환자 / 내담자에게 관계된 당신의 신원을 확인하십시오, 그리고 그 또는 그녀의 요구를 설명하십시오.
4. 만약 사람이 위태로운 위기에 있으면, 개인이 안정이 될때까지 도움을 주어 그의 곁을 떠나지 마십시오.
5. 환자 / 내담자가 소개(의뢰)를 속행하도록 조처하십시오 ; 치료 전문가는 어떤 사람이 기관까지 환자 / 내담자와 동행할 사람이 필요할지도 모릅니다.
6. 만약 환자 / 내담자가 비협조적이라면, 911 또는 지역 응급센터에 전화하십시오.
7. 사람의 요구와 기관에 경찰을 두는것이나 의뢰에 따르는 것을 고려하십시오.

Adapted from Hatton, C. L., & Valente, S. M. (1984). *Suicide: Assessment and intervention* (2nd ed., p. 10). Norwalk, CT: Appleton-Centure-Crofts and Guidelines provided by the American foundation for Suicide Prevention, 1998. Reprinted with permission from Bruce, M., & Borg, B. (1993). *Psychosocial occupational therapy: Frames of reference for intervention* (2nd ed.). Thorofare, JN: SLACK Incorporated.

에 대해 말하며 그들은 그것들을 확인해줄 다른 이들로부터 많은 지지와 격려가 필요하다. 개인적인 기능의 모든 영역에 관한 걱정은 표현이 필요하지 단지 느낌으로 하는 것은 아니다. 예를 들면, 만약 환자나 내담자가 실패에 대한 공포, 가치들에 대하여 혼란이나 직업을 구하고 청구금액을 지불하는 것에 대한 걱정에 관해 이야기할 수 있으면 그 또는 그녀 자신의 필요를 분명하게 하고 왜곡을 재검토 개인에 대한 더 많은 기회가 있다. 작업 치료에, 환자들과 내담자들이 활동적인 참여활동에 다시 들어오는 것으로 , 임상의는 그들 자신의 "doing"에 관한 그들의 느낌을 인식하는 것에 환자나 내담자를 돕는 것이 도움 된다는 것을 알지도 모른다. 개인은 그 또는 그녀 행동의 모든 사람들을 시험할 필요가 없다. 그러나 그 또는 그녀는 경험으로부터 이야기하고 기댈 기회를 필요로 한다.

- **느낌을 표현하는 것은 스트레스를 완화하는 것을 도울지도 모르고 고립의 느낌을 줄이는 기회를 제공할지도 모른다.** 그것은 당신과 다른 사람들이 정서적인 지지와 육체적 제한이 필요하다면 그 다음 차선책으로 환자의 정점을 위해 대안들을 알고 있는 것을 시작할 수 있는 과정을 제공하도록 허락할지도 모른다.
- **존재의 경보 또는 치명적 위험 신호에 대한 행동의 변화는 존재한다.**(Table 11-2) 그들이 정확하게 상황을 판단하기 위하여 개인의 능력을 줄이거나, 내적 억제를 작게 하거나, 잘되어 가는 선택이 개인에 의해 행하여지고 받아들여진 행동의 선택을 나타내기 때문에, 이 요소는 증가된 자살 위험을 나타내게 생각된다.
- **개인에게 당신이 무엇을 하도록 예정하는지를 알고 있도록 하게 하십시오.** 비록 기밀성이 존중받을지라도, 개인은 비밀을 지킨 당신이 그 또는 그녀가 당신에게 그것이 자살을 도와주는 것의 끝 쪽

표 11-2

성인기의 자살위험 신호

(SUICIDE DANGER SIGNALS IN ADULTS)

1. 불신과 위축의 상징
2. 정신착란
3. 중독성 물질 남용(마약, 알콜, 약물 등)
4. 극단적인 절망
5. 현재의 충동적인 행동 또는 그 과거력
6. 자살의 가족력
7. 행동에 대한 결정을 내릴 때 이상하게 조용하거나 갑자기 상승된 분위기
8. 구체적인 자살계획의 존재

Adapted from Valente, S. M., & Hatton, C. L. (1984). *Suicide: Assessment and intervention* (2nd ed., p. 10). Norwalk, CT: Appleton-Centure-Crofts. Reprinted with permission from Bruce, M., & Borg, B. (1993). *Psychosocial occupational therapy: Frames of reference for intervention* (2nd ed.). Thorofare, JN: SLACK Incorporated.

으로 있는지를 말하였던 아무것도 유지하지 않을 것을 알고 있어야 한다. 사람은 당신에게 화를 낼지도 모른다, 그러나 당신은 그 또는 그녀의 복지(welfare)가 가장 중요한 문제인 것을 강조하여야 한다. 만약 당신이 도구나 재료들에 접근을 제한하려고 하면, 당신은 개인에게 당신의 이유들을 알고 있도록 하게 하여야 한다.

- **중재 팀을 도와주고 그 또는 그녀의 능력 그리고 개인적인 지역 사회적 자원에 개인적으로 접근하시오.** 미래 위기를 막는 것의 관점에서 생각하십시오.
- **희망이나 개인의 느낌 또는 문제의 중대함을 부정하지 않은 당신의 믿음을 전달하십시오.** 당신은 환자 / 내담자를 가치 있게 보고 그리고 당신은 살아있을 만한 선택 항목들이 존재한다고 믿는 것 을 전달하십시오.
- **어떠한 일의 실패에 대한 당신의 비평에 풀이 죽게 되고 자살하고 싶은 충동에 사로잡힌 사람은 날카롭고 예민하게 반응할지도 모른다.** 통신의 채널들과 느낌의 표현을 열리게 유지하려고 하십시오. 성공적인 구성은 유용성이다. 실패에 대처하는 것을 배우는 것은 안정(평형)이 복원되었던 시간 동안 저장되어야 할지도 모른다.
- **어떻게 작업치료에서 얻어진 기술에 대처하는 것이 날마다 세계에 작용하는 것에 사람을 돕는것과 같은 기술인지를 구별해야한다.** 사람의 비관과 낮은 가치가 대안들을 감지하는 것으로부터 그 또는 그녀를 막는 경향이 있는 것을 알아야 한다. 당신 자신이 이 태도에 의하여 연기되도록 허락하지 마십시오.
- **다른 환자나 내담자들과의 영향력과 상호작용을 알아차리십시오.** 잘못 지도된 환자 / 내담자는 자살하고 싶은 충동에 사로잡힌 환자 / 내담자가 제한된 재료에 접근하도록 도와주는 것으로 또는 사람이 그 나 그녀의 자취들을 감추도록 도와주는 것으로 말하게 될지도 모른다. 추가로, 1명의 환자 또는 내담자가 자살하고 싶은 충동에 사로잡히게 될 때, 그것은 주위에 다른 사람들의 자살하고 싶은 충동에 사로잡힌 생각을 옮길지도 모르고 그들이 그들의 갈망들을 추구할 허가의 일종을 제공할지도 모른다.
- **자살은 모든 사람들의 화제거리가 된다.** 치료사는 자신의 한계를 인식하고, 그것을 환자/내담자에게 명확하게 전해야 한다. 환자/내담자는 당신이 언제 그들을 도울 수 있는지 없는지를 알 필요가 있다.
- **그 사람에게 다른 적절한 수단은 사용하게 하라.** 만약 환자/내담자가 치료사와의 치료시간을 종료하는 것을 꺼리는 것 같다면 종료 10~15분 전에 혹시 그들에게 무슨 바라는 것이 있는지 물어보는 게 도움이 될지 모른다. 만약 치료사가 치료 종료 시 마다 환자/내담자와 개별적으로 치료에 대해 이야기하고, 달성된 것을 요약한다면 한 회기의 마무리에 또한 모둠을 줄 것이다.

후기아동기와 청소년기의 자살 중재 | Suicide Intervention with Older Children and Adolescents

자해적인 아동과 어른들에 대한 공통적인 문제들과 중재전략이 있지만, 특히 아동들에 대해서는 치료사가 고려해야할 것들이 있다. 다음의 아동기와 청소년기 자살에 대한 요약은 전문 치료사가 병원과 사회 환경에서 사용하는 임상추론에 도움을 준다.

인구통계학 | Demography

어린이의 자살은 매우 드물다. 1993년 미국에서 10~14살의 230명의 소년과 85명의 소녀가 자살했고, 10살 미만의 어린이는 6명만이 자살했다고 보고 되었다.(이 자료는 2년마다 출판되며, 이 수치는 가장 최근의 통계를 나타내지는 않는다. 그러나 제공된 자료는 현재 상황의 대략적인 표현이라 믿어진다. 청소년기의 자살은 좀 더 흔하다. 1993년 미국에서는 청소년기 소녀들의 (15살~19살) 자살이 자살 사망률 100,000명 당 10.9명에 해당한다. 자살은 15~24살 사이의 죽음의 3번째 요인이다. 소년이 소녀보다 3~4배 가량 더 많이 자살했다. 권총은 가장 많이 쓰이는 자살방법이며, 10~24살의 자살의 64%가 총기를 사용하였다.

수치는 불명확하지만, 대략 10명의 청소년 중 1명 꼴로 자살을 시도하는 것으로 추정된다. 전문가들은 청소년 자살과 자살기도가 아마도 낮춰서 보고되는 것이라 여기며, 그것은 몇백만의 자살기도가 보고되지 않았음을 말한다.

젊은 시기에 자살과 자살시도는 다음과 같은 스트레스성 활동 때문에 일어난다. 대개 징계위기, 부모의 이혼과 별거, 실망과 거부(애인과의 싸움 등), 학교 시험의 낙제 또는 원하는 직업을 찾지 못함 등이다. 청소년들은 만약 그들이 심각하게 우울하거나 정서적 또는 인지적 장애를 가졌다면 어른들보다 더욱 자살할 가능성이 높다. 특히 우울증, 물질남용, 품행장애를 가지고 있다면 말이다.

자살한 사람이나 자살을 시도한 사람은 가까운 친척이나 친구가 자살을 했을 가능성이 높다. 어른들처럼 자살을 시도한 청소년들도 세로토닌이 비정상적으로 낮은 수치로 나타났으나, 더 어린 아동에게서는 확인되지 않았다.

무엇을 관찰할 수 있는가? | What Will I See?

우울 (Depression)

어른들과 마찬가지로 자살을 시도한 청소년들은 심각한 우울증이 있을 기능성이 높다. 이 연령대의 우울증은 낮은 자기존중감과 자기애에 밀접한 관련이 있다. 대개 청소년들의 우울증은 피로, 축쳐진 반응, 지루함, 에너지 저하, 창의성 감소, 낮은 학교 성적, 슬픔, 쉽게 화내기, 짜증내고 논쟁하기 : 사회적 회피, 거부, 식욕감퇴, 수면부족, 집중력과 기억력 감소, 극도의 예민함과 실패를 포함한다. 청소년들의 우울증은 부모의 우울증과 비슷하다고 믿어진다. Wenar은 그것을 다음의 3가지로 묘사한다.

- 나는 쓸모없어 (무가치함)
- 내가 할 수 있는 일은 없어 (무기력함)
- 난 항상 이런 식이야 (좌절감)

우울증 어린이는 자주 칭찬과 보상을 견딜 수 없어 한다.

행동변화 (Behavior changes)

자살을 실행으로 옮길지도 모르는(그 나 그녀)가 늘어나는 젊은이들의 행동에 있어서 최근에 변화는 더 빈번하게 일어나는 사고들 과 치명적이거나 위험한 행동들(e.g 가출, 무분별한 성적혼란, 물질남용, 무모한 운전) 그리고 암울한 주제나 죽음에 대해 지나치게 몰두하고, 개인의 중요한 소유물을 그냥 줘버리는 행동들이 포함된다 (Francis & Hart, 1992; Reynolds & Mazza, 1994). 우울을 반영하고 있는 그 외 다른 행동들의 변화는 수면이나 식사 습관의 변화, 친구나 가족으로부터 철회, 약물 혹은 알코올 복용, 지저분한 외모, 신체에 대한 불평, 오랜 근심 걱정의 표현 그리고 자살하려고 생각하거나 계획하는것들이 모두 포함된다 (Kaplan & Sadock, 1998; Mc Whirter, Hunt, & Shepard, 1999).

일화 (Telling)

자살을 시도했던 일부 청년기를 연구한 다른 보고에서 자살에 성공 확률이 높은 퍼센트가 그들의 자살에 앞서 1 주 이내에 누군가에게 말하도록 제안하는 동안 그들이 그들의 동기를 포함해서 아무에게도 말하지 않았다고 보고했다.

가족문제 (Family Problems)

가족 갈등의 부모, 싸움, 및 과거력, 최근 별거를 포함한 과거력 모두의 가족 문제는 청년 자살 시도와 자살행위를 증가시키는 위험에 회합한다.

소아 · 청소년기의 독특한 특성 (Unique Characteristics of Children and Adolescents)

비록 청년기와 후기 아동기가 많은 부분에서 성인들과 공통된 부분이 많이 있지만 이들만이 지니고 있는 아주 특별한 특성들을 지니고 있다. 그중의 하나가 소아. 청소년기에 일반적으로 볼 수 있는 충동적인 행동들이다.

그들이 자살을 원하면서 살고 싶다는 양가감정이 있으면서도, 그들은 더 강도 있게 충동적인 행동으로 옮기는 것과 같다. 더군다나 이들의 시기는 생활경험이 적고 미흡해서 문제해결과 경험이 섣부르다. 소아. 청소년기는 성인과 다르게 지각하고 이벤트가 바람직하지 않게 자주 바뀐다.

결론적으로, 아이들은 아주 작은 의견이나 힘으로 주

요한 결정을 내리고, 자주 그들이 중요한 이벤트를 통제할 수 없다고 느낀다.

가족과 그들의 같은 또래 집단에 있어서 누군가가 자살을 시도했거나 자살한자를 경험한 청소년은 같은 또래에 비해 더 자주 영향을 받으며, 더 많이 자살을 시도하는 것으로 나타났다.

소아 · 청소년기 중재 | Intervention with Children and Adolescents

적극적으로 경청하기 (Active Listening)

작업 치료사가 소아, 청년기와 어떠한 맥락에서 맞닥트리게 되는냐면, 자살방지를 위해선 능동적으로 잘 들어주는 것이라는 측면에서 첫 단계의 위기이다. 젊은 사람들에 대해서 내려눌러야 하고 억압을 느끼는 것을 말하거나 그 또는 그녀가 "더 오랫동안 붙어있지 않을지도 모른다"는 것을 암시했거나 "버릇없다"고 말을 듣게 되는 젊은이들을 진지하게 이끌어가고 잘 청취해야 할 필요가 있다. 성인과 작업할 때, 작업치료사는 설정된 정신보건치료 환경 내에서 개인별로 직면할지도 모르며 자주 팀으로 접근한다.

아동기나 청소년기는 학교, 신체재활이나 다른 사례로 구조화된 환경에서 치료사는 다른 전문가나 기관에 위탁을 요구하게 될지도 모른다. 아동기와 청소년기는 자주 그들이 신뢰하고, 누구와 말할 것인지 유난히 가린다.

임상의 젊은 내담자에게 성실하고, 치료사가 내담자에게 유해한 비밀을 지킬 수 없다는 것을 알게 하는 점을 생각해야 한다는 것이 한계이다.

구조화된 정신보건치료환경에서 소아와 청소년 중재 | Intervention with children and adolescents in mental health setting

정신과 병동 입원 (Psychiatric Hospitalization)

소아나 청소년을 입원시키는 데는 자살할 많은 요인들에 의거해서 입원을 시킬 것인지 않할 것인지 결정한다: 시도를 했었는지; 그 혹은 그녀의 잠재적인 치사율; 그 혹은 그녀의 우울정도와 절망 상태의 정도; 만약 정신병으로 진단된다면 ; 여성의 임신이나 물질남용과 같이 복합적으로 발생하는 문제가 있다는 것; 그리고 소아/청소년의 가족에게 쌓인 신뢰와 그들의 능력을 안전하게 지탱해주며 지지적인 가정환경을 세워준다. 우울증 아동과 청소년기는 성인과 동일한 항 우울제 약물이 처방될지도 모른다.

퇴원에 앞서, 청소년들은 자살행위를 하지 않을 것에 대하여 합의된 계약서나 표시하자고 요구해야 될지도 모른다. 그들에게 계속해서 프로그램이 뒤따라야 하며, 청소년기의 내담자와 그들(그의 그녀)의 가족은 자살 핫라인 번호가 주어진다 (Kaplan & Sadock, 1998, p.1252; Kaplan et al., 1994).

심리학적인 중재와 가족치료 (Psychiatrical Intervention and Family Therapy)

자살을 보통 시도했던 아이들과 청년기와 같은 입원환자 치료는 아동기의 평가로 시작된다/청년기의 정신적인 상태, 가족 상황 그리고 공존할지도 모르는 모든 특별한 문제들.

부모님이나 가족치료와 더불어 중재되도록 권한다.

자살한다거나 우울증이 심한 청소년기에 인지행동의 오리엔테이션은 자주 사용된다. 환자/내담자는 다시 한번 시험하는 것을 가르친다. 그리고 재구성은 부정하다고 믿으며, 그 또는 그녀가 강조하고 있는 때를 인정하기 위해 성인과 같이 역할 분담과 그룹 토론은 개인이 풀고 있는 대체 문제도 배우고, 실행하는 것을 돕기 위해 사용되기도 한다.

6장에서 기술된 전략을 풀고 있는 문제는 가르친다. 내담자와 그 또는 그녀 현재의 문제 상황을 관리하고 또한 그 또는 그녀가 향후에 관리할 수 있을 것인 자신감을 늘린다.

이 젊은이 중의 대부분이 사회적 문제를 관리하는 그들의 능력에 대한 신뢰감이 부족한 것에 따라 주장 훈련을 포함해서 사회적 기술 훈련을 사용된다.

예방 (Prevention)

미국 자살방지 재단과 세계 보건 기구는 모든 연령 집단에서 자살 예방을 위해 중요한 단계로서 소총을 소지하는 것을 줄이고 큰 총기를 취급하는 많은 공공 대리점을 통제하는 것도 그중의 하나이다. 최근 들어, 후기아동기와 청년기 가운데 우울증을 선별해 내는 것이 자살 방지의 기초가 된다 (McWhirter et al., 1999; Reynolds & Mazza, 1994).

이 연령집단에서 자살에 대하여 선별하는 것 중에 Reasons for Living Inventory 와 자살에 대한 견해 설문지 (Suicidal Ideation Questionnaire) 평가도구가 있다 (Reynolds & Mazza, 1994). 사전에 선별기준은 중. 고등학교에서 자주 발생하는데 사용하고, 그 후에 청년기는 1대1인터뷰로 고 위험을 알수있는 설문지로 선별해낸다.

많은 학교 시스템은 1명의 학생들이 자살했던 학교 안에서 모든 학생들에게 포괄적인 카운셀링을 제공하기 위해 여분의 카운셀러를 데리고 들어온다.

자살시 직통 라인(핫라인)은 인터넷상의 정보를 포함해서 지지해주는 라인과 개인의원, 대학 및 지역사회 기관을 통해 입수되어 구성한다-발전되었지만 자살방지에는 효과적이었다는 것을 증명하지 못했다 (Reynolds & Mazza,1994).

Skills-Building Model을 이용한 작업치료 중재
(OT Intervention Using a Skill-Building Model)

작업치료사가 자살적인 소아 또는 청소년의 정신보건을 바꾸기 위한 처음의 치료 과제는 안전한 환경을 유지하는 것이다. 내담자의 인지가 명확할 때, 내담자가 의식을 되찾지 못해 그 또는 그녀 자신에게 해를 끼치거나, 감정이 조절되지 않을 때 스탭에게 알리는 것에 동의하는 것에 대해 중재 팀과 계약하는 것은 예외적인 일이 아니다. 일반적인 스탭진은 내담자의 자기조절을 더욱 할 수 있도록 한다. 정신보건을 바꾸기 위한 작업치료 중재의 목표는 종종 내담자를 도와줄 수 있는 것으로 우울에 대처하는 법, 스트레스를 해소하는 것과 문제해결 능력을 향상 시키는 기술을 가르쳐 주는 것을 목표로 한다. 중재전략은 활동의 증가, 그룹의 동료를 이용, 문제해결 연습을 제공하고 의견에 도전할 계획을 세워 의식을 되찾아 조화롭게 배치할 수 있게 한다. 이러한 모든 것은 우울증의 주된 결과로서 소아와 청소년의 낮은 존중감으로 나타난다고 본다. 심리학자들을 낮은 자아 존중감은 자기 자신을 이상화 하는 것과 자기 자신을 지각하는 것 사이에 큰 모순의 존재로 인한 결과라고 한다.

전략은 소아에게 성인과 청소년들을 적용해서 연구되기 시작한 인지이론을 근거로 하여 사용되어 진다. 이것은 소아와 청소년에서 성인과 발달적인 차이가 있다고 인식되어진다. 예를 들면, 소아와 어린 청소년들은 더 구체적으로 생각하고 필요하다면 더 구체적인 모범을 보이려는 경향이 있다. 또한 그들은 치료에 대한 대화는 지루해하지만 이야기, 게임과 사회적 활동에 대한 대화는 더 나은 반응을 보이는 경향이 있다. 따라서, 작업치료는 우울증과 자살적인 소아와 청소년의 중재에서 매우 중요한 역할을 한다.

증가된 활동 (Increasing Activity)

우울증과 자살적인 소아와 청소년은 가족, 친구, 보통의 활동에서 전형적으로 내향적이다. 목표는 예술, 수예공장, 게임, 야외 놀이를 포함하는 흥미 있는 활동에 정상적인 참여가 증가한다. 활동은 긍정적인 사회적 피드백의 기회, 숙련과 만족의 가능한 자원, 감각조절의 증가방법, 부정적인 선입관의 전환을 제공한다. Stark et al. 은 내담자의 젊은 시절에 즐거움과 목표지향적인 활동이 목적 있게 결합한 활동 스케줄을 추천하였다. 소아/청소년 그 또는 그녀가 하고 싶어 하는 것과 동일시하는 것이 아니라 현실적인 스케줄시간을 매일 그리고 매주 그들의 활동들을 수행되어지게 할 것이다. 소아와 가족의 협조는 흔히 집에서 친밀하게 지지를 해주는 것이 필요하게 될 것이다. 각각의 활동 스케줄은 항상 정해서 숙제처럼 하도록 하는 인지행동 모델을 활용한다.

숙달된 활동 스케줄과 내담자에게 스스로 반응 강화 가르치기 (Scheduling Mastery Activities and Teaching the Client to Give Self-Reinforcement)

계획표에서 다른 중요한 부분은 학교 숙제를 끝내고, 자발적인 연구나 집안일 활동을 하는 것이다. 이것은 또한 매일 일정표에 기록할 수 있다. 의기소침한 내담자가 자율과제에 달려들어야 하는 전망에서 자주 압도되기 때문에 치료 전문가가 소아/청소년을 다루기 쉬운 단위로 이 일을 나누도록 도와주는 것이 중요하다.

젊은 내담자가 과제를 완성할 때 그 또는 그녀 자신에게 보상되는 것을 알려준다. 보상을 주는 것은 자기 스스로의 가능성을 증가시키며, 자신의 감각을 스스로 조절하는 것이 증가될 것이다. 치료사는 소아가 좋아하는 스낵들, 활동, 대상물 그리고 기타 등등을 포함하여 그 또는 그녀가 즐기는 것을 확인하도록 도와주는 것부터 시작할지도 모른다. 치료사는 보상은 젊은 사람의 환경 내에 이용할 수 있고 강한 자기 보상을 할 수 있는 것을 결정해야 한다. 어린이는 그 다음에 보상을 선택한다. 예를 들면, 내담자가 계획 또는 숙제 과제를 끝낼 때, 좋아하는 비디오 게임, 그림그리기, 자전거 타기 그 또는 그녀는 그에게 보상할지도 모른다.

사회적 기술 향상 (Improving Social Skills)

사회적인 입장에 동료들과 관련이 있을 때 많은 의기소침한 소아와 청소년들은 능력이 모자람을 느낀다. 작업치료는 과제 집단은 소아/청소년은 자신의 필요로 하는 것을 주위에 표현하는 기술, 협동, 실망의 취급방법과 성취의 공헌을 배우고 연습한다. 역할 놀이가 사회적인 기술 형성을 위한 도구로서 자주 인용되는 동안에, 작업치료의 집단과제는 사회적인 교육이 실행될 수 있도록 실질적인 경험을 제공한다.

인지 전략 (Cognitive Strategies)

청소년과 아동시기 중재들을 위한 인지전략은 통합된 게임과 활동 등을 증가시켜 젊은 내담자가 어떻게 느끼고 생각하는지 깨달은 것에 대해 그들이 어떻게 해야 하는지 평가한다. 인지중재 동안에 내담자는 문제를 해결하고 일상에 효과적으로 참여해서 인지전략 사용하는 것을 배운다.

효과적인 교육 (Effective Education)

인지적 접근은 청소년과 의기소침한 아동에게 자주 사용된다. 목표는 아이들과 청소년들이 느낌, 생각, 그리고 행동 사이에 관계를 인식하도록 돕는 것이다.

더 어린 아동들은 내적인 감정과 관심을 인식할 수 있으나 그들은 감정을 설명하는 언어표현을 배우도록 학습하는데 도와줄 필요가 있을 수도 있다. 정서적인 제스처 게임들, 정서적인 암호, 그리고 다른 무언극 게임들 또는 그림을 그리는 것 과 같은 시합들은 아이가 정서를 말로 표현할 수 있도록 익히는데 돕기 위해 사용될 수 있다. 감정에 관해서 이야기 나누는 것으로는 질병, 가족 또는 학교 문제에 대해 걱정하는 것을 이야기 할 수 있고, 무서움, 슬픔 또는 걱정스러운 아동을 돕기 위해서는 주요한 감정 건강을 유지하는데 예방적인 전략을 계획해서 한다. 학령기 아동을 위해서는 인식과 자존감을 세워주는 활동을 설명하는 많은 자원이 있다. 우리들은 이 장의 맨 마지막부분에 참고할만한 사항을 첨부시켰다.

소아와 청소년에게 Re-Examine Beliefs을 가르치기
(Teaching Children and Adolescents to Re-Examine Beliefs)

소아와 청소년들이 믿음에 있어서, 성인들처럼, 심한 스트레스, 낮은 자아 존중감과 감정의 좌절과 같은 신념이 재 검진되고, 부적응의 인식들을 배울 수 있다. Stark et al.은 소아의 나이가 6세 또는 7세 그리고 더 나이가 들수록 "생각의 탐정"을 배울 수 있다고 제안하였다. 만약 소아/청소년이 학교에서 시험을 실패하거나 사회에 사건을 초대받지 않으면, 그 또는 그녀는 그 "나는 어떠한 것도 올바르게 할 수 없다", "가장 좋은 대학에 갈 수 없다", 또는 "아무도 나를 좋아하지 않는다"라고 결론을 짓는다. 같은 종류의 생각은 소아가 작업치료 집단 과제에서 그 또는 그녀의 기부가 다른 어떤 사람의 것과 같지 않거나, 그의 행동에 찬성하지 않는 동료들이 그가 어리석거나 가치 없다고 생각해 버린다. 임상의는 소아/청소년이 처음으로 그 또는 그녀가 가지고 있는 생각에 빈틈없게 되도록 도와주는 문제 :

- 어떤 것이 이 믿음에 진실되고 참된 증거인가?
- 과제를 이해하는데 또 다른 방법은 어떤 것이 있는가?
- 비록 믿음이 올바를지라도, 그것이 얼마나 허구인가! / 거짓인가!

더 어린 소아들은 부정적인 믿음을 중간에서 없애기 위해 치료사나 다른 어른들의 도움을 필요로 할지도 모른다.(Stark et al., 1994, p.293)

그외 다른 인지전략 (Other Cognitive Strategies)

다른 인지적 전략은 자기-감시, 생각의 중지, 그들의 행동에 대한 표준화되고 조직화된 평가의 재시험으로 소아를 도울 수 있고, 특별한 문제 해결 방식을 가르칠 수 있는 작업치료적인 활동은 그들이 이행해야 하는 상황 속에서 소아와 청소년에게 사용되어질 수 있다. 문제해결 전략은 우리의 인지 행동 이론적 틀에서 논의되고 설명 될 것이다.

가족교육 | Family Education

치료적인 setting 으로 얻을 수 있는 중요성을 가정으로 옮겨준다. 임상의가 사용할 수 있는 한 가지 전략은 아이가 구조화 된 작업 치료실 내에서 작업하게 하고 부모들이 집에서 유사한 성과를 칭찬하도록 격려하는 것을 간단히 부모들에게 알리는 것이다. 부모들은 또한 "과제"들이 수행되도록 확실히 하고 감정 이입에 의한 듣는 사람들이고, 그들의 칭찬에 풍부하기를 요구될지 모른다.

연구는 의기소침한 아이들의 가족들이 자주 휴양 활동에 종사하지 않는 가족인 것으로 나타난다(Stark, Rouse, & Livingston, 1991). 작업 치료 전문가들은 값이 싼 자원 그리고 아이를 기르는 활동 그리고 아이를 위해 생각을 그들에게 제공하는 것으로 부모들을 도우며 함께 즐길 수 있을 것이다 ; 그리고 어떤 곳 면허장들을 두는 중재, 치료 전문가는 함께 부모와 아이와 만나고 부모들이 그들의 아이들과 놀고 재미있게 노는 것을 배우도록 도와주도록 조치할지 모른다.

이완기술 가르치기 | Teaching Relaxation Skills

아이들과 청소년들은 스트레스를 느끼거나 스트레스를 다루는 법을 배울 수 있게 한다. 이것들은 점진적인 근육 이완, 횡격막 호흡, 그리고 단전호흡 등이 있다. 점진적인 이완은 어떤 것에 신체의 다양한 근육 뭉치들은 긴장되어 있으므로 천천히 긴장을 풀도록 하는 것이다. 아동들에게 맞는 언어를 사용해야 한다는 것이 성인과 큰 차이 이며 어른들도 아동들에게 하는 것을 같이 배울 수 있다. 치료사가 강조하고 있는 것을 느껴보기 위해 참여하는 아동은 신전하기 위하여 "그만"을 하고 일어나기를 배울 수 있다. 그리고 "셰이크 아웃" 기술(아동을 위한 이완운동으로 보이는 움직임)과 긴장이 있다. 이완이 그것과 유사하기 때문에 사용되는 깊은 횡격막 호흡은 천식이 있거나 호흡을 방해받는 아이들에게 가르친다.

생활기술 가르치기 | Teaching Life Skills

자살의 이해에 중심 점 중의 하나는 그 또는 그녀가 다룰 수 있는 것보다 사람 (이런 경우에 아이 또는 청소년)이 그 또는 그녀가 더 많이 대처하여야 한다고 믿는 것이다. 작업치료에 의하여 만들어질 수 있는 중요한 것

아동들을 위한 이완 운동
(RELAXATION EXERCISES FOR CHILDREN)

아이들은 스트레스로부터 타임아웃을 그만두고 소요되기를 배울 수 있다. 가끔 그것은 재미있게 놀고 어리석게 보이는 것을 의미한다. 다음에 말하는 것은 1분 운동들의 보기이다 각자 아동이나 영유아들의 집단들은 일이나 활동에 참여하고자하는 의욕이 강할 때 배우도록 한다.

Shake, Rattle, and Roll

1. 선채로 양팔을 옆으로 벌리십시오. 항상 위로 당신의 어깨에 당신의 손가락들, 양손, 손목들, 그리고 양쪽 팔을 흔드십시오. 당신의 팔이 온기와 떨림을 느끼는 것을 유지 하십시오.(15 to 20 seconds)
2. 당신의 왼쪽 발을 선택하고 당신의 발(발목)을 흔드십시오, 그것이 피곤함을 느낄 때까지 하십시오.(15 to 20 seconds)
3. 당신의 오른쪽 다리를 가지고 2번과 같은 방법으로 하십시오.
4. 지금, 당신의 모든 몸 전체와 몸-팔, 다리, 가장 중요한 것을 흔드십시오!
5. 앉고 긴장을 푸십시오!

The Big Yawn

1. 무엇이든지 하던 일을 멈추고 당신이 큰 하품이 온 것을 느낄 때까지 당신은 당신의 입을 크게 딱 벌리고 들어오는 것을 느낄 때 까지 크게 벌리고 있으시오.
2. 당신은 내뱉으면서 큰 소리를 내십시오.
3. 만약 당신이 좋다면 당신이 하품하면서 소리를 내면서 다시 하품하십시오.
4. 지금까지 당신은 약간의 더 많은 시간들에 실을 휘감고 싶은 기분이어도 좋을 것입니다.
5. 당신이 시작할 때, 당시의 코로 조용히 들여 마시고 소리를 내어 공기를 내뱉으십시오.
6. 당신이 무엇을 하고 있었던 것으로 돌아가십시오.

Pretend Your Nose is a Crayon (adapted from Greenberg, C.(1991). Pretend your nose is a crayon, and other strategies for staying younger longer. Boston, MA:Houghton-Mifflin)

1. 당신이 하고 있는 것을 멈추십시오.
2. 매우 천천히, 당신의 코가 크레용이라 가정하고 공기에 크게 당신의 이름을 쓰십시오.
3. 지금, 매우 천천히, 손으로 시계방향으로 당신의 이름의 주위에 3 원을 그리십시오.
4. 다음 당신의 이름주위에 시계방향으로 손으로 3원을 그리십시오. 기억하세요. 매우 천천히!
5. 이완하고 당신은 하던 일로 돌아가십시오.

은 계속해서 직접적인 서비스 나 상담은 새로운 내담자에겐 기본적인 생활에서 부딪치는 문제들에 대해 대처하는 기술과 지도해 줄 수 있도록 창의적으로 프로그램을 잘 작성해서 가르친다. 우리들은 이미 사회적인 기술, 문제 해결, 그리고 감정(정서) 관리에 대하여 언급한 바 있다 ; 그렇다고 해도, 그 외 기술은 청소년들의 어머니 나 아버지에 의해서, 또는 그들 자신을 위해 학교에서 벗어나 최소한의 고용 기술을 가진 청소년인 내담자- 즉-내담자 스스로가 요구할지도 모른다. 또는 그 또는 그녀 자신의 생활전체에 대한 전문지식을 대부분 요청한다. 전문 작업치료사들은 지역사회 정신보건 센터를 통하고, 그 외 새로운 방식의 학교 환경이나 프로그램을 통하여 이 서비스를 제공할 수 있을 것이다.

연습 | Exercise

유산소 운동은 성인에서 보여 졌던 것처럼 아이들에게도 긍정적인 효과가 보여졌다.

Brollier, Harmick, 그리고 Jacobson(1994)는 청소년들의 우울증에 유산소 운동의 결과를 연구하였고 청소년들의 우울증에 특히 효과적인 것을 알았다. 이 결과를 지지하는 다른 연구들도 있다.

요약
(SUMMARY)

전문작업 치료사는 모든 시대에서 자살하고 싶은 충동에 사로잡힌 사람들과 상호작용 할 수 있다. 이 장에서는 사고 흐름의 개요를 나타내고 전문적인 중재 단계를 제공 하였다. 독자는 직업상 지원과 중재뿐 아니라 Would Wide Web을 이용할 수 있도록 날로 발전하는 지지 기반이 있다는 것을 알아야 한다. "자살"과 청소년기 우울증"같은 단어를 검색하는데 활용하고 후기 아동기/ 청소년기와 성인들에게서 우울하고 자살하고 싶은 충동에 사로잡힌 사람들의 지지자들과 가족에게 특별히 지원해주는 집단을 Web(웹)에 공개한다. 이 동료 네트워크의 활용은 그들의 가족과 우울해져있고 자살하고 싶은 충동에 사로잡히는 개인들에 대해 계속해서 지지해주는 것이 중요하다고 강조한 것이 전문 작업치료사의 소견과 일치한다.

생활양식에 따른 자살 반응 | Responding to Suicide as a Lifestyle

미국 로스엔젤레스 자살 예방 센터는 내담자들의 연구에 있어, 대략 이들의 2분의1 만성적으로 자살하고 싶은 충동에 사로잡혔고, 가난하고, 만성적으로 의기소침하고, 알콜에 의존하고, 약에 자주 상습적인 남용자들이고 있는 경향이 있었다(Litman & Wold(1976). 이 개인들은 직원에게 빈번한 요구를 하였고 결국 그들이 끊임없이 많은 것을 요구한 상태한 것을 알았던 직원을 지치게 하였다. 대답에, 센터는 빈곤자 조합을 대상으로 한 구제활동으로 대체해서 발전시켰다. 그것을 그들은 "Continuing Relationship Maintenance"을 불린다. 전문직 보조원들과 직업적인 직원은 이 프로그램을 행동하였던 지원자들을 관리하였다, 그것은 치료를 고려되지 않았다. 개인들(위기이후)는 양쪽 모두 개별적으로 그리고 지지가 된 활동에 종사하기 위하여 그룹들에 공동체 자원을 사용하고 만나게 되기를 배웠다. 활동은 배려 깊은 지원자들에 의한 사회적인 활동과 활동적인 요구들을 포함하였다. 이 시험적인 프로그램, 자살예방(Mental Hearth의 국가 연구소)의 연구 위해 센터의 추천으로 일치한 태도에 환자들의 일시적인 안전을 책임지기 위하여 활동적인 중재에 적은 강조와 자신-파괴적인 생활양식들에 대해 점진적으로 바꿀 수 있도록 중대한 일을 강조하였다.(Litman & Wold(1976)

비록 작업 치료와 다른 가능한 보조적인 서비스가 이 예방 프로그램에 거론되지 않았을지라도, 이와 유사한 프로그램은 전문 작업치료사들이 그들의 전문적인 지식과 견해가 반영되어 전형적으로 설정된 것으로 볼 수 있을 것이다.

참고문헌
(REFERENCES)

Alvarez, A. (1970). The savage God: A study of suicide. New York, NY: Bantam Books. Random House.

American Academy of Child and Adolescent Psychiatry.(1997). Available: www.aacap.org.

American foundation for Suicide Prevention.(1996) Available: www.afsp.org.

American foundation for Suicide Prevention.(1997) Available: www.afsp.org.

American foundation for Suicide Prevention.(1998) Available: www.afsp.org.

Beck, A.T., Rush, A. J., Shaw, B. F., & Emery, G.(1979).Cognitive therapy for depression. New York, NY: Guilford Press.

Binswanger, L. (1958) The case of Ellen West. In R. May, E. Angel, & H. Ellenberger (Eds.), Existence New York, NY: Basic Books.

Bowen, J.E, (1999).Health promotion in the new millennium -Opening the lens-Adjusting the focus. Occupational Therapy Practice, 4, 14-18.

Brockopp, G., & Lester, D.(1970). Time perception in suicidal and nonsouicidal individuals. Crisis Invention, 2, 98-100.

Brollier, C.,Hamrick, N., &Jacobson, B(1994). Aerobic exercise: A potential occupational therapy modality for adolescents with depression. Occupational Therapy in Mental Health, 12, 19-29.

Buning, M.E. (1999). Fitness for persons with disabilities - A call to action. Occupational Therapy in Mental Health, 4, 27-31.

Cotton, D.H. (1990). Stress management: Integrated approach to therapy. New York, NY: Brunner/ Mazel.

Cottrell, R. F. (1999) Psychosocial occupational therapy: Proactive approaches (2nd ed.). Rockville, MD: American Occupational Therapy Association.

de Cantanzaro, D. (1986). Suicide and self-damaging behavior. New York, NY: Academic Press, Inc.

Diggory, J. (1976). United states suicide rates, 1933-1968: An analysis of some trends. In E. Shneidman (Ed.), Suicidology: Contemporary developments. New York.

Dorpat, T., & Ripley, H. (1960). A study of suicide in the Seattle area. Compr Psychiatry, 1, 349-359.

Fillingim, R. B., Blumenthal, J. A. (1993). The use of aerobic exercise as a menthod of stress management. In P.M. Lehrer& R. L. Woolfold(Eds.), Principles and practice of stress management (2nd ed., pp.443-462). New York, NY: Guilford Press.

Francis,G., Hart, k. (1992). Depression and suicide. In V.B. Van Hasselt & D. Kolko(Eds.), Inpatient behavior therapy for children and adolescents. New York, NY: Plenum Press.

Freud, S. (1949). Mouring and melancholia. London: Hogarth Press Limited.

Greaves, G. (1971). Temporal orientation in suicidal patients. Percep Mot Skills, 33,10-20.

Greenberg, L., Fine, S. B., Cohen., Larson, K., Michaelson Baily, A., Rubinton, P., & Glick, I. D. (1988). An interdisciplinary psychoeducation program for schizophrenic patients and their families in an acute care setting. Hospital and Community Psychiatry, 39, 277-282.

Guttmacher, L (1988). A concise guide to somatic therapies in psychiatry. Washington, DC: American Psychiatric Press, Inc.

Helig, S. (1984). A personal statement. In C. L. Hatton & S. M. Valente (Eds.), Suicide: Assessment and intervention (2nd ed., pp.256-261) Norwalk, CT: Appleton- Century-Crofts.

Hendin, H. (1961). Suicide: Psychoanalytic point of view. In N. Farberow & E. Shneidman(Eds.), The cry for help(pp.181-192). New York, NY:McGraw-Hill Book Co.

James, N. (1984), Psychology of suicide. In C.L.Hatton& S.M. Valente (Eds.), Suicide assessment and intervention (2nd ed., pp.33-53), Norwalk, CT: Appleton-Century-Crofts.

Kaplan, H., Sadock, B. (1998). Synopsis of psychiatry(8th ed.). Philadelphia, PA: Lippincott, Williams &Wilkins.

Kaplan, H., Sadock, B., & Grebb, J.(1994). Synopsis of psychiatry(7th ed.). Baltimore, MD: Williams &Wilkins.

Kendall, P.C.(1977). On the efficacious use of verbal

self-instructional procedures with children. Cognitive Therapy and Research, I.311-341.

Kids Helpline, Bell Online, Bell& Sympatico. (1999). Kidshelp.sympatico.ca/talk/talk-index.html.

Kiev, A. (1976). Crisis intervention and suicide prevention. In E. Sheneidman(Ed.), Suicidology: Contemporary development(pp.445-478). New York, NY: Grune and Stratton.

Lewin, J., & Reed, C.(1998). Creative problem-solving in occupational therapy. Philadelphia, PA: Lippincott, William& Wilkins.

Linden, L., &Breed, W. (1976) The demographic epidemiology of suicide. In E. Shneidman (Ed.), Suicidology: Contemporary developments (pp.71-98).

Litman, R., & Wold, C. (1976). Beyond crisis invention. In E. Shneidman(Ed.), Suicidology : Contemporary developments(pp.525-546), New York, NY: Grune and Stratton.

MacKinnon,R., & Michels,R. (1971). The psychiatric interview in chlincal practice(p.208). Philadelphia, PA: W.B.Saunders Co.

Maris, R.W. (1981). Pathways to suicide: A survey of self-destructive behaviors. Baltimore, MD: Johns Hopkins Press.

McArdle, W.D.,Katch, F.I., & Katch, V.L.(1996).Exercise physiology: Energy, nutrition, and human performance(4th ed.). Philadelphia, PA: Lea and Febriger.

McWhirter, E.H., Hunt, M.,&Shepard, R.(1999). Counseling children and adolescents at risk. In A. Vernon (Ed.), Counseling Children and adolescents (2nd ed.). Denver, CO: Love Publishing Co.

Murphy, G. (1986). Suicide and attempted suicide. In G. Winokur & P. Clayton (Eds.), The medical basis of psychiatry. Philadelphia, PA: W.B.Sunders Co.

Murphy,G.E.,Carney, R.M.,Knesevich, M.A.,Wetzel, R.D.,&Whitworth, P.(1995). Cognitive-behavior therapy, relaxation training, and tricyclic antidepressant medication in the treatment of depression. Psychol Rep, 77,403-420.

Neuriger, C. (1976). Current developments in the study of suicidal thinking. In E. Shneidman (Ed.), Suiciaology: Contemporary developments (pp. 229-252). New York, NY: Grune and Sttatton.

Pope, A. W., Mchale, S. M., & Craighead, W. E. (1988). Selfesteem emhancement with children and adolescents. New York, NY: Plenum Press.

Pretzel, P. (1984). A persnal statement. In C. L. Hatton & S. M. Valente (Eds.), Suicide: Assessment and intervention (2nd ed., pp. 249-255). Norwalk, CT: Appleton-Century-Crofts.

Rehm, L. P., Kaslow, N. J., & Rabin, A. (1987) Cognitive and behavioral targets in a self-control therapy program for depression. J Consult Clin Psychol, 55, 60-67.

Resnik, H. (1980). Suicide. In H. Kaplan, A. Freedman, & B. Sadock (Eds.), Comprehensive textbook of psychiatry. Baltimore, MD: Williams and Wilkins.

Reynolds, W. M., & Mazza, J. (1994). Suicide and suicidal behaviors in children and adolescents. In W. M. Reynolds & H. F. Johnston (Eds.), Handbook of depression in children and adolescents. New York, NY: Plenum Press.

Robins, E. (1981). The final months: A study of the lives of 134 persons who committed suicide. New York, NY: Oxford University Press.

Robinson, A. M., & Avallone, J. (2000). Occupational therapy in acute in-patient psychiatry: An Activites helyh approach. In R. P. Fleming Cottrell (Ed.), Proactive approaches in psychosocual oocupational therapy. Thorofare, NJ: SLACK Incorporated.

Roy, A. (1983). A family history of suicide. Arch Gen Psychiatry, 40, 971-978.

Scott. A. H. (1999). Wellness works: Community service health promotion groups led by occupational therapy sttudents. Am J Occup Ther, 53, 566-574.

Shneidman, E. (1976). Current overview of suicide. In E. Shneidman (Ed.), Suicidology: Contemporary developments (pp. 1-22). New York, NY: Guilford Press.

Stark, K. D. (1990). Childhood depression: School-based intervention. New York, NY: Guilford Press.

Stark, K. D., Rouse, L. W., & Livingston, R. (1991). Treatment of depression during childhood and adolescence: Cognitive-behavioral procedures for the individual and family. In P. C. Kendall (Ed.), Childhood and adolescent therapy: Cognitive-behavioral procedures. New York, NY: Plenum Press.

Stengel, E. (1964). Suicide and attempted suicide. Baltimore, MD: Penguin Books.

Swanson, W., & Breed, W. (1976). Black suicide in New Orleans. In E. Shineidman (Ed.), Suicidology: Contemporary developments (pp. 99-128). New York, NY: Plenum Press.

Swarbrick, P. (1997). A wellness model for an acute psychiatric setting. Mental Health Special Interest Section Quarterly, 20, 7-14.

Tripodes, P. (1976). Reasoning patterns in suicide notes. In E. Shneidman (Ed.), Suicidolgy: Contemporary developments (pp. 203-233). New York, NY: Grune and Stratton.

Valente, S. M., & Hatton, C. L. (1984). Intervention. In C. L. Hatton & S.M. Valente (Eds.), Suicide: Assessment and intervention (2nd ed., pp. 83-148). norwalk, CT: Appleton-Century-Crofts.

Vernon, A. (1999). Counseling children and adolescents (2nd ed.). Denver, CO: Lover Publishing Co.

Victoroff, V. (1983). The suicidal patient: Recognition, intervention, management. Oradell, NJ: Medical Economics Co.

Wenar, C. (1994). Developmental psychology: From infancy through adolescence. New York, NY: McGraw-Hill, Inc.

Wise, M. G., & Rundell, J. (1988). Concise guide to consultation psychiatry. Washington, DC: American Psychiatric Press, Inc.

Worden, J. (1976). Lethality factors and the suicide attempt. In E. Shneidman (ED.), Suicidology: contemporary developments (pp. 131-162). New York. Grune and Stratton.

Recommended Reading

American Association of Suicidology. Available: www.suicidoiogy.org.

Carlson, T (1995). The suicide of my son: A story of childhood depression. duluth, MN: Benline Press.

Center for Disease Control and Prevention (CDC) National Center for injury Control and Prevention. Available: www.cdc.gov/ncipc.

Gaylin, W. (Ed.). (1968). The meaning of despair. New York, NY: Science House.

Redfield, J. (1999). Night falls fast. New York, NY: Alfred Knopf.

Wrobleski, A. (1994). Suicide: Survivors guide for those left behind. Minneapolis, MN: Wrobleski.

Resources for Self-Awareness Games and Activities for Children and Adolescents.

Cleghorn, P. (1916). The secrets of self-esteem. Shaftesbury, Dorser: Element Books Limited.

Ellison, S., & Gray, J. (1995). 365 afterschool activities: TV-free fun anytime for kids ages 7-12. Naperville, IL: Sourcebooks, Inc.

htrp://ashland.com/education/lesson_plans.

Landgarten, H. (1981). Clinical art therapy: A comprehensive guide. New York, NY: Brunder/Mazel. Inc.

Morris, L. R., & Schulz, L. (1986). Creative play activities for children with disabilities. Champaign, IL: Human Kinetics Books.

Murdock, M. (1987). Spinning inward: Using guided imagery with children for learning, creativity and relaxation. Boston, MA: Shambhala Publications.

Parham, L. D., & Fazio, L. S. (1997). Play in occupational therapy for children. Sr. Louis, MO Mosby.

Sher, B. (1995). Popular games for positive play. Activities for self-awareness. Tucson, AZ: Therapy Skills Builders.

Sher, B. (1998). Self-esteem games: 300 fun activities that make children feel good about themselves. New York, NY: John Wiley & Sons.

미국 작업치료협회(AOTA)의 심리사회적 작업치료의 핵심

American Occupational Therapy Association Psychosocial Core of Occupational Therapy

작업치료의 연구와 실행을 위한 중심은 몸과 마음의 통합 그리고 건강, 자기실현, 사회적 유효성을 위한 탐색에서 목적있는 활동의 본질적 의미에 대한 개념과 원리를 증명하는 것이다. (AOTA,1979;christiansen, 1991) 작업치료는 광범위함, 육체적, 정신적 조화로부터 인간수행을 역사적 관점으로 보았다. Moral 치료의 학설은 17세기 후반과 18세기 초반에 작업치료의 기초가 되는 믿음과 개념을 사용하였다. 이 인간 치료의 철학은 인간관계의 가치, 즐거움의 중요성, 인간환경, 그리고 일상적인 목적 있는 활동의 가치를 증명하기 위해 믿음을 구성하였다. 그것을 발달으로 작업치료는 사회의 동등한 환경적 혼합, 문화, 대인관계, 경제 그리고 정치의 변화 안에서 내적인 물리, 심리학적, 사회적, 문화적으로 변화된 생활방식의 복잡한 결합을 인간의 시작으로 보았다. (kielhofner,1985).

인간수행, '하다'의 능력은 인간과 환경적 배경의 역동적인 내적관계의 조화를 이해하였을 때 도달한다.

어떤 중재, 어떤 복구나 회복의 노력이 인정됨으로 작업치료는 특정한 개인을 위한 내적,외적인 가변성의 밀접한 관계를 능숙하고 숙련되게 수용하여야 한다 (Fidler, 1996; Fidler& Fidler, 1983).

전문적인 직업은 자신의 발전과 사회적 구성원의 수행에서 목적있는 활동의 능동적인 참여, '하다'의 중요성에서 믿음이라는 깊은 뿌리에서부터 발달을 하였다. 이 신념은 환경을 탐구하고 관리하기 위한 타고난 인간의 동기는 필수적으로 인간의 생활양식과 적응, 오직 생계를 책임지는 것이 아니지만 인간화의 과정을 가능하게 한다는 개념을 지지한다. 이와 같은 과정은 능력의 센스, 자기관리, 사회적 역할 학습과 사회적 공헌을 달성하고자 하는 동기를 이해할 수 있다.

작업치료는 최소한의 질병, 보상행동을 장려하고 기본적인 개인의 필요성 수행과 사회적 역할 자격의 획득, 새로운 활동 목록의 확립 활동을 책임지기 위한 각 개인의 동기 참여를 추구한다. 기초가 되는 기본적인 원리의 목표는 활동의 특징과 사람의 생체심리사회적 특징 사이에 적합할 때 개인의 동기는 방아쇠 역할을 하고 유지된다.(Fidler, 1996; Fidler, 1981)

그것의 조화로부터 심리사회적인 훈련의 중요성을 명백히 볼 수 있다. 독립적인 말하기, 능력, 자기발전, 동기, 사회적 멤버쉽과 좋아한다는 것은 몸을 접촉하는 것이 마음을 접촉한다거나 마음을 접촉한 것이 몸에 영향을 준다고 말할 수 있다. 작업치료 중재의 효과는 원리와 믿음, 자연의 무관심, 질병의 급성기를 포함하고 그것의 고려를 통해 측정된다. (Yerxa. 1967).

작업치료를 기초로 발달한 과학 안에서 지식의 주요부를 발전시키는 것은 물리적 통합, 심리학적 상황, 사회적 관계, 활동의 문화적 의미를 통해 목적 있는 활동의 관계를 표현하는 것이다. ((Fidler,1988). 또한 동기와 능력의 발생과 유지, 적절한 역할과 자신이 아니고 중요한 다른 사람보다 더 만족스러운 여러 방법 안에서 생의 활동을 관리하는 것과의상호 작용을 연구한다. (Fidler, 1981)

손상, 질병 또는 장애는 개인적 부분과 개인의 가족에 대한 심리사회적인 반응을 끌어내는 것이다. 반응은 특징지어진다. 예를 들어 동기의 부족, 시행의 거절, 절망적 느낌 표현, 화, 과장된 관계, 보호, 거부 등의 장애가 나타난다. 비록 심리적 반응이 일차적인 질병이 아니어도 중재의 목표를 성취할 수 있다면 작업치료 시행자와 함께 이해하고 다루어야 한다.

올바른 인식과 가족 기대의 측면을 위한 조화와 반응은 명확한 작업치료 중재의 중요한 측면이다. 인간수행의 복잡한 심리사회적 중요성을 이해하고 적응반응의 욕구. 가능성의 숙련된 기술과정, 상반되는 관계, 작업치료 시행의 통합적인 측면에서 기대되는 최고의 행동을 이해해야한다.

자신만의 특징을 가진 치료법을 사용하는 것은 역동적인 대인관계를 돕고 전문적인 기술 목록의 필수적인 부분이다. (Mosey, 1986; Peloquin, 1989) 이 기술의 중요성은 치료법의 요소를 좀 더 나은 것으로 확장하는 것이다. 대인관계 능력의 발전과 발휘는 팀멤버쉽, 협동, 단체의 참여, 가족관계, 감독, 가르침과 교사에서 중요한 요소이다. 대인관계 능력은 개인과 다른 사람의 발전과 변화를 통해 작업치료 시행자의 역할은 변화한다. 인간수행의 심리사회적 중요성은 작업치료의 모든 측면에서 기본적인 만큼 승인되든지 아니면 학교, 재활센터, 병원, 간호의 집, 지역사회와 같은 세팅 안에서 훈련의 발생이다. 또한, 작업치료 시행자의 관점과 개인적 수행의 역동적인 목표 안에서 조화로운 배경을 포함한다. 그것은 모든 작업치료의 특수적인 발달과 성숙으로부터 심리학적과 사회적인 기초가 된다. 그것은 작업치료의 심리사회적 기초와 전문적인 정신 건강 훈련의 사이를 구별한다. 전문적인 다른 영역, 정신건강 훈련은 수행의 심리사회적인 중심개념 안에서 수립된다. 그러나 작업치료의 다른 전문영역, 전문적인 지식의 발달을 통해 이 중심을 넘어 달성하고 개개의 인구 또는 장애에 적용할 수 있는 전문가적 의견이다.

따라서 작업치료에서 정신건강과 같은 특별한 훈련은 정신질환의 진단과 함께 개인의 중점과 특징을 알고 적용시켜야 한다. 이 전문적 영역은 대처능력과 일상생활 역할과 활동의 관계에 대한 정신병리학의 영향을 아는 것도 포함된다. 이것은 작업치료원리의 숙련된 적용, 생산, 대인관계 기술의 사정, 치료, 정신질환의 장애를 통한 보상 그리고 보다 나은 수행 수준의 만족에 도달하는 것을 포함한다(Mosey, 1986). 이 과정은 개인 정신질환의 특정한 지식과 참여기술을 알고 정신병리학과 개인의 생활 방식과 관련된 일상생활동작이 일치되었을 때 치료적 영향을 기대할 수 있는 개인, 그룹활동을 선택하는 것이다.

작업치료는 그들과 그들이 고유하고 있는 생활, 서로 만족하는 센스, 성취와 공헌 등의 생활방식을 이루기 위한 가능성을 만들기 위해 전문적으로 감독한다. 이 의무는 결정적 의미와 목적있는 활동의 역학, 그리고 지식의 숙련된 적용 등 인간 작업의 복합적 차원적인 측면에 대한 지식의 발전과 정제를 바탕으로 교육과정과 중점적인 연구를 활발히 추구하는 것이다. 이 노력은 역할 수행의 정신역동과 숙련된 대인관계의 정확한 평가에 도달하기 위해 지속적인 동기 유발이 포함된다.

이것은 직업적인 자신의 동일성을 구체화하고 내면화를 가능하게 하는 것을 연구하고 학습한다.

이 목표는 교육과 일상적인 관습에서 증명을 통한 변함없는 의무의 범위와 몸과 아음의 조화를 깊이 이해하는 것이다.

참고문헌
(REFERENCES)

American Occupational Therapy association (1979). the philosophical base of occupational therapy. Am J Occup Ther, 11, 785.

Christiansen, C. (1991). Occupational therapy: Intervention for life performance. In C. Christisen & C. Baum (Eds.), Occupational therapy: Overcoming human performance deficits (pp. 1-43). Thorofare, NJ: SLACK Incorporated.

Fidler, G. (1981). From crafts to competence. Am J Occup Ther, 35, 567-573.

Fidler. G. (1988). Examinig the knowledge base of occupational therapy.(unpublished paper.)

Fidler. G. S. (1996). Lifestyle performance: From profile to conceptual model. Am J Occup Ther, 50, 139-147

Fidler. G., & Fidler, J. (1983). Doing and becoming: The

occupational therapy experience. In G. Kielhofner (Ed.), Health through occupation (pp. 267-280). Philadelphia, PA: F. A. Davis.

Kielhofner, G. (1985). A model of human occupation: Theory and application. Baltimore, MD: Williams & Wilkins.

Mosey, A. (1986). Psychosocial components of occupational therapy. New York, NY: Raven

Peloquin, S. (1989). Sustaining the art of practice in occupational therapy. Am J Occup Ther, 43, 219-226.

Yerxa, E. (1967). 1966 Eleanor Clarke Slagle lecture: Authentic occupational therapy. Am J Occup Ther, 21, 1-9.

저자(Author) :

Gail S. Fidler, OTR, FAOTA for
The Commission on Practice
Linda kohlman Thomson, MOT, OT(C), FAOTA-Chairperson

Adopted by the Representative Assembly 4/95 A) Edited 1997

This material was previously published by the American Occupational Therapy Association in 1997 in the Am J Occup Ther, 51, 868-9

작업치료를 위한 표준 용어 -제3판

Uniform Terminology for Occupational Therapy- Third Edition

이것은 미국작업치료협회(AOTA)의 공식적인 문서이다. 이 문서는 작업치료와 관련된 영역의 일반적인 윤곽을 제공하고 전문영역으로 일반적인 용어를 만들어내도록 디자인되었고 다른 사람들에게 간단명료한 작업치료의 본질을 획득하도록 하였다.

전문영역의 개념을 구성하는 현상은 수많은 용어로 분류되고 인식되었다. 이 문서는 영역 안에서 그것을 제한하려는 것이 아니고 이론이나 이론의 틀을 공식화하고 개개의 구성개념을 결합하거나 순화하는 것이다. 또한 다른 방법 안에서 전문적 영역을 개념화하는 것을 제한하는 것은 아니다.

개 요
(INTRODUCTION)

표준용어의 초판은 1979(AOTA,1979)년에 승인되었고 출판되었다. 1989년 작업치료를 위한 표준용어 -2판(AOTA,1989)을 승인하고 출판되었다. 두 번째 문서는 작업치료의 전문영역을 수행하기 위해 영역을 이해하도록 구성, 조직하였다. 이문서는 두 영역으로 윤곽을 나타낸다. 수행영역(일상생활동작〔ADL〕,일과 생산적인 활동들, 놀이나 여가)은 작업치료 시행자가 기능적인 능력을 결정할 때 강조하는 활동을 포함한다.(작업치료시행자는 등록된 작업치료사와 작업치료보조사이다.) 수행요소(감각운동, 인지, 심리사회, 심리적 측면)은 작업치료사들이 사정하고 필요로 할 때 그들의 수행을 향상시키기 위해 중재하는 수행의 요소이다.

제 3판은 한층 나아가서 현재의 상황을 반영하고 수행의 배경적 측면을 포함하여 확대하였다. 수행영역, 수행요소, 수행배경은 작업치료영역의 특징요소이다.

수행영역은 일상생활에서 전형적으로 나타나는 인간활동의 광범위한 영역이다. 그것은 일상생활동작, 일과 생산적인 활동 그리고 놀이나 여가 활동이다. **수행요소**는 수행영역 안에서 성공적인 참여를 위해 필요한 기본적인 인간의 능력으로 다양한 정도와 다른 조합으로 이루어진다. 그 요소는 감각운도, 인지, 심리사회, 심리학적인 것이다.

수행배경은 요구하거나(하고) 요청된 수행영역 안에서 각 개인에게 영향을 주는 상황이나 요소이다.

수행배경은 시간적 측면(연대학적인 나이, 발달연령, 생활주기의 위치, 건강상태)과 환경적 측면(물리적, 사회적, 문화적 이해)으로 이루어진다. 수행영역, 수행 요소, 수행배경 간에는 서로 상호 작용한다. 수행영역에서 기능은 수행영역에 참여할 때 관련된다고 생각되는 수행요소는 작업치료의 궁극적인 관심사이다.

수행영역과 수행요소는 항상 수행배경 안에서 볼 수 있다. 수행배경은 기능과 기능장애와 관련된 수행영역과 수행요소, 중재를 계획할 때 고려해야한다. 예를 들어 작업치료사는 근력(수행요소)만 평가하지 않는다. 근력은 필요하거나 요구되는 과제(수행영역)에 영향을 주는 것으로 생각된다. 만약 개인이 가사에 흥미를 갖는다면 작업치료 시행자는 가사와 근력의 상호작용을 고려해야한다. 근력강화는 요리를 하고 식료품을 옮기는 것과 같은 부업활동을 통해 이루어진다. 어떤 경우 실행자는 적응적 접근을 사용하고 가족들이 무거운 자기에서 가벼운 접시를 바꾸거나 가스레인지 위에 가벼운 냄비를 사용하도록 권장하여 피로하지 않고 안전을 해치는 일 없이 저녁을 준비하도록 한다.

작업치료의 사정은 수행영역, 수행요소, 수행배경을 평가하는 것을 포함한다. 중재는 수행영역(옷 입고 벗기, 직업탐색), 수행요소(지구력, 문제해결), 수행배경의 환경적 측면의 요소를 관리하기 위해 한다. 후자의 경우 물리적 그리고(또는) 사회적 환경을 개조하거나 증가시켜 기능을 향상시키고(거나) 유지시킬 수 있다. 수행영역을 확인한 후에 각 개인은 작업치료사가 과제를 수행할 환경의 여러 측면을 평가해주길 원하거나 필요로 할 수 있다. 만약 개인이 집에서 여가로 음식을 만드는 것이 아니라 음식점에서 직업으로 음식을 만들려고 한다면 작업치료시행자는 각 개인이 다른 환경에서 성공할 수 있도록 몇 가지 요청할 수 있다. 그러므로 세 번째 결정적인 수행의 측면은 수행배경이며 기능적 활동 안에서 참여하는 인간의 능력에 영향을 주는 환경적 특징이다. 이 문서는 수행영역(ADL, 일과 생산적 활동, 놀이나 여가)의 각 부분을 특별한 활동으로 분류하였다. 이 분류는 '전형적' 으로 생각되는 것을 기초로 하고 각 개인의 특징적인 개인적 활동을 뜻하는 것이 아니다. 작업치료 시행자는 각 개인의 다른 점을 수용하고 그 또는 그녀의 가족에게 '전형적' 인 패턴을 강요하기보다는 서비스 받는 개인의 유일한 패턴을 고려한다.

예를 들어 경험이나 문화로 인해 각 개인은 가정관리를 일과 생산적 활동보다는 일상생활동작으로 생각할 수 있다. 사회화는 생활의 경험이나 문화적 관습으로 인해 현재의 표에 올린 것처럼 '일상생활동작' 대신에 놀이나 여가활동으로 생각할 수 있다.

실제로 적용한 예 | Examples of Use in Practice

표준용어-제 3판은 작업치료영역을 정의하고 수행영역, 수행요소, 수행배경을 포함한다. 이 문서가 여러 다른 영역(작업치료의 시행, 보고서, 수가체계, 교육, 프로그램 개발, 마케팅, 연구, 장애의 분류, 법률 등)에서 작업치료시행자에 의해 사용되지만 작업치료 시행 안에서 표준용어의 사용에 초점을 두고 있다. 이 문서는 특별한 작업치료 프로그램이나 특별한 작업치료중재에서 정의하려는 것이 아니다.

예를 들어 어떻게 수행영역, 수행요소, 수행배경이 시행되는지 다음에 제공되는 것을 보자.

- 직업에서 손상을 당한 사람은 일과 생산적인 활동으로 돌아갈 수 있는데 이것을 수행영역이라 한다. 일과 생산적인 활동의 회복에 대한 결과를 성취하기위해 개인은 근력, 지구력, 연부조직통합, 시간관리와 같은 특정한 수행요소와 환경에 존재하는 구성과 물체와 같은 수행배경의 물리적 측면을 필요로 한다. 작업치료 시행자는 직업팀의 각 개인과 다른 사람 간에 협동하고 원하는 결과를 성취하기 위해 중재를 계획하여 사용한다. 이 중재는 운동프로그램, 신체역학의 설명, 직장의 개조, 직업강화 프로그램 제공 등의 활동을 포함한다.
- 뇌졸중에서 회복 중인 노인은 지역사회 안에서 살아가는 것을 원한다. 이것은 일상생활동작, 일과 생산적 활동의 수행영역을 겸한다. 따라서 지 역사회 생활의 결과를 성취하기 위해 각 개인은 근 긴장, 대동작 협응, 자세 조절, 그리고 자기 관 리와 같은 특정한 수행요소를 필요로 한다. 작업치 료 시행자는 팀과 함께 협동하고 원하는 결과를 성취하도록 중계를 계획하여 이용한다. 중재는 신 경근 촉진, 물체 조작의 수행, 그리고 적응된 환경 의 이용과 안전한 가정환경의 교육이 포함되어야 한다. 또한 시행자와 개인은 선택과 일상생활동작 과제의 달성을 안전하게 하기 위한 개인적 보조의 훈련을 해야 한다. 이 중재는 입원한 환자를 포함 하여 제공하여야 한다.
- 학습장애를 가진 아동은 공립학교 안에서 교 육적 활동을 수행할 의무가 있다. 교육적 활동의 참여는 이 어린이에 대한 일과 생산적인 활동의 수 행 영역을 고려해야 한다. 교실 안의 과제를 효과적이고 교육적인 결과를 얻기 위해서 특정한 수행요소를 필요로 한다. 그것은 감각과정, 지 각 기술, 자세 조절, 운동기술, 그리고 환경 안에 서의 물체(책상, 의자)와 같은 수행배경의 물리적 부분을 포함한다. 팀과 함께 협동하고 작업치료 중재는 자세 조절과

안정성을 향상시키기 위해 교실에서 앉은 자세를 교정하거나 운동조절과 협응을 수행하는 활동을 포함해야한다. 이 프로그램은 작업치료사가 개발하고 학교관리직원이 지원할 수 있다.

- 뇌성마비를 가진 아동의 부모님은 일상생활동작과 놀이의 수행역역에서 일어날 수 있는 아동의 문제점을 질문할 수 있다. 사정 이후에 치료사는 감각인식 그리고 신경근 조절과 같은 특정한 수행요소에 대해 증명한다. 시행자는 수행배경의 물리적, 문화적인 부분을 생각해야한다. 작업치료중재는 부모와 함께 이루어지고 놀이에 대한 배치와 자세, 음식을 먹기 위한 신경근 촉진 기술, 아동과 함께 놀이를 할 때와 돌볼 때 부모의 기술 촉진 그리고 접근을 위한 놀이 장소의 수정과 같은 활동을 포함해야한다. 그 중재는 기본적인 가정 작업치료 프로그램에서 제공된다.
- 정신분열증을 갖은 성인은 지역사회 안에서 독립적으로 살 필요가 있고 원한다. 이것은 일상생활동작, 일과 생산적 활동, 여가활동인 수행영역이다. 특정한 수행분류는 약물복용, 기능적 움직임, 가정관리, 직업의 탐구, 놀이나 여가 수행, 그리고 사회적 상호작용이다. 독립적인 생활의 결과를 성취하고 지리적 지남력, 기억력, 분류화, 문제해결과 같은 특정한 수행요소와 사회적 요소(가족과 친구의 영향), 규칙과 같은 수행배경의 사회문화적 요소가 필요하다. 작업치료시행자는 팀과 협동하고 원하는 결과를 성취하기 위해 중재를 계획하여 사용한다. 중재는 대중교통 이용 훈련, 사회적 활동의 선택과 참여, 사회적 품행의 교육, 지역사회 회복 활동의 참여와 같은 활동을 포함한다. 중재는 지역사회 중심 정신 건강 프로그램에서 제공될 수 있다.
- 약물중독의 경험이 있는 사람은 가족 역할과 의무의 회복을 필요로 한다. 이것은 일상생활동작, 일과 생산적 활동 그리 여가 활동의 수행영역이다. 가족 참여의 결과를 성취하기 위해 역할, 가치, 사회적 품행, 자기표현, 모방기술, 자기 조절 등의 수행요소와 관습, 행동, 규칙 그리고 의식과 같은 수행배경의 사회문화적 부분이 필요하다. 작업치료시행자는 팀과 협동하고 원하는 결과를 성취하기 위해 중재를 계획하여 사용한다. 중재는 역할과 가치 활동, 스트레스 관리기술의 교육, 가족역할과 활동의 확인, 일상적인 가족의 여가, 발전을 위한 지지를 포함한다. 이 중재는 급성관리가 필요한 입원환자에게 제공한다.

인간-활동-환경 조화 | Person-Activity-Environment Fit

인간-활동-환경 조화는 개인의 기술과 능력, 활동의 요구, 물리적 사회적 문화적 환경의 특성에 대등하게 관련한다. 수행영역, 수행요소, 수행환경의 상호작용은 수행의 성공을 결정하고 중요하다. 작업치료 시행자는 서비스를 제공할 때 모든 수행의 상황과 그것들간의 상호작용에 유의해야 한다. 각 개인 간의 유일한 개인적 내력에 대해서도 주의해야한다. 개인적 내력은 개인의 기술과 능력(수행요소), 과거에 일어난 특정한 삶의 과업(수행영역), 그리고 개인적 환경(수행배경)을 포함한다. 인간-활동-환경 조화를 고려할 때에는 새로움, 중요성, 동기, 활동의 인내 그리고 질과 같은 변수들이 두드러진 문제들이다. 완전히 친밀한 것에서부터 새롭고 지금까지 경험해보지 못한 것까지의 범위가 있다. 여러 상황 안에서 새로움과 친밀함은 전반적으로 과제수행에 기여한다. 각각의 상황에서 새로운 것의 최적의 수준은 충분한 개인의 참여와 과제 수행을 위한 충분한 정보의 제공이다. 새로움이 너무 적을 때에는 개인은 수행을 위한 암시와 기회를 잃을 것이다. 새로움이 너무 많은 현재는 혼란스럽고 산만해져 효과적인 과제의 수행을 억제한다.

인간은 몇몇 자극과 상황에서 다른 것보다 더 의미 있는 것을 결정한다. 그들이 중요하다고 판단하는 것이 개인의 수행과제이다 중재를 계획할 때 각 개인이 원하거나 필요하는 것을 아는 것은 중요하다.

각 과제의 수행을 증명하기 위한 동기의 수준은 내적요소와 외적요소로 결정된다. 개인의 생물행동적인 단계(휴식의 양, 각성, 긴장)는 잠재력을 반응하는데 기여한다. 사회적, 물리적 환경(방에서의 사람, 소음의 수준)의 부분은 동기를 부여하는데 충분하거나 불충분한 정보를 제공한다.

활동의 인내는 오랜 시간 동안 목적있는 활동을 유지하는 개인의 능력이다. 각 개인은 선택, 활동의 시작과 마무리지어야 할 뿐만 아니라 과제의 완성과 목표를 달성하기 위해 시간이 필요하다.

수행의 질은 수행이 이루어지는 사회적이고 문화적인

Ⅰ. 수행 영역	Ⅱ. 수행의 구성요소	Ⅲ. 수행 상황

Ⅰ. 수행 영역

A. 일상 생활동작
1. 몸치장하기
2. 구강 위생
3. 목욕/샤워하기
4. 화장실 위생
5. 개인보조도구관리
6. 옷 입기
7. 먹이기/ 먹기
8.. 약물복용
9. 건강유지
10. 사회화
11. 기능적 의사소통
12. 기능적 움직임
13. 지역사회 움직임
14. 응급 대처
15. 성적 표현

B. 일과 생산적 활동
1. 가정 관리
a. 옷관리
b. 청결
c. 식사준비/청소
d. 물건사기
e. 금전관리
f. 가사 관리
g. 안전 과정
2. 다른 사람 돌보기
3. 교육적 활동
4. 직업적 활동
a. 직업 탐색
b. 직업 취득
c. 일 또는 직업 수행
d. 은퇴 계획
e. 자원봉사 참여

C. 레저 활동
1. 레저 탐험
2. 레저 수행

Ⅱ. 수행의 구성요소

A. 감각운동 요소
1. 감각
a. 감각인식.
b. 감각과정.
(1) 촉각.
(2) 고유수용감각.
(3) 전정.
(4) 시각.
(5) 청각.
(6) 미각.
(7) 후각.
c. 지각과정.
(1) 입체인지.
(2) 운동감각.
(3) 통증 반응.
(4) 신체도식.
(5) 좌우 구별하기.
(6) 형체 항상성.
(7) 공간에서의 위치.
(8) 시각-완성
(9) 형체와 배경
(10) 깊이 지각
(11) 공간관계
(12) 지리적 지남력
2. 신경근골격
a. 반사
b. 관절가동범위
c. 근긴장도
d. 근력
e. 지구력
f. 자세조절
g. 자세정렬
h. 연부조직통합
3. 운동
a. 대동작 협응
b. 정중선 교차
c. 편측성
d. 양측 통합
e. 운동조절
f. 실행
g. 소동작 협응/민첩성
h. 시운동 통합
i. 구강운동 조절

B. 인지 통합과 인지 요소
1. 각성의 수준
2. 지남력
3. 인식
4. 주의집중시간
5. 활동의 시작
6. 활동의 마무리
7. 기억력
8. 순서화
9. 분류화
10. 개념형성
11. 공간 조작
12. 문제해결
13. 학습
14. 일반화

C. 심리사회적 기술과 심리학적 요소
1. 심리학적
a. 가치
b. 흥미
c. 자기 개념를 발전시키는
2. 사회적
a. 역할수행
b. 사회품행
c. 대인관계기술
d. 자기표현
3. 자기관리
a. 대응기술
b. 시간관리
c. 자기조절

Ⅲ. 수행 상황

A. 일시적 측면
1. 연령
2. 발달 단계
3. 생의 주기
4. 장애 상태

B. 환경적 측면
1. 신체적
2. 사회적
3. 문화적

환경에서 개인과 다른 사람들이 정한 표준에 의해 측정된다. 질은 특정환 활동과 배경 안에서 기대되는 연속체이다.

작업치료의 표준용어-3판 | Uniform Terminology for Occupational Therapy- Third Edition

작업치료는 건강을 장려하고 **기능적인 결과**를 성취하기 위해 목적있는 활동이나 중재를 사용한다. 기능적인 결과의 성취는 신체적 손상이나 질병, 기능장애를 갖은 상태, 인지손상, 심리사회적 기능장애, 정신질환, 발달 또는 학습장애, 불행한 환경적 상태에서 생기는 제한이 있는 개인들은 가능한 최대한 독립적인 수준으로 발달, 향상시키거나 회복시키는 것을 의미한다.

사정은 작업치료서비스에 적합한 영역을 알아보기 위해 표준화된 검사 또는 비표준화된 검사와 측정의 시행과 해석을 통해 숙련된 관찰이나 평가를 이용하는 것을 의미한다.

작업치료서비스에는 다음과 같은 것을 포함하지만 제한하는 것이 아니다.

1. 각 개인, 가족, 다른 사람들을 사정, 치료, 교육 하거나 상담하거나
2. 일상생활 기술, 작업의 준비, 작업의 수행, 놀이 기술이나 여가능력을 발달, 향상 또는 회복하기 위해 직접적으로 중재하거나 교육적 수행 기술을 강화하거나
3. 감각운동, 구강운동, 지각 또는 신경근 기능 또 는 감정, 동기, 인지, 또는 심리사회적 수행의 요소의 발달, 향상 또는 회복을 위해 제공된다.

이 서비스는 원조하는 과학 기술 장치의 사용 안에서 설계, 발달, 적응, 적용, 훈련으로써 예방에 사용되고 필요로 하는 사정이 요구 된다: 설계, 제작, 선택적 보조장치 같은 재활 과학 기술의 적응: 보조기, 인공보철 장치, 원조 과학 기술을 사용하기 위한 훈련: 목적 있는 활동을 위한 준비나 부가물로써 신체적 행동 양식의 적용: 인간 환경 공학의 목적을 사용: 환경의 적응과 강화된 기능적 요소의 진행: 또한 건강 촉진(AOTA. 1993, p. 1117).

I. 수행영역 | Performance Areas

이 문서를 통해 마치 개인이 과제들 그 자체를 수행하는 것처럼 기술되었다. 작업치료는 다른 것을 통해 행하는 과제를 위해 개인을 배열하는 것으로 보았다. 전문적인 관점은 실제적인 활동의 수행은 무시하고 독립성이 스스로 결정하여 활동을 수행하는 것을 능력으로 보았다.

A. *일상생활동작—자기-유지과제*

1. *몸치장하기.* 도구의 획득과 사용; 몸의 털 제거 (면도칼, 족집게, 로션의 이용); 화장하기와 지우기, 씻기, 드라이하기, 빗질하기, 스타일링하기, 머리 빗기; 손톱의 관리(손과 발); 피부, 귀, 눈의 관리; 데오드란트의 사용
2. *구강위생.* 도구의 획득과 사용; 입닦기; 이닦기와 치실 사용; 치아 보조기나 보철의 제거, 닦기, 재삽입
3. *목욕/샤워하기;* 도구의 획득과 사용; 비누칠하기, 린스하기, 몸말리기; 목욕자세 유지; 목욕자 세로 목욕자세로부터 이동
4. *화장실 위생.* 도구의 획득과 사용; 옷 관리; 용변자세 유지; 용변 자세로 용변자세로부터 이동; 몸 닦기; 생리나 실금 관리(도뇨관, 결장수술, 좌약관리를 포함한다.)
5. *개인 보조도구 관리.* 보청기, 콘텍트렌즈, 안경, 보조기, 의수족, 적응장비, 그리고 피임약과 성 관계 도구와 같은 개인적 관리도구의 닦기와 관리
6. *옷입기.* 시간, 날짜, 특정한 행사에 적당한 옷과 악세사리 선택하기, 옷장에서 옷 고르기; 순서에 맞게 옷입고 벗기; 옷과 신발을 잠그고 정돈하기; 개인적 보조 도구, 의수족, 보조기의 설치와 제거
7. *먹이기와 먹기.* 음식 차리기; 적당한 도구를 선택하고 사용, 음식이나 음료를 입으로 가져가기; 얼굴, 손, 옷을 닦기; 빨기, 씹기, 기침하기, 삼키기; 음식물의 재료 선택하여 관리하기
8. *약물복용.* 약물의 획득, 약병을 열고 닫기, 처방된 스케줄 따르기, 정확한 양 섭취, 문제와 부작용을 확인하기

9. *건강 유지*. 질병 예방과 건강 증진을 위해 일과의 발전과 유지, 헬스장가기, 영양공급, 건강 위험 행동 감소
10. *사회화*. 적당한 환경과 문화적인 방법으로 감정적, 육체적인 욕구에 맞는 다른 사람과 상호작용하고 기회를 만들기
11. *기능적 의사소통*. 쓰기 장치, 전화기, 타자기, 컴퓨터, 의사소통 보드, 응급시스템, 점자 기록기, 청각 장애인을 위한 의사소통 보조기, 그리고 부가적인 의사소통 시스템과 같은 정보를 주고 받기 위한 시스템과 장치 사용하기
12. *기능적 움직임*. 침대안에서의 움직임, 휠체어 움직임, 이동(휠체어, 침대, 자동차, 화장실, 욕조/샤워장, 의자, 바닥) 과 같은 한 자세나 한 장소에서 다른 곳으로 옮기기, 기능적 보행과 물건 옮기기
13. *지역사회 움직임*. 지역사회에서 스스로 움직이고 운전, 버스, 택시 또는 다른 대중의 운송기관시스템과 같은 대중의 또는 개인적인 운송 기관을 이용하기.
14. *응급대처*. 갑작스럽고 위험한 상황을 인식하고 건강하고 안전을 위해 위험이 적은 행동을 시도하기
15. *성적표현*. 성적이고 사교적인 활동에 참여하기

B. *일과 생산적인 활동*—자기발전, 사회적 공헌, 생계 유지를 위한 목적있는 활동
1. *가정관리*. 개인과 가정의 소유와 환경을 획득하고 유지하기
   a. *옷 관리*. 도구의 획득과 사용; 정리, 세탁하기(손빨래, 세탁기 그리고 드라이클리닝); 개기; 다림질하기; 정리하기 그리고 수선하기
   b. *청소하기*. 도구의 획득과 사용; 줍기; 버리기; 진공청소기; 바닥 쓸고 닦기; 먼지 털기; 광내기; 문지르기; 창문 닦기; 거울 닦기; 침대 정리하기; 쓰레기 버리고 재활용하기
   c. *음식 준비와 청소*. 영양적인 음식 계획하기; 음식을 준비하고 나르기; 그릇, 찬장, 서랍 열고 닫기; 주방도구와 기구 사용하기; 설거 지와 음식 정리
   d. *쇼핑*. 쇼핑목록 준비(생필품 등); 물건을 선택하고 구입하기; 지불방법 선택하기; 돈주고 받기
   e. *돈 관리*. 예산세우기, 청구서 지불하기, 은행이용하기
   f. *가정 유지*. 집, 마당, 정원, 가구, 차, 가사장비 유지
   g. *안전 과정*. 안전한 환경을 유지하고 손상을 방지하기 위해 예방과 응급처치 방법을 알고 수행하기
2. *다른 사람 돌보기*. 신체적으로 돌보기, 양육, 의사소통, 연령에 적당한 활동 이용하기와 같이 자녀, 배우자, 부모, 애완동물, 또는 다른 사람을 위해 제공
3. *교육적 활동*. 교육 흥미 탐색, 강좌 참여, 숙제하기, 집단활동 공헌하기를 학교, 지역사회, 또는 직장 지원 활동 통해 학습 환경에 참여하기
4. *직업활동*. 일 관련 활동에 참여하기
   a. *직업 탐색*. 재능을 파악하고 흥미와 기술을 발전시키고 적합한 직업을 선택하기
   b. *직업획득*. 일의 기회를 파악하고 선택하기, 응시를 완수하고 면담과정
   c. *일 또는 직업 수행*. 시간과 효과적인 방법으로 직업과제 수행; 필요한 일 행동7하기
   d. *은퇴계획*. 재능을 파악하고 흥미와 기술을 발전시키고 적합한 부업을 선택하기
   e. *자원봉사 참여*. 개인, 단체, 이유로 무보수로 활동을 수행

C. *놀이나 여가활동*—즐거움, 이완, 자발적인 즐거움, 또는 자기표현을 위해 내적으로 동기가 있는 활동
1. *놀이나 여가 탐색*. 즐거움, 기술, 기회 그리고 적당한 놀이나 여가활동을 확인
2. *놀이나 여가 수행*. 놀이나 여가활동을 계획하고 참여하기, 일과 생산적인 활동과 일상생활 동작과 놀이나 여가활동의 균형 유지. 도구나 방법을 찾고 사용하며 유지 보수하기

Ⅱ. 수행요소 | Performance Components

A. *감각운동 요소*–입력을 받고 정보를 전달하고 결과를 생산하는 능력

1. *감각*
   a. *감각인식*. 감각자극을 받아들이고 분별하기
   b. *감각과정*. 감각자극을 해석하기
      (1) *촉각*. 피부의 접촉/수용기를 통해 가벼운 접촉, 압각, 온도감각, 통각, 진동감각 해석
      (2) *고유수용감각*. 근육, 관절, 그리고 다른 것과 관계하는 신체 한 부분의 자세에 대한 정보를 주는 다른 내부 조직에서 시작하는 감각 해석
      (3) *전정*. 머리의 위치와 움직임에 관해 내이의 수용기로부터 자극 해석
      (4) *시각*. 말초의 시력과 예리함, 색과 형태의 인식 포함한 눈을 통해 자극 해석,
      (5) *청각*. 소리의 집중과 해석, 주의 소리를 구별하기
      (6) *미각*. 맛의 해석
      (7) *후각*. 냄새의 해석
   c. *지각과정*. 의미있는 형태로 감각 입력의 조직화
      (1) *입체인지*. 고유수용, 인지, 접촉의 감각을 통해 물체를 해석
      (2) *운동감각*. 관절 움직임의 운동과 방향을 해석
      (3) *통증 반응*. 해로운 자극을 해석
      (4) *신체도식*. 신체에 대한 내적인식을 습득하고 다른 것과 신체 부분의 관계를 알기
      (5) *좌우 구별하기*. 한쪽과 반대쪽 구별
      (6) *형체 항상성*. 형태와 다양한 환경, 위치, 크기에서 같은 물체를 인식
      (7) *공간에서의 위치*. 형태와 물체 또는 다른 형태와 물체의 공간관계를 구별하는 것
      (8) *시각–완성*: 불완전한 표시의 물체나 형태를 해석
      (9) *형체와 배경*. 물체와 형태의 전경과 배경을 구별
      (10) *깊이 지각*. 물체, 형체, 또는 표시와 관찰자 간의 거리를 결정하고 지면의 변화를 인식
      (11) *공간관계*. 다른 물체와 관련된 물체의 위치를 구별
      (12) *지리적 지남력*. 물체의 위치와 배치 그리고 어떤 장소로 가는 과정을 결정
2. *신경근골격*
   a. *반사*. 감각입력에 의해 나타나는 불수의적 근육 반응
   b. *관절가동범위*. 호를 이루며 신체의 부분 움직임
   c. *근긴장도*. 휴식시와 신장에 반응하여 나타나는 근육의 긴장이나 저항의 정도
   d. *근력*. 물건이나 중력에 의해 움직임에 저항이 발생할 때 근육 힘의 정도
   e. *지구력*. 오랜 시간동안 견디는 심장, 폐, 그리고 근골격의 노력
   f. *자세조절*. 기능적인 움직임을 하는 동안 균형을 유지하기위해 정위와 평형의 조절을 사용
   g. *자세정렬*. 신체의 부분사이에 생체역학적인 통합의 유지
   h. *연부조직통합*. 조직과 피부의 해부학적 그리고 생리학적인 상태를 유지
3. *운동*
   a. *대동작 협응*. 조절하고 목적한 움직임을 위해 큰 근육그룹을 사용
   b. *정중선 교차*. 몸의 정중면을 가로질러 몸통과 눈을 움직이는 것
   c. *편측성*. 고위수준의 기술이 요구되는 활동을 할 때 한쪽 신체 부분을 사용하는 것
   d. *양측 통합*. 활동 시에 양 쪽 신체를 사용하는 것
   e. *운동조절*. 기능적이고 활동적인 움직임 패턴에서 몸을 사용하는 것
   f. *실행*. 환경적인 요구에 반응하여 새로운 운동을 생각하고 계획하는 것

g. *소동작 협응/민첩성*. 움직임 조절, 특히 물체 조작을 위해 작은 근육그룹을 사용
h. *시운동 통합*. 활동시에 신체 움직임과 함께 눈으로부터 오는 정보의 통합을 협응
i. *구강운동 조절*. 움직임을 조절하기 위해 구강인두 근육을 협응하는 것

B. *인지 통합과 인지 요소*—고위 뇌기능을 사용하는 능력
1. *각성의 수준*. 환경의 자극에 대한 반응
2. *지남력*. 사람, 장소, 시간, 상황에 대해 아는 것
3. *인식*. 친근한 얼굴, 물체, 그리고 과거에 존재한 물질 알기
4. *주의집중시간*. 오랜 시간 과제에 집중하는 것
5. *활동의 시작*. 신체적, 정신적 활동을 시작하기
6. *활동의 마무리*. 적당한 시간에 활동 중지
7. *기억력*. 단시간 또는 오랜 기간 후에 정보를 생각해 내는 것
8. *순서화*. 순서에 따라 정보, 개념, 활동을 배치하는 것
9. *분류화*. 환경의 정보들 중에 유사점과 차이점을 아는 것
10. *개념형성*. 생각과 아이디어로부터 다양한 정보를 조직
11. *공간 조작*. 다양한 관계 속에서 물체의 위치를 정신적으로 조작하는 것
12. *문제해결*. 문제 인식, 문제를 정의하고 계획을 알고 선택하기, 계획의 단계, 조직, 계획을 수행하고 결과를 평가
13. *학습*. 새로운 개념과 행동 습득
14. *일반화*. 학습된 개념이나 행동들을 다양한 새로운 환경에 적용하는 것

C. *심리사회적 기술과 심리학적 요소*—사회 안에서 상호작용하기 위한 능력과 감정적 과정
1. *심리학적*
a. *가치*. 자신이나 다른 사람의 중요한 아이디어나 믿음을 아는 것
b. *흥미*. 즐거움을 창조하고 집중을 유지하는 정신적, 신체적 활동을 아는 것
c. *자기 개념*. 신체적, 감정적, 성적인 자신의 가치를 발전시키는 것
2. *사회적*
a. *역할수행*. 사회에서 가정하거나 획득한 기능을 인식, 유지, 균형을 이루는 것(예를 들어 노동자, 학생, 부모, 친구, 종교 참여자)
b. *사회품행*. 환경에 맞는 예절, 개인적 공간, 눈맞춤, 몸짓, 능동적 청취, 자기표현의 사용을 통해 상호 작용하는 것
c. *대인관계기술*. 다양한 설정 안에서 구어적 또는 비구어적인 의사소통을 하는 것
d. *자기표현*. 생각, 기분, 필요한 것 등을 표현하기 위해 다양한 스타일과 기술을 사용하는 것
3. *자기관리*
a. *대응기술*. 스트레스와 관련된 요소를 확인하고 관리하는 것
b. *시간관리*. 만족하고 건강하기 위해 자기관리, 일, 여가, 휴식활동의 균형을 계획하고 참여하는 것
c. *자기조절*. 환경의 요구, 강제, 개인적 갈망, 다른 사람으로부터의 피드백에 반응하여 자신의 행동을 조절하는 것

Ⅲ. 수행배경 | Performance Contexts

수행영역에서 기능의 사정은 개인이 수행해야만 하는 배경에 의해 큰 영향을 받는다. 작업치료시행자는 중재의 실현가능성과 타당성을 결정할 때 수행배경을 고려해야한다. 작업치료시행자는 배경의 이해를 기초로 중재를 선택하거나 수행향상을 위해 배경을 직접적인 목표에 맞게 개조하여 중재를 선택할 수 있다.

A. *시간적 측면*
1. *연대기적*. 개인의 나이
2. *발달적*. 성숙의 단계
3. *생의 주기*. 경력주기, 양육주기, 교육과정과 같은 중요한 생의 단계에서의 위치
4. *장애단계*. 손상의 급성기, 장애의 만성기, 질병의 말기상태와 같은 장애의 연속체에서의 위치

B. *환경적*

1. *물리적*. 배경의 비인간적 측면. 자연적 지형, 식물, 동물, 빌딩, 가구, 물건, 연장, 장치를 갖고 있는 환경으로의 접근과 수행을 포함
2. *사회적*. 배우자, 친구, 보호자와 같은 개인에게 중요한 사람의 이용도와 기대 또한, 표준치를 확립하고 역할의 기대, 사회적 관례에 영향을 끼치는 더 큰 사회집단의 포함
3. *문화적*. 개인이 속해 있는 사회를 통해 받아들여지는 관습, 믿음, 행동형태, 행동기준, 기대, 자원에 접근하고 개인적 권리를 보장하는 법률과 같은 정치적 측면을 포함한다. 또한 교육, 고용, 경제적 지지를 위한 기회도 포함한다.

참고문헌
(REFERENCES)

American Occupational Therapy Association.(1979). Occupational therapy output reporting system and uniform terminology for reporting occupational therapy services. Rockville, MD: Author.

American Occupational Therapy Association.(1989). Uniform Terminology for occupational therapy (2nd ed.). Am J Occup Ther, 43, 808-815

American Occupational Therapy Association.(1993). Definition of occupational therapy prectice for state regulation (Policy 5.3.1). Am J Occup Ther, 47, 1117-1121

저자(Author) :

The Terminology Task Force:
Winifred Dunn, PhD, OTR, FAOTA-Chairperson
Mary Foto, OTR, FAOTA
Jim Hinojosa, PhD, OTR, FAOTA
Barbara A. Boyt Schell, PhD, OTR/L, FAOTA
Linda Kohlman Thomson, MOT, OTR, OT(C), FAOTA
Sarah D. Hertfelder, MEd, OTR/L-Staff
Liason for the Commission on Practice
Jim Hinojosa, PhD, OTR, FAOTA-Chairperson

Adopted by the Representative Assembly July 1994.

Note: This document replaces the following documents, all of which were rescinded by the 1994 Representative Assembly:

Occupational Therapy Product Output Reporting System (1979)

Uniform Terminology for Reporting Occupational Therapy Services—First Edition(1979)

Uniform Occupational Therapy Evaluation Checklist(1981)

Uniform Terminology for Occupational Therapy-Second Edition(1989)

생의 발달과제

Life Developmental Tasks

생의 진행 단계	발달 과제	심리사회적 위기	중심적 과정
유아기(생후 2년까지)	1. 사회적 애착 2. 감각운동과 원시적 지능의 인과 관계 3. 대상 선호 4. 운동 기능의 성숙	신뢰 대 불신	돌보는 보호자와의 상호 관계
유년기(2-4세)	1. 자기-조절 2. 언어발달 3. 환상과 놀이 4. 움직임의 정교화	자율성 대 수치심과 의심	모방
초기 학령기(5-7세)	1. 성 역할의 동일시 2. 초기 도덕의 발달 3. 구체적 조작 4. 집단 놀이	자발성 대 죄책감	정체성
후기 학령기(8-12세)	1. 사회적 협동 2. 자기-평가 3. 기술 학습 4. 팀 플레이	근면성 대 열등감	교육
사춘기 전기(13-17세)	1. 육체적 성숙 2. 공식적 3. 동료집단에서의 구성원으로서의 의식 4. 이성 관계	집단 정체성 대 소외감	동료 압력

생의 진행 단계	발달 과제	심리사회적 위기	중심적 과정
사춘기 후기(18-22세)	1. 부모로부터의 독립 2. 성 역할 정체성 3. 내면화된 도덕률 4. 직업선택	개인적 정체성 대 역할 혼란	역할 실험
성인기 전기(23-30세)	1. 결혼 2. 출산 3. 일 4. 생활방식	친밀감 대 고립감	동료와의 상호관계
성인기 중기(31-50세)	1. 가정관리 2. 자녀 양육 3. 직업 관리	생산성 대 침체	개인의 환경 적응과 창조성
성인기 후기(51세 이후)	1. 새로운 역할로의 에너지 재조정 2. 자신의 삶에 대한 수용 3. 죽음에 대한 관점의 발전	통합성 대 절망	자기성찰

Newman & Newman(1979). *Development through life: A psychosocial approach*(pp. 30-31). Homewood, IL: The Dorsey Press에서 인용. Bruce, M., & Borg, B.(1993). *Psychosocial occupational therapy: Frames of reference for intervention*(2nd ed.). Thorofare, NJ: SLACK Incorporated.에서 증쇄.

인간-환경 모델의 주요 요소

Key Elements of Person-Environmnet Models

이론가	인간에 대해 어떻게 개념화하고 있는가?	환경에 대해 어떻게 개념화하고 있는가?	인간-환경간의 상호 작용(적응)	OT의 적용
Baker & Intagliata	개인: • 육체적 상태 • 정신적 상태 • 욕구 • 지식	개인이 지각하거나 경험한 환경과 실재 환경 개인은 반응한다:	개인은 반응한다: • 적극적 참여자 또는 본능적 반응자로서	• 삶의 환경과 지에 대한 내담자의 지각에 초점을 둔다 • 정신적 건강 문제를 가진 내담자
Bronfenbrenner	개인: • 사회적 환경에서 의미를 추구하고 창조하는 사회적 대행자로서의 인간	인간의 사회적 그리고 문화적인 환경	상호 의존성: • 사회적 환경의 한 영역에서의 변화가 다른 영역의 변화에 영향을 준다	내담자의 사회적 환경에 대한 강조(예, 가족의 개입, 사회적 발달)
Bandura	개인: • 6가지 기본적 인지 능력	환경에 대한 개인의 지각이 핵심이다	지각된 자기-효능감: • 특정 환경에서 활동에 성공할 수 있는 자신의 능력에 대한 개인의 지각	• 환경 지각에 초점을 둔다 • 내담자와의 자문을 격려한다
Gibson & Gibson	개인: • 발달중인 호기심 많고 동기화된 학습자로서 • 과제 중심적인 • 지각	• 개인의 맥락이나 주변 환경 • 지지적 혹은 강제적인 (여유)	상호의존성: • 여유로운 환경에 부합하는 개인적 활동	주변환경의 맥락에서 아동발달

이론가	인간에 대해 어떻게 개념화 하고 있는가?	환경에 대해 어떻게 개념화 하고 있는가?	인간-환경간의 상호작용(적응)	OT의 적용
Health의 Mandala	공동체: • 공동체의 독특한 욕구 • 사회적 정책	생물학적 육체적 문화적 경제적	보건에 대한 사회적 그리고 정치적 의미 사람이 아닌 환경을 변화시킬 필요	공중 보건의 지원
Kahana	개인: • 욕구 • 선호도	주거 상황의 사회적 특성	조화(일치): • 개인의 행복과 기능 • 환경에 대한 개인의 선택	• 특별히 노인에 대한 계획의 이행 • 사회적 환경
Kaplan	개인: • 환경에 대해 외부로부터 들어오는 정보의 내적 조직화	개인: • 기회 • 선택	일시적 유동성: • 각각의 경험에 대하여 사람은 지각과 기대에 영향을 주는 과거의 기억을 갖고 온다.	• 일반적 연습 • 정신병리학적 환경
Lawton	개인: • 개인은 유능성을 형성하는 일련의 능력을 소유하고 있다	환경적 압력: • 개인의 요구의 특성이라는 측면에서 환경상의 세력들	두 가지 가능한 반응 • +든 −든 적응적 행동 • 정서적 반응	노인학과 유약한 개인
Moos	인간집단 • 시설 기관의 환경에서의 거주 • 사회인구학적 • 자기-개념 • 건강의 요인 • 기능적 능력	환경은 다음과 같은 것으로 구성된다 • 물질적 요인 • 정책 요인 • 초인간적인 요인 • 사회적 기후 요인	거주인과 의료진의 복지를 위한 시설 기관 안에서의 안정성과 변화	시설 기관과 보호환경에 대한 평가
Weisman	피고용자	물리적 환경: • 자산 • 구성요소 조직체: • 정책 • 목적	조화 • 조직화의 정책과 목적이 부합하도록 보장하기 위한 물리적 환경의 조작	작업 환경

Christiansen, C., & Baum, C.(1997). *Occupational therapy: Enabling function and well-being*(2nd ed., 77-78). Thorofare, NJ: SLACK Incorporated.의 허락 하에 재간행.
주 : 자료와 참고문헌은 2장 참조.

작업치료 윤리강령

Occupational Therapy Code of Ethics

서문 | Preamble

미국 작업치료 협회의 **윤리강령**은 작업치료에서 질 높은 행동 기준을 증진시키고 유지하기 위한 원칙과 가치를 정하는 공적 문서이다. 미국작업치료 협회와 협회원들은 개인과 그룹의 능력을 진전시키고 나아가 전체 환경적 체계를 기능적으로 해야 한다. 최종에는 작업치료 회원들(작업치료 서비스를 제공하거나 돕는 인원들-고문, 병원 잡역부, 비서, 기술자)은 개인, 연구 참여자, 사업동료, 다른 전문분야 직원들의 건강과 질병을 가진 수요자들에 서비스를 제공할 의무를 가진다. 작업치료 윤리 강령은 전체 작업치료 회원들에게 적용되는 원칙이다. 작업치료사와 보조 작업치료사들에게 필요한 원칙은 윤리적 태도를 가지고 행동하는 것이다. 작업치료사와 보조 작업치료사, 교육가, 현장 교육가, 임상 전문가, 연구원, 사무관리자, 상담가, 임상 관리자, 프로그램 진행자, 개인 실습지도자, 학생의 다양한 역할이 이에 포함된다.

이 강령의 목적과 정신에 반하는 것은 비윤리적인 것으로 규정된다. 강령에 준수하는 것을 감독, 관리하기 위하여 '윤리 위원회' (Commission on Standards and Ethics(SEC))를 설치하고 강제집행 권리를 가진다. '윤리강령' (The Code of Ethics), '작업치료사의 태도와 가치' (Core Values and Attitudes of Occupational Therapy practice (AOTA,1993)), 와 '작업치료 윤리강령 안내' (the Guidelines to the Occupational Therapy Code of Ethics (AOTA, 1998))는 작업치료사들을 위한 안내서이다.

제1조 작업치료사들은 그들의 서비스의 수혜자의 안녕과 복지에 최선을 다해야 한다. (덕행)

A. 작업치료사들은 공정한 태도로 서비스에 임해야 한다. 경제, 지리, 인종, 민족성, 정치적 요소, 결혼 상태, 성적 취향, 장애등의 모든 수혜자들의 문화적 상황을 이해하고 인식해야 한다.
B. 작업치료사들은 요금을 서비스 시행에 따라 공평하고 정당하며 균형 있게 지키도록 노력해야 한다. 요금을 정할 때는, 제도적, 지역적, 국가적, 정부에서의 요구 및 수혜자의 지불 능력을 고려하여 책정해야 한다.
C. 작업치료사들은 수혜자들이 가능한 수단을 통해 필요한 서비스를 받을 수 있도록 모든 노력을 다해야 한다.

제2조 작업치료사들은 수혜자들, 또는 그들의 재산상에 손해를 입히거나 해가 되는 것을 피하기 위한 예방책을 가져야 한다. (범죄가 아닌)

A. 작업치료사들은 성적으로, 신체적으로, 정신적으로, 경제적으로, 사회적으로나 다른 방법으로 수혜자들을 착취하지 않는 관계를 유지하여야 한다.
B. 작업치료사들은 전문적 판단과 객관성을 방해하는 관계나 활동을 피해야 한다.

제3조 작업치료사들은 수혜자들과 대리인을 존중하고 그들의 권리 또한 존중하여야한다.(자율성, 사생활, 자존감)

A. 작업치료사들은 치료과정을 통해 목표와 우선 순위를 정하는데에 있어 수혜자 및 그들의 대리인과 협력하여야한다.

B. 작업치료사들은 어떤 치료든 잠재적 결과와 위험요인, 특성에 대해 서비스 수혜자들에게 충분히 알려주어야 한다.

C. 작업치료사들은 발생 할 수 있는 위험과 결과에 대해서 연구 참여자들에게 충분히 알리고 이해시켜야하며 참여자들로부터 동의를 얻어야 한다.

D. 작업치료사들은 연구 및 교육적 활동이 포함된 전문적 서비스에 대해 거부할 수 있는 개인의 권리를 존중해야 한다.

E. 작업치료사들은 교육, 실험, 연구, 조사활동을 통해 얻은 모든 전자 의사소통 및 서면적, 언어적 형태의 비밀을 보호해야하며 이를 어길시, 지방자치, 정부의 법적 제재를 받는다.

제4조 작업치료사들은 높은 수준의 자격조건을 취득하고 유지하여야 한다. (의무)

A. 작업치료사들은 서비스를 제공하기 위하여 국가와 정부의 공인된 적합한 면허증을 가져야 한다.

B. 작업치료사들은 임상 실습기준이나 적절한 미국작업치료 협회의 임상 실습과정을 이수해야 한다

C. 작업치료사들은 전문가 양성 및 교육활동에 참여하여 자격 유지 및 증명의 의무를 가진다.

D. 작업치료사는 정밀한 정보에 기초하여 그들의 의무를 수행하기 위하여 적합한 임상 실습과 지식을 축적하고 평가한다.

E. 작업치료사들은 다른 작업치료사들에게 임상 치료의 범위, 자격, 권한, 경험을 정하고 의무를 부여하여 치료 수혜자들을 보호한다.

F. 작업치료사들은 수련자들 개개인을 연구적 가치와 연방법, 협회 정책에 따라 적절히 관리할 의무를 가진다.

G. 작업치료사들은 서비스 수혜자들에게 도움이 되는 상담과 의뢰를 위해 다른 서비스 제공자나 상담가와 협의 해야 하며 그 과정에 적극 협력해야한다.

제5조 작업치료사들은 작업치료를 위한 협회 정책과 법을 준수한다. (사법)

A. 작업치료사들은 연구적 가치와 정부 및 국가법, 협회정책에 의거하여 감수하며 이해를 구하고 적응한다.

B. 작업치료사들은 협회 정책과 법에 의거하여 수정 보완하여 작업치료사 유지하며 고용인과 피고용인, 동료에게 그 변화를 알려야 한다.

C. 작업치료사들은 윤리강령을 고수하기위한 활동과 연관하여 작업치료를 감독, 관리하여야 한다.

D. 작업치료사들은 연구, 교육, 작업치료 실습에 대한 의무와 연관된 제 4조에 의거하여 고용인에게 작업치료의 윤리적 의무를 인식시키기 위한 타당한 단계를 거쳐야한다.

E. 작업치료사들은 전문적 활동과 연관된 모든 정보를 때에 맞게 적절히 기록하고 문서화 해야 한다.

제6조 작업치료사들은 작업치료 서비스에 관한 정확한 정보를 제공한다.(성실)

A. 작업치료사들은 그들의 자격증명서, 권한, 교육, 경험, 훈련, 그리고 능력을 정확하게 알려야한다. 이는 임상에 있는 작업치료 수련자들, 또는 서비스를 제공하는 작업치료사들에게 특히 중요하다.

B. 작업치료사들은 전문성, 개인성, 재정적, 사업적, 연관된 자원봉사자와의 친밀한 관계를 유지해야하며 다른 분야의 사람들과의 관계에 호감을 주도록 한다.

C. 작업치료사들은 잘못되고 부정확하며 거짓이고 부당한 진술이나 요구의 의사소통 형태를 사용하거나 관여하는 것을 삼가 해야 한다.

D. 작업치료사들은 작업치료 서비스의 수행이나 공적 진실성을 왜곡하는 전문적 행동에 대한 책임감을 통감하여야 한다.

제7조 작업치료사는 공평하고 신중하며 성실하게 동료와 다른 분야 전문가들을 대해야 한다. (충실성)

A. 작업치료사들은 동료와 직원에 대한 정보에 비밀을 지키며 보존하고 존중하며 보호해야 한다. 이를 어길시, 국가 · 정부 · 지방법에 의해 제재를 받는다.

B. 작업치료사들은 동료의 자격과 관점, 공헌을 정확하게 말할수 있어야 한다.

C. 작업치료사들은 윤리강령에 위반된 것을 방해하고 보호하고 밝히고 수정하기 위해 적절히 조사하고 그 근거에 의해 기록해야한다.

D. 작업치료사들은 윤리적 불만을 조정하기 위한 국가 및 지역과 연계한 정책과 과정 설립으로 윤리 강령 조정을 강화할 수 있다. 이러한 정책 및 과정은 작업치료에 대한 사법권을 가진 다른 기관, 위원회, 단체, 고용인, 면허 감독 기관, 미국작업치료 협회에 의해 만들어진다.

참고문헌
(REFERENCES)

American Occupational Therapy Association. (1993). Core values and attitudes of occupational therapy practice. Am J Occup Ther, 47, 1085-1086.

American Occupational therapy Axxociation. (1998). Guidelines to the occupational therapy code of ethics. Am J Occup Ther, 52. 881-884.

저자(Author) :

The Commission on Standards and Ethics (SEC):

Barbara L. Kornblau, JD, OTR, FAOTA— Chairperson

Melba Arnold, MS, OTR/L

Nancy Nashiro, PhD, OTR, FAOTA

Diane Hill, COTA/L, AP

Deborah Y. Slater, MS, OTR/L

John Morris, PhD

Linda Withers, CNHA, FACHCA

Penny Kyler, MA, OTR/L, FAOTA— Staaff Liaison

April 2000

Adopted by the Representative Assembly 2000M15

Note: This document replaces the 1994 document, Occupational Therapy Code of Ethics (Am J Occup Ther, 48, 1037-1038).

Prepared 4/7/2000

작업치료과정 – 작업치료실행을 위한 안내 : 빠른 참고

Occupational Therapy Process- The Guide to Occupational therapy Practice : Quick Reference

단계 1

중재의 범위

시설배치

- 입원환자 병원
- 입원환자 재활
- 입원환자 정신건강
- 아급성 단위/과도기의 보호(간호)
- 간호시설
- 감옥

외래환자 배치

- 병원 외래환자
- 외래환자 클리닉
- 외래환자 사무실
- 외래환자 재활
- 부분적인 병원 수용

집과 지역사회 배치

- 홈케어
- 사회복귀를 위한 시설
- 그룹홈
- 보조의 생활
- 보호 작업장
- 기업과 상업체
- 학교
- 초기 중재센터
- 주간보호센터
- 지역사회 정신건강센터
- 호스피스
- 건강센터

의뢰

의뢰자

- 의사
- 의사외의 임상가
- 선생님과 학교 관계자
- 가족 혹은 보호자
- 환자자신
- 보험회사
- 기업체나 사업체
- 주나 지방청(정부기관/지방청)

선별

평가와 중재가 필요한지 결정하기 위해 정보를 얻는 것

평가

인터뷰, 기술적인 관찰, 검사, 평가를 통해서 이루어짐 :

- 과거력, ADL, 생산적인 활동•일, 여가에서 이전의 기능수준
- 작업, 과제, 활동의 수행여부
- 환자, 가족, 보호자의 요구, 계획, 목표
- 의미 있고 목적적인 작업의 참여
- 재활의 가능성
- 기능적인 수행의 제한을 야기시키는 근본적인 수행요소
- 작업수행에 영향을 끼치는 배경 요소(환경, 나이, 일반적인 건강)

단계 2

중재계획

기능적인 결과를 결정하기 위해 환자, 가족, 보호자, 의뢰자와 함께 세움

- 단기계획 : 주단위로 개정
- 장기계획 : 퇴원에 의해 성취

주의 : 환자와 상황에 따라 증진률이 변할 수 있음

중재/재평가

- 교정/회복
  생체학적, 생리학적, 심리학적, 신경학적 과정의 변화
  교육/훈련 기술, 습관, 행동
- 보상/적응
  과제도구에 적응
  과제 수행방법의 변화
  환경 수정
  가족, 보호자의 훈련
- 장애예방
- 건강증진

재평가

목표에 대한 결과를 평가
중재목표 수정
중재방법의 변화

퇴원/추후지도

중재는 아래의 사항에서 하나 혹은 그 이상 만족될 때 중단됨

- 기능적인 목표/결과가 성취됨
- 경과에서 정체기에 도달 한 경우
- 중재에서 참여가 합병증으로 인해 제한된 경우
- 작업치료 유지 프로그램의 명령이 도움이 되거나 혹은 이로 인해 독립적이 되었을 경우
- 퇴원이 요청된 경우

퇴원에서 추후지도가 필요한지를 확인 함

추후지도

부가적으로 작업치료를 위한 요구는 기능적인 상태, 생활상황, 작업장, 보호자, 기술, 발달, 개인적인 흥 미, 연령에서 변화의 결과로 일어 남

Reprinted from Moyers, P.A., & The Commission on Practice. (1999). The guide to occupational therapy practice. *Quick Reference*. Bethesda, MD : American Occupational Therapy Association, Inc.

기분장애-작업치료의 실제 안내서: 빠른 조회

Mood disorders- Occupational Therapy Practice Guiidelines: Quick Reference

선택된 DSM-IV 진단

296.xx 주요 우울 장애
300.4 기분부전장애
296.xx 양극성 장애 I
296.89 양극성 장애 II
301.13 조울 장애

(전문가에게) 의뢰

의뢰자료

- 의사
- 의사가 아닌 실제 임상가
- 가족
- 자기자신

의뢰의 근거

일상생활(ADL), 일, 그리고 기타 생산적이거나 레저 활동에서 안전하게 기능할 수 있는 내담자의 능력을 저해하는 장애

기본의뢰사항

작업치료의 처치가 적당한 기간 내에 하나 이상의 영역에서 내담자의 수행력을 개선할 것이다(의뢰의 근거 참조).

평가

면접, 관찰, 그리고 임상적 검사를 통해 평가한다:

- 내담자의 개인사와 ADL, 일, 그리고 생산적 활동에서 이전의 기능적 수준
- 내담자가 수행할 수 있는 그리고 할 수 없는 기능적 활동
- 내담자와 가족 구성원들의 욕구, 계획, 그리고 목표
- 내담자의 회복 잠재력
- 기능적 수행 결함을 유발하는 근원적 구성요소
- 내담자의 기능적 수행에 영향을 주는 상황적 요인들 (예, 환경, 나이, 전반적 건강)

치료계획

치료 목표와 결과를 결정하기 위해 내담자와 그 가족과 더불어 개발

- 단기 : 최근 매주 또는 격주
- 장기 : 기능적 결과

주: 개인에 따라 다른 개선률

치료의 강도, 빈도 그리고 기간

급성 치료 병원**
개인 또는 집단 치료, 회기당 15-60분, 하루에 1-2회, 7-14일(30일까지 연장할 수 있다)

장기 거주 치료 장면**
개인 또는 집단 치료, 회기당 30-90분, 1주일에 1-4회

부분적 입원 프로그램**
개인 또는 집단 치료, 회기당 30-90분, 1주일에 3-5회, 2-8주

지역사회 정신보건 센터/통원환자 센터**
개인 또는 집단 치료, 30-90분 회기, 1주일에 1-4회

가정에서의 간호(가정 건강 기관 또는 사설기관 치료사)***
개인치료, 회기당 30-90분, 1주일에 1-3회

주 : 빈도와 기간은 내담자 개인의 필요, 병의 심각성, 그리고 그 장면에서의 작업치료사의 역할에 따라 다양하다.
** 내담자는 측정가능한 기능의 개선을 매주 보여 주어야 한다.
*** 내담자는 측정가능한 기능의 개선을 격주로 보여 주어야 한다.

치료종결(퇴원)/추후

치료 종결

다음과 같은 기준중의 하나가 충족되면 치료는 중단될 것이다:

- 내담자는 기능적 목표들과 결과들을 성취하였다
- 내담자는 과정 중에 안정수준에 도달했다
- 내담자가 의학적, 심리적, 혹은 사회적 복잡성 때문에 치료에 참여할 수 없다
- 내담자가 더 이상 숙련된 작업치료 서비스를 필요로 하지 않는다
- 내담자가 지속적 작업치료 서비스를 원하지 않는다

치료의 종결시, 작업치료사는 잠재적 추후 치료에 대한 지표로 이해할 것이다.

추후 치료

이후 작업치료를 다시 받게 되는 것은 기능적 상태, 생활 상황, 직장, 보호자, 혹은 개인적 흥미에서의 변화 결과로 인해 일어날 수 있다.

평가

평가방법

면접
자기평가 질문지
점검표와 순위 매기기
작업의 역사
작업적 화법(대화)
숙련된 관찰
기술 평정
과제 모의 실험
표준화 검사
비표준화 검사

수집된 자료

ADL, 일, 그리고 생산적 활동과 놀이 또는 레저에서의 발병 이전의 기능
역할과 직업과 관련한 관심과 가치관
작업에 참여 패턴
장애 경험
잠재적 치료 작업, 과제 그리고 활동
작업 수행에서의 능력과 한계
미래의 작업 수행을 위한 가능한 목표
작업수행을 돕거나 방해하는 수행 상황(맥락)
수행 구성 기술과 결함
집단규준에 따른 수행 영역 혹은 수행 구성요소에서의 기능

평가에서 진행상의 전문용어

수행 영역
작업치료 평가
작업치료 재평가
교정 보조구/보철의 사용에 대한 작업치료 점검
육체적 수행 측정
수행의 구성요소
삼킴/구강 기능
손 근육 검사
운동의 한계 측정
신경근육 평가
발달 검사
인지적 평가

치료적 중재

치료 중재와 진행 상의 전문용어의 유형	*치료 중재의 초점*
교정/회복	
• 생리적, 신체적, 심리학적 혹은 신경학적 과정의 변화	수행의 구성요소 중 장애의 회복 또는 개선
진행상의 전문용어	splint와 반창고 사용, 바이오피드백 훈련, 삼키는 것과 구강적 기능, 신체적 대행매체 양식, 치료적 운동, 수중 치료, 신경근육의 재교육, 감각적 통합 활동, 수동적 기술, 작업의 강도를 높이는 것/조건화, 치료적 활동
• 교육/훈련	수행의 구성요소, 습관 혹은 행동에서의 신기술 형성
진행 상의 전문용어	치료적 활동, 자기–돌보기/가사관리 훈련, 공동체/일 재통합 훈련, 휠체어 운영/추진력 훈련, 작업의 강도를 높이는 것/조건화, 인지기술의 발달
보상/적응	
• 과제를 바꾼다	과제의 요구, 과정, 과제의 대상에 적응하기
• 상황을 바꾼다	과제, 환경을 변경하거나 적응하기
진행상의 전문용어	자기–돌보기/가사관리, 공동체/일의 재통합
장애 예방	
• 주요 예방	건강 문제를 방해하는 작업
• 2차적 예방	안전한 과제 방법과 과제 대상
• 3차적 예방	안전한 작업 수행
건강 증진	
• 생활양식 재설계	유목적적이고 의미있는 작업, 휴식–작업–놀이/레저 사이의 균형, 환경과의 건강한 상호작용

결과

작업 수행

- ADL, 작업, 그리고 생산적 활동, 놀이/레저에서의 독립성
- 수행 구성요소의 기능

손상 또는 장애 예방

전반적인 건강

- 증상 상태의 개선
- 향상된 발달

만족

- 내담자
- 가족
- 보호자
- 의뢰 인력자원

양질의 삶

- 공동체 구성원으로서의 유목적적 참여
- 정서적 행복
- 수면과 휴식
- 에너지와 활력
- 삶의 만족

작업치료의 특수 전문용어

수행 영역

A. 일상 생활의 활동

1. 차림새
2. 구강 위생
3. 목욕/샤워하기
4. 화장실 위생
5. 옷 입기
6. 다른 사람을 먹이는 것과 식사
7. 규칙적인 투약
8. Medication routine
9. 건강 유지
10. 사회화
11. 기능적 의사소통
12. 기능적 유동성
13. 공동체의 유동성
14. 위급상황에 대한 반응
15. 성적 표현

B. 일과 생산적 활동

1. 가정 운영
   a. 옷입기
   b. 청결
   c. 식사준비/청소
   d. 물건사기
   e. 금전관리
   f. 가사 관리
   g. 안전 조처
2. 타인 돌보기
3. 교육적 활동
4. 직업적 활동
   a. 직업 탐색
   b. 직업 취득
   c. 일 또는 직업 수행
   d. 은퇴 계획
   e. 자원봉사 참여

C. 레저 활동

1. 레저 탐험
2. 레저 수행

수행의 구성요소

(근원적인 요인-목록을 완성하기 위해 의뢰인에게 의뢰)

A. 감각 운동신경

B. 인지적

C. 심리사회적/심리적

수행 상황

A. 일시적 측면

1. 연령
2. 발달 단계
3. 생의 주기
4. 장애 상태

B. 환경적 측면

1. 신체적
2. 사회적
3. 문화적

American Occupatoional Therapy Association. (1994). Uniform Terminology for occupational therapy-Third edition. *Am J Occup Ther, 48,* 1047-1059.에서 재인용.

입원환자와 통원환자의 평가 수준

1수준 – 내담자 중심 단계

내담자 특성

- 보통 하나 또는 두 가지 수행 영역에서의 손상과 관련되어 있다
- 중간정도의 심각성에 하나 또는 그 이상의 최소한의 기능적 문제

평균 시간 : 30–45분, 내담자와 그 가족과의 면대면 평가

사례 : 내담자 평가:

- 내담자는 지지적인 가족이나 사회적 환경을 갖고 있다
- 악화된 만성적 조건을 갖고 있을 수도 있다
- 치료과정에 협조할 수 있고 전적으로 관여할 수 있다(예, 일자리가 없고 급성 조증 일화로부터 회복된 55세의 남자. 현재는 통원환자이고 약물치료와 금전 관리의 도움이 필요하다; 그의 의식은 명확하며 지역 정신보건센터로부터의 도움을 받아 일자리를 구하기를 원하고 있다)

2수준 – 구체적인 단계

내담자 특성

- 보통 둘 또는 네 가지 수행 영역에서의 손상과 관련되어 있다
- 중간정도의 복합성을 가진 질병

평균 시간 : 45분, 내담자와 그 가족과의 면대면 평가

사례 : 내담자 평가:

- 현존하는 공병 조건(당뇨병, 고혈압, 노화와 같은 의학적 상태)
- 내담자가 현재의 생활 조건에서 안전한지에 대한 몇 가지 의문점이 남아 있다(예, 기분 부전 장애를 가진 79세 여성이 남편과 함께 살고 있다; 그녀는 만성적 폐색성 폐질환을 갖고 있어서, 집을 떠날 수가 없다; 고관절 골절 이후 퇴원했을 때, 그녀는 남편에게 의존하여 보호와 모든 가정의 운영활동을 하였는데 그녀의 남편은 계속해서 그녀를 돌볼 수 있을지 확신하지 못했다)

3수준 – 포괄적인 단계

내담자 특성

- 보통 다섯 또는 그 이상의 수행 영역에서의 손상과 관련되어 있다
- 최근 급성 질환

평균 시간 : 60분, 내담자와 그 가족과의 면대면 평가

사례 : 내담자 평가:

- 일을 할 수 없다
- 자기와 가족을 돌볼 수 없다
- 자살시도
- 최근 생활 조건이 불안전하다(예, 주요 우울 장애를 가진 35세의 미혼모로, 최근 일자리에서 해고되었다; 하루에 15시간을 자고; 아이를 돌보고, 식사를 준비하거나, 가사 일을 할 수가 없다; 집중하거나 활동을 시작할 수 없으며 자신과 자녀와 관련된 안전문제에조차 관심을 기울이지 않는다)

특수 평가

(복합적, 기록된 지면을 분리하도록 요청)

- 작업준비
- 운전하기
- 작업 또는 작업 평가
- 가정 또는 환경 변화

치료 기술의 예	제시된 CPT 약호
• 작업치료 평가	97003
• 작업치료 재평가	97004
• 운동, 균형, 협응, 운동감각, 태도, 그리고 자기자극 수용에 대한 신경근육 재교육	97112
• 치료 과정(들), 집단(둘 또는 그 이상의 개인)	97150
• 치료 활동(기능적 수행을 향상시키는 역동적 활동)	97530
• 자기-돌봄/가정 운영 훈련과 보상 훈련, 식사준비, 안전 조치	97535
• 지역 공동체/작업 재통합 훈련(예, 물건사기, 교통수단, 금전 관리, 직업 활동, 그리고/또는 작업환경/변화 분석, 작업과제 분석)	97537
• 보상훈련 그리고/또는 감각 통합 활동을 포함하여 주의력, 기억, 문제 해결력을 향상시키는 인지적 기술의 발달	97770
• 목록화되지 않은 서비스 또는 절차	97799
• 신경행동적 상태검사(사고, 논리성, 그리고 판단에 대한 의학적 평가, 예, 지식, 주의력, 기억, 시각적 공간 능력, 언어 기능, 계획 세우기)	96115

주 : CPT는 American Medical Association의 상표이다. CPT의 5숫자로 이루어진 약호, 전문용어, 그리고 기타 자료는 1999년 American Medical Association이 판권을 소유하고 있다. 모든 권한을 갖고 있다. 허락하에 재인용한다. CPT에 포함되어 있는 계획표, 기본 단위, 상대적 가치, 혹은 연관된 목록은 수수료를 지불하지 않는다. American Medical Association는 여기에 실린 자료에 대하여 책임이 없다

제시된 약호는 CPT 2000을 참조하였다. CPT 약호는 매년 갱신된다. 새롭게 개정된 약호는 1월 1일 시행된다. '항상' 최근의 약호를 사용하기 위해서는 매년 갱신된 CPT 출간물을 참조하기 바란다.

승인된 약호는 장소, 서비스 사이트, 지불자의 방침에 따라 다양하다. 지불자의 방침은 작업치료 평가를 부호화하는 CPT E & M(99201-99215)을 인식할 수도 있다.

방어의 형태

Styles of Defense

방어기제 또는 방어는 개인의 자아에 의해 사고, 정보를 생산하는 불안, 또는 의식 밖의 소망을 지속하기 위하여 무의식적으로 사용된다. 이러한 과정은 모든 사람들에 의해 어느 정도는 사용되고 있고, 다른 방법으로는 제어될 수 없는 사고 또는 감정을 관리하는 자아의 방법이기도 하다. 그 사용은 각 개인의 관계를 형성하는 방법을 특징짓거나 성격으로 불리는 것이기도 하다.

Vaillant(1993)는 성숙하고 성인적 기능을 촉진하는 유용성에 기초한, "정신병"에서 "성숙"까지 이르는 연속체로 방어를 특징 짓는다. 이하에서 보이는 바와 같이 "성숙한" 것으로 인식되는 것과 다른 방어는 실체를 왜곡하는 경향이 있고 개인 상호간의 관계의 만족을 지속하는 개인의 능력을 자주 손상시키며 사람들로 하여금 성공적으로 실제 갈등을 해결하는 것을 보다 더 어렵게 만들고 직업에 종사하는 것에 만족하는 것을 방해하기도 한다.

정신병적 방어
(PSYCHOTIC DEFENSES)

정신병적 방어는 원시적이고, 미성숙하거나 혹은 결함이 있는 핵심적 신경 체계에 대한 지각에 기초를 두고 있다. 그것은 현실을 무시하고 정신병적으로 손상되어 있는 사람들에 의해 사용될 수 있다. 또한 그것은 그들의 어린 시절, 꿈 그리고 환상에서 사용되기도 한다.

1. *망상적 투사* : 수용할 수 없는 내적 갈등 혹은 충동을 마치 그것이 자기 밖에 있는 것처럼 지각하고 활성화한다. 예를 들면, 그런 사람은 박해 망상을 지닐 수도 있다.
2. *왜곡* : 외부 현실로서 지각된 것이 총체적으로 내적 욕구에 부합하도록 재구성하는 것이다. 예를 들면 이것은 과대 망상이나 혹은 소망 충족의 망상의 감정을 갖게 할 수도 있다.
3. *정신병적 부정* : 고통스러운 외부 정보의 존재나 사실을 무시한다. 예를 들면, 그런 사람은 죽음이나 상실이 일어나지 않았다고 온전히 주장하고 믿는다.

미숙한 방어
(IMMATURE DEFENSES)

성격장애를 가진 사람은 흔히 미숙한 방어를 사용한다. "미숙"이라는 용어는 비판적인 의미보다는 자아가 성인기를 거치며 발달한다는 것을 뜻한다. 그것은 외부 현실에 대한 검증이 총체적으로 손상되지 않았다는 점에서는 정신병적 방어와 구별된다.

4. *투사* : 이러한 사람은 다른 사람에게 자신이 갖고 있는 받아들일 수 없는 생각과 감정을 다른 것에 돌린다. 예를 들면, 난 무의식적으로 너에게 화가 난다. 하지만 난 네가 나에게 화가 나 있다고 믿는다.
5. *환상* : 채워지지 않는 욕구를 충족하기 위해 실제 사람이나 사건을 무시하고 그 사람으로 하여금 "자폐적 철수"(환상 속으로)에 만족하게 한다. 환상은 공격적, 의존적, 성적, 또는 기타 수용될 수 없는 충동의 공개적 표출을 회피하는 하나의 방법이다. 그러한 사람은 환상을 전혀 믿지도 않고 행동화하도록 강요하지도 않는다.
6. *우울(심기증)* : 사별, 고독, 또는 타인에 대한 수용할 수 없는 충동을 피하기 위해 신체적 증상(통증, 신체화 질환)의 과장 또는 확대하는 것. 이것은 만족을 얻으려는 노력이 아니라 아픈 역할을 함으로써 얻는 이차적 이득을 가리킨다. 예를 들면, 애도하는 사람은 사랑하던 사람을 죽인 것과 같은 마음상태와 일치하는 증상에 대하여 토로한다.
7. *수동 공격* : 타인에 대하여 받아들일 수 없는 공격적인 감정이 수동성, 매저키즘, 자기에 대한 분노로 표출된다. 예를 들면, 개인은 질질 끌면서 지연시키고, 계획을 지연시키기 위하여 의도적으로 실패하거나 "일부러 꾸물거리기도 한다"
8. *행동화* : 고통스럽거나 도저히 수용할 수 없는 감정의 의식적인 경험을 회피하게 해주는 무의식적 욕망이나 충동의 직접적인 표현. 충동적이고 비행적인 행동 혹은 버럭 화를 내는 것 등이 포함된다. 행동화는 예를 들면, 어린아이의 슬픔을 가장 하는 것으로도 나타날 수 있지만, 자신의 행위를 이끄는 것에 대해서는 의식적으로 알고 있지 않다.

신경증적 방어
(NEUROTIC DEFENSES)

신경증적 방어는 미성숙한 방어보다는 타인을 덜 침범하고 상대적으로 덜 자기-기만을 채택한다. 스트레스 상황하에 있는 사람은 종종 이것을 사용한다.

9. *이동(전치)* : (이 기제를 사용하는) 사람은 어떤 사람에 대한 자신의 감정을 또 다른 사람에게로 어떤 방식으로 전자의 사람과 유사하게 이동한다. 이 새로운 대상(사람)은 덜 무섭거나 덜 중요하다. 예를 들면, 남자 내담자가 자기 부인과 말다툼을 하는데, 그 다음에 여성치료사가 들어오면 그녀에게 소리를 지르는 것이다.
10. *정동의 차단(주지화)* : 불편한 감정을 경험하는 것을 회피하기 위해 지적인 과정을 과도하게 사용하는 것. 그러한 사람은 전체를 지각하거나 자신의 감정을 회피하기 위해 외부 혹은 관련 없는 사소한 것에 과도한 주의를 집중할 수 있다. 이 방어기제의 사용은 예컨대, 그 사람으로 하여금 감정에 의해 압도되지 않고 피를 흘리는 외과적 과정을 수행하게 하거나 장례를 치를 수도 있다.
11. *억압* : 자아가 고통 혹은 의식 밖으로부터의 정보(생각 또는 감정)를 산출하는 불안을 밀어내는 과정. 이 방어는 다른 많은 방어의 근원을 이룬다.
12. *반동형성* : 느끼지 못하는 무의식적 사고와 소망의 반대 축인 의식적 사고와 감정에 의해 이루어지는 과정. 예를 들면, 매우 경건한 사람은 비도덕적 행위에 빠지고자 하는 무의식적 욕망에 상응하는 것일 수도 있다.

성숙한 방어
(MATURE DEFENSES)

13. *이타주의* : 타인을 위해 행동하고(예, 공익사업 혹은 자선사업) 그럼으로써 자기도 만족하는 과정.
14. *승화* : 감정과 충동이 위장되거나 부정되지 않고 그 대신에 사회적으로 수용될 수 있는 출구로 돌려진다. 예를 들면, 공격적 충동이 핸드볼 게임으로 돌려지는 것이 그것이다. 이러한 충동이나 기타 감정은 예술을 통해서도 표출될 수 있다.
15. *억제* : 사람은 생각, 관념, 혹은 소망을 "뒤로" 미루는 의식적 혹은 반의식적(semi-conscious) 결정을 하고 현실에서 그것에 관심을 집중하지 않는다.
16. *예기* : 정서적으로 고통스러운 사건에 대하여 그

보다는 작은 소량의 "약"을 준비하는 것. 예기는 시간에 따라 불안을 퍼트린다. 예를 들면, 예기한 슬픔의 경우 그 사람은 기대되는 상실에 대하여 대비하기 시작한다.

17. *유머* : 불편함 없이 직접 고통스러운 생각/사건을 직면하도록 허용한다. 이것은 사건의 심각성이나 고통을 부인하지 않는다.

Vaillant, G. E.(1993). *Wisdom of the ego*. Cambridge, MA: Harvard University Press.에서 인용.

그리고 Kaplan, H. I., & Sadock, B. J. (1998). *Synopsis of psychiatry* (8th ed., pp. 219-221)을 참조할 수도 있다.

인간화

Person Drawings

이 부록에서의 그림은 환자가 사람 그림에서 나타낸 바와 같이 자신의 이미지와 관심의 표현을 예시하기 위해 제시한다. 이러한 그림은 상호작용을 위한 도구로 사용되었고 작업치료사에 의해 해석되지 않았다. 그것은 자기-이미지, 역할, 관심, 좋고 싫음, 그리고 환자의 관심에 대한 논의를 촉진시킨다.

환자와 그 환경
(THE PATIENT AND HIS ENVIRONMENT)

환자들은 갈등, 관심, 혹은 경험한 문제를 나타내는 환경 안에서 자신의 환경이나 대상을 묘사할 것이다.

그림 I-1. 이 환자(15세 소녀)는 도피로서의 자신의 삶의 스타일을 고수할 것인지 아니면 부모의 방식을 따라 집에 머물 것인지 사이에서 그녀의 딜렘마를 묘사하였다. 그녀는 "환영합니다"라는 깔개를 그렸고 집에 그런 깔개가 있었으면 좋겠다고 말하였다.

그림 I-2. 이 환자(15세 소녀)는 그녀의 "수용되고 취급받는" 현재의 상태(병원 입원 중)에 관한 자신의 마음을 반영한다. 그의 주요 관심사는 약물과 알콜 남용, 난잡한 성교, 과체중, 그리고 그녀가 가정으로 돌아가는 것에 대한 부모의 거절의사와 같은 입원 이유보다 오히려 "자유"의 상실이었다.

그림 I-3. 이 환자(20세 성인 남성)는 자신을 "오토바이족"으로 인식하였다.(오토바이족은 자기만의 오토바이를 갖고 있고 특정 오토바이 갱단에 속해있거나 특수집단의 사람들과 일체감을 갖는 사람을 말한다. 그들은 떠돌이와 같은 일시적 삶의 방식을 선택하고 반사회적인 태도를 취하며, 힘을 추구한다) 이 환자는 자신의 공격성을 통제하는 능력의 부재로 인해 입원 중이었다.

그림 I-4. 이 환자(30세 성인 여성)는 우울증으로 입원 중이다. 그녀는 그림에서처럼 의자 밖에는 의지할 곳이 없어 기댈 무언가가 필요하다고 말하였다. 그녀는 남편의 요구, 일에 대한 책임, 그리고 복잡한 재정적 문제로 압도되는 느낌을 표현하였다.

환자와 신체적 기능
(THE PATIENT AND PHYSICAL FUNCTION)

환자의 신체적 안녕 상태는 환자의 그림에서 나타난다.

그림 I-5. 조직적 뇌 손상을 갖고있는 69세의 남성인 이 환자는 격한 동요와 편집증 때문에 입원을 하고 있었다. 그의 그림은 조직적인 문제를 가진 환자에 의해 그려진 전형적인 그림이다.

그림 I-6. 이 환자(18세의 여성)는 우울증과 자살 시도로 인해 입원하였다. 그녀는 양성종양 제거를 위한 수술로 반신불수가 되어 있었다. 그림을 완성한 후, 그녀는 자신이 느끼는 장애와 절망에 대한 감정을 나누었다. 육

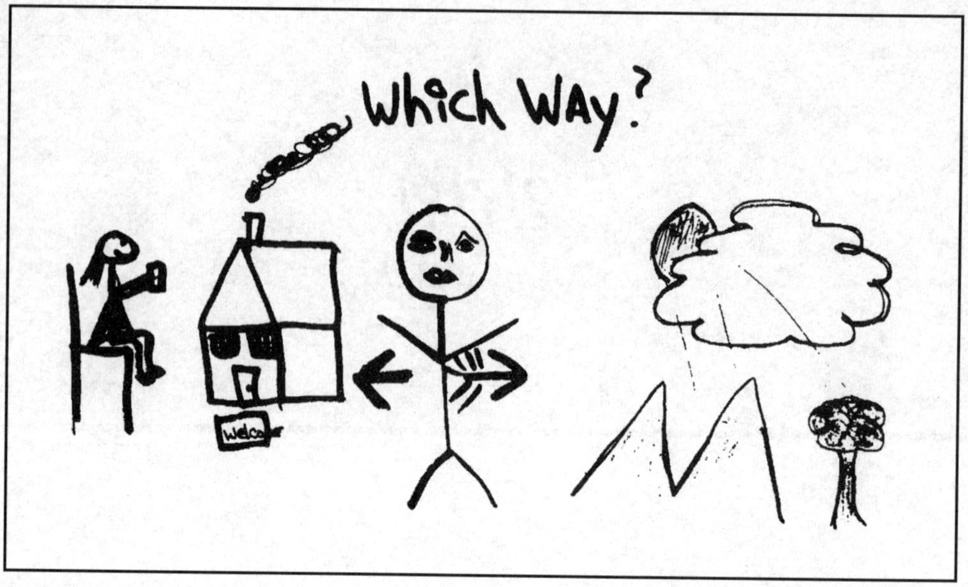

〈그림 I-1〉 딜렘마 (reprinted with permission from Bruce, M., & Borg, B. [1993]. *Psychosocial occupational therapy : Frames of reference for intervention* [2nd ed.]. Thorofare, NJ : SLACK Incorporated).

〈그림 I-2〉 수용되고 취급받기 (reprinted with permission from Bruce, M., & Borg, B. [1993]. *Psychosocial occupational therapy : Frames of reference for intervention* [2nd ed.]. Thorofare, NJ : SLACK Incorporated).

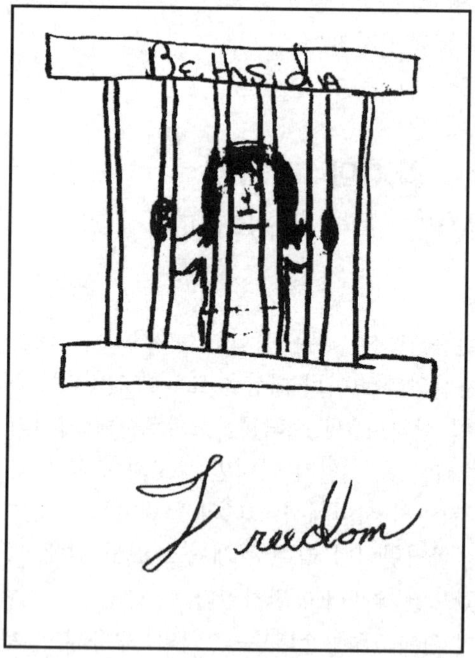

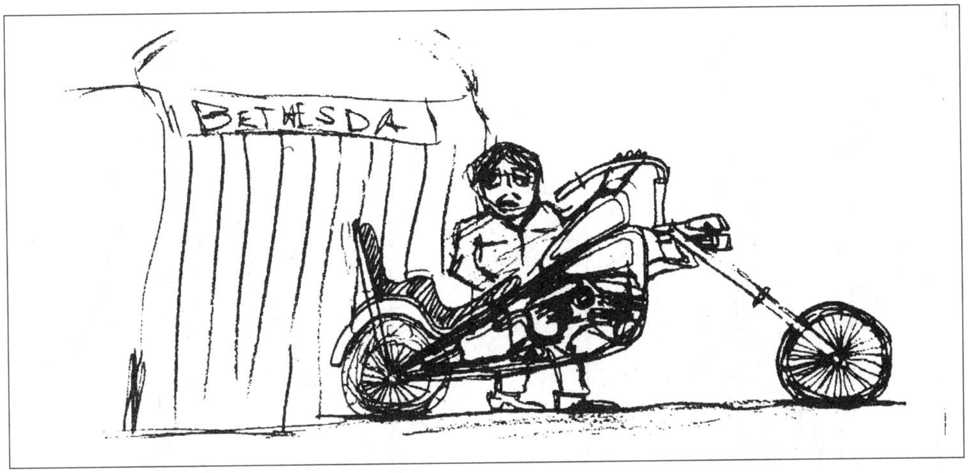

〈그림 I-3〉 공격적 환자의 오토바이 (reprinted with permission from Bruce, M., & Borg, B. [1993]. *Psychosocial occupational therapy : Frames of reference for intervention* [2nd ed.]. Thorofare, NJ : SLACK Incorporated).

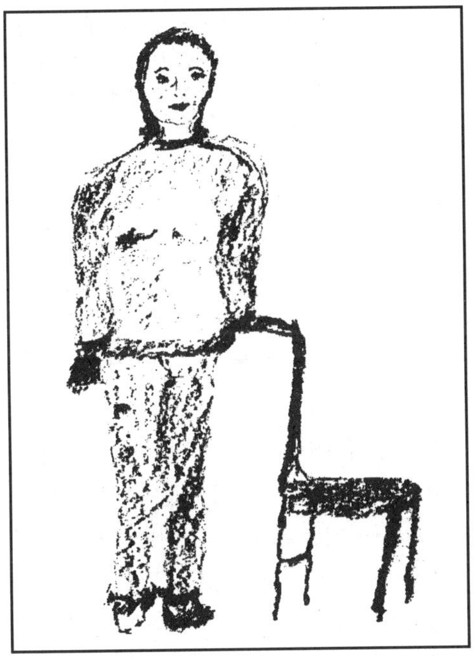

〈그림 I-4〉 우울증 환자의 의자 (reprinted with permission from Bruce, M., & Borg, B. [1993]. *Psychosocial occupational therapy : Frames of reference for intervention* [2nd ed.]. Thorofare, NJ : SLACK Incorporated).

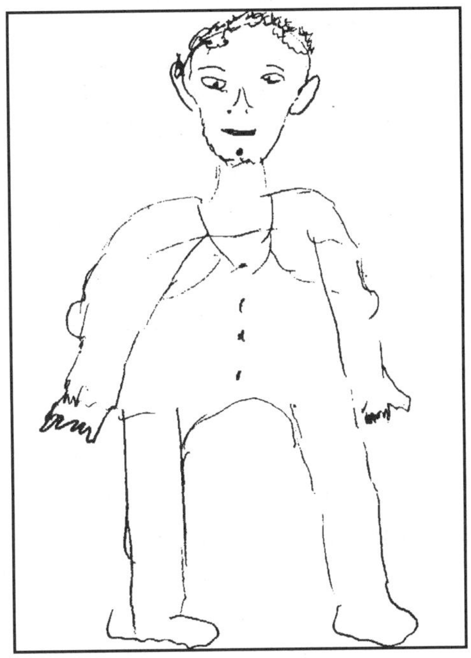

〈그림 I-5〉 조직화 된 뇌손상환자의 증상 (reprinted with permission from Bruce, M., & Borg, B. [1993]. *Psychosocial occupational therapy : Frames of reference for intervention* [2nd ed.]. Thorofare, NJ : SLACK Incorporated).

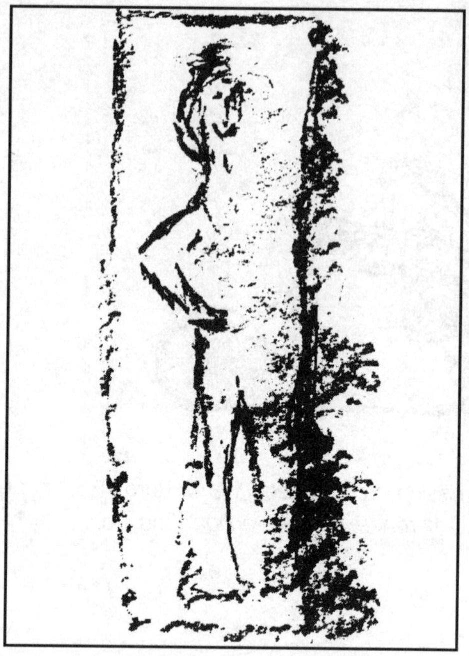

<그림 I-6> 편마비 환자의 그림 (reprinted with permission from Bruce, M., & Borg, B. [1993]. *Psychosocial occupational therapy : Frames of reference for intervention* [2nd ed.]. Thorofare, NJ : SLACK Incorporated).

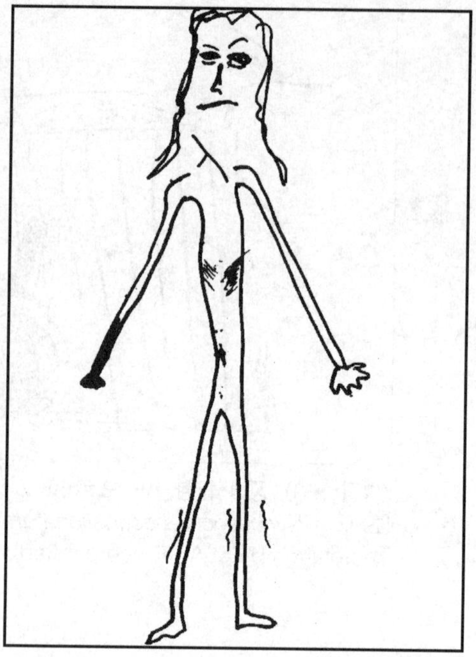

<그림 I-7> 거식증 환자의 그림 (reprinted with permission from Bruce, M., & Borg, B. [1993]. *Psychosocial occupational therapy : Frames of reference for intervention* [2nd ed.]. Thorofare, NJ : SLACK Incorporated).

체적으로 그녀는 자신의 그림이 보여주는 것보다는 그리고 그녀가 지적하는 것 보다는 더 잘 할 수 있는 부분이 늘어났다.

그림 I-7. 이 환자(19세 여성)는 거식증으로 입원하였다. 이 그림을 그릴 당시 그녀의 몸무게는 85파운드(약 36.5 Kg)였다. 이 그림 뒤에 이어진 대화에서. 그녀는 수많은 분노의 감정을 언어로 표현하였다.

환자와 상징적 그림
(THE PATIENT AND SYMBOLIC DRAWINGS)

이 부분에서 보여주는 그림은 상징적이다. 현실 지향적인 환자든 그렇지 않든 그들은 자신의 감정, 관심사, 혹은 문제를 상징적으로 표현하는 것을 선택하는 것 같다. "정신병적"이라 진단을 받은 환자도 의식이 명료한 시기가 있을 수 있다. 따라서 약물치료가 안정된 이후에 평가과정이나 혹은 그림을 그리게 하는 동안에 환자에게 자화상을 그리도록 요구할 수 있다. 작업치료사는 만약 대화가 환자의 혼란을 증가시키고, 흥분을 높히거나 환자에게 손상을 가할 경우, 상징에 대한 논의를 제한할 수 있다.

그림 I-8. 이 환자(30세의 남성)는 "정신병"이라 진단을 받았거나, 혹은 현실-지향적이지 않았다. 그는 자신을 나무로 묘사하였고 선악(천사-악마)의 그림에서는 분열된 그의 갈등을 표현하였다. 그의 대화는 옳고 그름, 선과 악, 그리고 신과 악마에 대한 주제에 초점이 맞추어져 있었다. 치료사는 종교적 주제에 대한 논의를 제한하기로 하고 그의 갈등을 그의 직업 수행과 가정에서의 일상적 기능에 영향을 끼치는 "옳음" 또는 "그릇됨"의 선택과 관련하여 말로 표현하도록 도왔다.

그림 I-9. 이 환자(19세의 남성)는 약물남용으로 인한 우울증과 정신병적 일화로 입원 중이었다. 그의 상징적 자화상을 통해, 그는 자기 감정과 정체성-정치적이고 사회적 운동과 관련된 그의 관심사를 자화상을 통해-을 표출하였다.

그림 I-10A와 I-10B. 이 환자들(20세와 30세 남성,

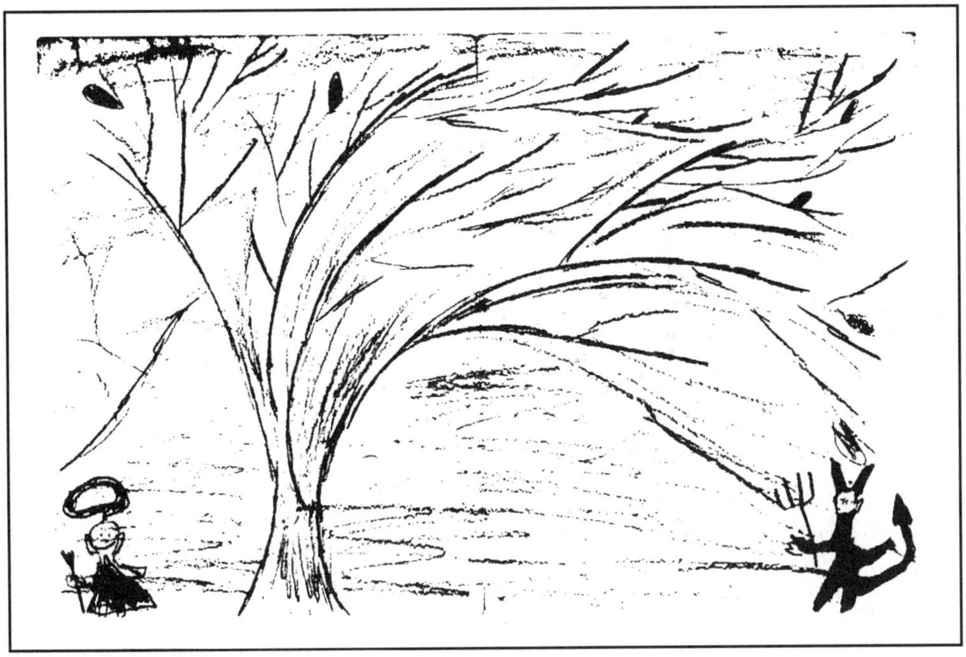

〈그림 I-8〉 정신병 환자의 나무그림 (reprinted with permission from Bruce, M., & Borg, B. [1993]. *Psychosocial occupational therapy : Frames of reference for intervention* [2nd ed.]. Thorofare, NJ : SLACK Incorporated).

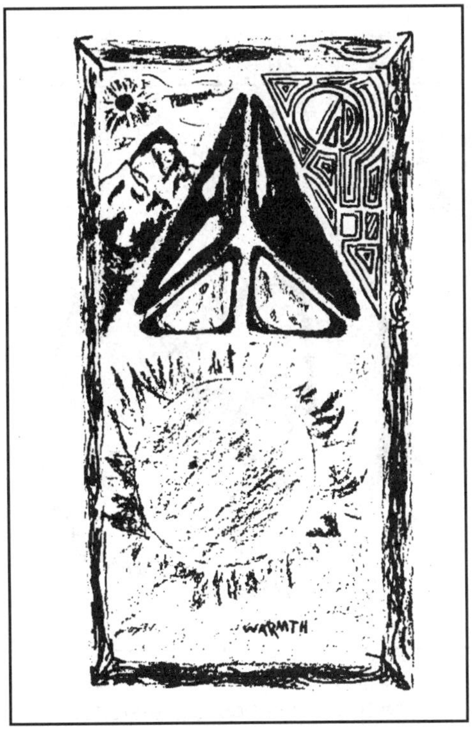

〈그림 I-9〉 상징적 자화상 (reprinted with permission from Bruce, M., & Borg, B. [1993]. *Psychosocial occupational therapy : Frames of reference for intervention* [2nd ed.]. Thorofare, NJ : SLACK Incorporated).

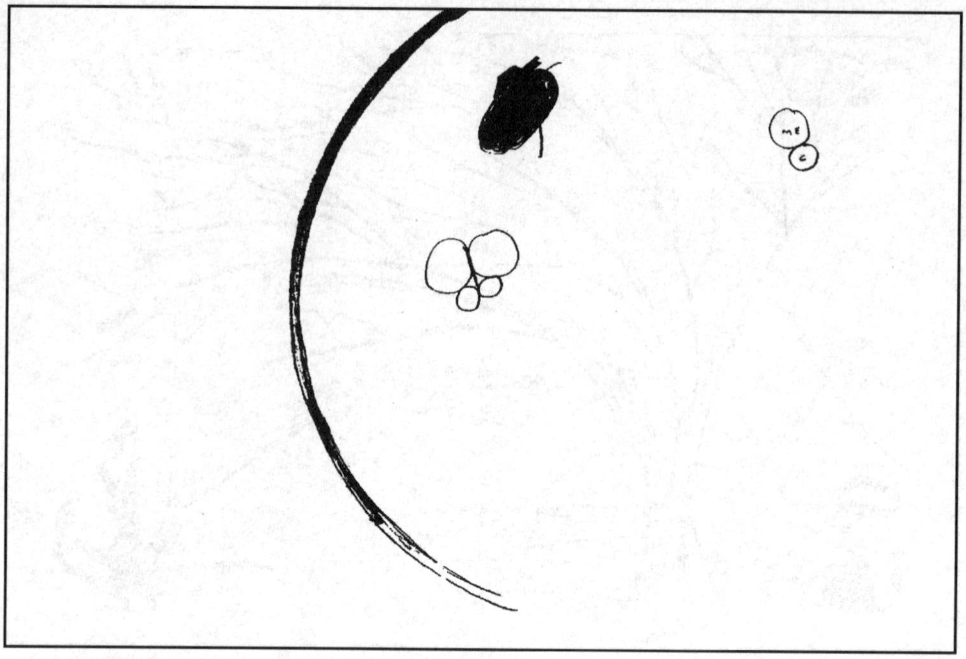

〈그림 I-10A〉 상징성 (reprinted with permission from Bruce, M., & Borg, B. [1993]. *Psychosocial occupational therapy : Frames of reference for intervention* [2nd ed.]. Thorofare, NJ : SLACK Incorporated).

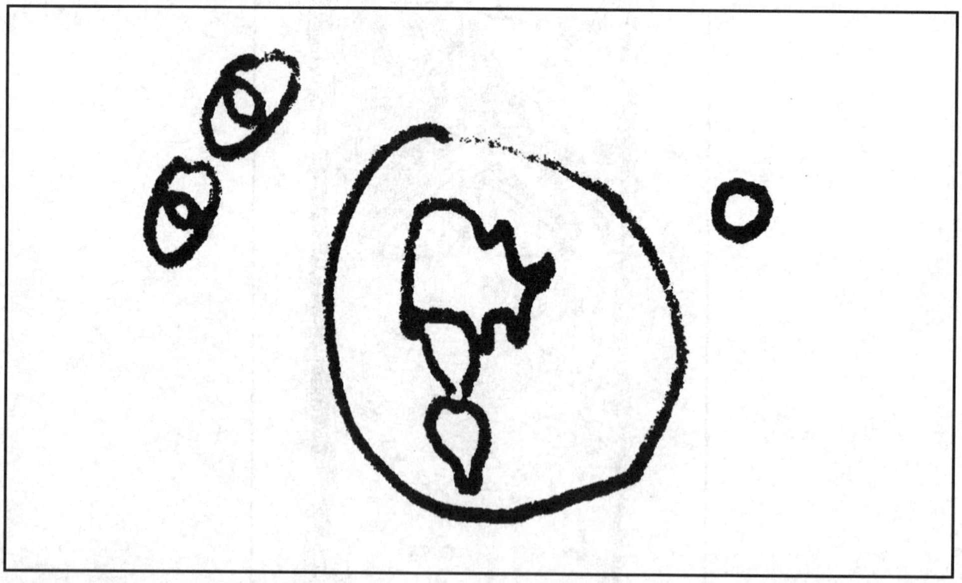

〈그림 I-10B〉 상징성 (reprinted with permission from Bruce, M., & Borg, B. [1993]. *Psychosocial occupational therapy : Frames of reference for intervention* [2nd ed.]. Thorofare, NJ : SLACK Incorporated).

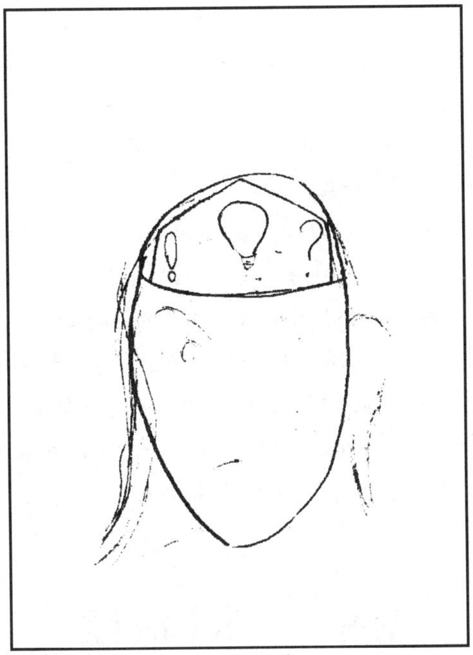

〈그림 I-11〉 빛나는 전구 (reprinted with permission from Bruce, M., & Borg, B. [1993]. *Psychosocial occupational therapy : Frames of reference for intervention* [2nd ed.]. Thorofare, NJ : SLACK Incorporated).

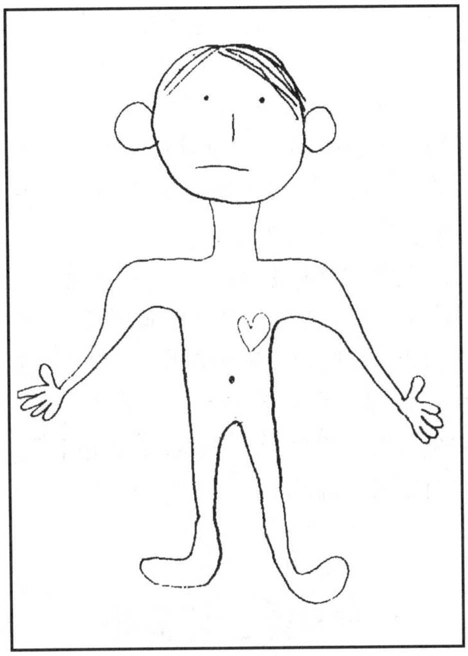

〈그림 I-12〉 심장과 남성기관 (reprinted with permission from Bruce, M., & Borg, B. [1993]. *Psychosocial occupational therapy : Frames of reference for intervention* [2nd ed.]. Thorofare, NJ : SLACK Incorporated).

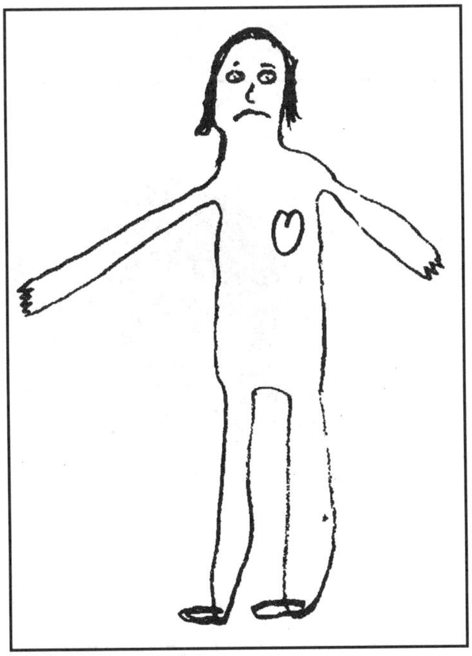

〈그림 I-13〉 심장과 불안 (reprinted with permission from Bruce, M., & Borg, B. [1993]. *Psychosocial occupational therapy : Frames of reference for intervention* [2nd ed.]. Thorofare, NJ : SLACK Incorporated).

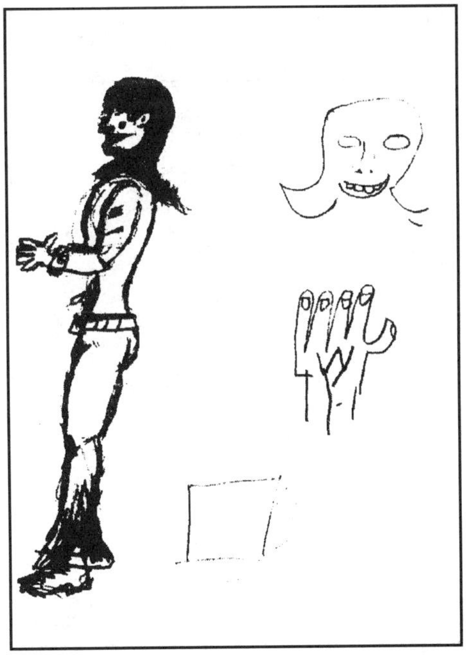

〈그림 I-14〉 동성애 (reprinted with permission from Bruce, M., & Borg, B. [1993]. *Psychosocial occupational therapy : Frames of reference for intervention* [2nd ed.]. Thorofare, NJ : SLACK Incorporated).

각각)은 그 그림을 그릴 당시 정신병에 걸려 있었다. 각각 이 환자들은 자신을 상징적으로 그렸고 그 상징성에 대하여 오랫동안 장황하게 대화하기를 원했다. 이런 일이 있을 때, 치료사는 환자에게 대화의 유익과 치료 계획에 있어서 그 유용성을 결정해야 한다. 치료사는 그러한 논의를 제한 할 수도 있다.

그림 I-11. 이 환자(18세의 남성)는 자신의 관심사를 그의 인간화에 덧붙인 상징으로 그려냈다. 그는 전구를 그렸고 "그의 머리 속에서 진행되는 생각"과 관련된 그의 관심사에 대하여 이야기를 나누었다. 그는 자신을 "항상 문제를 일으키는 사람"으로, 그림에서 "뿔"과 "후광"을 가지고 표현하였다.

환자와 그림 윤곽
(THE PATIENT AND DRAWING EMPHASES)

환자들은 또한 그림에서 관심사와 문제를 몸의 일부분, 사용한 색깔, 그리고 선에 힘을 가하여 두드러지게 함으로써 나타내는 강조를 통해 표출하였다.

그림 I-12. 이 환자(18세의 남성)는 그의 남성으로서의 정체성에 대한 관념을 표현하기 위해, 그리고 "만약 내가 살아있다면 심장을 갖고 있음"을 표현하기 위하여 몸의 일부분을 그렸다.

그림 I-13. 이 환자(28세의 남성)는 그의 심장을 그려 "심장에 뭔가 이상이 있을 것"이라는 그의 공포를 표현하였다. 불안은 그의 가장 주요한 고충이었다.

그림 I-14. 이 환자(16세의 남성)는 양극성 우울에서의 조증 국면으로 입원하였고, 동성애와 관련한 그의 복합적 문제를 언어화하였다. 주된 모습인 오른 쪽에 자발적으로 정교하게 그린 것에 주목하자.

환자와 그림의 유사점
(THE PATIENT AND SIMILARITY DRAWINGS)

그림 I-15A와 그림 I-15B. 이 두 그림은 세 쌍둥이 중에 두 여성(둘 모두 19세)에 의해 그려진 것이다. 이

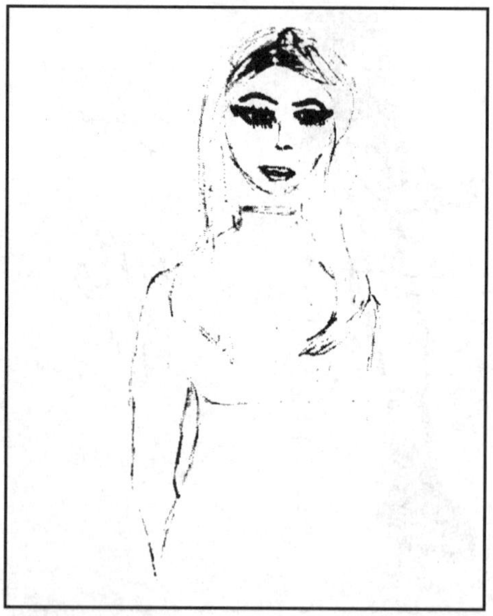

〈그림 I-15A〉 세 쌍둥이 (reprinted with permission from Bruce, M., & Borg, B. [1993]. *Psychosocial occupational therapy : Frames of reference for intervention* [2nd ed.]. Thorofare, NJ : SLACK Incorporated).

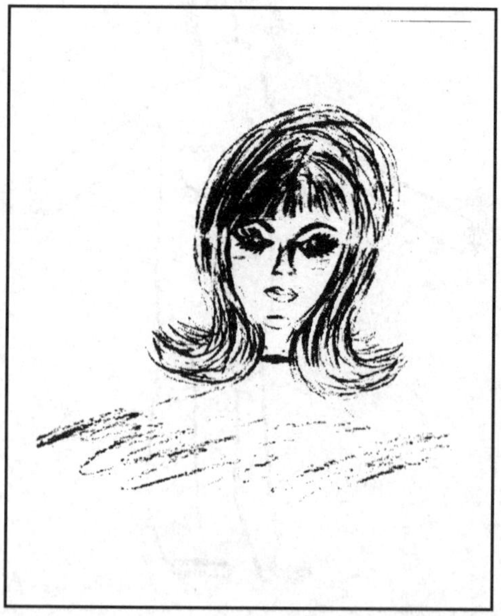

〈그림 I-15B〉 세 쌍둥이 (reprinted with permission from Bruce, M., & Borg, B. [1993]. *Psychosocial occupational therapy : Frames of reference for intervention* [2nd ed.]. Thorofare, NJ : SLACK Incorporated).

여성들은 동시에 치료를 받지는 않았지만 같은 1년 반 정도의 기간 동안 입원하였다. 둘은 청년기의 적응 문제를 겪고 있었다.

환자와 그리는 능력
(THE PATIENT AND DRAWING ABILITY)

환자는 자신의 문제에 대한 이해를 촉진하는 정보를 표현하기 위해 예술적 재능을 갖고 있을 필요는 없다. 때로 환자는 그림을 그리는 창조성을 갖고 있는 경우가 있지만, 자신에 대한 관점을 나눌 수 없거나 나누고 싶어하지 않을 수도 있다.

그림 I-16. 이 환자(21세의 남성)는 우울증으로 입원하였다. 그는 막대기 그림을 그렸고 "직업이 없고 미래에 대한 계획이 없는 것"에 대한 그의 생각을 언어로 표현하였다.

그림 I-17. 이 환자(젊은 여성)는 우울증으로 입원을 하였고 예술적 재능을 갖고 있었다.

그림 I-18A와 I-18B. 이 환자(15세의 여성)는 약물 남용, 정신병 일화, 가출, 그리고 학교 무단결석으로 입원 중이었다. 그녀는 예술적 재능을 갖고 있었는데, 그녀의 두 개의 그림에 잘 나타나있다. 그녀의 상징적인 그림은 입원 허가 후 얼마 안 되어 그려진 것이고 어린 소녀 그림은 치료 6개월 후 완성된 것이다. 상징을 통해 그녀는 "성모 마리아처럼 모든 악마를 무너뜨리고 싶고...로빈 후드처럼 가난한 사람들에게 줄 수 있으면 좋겠고... 남녀 모두에게 자유를 주고 싶다"는 바램을 피력하였다.

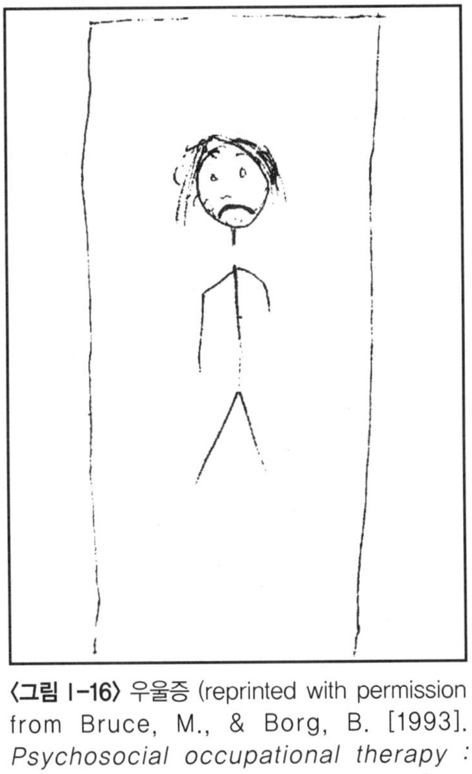

〈그림 I-16〉 우울증 (reprinted with permission from Bruce, M., & Borg, B. [1993]. *Psychosocial occupational therapy : Frames of reference for intervention* [2nd ed.]. Thorofare, NJ : SLACK Incorporated).

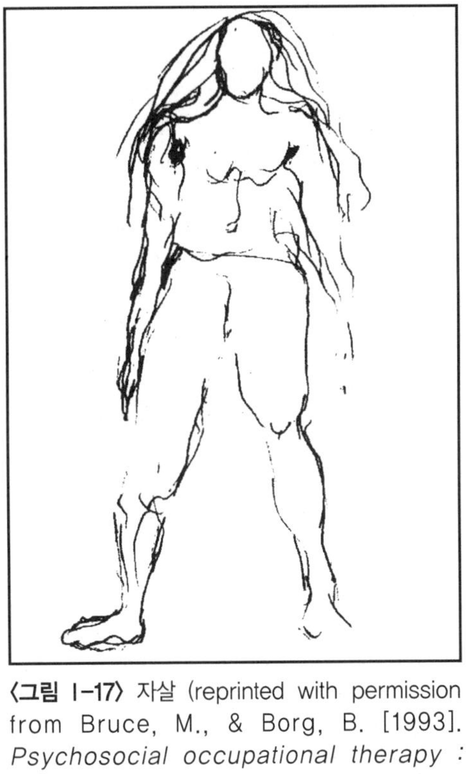

〈그림 I-17〉 자살 (reprinted with permission from Bruce, M., & Borg, B. [1993]. *Psychosocial occupational therapy : Frames of reference for intervention* [2nd ed.]. Thorofare, NJ : SLACK Incorporated).

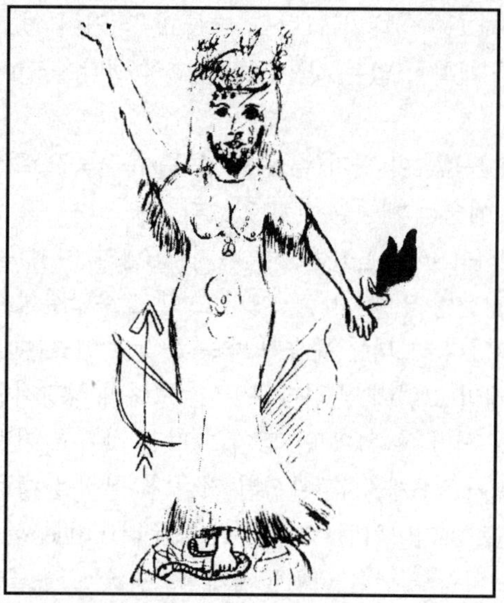

〈그림 I-18A〉 입원한 소녀의 그림 (reprinted with permission from Bruce, M., & Borg, B. [1993]. *Psychosocial occupational therapy : Frames of reference for intervention* [2nd ed.]. Thorofare, NJ : SLACK Incorporated).

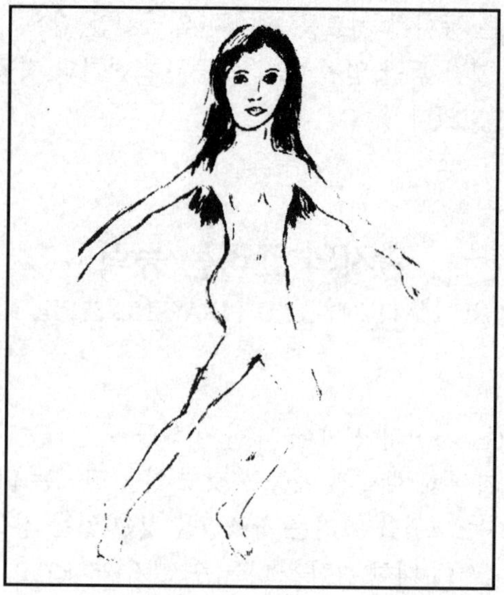

〈그림 I-18A〉 입원 후 6개월이 지난 소녀의 그림 (reprinted with permission from Bruce, M., & Borg, B. [1993]. *Psychosocial occupational therapy : Frames of reference for intervention* [2nd ed.]. Thorofare, NJ : SLACK Incorporated).

집중적인 외래환자 프로그램의 예 – 인지행동 이론의 틀 적용

Intensive Outpatient Program Example-Application of Cognitive-Behavior Frame of Reference

이 본문을 통해서 우리는 환자의 요구와 변화에 상응하기 위해 정신건강 프로그램에서의 변화와 작업치료사의 역할의 변화를 강구해야 할 것이다.

프로그램의 예는 환자 요구에 부합하는 외래환자 정신건강 프로그램의 표본과 같은 시대 실행에서 작업치료 중재의 교육프로그램을 위한 **인지행동원리**의 사용 표본이다.

- **입회기준 :** 45~60의 기능점수로 전반적인 평가를 한 사람
  안전에 대한 계약을 할 수 있는 사람
  18세 ~ 90세 인 사람
- **목적 :** 생체정신사회적 치료를 제공
  우울과 불안을 가진 사람을 돕기 위함
  다 영역의 팀 접근을 제공
  일, 가정, 교육의무를 함께하는 프로그램 제공
  환자중심, 목적지향, 해결중심의 프로그램
- **이론적인 모델 :** 인지행동은 사람의 조절의 중심에 초점을 둔다; 행위를 하는 사람은 변화할 수 있다; 변화된 사람은 생각하고, 행동하고, 느낀다. 한 사람의 신념의 역할과 삶의 변화의 역동성에 초점을 둔다.
- **출처 :** Covey, S.(1989). *The seven habits of highly effective people*. New York: Simon and Schuster. Use for client homework assignments.
- **구성 :** 매주 3번씩 만남
- **서비스제공 :** 정신과적 평가, 정신사회적 평가, 약물관리, 심리학적 검사, 그룹치료, 정신교육학적 수업, 가족교육과지지
- **결과 측정 :** 증상체크목록표 Symptom Checklist (SCL-90-R)
  기능의 전반적인 평가 Global Assessment of Function(GAF)
  Beck의 우울증 목록 Beck Depression Inventory
- **정신교육학적 수업 :**
  수업크기 : 4 ~ 6명, 최대 10명
- **수업과정의 주제 :**
  단정적인 의사소통
  관계성
  건강
  스트레스 관리
  이완

목표설정, 대응기술
시간관리
화의 관리
문제해결, 의사결정
자존감
공동체 자원
재발 예방
영성

독자는 6장에 더 자세히 기술되어 있으므로 참조하도록 한다. 이 구성은 다양한 배경과 다양한 인구에 사용되어질 수 있다.

과제 점검 목록

Task Check List

실시요령 : 적절한 칸의 숫자에 동그라미를 하고 합산하세요.

평정자/학생간의 친밀도를 표시하세요.
−12345+

이 름 : ____________
평정자 : ____________
날 짜 : ____________

I. 시작 수준	거의 그렇지 않다	때때로 그렇다	자주 그렇다
출석하려는 바램을 말한다	0	1	2
수업 중에 줄곧 앉아 있다	0	1	2
환각을 일으킨다/망상	2	1	0
쉽게 정신이 혼란스러워진다	2	1	0
주제에 집중한다/일관성이 있다	0	1	2
분열적/투쟁적	2	1	0
정상적 속도로 말하고 행동한다	0	1	2
한계점을 인식한다	0	1	2
정서가 적절하다	0	1	2
자살의 징후를 보인다	2	1	0
합계		2	0

II. 수용 수준	거의 그렇지 않다	때때로 그렇다	자주 그렇다
주의 깊은	0	1	2
의심 많은, 조심성 있는	2	1	0
질문에 답변을 한다	0	1	2
타인과 관계를 맺는다	0	1	2
무례하거나 무관심한	2	1	0
약속을 지킨다	0	1	2
철수한다/신뢰가 부족하다	2	1	0
피드백을 거부한다	2	1	0
문제를 부인한다	2	1	0
의료진과의 만남을 수용한다	2	1	0
합계		2	0

III. 정상상태 수준	거의 그렇지 않다	때때로 그렇다	자주 그렇다
외모가 깨끗하고 정돈되어 있다	0	1	2
규칙을 준수한다	0	1	2
계획표대로 따른다	0	1	2
충동적으로 행동한다	2	1	0
과제를 조직화 한다	0	1	2
경직되거나 강박적이다	2	1	0
지시를 따른다	0	1	2
치료에 응한다	0	1	2
시간을 엄수한다	0	1	2
정규적으로 출석한다	0	1	2
합계		2	0

IV. 관계(사회성) 수준	거의 그렇지 않다	때때로 그렇다	자주 그렇다
허락을 구한다	0	1	2
피드백을 수용한다	0	1	2
사교적이거나 호의적이다	0	1	2
동료와 서로 교류를 한다	0	1	2
강화(보상)을 구한다	0	1	2
생산적으로 일을 한다	0	1	2
칭찬(경의)의 말을 한다	0	1	2
칭찬(경의)의 말을 받아들인다	0	1	2
적절하게 의료진을 활용한다	0	1	2
타인과 감정을 나눈다	0	1	2
합계		1	9

V. 탐구 수준	거의 그렇지 않다	때때로 그렇다	자주 그렇다
질문을 한다	0	1	2
새로운 환경을 찾는다	0	1	2
제안을 한다	0	1	2
새로운 행동을 시도한다	0	1	2
피드백을 요구한다	0	1	2
활동을 솔선하여 시작한다	0	1	2
감정을 표출한다	0	1	2
목표를 고려에 넣는다	0	1	2
역할연기를 한다	0	1	2
타인에 대한 배려를 표현한다	0	1	2
합계		1	8

VI. 숙련 수준	거의 그렇지 않다	때때로 그렇다	자주 그렇다
의사결정을 할 수 있다	0	1	2
문제해결을 할 수 있다	0	1	2
바람직한 판단을 한다	0	1	2
치료 목표를 세운다	0	1	2
자기 스스로 강화할 수 있다	0	1	2
대안을 마련한다	0	1	2
자발적으로 언어화 한다	0	1	2
휴식할 수 있다	0	1	2
자기-조절을 행사한다	0	1	2
주목한다/완수한다	0	1	2
과제를 한다			
합계		1	4

VII. 성취 수준	거의 그렇지 않다	때때로 그렇다	자주 그렇다
자기-책임을 감당한다	0	1	2
과제를 완성한다	0	1	2
스트레스를 관리한다	0	1	2
요약할 수 있다	0	1	2
자기 스스로 동기화 되어있다	0	1	2
일반화한다	0	1	2
ADL기술에 유능하다	0	1	2
계획을 이행한다	0	1	2
독립성을 구한다	0	1	2
결과를 낳는다 + 자기진술을 한다	0	1	2
합계		1	0

요 약 그 래 프

	I	II	III	IV	V	VI	VII
20							
19							
18							
17							
16							
15							
14							
13							
12							
11							
10							
9							
8							
7							
6							
5							
4							
3							
2							
1							
0							

Lillie, M. D., & Armstrong, H. E. (1982). Contributions to the development of psychoeducational approaches to mental health services. Task Check List. *Am J Occup Ther, 36*(7), 441. © 1982 the American Occupational Therapy Association, Inc.에서 발췌한 것을 허락하에 재인쇄.

인지-행동적 집단 사례에 대한 설명

Sample Cognitive-Behavior Group Descriptions

이 부록에서의 집단에 대한 설명은 복합적 맥락에서 사용될 수 있고 작업 수행을 진작하는 데 필요한 다른 활동과 통합될 수 있는 기술 개발 집단의 사례이다. 내담자는 일련의 상담회기에서 기술을 배우고 연습할 수 있다. 기술을 숙련하고 복잡한 맥락에서 훈련하는 기회를 제공하는 4가지에서 6 가지 집단을 하게 하는 것이 좋다.

사회적 기술 집단

SOCIAL SKILLS GROUP

(COREY, 2000; ROSE, 1986)

특징 | Description

내담자가 사회적 행동을 학습하고 훈련하기 위한 집단. 지도자는 모든 구성원에 의한 참여와 의사결정을 돕는 집단 구조를 통해 내담자의 참여를 촉진한다. 본보기가 되는 사례 활동은 특정 집단 목표와 관련된 사회적 상황, 집단 문제 해결, 역할 연기, 그리고 과제에 대한 활동일지 등을 포함한다.

목표 | Goals

내담자들은 다음과 같은 것을 하기 위해 공동으로 작업한다.

1. 기술 훈련을 필요로 하는 문제 상황을 확인한다.
2. 서로에게서 사회적 행동을 배운다.
3. 다양한 맥락에서 기술을 훈련한다(예, 역할 연기 또는 공동체 내에서).
4. 피드백을 주거나 또는 받는다.
5. 숙제를 통해 배운다.
6. 기타 특정 행동 목표를 성취한다.

계획안 | Protocol

집단 소개 (Group Introduction)

회기는 지도자가 집단의 목적과 과정을 개관하고, 집단이 개발하고자 작업하는 기술의 사례를 소개하는 것으로 시작한다.

내담자 기술 표출 (Client Skill Demonstration)

유경험 집단의 구성원은 새로운 집단원에게 역할 연기를 보여주고 집단 중에 이러한 방법이 어떻게 사용되는지를 설명해줄 수도 있다.

집단 계획안 확인 (Identifying the Group Agenda)

지도자는 마지막 집단 이후에 나타난 문제에 접근하

는 질문을 사용한다.

집단 경험, 문제해결, 그리고 기술 훈련 (Group Experience, Problem Solving, and Skill Practice)

내담자에게는 그들이 경험한 사회적 사건과 딜렘마의 일기를 써서 간직하도록 한다. 한 사람씩 차례로 이야기 하는 식의 형태를 사용하여 각 개인은 바로 지난 번에 자신의 일기에서 주목할 만한 서로 다른 개인 상황을 설명한다. 집단이 끝나기 전에 각각의 구성원은 문제에 대해 구성원과 더불어 대안이 되는 해결책을 확인하고 해결된 문제를 이해하도록 진행해 나간다. 내담자는 최선의 선택이라고 느껴지는 대안을 선택한다. 집단원은 이러한 반응을 모델로 하여 역할 연기 중에 그 기술을 사용할 수 있도록 훈련한다.

피드백과 종결 (Feedback and Closure)

그런 다음, 집단 구성원은 내담자에게 그들의 수행 정도, 효과성, 연습의 필요성에 대한 피드백을 해 준다. 내담자는 그 후에 다음 회기에서의 만남 전에 완수해야 하는 과제를 스스로 정하도록 한다(Corey, 2000, p. 374).

집단 계획안과 과정의 세부 사항과 사례에 대하여는, Rose(1986)를 참조하기 바란다.

주장 훈련
(ASSERTIVENESS TRAINING)
(ALBERTI & EMMONS, 1995; COREY, 2000)

특징 | Description

의견, 관심, 감정 그리고 "권리"를 표현하도록 요구하는 상황에서 스스로를 가장 효과적으로 표현하도록 가르치는 집단이 되어야 한다. 불안감 없이, 타인의 권리를 침해하는 일 없이 내담자가 반응하는 방법을 배울 수 있도록 해야 한다. 그래야만 내담자는 복합적인 상황에서 사용되는 다양한 의사소통의 전략을 학습할 수 있게 된다.

목표 | Goals

내담자들은 다음과 같은 것을 배우기 위해 공동으로 작업한다.

1. 감정(예, 만족, 분노, 불화, 감사)을 효과적으로 표현한다.
2. 감정, 생각, 태도를 표현하는 것이 수용될 수 있을 것인지를 인식한다.
3. 의사소통을 방해하는 변인들을 파악한다.
4. 타인에게 의견을 제시하는 것에 대한 불안을 감소시킨다
5. 자기-표현을 위한 기술을 가르친다.

계획안 | Protocol

집단 소개 (Group Introduction)

연속되는 회기 과정에서 처음에는 집단과 그 목표에 대한 설명으로 시작한다. 그런 다음 각 집단 구성원은 자신을 소개하도록 한다.

집단이 가진 일련의 목표 확인 (Identify Group Series Goals)

지도하는 사람은 주장적, 공격적, 그리고 비주장적 행동이 의미하는 바를 파악하고, 집단에서 훈련이 이루어질 행동을 보여 주기 위해서 주장적 반응에 대한 사례를 모델로 제시하도록 한다

교훈적 정보 (Didactic Information)

그런 다음 지도자는 각 개인의 생각과 행동간의 관계에 대한 간략한 설명을 제공해 주어야 한다. 교훈적 정보는 합리적이고 비합리적인 신념, 기타 행동 뿐 아니라 주장에 대한 그들의 노력의 사례들을 포함하도록 한다. 그리고 나서 불안(혹은 기타 감정)이 효과적인 주장 행동을 방해하는 상황과 관련이 있는지 자기-감시(self-monitoring)를 하기 위해 기록지가 활용될 수 있는 방법을 설명해준다.

과제 (Homework)

자기-감시의 설명에 따라, 지도자는 매일매일 기록일지를 사용하는 과제를 내담자에게 제시한다. 그러는 동안에 회기는 이완 훈련과 함께 마무리된다.

이후의 연속집단 (Subsequent Group Sessions)

이어지는 회기들은 유사한 형식을 띤다.

집단소개 (Group Introduction)

회기는 환영인사, 새로운 집단 구성원의 소개, 그리고 과제의 개관과 함께 시작한다.

행동 시연과 논의 (Behavior demonstration and Discussion)

다음으로, 훈련을 시키는 사람은 주장적, 비주장적, 그리고 공격적 행동을 시연하도록 한다. 집단원들은 시연된 행동을 평가하고 시나리오에 대한 그들의 관점에 근거하여 서로 서로에게 피드백을 해 준다.

교육, 문제해결, 그리고 인식 (Education, Problem Solving, and Awareness)

각각의 회기는 내담자로 하여금 생각과 행동간의 관계에 대한 통찰을 높일 수 있도록 설계된 간략한 교훈적인 발표와 특정 상황에서 파악한 전략들을 관련짓는 논의를 연속해서 갖도록 한다.

과제 (Homework)

한 회기는 새로운 과제가 주어지고, 불안, 스트레스, 기타 감정들을 다스리기 위한 훈련을 하는 것으로 마무리 한다(Corey, 2000, pp. 375-377).

주장훈련 집단을 이끌거나 또는 집단을 지도해야 할 다른 사람에게 자료를 제공하려고 고려 중인 독자가 있다면 Alberti와 Emmons(1995)를 참조하기 바란다.

대처기술 집단-다중 모델적 접근 (Coping Skills Group-Amultimodal Approach)

우리가 앞에서 설명한 두 가지 사례 집단은 기술 발달에 대한 초점이 단일한 특징을 갖고 있다. Lazarus (1989, 1995)에 의하면 치료사는 기술 발달에 대한 전략의 레파토리를 갖고 있어야 하며 내담자가 파악한 만큼의 기대되는 변화를 가져오는 치료의 사회적 학습 모델 안에서 그것을 사용해야 한다고 믿고 있다. 이러한 접근법을 그는 "다중모델 집단 치료"라고 명명한다. 그런 의미에서 이 집단 접근법은 사회적 학습 모델에서 다양한 기술을 구사하려는 치료사에 의해 활용될 수 있는 포괄적인 집단 형식이다.

특징 | Description

다중모델 집단 학습은 동질 집단에서 이루어지고 Lazarus가 "BASIC I. D."라 부른 평가와 함께 시작된다. 이 글자 수수께끼는 각각 내담자의 일상생활에서의 기능에 영향을 미치는 일곱 가지 변인-행동, 정동, 감각, 상상, 인지, 대인관계, 그리고 약물/생리학-을 나타낸다(Lazarus, 1989, 1995). 일상의 기능 중에서 모든 변인은 유능감이나 아니면 몇몇 형태의 어려움을 초래하는 방식으로 상호작용하는 것으로 보여진다. 집단의 초점이 되는 것이 바로 이들 어려움들이다. 무엇이 집단의 문제의 초점이 될 것인지를 확실히 하기 위해서, 집단의 구성원은 삶의 역사나 생활 기능 질문지를 기록한다. 이들 정보는 어떻게 일곱 가지 변인이 상호 작용하며 어떤 특정 문제가 집단 참여자에 의해 공유되는지를 파악하게 해준다.

목표 | Goals

내담자는 마치 그들이 집단의 광범위한 스펙트럼식 목표를 처음 접한 것처럼 자신의 행동을 변화시키고 대처하는 기술을 개발해야 한다. 이것은 다음과 같은 것들을 포함한다.

1. 갈등과 감정을 이해한다.

2. 부적응적인 행동을 변화시키고 바람직한 기술을 배우는 전략을 학습한다.
3. 문제 해결을 위한 올바른 정보를 얻는다.
4. 대인간 상호작용을 형성하고 개선하는 법을 학습한다.
5. 삶에서 일상의 스트레스를 관리한다.
6. 외상적 사건으로부터 회복한다.
7. 생리학적 문제를 치료하거나 관리한다.

과정 | Procedures

집단 구조 (Group Framework)

치료사는 사회적 인지 학습의 구조 안에서 작업을 하고 BASIC I. D.의 각각의 일곱 가지 영역에서 학습을 위한 내담자의 학습 선호도와 우선권에 대해서 탐색한다.

지도자의 역할 (Leader Roles)

집단 회기 중에 지도자는 적용된 학습 전략, 집단 상호 작용에 대한 내담자의 반응, 그리고 학습의 핵심에 근거하여 다양한 역할을 맡는다. 치료사는 교육자, 자문가, 촉진자, 역할모델, 또는 훈련코치가 될 수 있다.

집단 경험 (Group Experiences)

집단에서 사용되는 학습 전략은 역할연기, 이완 운동, 행동 시연, 인지 재구조화, 또는 다른 관점을 획득하기 위한 사고의 평가, 모델링, 주장 훈련, 그리고 피드백과 강화를 위한 다양한 방법 등이 포함된다.

보다 구체적인 설명을 위해서는 원자료를 참조하기 바란다(Lazarus, 1989, 1993, 1995, 1996a, 1996b, 1997a, 1997b).

마이켄바움의 스트레스 예방훈련 (MEICHENBAUM'S STRESS INOCULATION TRAINING)

스트레스 예방 훈련은 일련의 회기에서 이루어진다. 그 수는 내담자의 욕구와 기술에 따라 결정된다. 내담자는 기술을 정교화 하고, 학습한 기술을 유지하며 스트레스 관리를 요구하는 병의 증상이나 또는 상황을 관리하는 데 도움이 되는 훈련을 주기적으로 반복함으로써 이득을 얻을 수 있을 것이다. 치료의 세 가지 발달 국면이 확인되고 각각의 국면에 있어서 얻을 수 있는 이득의 실제 양은 내담자 개개인의 욕구에 따라 다르다. 가능하다면 4 종류 ~ 6 종류에 걸친 일련의 집단 훈련을 해 보는 것이 최선이다. 치료사는 또한 하나의 집단 중에 각각의 발달 국면을 포함할 수도 있다.

특징 | Description

훈련은 세 단계 수행을 수반한다. 내담자는 세 단계 모두를 경험해야 한다 : (1)스트레스에 관한 개인적인 믿음을 이해한다 (2)대처 기술의 레파토리를 개발하기 위한 대처 기술을 연습한다 (3)대처 기술을 상황에 맞게 적용한다.

집단 경험 | Group Experiences

이들 각각의 세 단계 동안 치료사는 스트레스에 관한 교훈적인 정보를 제공해 주고, 소크라테스적인 논의를 촉진하며 스트레스에 관한 인지적 관점을 재구조화 하도록 도울 수 있다. 내담자는 문제해결, 이완, 사회적 기술, 대처 기술 훈련을 위한 기회를 제공하는 학습 경험을 갖고 있다. 지도자는 구성원들에게 자기-감시하는 법과, 자기-교수와 자기-강화를 사용하는 법을 가르친다. 지도자는 환경적인 변화 상황을 제안하거나 집단의 구성원이 자기 고유의 것을 이해하도록 도울 수도 있다.

목표- 1단계 | Goals- Stage One

훈련 1단계의 집단 중에 내담자는 다음과 같은 것을 목표로 한다.

1. 개인(그 자신)과 환경간의 관계처럼 스트레스의 의미를 파악하고 개념을 형성한다.
2. 스트레스를 유발하고 유지하는 개인의 역할에 대해 이해한다.
3. 스트레스를 유발하는 사건, 자신의 반응 그리고 스트레스에 일조하는 변인들을 기록하는 기록지를 가지고 다닌다.
4. 시간 관리, 자기 교수, 생활양식의 재설계, 사회적 기술, 이완과 같은 대처기술을 배운다. 내담자는 일상적인 활동을 그들의 스트레스 관리 프로그램으로 통합하도록 격려 받는다(예, 걷기, 화단 가꾸기, 뜨개질 하기, 요가, 약물, 혹은 운동).

목표-2단계 | Goals- Stage Two

2단계에서 집단을 경험하는 동안 내담자는 다음과 같은 활동을 한다.

1. 스트레스 상황과 관련되는 생각과 감정을 파악한다.
2. 사건에 대한 그 개인의 해석을 뒷받침 하거나 그에 도전하는 증거를 제시한다.
3. 스트레스 관리 기술을 검사하고 다양한 상황에서 개인의 수행을 평가하기 위한 자료를 수집하기 위한 과제를 계획한다.
4. 부정적 자기-진술을 부인하고 건설적인 운영을 확립하는 자기-교수방법을 사용한다.

목표-3단계 | Goals- Stage Three

3단계에서 집단을 경험하는 동안 내담자는 1, 2 단계에서 배운 지식과 기술을 연습한다.

1. 대처기술을 숙련하고 그것을 일상의 많은 상황으로 전이 시킨다.
2. 효과적인 스트레스 관리 능력을 검사하기 위해서 과제를 고안해 낸다.
3. 스트레스 관리를 위한 기술의 전이와 유지 기술의 개발을 평가하기 위해 개인의 수행 능력을 평가하고 기록한다(Corey, 2000. pp. 377-379).

구체적인 집단 계획안과 사례 경험을 원한다면 Meichenbaum(1977, 1985, 1986)이나 Corey(2000)를 참조하기 바란다.

건강과 피트니스 집단
(HEALTH AND FITNESS GROUP)

『건강한 사람들 2000』(Healthy People 2000, 1995), 『건강한 사람들 2010』(Healthy People 2010, 2000)의 발간에서, 미국 보건복지부는 모든 사람이 자신의 건강을 평가하고 타인의 건강 만큼이나 자신을 위해서도 기여하도록 무엇인가 할 수 있는 것을 고려할 것을 권장하였다. 작업치료라는 직업은 행복과 건강한 삶의 양식을 뒷받침하는 강한 철학적 기반을 갖고 있다. 더 나아가 최근 문헌은 이러한 철학을 지원하며 건강하고 행복한 상태의 작업치료사에 대한 혁신적 역할을 설명하고 있다(Bowen, 1999; Buning, 1999; Chen, Neufeld, Feely, & Skinner, 1999; Minor, 1997). 다음은 작업치료사가 내담자와 팀 구성원과 피트니스 프로그램을 개발하기 위해 협력할 때 고려할 수 있는 안내서이다.

특징 | Description

행복에 기여하는 신체적이고 건강에 공헌하는 것뿐만 아니라 신체적 활동이 가진 가치와 철학적인 이득과 관련하여 참여자가 교육을 받는 집단은 정보의 주요점을 강조하는 유인물이나 또는 기타 문헌과 함께 교육적인 집단 형태를 통해서 많은 성취가 이루어질 수 있다. 참여자가 일상 활동을 운동과 통합시킬 수 있도록 계획하는 것을 격려해 주도록 한다(예, 직장에서 계단 이용, 등하교시 걷거나 자전거 이용, 걷는 집단을 형성, 내담자가 스키와 기타 수정된 스포츠 프로그램에 적응하도록 준비하는 피트니스 프로그램). 치료사가 내담자의 생활양식을 고려하여 피트니스와 개인의 흥미를 지원하는 활동 계획에 협력하는 것은 매우 중요하다.

행동적 중재와 기술의 발달 | Behavioral Intervention and Skill Development

피트니스 기술을 개발하고 유지하기 위해서 치료사는 내담자의 건강과 행복을 뒷받침하는 일반적인 행동을 파악해야 할 뿐만 아니라 신체적 피트니스와 규칙적인 건강한 운동을 확립하도록 돕는 프로그램을 설계한다. 행동적 중재는 다음과 같은 것을 포함하도록 한다.

- 자신의 피트니스 프로그램과 최근의 목표와 관련하여 자기-감시를 하는 체계를 확립한다.
- 인내력, 심장관련 피트니스, 외모, 체중감량 또는 증량, 활동의 자발적인 참여와 관련된 것과 같은 내담자가 하고자 하는 피트니스의 변화를 파악한다.
- 피트니스와 개인의 목표를 통합하는 일상적인 자기-보호, 일, 그리고 기타 레저 활동 간의 균형을 맞추도록 권장한다.

피트니스의 유지와 재발 방지 | Maintenance of Fitness and Relapse Prevention

인지-행동적 피트니스 집단이 가진 배경 철학은 내담자의 개인적인 욕구와 잘 맞으면서 보수적, 엄격한 프로그램의 구조는 줄여 주는 프로그램을 통해서 자발적 참여를 동기화 하고 유지하는 것이다. 다음에 제시한 안내서는 내담자의 동기화와 통제력을 지지하는데 활용될 수 있고 각 개인의 피트니스에 대한 요구에 부합하는 내용이다.

- 확고한 기대감은 가능한 피하고 내담자가 집단에서 전체 구성원과 개인에 대해서 피트니스 목표와 계획에 대한 융통성을 갖도록 돕는다.
- 참여자는 계획을 지켜 나가는데 방해가 될 수 있는 장애물을 파악하도록 돕는다(예, 지나치게 많이 하거나 피곤함).
- 계획을 지켜나가 내담자와 함께 그들의 전략을 선택하도록 협력하는 데 방해가 되는 장애물에 대응하기 위한 전략을 논의한다.
- 개인적인 피트니스와 신체적 숙련성에 대한 조절에 있어서 내담자의 감정을 촉진시키는 전략을 확인하고 논의한다.
- 목표 성취가 가능해질 때는 언제나 일상적인 활동을 활용하도록 한다.
- 때때로 규칙적으로 이루어지는 운동을 빠뜨리는 것(우연한 실수, 착오)과 프로그램의 실패 혹은 중지하는 것간의 차이를 논의한다. 프로그램은 정기적인 수정이 필요함과 동시에 가끔은 규칙적으로 이루어져야 할 것을 빠뜨리는 것이 오히려 자연스럽다는 것을 강조하기도 한다.
- 필요하다면, 연결시켜 가면서 모니터하는 방식의 체계를 통해 치료사, 가족, 전화로 지원하는 방식을 만들어 나간다. 그러나 내담자가 자기-감시 체계에 대하여 개인적인 책임감을 느끼고 활동 수행을 하게 된다면 그것이 최선의 방법이다(Brownell & Fairburn, 1995, p. 476).

참고문헌 (REFERENCES)

Alberti, R. E., & Emmons, M. L. (1995). Your perfect right: A manual for assertiveness (7th ed..). San Luis Obispo, CA: Impact.

Bowen, J. E. (1999). health promotion in the new millennium. OT Practice, 4, 14-18.

Brownell, K. D., & Fairburn, C. G. (1995). Eating disorders and obesity. New York, NY: the Guilford Press.

Buning, M. E. (1999). Fitness for persons with disabilities - A call to action. OT Practice, 4, 27-31.

Chen, C. Y., Neufeld, P. S., Feely, A. A., & Skinner, C. S. (1999). Factors influencing compliance with home exercise programs among patients with upper-extremity impairment. Am J Occup Ther, 53, 171-180.

Corey, G. (2000). Theory and practice of group counseling (5th ed.). Bellmont, CA: Wadsworth/Thomas Learning.

Healthy People 2000. (1995). Available: www.odphp.osophs.dhhs.gov/pubs/hp2000.

Healthy People 2010. (2000). Available:

www.health.gov/healthypeople.

Lazarus, A. A. (1989). the practice of multimodal therapy. Baltimore, MD: John Hopkins University.

Lazarus, A. A. (1993). Tailoring the therapeutic relationship or being an authentic chameleon. Psychotherapy, 30, 404-407.

Lazarus, A. A. (1995). Multimodal therapy. In R. J. Corsini & D. Wedding (Eds.), Current Psychotherapies (5th ed., pp. 322-335), Tasca, IL: F. E. Peacock.

Lazarus, A. A. (1996a). Some reflections after 40 years of trying to be an effective psychotherapist. Psychotherapy, 33, 142-145.

Lazarus, A. A. (1996b). The utility and futility of combining treatment in psychotherapy. Clinical Psychology: Science and Practice, 3, 59-68.

Lazarus, A. A. (1997a). Brief but comprehensive psychotherapy: The multimodal way. New York, NY: Springer.

Lazarus, A. A. (1997b). Can psychotherapy be brief, focused, solution-oriented, and yet comprehensive? A personal evolutionay perspective. In J. K. Zieg (Ed.), The evolution of psychotherapy: The third conference (pp. 83-94). New York, NY: Brunner/Mazel.

Meichenbaum, D. (1977). Cognitive behavior modification. New York, NY: Plenum Press.

Meichenbaum, D. (1985). Stress inoculation training. New York, NY: Pergamon Press.

Meichenbaum, D. (1986). Cognitive behavior modification In F. H. Kanfer & A. P. Goldstein (Eds.), Helping people change: A textbook of methods (3rd ed.). New York, NY: Pergamon Press.

Minor, M. (1997). Promoting health and physical fitness. In C. Christiansen & C. Baum (Eds.), Occupational therapy - Enabling function and well-being (2nd ed.). Thorofare, NJ: SLACK Incorporated.

Rose, S. D. (1986). Group methods. In F. H. Kanfer & A. P. Goldstein (Eds.), Helping people change: A textbook of methods (3rd ed., pp. 437-469). New York, NY: Pergamon Press.

처리과정 전략과 행동–역동적 상호작용모델

Processing Strategies and Behaviors-dynamic Interactional Model

구조	전략 및 행동
주목	• 환경에서의 엄청난 변화에 대하여 반응한다 • 과제 상황에서 미묘한 변화를 간파한다 • 탐험을 시작한다(환경에 대한 탐색) • 자동적 반응을 억제한다 • 목표-지향적 행동을 유지한다 • 내적 또는 외적 정신혼란으로 과제 주변에 방해를 받지는 않았나 • 과제에 관심의 초점을 유지한다(눈맞춤) • 시간의 흐름에 따라 반복적인 활동을 지속한다 • 반응 속도를 조정하고 모니터한다 • 자극을 감소한다/상관없는 정보를 확인한다(삭제, 구분, 불필요한 것을 제거) • 관련 정보를 파악한다(강조, 자발적으로 비판적인 세부사항을 구분, 자극을 비교, 그리고 중요한 사실을 선택) • 세부사항 뿐 아니라 전반적 자극에 동시에 주목한다 • 규칙, 사실, 단편적 정보의 단서를 간직한다(외적 대 내적 방법) • 보다 큰 노력과 집중을 과제의 보다 결정적인 측면에 기울임으로써 자료를 배치한다 • 필요할 때는 관심의 초점을 쉽게 분리한다 • 실수, 철수, 또는 저항하기 않고, 과제, 자극, 또는 규칙의 변화에 따른다
시각적 처리과정	• 적극적인 시각적 탐색을 시작한다 • 시각적 표현을 계획하고 체계적으로 탐색한다 • 적절한 시간동안 자극에 시각적 고정을 유지한다 • 대상 또는 장면의 결정적인 형상을 구분한다 • 미묘한 시각적 세부사항을 간파하고 비교한다 • 전반적인 형태에 주목한다.

구조	*전략 및 행동*
시각적 처리과정	• 서로 다른 자극의 배열조정을 함으로 주사적(scanning) 접근을 변경한다 • 공간 속에 정보를 나누어 배치한다 • 시각적 영역 또는 자극의 형태의 모든 부분에 관심을 똑같이 기울인다 • 시각적 정보에 대한 속도 또는 반응을 조정하고 모니터한다 • 본 것의 단서(흔적)를 동시에 간직한다 • 전체를 보고 부분들로 분할한다 • 상이한 관점으로부터 자극을 인식한다(결정적인 특성, 시각적 형상, 그리고 추상적 사고를 파악하는 것을 포함한다) • 시각적 형상을 보이지 않는 대상이나 장면을 묘사하는데 사용할 수 있는가 • 부분과 전체를 동시에 주목한다.
기억	• 전반적인 맥락을 인식한다 • 매우 중요한 세부사항이나 정보를 인식한다 • 회상된 자극에 초점을 맞추고 고정한다 • 기억하게 된 재료에 관심의 초점을 유지한다 • 자발적으로 관심의 초점을 기억하게 된 다른 자극으로 이동한다 • 자극-감소 방법을 사용한다(예, 단지 한번에 한정된 부분을 연구하고 많은 양의 것을 보다 작고 다룰 수 있는 단위로 분할한다) • 주요요점이나 주제를 요약하거나 이해한다 • 시연을 사용한다(계속되는 반복적인 활동을 요청한다) • 연상을 사용한다(자극간의 유사점과 차이점을 인식하고 정보를 개념의 범주로 조직화하는 능력을 요구한다) • 상세한 설명을 사용한다(의미 있는 정보와 의미 없는 정보를 연결하는 능력) • 이전에 갖고 있던 지식에 접근하여 새로운 정보와 과거의 정보를 관련지을 수 있는 능력이 있는가 • 시각적 형상을 사용한다 • 기억전략의 사용에 착수한다(예, 만약 자발적으로 회상하는 것이 불가능하다면, 기억을 유인하는 적극적인 보상전략을 사용하는 시도를 포기하지 말고 지속하라) • 회상하는 것을 돕는 외부 원조를 자발적으로 사용할 수 있다
문제 해결	• 장애물 또는 문제가 있는 것을 인식한다 • 장애물이나 행동의 결과를 예측한다 • 문제의 조건을 분석한다 • 정보가 불완전할 때를 인식하여 필요한 정보를 적극적으로 찾는다 • 관련된 세부사항에 주목한다; 결정적인 정보를 강조하거나 목록을 만든다 • 정보에 우선 순위를 매긴다 • 결정적인 정보, 가정, 그리고 관련 없는 정보를 구별한다 • 주요 이슈를 요약한다

구조	***전략 및 행동***
문제 해결	• 모든 관련 정보의 단서를 동시에 간직한다; 적절할 때 외부의 도움을 활용한다 • 가능성의 범위를 좁힌다 • 가설을 세울 수 있는 능력을 갖고 있는가("지금-여기"를 넘어서서 사건을 예측하거나 미래의 목표를 계획하는가) • 문제가 클 때, 문제를 두 개나 그 이상의 처리할 수 있는 하위문제로 분할한다 • 곤경에 빠져있을 때, 다른 방식으로 문제를 재검토하고, 정보를 다르게 인식하며, 명료화하기 위해 질문을 던져보고, 각 단계에 따라 크게 말하거나 브레인스토밍(차례로 아이디어를 제출하여 최선을 찾아가는 방법)한다 • 서로 다른 견해에 입각해서 상황이나 문제를 볼 수 있는가 • 계획을 공식화한다(활동의 순서) • 필요할 때는, 대안적 전략, 계획으로 변경한다 • 연관되는 정보를 분류하거나 함께 묶는다 • 활동 계획을 시작한다 • 사고하는데 있어서 융통성과 가역성을 보여준다 • 상황, 대상, 또는 경험의 모든 특성을 마음속에 동시에 간직한다 • 과제를 수행하는 속도나 보조를 모니터한다 • 해결책을 찾기 위해서 과제를 계속한다 • 자발적으로 작업을 점검한다

N. Katz (Ed.), *Cognition and occupation in rehabilitation*. Bethesda, MD: American Occupational Therapy Association, Inc. © 1998.에서 Toglia, J.(1998). A dynamic interactional model to cognitive rehabilitation.중 pp. 9-10를 American Occupational Therapy Association의 허락하에 재인쇄.

발달 그룹
Developmental Groups

평행 그룹
(PARALLEL GROUP)

이것은 한번에 한 사람이상 함께 있을 수 있는 능력을 가진 참여자로 구성된 그룹이다. 그들은 눈맞춤, 우연한 대화를 통해 그룹의 다른 구성원의 존재를 인식할 수 있다.

작업치료사는 그룹의 지도자이다. 그러므로 그룹의 경계, 그룹의 목적에 대한 설명, 그룹에서 행동에 대한 기대를 제공해야 하며, 작업치료사 또한 참여자가 그룹에 참여하는 동안 그들의 수행에 관해 피드백을 주는 것을 책임져야 한다.

이 그룹의 목표는 각각의 환자가 다른 참여자와 함께 공간을 쓰는 동안 자신이 선택한 과제를 하는 것이다. 예를 들어, 수공예 그룹은 각자 택한 수공예를 할 것이다.

프로젝트그룹
(PROJECT GROUP)

이것은 참여자들이 단기과제를 완성하기 위해, 우연한 대화에서 다른 이와 상호작용하기 위해 함께하게 되는 그룹이다. 그룹 구성원들은 일을 하기 위해 함께 협력한다; 공간, 도구, 재료를 나누어 쓰고 제한된 경쟁을 할 수 있다.

작업치료사는 그룹을 위해 단기과제를 계획하고, 일을 하는 동안 개별적인 안내, 보조, 지지를 한다. 이 그룹의 목표는 참여자에게 시행착오를 통한 학습의 기회, 과제를 중심으로 그룹 상호작용, 협동과 경쟁 경험의 균형을 제공하기 위한 것이다. 이러한 경험은 팀 스포츠, 게임 또는 공휴일을 보내거나 파티를 준비하거나 계획할 때를 예로 들 수 있다.

자기중심적인 협동그룹
(EGOCENTRIC-COOPERATIVE GROUP)

이것은 참여자가 과제를 하기 위해 함께 하는 그룹이다. 과제를 하는 동안 그룹의 구성원은 그들의 요구를 표현하기 위해 학습하고, 다른 구성원의 요구를 인정하고, 피드백에 대해 물어보고, 다른 구성원에게 피드백을 준다.

작업치료사는 환자가 과제를 선택하고, 실행하고, 그룹 계획을 짤 수 있게 허용하고 제안하는 민주적인 지도자이다. 또한 그룹 구성원들의 과제 완성을 촉진하고, 안정감과 수용의 분위기를 촉진하는 지지의 역할을 한다.

이 그룹의 목표는 과제를 수행하면서 아래의 내용을 배우는데 있다.

① 그룹 규범과 목표의 인식

② 그룹에서 반응에 대한 그들 자신의 이해와 반응기술의 사용
③ 그룹에서 역할 차이의 실험
④ 올바른 그룹 구성원으로써 그들 자신에 대한 인식
⑤ 다른 그룹 구성원에 대한 올바른 관심
⑥ 그룹 구성원의 요구에 대한 공감
⑦ 그룹 경험에 참여한 것으로부터 만족감을 성취

예를 들어, 주장, 의사소통기술, 스트레스 관리와 같은 구조화된 학습경험을 포함할 것이다.

협동그룹
(COOPERATIVE GROUP)

이것은 그들의 요구, 생각, 느낌을 나누고 표현하기 위해 함께하는 응집된 그룹이다.

이 그룹의 과제는 생산물을 만들어내기 위해 찾는 것이 아니고, 서로 나누고 듣는 것을 촉진하기 위해 사용되어 진다. 작업치료사는 지도자로써 보다 보조자로서 역할을 한다.

또는 작업치료사는 그룹을 형성하는 것과, 과제 수행을 시작하는 것, 그리고 참여자들이 자유롭게 생각과 느낌을 나눌 수 있도록 돕는다.

이 그룹의 목표는 참여자들이 그들의 생각, 느낌, 가치, 공통적인 흥미 등 이러한 경험을 공유하는 것으로부터 느끼는 만족감을 경험할 수 있도록 하는 것이다.

행동변화는 이 그룹의 초점이 아니다. 예를 들어, 예술, 음악, 시 또는 느낌과 생각에 대한 토의를 촉진하는 다른 창조적인 경험을 하는 것; 다른 예로는 가치정화그룹이다.

성숙그룹
(MATURE GROUP)

이것은 참여자들이 특정한 결과물을 생성하고 제한된 시간 안에 그룹 과제를 독립적으로 선택하고, 계획하고, 완성하는 그룹이다.

작업치료사는 지도자로서 인식되지 않고, 그룹의 구성원이 된다. 과제를 수행하는 동안 그룹의 기능과 그룹의 요구는 개개인의 요구보다 우선권을 갖는다.

과제경험은 그룹 구성원들이 사회적-감정적인 것을 배우고 그룹의 과제역할을 돕기 위해 진행된다. 이 그룹의 목표는 그룹의 구성원들이 그룹의 개선을 위해 개별적인 요구를 제쳐두고 활동에 참여하는 것이다. 과제를 수행하는 동안 그룹의 참여자들은 참여자들이 생각한 과제역할과 사회적 감정적인 인식에 대한 경과를 토의 할 것이다. 이 예는 공동체에서 그룹 혹은 공동체 변화 그룹이다.

그룹평가의 예 - 역동적인 상호작용 모델

Group Assessment Examples- Dynamic Interactional Model

그룹평가를 위한 행동등급척도 : 완성표본

환자 : Mary Smith

기간 : 6월 10 ~ 14일

활동	월 Orient at game 1	화 Hockey ADL quest	수 Role play level 1	목 TENS	금 Muffin pizza
Ⅰ. 일반적인 사회적 행동					
1. 출석	0	0	0	0	0
2. 시작의 수준	0	0	1	1	0
3. 영향력(부정적인 영향)	2	2	2	2	2
4. 사회적 상호작용	2	1	2	2	1
5. 협동적인 팀 행동	3	2	2	3	2
6. 오류발견과 피드백에 대한 반응	2	1	2	2	2
7. 의사소통	1	1	2	1	1
Ⅱ. 과제행동					
1. 과제결과의 유지경로	2	1	2	2	2
2. 목표 지남력	2	1	2	2	1
3. 반응의 조절속도	3	2	3	3	1
4. 좌절에 대한 인내	2	1	2	3	1
5. 결정 능력	1	1	2	2	1
6. 기억력					
a. 구성원의 이름	1	1	1	1	1
b. 이전의 활동	1	2	1	1	1
c. 방향전환	1	1	1	2	1
d. 규칙	1	1	2	2	1
7. 지남력					
a. 자아(직업, 주소)	×	0	0	×	×
b. 장소(방)	1	×	×	×	1
c. 시간(월)	1	×	1	1	×
d. 타인(그룹 구성원의 이름)	×	1	1	×	2

의견 : 이 부분에서는 과제수행 혹은 참여에 방해가 되는 행동에 대해 의견을 적는 것이다.
(유연성, 경직, 보속증, 작화증, 공격성 등.)
Mary는 대동작 활동에서 충동성에 의해 방해 받지 않고 잘 수행하였다. 활동은 월, 화, 수, 목요일에서 좀 더 구조화되고 좀 더 어려웠다.

Ⅰ. 일반적인 사회적 행동

1. 참석
   - 0 = 정각에 출석
   - 1 = 그룹 참여에 흥미를 표현하나 _분 지각하여 참석
   - 2 = 그룹에 참여하기 위해 약간의 격려가 요구됨
   - 3 = 그룹에 참여하기 위해 많은 격려가 요구됨
   - 4 = 그룹에 참여하는 것을 거부

2. 시작의 수준
   - 0 = 자유롭게 참여하며 일을 완성할 수 있음
   - 1 = 참여하지만 25% ~ 50%의 단서가 요구됨
   - 2 = 참여하지만 50% ~ 75%의 단서가 요구됨
   - 3 = 방관자. 그룹의 가장자리에서 수행. 상호작용은 환자와 치료사 사이에서만 일어남
   - 4 = 시작하지 않음. 그룹으로부터 격리

3. 영향력
   - 0 = 영향력은 상황 혹은 설정에 적절
   - 1 = 사건이 일어났을 때 영향력은 상황 혹은 설정에 부적절 함(소리 내어 웃기, 울기)
     그럼에도 불구하고, 몇분 이내에 스스로 감정을 조절 할 수 있음
   - 2 = 상황 혹은 설정에 부적절 함. 그럼에도 불구하고 감정을 조절하기 위해 단서와 지지가 요구됨
   - 3 = 빈번하게 상황이나 설정에 맞지 않게 부적절함. 감정을 조절하기 위해 그룹으로부터 격리되거나 중재가 요구됨
   - 4 = 영향력은 상황에 부적절 함. 감정을 조절할 수 없음. 그룹에 지속적으로 참여할 수 없음

4. 사회적 상호작용
   - 0 = 환자들과 직원 모두 다 자유롭고 일관성 있으며 적절하게 상호작용 함
   - 1 = 그룹에서 50% ~ 75% 타인들과 적절하게 상호작용함
   - 2 = 그룹에서 25% ~ 50% 타인과 적절히 상호작용함
   - 3 = 오직 접근할 때만 타인과 적절히 상호작용 함
   - 4 = 접근할 때조차 타인과 적절히 상호작용 할 수 없음

5. 협동적인 팀 행동
   - 0 = 타인을 위해 보조나 격려를 제공할 수 있음
   - 1 = 그룹시간에서 혹은 단서를 줄 때 50% ~ 75% 적절히 보조를 줄 수 있음
   - 2 = 그룹시간의 25% ~ 50% 적절히 보조를 줄 수 있음
   - 3 = 타인의 요구를 인식할 수 있으나 적절히 보조를 제공할 수 없음
   - 4 = 자기중심적임. 오직 자기 자신의 요구에만 관심 갖음. 타인을 위해 보조를 제공하는 것을 시도할 수 없음

6. 오류 발견과 피드백에 대한 반응
   - 0 = 자신의 오류를 인식할 수 있고, 어려움 없이 구성적인 피드백을 사용함
   - 1 = 자신의 오류의 75%를 인식할 수 있고, 피드백을 사용하는데 25%정도의 보조가 요구됨
   - 2 = 자신의 오류의 50%를 인식할 수 있고, 피드백을 사용하는데 25% ~ 50%정도의 보조가 요구됨
   - 3 = 자신의 오류의 25%를 인식할 수 있고, 피드백을 사용하는데 빈번하게(50%~75%)어려움을 가짐. 저항적이고, 위축되고 혹은 과제 가치를 타락시키는 반응을 보임
   - 4 = 자신의 오류를 인식할 수 없고 피드백을 받아들일 수 없음. 늘 저항적이거나 위축되는 반응을 보임

7. 의사소통
   - 0 = 생각표현이 완전하고, 적절히 조직화된 방법과 요점 혹은 적절한 요인에 초점을 둠
   - 1 = 75%정도 적절히 조직화된 방법으로 생각표현을 함. 때때로 모호하거나 탈선함
   - 2 = 50%정도 적절히 조직화된 방법으로 생각표현을 함. 빈번하게 모호하거나 탈선함
   - 3 = 오직 25%정도 조직화된 방법으로 생각표현을 함. 대부분 모호하거나 탈선 함
   - 4 = 생각이 불완전하고 탈선함

Ⅱ. 과제 행동

1. 과제 결과의 유지 경로
   - 0 = 과제의 모든 면의 경로를 지속적으로 유지 함
   - 1 = 과제의 상세내용에 관련하여 75% 혹은 그 이상의 경로를 유지할 수 있음. 종종 중요한 정보를 잊거나 혹은 중요치 않은 것에 과도하게 주의함
   - 2 = 과제의 상세내용에 관련하여 50% ~ 75%의 경로를 유지할 수 있음. 종종 중요한 정보를 잊거나 혹은 중요치 않은 것에 과도하게 주의함
   - 3 = 과제의 상세내용에 관련하여 25% ~ 50%의 경로를 유지할 수 있음. 종종 중요한 정보를 잊거나 혹은 대부분의 시간을 중요치 않은 것에 과도하게 주의함
   - 4 = 그룹에서 행동에 필수적인 정보의 경로를 유지할 수 없고 혹은 중요치 않은 정보에 과도하게 주의함

2. 목표 지남력
   - 0 = 어려움 없이 목표를 인식하고 초점을 맞출 수 있음. 비구조적인 상황에서 일을 할 수 있음
   - 1 = 과제에 초점을 맞추기 위해 25%이하의 단서가 필요함
   - 2 = 과제에 초점을 맞추기 위해 25% ~ 50%의 단서가 필요함. 과제의 목표의 경로를 잃어버리지 않음
   - 3 = 과제에 초점을 맞추고 방향을 고치기 위해 50% ~ 75%의 단서가 필요함. 과제를 완성하기 위해 고도로 구조화된 환경이 필요함
   - 4 = 과제를 수행하는데 방향을 지속적으로 고쳐야 함. 목적지향적인 행동의 소실을 보임

3. 반응의 조절속도
   - 0 = 적절한 속도로 정보에 반응함
   - 1 = 반응은 그룹시간에서 25%이하로 느리고 혹은 충동적임. 그럼에도 불구하고 환자는 반응속도에 대해 자기감시를 시작할 수 있음
   - 2 = 반응은 그룹시간에서 25% ~ 50%정도 느리게 혹은 충동적임. 환자는 자신의 반응속도를 감시하기 위해 때때로 구조화가 요구됨
   - 3 = 반응은 그룹시간에서 50% ~ 75%정도 느리게 혹은 충동적임. 환자는 반응속도를 조절하기 위해 지속적인 단서가 요구됨
   - 4 = 반응속도에 대한 자기감시를 할 수 없고, 지속적인 실연이 필요함

4. 좌절에 대한 인내
   - 0 = 좌절 없이 모든 과제를 다룰 수 있음
   - 1 = 목소리의 변화나 그룹으로부터 위축되는 좌절은 때때로 보이나 환자는 스스로 좌절을 다룰 수 있음
   - 2 = 목소리가 커지거나 화를 내고, 그룹으로부터 위축되는 좌절은 때때로 보임. 이러한 행동을 조절하기 위해 치료사의 중재가 요구됨
   - 3 = 구두적인 혹은 신체적인 폭발을 통해 좌절을 보임. 이러한 행동을 조절하기 위해 치료사의 중재가 요구 됨. 지지와 함께 지속적으로 그룹에 참여할 수 있음
   - 4 = 쉽게 좌절하고, 치료사의 중재와 지지에도 불구하고 그룹에 지속적으로 참여할 수 없음

5. 결정능력
   - 0 = 모두 독립적으로 쉽게 결정할 수 있음. 그룹 결정에서 타인들의 견해를 지지하고 수용할 수 있음. 결정에 도달하기 위해 기꺼이 타협할 수 있음
   - 1 = 스스로 쉽게 결정을 내릴 수 있으나 그룹에서 결정을 할 때 수동적이거나 공격적인 경향이 있음
   - 2 = 결정을 내릴 때 망설임. 타인과 함께 점검이 필요함. 그룹에 참여하여 결정을 내리는데 제한적임
   - 3 = 때때로 스스로 결정을 내릴 수 있으나 타인에 의해 쉽게 단념됨. 대부분 결정을 내리기 위해 타인에게 기댐
   - 4 = 스스로 어떠한 결정을 내릴 수 없음. 결정을 내리기 위해 지속적으로 타인에게 기대거나 혹은 다른 구성원에 의해 끌려감

6. 기억력
   - 0 = 자발적으로 정보를 회상

1 = 그룹시간에 25% 이하의 구두적인 단서가 요구됨
2 = 그룹시간에 25% ~ 50%의 구두적인 단서가 요구됨
3 = 그룹시간에 50% ~ 75%의 구두적인 단서가 요구됨
4 = 지속적인 구두적인 단서가 요구됨

7. 지남력
0 = 정상
1 = 1개의 단서가 요구됨
2 = 2개의 단서가 요구됨
3 = 3개의 단서가 요구됨
4 = 답할 수 없음

월간 목표 기록 표본

(Monthly Goal Record Example)

환자 : Mary Smith　　　　　　월 : 6월

목표 1 : 적절한 속도로 정보에 반응하기

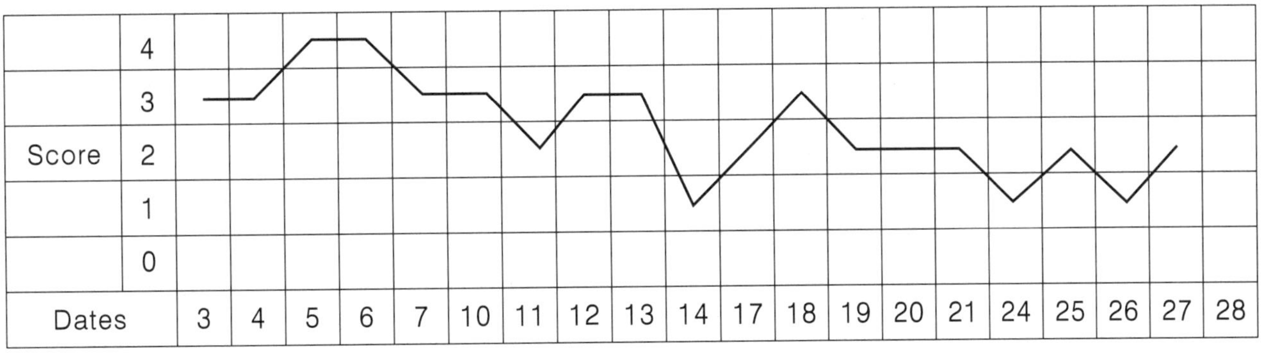

목표 2 : 오류를 인식하고 피드백을 수용하기

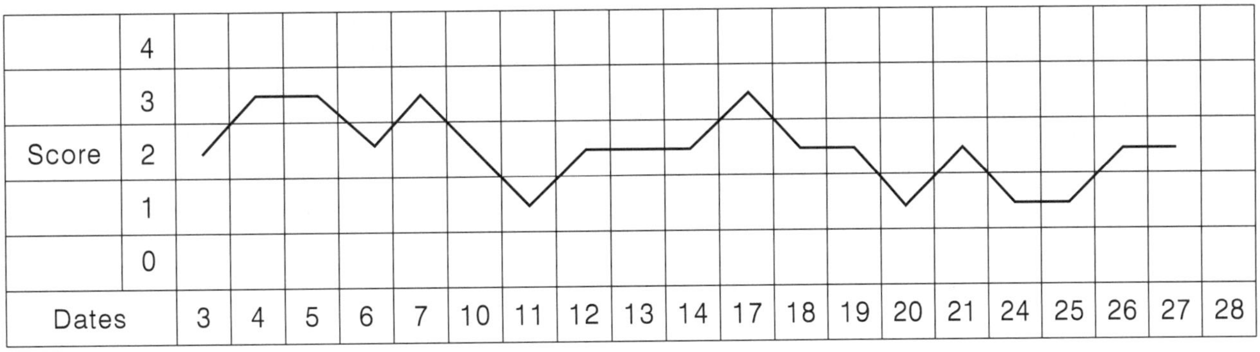

목표 3 : 좌절 없이 모든 과제를 다루기

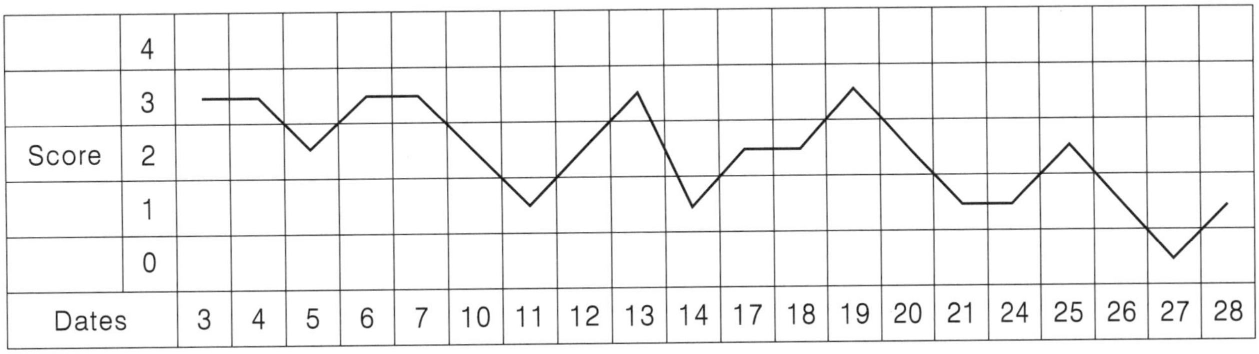

Index